Uleer/Miebach/Patt
Abrechnung von Arzt- und Krankenhausleistungen

Abrechnung von Arzt- und Krankenhausleistungen

Kommentar

Herausgegeben von

Dr. jur. Christoph Uleer
vorm. Verbandsdirektor des Verbandes
der privaten Krankenversicherung e. V. Köln

Bearbeitet von

Ass. jur. Jürgen Miebach
Abteilungsleiter beim Verband
der privaten Krankenversicherung e. V. Köln
(1. Teil, mit Ausnahme von § 6a GOÄ)

Dr. jur. Joachim Patt
Geschäftsführer beim Verband
der privaten Krankenversicherung e. V. Köln
(§ 6a GOÄ, 2. Teil)

3., völlig neubearbeitete Auflage

Verlag C. H. Beck München 2006

Zitiervorschlag:
Miebach in: Uleer/Miebach/Patt § 12 GOÄ Rn. 23
Patt in: Uleer/Miebach/Patt § 8 KHEntG Rn. 22

Verlag C. H. Beck im Internet
beck.de

ISBN 3 406 50491 4

© 2006 Verlag C. H. Beck oHG
Wilhelmstraße 9, 80801 München
Satz und Druck: Druckerei C. H. Beck Nördlingen
(Adresse wie Verlag)

Gedruckt auf säurefreiem, alterungsbeständigem Papier
(hergestellt aus chlorfrei gebleichtem Zellstoff)

Vorwort

Mit der vorliegenden 3. Auflage wird abermals der Versuch unternommen, einen Gesamtüberblick über die Abrechnung ärztlicher Leistungen einerseits und die Abrechnung von Krankenhausleistungen andererseits zu geben. Seit der Vorauflage des Jahres 2000 ist – insbesondere was die Abrechnung von Krankenhausleistungen (2. Teil) anbetrifft – sowohl seitens des Gesetzgebers als auch seitens der Rechtsprechung viel geschehen. Die BPflV ist weithin durch das KHEntgG ersetzt worden. Eine ganze Reihe von Rechtsfragen ist seither Gegenstand der höchstrichterlichen Rechtsprechung geworden. Hier sei nur auf die beiden Entscheidungen des BGH aus den Jahren 2000 und 2002 zur Angemessenheit von Zimmerzuschlägen, auf die Reihe der Entscheidungen zur Unterrichtung der Patienten über Wahlleistungen sowie auf das Urteil zur Abrechnung von sog. reinen Privatkliniken hingewiesen. All dies – und auch die Änderungen des allgemeinen Zivilrechts – hat eine umfassende Neubearbeitung erforderlich gemacht. Außerdem sind im 1. Teil (Gebührenordnung für Ärzte) neben einer allgemeinen Aktualisierung (insbesondere auch durch Einarbeitung neuerer Rechtsprechung) verschiedene Grundsatzfragen (persönliche Leistungserbringung, Zielleistungsprinzip, Mittelwert der Regelspanne) vertiefend behandelt worden. Für Anregungen und Kritik sind der Herausgeber sowie die Bearbeiter nach wie vor dankbar. Zuschriften werden an die Adresse Verband der privaten Krankenversicherung e.V., Bayenthalgürtel 26, 50698 Köln, unmittelbar an die Autoren erbeten.

Köln, im April 2006   Herausgeber und Bearbeiter

Inhaltsverzeichnis

Vorwort V
Abkürzungen XI
Literaturverzeichnis XV

1. Teil. Gebührenordnung für Ärzte

A. Einleitung 1

B. Ermächtigungsgrundlage 4

C. Die einzelnen Vorschriften

§ 1 Anwendungsbereich 4
§ 2 Abweichende Vereinbarung 9
§ 3 Vergütungen 19
§ 4 Gebühren 20
§ 5 Bemessung der Gebühren für Leistungen des Gebührenverzeichnisses 64
§ 5a Bemessung der Gebühren in besonderen Fällen 79
§ 5b Bemessung der Gebühren bei Versicherten des Standardtarifs der privaten Krankenversicherung 81
§ 6 Gebühren für andere Leistungen 86
§ 6a Gebühren bei stationärer Behandlung 89
§ 7 Entschädigungen 107
§ 8 Wegegeld 108
§ 9 Reiseentschädigung 112
§ 10 Ersatz von Auslagen 113
§ 11 Zahlung durch öffentliche Leistungsträger 120
§ 12 Fälligkeit und Abrechnung der Vergütung; Rechnung 122

2. Teil. Vergütung stationärer Krankenhausleistungen

A. Abrechnung von Krankenhausleistungen (Gesamtüberblick)

I. Überblick 131
II. Pflegesatzrechtliche Rahmenbedingungen 132
III. Vertragsrechtliche Rahmenbedingungen 137
IV. Direktabrechnung (Krankenhausausweis-Verfahren) 146
V. Leistungsvergütung innerhalb der öffentlich-rechtlichen Entgeltsysteme 150
VI. Leistungsvergütung außerhalb der öffentlich-rechtlichen Entgeltsysteme 155

B. Krankenhausfinanzierungsgesetz (KHG)

I. Vorbemerkung 169
II. Die einzelnen Abschnitte des KHG 169

1. Abschnitt. Allgemeine Vorschriften

§ 1 Grundsatz 169
§ 2 Begriffsbestimmungen 170
§ 3 Anwendungsbereich 171
§ 4 Wirtschaftliche Sicherung der Krankenhäuser 173

Inhaltsverzeichnis

§ 5 Nicht förderungsfähige Einrichtungen 173
§ 6 Krankenhausplanung und Investitionsprogramme 174
§ 7 Mitwirkung der Beteiligten 175

2. Abschnitt. Grundsätze der Investitionsförderung

§ 8 Voraussetzungen der Förderung 175
§ 9 Fördertatbestände 176
§ 10 Anschaffung oder Nutzung medizinisch-technischer Großgeräte
  (aufgehoben) 177
§ 11 Landesrechtliche Vorschriften über die Förderung 177
§§ 12 bis 15 *(weggefallen)* 177

3. Abschnitt. Vorschriften über Krankenhauspflegesätze

§ 16 Verordnung zur Regelung der Pflegesätze 177
§ 17 Grundsätze für die Pflegesatzregelung 178
§ 17a Finanzierung von Ausbildungsstätten und Ausbildungsvergütungen 180
§ 17b Einführung eines pauschalierenden Entgeltsystems 184
§ 17c Prüfung und Abrechnung der Pflegesätzen 188
§ 18 Pflegesatzverfahren 191
§ 18a Schiedsstelle 192
§ 18b Investitionsverträge *(aufgehoben)* 193
§ 19 *(weggefallen)* 193
§ 20 Nichtanwendung von Pflegesatzvorschriften 193

4. Abschnitt. §§ 21 bis 26 *(weggefallen)*

5. Abschnitt. Sonstige Vorschriften

§ 27 Zuständigkeitsregelung 193
§ 28 Auskunftspflicht und Statistik 194
§ 29 *(aufgehoben)* 195
§ 30 Darlehen aus Bundesmitteln 195
§ 31 Berlin-Klausel *(gegenstandslos)* 195
§ 32 Inkrafttreten *(nicht abgedruckt)* 195

C. Krankenhausentgeltgesetz (KHEntgG)

I. Vorbemerkung 196

II. Die einzelnen Abschnitte des KHEntgG 196

Abschnitt 1. Allgemeine Vorschriften

§ 1 Anwendungsbereich 196
§ 2 Krankenhausleistungen 199

Abschnitt 2. Vergütung der Krankenhausleistungen

§ 3 Vereinbarung eines Gesamtbetrags für die Jahre 2003 und 2004 203
§ 4 Vereinbarung eines Erlösbudgets für die Jahre 2005 bis 2008 206
§ 5 Vereinbarung von Zu- und Abschlägen 211
§ 6 Vereinbarung sonstiger Entgelte 212

Abschnitt 3. Entgeltarten und Abrechnung

§ 7 Entgelte für allgemeine Krankenhausleistungen 214
§ 8 Berechnung der Entgelte 215

Inhaltsverzeichnis

Abschnitt 4. Vereinbarungsverfahren

§ 9 Vereinbarung auf Bundesebene 221
§ 10 Vereinbarung auf Landesebene 222
§ 11 Vereinbarung für das einzelne Krankenhaus 224
§ 12 Vorläufige Vereinbarung 225
§ 13 Schiedsstelle 226
§ 14 Genehmigung 226
§ 15 Laufzeit 228

Abschnitt 5. Gesondert berechenbare ärztliche und andere Leistungen

§ 16 Gesondert berechenbare ärztliche und andere Leistungen 229
§ 17 Wahlleistungen 229
§ 18 Belegärzte 264
§ 19 Kostenerstattung der Ärzte 266

Abschnitt 6. Sonstige Vorschriften

§ 20 Zuständigkeit der Krankenkassen auf Landesebene 268
§ 21 Übermittlung und Nutzung von DRG-Daten 268

3. Teil: Praxishilfen

A. Gebührenordnung für Ärzte (GOÄ) 273
B. Bundespflegesatzverordnung (BPflV) 413
C. Fallpauschalenvereinbarung 2006 425
D. Gemeinsame Empfehlung zur Bemessung der Entgelte
    für eine Wahlleistung Unterkunft 555

Stichwortverzeichnis 565

Abkürzungen

a. A.	anderer Ansicht
a. a. O.	Am angegebenen Ort
Abs.	Absatz
ADGO	Allgemeine Deutsche Gebührenordnung für Ärzte (Privat-Adgo)
a. F.	alte Fassung
AiP	Arzt im Praktikum
Altn.	Alternative
AMG	Arzneimittelgesetz
Anm.	Anmerkung
AO	Abgabenordnung
Art.	Artikel
Az.	Aktenzeichen
BAnz.	Bundesanzeiger
BAG	Bundesarbeitsgericht
BÄK	Bundesärztekammer
BÄO	Bundesärzteordnung
BayÄBl.	Bayerisches Ärzteblatt
BB	Zeitschrift „Betriebsberater"
Bd.	Band
BGB	Bürgerliches Gesetzbuch
BGBl.	Bundesgesetzblatt
BGH	Bundesgerichtshof
BGH-LM	Nachschlagewerk des BGH
BMA	Bundesministerium für Arbeit und Sozialordnung
BMG	Bundesministerium für Gesundheit
BMGS	Bundesministerium für Gesundheit und Soziale Sicherung
BPflV	Bundespflegesatzverordnung
BR	Bundesrat
BRAGO	Bundesrechtsanwaltsgebührenordnung
BSG	Bundessozialgericht
BSGE	Entscheidungssammlung des Bundessozialgerichts
BSHG	Bundessozialhilfegesetz
BVerfG	Bundesverfassungsgericht
BVerfGE	Entscheidungssammlung des Bundesverfassungsgerichts
BVerwG	Bundesverwaltungsgericht
BVerwGE	Entscheidungssammlung des Bundesverwaltungsgerichts
BVG	Bundesversorgungsgesetz
DÄ	Deutsches Ärzteblatt
DB	Zeitschrift „Der Betrieb"
dgl.	dergleichen
dK	Zeitschrift „das Krankenhaus"
DKG	Deutsche Krankenhausgesellschaft
DKG-NT	Nebenkostentarif der Deutschen Krankenhausgesellschaft
DM	Deutsche Mark
DÖV	Zeitschrift „Die öffentliche Verwaltung"
et al.	et altera (= und andere)
EBM	Einheitlicher Bewertungsmaßstab Ärzte
EGBGB	Einführungsgesetz zum Bürgerlichen Gesetzbuch
Einf.	Einführung
Erl.	Erläuterung

Abkürzungen

f. (ff.)	folgende
f & w	Zeitschrift „führen und wirtschaften im Krankenhaus"
GG	Grundgesetz
Ggf.	gegebenenfalls
GKV	Gesetzliche Krankenversicherung
GKV-NOG	GKV-Neuordnungsgesetz
GO	Gebührenordnung
GOÄ	Gebührenordnung für Ärzte
GOÄ 65	Gebührenordnung der Ärzte 1965 (in Kraft getreten am 1. April 1965)
GOÄ 82	Gebührenordnung für Ärzte 1982 (in Kraft getreten am 1. Januar 1983)
GOZ	Gebührenordnung für Zahnärzte
GSG	Gesundheitsstrukturgesetz 1992
GVG	Gerichtsverfassungsgesetz
GWB	Gesetz gegen Wettbewerbsbeschränkungen
HebGV	Hebammenhilfe-Gebührenverordnung
HeimG	Heimgesetz
i. S. d.	im Sinne des/der
JVEG	Justizvergütungs- und -entschädigungsgesetz
KBV	Kassenärztliche Bundesvereinigung
KHG	Krankenhausfinanzierungsgesetz
KHNG	Krankenhausneuordnungsgesetz
KRS	Krankenhausrechtsprechung (Entscheidungssammlung)
KU	Zeitschrift „Krankenhaus-Umschau"
LG	Landgericht
LKA	Leistungs- und Kalkulationsaufstellung
MedR	Zeitschrift „Medizinrecht"
M-BO	Musterberufsordnung des Deutschen Ärztetages
M-WBO	Musterweiterbildungsordnung des Deutschen Ärztetages
MB/KK	Musterbedingungen des Verbandes der privaten Krankenversicherung für die Krankheitskosten- und Krankenhaustagegeldversicherung
m. w. N.	mit weiteren Nachweisen
n. F.	neue Fassung
NJW	Zeitschrift „Neue Juristische Wochenschrift"
NJW-RR	Zeitschrift „NJW Rechtsprechungsreport Zivilrecht"
Nr(n)	Nummer(n)
NVwZ	Zeitschrift „Neue Zeitschrift für Verwaltungsrecht"
NVwZ-RR	Zeitschrift „NVwZ Rechtsprechungsreport Verwaltungsrecht"
NZS	Zeitschrift „Neue Zeitschrift für Sozialrecht"
OLG	Oberlandesgericht
OVG	Oberverwaltungsgericht
PKV	Private Krankenversicherung
Preugo	Preußische Gebührenordnung für Ärzte von 1924 (mit Ergänzungen von 1952)
Rn.	Randnummer
RuS	Zeitschrift „Recht und Schaden"
RVO	Reichsversicherungsordnung
S.	Seite
SFHÄndG	Schwangeren- und Familienhilfeänderungsgesetz
SGB V	Fünftes Buch Sozialgesetzbuch
StGB	Strafgesetzbuch
s. o.	siehe oben

Abkürzungen

s. u.	siehe unten
u. a.	unter anderem/ und andere
UWG	Gesetz gegen den unlauteren Wettbewerb
VerBAV	Veröffentlichungen des Bundesaufsichtsamtes für das Versicherungswesen
VG	Verwaltungsgericht
VGH	Verwaltungsgerichtshof
vgl.	vergleiche
v. H.	vom Hundert
Vorbem.	Vorbemerkung
z. B.	zum Beispiel
ZfS	Zeitschrift „Zeitschrift für Schadensrecht"
ZHG	Zahnheilkundegesetz
ZRP	Zeitschrift „Zeitschrift für Rechtspolitik" (Beilage zur NJW)

Literaturverzeichnis

(ohne Zeitschriftenaufsätze)

Ballhaus u.a.; Das Bürgerliche Gesetzbuch mit besonderer Berücksichtigung der Rechtsprechung des Reichsgerichts und des Bundesgerichtshofes (RGRK), 12. Auflage, 1976 ff.
Breitmeier u.a., Düsseldorfer Kommentar zur BPflV, 2. Auflage, 1999
Brück, Kommentar zur Gebührenordnung für Ärzte (GOÄ), 2. Auflage, Stand: 1995
ders., Kommentar zur Gebührenordnung für Ärzte (GOÄ), 3. Auflage, Stand: Oktober 2004
Diederichsen, Die Vergütung ärztlicher Leistungen im Krankenhaus, 1979
Dietz/Bofinger, Krankenhausfinanzierungsgesetz, Bundespflegesatzverordnung und Folgerecht, Stand: 1995
Erman, Handkommentar zum Bürgerlichen Gesetzbuch, 9. Auflage 1993
Hoffmann, Gebührenordnung für Ärzte (GOÄ), 2. Auflage, Stand: 1990
ders., Gebührenordnung für Ärzte (GOÄ), 3. Auflage, Stand: Januar 2005
Jauernig, Bürgerliches Gesetzbuch, 7. Auflage, 1994
Kunz/Ruf/Wiedemann, Heimgesetz, Kommentar, 8. Auflage, 1998
Lang/Schäfer/Stiel/Vogt, Der GOÄ-Kommentar, 2. Auflage, 2002
Laufs/Uhlenbruck, Handbuch des Arztrechts, 3. Auflage, 2002
Leibholz/Rinck/Hesselberger, Grundgesetz, Stand: 1995
Meister/Wagener/Beume, Die Krankenhausbehandlung, Praxiskommentar zur Vertragsgestaltung, Band 1, 1999
Meurer, Gebührenordnung für Zahnärzte (GOZ), 2. Auflage, 1991
Narr/Hess/Schirmer, Ärztliches Berufsrecht II, Stand: 1994
Palandt, Bürgerliches Gesetzbuch, 61. Auflage, 2002
Palandt, Bürgerliches Gesetzbuch, 64. Auflage, 2005
Prölls/Martin, Versicherungsvertragsgesetz, Kommentar, 27. Auflage, 2004
Rebmann/Säcker, Münchener Kommentar zum Bürgerlichen Gesetzbuch, 3. Auflage, 1993 ff.
Rippel/Stiefel, Die Ambulanz im Krankenhaus, Band I, Stand: 1995
Schmatz/Goetz/Matzke, Kommentar zur Gebührenordnung für Ärzte, 2. Auflage, 1983
Soergel, Bürgerliches Gesetzbuch mit Einführungsgesetz und Nebengesetzen, 13. Auflage, 2000 ff.
Staudinger, Kommentar zum Bürgerlichen Gesetzbuch, 13. Auflage, 1995 ff.
Tuschen/Quaas, Bundespflegesatzverordnung, 4. Auflage, 1998
Tuschen/Trefz, Krankenhausentgeltgesetz, 2004
Ulmer/Brandner/Hensen, AGB-Gesetz, 9. Auflage, 1997
Wezel/ Liebold, Handkommentar, BMÄ, E-GO, GOÄ, 6. Auflage, Stand: Oktober 1995
Wezel/Liebold, Der Kommentar zu EBM und GOÄ, 7. Auflage, Stand: April 2005
Wolf/Horn/Lindacher, AGB-Gesetz, 3. Auflage, 1994

1. Teil. Gebührenordnung für Ärzte

A. Einleitung

Der Behandlungsvertrag (Arztvertrag) ist nach weitaus überwiegender Meinung ein 1
Dienstvertrag (BGH, NJW 1975, 305; 1981, 2002). Der Arzt schuldet dem Patienten
nicht den Behandlungserfolg, sondern die Durchführung seiner ärztlichen Maßnahmen
nach dem derzeitigen Stand der medizinischen Wissenschaft (state of the art), die er mit
der gebotenen Sorgfalt erbringen muss (*Hoffmann*, 3. Auflage, § 1 Rn. 1, S. 2). Rechtsgrundlage für den ärztlichen Vergütungsanspruch ist § 611 Abs. 1 BGB. Danach ist der
Patient aufgrund des Behandlungsvertrages zur Zahlung der vereinbarten Vergütung
verpflichtet, während der Arzt die ärztliche Dienstleistung zu erbringen hat. Wird – wie
üblich – keine ausdrückliche Vereinbarung über eine Vergütung und ihre Höhe getroffen, so fingiert § 612 Abs. 1 BGB eine solche Vereinbarung (sie gilt als stillschweigend
geschlossen), wenn die Dienstleistung den Umständen nach nur gegen eine Vergütung zu
erwarten ist. Soweit eine Behandlung nicht im Rahmen der vertragsärztlichen Versorgung erfolgt oder andere bundesgesetzliche Regelungen vorgehen, bestimmt sich die
Vergütung für die ärztlichen Leistungen nach der Gebührenordnung für Ärzte (GOÄ).

Nach richtiger Auffassung (u.a. *Erman/Hanau*, § 612 BGB Rn. 12; *Schmatz/Götz/* 2
Matzke, Einführung A, S. 30) ist die GOÄ als Grundlage für die Abrechnung ärztlicher
Leistungen bindend. Die Gebührenordnung wird Bestandteil des Behandlungsvertrages
zwischen Arzt und Selbstzahler (Privatpatient). Sie gilt nicht für die Behandlung von
Versicherten der gesetzlichen Krankenkassen, die die ärztliche Leistung als Sachleistung
im Rahmen der vertragsärztlichen (kassenärztlichen) Versorgung in Anspruch nehmen.
Allerdings haben auch die GKV-Versicherten die Möglichkeit, sich „privat" behandeln
zu lassen, sei es indem sie – als freiwillig Versicherte – statt der Sachleistung die Kostenerstattung wählen (§ 13 SGB V) oder Leistungen in Anspruch nehmen, die nicht als vertragsärztliche Leistungen erbracht werden können, da sie nicht zu den Leistungen der
gesetzlichen Krankenversicherung gehören (z.B. kosmetische Operationen).

Mit der Regelung des § 75 Abs. 6 SGB V hat der Bundesgesetzgeber die Möglichkeit 3
geschaffen, Vergütungsregelungen auch für den privaten Sektor gesamtvertraglich zu
vereinbaren. Solche Verträge haben Vorrang vor der GOÄ, können aber die Verordnung
als Basis einbeziehen, wie z.B. die Verträge über die ärztliche Behandlung von Versicherten der Krankenversorgung der Bundesbahn und der Postbeamtenkrankenkasse.

Die GOÄ ist eine von der Bundesregierung mit Zustimmung des Bundesrates erlassene 4
Rechtsverordnung. Ermächtigungsgrundlage für die Verordnung ist § 11 der Bundesärzteordnung (BÄO) in der Fassung der Bekanntmachung vom 16. April 1987 (BGBl. I,
S. 1218). Danach dürfen die Entgelte für die ärztliche Tätigkeit in einer Gebührenordnung geregelt werden, wobei Mindest- und Höchstsätze für die ärztlichen Leistungen
festzusetzen sind und den berechtigten Interessen der Ärzte und der zur Zahlung der
Entgelte Verpflichteten Rechnung zu tragen ist. Vorläufer der GOÄ war die Preußische
Gebührenordnung (Preugo), bei der es sich noch um eine typische Taxe im Sinne des
§ 612 Abs. 2 BGB handelte, da die behördlich festgesetzten Gebührenbestimmungen nur
zum Tragen kamen, wenn eine Vereinbarung über die Vergütung der ärztlichen Leistungen nicht geschlossen worden war. Nachdem am 2. Oktober 1961 mit der Bundesärzteordnung (BGBl. I, S. 1857) die Regelung des § 11 (damals schon in seiner auch derzeit
geltenden Fassung) eingeführt worden war, machte die Bundesregierung wenige Jahre
später von der Ermächtigung zur Regelung der Entgelte für die ärztliche Tätigkeit Gebrauch. An die Stelle der Preugo trat die Gebührenordnung für Ärzte 1965 (GOÄ 65),

die am 18. März 1965 verkündet wurde und am 1. April 1965 in Kraft trat. Das Leistungsverzeichnis wurde stark erweitert, wobei sich der Verordnungsgeber an der Ersatzkassen-Adgo orientierte. Die Ausrichtung des Gebührenverzeichnisses der GOÄ an im Kassenbereich einschlägigen Leistungsverzeichnissen gehört auch zu den Grundsätzen, die bei der nächsten Reform des ärztlichen Gebührenrechts (GOÄ 82) umgesetzt wurden. Mit der Übernahme der im Bereich der GKV geltenden einheitlichen (Punkt-) Bewertungsmaßstäbe sollte eine Vereinheitlichung der Gebührenstruktur erreicht und gleichzeitig das Leistungsverzeichnis an die inzwischen eingetretene Fortentwicklung der medizinischen Wissenschaft angepasst werden. Die GOÄ 82 trat am 1. Januar 1983 in Kraft (BGBl. I, S. 1582). Die Bestimmungen dieser Gebührenordnung waren nunmehr für die Abrechnung der ärztlichen Leistungen verbindlich. Hatte § 1 Satz 2 GOÄ 65 noch die Möglichkeit eingeräumt, im Wege der Vereinbarung zwischen den Parteien des Behandlungsvertrages eine von der Verordnung abweichende Regelung zu treffen, so konnte die Gebührenordnung nunmehr nur noch der Höhe nach abgedungen werden.

5   Diese Einschränkung der Vertragsfreiheit ist nicht zuletzt Ausdruck des Sozialstaatsprinzips des Grundgesetzes (Artikel 20 Abs. 1 und 28 Abs. 1), das in verstärktem Maße Schutzvorschriften für den Patienten erfordert. Schon im Jahre 1958 hatte das Bundesverfassungsgericht diesbezüglich im Zusammenhang mit Preisregelungen festgestellt, dass eine gesetzliche Regelung, die es möglich mache, aus gesamtwirtschaftlichen und sozialen Gründen die zum Nutzen des Allgemeinwohls gebotenen preisrechtlichen Maßnahmen zu treffen, dem Sozialstaatsprinzips entspreche, das auch die Vertragsfreiheit inhaltlich bestimme und begrenze und dessen Ausgestaltung im wesentlichen dem Gesetzgeber obliege (Beschluss vom 12. 11. 1958, BVerfGE 8, 275, 323).

6   Die GOÄ 82 wurde geändert durch Verordnung vom 20. Dezember 1983 (Erste Änderungsverordnung – BGBl. I, S. 500), vom 20. Dezember 1984 (Zweite Änderungsverordnung – BGBl. I, S. 1680) sowie vom 9. Juni 1988 (Dritte Änderungsverordnung – BGBl. I, S. 797) und anschließend (am 10. 6. 1988 – BGBl. I, S. 818) unter Berücksichtigung dieser Änderungen neugefasst.

7   Mit der sog. „Harmonisierungsverordnung" vom 20. Dezember 1984 (Zweite Verordnung zur Änderung der Gebührenordnung für Ärzte und Vierte Verordnung zur Änderung der Bundespflegesatzverordnung) wurde versucht, das Problem der Doppelbelastung des Krankenhaus-Wahlleistungs-Patienten durch Arzthonorar und Pflegesatz zu beseitigen, indem einerseits ein Abschlag vom Pflegesatz und andererseits eine Verpflichtung des Arztes zur Gebührenminderung eingeführt wurde. Mit der Dritten Änderungsverordnung erfolgte insbesondere eine Anhebung des Punktwertes von 10 auf 11 Pfennige.

8   Die am 1. 1. 1996 in Kraft getretene Vierte Verordnung zur Änderung der Gebührenordnung für Ärzte vom 18. 12. 1995 (BGBl. I, S. 1861) hat im Gebührenverzeichnis vor allem eine Aufwertung der sog. „sprechenden Medizin" (insbesondere Abschnitt B „Grundleistungen und Allgemeine Leistungen") zu Lasten der medizinisch-technischen Leistungen gebracht. Außerdem wird neben einer insgesamt deutlichen Abwertung der Laborleistungen eine völlige Neustrukturierung des Abschnitts M „Laboratoriumsmedizin" vorgenommen. Der bisherige Abschnitt Q „Magnetfeld-Resonanz-Tomographie" wird in Abschnitt O „Strahlendiagnostik, Anwendung radioaktiver Stoffe (Radionuklide) und Strahlentherapie" integriert und um weitere Leistungspositionen erweitert.

9   In den neuen Bundesländern gilt die Gebührenordnung für Ärzte mit der Maßgabe, dass ein Abschlag vom Rechnungsbetrag vorzunehmen ist. Im Einigungsvertrag zwischen der Bundesrepublik Deutschland und der Deutschen Demokratischen Republik war zunächst die Vergütung für ärztliche (sowie zahnärztliche- und Hebammen-)-Leistungen im Beitrittsgebiet auf 45 v. H. der entsprechenden Gebühren für Selbstzahler in den alten Bundesländern festgesetzt worden. Dieser Vergütungssatz ist inzwischen mehrfach angehoben worden, zuletzt durch die „Sechste Gebührenanpassungsverordnung" vom 18. Oktober 2001 (BGBl. 2001 I, S. 2721). Danach dürfen die Ärzte in den

A. Einleitung

neuen Bundesländern ab dem 1. Januar 2002 90 v.H. der GOÄ-Gebühren in Rechnung stellen.

Grundsätzlich ist es positiv zu bewerten, dass der Verordnungsgeber schon mit der GOÄ 82 eine verbindliche Abrechnungsgrundlage für die „private" ärztliche Behandlung geschaffen hat. Die sowohl durch die allgemeinen Bestimmungen als auch durch die differenzierte Darstellung des ärztlichen Leistungsspektrums im Gebührenverzeichnis für die Rechnungsstellung erreichte Transparenz ist für den Patienten, aber auch für die Kostenträger (PKV, Beihilfe) von Vorteil. Zu kritisieren ist insbesondere aber die mangelnde Flexibilität des Verordnungsverfahrens. Da eine zeitnahe Reaktion auf den medizinischen Fortschritt und die Einführung neuer Behandlungsverfahren nicht zuletzt auch – wie bei der letzten Überarbeitung – bedingt durch politische Kontroversen regelmäßig nicht möglich zu sein scheint, müssen die Ärzte häufig vom Instrument der Analogabrechnung (§ 6 Abs. 2) Gebrauch machen. Trotz der Bemühungen der Bundesärztekammer, durch entsprechende „Empfehlungen" („Verzeichnis der analogen Bewertungen") Klarheit und Einheitlichkeit der Abrechnungspraxis herbeizuführen, ergibt sich dort, wo entsprechende Regelungen in der GOÄ fehlen, häufig eine „Grauzone". Es kann im übrigen nicht richtig sein, dass der Verordnungsgeber die Bundesärztekammer mehr oder weniger zwingt, quasi als „Ersatzverordnungsgeber" aufzutreten, anstatt seinen Auftrag gemäß der Ermächtigungsgrundlage des § 11 BÄO wahrzunehmen. Es muss ein Weg gefunden werden, aktuellen medizinischen Entwicklungen zeitnah durch Einbeziehung in das Gebührenverzeichnis Rechnung zu tragen. Im Bereich der vertragsärztlichen Versorgung ist eine Aktualisierung des einheitlichen Bewertungsmaßstabes (EBM) wesentlich einfacher. Möglicherweise könnte daher eine Lösung des Problems im Übergang von einer „amtlichen", d.h. als Rechtsverordnung der Bundesregierung erlassen, Gebührenordnung zu einem zwischen Ärzten und Kostenträgern (PKV und Beihilfe) vereinbarten Preis- und Leistungsverzeichnis („Vertragsgebührenordnung") liegen. Den Anstoß zu einer solchen Systemänderung hat bereits der Bundesrat gegeben, der im Rahmen seiner Zustimmung zur Vierten Verordnung zur Änderung der GOÄ die Bundesregierung gebeten hat, zu prüfen, ob es sich empfiehlt, das derzeitige staatlich verordnete Gebührensystem durch ein gesamtvertraglich zwischen Leistungsanbieter- und Kostenträgerseite zu vereinbarendes Vergütungssystem zu ersetzen (Entschließung des Bundesrates vom 3. November 1995 – BR-Drucksache 888/95). Sowohl die Bundesärztekammer als auch der Verband der privaten Krankenversicherung haben sich zu einer solchen „Selbstverwaltungslösung" grundsätzlich positiv geäußert. Eine politische Entscheidung zu dieser Frage steht noch aus.

Unter den derzeit geltenden rechtlichen Rahmenbedingungen versuchen Ärzteschaft und Kostenträger aber bereits jetzt in einem gemeinsamen Gremium Einvernehmen zu gebührenrechtlichen Auslegungsfragen zu erzielen. Zu diesem Zweck konstituierte sich am 20. November 1997 der auf Initiative der Bundesärztekammer eingerichtete „Zentrale Konsultationsausschuss für Gebührenordnungsfragen bei der Bundesärztekammer", der sich aus Vertretern der Ärzteschaft, des Bundesgesundheitsministeriums, des Bundesinnenministeriums (für die Beihilfe) und des PKV-Verbandes zusammensetzt. Gemeinsame (einvernehmliche) Stellungnahmen des Ausschusses binden zwar de jure unmittelbar weder den rechnungsstellenden Arzt noch z.B. ein die Rechnung prüfendes PKV-Unternehmen, dürften aber de facto in der Praxis und bei eventuellen gerichtlichen Auseinandersetzungen ein erhebliches Gewicht haben. Der Ausschuss sieht es ausdrücklich als seine Aufgabe an, dazu beizutragen, Liquidationsstreitigkeiten bis hin zu Gerichtsverfahren zu reduzieren bzw. zu vermeiden.

B. Ermächtigungsgrundlage

12 § 11 BÄO bestimmt: „Die Bundesregierung wird ermächtigt, durch Rechtsverordnung mit Zustimmung des Bundesrates die Entgelte für ärztliche Tätigkeit in einer Gebührenordnung zu regeln. In dieser Gebührenordnung sind Mindest- und Höchstsätze für ärztliche Leistungen festzusetzen. Dabei ist den berechtigten Interessen der Ärzte und der zur Zahlung der Entgelte Verpflichteten Rechnung zu tragen."

13 Bereits im Gesetzgebungsverfahren waren gegen diese Bestimmung rechtliche Bedenken erhoben worden. Insbesondere wurde die Kompetenz des Bundes zum Erlass einer Gebührenordnung für Ärzte in Zweifel gezogen. Das Bundesverfassungsgericht hat jedoch in seinem Beschluss vom 12. Dezember 1984 (NJW 1985, 2185) die im Gesetzgebungsverfahren von der Bundesregierung vertretene Auffassung bestätigt, wonach sich die Bundeskompetenz aus Artikel 74 Nr. 11 GG (Recht der Wirtschaft) ergibt. Das Gericht stellte auch fest, dass § 11 den Anforderungen des Artikel 80 Abs. 1 Satz 2 GG gerecht werde, da Inhalt, Zweck und Ausmaß der erteilten Ermächtigung mit genügender Deutlichkeit bestimmt seien. Die Prüfung sich auf einzelne Regelungen der GOÄ und die Einhaltung der Ermächtigungsgrundlage beziehender Einwände lehnte das Bundesverfassungsgericht unter Hinweis auf die Zuständigkeit der Fachgerichte ab. Von der Rechtsprechung sind aber weder die Verfassungsmäßigkeit der Ermächtigungsgrundlage noch einzelner Regelungen der GOÄ in Zweifel gezogen worden.

C. Die einzelnen Vorschriften der GOÄ

§ 1 Anwendungsbereich

(1) Die Vergütungen für die beruflichen Leistungen der Ärzte bestimmen sich nach dieser Verordnung, soweit nicht durch Bundesgesetz etwas anderes bestimmt ist.

(2) Vergütungen darf der Arzt nur für Leistungen berechnen, die nach den Regeln der ärztlichen Kunst für eine medizinisch notwendige ärztliche Versorgung erforderlich sind. Leistungen, die über das Maß einer medizinisch notwendigen ärztlichen Versorgung hinausgehen, darf er nur berechnen, wenn sie auf Verlangen des Zahlungspflichtigen erbracht worden sind.

Übersicht

	Rn.
1. Erläuterung zu § 1 Abs. 1	1
1.1 Vorbemerkungen	1
1.2 Vergütungen	2
1.3 Berufliche Leistungen der Ärzte	3
1.4 Vorbehalt anderer bundesgesetzlicher Regelungen	9
2. Erläuterung zu § 1 Abs. 2	10
2.1 Vorbemerkungen	10
2.2 Medizinisch notwendige ärztliche Versorgung	12
2.3 Verlangensleistung	14

1. Erläuterung zu § 1 Abs. 1

1 **1.1 Vorbemerkungen.** § 1 regelt in Absatz 1 den Anwendungsbereich der GOÄ. Die Verordnung ist lediglich für die beruflichen Leistungen der Ärzte einschlägig, und auch nur insoweit, als andere bundesgesetzliche Bestimmungen nicht Vorrang haben.

2 **1.2 Vergütungen.** Entsprechend der Ermächtigungsgrundlage wird der Regelungsinhalt der Gebührenordnung auf Bestimmungen über die „Entgelte für die ärztliche Tätig-

Anwendungsbereich § 1 GOÄ

keit", also „Vergütungen" beschränkt. Besteht ein Vergütungsanspruch, was sich nach allgemeinen vertragsrechtlichen Vorschriften richtet, unterwirft die Gebührenordnung innerhalb ihres Geltungsbereiches diesen schuldrechtlichen Anspruch einer umfassenden inhaltlichen Regelung. Zu den Vergütungen zählen gemäß § 3 Gebühren, Entschädigungen und Ersatz von Auslagen.

1.3 Berufliche Leistungen der Ärzte. Ärzte im Sinne der GOÄ sind die nach Maßgabe 3 der Bundesärzteordnung in Deutschland unter der Bezeichnung „Ärztin" bzw. „Arzt" tätigen Personen. Die Approbation als Arzt wird nicht vorausgesetzt. Auch eine vorübergehende – erlaubnispflichtige – Berufsausübung (§§ 2 Abs. 2 bis 4, 10 BÄO) reicht aus. Insbesondere sind auch Bürger eines EU-Staates oder eines anderen Vertragsstaates des Abkommens über den europäischen Wirtschaftsraum an die GOÄ gebunden, soweit sie den ärztlichen Beruf gemäß § 2 Abs. 3 BÄO im Geltungsbereich der Bundesärzteordnung ausüben und keine andere bundesgesetzliche Regelung der Anwendung der Gebührenordnung entgegensteht.

Die Gebührenordnung ist in ihrer Anwendung beschränkt auf den ärztlichen Berufs- 4 stand. Sie gilt nicht für die Leistungen, die durch andere Berufsgruppen (beispielsweise Masseure oder Krankengymnasten) oder Einrichtungen (z.B. Krankenhäuser) abgerechnet werden.

Gemäß § 6 Abs. 1 GOZ gilt die GOÄ partiell auch als Abrechnungsgrundlage für den 5 Zahnarzt. Die Teile des Gebührenverzeichnisses, die dem Zahnarzt grundsätzlich „offen stehen", sind in § 6 Abs. 1 GOZ aufgezählt. Verwiesen wird auf Abschnitte der GOÄ, in denen Leistungen enthalten sind, die für Zahnärzte nach dem Berufsrecht in Frage kommen. Die Verweisung auf ganze Abschnitte des Gebührenverzeichnisses ist aus pragmatischen, regelungstechnischen Gründen erfolgt. Aus den genannten Abschnitten darf der Zahnarzt aber nicht etwa alle Leistungen erbringen, sondern nur diejenigen, die zu seinen beruflichen Leistungen gehören (§ 1 Abs. 1 GOZ) und den Regeln der zahnärztlichen Kunst entsprechen (§ 1 Abs. 2 GOZ). Durch die 4. Änderungsverordnung wurden die in § 6 Abs. 1 GOZ aufgezählten Abschnitte der GOÄ in ihren Leistungsinhalten (Zusammensetzung der Leistungen) und der Gebührennummerierung teilweise geändert. Das Bundesgesundheitsministerium hat daher darauf hingewiesen, dass bis zu einer entsprechenden Anpassung der Gebührenordnung für Zahnärzte die in § 6 Abs. 1 GOZ aufgezählten Abschnitte des Gebührenverzeichnisses für ärztliche Leistungen in ihrer durch die 4 Änderungsverordnung geänderten Fassung so angewendet werden müssen, dass sie Sinn und Zweck der Vorschrift des § 6 Abs. 1 GOZ entsprechen. Dabei sei das entscheidende Kriterium, welche Leistungen (Leistungsinhalte) die nach § 6 Abs. 1 GOZ geöffneten Abschnitte des ärztlichen Gebührenverzeichnisses in seiner alten Fassung enthalten hätten. Diese Leistungen (Leistungsinhalte) seien entsprechend auf die neuen Abschnitte zu übertragen. Der Zahnarzt solle auch auf der Grundlage der neuen Fassung des ärztlichen Gebührenverzeichnisses auf die Leistungen zurückgreifen können, die er nach dem ärztlichen Gebührenverzeichnis in der alten Fassung habe erbringen und berechnen können. Im Ergebnis sind nach Angaben des Bundesgesundheitsministeriums danach folgende Abschnitte des Gebührenverzeichnisses der GOÄ in der Fassung der 4. Änderungsverordnung für Zahnärzte geöffnet: B I, jedoch ohne die Untersuchungsleistungen (die dem Abschnitt B III a.F. zugeordnet waren), B II, IV, V und VI, C, D, E V und VI, J, L, aus M die Nrn. 3511, 4504, 4530, 4538 und 4715, N sowie O, jedoch ohne Magnetresonanztomographie, die dem Abschnitt Q a.F. zugeordnet war (Schreiben des Bundesministeriums für Gesundheit u.a. an das Beihilfereferat des Bundesministeriums des Innern vom 7. Mai 1997).

Die Gebührenordnung findet keine Anwendung, wenn der Behandlungsvertrag mit 6 einer juristischen Person, z.B. einem Krankenhaus(träger) oder einer in Gesellschaftsform betriebenen, ausschließlich ambulante Behandlungen anbietenden Einrichtung abgeschlossen wird und die Leistungen durch Ärzte erbracht werden, die lediglich im

GOÄ § 1 1. Teil. C. Die einzelnen Vorschriften der GOÄ

Rahmen eines Anstellungs- oder Beamtenverhältnisses in Erfüllung ihrer Dienstaufgaben tätig werden. Eine Ausnahme von diesem Grundsatz gilt allerdings insoweit, als der Arbeitgeber oder Dienstherr dem Arzt ein Liquidationsrecht einräumen kann. Hauptfall ist das Liquidationsrecht des (Chef-)Arztes für die Behandlung von Wahlleistungspatienten im Krankenhaus auf Basis der §§ 17 KHEntgG bzw. 22 BPflV. Auch bei der Behandlung von „Wahlleistungspatienten" ist der liquidationsberechtigte angestellte oder beamtete Krankenhausarzt – zumindest auch – in Erfüllung seiner sich aus dem Arbeits- bzw. Dienstverhältnis ergebenden Pflichten tätig. § 17 Abs. 3 KHEntgG legt fest, dass auch für die Berechnung von wahlärztlichen Leistungen die Vorschriften der GOÄ entsprechend anzuwenden sind, soweit sich die Anwendung nicht bereits aus der Gebührenordnung selbst ergibt.

7   Die GOÄ ist aber auch dann nicht anwendbar, wenn Ärzte, die z. B. Gesellschafter einer GmbH sind, die Behandlung durchführen, soweit Vertragspartner des Patienten die juristische Person ist.

8   Eine Vergütungsregelung trifft die GOÄ nur für die Leistungen, die typischerweise in Ausübung des ärztlichen Berufes erbracht werden. Leistungen, die der Arzt nicht in Ausübung der Heilkunde erbringt, die also auch von anderen Berufsgruppen in gleicher oder ähnlicher Weise erbracht werden könnten, sind den „beruflichen Leistungen" im Sinne des § 1 Abs. 1 nicht zuzuordnen (z. B. Aufgaben der Forschung und Lehre, schriftstellerische Tätigkeiten). Obwohl es sich nicht um Ausübung der Heilkunde am Menschen handelt, gehört zur beruflichen Tätigkeit des Arztes unbestritten auch die medizinische Begutachtung. Bereits die Preugo enthielt eine diesbezügliche Gebührenposition; aktuell sind dies die GOÄ-Nrn. 80 und 81.

9   **1.4 Vorbehalt anderer bundesgesetzlicher Regelungen.** Die GOÄ findet nur Anwendung, soweit nicht durch Bundesgesetz anderen Vergütungsregelungen der Vorrang eingeräumt wird. Bundesgesetzliche Bestimmungen, die der Verordnung vorgehen, sind u. a. § 37 Abs. 3 BSHG, § 18c Abs. 4 BVG, §§ 75 Abs. 3 und 4, 83, 87 Abs. 1 SGB V, § 557 Abs. 3 RVO und Regelungen im Justizvergütungs- und -entschädigungsgesetz (JVEG).

2. Erläuterung zu § 1 Abs. 2

10   **2.1 Vormerkungen.** § 1 Abs. 2 Satz 1 greift ein berufsrechtliches Leitbild für die ärztliche Tätigkeit auf und verknüpft damit den Vergütungsanspruch des Arztes. Die Beschränkung der Berechnungsfähigkeit auf Leistungen, die nach den Regeln der ärztlichen Kunst für eine medizinisch notwendige Versorgung erforderlich sind, hat nach der amtlichen Begründung zur GOÄ 82 nicht zuletzt den Zweck, den Arzt zur Beachtung des Gesichtspunktes der wirtschaftlichen Leistungserbringung anzuhalten. Damit wird allerdings nicht das in der gesetzlichen Krankenversicherung maßgebende Wirtschaftlichkeitsgebot (§ 12 SGB V) uneingeschränkt auf die GOÄ übertragen. Insbesondere das Postulat des § 12 Abs. 1 SGB V, wonach die ärztlichen Leistungen „ausreichend" und „zweckmäßig" sein müssen, findet in der GOÄ so kein Pendant.

11   Trotzdem kann bei der Bewertung der „Notwendigkeit" im Sinne einer Zweck-Mittel-Relation der wirtschaftliche Aspekt nicht unbeachtet bleiben, d. h. beispielsweise, dass bei mehreren zur Verfügung stehenden Behandlungsalternativen nicht einfach die besonders teure Variante gewählt werden kann. Auch im Rahmen einer Privatbehandlung ergibt sich die Pflicht zur kostengünstigen ärztlichen Versorgung aus dem Grundsatz von Treu und Glauben (§ 242 BGB), den § 1 Abs. 2 Satz 1 gebührenrechtlich umsetzt. Gleichen Regelungsgehalt haben das vertragsärztliche Wirtschaftlichkeitsgebot und § 1 Abs. 2 Satz 1 jedenfalls insoweit, als über das Maß des medizinisch Notwendigen hinausgehende sowie zur Erreichung des Behandlungszieles ungeeignete Leistungen nicht berechnungsfähig sind, es sei denn, eine derartige ärztliche Behandlung wird vom Zahlungspflichtigen gewünscht (§ 1 Abs. 2 Satz 2).

Anwendungsbereich § 1 GOÄ

2.2 Medizinisch notwendige ärztliche Versorgung. Bei der Beurteilung der medizinischen Notwendigkeit ist ein objektiver Maßstab anzulegen. Die Auffassung des behandelnden Arztes selbst ist nicht entscheidend. Allerdings räumt ihm die höchstrichterliche Rechtsprechung bei der Bestimmung des medizinischen Vorgehens – in objektiven Grenzen – einen Ermessens- und Entscheidungsspielraum ein. Eine Behandlungsmaßnahme ist danach medizinisch notwendig, wenn es nach den objektiven medizinischen Befunden und wirtschaftlichen Erkenntnissen zum Zeitpunkt der Behandlung vertretbar war, sie als medizinisch notwendig anzusehen. Die Beurteilung findet vom Standpunkt ex ante statt, es ist also von den im Zeitpunkt der Vornahme der Leistung möglichen tatsächlichen und wissenschaftlichen Befunden und Erkenntnissen auszugehen (BGH NJW 1969, 1250). Die Wirtschaftlichkeit der Leistungserbringung steht bei der privatärztlichen Behandlung nicht so im Vordergrund wie bei der Versorgung von gesetzlich versicherten Patienten. Das heißt aber nicht, dass bei der Frage der medizinischen Notwendigkeit der Behandlungsmaßnahmen Kostengesichtspunkte überhaupt keine Rolle spielen. Auch bei einer Privatbehandlung muss sich der Arzt bemühen, Kostengesichtspunkte zu berücksichtigen, wenn mehrere Behandlungsmethoden zur Verfügung stehen. Mangels besonderer Vereinbarung schuldet der Arzt auch in einem Privatbehandlungsverhältnis seinem Patienten nach Treu und Glauben eine möglichst kostengünstige Behandlung (*Brück*, 3. Auflage, § 1 Rn. 7.1, S. 72 f.). Stehen mehrere gleichwertige Behandlungsalternativen zur Verfügung, deren Kosten erheblich differieren, wird der Arzt, will er die teurere Behandlung durchführen, den Patienten vorher informieren müssen (*Haberstroh*, VersR 2000, 538, 544), schon damit dieser dann die Frage der Übernahme der Kosten durch private Krankenversicherung (und ggf. Beihilfe) klären kann. Ein solcher „Klärungsbedarf" besteht auch, wenn Behandlungsmethoden zur Anwendung kommen sollen, die in der „Schulmedizin" nicht etabliert sind, was insbesondere häufig bei „Außenseitermethoden" und Verfahren der „Alternativmedizin" der Fall ist. Denn von einer Leistungspflicht des Kostenträgers ist dann nicht in jedem Fall auszugehen. Angesichts der wirtschaftlichen Gefahr, die sich daraus für den Patienten ergibt, ist der Arzt daher zur Aufklärung verpflichtet (*Haberstroh*, VersR 2000, 538, 544).

Nach richtiger Auffassung (*Brück*, 3. Auflage, § 1 Rn. 7, S. 72.2 f.; *Lang et al.*, § 1 Rn. 13; *Meurer* – zur gleichlautenden Bestimmung in der GOZ – § 1 Anm. 4) ist der Arzt auch im Rahmen einer Privatbehandlung grundsätzlich (von begründeten Ausnahmefällen, wie etwa Notfallbehandlungen, abgesehen) an die Grenzen seines medizinischen Fachgebietes gebunden. Die Rechtsprechung des Bundessozialgerichts (BSGE 38, 204), die für den Bereich der vertragsärztlichen Versorgung diese Fachgebietsbindung festgestellt hat, geht von berufsrechtlichen Regelungen aus. § 22 M-WBO 1992 beinhaltete die Bestimmung, dass der Arzt, der eine Gebietsbezeichnung führte, grundsätzlich nur in deren Gebiet tätig werden durfte; führte er eine Teilgebietsbezeichnung, war er im wesentlichen auf dieses Teilgebiet festgelegt. Diese Regelungen beschränkten sich nicht auf die vertragsärztliche Tätigkeit, sondern galten auch im Rahmen einer Privatbehandlung, da beide Tätigkeiten letztlich nur verschiedene Ausprägungen des Arztberufes sind (so auch Bayerisches Verwaltungsgericht Würzburg, Urteil vom 23. 10. 2001 – W 1 K 01.785 – und OLG Schleswig-Holstein, MedR 1998, 559, das bei einem Verstoß gegen die Pflicht zur Beachtung der Fachgebietsgrenzen gleichzeitig einen Verstoß gegen § 1 UWG bejaht). In der aktuellen M-WBO (von 2003, ergänzt 2004, 2005) regelt § 2 Abs. 2 Satz 2, dass die Gebietsbezeichnung die Grenzen für die Ausübung der fachärztlichen Tätigkeit bestimmt. Erbringt der Arzt fachfremde Leistungen, ohne dass dies ausnahmsweise – etwa in Notfällen – gerechtfertigt ist, hat er keinen Honoraranspruch gegen den Patienten. Dies ergibt sich bereits aus § 1 Abs. 2 Satz 1, wonach der Arzt nur Vergütungen für Leistungen berechnen darf, die nach den „Regeln der ärztlichen Kunst" für eine medizinisch notwendige ärztliche Versorgung erforderlich sind. Leistungen eines Arztes können aber nur dann den Regeln der ärztliche Kunst entsprechen, wenn sie auch seinem Fachgebiet zugewiesen sind (AG Tiergarten, Urteil vom 9. 2. 1999 – 2 C

163/98 –; AG Charlottenburg, Urteil vom 17. 6. 1999 – 5 a C 38/99 –; AG München, Urteil vom 28. 9. 2000 – 213 C 19471/00 – sowie vom 29. 12. 2000 – 281 C 14867/00 –und vom 6. 12. 2002 – 274 C 18623/02 –; AG Bensheim, Urteil vom 14. 5. 2001 – 6 C 392/00 –; AG Winsen/Luhe, Urteil vom 1. 8. 2003 – 16 C 1779/02 –; Bayerisches Verwaltungsgericht Würzburg; Urteil vom 23. 10. 2001 – W 1 K 01.785; *Peikert*, MedR 2000, 123, 124; *Cramer* und *Henkel*, MedR 2004, 593, 596). Außerdem ist auch § 134 BGB einschlägig, wonach ein Rechtsgeschäft, das gegen ein gesetzliches Verbot verstößt, nichtig ist. Auch berufsständische Satzungen, wie ärztliche Berufs- und Weiterbildungsordnungen, können Verbotsgesetze im Sinne des § 134 BGB sein (BGH NJW 1986, 2360, 2361). Verbotscharakter haben Bestimmungen (z. B. in entsprechenden Satzungen) nicht nur dann, wenn sie ausdrücklich besagen, dass ein bestimmtes Rechtsgeschäft „verboten" ist (BHGZ 51, 255, 262; *Staudinger*, § 134 BGB Rn. 31). Das Verbot kann sich auch aus dem Sinn und Zweck der Norm ergeben (BGHZ 51, 255, 262; *Palandt*, 62. Auflage, § 134 BGB Rn. 3). Ein Verbotsgesetz liegt vor, wenn die Rechtsordnung ein bestimmtes Verhalten – auch außerhalb des rechtsgeschäftlichen Handelns – untersagen und vermeiden will (BayObLG, MedR 2001, 206, 210). Danach ist davon auszugehen, dass eine weiterbildungsrechtliche Regelung, wonach ein Arzt, der eine Facharztbezeichnung führt, grundsätzlich nur in diesem Fachgebiet tätig werden darf, Verbotscharakter hat. Nichtigkeit des Rechtsgeschäfts tritt bei einem Verbot, das sich nur gegen einen Vertragspartner richtet (wie es hier der Fall ist), allerdings nur dann ein, wenn es mit dem Sinn und Zweck des Verbotsgesetzes unvereinbar wäre, die durch das Rechtsgeschäft getroffene rechtliche Regelung hinzunehmen und bestehen zu lassen (BGHZ 88, 240, 243). Hievon ist insbesondere dann auszugehen, wenn durch das Verbotsgesetz die Interessen Außenstehender (also nicht zum Adressatenkreis der Norm gehörender) Dritter geschützt werden sollen (BayObLG, MedR 2001, 206, 210). Die Festlegung des Arztes auf sein Fachgebiet soll ersichtlich dazu dienen, die Qualität der ärztlichen Berufsausübung zu sichern und damit auch den Patienten vor einer Behandlung durch einen nicht entsprechend qualifizierten Arzt zu schützen. Die Regelung ist damit auch für die Allgemeinheit von großer Bedeutung, besteht doch ein unmittelbarer Zusammenhang mit dem Schutz eines Hohen Gutes, nämlich der Gesundheit des behandelten Patienten. Der Schutzzweck wird aber nur erreicht, wenn dem entgegen der Verbotsnorm abgeschlossenen Rechtsgeschäft, hier also dem Behandlungsvertrag, die privatrechtliche Wirksamkeit versagt bleibt (ausgehend von diesen Grundsätzen hat der BGH – NJW 1986, 2360 – bei einem Verstoß gegen das berufsrechtliche Verbot der Zuweisung von Patienten oder Untersuchungsmaterial gegen Entgelt oder andere Vorteile – § 31 M-BO – Nichtigkeit eines entsprechenden Rechtsgeschäft zwischen zwei Ärzten angenommen; ebenso BayObLG, MedR 2001, 206, bezogen auf die berufsrechtliche Bestimmung, dass die ärztliche Tätigkeit eigenverantwortlich, unbeeinflusst durch Dritte nach ethischen Grundsätzen unter Zurückhaltung des Gewinnstrebens auszuüben ist).

14   **2.3 Verlangensleistung.** Die durch § 1 Abs. 2 Satz 2 eingeräumte Möglichkeit, unter der Voraussetzung eines entsprechenden Wunsches des Zahlungspflichtigen (der nicht gleichzeitig auch der Patient sein muss), auch über das Maß des medizinisch Notwendigen hinausgehende Leistungen abrechnen zu können, ist die gebührenrechtliche Folgerung aus dem allgemeinen Rechtsgrundsatz der Vertragsfreiheit. Das „Verlangen" ist eine auf Abschluss eines Behandlungsvertrages, der die Erbringung der gewünschten Leistung zum Gegenstand hat, gerichtete Willenserklärung, deren Wirksamkeit sich nach den allgemeinen bürgerlich-rechtlichen Vorschriften richtet. Verlangensleistungen im Sinne des § 1 Abs. 2 Satz 2 können z. B. kosmetische Operationen ohne Vorliegen einer medizinischen Indikation sein. *Hoffmann* (2. Auflage, § 1 Rn. 5) nennt als Beispiel für eine Verlangensleistung auch den sog. „Check-up" bei einem beschwerdelosen Patienten. Die auf Verlangen des Zahlungspflichtigen erbrachten Leistungen sind in der Arztliquidation gemäß § 12 Abs. 3 Satz 5 „als solche zu bezeichnen". Verlangt der Patient die

Erbringung einer medizinisch nicht notwendigen Leistung, muss ihn der Arzt darüber aufklären, dass die Kostenträger (PKV, Beihilfe) zur Erstattung der Behandlungskosten nicht verpflichtet sind. Dies trifft nicht nur auf Operationen aus rein kosmetischen Indikationen, sondern auch auf sog. „Außenseitermethoden" zu (*Hoffmann*, 3. Auflage, § 1 Rn. 6, S. 18/9 f.).

§ 2 Abweichende Vereinbarung

(1) Durch Vereinbarung kann eine von dieser Verordnung abweichende Gebührenhöhe festgelegt werden. Für Leistungen nach § 5 a ist eine Vereinbarung nach Satz 1 ausgeschlossen. Die Vereinbarung einer abweichenden Punktzahl (§ 5 Abs. 1 Satz 2) oder eines abweichenden Punktwerts (§ 5 Abs. 1 Satz 3) ist nicht zulässig. Notfall- und akute Schmerzbehandlungen dürfen nicht von einer Vereinbarung nach Satz 1 abhängig gemacht werden.

(2) Eine Vereinbarung nach Absatz 1 Satz 1 ist nach persönlicher Absprache im Einzelfall zwischen Arzt und Zahlungspflichtigem vor Erbringung der Leistung des Arztes in einem Schriftstück zu treffen. Dieses muss neben der Nummer und der Bezeichnung der Leistung, dem Steigerungssatz und dem vereinbarten Betrag auch die Feststellung enthalten, dass eine Erstattung der Vergütung durch Erstattungsstellen möglicherweise nicht in vollem Umfang gewährleistet ist. Weitere Erklärungen darf die Vereinbarung nicht enthalten. Der Arzt hat dem Zahlungspflichtigen einen Abdruck der Vereinbarung auszuhändigen.

(3) Für Leistungen nach den Abschnitten A, E, M und O ist eine Vereinbarung nach Abs. 1 Satz 1 unzulässig. Im Übrigen ist bei vollstationären, teilstationären sowie vor- und nachstationären wahlärztlichen Leistungen eine Vereinbarung nach Abs. 1 Satz 1 nur für vom Wahlarzt höchstpersönlich erbrachte Leistungen zulässig.

Übersicht

	Rn.
1. Erläuterung zu § 2 Abs. 1	1
1.1 Vorbemerkungen	1
1.2 Festlegung der Gebührenhöhe durch Vereinbarung	4
1.3 Ausnahmeregelung bei Leistungen nach § 5 a	16
1.4 Punktzahl und Punktwert sind unabdingbar	17
1.5 Notfall- und akute Schmerzbehandlung	18
2. Erläuterung zu § 2 Abs. 2	19
2.1 Vorbemerkungen	19
2.2 Nach persönlicher Absprache im Einzelfall	24
2.3 Vereinbarung in einem Schriftstück	30
2.4 Vor Leistungserbringung	31
2.5 Inhalt der Vereinbarung	32
2.6 Keine weiteren Erklärungen	33
2.7 Aushändigung eines Abdrucks	34
3. Erläuterung zu § 2 Abs. 3	35
3.1 Vorbemerkungen	35
3.2 Keine Honorarvereinbarung bei medizinisch-technischen Leistungen	38
3.3 Abdingungseinschränkung bei wahlärztlichen Leistungen	39

1. Erläuterung zu § 2 Abs. 1

1.1 Vorbemerkungen. Die Vorschrift des § 2 Abs. 1 ist insoweit von grundsätzlicher Bedeutung, als sie den teildispositiven Charakter der Gebührenordnung begründet. Es besteht keine Möglichkeit, die GOÄ in toto abzudingen; lediglich die Höhe der Vergütung kann abweichend von der Verordnung vereinbart werden. Durch die Einführung des § 2 Abs. 1 Satz 1 mit der GOÄ 82 ergab sich eine grundlegende Änderung des bisherigen Rechtszustandes. Unter Geltung der GOÄ 65 konnte noch in umfassender Weise eine Abdingung der Gebührenordnung erfolgen. Zulässig war beispielsweise eine Vereinbarung des Inhalts, dass die ärztlichen Leistungen außerhalb der Gebührenordnung (OLG Frankfurt, Urteil vom 23. 2. 1977 – 7 U 61/76) berechnet werden sollten, z. B. nach der „Privat-ADGO" von 1928 (OLG Düsseldorf, Urteil vom 9. 6. 1983 – 8 U 125/82). Mit der Einführung von § 2 Abs. 1 Satz 1 ist also ein nicht unerheblicher Eingriff in die Vertragsfreiheit verbunden. Dementsprechend wurden gegen die Regelung verfassungsrechtliche Bedenken geltend gemacht (vgl. *Hoffmann*, 2. Auflage, § 2 Rn. 2). Diese sind allerdings nicht zwingend. Bei einer Gesamtwürdigung des Regelungskonzeptes der GOÄ ergibt sich, dass in Grundrechte des Arztes nicht in verfassungsrechtlich unzulässiger Weise eingegriffen wird. Einerseits sind zwar die der Überprüfbarkeit und Transparenz der Rechnungslegung und damit den Patienteninteressen dienenden Vorschriften der Gebührenordnung nicht abdingbar, andererseits hat der Arzt aber die Möglichkeit, von der in der Gebührenordnung festgelegten Vergütungshöhe zur Wahrung seiner finanziellen Interessen durch Vereinbarung abzuweichen. Es wird also nicht einseitig dem Patientenschutz der Vorrang eingeräumt, sondern die Balance der Interessen ausreichend gewahrt. Die Regelung des § 2 verstößt daher nicht gegen § 12 Abs. 1 GG, sie ist als Berufsausübungsregelung durch vernünftige Gründe des Gemeinwohls gerechtfertigt. (BVerfG, Urteil vom 19. 4. 1991 – 1 BvR 1301/89 –; LG Stuttgart, NJW 85, 688 f.; *Schmatz/Goetz/Matzke*, § 2, S. 50 f.).

2   De lege lata ist die GOÄ also – soweit nicht bundesgesetzlich etwas anderes bestimmt ist – Grundlage für die Liquidation der ärztlichen Leistungen. Eine abweichende Vereinbarung ist nur hinsichtlich der Gebühren zulässig.

3   Mit § 2 Abs. 1 Satz 2 wird der Abschluss einer Honorarvereinbarung für bestimmte in § 24b Abs. 3 SGB V genannte ärztliche Leistungen im Zusammenhang mit einem unter den Voraussetzungen des § 218a Abs. 1 StGB vorgenommenen Schwangerschaftsabbruch ausgeschlossen. Die Regelung ist mit Art. 3 des Schwangeren- und Familienhilfeänderungsgesetz (SFHÄndG) in die Gebührenordnung eingefügt worden und am 1. Oktober 1995 in Kraft getreten. Mit dem SFHÄndG wurde die Verpflichtung des (gesamtdeutschen) Gesetzgebers aus Art. 31 Abs. 4 des Einigungsvertrages zwischen der Bundesrepublik Deutschland und der Deutschen Demokratischen Republik erfüllt, spätestens bis zum 31. Dezember 1992 eine Regelung zu treffen, die den Schutz vorgeburtlichen Lebens und die verfassungskonforme Bewältigung von Konfliktsituationen schwangerer Frauen, insbesondere Beratung und soziale Hilfe, besser gewährleisten sollte als dies zum damaligen Zeitpunkt in den beiden Teilen Deutschlands der Fall war. Das zunächst im Bundestag am 25. Juni 1992 beschlossene „Schwangeren- und Familienhilfegesetz" vom 27. Juli 1992 war durch das Bundesverfassungsgericht (mit Urteil vom 28. Mai 1993, NJW 93, 1751 ff.) in wesentlichen Teilen als mit dem Grundgesetz nicht zu vereinbaren und daher nichtig erklärt worden. Nach den Vorgaben dieses Urteils wurde mit Art. 4 des SFHÄndG durch Änderung bzw. Ergänzung des § 24b SGB V klargestellt, dass die Leistungspflicht der GKV für die ärztliche Vornahme eines unter den Voraussetzungen der Beratungsregelung des „Gesetzes über Aufklärung, Verhütung, Familienplanung und Beratung" (geändert durch Art. 1 des SFHÄndG) durchgeführten Schwangerschaftsabbruchs und die medizinische Nachsorge bei komplikationslosem Verlauf ausgeschlossen ist. Zum Schutz der betroffenen Schwangeren vor den sonst damit verbundenen finanziellen Risiken bei der Abrechnung dieser Leistungen nach der GOÄ wurde vor diesem Hintergrund der Umfang der Gebührenbemessung durch den ebenfalls mit Art. 3 des SFHÄndG eingeführten § 5a (Begrenzung der Gebührenbemessung auf das 1,8fache des Gebührensatzes) eingeschränkt. § 2 Abs. 1 Satz 4 soll sicherstellen, dass diese Begrenzung durch eine abweichende Honorarvereinbarung nicht abgedungen werden kann (Beschlussempfehlung und Bericht des Bundestagsausschusses für Familie, Senioren, Frauen und Jugend – BT-Drucksache 13/1850 vom 28. 6. 1995).

Abweichende Vereinbarung § 2 GOÄ

1.2 Festlegung einer abweichenden Gebührenhöhe durch Vereinbarung. Auch die 4
„Vereinbarung" im Sinne des § 2 Abs. 1 hat den Grundsätzen des bürgerlichen Vertragsrechts zu genügen.

Gegenstand der Vereinbarung darf nur eine die GOÄ abändernde Regelung sein, die 5
sich allein auf die Höhe der Gebühren bezieht. Nach § 2 Abs. 1 a.F. bestand noch die Möglichkeit, eine abweichende „Vergütungshöhe" festzulegen. Da auch Entschädigungen (Wegegeld, Reiseentschädigung) gemäß § 3 zu den „Vergütungen" gehören, konnten auch diese Gegenstand einer Honorarvereinbarung sein. Diese Möglichkeit besteht nach der Neufassung der Regelung nicht mehr (wenn in *Brück*, 3. Auflage, § 2 Rn. 1.1, S. 75 ausgeführt wird, dass auch innerhalb der §§ 8 und 9 nur die darin geregelte Vergütungshöhe, nicht jedoch die Voraussetzungen der Vergütungsberechnung abdingbar ist, wird augenscheinlich der geänderte Wortlaut von § 2 Abs. 1 Satz 1 im Vergleich zu § 2 Abs. 1 Satz 1 a.F. – früher „Vergütungshöhe", jetzt „Gebührenhöhe" – übersehen). Für den Auslagenersatz, der ebenfalls zu den „Vergütungen" nach § 3 zählt, ergibt sich keine Änderung. Er konnte auch schon nach altem Recht nicht Gegenstand einer abweichenden Vereinbarung sein, da nur die dem Arzt tatsächlich entstandenen Kosten ausgeglichen werden sollen.

Fraglich ist, ob abweichende Vereinbarungen über „Zuschläge" zulässig sind. Dage- 6
gen spricht, dass es sich bei Zuschlägen nicht um Gebühren i.S.d. GOÄ handelt. Wären die Zuschläge nur eine besondere „Variante" der Gebühren, der Terminus „Gebühr" also der Oberbegriff, unter den sich auch Zuschläge subsumieren ließen, hätte es nicht der Einfügung der Worte „einschließlich der darauf entfallenden Zuschläge" in § 6a Abs. 1 Satz 1 und der Worte „und Zuschläge" in § 6a Abs. 1 Satz 2 im Rahmen der 4. Änderungsverordnung bedurft. Missverständlich kann allerdings sein, dass der Verordnungsgeber im Zusammenhang mit bestimmten Zuschlägen die Formulierung: „... nur mit dem einfachen Gebührensatz berechnungsfähig" verwendet. Allerdings wird damit auch deutlich, dass diese Zuschläge „Festpreise" darstellen. Sie sollen nicht steigerungsfähig sein. Auch das spricht dafür, dass sie nicht Gegenstand einer Honorarvereinbarung sein können. Leider verwendet der Verordnungsgeber den Begriff „Zuschlag" auch bei „Leistungen", die steigerungsfähig sind (GOÄ-Nrn. 402, 403, 2195, 5159, 5346, 5349, 5352, 5354, 5463, 5835, 5837). Hier wäre sicher der Verzicht auf die Verwendung des Begriffs „Zuschlag" im Sinne einer systematisch sauberen Abgrenzung wünschenswert gewesen.

Allerdings darf nicht übersehen werden, dass die steigerungsfähigen „Zuschläge" – 7
mit Ausnahme der Nr. 2195 GOÄ – in den Abschnitten A und O des Gebührenverzeichnisses aufgeführt sind, also eine Honorarvereinbarung für diese „Leistungen" nach § 2 Abs. 3 Satz 1 ohnehin unzulässig ist.

Nach alledem bleibt festzuhalten, dass Zuschläge nicht Gegenstand einer abweichen- 8
den Vereinbarung nach § 2 sein können. Der Verordnungsgeber sollte bei der nächsten Novellierung der GOÄ zumindest die Leistungsbeschreibung von Nr. 2195 ändern und auf die Verwendung des Begriffs „Zuschlag" bei dieser Position verzichten, da nicht nachvollziehbar ist, warum sie einer Honorarvereinbarung nicht zugänglich sein soll.

Trotz der Möglichkeit, eine von der Gebührenordnung abweichende Gebührenhöhe 9
vertraglich festzulegen, kann das vereinbarte Honorar aber nicht beliebig hoch sein. So setzt insbesondere das ärztliche Standesrecht der Höhe der zu vereinbarenden Gebühren Grenzen. Gemäß § 12 M-BO (in der im jeweiligen Kammerbezirk geltenden Fassung) muss die Honorarforderung des Arztes angemessen sein (vgl. auch OVG Münster als Landesberufungsgericht für Heilberufe, Urteil vom 5.10.1981 – ZA 2/79). Der Arzt hat hierbei die besonderen Umstände des einzelnen Falles, insbesondere die Schwierigkeit der Leistung und den Zeitaufwand nach billigem Ermessen zu berücksichtigen. Bei Honorarvereinbarungen kann oder muss (je nach Kammerbezirk) auf die Einkommens- und Vermögensverhältnisse des Zahlungspflichtigen Rücksicht genommen werden.

10 „Angemessenheit" und „billiges Ermessen" sind unbestimmte Rechtsbegriffe, die der uneingeschränkten gerichtlichen Überprüfung unterliegen (OVG Münster, a.a.O.). Allerdings dürfte die Verletzung berufsrechtlicher Regelungen keinen unmittelbaren Einfluss auf die Wirksamkeit einer Honorarvereinbarung haben. Deren Gültigkeit beurteilt sich vielmehr nach bürgerlich-rechtlichen Vorschriften bzw. nach dem AGB-Gesetz. Die Vereinbarung darf insbesondere nicht gegen die guten Sitten verstoßen (§ 138 BGB). Eine abweichende Vereinbarung im Sinne des § 2 ist danach nichtig, also von Anfang an und in vollem Umfang unwirksam, wenn sich der Arzt unter Ausnutzung einer Zwangslage, der Unerfahrenheit, des mangelnden Urteilsvermögens oder einer erheblichen Willensschwäche des Patienten Vermögensvorteile versprechen lässt, die in einem auffälligen Missverhältnis zu der Leistung stehen. Die Verletzung berufsrechtlicher Bestimmungen kann aber zumindest ein bedeutsamer Anhaltspunkt für einen Verstoß gegen die guten Sitten sein, der gemäß § 138 Abs. 1 BGB die Nichtigkeit der Vereinbarung zur Folge hätte.

11 Nichtig kann eine Honorarvereinbarung aber auch aufgrund eines Verstoßes gegen ein gesetzliches Verbot sein (§ 134 BGB). Als solches kommt insbesondere § 2 selbst in Betracht, soweit der Gegenstand der Vereinbarung über den für eine zulässige Abdingung gesetzten Rahmen hinausgeht. Außerdem enthält das Gesetz über Wettbewerbsbeschränkungen Verbotsnormen (z.B. §§ 15, 25 GWB), zu denen Honorarvereinbarungen im Widerspruch stehen können, wenn sie auf kartellrechtswidrige Preisabsprachen von Ärzten zurückgehen.

12 § 2 Abs. 1 Satz 1 bestimmt, dass die abweichende Gebührenhöhe „festzulegen" ist. Das bedeutet zunächst, dass die Höhe der Gebühr bestimmbar sein muss. Dieses Bestimmbarkeitsgebots ist verletzt, wenn die Honorarvereinbarung nur Grenzwertangaben (z.B. „bis zum x-fachen Gebührensatz") enthält (LG Berlin, Urteil vom 22. 11. 1984 – 57 S 44/84) oder bei Vereinbarung eines Pauschalhonorars ohne Bezug auf das Leistungsverzeichnis der GOÄ. Gleiches galt auch bereits vor Inkrafttreten der 4. Änderungsverordnung für die – nunmehr durch § 2 Abs. 1 Satz 3 ausdrücklich ausgeschlossene – Vereinbarung abweichender Punktzahlen oder Punktwerte. Der Zahlungspflichtige bleibt bei solchen Ausgestaltungen im Unklaren, welchen Gebührensatz der Arzt tatsächlich berechnen wird; die finanziellen Auswirkungen sind für ihn nicht überschaubar. Nachvollziehbar ist für den Zahlungspflichtigen, der in aller Regel ein Laie im Umgang mit der Gebührenordnung ist, am ehesten noch eine Abweichung beim Steigerungssatz. Die Festlegung einer abweichenden Gebührenhöhe muss daher in der Weise erfolgen, dass die bei der Bemessung der Gebühren für die ärztlichen Leistungen zur Anwendung kommenden Steigerungsfaktoren benannt werden (siehe auch § 2 Abs. 2 Satz 2).

13 Hauptfall der abweichenden Vereinbarung ist die Festlegung über den Gebührenhöchstsätzen liegender Multiplikatoren. Grundsätzlich zulässig ist aber auch die Vereinbarung eines innerhalb des Gebührenrahmens liegenden Steigerungssatzes, insbesondere eines Multiplikators oberhalb der Regelspanne (aber unterhalb der Höchstsätze). Von dieser Möglichkeit wurde Gebrauch gemacht, um die Begründungspflicht für die Überschreitung der Regelhöchstsätze gemäß § 12 Abs. 3 Satz 1 zu umgehen. Allerdings bestand in der Regel nach dem Grundsatz von Treu und Glauben (§ 242 BGB) eine Begründungspflicht zumindest als Nebenpflicht aus dem Behandlungsvertrag, da der Privatpatient, der regelmäßig beihilfeberechtigt und/oder privat krankenversichert ist, bei Überschreiten der Regelhöchstsätze eine an den Bemessungskriterien des § 5 Abs. 2 ausgerichtete Begründung benötigt, um seinen Anspruch auf Beihilfe oder Leistungen der privaten Krankenversicherung in vollem Umfang realisieren zu können. Mit Einfügung des neuen Satz 2 von § 12 Abs. 3 im Rahmen der 4. Änderungsverordnung ist dieser sich aus dem Behandlungsvertrag ergebende „Begründungsanspruch" gebührenrechtlich umgesetzt worden.

14 Während bis zum Inkrafttreten der 4. Änderungsverordnung auf der Grundlage des § 2 auch „Kollektivverträge" zwischen Verbänden oder rechtsfähigen Einrichtungen auf

der einen oder auf beiden Seiten geschlossen werden konnten (z. B. zwischen Kassenärztlicher Bundesvereinigung und Krankenversorgung der Bundesbahnbeamten), ist der Anwendungsbereich mit der Neufassung der Vorschrift im Rahmen der 4. Änderungsverordnung nunmehr nur noch auf „Individualvereinbarungen" zwischen Arzt und Zahlungspflichtigem beschränkt (*Lang et al.*, § 2 Rn. 2; *Hoffmann*, 3. Auflage, § 2 Rn. 1, S. 3/2). Der geänderte Wortlaut der Vorschrift (Abs. 2 Satz 1: „... nach persönlicher Absprache im Einzelfall ...") lässt die noch in der amtlichen Begründung zur GOÄ 82 (BR-Drucksache 295/82 vom 19. Juli 1982) ausdrücklich genannten kollektiven Vereinbarungen eigentlich nicht mehr zu. Allerdings hatte der Verordnungsgeber weder die Absicht noch einen Anlass, durch die Neufassung des § 2 die Zulässigkeit von Kollektivvereinbarungen auszuschließen, zumal diese – im Gegensatz zu Individualvereinbarungen – die Festlegung eines von den Gebührensätzen der GOÄ nach unten abweichenden Honorarhöhe beinhalteten (*Lang et al.*, § 11 Rn. 8). Es ist also eine vom Verordnungsgeber offensichtlich nicht beabsichtigte Regelungslücke entstanden, die im Wege der Analogie geschlossen werden kann. Hierfür bietet sich die entsprechende Anwendung des § 12 Abs. 5 an, der abweichende Vereinbarungen mit den in § 11 Abs. 1 genannten Kostenträgern zu den Rechnungsvorschriften des § 12 zulässt (*Lang et al.*, § 11 Rn. 8; *Hoffmann*, 3. Auflage, § 2 Rn. 1, S. 5).

Entsprechende Verträge mit der KBV sind allerdings auch ohne diese „Hilfskonstruktion" weiterhin möglich. Sie können auf der Grundlage des § 75 Abs. 6 SGB V geschlossen werden, da diese Vorschrift vorrangig gegenüber der GOÄ ist (*Laufs/Uhlenbruck*, § 82 Rn. 4, S. 565). Allerdings ist auch der Auffassung von *Hoffmann* (a. a. O., S. 6) zuzustimmen, der es für dringend erforderlich hält, eine ausdrückliche spezielle Regelung für Kollektivverträge in die Gebührenordnung aufzunehmen.

1.3 Ausnahmeregelung bei Leistungen nach § 5 a. Gemäß § 2 Abs. 1 Satz 2 ist es nicht zulässig, für Leistungen nach § 5 a eine Honorarvereinbarung abzuschließen. Für bestimmte Leistungen wird die Höhe der ärztlichen Vergütung unabdingbar nach oben begrenzt. Diese Leistungen können nur bis zum 1,8 fachen des Gebührensatzes berechnet werden.

1.4 Punktzahl und Punktwert sind unabdingbar. Mit dem neu eingeführten Satz 3 von § 2 Abs. 1 reagiert der Verordnungsgeber auf bestehende Unsicherheiten bezüglich des zulässigen Gegenstandes der Vereinbarung über eine abweichende Vergütungshöhe. In Übereinstimmung mit der schon zum geltenden Recht überwiegend vertretenen Auffassung wird eine Präzisierung vorgenommen, indem die Vereinbarung einer abweichenden Punktzahl (§ 5 Abs. 1 Satz 2) oder eines abweichenden Punktwertes § 5 Abs. 1 Satz 3) ausdrücklich ausschlossen wird. Der Abschluss einer abweichenden Vereinbarung – so die amtliche Begründung – setzt für den Zahlungspflichtigen regelmäßig die genaue Kenntnis des Umfangs der Abweichung voraus. Für die Beurteilung der Höhe der Abweichung kommt dabei dem Steigerungssatz der Gebührenbemessung (Multiplikator) maßgebliche Bedeutung als Orientierungsmaßstab zu.

1.5 Notfall- und akute Schmerzbehandlungen. Mit dem neuen Satz 4 von § 2 Abs. 1 werden nach der amtlichen Begründung lediglich die geltenden Rechtsgrundsätze zur unterlassenen Hilfeleistung in der Gebührenordnung verankert. Die entsprechenden Regelungen (insbesondere § 323 c StGB) gelten zwar für jedermann, sind aber für den Arzt von besonderer Bedeutung, weil er aufgrund seiner Ausbildung, seiner Fähigkeit und seiner Erfahrung vielfach in der Lage ist, entsprechende Hilfe zu leisten (vgl. *Laufs*, a. a. O., § 84 Rn. 29). Generell ist der Arzt nicht zur Behandlung verpflichtet; liegt aber ein Notfall vor, darf er eine Versorgung des Patienten nicht ablehnen (vgl. § 7 Abs. 2 M-BO). Von einem Notfall muss ausgegangen werden, wenn eine derart bedrohliche Erkrankung vorliegt, dass nur noch die sofortige ärztliche Behandlung Hilfe bringen kann und die Inanspruchnahme eines anderen Arztes dem Patienten nicht zuzumuten ist.

Der Patient bedarf in einer solchen Notfallsituation besonderen Schutzes, da er regelmäßig nicht in der Lage sein wird, die Folgen zu übersehen, die sich für ihn aus dem Abschluss einer Honorarvereinbarung ergeben. Die Ausnahmesituation in der er sich befindet, soll nicht ausgenutzt werden dürfen. Dies gilt auch für den vergleichbaren Fall eines akuten Schmerzzustandes, der den Patienten ebenfalls in seiner Entscheidungsfreiheit beeinträchtigt.

2. Erläuterung zu § 2 Abs. 2

19   **2.1 Vorbemerkungen.** Die Neufassung des Satzes 1 von § 2 Abs. 2 trägt der Rechtsprechung des Bundesgerichtshofs (u. a. NJW 91, 1678) Rechnung. Der BGH hatte festgestellt, dass formularmäßige Honorarvereinbarungen, auf die das AGB-Gesetz Anwendung findet, gemäß § 9 AGBG (jetzt: § 307 Abs. 1 und 2 BGB) unwirksam sind, wenn der vereinbarte Steigerungssatz über dem Gebührenhöchstsatz liegt oder wenn statt der in § 5 vorgeschriebenen Unterscheidung zwischen durchschnittlichen und besonders schwierigen oder zeitaufwendigen Leistungen undifferenziert der gleiche Multiplikator für alle Leistungen angesetzt wird. Zu den wesentlichen Grundgedanken der GOÄ und insbesondere des § 5 gehöre die an der einzelnen Leistung ausgerichtete, differenzierte Vergütungsbestimmung ebenso wie der zur Verfügung gestellte Gebührenrahmen, mit dem die gesetzgeberische Entscheidung über die Angemessenheit der ärztlichen Vergütung getroffen worden sei. Ein Abweichen von dieser gesetzlichen Leitlinie stelle eine unangemessene Benachteiligung des Vertragspartners dar, die nur durch besondere Interessen des AGB-Verwenders zu rechtfertigen wäre. Solche könnten allenfalls vorliegen, wenn der Arzt ausschließlich besonders schwierige und zeitaufwendige Fälle behandele, nicht aber nur aufgrund einer besonderen Qualifikation des Behandlers angenommen werden.

20   Das Gericht geht grundsätzlich davon aus, dass die Angemessenheit eines über den GOÄ-Sätzen liegenden Honorars nur im Einzelfall beurteilt werden kann, der naturgemäß der pauschalen Regelung durch Allgemeine Geschäftsbedingungen entzogen ist. Absatz 2 Satz 1 stellt nunmehr klar, dass es zur Wirksamkeit einer abweichenden Vereinbarung der individuellen Absprache im Einzelfall zwischen Arzt und Zahlungspflichtigem bedarf. Die Honorarvereinbarung muss also ausgehandelt werden.

21   Die mit der Änderung des Satzes 2 von Absatz 2 neu eingeführte Verpflichtung des Arztes, in der Vereinbarung, d. h. in dem Schriftstück, nunmehr auch die Nummer und die Bezeichnung der Leistung sowie den Steigerungssatz und den vereinbarten Betrag aufzuführen, dient dazu, für den Zahlungspflichtigen den Umfang der vereinbarten Abweichung von den GOÄ-Sätzen erkennbar zu machen.

22   Neben den genannten Angaben muss die Vereinbarung gemäß § 2 Abs. 2 Satz 2 auch noch den Hinweis enthalten, dass eine Erstattung des vereinbarten Honorars durch Erstattungsstellen möglicherweise nicht in vollem Umfang gewährleistet ist. Zunächst hatte die Bundesregierung einen solchen Hinweis noch für verzichtbar erachtet, da davon auszugehen sei, dass den Patienten die finanziellen Folgen von Abdingungsvereinbarungen regelmäßig bekannt seien (Stellungnahme der Bundesregierung zur Auslegung des § 2 in einer Kleinen Anfrage – Bundesrats-Drucksache 10/186 vom 22. 6. 1983). Später wurde die schriftliche Aufklärungspflicht über mögliche Schwierigkeiten bei der Kostenerstattung dann im Rahmen der 3. Änderungsverordnung vom 9. Juni 1988 aber doch mit der Begründung eingeführt, dass hiermit dem besonderen Informationsbedürfnis der privat krankenversicherten oder beihilfeberechtigten Patienten Rechnung getragen werden solle, deren Erstattungsansprüche in der Regel auf den Umfang der nach der GOÄ vorgesehenen Vergütungshöhe begrenzt seien. Durch den Hinweis in der Vereinbarung soll dieser Personenkreis vor Überraschungen geschützt werden.

23   Die Regelungen in den Sätzen 3 und 4 von Abs. 2 dienen ebenfalls ausschließlich dem Patientenschutz. Aufgrund dieser Zielrichtung sind diese Bestimmungen nur von Bedeutung, wenn zu Lasten des Patienten von der GO abgewichen wird (also über den Gebüh-

renhöchstsatz hinausgegangen wird). Wird stattdessen z.B. ein Steigerungsfaktor innerhalb der Regelspanne vereinbart, besteht kein Grund, die Wirksamkeit einer Honorarvereinbarung von der Einhaltung der Vorgaben des Abs. 2 abhängig zu machen; andernfalls könnte der Zweck der Regelungen in sein Gegenteil verkehrt werden.

2.2 Nach persönlicher Absprache im Einzelfall. Honorarvereinbarungen konnten also 24 schon nach altem Recht rechtswirksam generell nicht mittels formularmäßiger Vertragstexte, sondern nur einzelfallbezogen als Ergebnis eines „Aushandelns" zwischen Arzt und Zahlungspflichtigem abgeschlossen werden. Die mit der 4. Änderungsverordnung vorgenommene Ergänzung des § 2 Abs. 2 Satz 1 („... nach persönlicher Absprache im Einzelfall ...") integriert diesen Grundsatz nunmehr auch ausdrücklich in den Verordnungstext.

Ein „Aushandeln" oder eine „persönliche Absprache" liegt nach ständiger Rechtspre- 25 chung des BGH nur vor, wenn der Arzt die den wesentlichen Inhalt der gesetzlichen Regelung ändernden oder ergänzenden Bestimmungen ernsthaft zur Disposition stellt und dem Verhandlungspartner Gestaltungsfreiheit zur Wahrung eigener Interessen einräumt mit zumindest der realen Möglichkeit, die inhaltliche Ausgestaltung der Vertragsbedingungen beeinflussen zu können (NJW 1991, 1678; 1992, 1107; 2283; 2759; LG Hamburg, Urteil vom 16. 10. 1998 – 313 S 87/98). Von einem individuellen Aushandeln ist insbesondere nur auszugehen, wenn der Abschluss der Vereinbarung überhaupt zur Disposition steht, der Arzt also gegebenenfalls auch bereits ist, hierauf zu verzichten und nach den Vorschriften der Gebührenordnung abzurechnen. Dies ist nicht der Fall, wenn die Behandlung vom Abschluss der Vergütungsvereinbarung abhängig gemacht wird (OLG Nürnberg, Urteil vom 17. 3. 1994 – 8 U 3123/93 –; LG Düsseldorf, Urteil vom 18. 10. 1996 – 22 S 96/96 – und vom 15. 11. 1996 – 26 S 90/96).

Ausgehend von der Rechtsprechung des BGH hat das Oberlandesgericht Hamm (Ur- 26 teil vom 29. 5. 2002 – 3 U 26/00) die Leistungsklage eines (ausschließlich privat behandelnden) Zahnarztes abgewiesen, weil dieser nicht beweisen konnte, dass der Inhalt der Honorarvereinbarung zwischen den Parteien „ausgehandelt" worden sei. Der Zahnarzt hat hiergegen Verfassungsbeschwerde eingelegt. Das Urteil wurde von der 2. Kammer des Ersten Senats des BverfG aufgehoben, weil es den Beschwerdeführer in seinem Grundrecht aus Art. 12 Abs. 1 GG verletze (Beschluss vom 25. 10. 2004 – 1 BvG 1437/02). Aus einer individuellen Vereinbarung nicht zugänglichen Vertragsteilen (Gegenstand der Vereinbarung kann nur die Festlegung der Gebührenpositionen und der Steigerungsfaktor sein), die in ein Formular aufgenommen sind, könne nicht auf das Vorliegen von Allgemeinen Geschäftsbedingungen geschlossen werden. Der Handlungsspielraum des Zahnarztes werde damit ohne Legitimation durch den Regelungszweck (des § 2 GOZ), der die Einschränkung der Berufsausübungsfreiheit rechtfertige, verengt. Die Identität der ausgehandelten Verträge, die ihren Ausdruck im Formular finde, sei Ergebnis der Normbindung und daher kein Indiz für das Vorliegen von Allgemeinen Geschäftsbedingungen. Für die vom OLG für das Vorliegen einer Individualabrede geforderten zusätzlichen Indizien, gebe es in den maßgeblichen Regelungen keine Stütze; sie seien verfassungsrechtlich nicht zu rechtfertigen. Auch lege das Gericht dem Zahnarzt einseitig die Beweislast für den Vorgang des Aushandelns auf, obwohl es keine Möglichkeit zur vertraglichen Fixierung des Vorgangs gebe. Mit seinen Maßstäben sei das OLG dem Sachverhalt nicht in der Weise gerecht geworden, die Art. 12 Abs. 1 GG verlange.

Das BVerfG hat sich mit einer zahnärztlichen Honorarvereinbarung befasst. § 2 27 Abs. 2 GOZ entspricht in seiner Formulierung § 2 Abs. 2 GOÄ in der Fassung der Dritten Verordnung zur Änderung der GOÄ vom 9. 6. 1988. Die Neufassung von § 2 Abs. 2 GOÄ im Zuge der 4. GOÄ-Änderungsverordnung wurde in der GOZ bisher nicht nachvollzogen. Auch weist der Fall, mit dem sich das BVerfG zu befassen hatte, einige Besonderheiten auf (spezielle Situation eines Privatzahnarztes), auf die hier nicht im einzelnen eingegangen werden kann. Außerdem ist die 2. Kammer des Ersten Senats auch recht nonchalant mit bestimmten Fakten umgegangen (vgl. PKV Publik, 1/2005, S. 9 ff.). Es bleibt daher abzuwarten, wie sich der Beschluss auf die Rechtsprechung (insbesondere zu Honorarvereinbarungen nach der GOÄ) auswirken wird. Es ist offensichtlich das Anliegen des Gesetzgebers, dass Honorarvereinbarungen Ausnahmecharakter haben sollen. Dementsprechend sind bei solchen Verträgen hohe Anforderungen an die „Individualität" zu stellen. Hat der Patient praktisch keine Möglichkeit auf die Gestaltung der Vergütungssätze im Rahmen einer Honorarvereinbarung Einfluss zu nehmen, macht es letztlich keinen Unterschied, ob diese generell, also unstrittig im Sinne von AGB, oder zwar einseitig, aber differenziert, d. h. von Leistung zu Leistung oder von Fall zu Fall unterschiedlich, festgelegt sind. Es ist nicht ersichtlich, warum der Patient im letzteren Fall weniger schutzbedürftig sein soll als im ersteren. Die Anwendung des Rechts der Allgemeinen Geschäftsbedingungen auf Honorarvereinbarungen wird von der 2. Kammer des Ersten Senats selbst mit dem Schutzbedürfnis des Patienten gerechtfertigt. Der platte Hinweis der Kammer, dem Patienten stehe es ja frei, die Leistungen eines anderen Anbieters „einzukaufen", wenn ihm der Preis zu hoch sei, könnte genauso gut als Argument für die Forderung nach einem völligen Verzicht auf eine gesetzliche Reglementierung der Abrechnung ärztlicher Leistungen gegenüber Selbstzahlern dienen. Diesen Weg befürwortet die Kammer aber offensichtlich nicht.

28 Unglücklich erscheint in diesem Zusammenhang die Ergänzung von § 2 Abs. 1 um einen neuen Satz 3, wonach Notfall- und akute Schmerzbehandlungen nicht von einer Honorarvereinbarung abhängig gemacht werden dürfen. Hieraus im Umkehrschluss zu folgern, dass außer in den genannten Sondersituationen die Behandlung grundsätzlich vom Abschluss einer Vergütungsvereinbarung abhängig gemacht werden kann, ginge fehl, da – wie ausgeführt – regelmäßig nicht von einem „Aushandeln" bzw. von einer „persönlichen Absprache" im Sinne des § 2 Abs. 2 Satz 1 ausgegangen werden kann, wenn der Arzt generell eine Behandlung nicht auf der Basis der GOÄ-Vergütung durchführt.

29 Wegen des Einzelfallcharakters jeder Honorarvereinbarung („… nach persönlicher Absprache im Einzelfall …") sind einer – grundsätzlich nicht ausgeschlossenen – Vertretung auf Seiten des Arztes (etwa durch Sekretärin oder Sprechstundenhilfe) enge Grenzen gesetzt. Jedenfalls wird eine weitgehende Mitwirkung des Arztes dergestalt verlangt werden müssen; dass die „Absprache", „das Aushandeln" zwischen ihm persönlich und dem Zahlungspflichtigen erfolgen muss, denn der Arzt muss auch beim Abschluss einer „abweichenden Vereinbarung" die Umstände des Einzelfalles berücksichtigen (*Brück*, 3. Auflage, § 2 Rn. 1.3). Es reicht keinesfalls aus, dass die Vereinbarung im Krankenhaus durch einen anderen Arzt (z. B. den Oberarzt) oder Krankenhauspersonal (z. B. eine Krankenschwester oder einen Verwaltungsangestellten) oder in der Praxis z. B. durch eine Arzthelferin mit der Bitte um Unterschrift präsentiert wird (*Hoffmann*, 3. Auflage, § 2 Rn. 4, S. 6; AG Düsseldorf, Urteil vom 18. 5. 1994 – 23 C 2034/94), denn insbesondere die medizinische Beurteilung des Falles als wesentlicher Umstand für die individuelle Festlegung der Gebührenhöhe obliegt dem Arzt persönlich (*Lang et al.*, § 2 Rn. 15).

30 **2.3 Vereinbarung in einem Schriftstück.** Gemäß § 2 Abs. 2 ist die Vereinbarung vor Erbringung der Leistungen in einem Schriftstück zu treffen. Dieses Schriftformerfordernis ist eine im Interesse des Zahlungspflichtigen getroffene Schutzvorschrift. Eine lediglich mündlich getroffene „Honorarvereinbarung" ist nicht rechtswirksam. Die Nichtigkeitsfolge ergibt sich daraus, dass § 2 Abs. 2 eine gesetzlich vorgeschriebene Form im Sinne des § 126 Abs. 2 BGB enthält (§ 125 Satz 1 BGB). Da nach Art. 2 EGBGB als Gesetz im Sinne des Bürgerlichen Gesetzbuches jede Rechtsnorm gilt, fällt auch § 2 als Rechtsverordnung der Bundesregierung unter § 126 Abs. 1 BGB. Es handelt sich dabei nicht um eine bloße Ordnungsvorschrift, deren Verletzung keine Rechtsfolgen nach sich zieht. Dies ergibt sich bereits aus dem zwingenden Wortlaut der Bestimmung („… ist … zu treffen."), aber auch aus dem mit der Regelung erkennbar verfolgten Zweck, den

Abweichende Vereinbarung § 2 GOÄ

Zahlungspflichtigen wegen der Risiken einer Honorarvereinbarung vor einer übereilten Bindung zu schützen (OLG Köln, Urteil vom 10. 2. 1993 – 27 U 188/92 –; LG Stuttgart, NJW 1985, 688 f.). Gemäß § 126 Abs. 2 BGB muss die Vereinbarung durch beide Parteien auf derselben Urkunde unterschrieben werden. Soweit über den Vertrag mehrere gleichlautende Urkunden aufgenommen werden, genügt es, wenn jede Partei die für die andere Partei bestimmte Urkunde unterzeichnet (LG München I, MedR 1985, 128). Eine Unterzeichnung der Urkunde durch eine Mitarbeiterin oder einen Mitarbeiter des Arztes (z. B. eine Sprechstundenhilfe) ist nicht zulässig. Unterschreibt der Arzt die Vereinbarung nicht selbst, ist sie nach § 125 BGB unwirksam (OLG Düsseldorf, Urteil vom 9. 11. 1995 – 8 U 146/94 –; AG Düsseldorf, Urteil vom 18. 5. 1994 – 23 C 2034/94).

2.4 Vor Leistungserbringung. Auch das Erfordernis, die Vereinbarung vor Erbringung 31 der Leistung zu treffen, dient ersichtlich dem Schutz des Zahlungspflichtigen. Damit wird die Möglichkeit ausgeschlossen, rückwirkend für bereits erbrachte ärztliche Leistungen ein über den GOÄ-Höchstsätzen liegendes Honorar zu vereinbaren; eine solche Vereinbarung wäre unwirksam (*Lang et al.*, § 2 Rn. 17). „... vor Erbringung der Leistung ..." bedeutet nicht unbedingt, dass die Vereinbarung vor Behandlungsbeginn getroffen werden muss. Grundsätzlich kann auch während einer laufenden Behandlung eine Honorarvereinbarung für zukünftige Leistungen, mit deren Erbringung der Arzt noch nicht begonnen hat, geschlossen werden. Dies gilt allerdings nicht, wenn es dem Patienten nicht zugemutet werden kann, eine Honorarvereinbarung mit der Folge abzulehnen, sich einen anderen Arzt suchen zu müssen. In einem solchen Fall wäre der Patient in einer im Widerspruch zum Schutzzweck der Regelung stehenden Weise in seiner Entscheidungsfreiheit beeinträchtigt (BGH, Urteil vom 19. 2. 1998 – III ZR 106/97). Der Bundesgerichtshof (a. a. O.) begründet diese auf den ersten Blick im Widerspruch zum Wortlaut des § 2 Abs. 2 Satz 1 stehende Feststellung mit dem Patientenschutzgedanken, der der Regelung zugrunde liegt. Es ergebe sich aus der amtlichen Begründung des Verordnungsentwurfs (zur GOZ; die diesbezüglich die gleiche Regelung beinhaltet wie die GOÄ – Anm. des Verfassers), dass die Leistung nicht mit dem Begriff der Behandlung gleichzusetzen sei. Wenn es dort heiße, die Vereinbarung könne auch noch während einer laufenden Behandlung für künftige Leistungen getroffen werden, folge daraus nicht, dass es allein darauf ankomme, ob die Vergütungsvereinbarung vor der jeweils erbrachten Einzelleistung getroffen worden sei. Gehe es um eine zusammenhängende, sich aus einer Vielzahl von Einzelleistungen zusammensetzende Behandlung, müsse eine Auslegung der Vorschrift berücksichtigen, dass sie dem Schutz des Patienten diene, denn der Regelung liege offensichtlich der Gedanke zugrunde, dass sich der Patient frei entscheiden können solle, ob er die Leistung zum vom Arzt verlangten „Preis" in Anspruch nehmen wolle, damit ihn keine unerwarteten finanziellen Konsequenzen träfen. Diese zu einer Honorarvereinbarung nach § 2 GOZ ergangene Rechtsprechung gilt natürlich auch für die Vergütungsvereinbarung eines Arztes.

2.5 Inhalt der Vereinbarung. Zur Verbesserung der Transparenz hinsichtlich des 32 finanziellen Umfangs der Abweichung wird Satz 2 von § 2 Abs. 2 durch die 4. Änderungsverordnung um die Verpflichtung des Arztes ergänzt, in dem die Vereinbarung beinhaltenden Schriftstück die Nummer und die Bezeichnung der Leistung, den Steigerungssatz und den vereinbarten Betrag aufzuführen. Auch diese Ergänzung der inhaltlichen Anforderungen an die schriftliche Vereinbarung dient also der Wahrung der Interessen des Zahlungspflichtigen. Der Arzt muss danach vor Leistungserbringung die Behandlung bis ins Detail festlegen, die einschlägigen Positionen des Gebührenverzeichnisses zuordnen und zum Gegenstand der Honorarvereinbarung machen. Dies kann dann zu Schwierigkeiten führen, wenn der Behandlungsumfang im Vorfeld nicht genau bestimmbar ist und wenn die Erbringung weiterer oder anderer Leistungen zu einem Zeitpunkt notwendig wird, in dem eine Ergänzung der Vereinbarung vor Leistungserbringung nicht mehr möglich ist. Der Verordnungsgeber hat aber offensichtlich dem besonderen Interesse des

Zahlungspflichtigen bei Abschluss einer abweichenden Vereinbarung den Vorrang gegenüber denkbaren Schwierigkeiten bei der Handhabung in der Praxis gegeben.

33 **2.6 Keine weiteren Erklärungen.** § 2 Abs. 2 Satz 3 bestimmt, dass die Vereinbarung neben dem durch § 2 selbst bestimmten Inhalt keine weiteren Erklärungen enthalten darf. Die Regelung dient der Klarheit der Vereinbarung und soll – wie auch die anderen Vorgaben des § 2 – den Patienten (bzw. Zahlungspflichtigen) vor einer leichtfertigen Verpflichtung zur Zahlung einer über den GOÄ-Sätzen liegenden (Regelfall) Vergütung schützen. Die Gefahr eines unüberlegten Handelns ist aber dann gegeben, wenn sich die Honorarvereinbarung in einem Schriftstück befindet, welches das Augenmerk auf andere Gegenstände lenkt oder so gestaltet ist, dass es nicht mit der gebotenen Sorgfalt gelesen wird. „Weitere Erklärungen" im Sinne des § 2 Abs. 2 Satz 3 sind nicht etwa nur Äußerungen, die rechtsgeschäftlichen Charakter haben. Eine solche einschränkende Auslegung ist weder durch den Wortlaut noch die Systematik der an die Hinweispflicht in § 2 Abs. 2 Satz 2 anknüpfenden Vorschrift geboten. Vielmehr erfordert es die mit der Regelung für den Patienten (bzw. Zahlungspflichtigen) angestrebte Klarheit, dass in dem Schriftstück jedweder von der Tragweite der Vereinbarung ablenkende Inhalt unterbleibt. Nicht ausgeschlossen sind lediglich Erläuterungen zum Inhalt und den Folgen der Honorarvereinbarung, die der Transparenz dienen und daher im Interesse des Zahlungspflichtigen sind. Außerdem sind auch Hinweise, die in unmittelbarem Zusammenhang mit der Vereinbarung einer abweichenden Vergütungshöhe stehen, zulässig, soweit solche Erläuterungen die entsprechenden Fakten korrekt wiedergeben. Weisen derartige unmittelbar mit der Vergütungsfrage im Zusammenhang stehende Hinweise aber sachliche Mängel auf (wie etwa die Behauptung eines Zahnarztes, der Gebührenrahmen der GOZ entsprechende aus sozialpolitischen Gründen weitgehend den Vergütungen der gesetzlichen Krankenkassen sowie der Sozialhilfeeinrichtungen), bieten sie dem Zahlungspflichtigen keine fehlerfreie Grundlage, sich für oder gegen die Vereinbarung zu entscheiden, so dass die Vorschrift des § 2 Abs. 2 Satz 3 zur Anwendung kommt (BGH, Urteil vom 19. 2. 1998 – III ZR 106/97 – zur gleichlautenden Vorschrift des § 2 Abs. 2 Satz 3 GOZ). Unzulässig ist außerdem z.B. die Einbeziehung der Einwilligung in die ärztliche Behandlung oder der Erklärung über die Inanspruchnahme wahlärztlicher Leistungen im Krankenhaus. Die Honorarvereinbarung darf auch nicht eine Abmachung zur Behandlung durch einen ärztlichen Vertreter oder zu konsiliarärztlichen Tätigkeiten anderer liquidationsberechtigter Ärzte enthalten (LG Hamburg, Urteil vom 25. 6. 1986 – 17 S 361/85 –; AG Tempelhof-Kreuzberg, Urteil vom 3. 10. 1984 – 4 C 336/84). Andernfalls ist sie wegen Formmangels nach § 125 Satz 1 BGB unwirksam (LG Hamburg, a.a.O.).

34 **2.7 Aushändigung eines Abdrucks.** § 2 Abs. 2 Satz 4 bestimmt, dass der Arzt dem Zahlungspflichtigen einen Abdruck der Vereinbarung auszuhändigen hat. Damit wird gewährleistet, dass der Patient überprüfen kann, ob die nach Abschluss der Behandlung erstellte Liquidation dem Inhalt der Honorarvereinbarung entspricht.

3. Erläuterung zu § 2 Abs. 3

35 **3.1 Vorbemerkungen.** Mit dem auf Initiative des Bundesrates neu eingeführten Abs. 3 wird die Möglichkeit, von der Gebührenordnung abweichende Vergütungssätze zu vereinbaren, eingeschränkt. Für medizinisch-technische Leistungen gilt die GOÄ nunmehr unabdingbar, auch bezüglich der in § 5 Abs. 3 und 4 vorgegebenen Gebührenrahmen.

36 Bei wahlärztlichen Leistungen im Krankenhaus ist eine Honorarvereinbarung nur für die Leistungen zulässig, die der Wahlarzt höchstpersönlich erbringt.

37 Die Regelungen *waren* letztendlich das Ergebnis eines Kompromisses zwischen SPD-geführten Bundesländern (federführend war Nordrhein-Westfalen) und Bundesregie-

rung. Ursprünglich wollte Nordrhein-Westfalen die Abdingungsmöglichkeit auf medizinisch nicht indizierte Leistungen und vom Patienten gewünschte „Luxusbehandlungen" beschränken und die Abrechnungsfähigkeit wahlärztlicher Leistungen ausnahmslos von der höchstpersönlichen Leistungserbringung abhängig machen. Diese Positionen waren aber auch innerhalb der Länderkammer umstritten und konnten gegen den Widerstand der Bundesregierung (insbesondere des Bundesgesundheitsministeriums) nicht durchgesetzt werden. Die Zielsetzung einer Beschränkung der Abdingbarkeit und stärkeren Anbindung der Liquidationsmöglichkeiten bei wahlärztlichen Leistungen an die höchstpersönliche Leistungserbringung des Wahlarztes wird aber mit dem neuen Abs. 3 noch hinreichend deutlich.

3.2 Keine Honorarvereinbarung bei medizinisch-technischen Leistungen. Abs. 3 Satz 1 schließt für die in den Abschnitten A, E, M und O des Gebührenverzeichnisses aufgeführten Leistungen die – grundsätzlich gemäß Abs. 1 Satz 1 zulässige – Vereinbarung einer von der Gebührenordnung abweichenden Gebührenhöhe aus. Diese insbesondere durch den Einsatz von Apparaten und Hilfskräften geprägten Leistungen sind nicht dem „großen" Gebührenrahmen des § 5 Abs. 1 Satz 1 zugeordnet, sie dürfen nur in einer Spanne zwischen dem Einfachen und dem 2,5fachen (Leistungen nach den Abschnitten A, E und O – § 5 Abs. 3) bzw. dem 1,3fachen (Leistungen nach Abschnitt M – § 5 Abs. 4) des Gebührensatzes abgerechnet werden. Schon daraus ergibt sich, dass der Verordnungsgeber von einem eingeschränkten Spielraum bei der Gebührenbemessung auf der Grundlage der Kriterien des § 5 Abs. 2 Satz 1 ausgeht. Die Folge davon, nämlich die – gegenüber § 5 Abs. 1 Satz 1 – eingeschränkte Abrechnungsmöglichkeit, wird nunmehr insoweit manifestiert, als dem Arzt auch die Möglichkeit genommen wird, höhere Vergütungen mit dem Zahlungspflichtigen gemäß § 2 zu vereinbaren. Auch diese Neuregelung dient dem Schutz des Patienten vor unangemessenen hohen Vergütungsforderungen. Sie ist ersichtlich nur auf den Fall des Überschreitens des Gebührenhöchstsatzes mittels Honorarvereinbarung bezogen. Es kann nicht der Wille des Verordnungsgebers gewesen sein, eine für den Patienten günstige Festlegung des Steigerungsfaktors – etwa innerhalb der Regelspanne – unmöglich zu machen. 38

3.3 Abdingungseinschränkung bei wahlärztlichen Leistungen. Abs. 3 Satz 2 begrenzt die Abdingung des Gebührenrahmens der GOÄ für den Bereich der wahlärztlichen Leistungen auf die durch den Wahlarzt höchstpersönlich erbrachten Leistungen. Eine Honorarvereinbarung darf nur noch für Leistungen getroffen werden, die der Wahlarzt (Chefarzt) in eigener Person erbringt. § 4 Abs. 2 Satz 1, 2. Alternative (unter Aufsicht nach fachlicher Weisung erbrachte Leistungen gelten als „eigene" Leistungen) gilt in diesem Fall also nicht. 39

§ 3 Vergütungen

Als Vergütungen stehen dem Arzt Gebühren, Entschädigungen und Ersatz von Auslagen zu.

1. Vorbemerkungen

Bei § 3 handelt es sich nicht um eine anspruchsbegründende Bestimmung. Die Regelung enthält die Aufzählung der einzelnen Vergütungsarten. Abgerechnet werden dürfen neben den Gebühren nur noch Entschädigungen, also Wegegeld und Reiseentschädigung, sowie Ersatz von Auslagen. Die Aufzählung ist abschließend; andere Vergütungsformen sind nicht zulässig. Unberührt bleibt lediglich der Anspruch nach § 670 BGB auf Erstattung von Aufwendungen für andere als ärztliche Leistungen. Die aufgeführten Vergütungsarten werden in den nachfolgenden Vorschriften näher bestimmt. 1

2. Gebühren

2 Gebühren sind die Vergütungen für die im Gebührenverzeichnis genannten ärztlichen Leistungen (§ 4 Abs. 1 Satz 1). Das Gebührenverzeichnis, das als Anlage der Verordnung beigefügt ist, hat allerdings keinen abschließenden Charakter. Nach Maßgabe des § 6 ist es auch möglich, nicht in das Gebührenverzeichnis aufgenommene ärztliche Leistungen zu berechnen.

3. Entschädigungen

3 Entschädigungen sind nach dem Sprachgebrauch der Verordnung die Vergütungen für Besuche bei Patienten. Gemäß § 7 zählen zu den Entschädigungen das Wegegeld (§ 8) und die Reiseentschädigung (§ 9).

4. Ersatz von Auslagen

4 Die Gebührenordnung enthält keine nähere Definition des Begriffs „Auslagen". § 10 („Ersatz von Auslagen") enthält lediglich eine Aufzählung der Fälle, in denen neben den für die einzelnen ärztlichen Leistungen vorgesehenen Gebühren Auslagen berechnet werden können. Wegen des Zusammenhangs mit den Praxiskosten ist auch die Regelung des § 4 Abs. 3 zu beachten.

§ 4 Gebühren

(1) Gebühren sind Vergütungen für die im Gebührenverzeichnis (Anlage) genannten ärztlichen Leistungen.

(2) Der Arzt kann Gebühren nur für selbständige ärztliche Leistungen berechnen, die er selbst erbracht hat oder die unter seiner Aufsicht nach fachlicher Weisung erbracht wurden (eigene Leistungen). Als eigene Leistung gelten auch von ihm berechnete Laborleistungen des Abschnitts M II des Gebührenverzeichnisses (Basislabor), die nach fachlicher Weisung unter der Aufsicht eines anderen Arztes in Laborgemeinschaften oder in von Ärzten ohne eigene Liquidationsberechtigung geleiteten Krankenhauslabors erbracht werden. Als eigene Leistungen im Rahmen einer wahlärztlichen stationären, teilstationären oder vor- und nachstationären Krankenhausbehandlung gelten nicht
1. Leistungen nach den Nummern 1 bis 62 des Gebührenverzeichnisses innerhalb von 24 Stunden nach der Aufnahme und innerhalb von 24 Stunden vor der Entlassung,
2. Visiten nach den Nummern 45 und 46 des Gebührenverzeichnisses während der gesamten Dauer der stationären Behandlung sowie
3. Leistungen nach den Nummern 56, 200, 250, 250a, 252, 271 und 272 des Gebührenverzeichnisses während der gesamten Dauer der stationären Behandlung,
wenn diese nicht durch den Wahlarzt oder dessen vor Abschluss des Wahlarztvertrages dem Patienten benannten ständigen ärztlichen Vertreter persönlich erbracht werden; der ständige ärztliche Vertreter muss Facharzt desselben Gebiets sein. Nicht persönlich durch den Wahlarzt oder dessen ständigen ärztlichen Vertreter erbrachte Leistungen nach Abschnitt E des Gebührenverzeichnisses gelten nur dann als eigene wahlärztliche Leistungen, wenn der Wahlarzt oder dessen ständiger ärztlicher Vertreter durch die Zusatzbezeichnung „Physikalische Therapie" oder durch die Gebietsbezeichnung „Facharzt für Physikalische und Rehabilitative Medizin" qualifiziert ist und die Leistungen nach fachlicher Weisung unter deren Aufsicht erbracht werden.

(2a) Für eine Leistung, die Bestandteil oder eine besondere Ausführung einer anderen Leistung nach dem Gebührenverzeichnis ist, kann der Arzt eine Gebühr nicht berechnen, wenn er für die andere Leistung eine Gebühr berechnet. Dies gilt auch für die zur

ordnung in die GOÄ eingeführt. Sehr schnell hat sich allerdings herausgestellt, dass damit die Möglichkeit geschaffen worden war, bei der Erbringung von Laborleistungen große „Gewinnspannen" zu erzielen. Denn es ergeben sich häufig deutliche Unterschiede zwischen den Preisen bezogener Laborleistungen und den dafür in Rechnung gestellten Gebühren nach der GOÄ. Die Folge dieses Preisgefälles war eine in diesem Maße nicht medizinisch indizierte Mengenausweitung im Bereich der Laborleistungen. Aus dieser Entwicklung zieht der Verordnungsgeber mit der 4. Änderungsverordnung die Konsequenz, dass in § 4 Abs. 2 Satz 2 die Delegierbarkeit auf ein bestimmtes Segment – das sog. „Basislabor" – der im Abschnitt M des Gebührenverzeichnisses zusammengefassten Laborleistungen beschränkt wird. Bei den in Abschnitt M II aufgeführten Laborleistungen handelt es sich im Wesentlichen um häufige, rationalisierungsfähige Routineleistungen. Ob damit allerdings – wie es der Verordnungsgeber ausweislich der amtlichen Begründung bezweckt – tatsächlich der Anreiz, medizinisch nicht notwendige Laborleistungen in Auftrag zu geben, in einem ausreichenden, d.h. die Mengenausweitung tatsächlich begrenzenden oder sogar reduzierenden Maße entfällt, ist fraglich. Im Rechenschaftsbericht des Verbandes der privaten Krankenversicherung e.V. 1993 (S. 64) wurde darauf hingewiesen, dass der Anteil der Laborleistungen, die weiterhin delegierbar sind, an der Gesamtzahl der abgerechneten Laborleistungen 1993 immerhin bei rund 45% im ambulanten und rund 71% im stationären Bereich lag. Die Delegierbarkeit von Laborleistungen ist also auch nach der Neuregelung in großen Umfang erhalten geblieben.

Nach der amtlichen Begründung hat der Verordnungsgeber auf diese Weise die bisherigen Erbringungsstrukturen, also in erster Linie die Laborgemeinschaften, erhalten wollen. Sie gewährleisteten die Erschließung von Rationalisierungsreserven. Nicht nachvollziehbar ist allerdings, warum die Kostenreduzierung bei der Leistungserbringung nur für Laborgemeinschaften typisch sein soll, wenn sie zur Erhöhung der Gewinnspanne beitragen kann. 8

Eine Reaktion des Verordnungsgebers auf Fehlentwicklungen in der Praxis stellt auch die Einfügung eines neuen Satz 3 in Absatz 2 dar, mit dem im Bereich der wahlärztlichen Leistungen im Krankenhaus der gebührenrechtliche Begriff der eigenen Leistung näher bestimmt werden soll. In der amtlichen Begründung wird festgestellt, dass die Abrechnungspraxis bei wahlärztlichen Leistungen (im Sinne des § 22 Abs. 3 BPflV; jetzt § 17 Abs. 3 KHEntgG) häufig nicht den an die persönliche Leistungserbringung zu stellenden Anforderungen entspricht. Die Besonderheit wahlärztlicher Leistungen liegt darin, dass die im Rahmen einer stationären Behandlung durchzuführenden ärztlichen Leistungen vereinbarungsgemäß durch liquidationsberechtigte Krankenhausärzte (Wahlärzte) zu erbringen sind. Das hat zur Folge, dass die ansonsten mit der Vergütung für die allgemeinen Krankenhausleistungen, die der Krankenhausträger in Rechnung stellt, abgegoltenen ärztlichen Leistungen gesondert berechnet werden. 9

Bei der mit dem neuen Satz 4 von Abs. 2 eingeführten Regelung handelt es sich ebenfalls um eine Konkretisierung der Anforderungen, die an die ärztliche Leistungserbringung im Wahlleistungsbereich zu stellen sind, um einen Liquidationsanspruch auszulösen. Getroffen wird eine Sonderregelung für die Berechnungsfähigkeit physikalischmedizinischer Leistungen nach Abschnitt E des Gebührenverzeichnisses. Diese Leistungen werden in der Regel von nichtärztlichem Krankenhauspersonal erbracht. Satz 4 stellt nunmehr klar, dass eine Berechnungsfähigkeit bei Leistungserbringung durch Krankenhausbedienstete nur noch unter der Voraussetzung möglich ist, dass der aufsichtsführende und weisungsgebende Wahlarzt (oder sein ständiger ärztlicher Vertreter) durch die Zusatzbezeichnung „Physikalische Therapie" oder die Gebietsbezeichnung „Facharzt für Physikalische und Rehabilitative Medizin" qualifiziert ist. 10

2.2 Selbständige Leistungen (Zielleistungsprinzip). § 4 Abs. 2 Satz 1 legt den Grundsatz fest, dass Gebühren nur für selbständige ärztliche Leistungen berechnet werden 11 können. Ergänzt wird dieser Leitsatz durch die Regelung in § 4 Abs. 2a Satz 1, mit der ausdrücklich bestimmt wird, dass Leistungsbestandteile oder besondere Ausführungen einer anderen Leistung nicht berechnet werden dürfen, soweit für die andere Leistung eine Gebühr in Rechnung gestellt wird. In diesen beiden korrespondierenden Bestimmungen ist das sog. „Zielleistungsprinzip" verankert, das zu den tragenden Grundsätzen der GOÄ gehört.

12 Im Gebührenverzeichnis der GOÄ ist das ärztliche Leistungsspektrum (leider nicht auf aktuellem Stand) durch weit über 2000 einzelne Gebührenpositionen abgebildet. Manche dieser Gebührenpositionen beinhalten Leistungen, die einerseits isoliert, d.h. mit eigenständiger Zielsetzung, andererseits aber auch als Teilleistung einer anderen umfassenderen (und mit einer Gebührenposition im Gebührenverzeichnis dargestellten) Leistung erbracht werden können. Um eine Doppelhonorierung zu verhindern, regelt die GOÄ, dass im letzteren Fall nur die umfassendere Leistung berechnungsfähig ist. In der Liquidationspraxis wird das Zielleistungsprinzip allerdings häufig ignoriert. Dazu dürften die vielen Unsicherheiten und offenen bzw. zumindest umstrittenen Detailfragen bei der Anwendung dieser gebührenrechtlichen Grundregel beitragen und nicht zuletzt auch die sich bei der Anwendung der Grundregel für den Arzt ergebende Einschränkung des Liquidationsumfangs. Auslegungszweifel können aber durch stringente Anwendung des richtig verstandenen Zielleistungsprinzips vermieden werden, wodurch dann auch mehr Transparenz und Nachvollziehbarkeit der ärztlichen Liquidation – insbesondere auch für den Patienten, dessen Schutz eines der wesentlichen Anliegen der GOÄ ist – erreicht werden kann (*Miebach*, MedR 2003, 88).

13 Der Regelungsgehalt des § 4 Abs. 2a Satz 1, in dem das Zielleistungsprinzip primär angelegt ist, war auch schon in der GOÄ 82 und substantiell auch bereits in der GOÄ 65 enthalten. Im Rahmen der 4. GOÄ-Änderungsverordnung (vom 18.12.1995) ist dann auf Initiative des Bundesrates zur Klarstellung und Verdeutlichung der Pflicht zur Anwendung des Ziel- oder Komplexleistungssystems auch – und vor allem – im Bereich der operativen Fächer Satz 2 hinzu gefügt worden. Gleichzeitig ist in die „Allgemeinen Bestimmungen" zu Abschnitt L des Gebührenverzeichnisses (Chirurgie, Orthopädie) folgende Aussage aufgenommen worden: „Zur Erbringung der in Abschnitt L aufgeführten typischen operativen Leistungen sind in der Regel mehrere operative Einzelschritte erforderlich. Sind diese Einzelschritte methodisch notwendige Bestandteile der in der jeweiligen Leistungsbeschreibung genannten Zielleistung, so können sie nicht gesondert berechnet werden." Damit findet erstmalig der – früher schon in der Literatur geprägte – Begriff „Zielleistung" Verwendung in der GOÄ. Mit dem sich aus den §§ 4 Abs. 2 Satz 1 und 4 Abs. 2a sowie 6 Abs. 2 gebildeten Regelungsgeflecht verfolgt der Verordnungsgeber offensichtlich in erster Linie die Absicht, den Patienten bzw. Zahlungspflichtigen davor zu schützen, durch eine Kombination der Gebührenpositionen für die Zielleistung und die bei der Erbringung der Zielleistung (mit)erbrachte (Teil)leistung die gleiche Leistung, also die Teilleistung, zweimal bezahlen zu müssen. Berechnungsfähig sollen nur die „selbständigen" Leistungen sein. Es kommt mithin darauf an, ob eine Leistung im konkreten Fall einen selbständigen Charakter hat und damit das Leistungsziel darstellt oder ob sie nur ein Teilschritt auf dem Weg zur Erreichung eines – in einer Gebührenposition des Gebührenverzeichnisses manifestierten – Leistungsziels ist (*Miebach*, MedR 2003, 88f.).

14 *a) Abgrenzung von Ziel- und Teilleistung.* Für die notwendige Abgrenzung von berechnungsfähigen Zielleistungen und nicht berechnungsfähigen Teilleistungen enthält die GOÄ teilweise – mehr oder weniger konkrete – Vorgaben. Zu den weniger konkreten – eher sogar irreführenden – Hinweisen, die in der Gebührenordnung gegeben werden, gehört der in verschiedenen Leistungslegenden zu findende Zusatz „als selbständige Leistung" (z.B. bei GOÄ-Nrn. 746, 1050, 5150 – eine abschließende Aufzählung findet sich bei *Lang et al.*, § 4 Rn. 34). Aus dieser Kennzeichnung einiger Gebührenpositionen

als nur als selbständige Leistung berechnungsfähige Maßnahme lässt sich aber natürlich nicht der Umkehrschluss ziehen, alle Gebührenpositionen, deren Leistungsbeschreibung einen solchen Zusatz nicht beinhaltet, könnten auch berechnet werden, wenn sie keinen selbständigen Charakter hätten; die Regelung des § 4 Abs. 2a wäre dann völlig überflüssig. Überflüssig ist vielmehr dieser Zusatz, den man ohne weiteres den Leistungslegenden aller Gebührenpositionen anhängen könnte. Es handelt sich hier um ein Beispiel dafür, wie unsystematisch die GOÄ sich darstellt und wie wenig es gelungen ist, die allgemeinen Regelungen des „Paragraphenteils" der Gebührenordnung mit der Abbildung des ärztlichen Leistungsspektrums im Gebührenverzeichnis zu „verzahnen" (*Miebach*, MedR 2003, 88, 89). Hilfreicher sind dann schon die konkreten Regelungen zur Nebeneinanderberechnungsfähigkeit von Gebührenpositionen in einzelnen Abschnitten oder Kapiteln/Unterabschnitten des Gebührenverzeichnisses vorangestellten „Allgemeinen Bestimmungen" (z.B. Nr. 4 der Allg. Bestimmungen zu Abschnitt B: „Die Leistungen nach den Nummern 1, 3, 22, 30 und/oder 34 sind neben den Leistungen nach den Nummern 804 bis 812, 817, 835, 849, 861 bis 864, 870, 871, 886 sowie 887 nicht berechnungsfähig.") oder in einzelnen Gebührenpositionen zugeordneten „Abrechnungsbestimmungen" (z.B. zu GOÄ-Nr. 5: „Die Leistung nach Nummer 5 ist neben den Leistungen nach den Nummern 6 bis 8 nicht berechnungsfähig."), die überwiegend als Konkretisierung des Zielleistungsprinzips verstanden werden können (*Miebach*, MedR 2003, 88, 89). Eine spezielle Variante des ausdrücklichen Ausschlusses der Berechnungsfähigkeit von Teilleistungen neben der Zielleistung stellt die Einbeziehung der Teilleistung in die Leistungslegende der Zielleistung als deren zwingender (gebührentechnisch erreicht durch Zusätze wie „einschließlich ..." oder „mit ...") oder fakultativer (Zusätze wie „gegebenenfalls einschließlich ...", „auch mit ...") Bestandteil dar (*Lang et al.*, § 4 Rn. 34). Vereinzelt enthält das Gebührenverzeichnis der GOÄ auch Gebührenpositionen, die erkennbar aus ebenfalls im Gebührenverzeichnis ausgewiesenen Einzelleistungen gebildete Leistungskomplexe beinhalten und vom Arzt berechnet werden müssen, wenn er den Leistungskomplex erbringt (z.B. Vorsorge- und Früherkennungsuntersuchungen nach GOÄ-Nrn. 23 bis 29, Hallux valgus-Operation nach GOÄ-Nr. 2297). Anstelle der Komplexgebühr darf der Arzt die mit dieser abgegoltenen Einzelleistungen nicht berechnen. Denn den Wortlaut des § 4 Abs. 2a dahingehend zu interpretieren, dass (nur) ein Verbot der Doppelberechnung erreicht werden soll und der Arzt ein Wahlrecht zwischen der Berechnung der einzelnen Leistungen und der Berechnung der Komplexziffer hat, wird dem Sinn der Regelung nicht gerecht. Sinn einer Zusammenfassung zu Komplexen ist regelmäßig die Einsicht, dass bestimmte Leistungen bei bestimmten Vorgängen immer zusammen gehören und daher zusammenzufassen sind. Ergibt sich bei einer gebührenrechtlichen Zusammenfassung von Einzelleistungen zu einem Komplex daher ein geringerer Betrag als die Summe der Einzelleistungen, ist dies gerade zwingend als gewollt zu erkennen. Ein Wahlrecht des Arztes würde die Absicht des Verordnungsgebers ins Leere laufen lassen (AG Düsseldorf, Urteil vom 21.12.1999 – 52 C 9955/99 –; im Ergebnis auch LG Krefeld, Urteil vom 17.12.1999 – 1 S 116/99 –; AG Duisburg, Urteil vom 13.1.1999 – 35 C 313/98 –; AG Düsseldorf, Urteil vom 17.12. 2000 – 49 C 17896/99 –; AG Essen, Urteil vom 8.8.2000 – 132 C 464/99 –; AG Grevenbroich, Urteil vom 26.1.2001 – 12 C 22/00 –; *Brück*, 3. Auflage, § 4 Rn. 4.7; *Lang et al.*, § 4 Rn. 39).

Soweit es an konkreten Bestimmungen zur Nebeneinanderberechnungsfähigkeit von Gebührenpositionen fehlt, ist die Frage, ob es sich um eine nicht berechnungsfähige (Teil)Leistung oder eine selbständige Leistung handelt, durch Subsumtion des medizinischen Sachverhalts unter die Regelung des § 4 Abs. 2a zu beantworten; es kommt also das Zielleistungsprinzip zur Anwendung (*Miebach*, MedR 2003, 88, 89). In § 4 Abs. 2a Satz 1 wird hinsichtlich der nicht berechnungsfähigen Teilleistungen unterschieden zwischen „Bestandteilen" der Zielleistung und „besonderen Ausführungen" einer anderen Leistung.

16 b) *Bestandteile der Zielleistung.* Als Bestandteil einer Zielleistung ist eine Leistung grundsätzlich dann anzusehen, wenn ohne deren Leistungsinhalt die andere Leistung nach ihrem technischen Ablauf oder anderen für die Leistungserbringung bestimmenden Faktoren nicht erbracht werden kann (*Lang et al.*, § 4 Rn. 33, S. 41; AG Düsseldorf, Urteil vom 17. 2. 2000 – 49 C 17896/99). Als Bestandteil einer Zielleistung lassen sich ohne weiteres Vorbereitungs-, Hilfs- und Begleitleistungen qualifizieren (AG Hamburg, Urteil vom 14. 10. 1999 – 15 b C 8/98). Der „klassische Fall" einer vorbereitenden Maßnahme, die neben einer Operationsleistung nicht berechnet werden kann, ist die „Eröffnungsleistung" (Beispiel: Eröffnung der Bauchhöhle bei einer Magenresektion nach GOÄ-Nr. 3147). Auch „abschließende Maßnahmen" sind selbstverständlich Bestandteil der Zielleistung (AG Langenfeld, Urteil vom 16. 2. 2001 – 12 C 22/00). So ist beispielsweise GOÄ-Nr. 2073 (Sehnen-, Muskel- und/oder Fasziennaht ...) nur als Zielleistung im Rahmen der Versorgung von Verletzungen berechnungsfähig, nicht aber im Zusammenhang mit Operationen anderer Art, da jede „blutige" Operation Nähte und Wundversorgung erfordert (AG Rheinsberg, Urteil vom 11. 4. 2000 – 10 C 85/00). Im Operationsverlauf notwendig werdende Maßnahmen, wie etwa die Entfernung von eingelagertem Gewebematerial, um das Operationsfeld übersichtlich zu machen, sind ebenso unselbständige Teilleistungen der Operations(ziel)leistung wie Leistungen, die notwendig werden, um auftretende Komplikationen, wie z. B. starke Blutungen, zu beheben (LG Landau, Urteil vom 22. 1. 1991 – 1 S 156/90) oder die dazu dienen, beim Erreichen des Operationsziels benachbarte Strukturen zu schonen und nicht zu verletzen (BGH, Urteil vom 13. 5. 2004 – III ZR 344/03, MedR 2005, 228 ff.).

17 Unselbständige Bestandteile sind aber nicht nur standardmäßig bei der Erbringung einer Zielleistung anfallende Maßnahmen, sondern auch fakultative Leistungen, die nur in bestimmten (auch Ausnahme-)Fällen erbracht werden, um das eigentliche Leistungsziel zu erreichen (LG Hannover, Urteil vom 24. 7. 2003 – 19 S 47/02 –; AG Nürnberg, Urteil vom 23. 3. 1998 – 20 C 10281/97 – für den Fall einer Fettgewebsentfernung, um einen befriedigenden Verschluss der Operationswunde zu ermöglichen, was bei einem nicht übergewichtigen Patienten nicht notwendig ist; AG Neuss, Urteil vom 18. 4. 2001 – 33 C 6161/00 – und vom 15. 7. 2005 – 75 C 7070/03 –; AG Schwetzingen, Urteil vom 13. 6. 2002 – 52 C 267/01 –; AG Haßfurt, Urteil vom 22. 9. 2003 – 2 C 113/03 –; AG Rendsburg, Urteil vom 29. 10. 2004 – 11 C 358/04 –; AG Regensburg, Urteil vom 29. 4. 2005 – 5 C 3951/04). So ging es beispielsweise in einem Verfahren vor dem AG Hamburg (Urteil vom 14. 10. 1999 – 15 b C 8/98) um die Frage, ob die Freilegung des Stimmbandnervs im Zusammenhang mit einer Schilddrüsenresektion neben der Gebührenposition für diese Zielleistung gesondert berechnungsfähig sein soll. Nachdem der ärztliche Sachverständige ausgeführt hatte, dass viele Chirurgen auch noch zum Zeitpunkt des Prozesses die Schilddrüsen-OP durchführen würden, ohne den Stimmbandnerv sichtbar zu machen, überwiegend aber zur Verringerung der Rate des späteren Eintritts von Stimmbandlähmungen zur Sicherheit des Patienten der zusätzliche Aufwand betrieben werde, hat das Gericht zu Recht festgestellt, dass die Freilegung des Stimmbandnervs zur Verringerung der Komplikationsrate im Zusammenhang mit der Schilddrüsenresektion keinen eigenständigen Charakter hat und als nicht gesondert berechnungsfähige Teilleistung anzusehen ist (*Miebach*, MedR 2003, 88, 89 f.; so auch LG Hannover, Urteil vom 10. 4. 2003 – 19 S 103/02 – bezogen auf die Entfernung der bursa subtrochanterica – Schleimbeutel distal des Trochanters – nach GOÄ-Nr. 2405, die als Maßnahme zur Sicherung des Operationserfolges nicht neben der Zielleistung „Endoprothetischer Totalersatz von Hüftpfanne und Hüftkopf" – kurz: Hüft-TEP – nach GOÄ-Nr. 2151 berechnungsfähig ist).

18 c) *Besondere Ausführung einer anderen Leistung.* Als eigenständige Alternative – die allenfalls mittelbar mit dem Zielleistungsprinzip im Zusammenhang steht – schließt § 4 Abs. 2 a Satz 1 auch für Leistungen, bei denen es sich um eine „besondere Ausführung"

einer anderen Leistung handelt, die Gebührenberechnung aus. Die Anwendung dieser Bestimmung setzt voraus, dass für die besondere Ausführung der anderen Leistung im Gebührenverzeichnis keine neben der anderen Leistung eigenständige Gebührenposition ausgewiesen ist, weil es sich sonst nach der Systematik des Gebührenverzeichnisses begrifflich nicht mehr um eine besondere Ausführung der anderen Leistung, sondern um eine eigenständige Leistung handeln würde (*Lang et al.*, § 4 Rn. 41). Die Regelung war früher (in der GOÄ 82) in § 6 Abs. 1, 2. Halbsatz, also in der Regelung zur Analogberechnung, enthalten. Ein Zusammenhang besteht auch weiterhin, da Leistungen, die sich – trotz bestehender „Verwandtschaft" – nicht als besondere Ausführung einer anderen im Gebührenverzeichnis enthaltenen Leistung darstellen, selber aber nicht im Gebührenverzeichnis abgebildet sind, nur analog nach § 6 Abs. 2 berechnet werden können. Da in der Regelung keine Kriterien für eine Begriffsbestimmung vorgegeben werden, ist davon auszugehen, dass der Begriff „besondere Ausführung" in einem weiten Sinne verstanden werden muss. Er umfasst Abweichungen von der sich aus der Leistungslegende der anderen Leistung ergebenden Erbringungsweise, soweit sie nicht derart gravierend sind, dass sich eine nach ihrem substantiellen Inhalt von dieser anderen Leistung verschiedene Leistung ergibt (*Lang et al.*, § 4 Rn. 41 f.). Da von der Leistungsbeschreibung der die andere Leistung ausweisenden Gebührenposition ausgegangen werden muss, ist der von der Vorschrift erfasste Bereich dann besonders groß, wenn die Legende sehr allgemein formuliert ist oder sich gar in der Verwendung eines die Leistung beschreibenden Begriffs erschöpft (z.B. GOÄ-Nr. 1383 „Vitrektomie"). Hier kann es dann nicht mehr darauf ankommen, auf welche Weise (mit welcher Methode) die Leistung erbracht wird. Eine (analoge) Berechnung kommt nicht in Betracht, auch wenn sich ein völlig neuer bei Einführung der GOÄ-Position unbekannter Operationsstandard entwickelt hat (AG Mettmann, Urteil vom 8. 3. 2001 – 20 C 417/00); es ist immer die im Gebührenverzeichnis aufgeführte Gebührenposition anzusetzen Die sich aus der Regelung ergebende Beschränkung der Möglichkeiten zur analogen Berechnung insbesondere neuerer Operationsmethoden ist notwendig, um die „Regelungskompetenz" für das ärztliche Gebührenrecht nicht über den von § 6 Abs. 2 definierten Rahmen hinaus vom Gesetzgeber auf eine Partei des Behandlungsvertrages, nämlich den Arzt, zu verlagern, was den Interessen der grundsätzlich schutzbedürftigen anderen Partei, nämlich des Patienten, zuwider laufen würde (*Miebach*, MedR 2003, 88, 90).

Zu kritisieren ist daher, dass das OLG Düsseldorf (Urteil vom 27. 9. 2001 – 8 U 181/00) – unter Zugrundelegung einer Empfehlung der Bundesärztekammer – eine Lebertransplantation als mit 60.000 Punkten berechnungsfähig angesehen hat, Obwohl das Gebührenverzeichnis mit GOÄ-Nr. 3184 (7.500 Punkte) hierfür eine Gebührenposition (Leistungslegende: „Lebertransplantation") enthält (a. A. OLG Hamm, Urteil vom 8. 9. 2004 – 3 U 90/04 – und LG Kiel, Urteil vom 15. 10. 2004 – 8 O 9/04 –: Eine Lebertransplantation ist mit GOÄ-Nr. 3184 abzurechnen; eine Analogberechnung ist nicht zulässig). Das OLG Düsseldorf ist von einer „Verordnungslücke" ausgegangen. Eine solche soll nicht nur dann anzunehmen sein, wenn der Gesetzgeber eine Frage bewusst oder unbewusst unbeantwortet gelassen habe. Eine ausfüllungsbedürftige Lücke sei vielmehr auch dann zu bejahen, wenn das Recht zwar formell eine Regelung enthalte, diese aber wegen einer wesentlichen Änderung der Verhältnisse so wenig sachgerecht sei, dass der Regelungscharakter verlorengegangen sei, was bei GOÄ-Nr. 3184 der Fall sei. Der vom Gericht bestellte Sachverständige, auf den sich der 8. Senat beruft, hatte dargelegt, dass das Transplantationsverfahren seit der Einführung der GOÄ-Nr. 3184 im Jahre 1988 grundlegend verbessert worden sei, was eine wesentliche Ausweitung der zu erbringenden ärztlichen Leistungen zur Folge gehabt habe. Die Bewertung der GOÄ-Nr. 3184 sei daher zu niedrig. Dies soll nach Auffassung des Gerichts auch der Verordnungsgeber so sehen. Auf Anfrage des Senats habe das Bundesgesundheitsministerium mitgeteilt, dass die Auffassung der BÄK hinsichtlich der zu niedrigen Bewertung der Lebertransplantation in der GOÄ bei der letzten GOÄ-Novelle (1996) bekannt gewesen sei. Die Überarbeitung der operativen Abschnitte des Gebührenverzeichnisses habe aber erst in einem weiteren Novellierungsschritt erfolgen sollen. Im Rahmen der nächsten Novelle erachte der Verordnungsgeber eine „deutliche" Erhöhung der Vergütung für die Lebertransplantation als notwendig. Auf der Grundlage der Ausführungen des Sachverständigen und der Angaben des Ministeriums kommt das OLG Düsseldorf dann zu der Feststellung, dass die sich aus dem Ansatz der GOÄ-Nr. 3184 ergebende Vergütung nicht sachgerecht sei, die „Taxe" im Sinne des § 612 BGB also nicht mehr die angemessene Vergütung – auf die der Arzt Anspruch habe – darstelle. Diese Lücke müsse mit Hilfe der Anwendung des § 6 Abs. 2 dadurch ausgefüllt werden, dass das angemessene Honorar durch analoge Berechnung anhand gleichwertiger Leistungen bestimmt werde. Hinsichtlich der einzelnen Analogabgriffe, die in der Addition 60.000 Punkte ergeben, verweist das Gericht auf die Ausführungen des Sachverständigen, der überzeugend zu dem Ergebnis gelangt sei, dass die von der BÄK vorgenommene Punktbewertung der ärztlichen Leistungen angemessen sei.

20   Das OLG Düsseldorf setzt sich in seiner Entscheidung darüber hinweg, dass § 6 Abs. 2 eine abschließende Regelung zur analogen Berechnung enthält. Die Vorschrift eröffnet keine Anpassung nach Billigkeit und keine Korrektur der vom Verordnungsgeber mit Aufnahme bestimmter Leistungsbilder in das Gebührenverzeichnis festgeschriebenen Bewertungen (*Haberstroh*, VersR 2001, 1064, 1065). Es gibt eine Gebührenposition für die Lebertransplantation, von einer „ausfüllungsbedürftigen Lücke" kann daher keine Rede sein. Sind aufgrund einer verbesserten Methodik Leistungen hinzugekommen und erhöht sich damit der Zeitaufwand (und/oder die Schwierigkeit) der Leistungserbringung, ist dem nach der Systematik der GOÄ mit dem Ansatz eines erhöhten Steigerungsfaktors Rechnung zu tragen. Es kommt nicht darauf an, ob die der einschlägigen Gebührenposition zugeordnete Punktzahl angemessen ist. Diesbezüglich Veränderungen vorzunehmen, die z. B. aufgrund sich im Zuge des medizinischen Fortschritts verändernder Verfahrensweisen geboten sein könne, liegt ausschließlich in der Befugnis des Verordnungsgebers. Es ist im Hinblick auf das Gewaltenteilungsprinzip nicht Sache eines Gerichts, an dessen Stelle zu treten (LG Krefeld, Urteil vom 17. 12. 1999 – 1 S 116/99 –; LG Koblenz, Urteil vom 20. 6. 2001 – 12 S 357/00 –; LG Hannover, Urteil vom 10. 4. 2003 – 19 S 103/02 –; AG Biberach, Urteil vom 9. 10. 1996 – C 168/96 –; AG Nürnberg, Urteil vom 23. 3. 1998 – 20 C 10281/97 –; AG München, Urteil vom 28. 10. 1998 – 112 C 27847/98 –; AG Essen, Urteil vom 8. 8. 2000 – 132 C 464/99 –; AG Mettmann, Urteil vom 8. 3. 2001 – 20 C 417/00 –; AG Schwetzingen, Urteil vom 13. 6. 2002 – 52 C 267/01). Auch der BGH (Urteil vom 18. 9. 2003 – III ZR 389/ 2, NJW-RR 2003, 1639, 1641) stellte in einem Verfahren, in dem die Revision auf die Rechtsprechung des OLG Düsseldorf Bezug genommen hatte, fest, das die Gerichte grundsätzlich nicht befugt sind, Entscheidungen des Verordnungsgebers zu korrigieren. Eine Verordnung sei dann für den Richter unverbindlich, wenn sie wegen Verstoßes gegen höherrangiges Recht – etwa Art. 3 oder 12 GG – nichtig sei, was der Richter selbst feststellen könne (vgl. Art. 100 Abs. 1 GG). Demgegenüber sei die These , ein Korrekturrecht des Richters sei bei bestehen einer Regelungslücke zu bejahen, die sich daraus ergebe, dass das Gebührenverzeichnis wegen einer wesentlichen Änderung der Verhältnisse so wenig sachgerecht sei, dass der Regelungscharakter verlorengegangen sei, schon deshalb bedenklich, weil sie dem Richter die Möglichkeit geben würde, sich schon unter Berufung auf den Gesichtspunkt der fehlenden Sachgerechtigkeit über den bei Anwendung allgemeiner Auslegungskriterien gewonnenen Inhalt einer – wenn auch untergesetzlichen, so doch für den Rechtsanwender verbindlichen – Norm hinwegzusetzen. Der Senat meinte dies aber in dem konkreten Fall (Leitsatz der Entscheidung: Bei der PET-Untersuchung mehrerer Körperregionen – hier: Abdomen, Thorax und Extremitäten – darf GOÄ-Nr. 5489 auch dann nur einmal berechnet werden, wenn aufgrund der Beschaffenheit des verwendeten PET-Scanners für die Untersuchung jeder Region eine eigene Aufnahme erstellt werden muss) nicht entscheiden zu müssen.

Erbringung der im Gebührenverzeichnis aufgeführten operativen Leistungen methodisch notwendigen operativen Einzelschritte. Die Rufbereitschaft sowie das Bereitstehen eines Arztes oder Arztteams sind nicht berechnungsfähig.

(3) Mit den Gebühren sind die Praxiskosten einschließlich der Kosten für den Sprechstundenbedarf sowie die Kosten für die Anwendung von Instrumenten und Apparaten abgegolten, soweit nicht in dieser Verordnung etwas anderes bestimmt ist. Hat der Arzt ärztliche Leistungen unter Inanspruchnahme Dritter, die nach dieser Verordnung selbst nicht liquidationsberechtigt sind, erbracht, so sind die hierdurch entstandenen Kosten ebenfalls mit der Gebühr abgegolten.

(4) Kosten, die nach Absatz 3 mit den Gebühren abgegolten sind, dürfen nicht gesondert berechnet werden. Eine Abtretung des Vergütungsanspruchs in Höhe solcher Kosten ist gegenüber dem Zahlungspflichtigen unwirksam.

(5) Sollen Leistungen durch Dritte erbracht werden, die diese dem Zahlungspflichtigen unmittelbar berechnen, so hat der Arzt ihn darüber zu unterrichten.

Übersicht

	Rn.
1. Erläuterung zu § 4 Abs. 1	1
1.1 Vorbemerkungen	1
1.2 Gebühren	2
1.3 Gebührenverzeichnis	3
1.4 Ärztliche Leistungen	5
2. Erläuterung zu § 4 Abs. 2	6
2.1 Vorbemerkungen	6
2.2 Selbständige Leistungen (Zielleistungsprinzip)	11
2.3 „Eigene Leistungen"	39
2.4 In Laborgemeinschaften erbrachte Leistungen	46
2.5 Leistungserbringung im Krankenhauslabor	49
2.6 Abschnitt M II des Gebührenverzeichnisses	52
2.7 Persönliche Leistungserbringung und Vertretung des Chefarztes bei wahlärztlichen Leistungen	53
2.8 Ständiger ärztlicher Vertreter	88
2.9 Leistung nach Abschnitt E des Gebührenverzeichnisses	92
3. Erläuterung zu § 4 Abs. 2a	95
3.1 Keine Gebührenberechnung für Leistungsbestandteile oder besondere Ausführungen	95
3.2 Zielleistungsprinzip insbesondere auch im operativen Bereich	96
3.3 Rufbereitschaft und Bereitstehen	97
4. Erläuterung zu § 4 Abs. 3	98
4.1 Vorbemerkungen	98
4.2 Praxiskosten	101
4.3 Sprechstundenbedarf	103
4.4 Anwendung von Instrumenten und Apparaten	104
4.5 Leistungen unter Inanspruchnahme Dritter	105
5. Erläuterung zu § 4 Abs. 4	108
5.1 Ausschluss der gesonderten Berechnung der nach Abs. 3 mit den Gebühren abgegoltenen Kosten	108
5.2 Abtretungsverbot	110
6. Erläuterung zu § 4 Abs. 5 (Unterrichtungspflicht)	112

1. Erläuterung zu § 4 Abs. 1

1.1 Vorbemerkungen. Für die in § 3 aufgeführte Vergütungsform „Gebühren" enthält § 4 (neben § 5 und § 6) die näheren Regelungen. In Abs. 1 wird der Gebührenbegriff definiert. 1

1.2 Gebühren. In Abs. 1 werden Gebühren lediglich als Vergütungen für die im Gebührenverzeichnis genannten ärztlichen Leistungen definiert. Die Definition gilt aber auch für gemäß § 6 Abs. 2 analog berechnete ärztliche Leistungen, da nicht im Gebüh- 2 renverzeichnis enthaltene Leistungen nur entsprechend einer Leistung des Gebührenverzeichnisses berechnet werden dürfen. In Verbindung mit § 1 Abs. 1 und § 3 ergibt sich aus § 4 Abs. 1, dass für die beruflichen Leistungen des Arztes ausschließlich die im Gebührenverzeichnis aufgeführten Leistungspositionen berechnet werden dürfen.

3 **1.3 Gebührenverzeichnis.** Das Gebührenverzeichnis ist als Anlage zur GOÄ rechtlicher Bestandteil der Verordnung. Bei Inkrafttreten der GOÄ 82 am 1. Januar 1983 war das Gebührenverzeichnis in seiner Gliederung sowie in den Leistungsbeschreibungen und -bewertungen weitgehend identisch mit dem damaligen Stand des im Bereich der gesetzlichen Krankenversicherung zwischen den Spitzenverbänden der Krankenkassen und der Kassenärztlichen Bundesvereinigung vereinbarten einheitlichen Bewertungsmaßstabes für die ärztlichen Leistungen (EBM). Während im EBM aber durch die in relativ kurzen Zeitabständen erfolgende Aktualisierung der zwischenzeitlich eingetretenen medizinischen und technischen Entwicklung Rechnung getragen wurde, blieb das Gebührenverzeichnis der GOÄ hinter dieser Entwicklung zurück. Mit der Neugestaltung der Abschnitte B, C, M und O sowie Anpassungen in anderen Abschnitten, die sich aus dem Sachzusammenhang mit Änderungen in den genannten Bereichen ergeben, und der Übernahme allgemein anerkannter Analogpositionen ist im Zuge der 4. Änderungsverordnung dieses Defizit in Teilbereichen behoben worden. Weitere Novellierungsschritte, die insbesondere die Überarbeitung der restlichen Abschnitte des Gebührenverzeichnisses zum Gegenstand haben, sind aber unbedingt erforderlich. Bei den jetzt aktuell überarbeiteten Abschnitten hat der EBM wiederum eine gewisse Orientierungsfunktion gehabt. Insbesondere die neu eingeführten Zuschläge für ambulante Operations- und Anästhesieleistungen gehen auf ein entsprechendes Vergütungskonzept im EBM zurück.

4 Bestandteil des Gebührenverzeichnisses sind neben den Leistungspositionen und den den einzelnen Abschnitten vorangestellten „Allgemeinen Bestimmungen" auch die Abrechnungsbestimmungen. Sie treffen für die Anwendung der einzelnen Gebührenpositionen besondere Regelungen.

5 **1.4 Ärztliche Leistungen.** Ärztliche Leistungen im Sinne des § 4 Abs. 1 sind die in den Leistungslegenden der Gebührenpositionen beschriebenen Verrichtungen bei der Untersuchung und Behandlung des Patienten. Dazu gehören sowohl ambulante als auch stationäre Leistungen.

2. Erläuterung zu § 4 Abs. 2

6 **2.1 Vorbemerkungen.** Absatz 2 Satz 1 stellt für die gebührenrechtliche Zurechenbarkeit delegierter Leistungen als eigene Leistungen des Arztes darauf ab, dass diese Leistungen unter Aufsicht des Arztes nach dessen fachlicher Weisung erbracht werden müssen. Die Vorschrift geht in Übereinstimmung mit dem Dienstvertragsrecht (§ 613 BGB) und dem ärztlichen Berufsrecht vom Grundsatz der persönlichen Leistungserbringung aus. Wird der Arzt nicht höchstpersönlich tätig, so besteht ein Liquidationsrecht nur insoweit, als er bei der Leistung des Dritten eigenverantwortlich mitwirkt und dadurch der Leistung sein persönliches Gepräge gibt (AG Ulm, Urteil vom 6. 12. 2000 – 1 C 1536/00). Die Regelung stellt klar, dass der Arzt auch Verrichtungen seines Hilfspersonals abrechnen kann; gleichzeitig wird die Berechnung von solchen Drittleistungen ausgeschlossen, die nicht den an die Zuordnung zur ärztlichen Leistung unter dem Gesichtspunkt der Aufsicht und Weisung gestellten Anforderungen gerecht werden.

7 Absatz 2 Satz 2 trifft eine Sonderregelung für angeordnete Laborleistungen. Die Möglichkeit, in Laborgemeinschaften oder in einem nicht unter der Aufsicht des anordnenden Arztes stehenden Krankenhauslabor erbrachte Leistungen als eigene Leistungen des anordnenden Arztes abrechnen zu können, wurde im Rahmen der 3. Änderungsver-

In einer weiteren Entscheidung (Urteil vom 13. 5. 2004 – III ZR 344/03, MedR 2005, 21
228 ff.) hat der BGH an diese Feststellungen angeknüpft (Leitsätze: a) Zur Anwendung des Zielleistungsprinzips bei der Durchführung einer Operation nach der Nr. 2757 des Gebührenverzeichnisses, b) Zur ergänzenden analogen Abrechnungsfähigkeit von ärztlichen Leistungen, die in der Bewertung einer im Gebührenverzeichnis beschriebenen Zielleistung nicht berücksichtigt sind, weil sie dem Verordnungsgeber bei Erlass der Gebührenordnung noch nicht bekannt gewesen sind – hier: systematische Kompartmentausräumung mit weitgehender Freilegung von Blutgefäßen und Nervenbahnen im Zusammenhang mit einer Radikaloperation der bösartigen Schilddrüsengeschwulst). Der 3. Senat ist nicht der Vorinstanz gefolgt, die eine (jeweils mehrfache) Berechnung der GOÄ-Nrn. 2760, 2583 und 2803 neben der (Ziel-)Leistung nach GOÄ-Nr. 2757 als zulässig angesehen hatte (Begründung: Es sei Aufgabe der Gerichte, eine leistungsgerechte Vergütung sicherzustellen, wenn sich bei Anwendung des Zielleistungsprinzips keine angemessene Honorierung ergebe, weil gemessen an einer 1982 im Gebührenverzeichnis beschriebenen Standardoperation weitere Leistungen hinzugekommen seien). Gehe es um die sich im Zusammenhang mit Art. 12 GG stellende Frage der „Auskömmlichkeit" der Vergütung, müssten insbesondere auch die Honorierung entsprechender Leistungen in der vertragsärztlichen Versorgung und der Umstand berücksichtigt werden, dass entsprechende Leistungen für gesetzlich Versicherte und Patienten, die keine wahlärztlichen Leistungen in Anspruch nähmen, als allgemeine Krankenhausleistungen durch den Pflegesatz oder Fallpauschalen abgegolten würden.

Könnten sich die Gerichte als Verordnungsgeber gerieren und nach Gutdünken die 22
Angemessenheit der sich aus der GOÄ ergebenden Honorare beurteilen und ggf. korrigieren, wäre Beliebigkeit und Rechtsunsicherheit die Folge. Regelmäßig würden entsprechende Entscheidungen auch maßgeblich von den vom Gericht bestellten Gutachtern beeinflusst. Im Endeffekt würden also die Ärzte selbst die Frage nach der Angemessenheit ihrer Honorare beantworten, was mit dem die GOÄ prägenden Gedanken des Patientenschutzes wohl kaum in Einklang zu bringen ist. Genau so ist aber die Entscheidung des OLG Düsseldorf zustande gekommen. Als Gutachter ist der Arzt aufgetreten, der zu dem Zeitpunkt, als die BÄK ihre Abrechnungsempfehlung zur Lebertransplantation herausgegeben hat, als Mitarbeiter der BÄK für das privatärztliche Gebührenrecht zuständig gewesen ist. Er hat also gutachterlich zu einer Empfehlung Stellung genommen, an deren Erarbeitung er selber maßgeblich beteiligt war.

Problematisch ist allerdings auch der zweite für die Entscheidung des OLG Düsseldorf 23
maßgebliche Aspekt. Es mag ja durchaus sein, dass man im Bundesgesundheitsministerium (das übrigens nicht mit dem Verordnungsgeber gleich zu setzen ist) daran denkt, bei einem nächsten Novellierungsschritt die Bewertung der Lebertransplantation anzuheben. Das Gericht hat aber versäumt, die Tatsache zu würdigen, dass bei der letzten GOÄ-Novelle der Verordnungsgeber trotz Kenntnis der Abrechnungsempfehlung der BÄK eine Neubewertung der Lebertransplantation eben nicht vorgenommen hat. Auch wenn tatsächlich keine vollständige Überarbeitung der Abschnitte für die operativen Fächer im Gebührenverzeichnis erfolgt ist, hat der Verordnungsgeber doch an einzelnen Stellen allgemein anerkannte Analogbewertungsempfehlungen der BÄK übernommen. Beispielsweise wurde eine Leistung als GOÄ-Nr. 3194 (also ganz in der Nähe der Gebührenposition für die Lebertransplantation) in das Gebührenverzeichnis aufgenommen. Das Gericht hat sich also über eine bewusste Entscheidung des Verordnungsgebers, die Bewertung der Leistung „Lebertransplantation" nicht zu erhöhen, hinweg gesetzt.

Überraschenderweise hat der BGH in seinem o. g. Urteil vom 13. 5. 2004 dann aber 24
doch eine Regelungslücke konstatiert (weil der Aufwand bei der tatsächlich durchgeführten Schilddrüsenoperation um ein mehrfaches höher gewesen sein soll – so der Gutachter – als bei der Methode, die 1982 angewandt wurde und in der GOÄ unter Nr. 2757 erfasst werden konnte); es handele sich bei der angewandten Operationsmethode nicht lediglich um eine „besondere Ausführung" der Leistung nach GOÄ-

Nr. 2757. Auch die Lösung des vom BGH gesehenen Problems ist dann „unorthodox": Die Lücke sei gemäß § 6 Abs. 2 GOÄ durch den zusätzlichen Ansatz von GOÄ-Nr. 2757 analog (neben GOÄ-Nr. 2757 originär) zu schließen. Es drängt sich der Verdacht auf, dass damit letztlich doch nur eine (aus Sicht des BGH) leistungsgerechte Vergütung sichergestellt werden soll. Dies entspricht aber dem Ansatz der Vorinstanz, den der BGH – zu Recht – als abstrakten Grundsatz ausdrücklich nicht mittragen wollte. Praktisch liefern sich die Gerichte damit den medizinischen Gutachtern aus, von Transparenz für den Patienten kann keine Rede mehr sein, wenn die gebührenrechtlichen Vorgaben im Einzelfall zur Disposition stehen.

25 Wird die Regelung, dass eine Leistung, die sich als besondere Ausführung einer anderen Leistung darstellt, nicht neben dieser anderen Leistung berechnet werden darf, de facto außer Kraft gesetzt, wird auch das Zielleistungsprinzip „ausgehebelt". Dies entspricht aber nicht dem Willen des Gesetzgebers. Immerhin steht als „Regulativ" auch noch der Gebührenrahmen zur Verfügung. Soweit sich aufgrund des medizinischen Fortschritts Abweichungen von früher üblichen Durchführungsstandards ergeben, die zu einem erhöhten Schwierigkeitsgrad oder einem erhöhten Zeitaufwand führen, kann dem über die Ansatz eines erhöhten Steigerungsfaktors Rechnung getragen werden (*Brück*, § 4 Rn. 7, S. 104; LG München II, Urteil vom 16. 12. 2003 – 2 S 4201/03 –; AG Ludwigsburg, Urteil vom 11. 7. 1997 – 3 C 1509/97 –; AG Mettmann, Urteil vom 8. 3. 2001 – 20 C 417/00). Das Gebührenbemessungskriterium des § 5 Abs. 2 Satz 1 „Umstände bei der Ausführung" ist allerdings nicht mit dem Begriff „besondere Umstände" im Sinne des § 4 Abs. 2a identisch. Der Begriff „Umstände bei der Ausführung" bezieht sich nicht auf die Ausführung des Leistungsinhalts als solche, sondern auf bei der Ausführung gegebene Umstände, die als Bemessungskriterium bei der Anwendung des Gebührenrahmens zu berücksichtigen sind (*Lang et al.*, § 4 Rn. 42, S. 43). Ergeben sich im Einzelfall trotz Ausschöpfung des Gebührenrahmens fragwürdige Honorarrelationen ist dies bis zu einer Korrektur durch den Verordnungsgeber hinzunehmen, es sei denn, es ergibt sich der unwahrscheinliche Fall eines Verfassungsverstoßes, den das Gericht dann festzustellen hätte.

26 *d) Definition des Zielleistungsprinzips.* Zusammengefasst ergibt sich aus den obigen Ausführungen, dass das Zielleistungsprinzip als Grundregel der GOÄ, insbesondere auch unter dem Gesichtspunkt der Transparenz für den Patienten (Zahlungspflichtigen) dergestalt zu verstehen ist, dass jede Leistung, die keinen selbständigen Charakter hat, weil sie nur erbracht wird, um eine Maßnahme, die das Leistungsziel darstellt, nach den Regeln der ärztlichen Kunst zu erbringen, ohne die Zielleistung also nicht erbracht worden wäre, nicht gesondert neben dieser Zielleistung berechnet werden kann. Dabei kommt es nicht darauf an, ob es sich um einen standardmäßigen Teilschritt auf dem Weg zum Leistungsziel handelt oder ob die Teilleistung fakultativ ist, d.h. nur in bestimmten (auch Ausnahme-)Fällen erbracht wird und dann in diesen Fällen „methodisch" notwendig ist. Solchen Unterschieden ist nach der Systematik der GOÄ bei der Bestimmung des Steigerungsfaktors für die erbrachte Leistung Rechnung zu tragen.

27 *e) These von den „Gebührentatbeständen".* In der Literatur gibt es im wesentlichen eine Stimme, die zunächst die Existenz des Zielleistungsprinzips generell geleugnet hat und inzwischen, nachdem der Begriff „Zielleistung" in der GOÄ 96 (Allgemeine Bestimmungen zu Abschnitt L des Gebührenverzeichnisses) Verwendung findet und im Bundesratsbeschluss zur 4. GOÄ-Änderungsverordnung ausdrücklich von der Notwendigkeit zur Verdeutlichung der Anwendung des Ziel- und Komplexleistungsprinzips die Rede ist, eine neue „Theorie" aufgestellt hat, nämlich die These von den „Gebührentatbeständen". *Hoffmann* vertritt die Auffassung, der Begriff „Zielleistung" trage nicht zur Klärung der Frage der „Selbständigkeit" einer Leistung bei. Er sei offenbar unter medizinischen Aspekten geboren und führe in die Irre. Mit den Gebührenpositionen im Gebührenverzeichnis habe der Verordnungsgeber nicht „medizinische Tatbestände", son-

Gebühren § 4 GOÄ

dern „Gebührentatbestände" festgeschrieben, was bei der Auslegung zu berücksichtigen sei. Dagegen hätten medizinische Interpretationen dabei nur „Hilfsmittelfunktion" (3. Auflage, § 4 Rn. 1 a, S. 15, 17; Rn. 1, S. 12). Da es *Hoffmann* – häufig auch als Sachverständiger in entsprechenden Gerichtsverfahren – gelungen ist, einige Amtsgerichte (AG Trier, Urteil vom 8. 11. 1996 – 7 C 06/96 –; AG Köln, Urteil vom 11. 12. 1997 – 115 C 304/94 –; AG Hildesheim, Urteil vom 3. 11. 1999 – 20 C 88/98 –; AG Oberndorf, Urteil vom 15. 2. 2000 – 4 C 206/99 –; AG Hannover, u. a. Urteil vom 9. 6. 2001 – 559 C 6347/00 – und vom 23. 3. 2001 – 559 C 17922/00) von seiner „Theorie" zu überzeugen, wird an dieser Stelle ausführlich und im Zusammenhang auf seine Argumente eingegangen, obwohl es sich um eine Mindermeinung handelt.

Hoffmann verweist zunächst – zu Recht – darauf, dass das Gebührenverzeichnis der 28 GOÄ eine Reihe von Ungereimtheiten enthält, die sich insbesondere auch dadurch erklären, dass es über mehrere Jahrzehnte ergänzt und damit von verschiedenen „Autoren" weiterentwickelt worden ist. Das unterschiedliche Alter der einzelnen Gebührenpositionen repräsentiere gleichzeitig den unterschiedlichen Stand wissenschaftlicher Erkenntnis und wissenschaftlicher – insbesondere operativer – Methoden. Deshalb könne auch im Allgemeinen davon ausgegangen werden, dass mit den Leistungslegenden, die eine Operation abbilden, auch die Einzelschritte erfasst würden, die im Rahmen der Operation erforderlich seien. Dies könne jedoch nicht gelten, wenn beispielsweise zum Zeitpunkt der Bildung der Gebührenposition Einzelschritte, die später dem medizinischen Fortschritt entsprechend hinzugekommen seien, noch nicht hätten berücksichtigt werden können. Außerdem könne der Grundsatz auch dann nicht gelten, wenn es dem Verordnungsgeber nicht gelungen sei, bei der Bildung der Gebührenposition alle methodischen Einzelschritte einer Operation mit der Leistungslegende und der Bewertung einzufangen. Dies sei der Fall, wenn zur Operation gehörende Einzelschritte als Gebührenpositionen im Gebührenverzeichnis mit einer Bewertung (Punktzahl) enthalten seien, die die Bewertung der operativen Hauptleistung zu großen Teilen oder sogar überwiegend aufzehre (*Hoffmann*, 3. Auflage, § 4 Rn. 1 a, S. 24/2). Mit der Festlegung der Gebühren als „Vergütungen für die im Gebührenverzeichnis genannten ärztlichen Leistungen" (vgl. § 4 Abs. 1) habe der Verordnungsgeber einen Rechtstatbestand, nämlich einen „Gebührentatbestand" geschaffen, der aus der Nummer des Gebührenverzeichnisses, der Leistungslegende und der Bewertung (nach Punkten) bestehe. Diese Feststellung sei von Bedeutung, wenn es um die Frage gehe, inwieweit es sich bei der Abrechnung von Leistungen um „selbständige Leistungen" im Sinne des § 4 Abs. 2 und 2a handele oder inwieweit eine Leistung bereits Bestandteil einer anderen Leistung sein könne oder sei. Hierbei komme es entscheidend darauf an, welcher Leistungsumfang mit der einzelnen Gebührenordnungsnummer festgelegt worden sei. Eine Bestimmung des Leistungsinhalts allein nach der Legende komme dabei nicht in Betracht, da sich die Leistungsbeschreibungen meist als umfassende Formulierungen darstellten, die nicht ohne weiteres erkennen ließen, welche operativen Einzelschritte umfasst seien; es sei daher auch die Bewertung zu berücksichtigen (*Hoffmann*, 3. Auflage, § 4 Rn. 1 a, S. 12 f.). Es könne daher nicht allein von medizinischen Tatbeständen ausgegangen werden; vielmehr sei auf „Gebührentatbestände" abzustellen (*Hoffmann*, 3. Auflage, § 4 Rn. 1a, S. 18). Belegen will *Hoffmann* diese Feststellung auch „historisch": Er verweist auf die Amtliche Begründung (BR-Drucksache 295/82 vom 19. 7. 1982) zu § 4 Abs. 2 Satz 2 GOÄ 82, der im wesentlichen inhaltsgleich mit § 4 Abs. 2a Satz 1 in der aktuellen Fassung der GOÄ ist. Dort heißt es: „Die Vorschrift entspricht inhaltlich der bisherigen Regelung in § 4; durch sie soll die Berechnung solcher Leistungen ausgeschlossen werden, die Bestandteil einer in das Gebührenverzeichnis aufgenommenen umfassenderen Leistungsposition sind." Der Bezug auf § 4 GOÄ 65, den die Amtliche Begründung ausdrücklich herstelle, lasse noch deutlicher erkennen, dass hier „Gebührentatbestände" und nicht etwa „medizinische Tatbestände" gesetzt würden. Denn in § 4 GOÄ 65 heiße es: „Eine Gebühr darf für eine Leistung nicht berechnet werden, die nach den Leistungsansätzen des Gebührenverzeichnisses Teil einer anderen Leistung ist, wenn für die letztere eine Gebühr berechnet wurde." Damit sei klar, dass Auslegungsfragen der GOÄ gebührenrechtlich zu entscheiden seien (*Hoffmann*, 3. Auflage, § 4 Rn. 1 a, S. 14 f.). Seine Auffassung, dass der Begriff „Zielleistung" in die Irre führe will *Hoffmann* dann insbesondere noch an folgendem Beispiel verdeutlichen. Wenn eine Operation durchgeführt werde, sei hierzu eine Anästhesieleistung erforderlich. Die Anästhesie sei eine begleitende Leistung (Hilfsleistung), um das Ziel „Operation" zu erreichen. Konsequent weiter gedacht, müsste somit die Anästhesieleistung als unselbständige Leistung in die Gebühr für die „Zielleistung" mit eingeschlossen werden (*Hoffmann*, 3. Auflage, § 4 Rn. 1 a, S. 17).

29 Im Ergebnis will *Hoffmann* die Frage der Selbständigkeit einer Leistung in drei Schritten prüfen:
1. Historische Prüfung: War die Teilleistung bei der Schaffung der Gebührenposition für die operative Gesamtleistung überhaupt schon bekannt?
2. Prüfung der Bewertung: Kann die Leistung angesichts der Bewertung Teilleistung sein, ohne die Vergütung des Arztes in unzumutbarer Weise zu schmälern?
3. Medizinische Prüfung: Ergibt sich die Notwendigkeit der (Teil)leistung aus der operativen Hauptleistung? (*Hoffmann*, 3. Auflage, § 4 Rn. 1 a, S. 18 f.)

30 *f) Kritik an der These von den „Gebührentatbeständen".* Die Argumentation von *Hoffmann* ist nicht zwingend; seine Auffassung ist im Ergebnis nicht geeignet, Transparenz bei der Anwendung des Zielleistungsprinzips zu schaffen. Die Trennung zwischen „medizinischen Tatbeständen" und „Gebührentatbeständen" ist künstlich und wird weder der Systematik und dem Wortlaut der GOÄ noch den Intentionen des Verordnungsgebers gerecht. Das Gebührenverzeichnis der GOÄ dient dazu, das ärztliche Behandlungsspektrum abzubilden. Natürlich werden dabei „Gebührentatbestände" kreiert, aber nur insoweit, als eine ärztliche Leistung unter einer Gebührennummer, der eine Bewertung (Punktzahl) zugeordnet ist, erfasst wird. Nichts anderes lässt sich auch aus den Aussagen in den Amtlichen Begründungen zu verschiedenen Fassungen der GOÄ ableiten, auf die *Hoffmann* verweist. Gerade die im Zuge der 4. GOÄ-Änderungsverordnung auf Initiative des Bundesrates zur Verdeutlichung des Zielleistungsprinzips eingefügten Regelungen belegen, dass ein „medizinischer" Ansatz bei der Anwendung dieses Grundsatzes zu verfolgen ist. Wenn in den Allgemeinen Bestimmungen zu Abschnitt L des Gebührenverzeichnisses von „methodisch notwendigen Bestandteilen der Zielleistung" die Rede ist, kann sich diese Aussage nur auf die medizinische Methodik, also auf den tatsächlichen, von medizinischen Regeln und fallbezogenen Gegebenheiten abhängigen Ablauf einer Operation beziehen. Im übrigen stammen die Leistungsbeschreibungen der Gebührenpositionen in großen Teilen ohnehin von der Ärzteschaft selbst, da im Verordnungsverfahren gern auf die Vorschläge der Bundesärztekammer zur Abbildung des ärztlichen Leistungsspektrums zurückgegriffen worden ist. Es ist nicht ersichtlich, dass bei den Formulierungen der Bundesärztekammer andere als medizinische Gesichtspunkte ausschlaggebend gewesen sind (*Miebach*, MedR 2003, 88, 91 f.).

31 Aber auch die juristische Methodenlehre steht der These von *Hoffmann* entgegen. In dem von *Brück* (3. Auflage, § 4 Rn. 4, S. 98) begründeten Kommentar wird unter Verweis auf *Larenz* (Methodenlehre der Rechtswissenschaft, 1. Auflage 1969, S. 300 ff.) zu Recht darauf hingewiesen, dass die inhaltliche Interpretation immer Vorrang vor einer sinngemäßen oder historischen Auslegung hat, die nur heranzuziehen ist, wenn die inhaltliche Interpretation nicht bereits zu eindeutigen Ergebnissen kommt. Damit ist es nicht in Einklang zu bringen, wenn *Hoffmann* bei der vorgeschlagenen schrittweisen Prüfung die historische Fragestellung und die Frage der Bewertungsrelation an den Anfang stellt und erst zum Schluss eine medizinische Beurteilung vornehmen will (*Miebach*, MedR 2003, 88, 92).

32 Wenn *Hoffmann* versucht, unter Hinweis auf anästhesistische Maßnahmen, die neben operativen Eingriffen letztlich keinen selbständigen Charakter haben könnten, das Ziel-

Gebühren **§ 4 GOÄ**

leistungsprinzip ad absurdum zu führen, ist diese Argumentation ebenfalls nicht zwingend. Die GOÄ geht hier – entsprechend dem Weiterbildungsrecht – von einem arbeitsteiligen Zusammenwirken zweier selbständiger Fachgebiete aus, denen jeweils eigenständige Leistungspositionen zugeordnet sind. Es ist für jeden erkennbar, dass hier eine Ausnahme von dem allgemeinen Grundsatz des Zielleistungsprinzips gelten soll, da im Erbringungsablauf notwendigerweise zusammengehörige Leistungsinhalte nach dem Inhaltsaufbau des Gebührenverzeichnisses insbesondere wegen ihrer Zuordnung zu verschiedenen Fachgebieten getrennt voneinander in verschiedene Gebührenpositionen aufgeteilt sind (*Lang et al.*, § 4 Rn. 33, S. 42; *Brück*, § 4 Rn. 4, S. 98).

Zuzustimmen ist *Hoffmann*, wenn er „Ungereimtheiten" in der GOÄ konstatiert. Die 33 grundsätzlichen Regelungen im „Paragraphenteil" der Gebührenordnung und die Darstellung des ärztlichen Leistungsspektrums im Gebührenverzeichnis sind sicher nicht durchgehend in ausreichender Weise koordiniert. Gerade nach der ausdrücklichen Verdeutlichung und Konkretisierung des Zielleistungsprinzips im Rahmen der 4. GOÄ-Änderungsverordnung hätte eigentlich eine „Aufarbeitung" des Gebührenverzeichnisses unter dem Gesichtspunkt der Umsetzung des Zielleistungsprinzips bei der Darstellung der ärztlichen Leistungen als Gebührenpositionen erfolgen müssen. Da aber insbesondere die operativen Fächer von der Novelle nicht erfasst werden sollten, ist es zu einer solchen „Bereinigung" nicht gekommen. Dies war dem Bundesrat und dem Verordnungsgeber aber natürlich bekannt. Trotzdem wurde das Zielleistungsprinzip ausdrücklich bestätigt, so dass davon auszugehen ist, dass es bewusst in Kauf genommen worden ist, dass die Anwendung des Zielleistungsprinzips im Einzelfall möglicherweise zu einem isoliert betrachtet nicht uneingeschränkt nachvollziehbaren Ergebnis führt (LG Krefeld, Urteil vom 17. 12. 1999 – 1 S 116/99). Dabei ist auch zu berücksichtigen, dass in Gebührenordnungen regelmäßig eine gewisse Pauschalierung erfolgt. Eine in jedem Fall völlig aufwandsgerechte Vergütung kann und soll nicht gewährleistet werden. Das ist bei der Bundesgebührenordnung für Rechtsanwälte (BRAGO) letztlich nicht anders als bei der GOÄ (AG Duisburg, Urteil vom 13. 1. 1999 – 35 C 313/98 –; AG Düsseldorf, Urteil vom 17. 2. 2000 – 49 C 17896/99). Der Hinweis von *Hoffmann*, dass die GOÄ in weiten Bereichen, insbesondere bei den operativen Fächern, veraltet ist und den aktuellen Stand der Medizin nicht mehr abbildet (woraus er dann den ersten Schritt seines Prüfschemas ableitet), ist zwar richtig, im Zusammenhang mit der Anwendung des Zielleistungsprinzips vor diesem Hintergrund aber irrelevant(AG Duisburg, Urteil vom 13. 1. 1999 – 35 C 313/98 –; AG Düsseldorf, Urteil vom 17. 2. 2000 – 49 C 17896/99 –; AG Essen, Urteil vom 8. 8. 2000 – 132 C 464/99 –; AG Neuss, Urteil vom 23. 11. 2000 – 30 C 4013/00). Der Verordnungsgeber hat dies bewusst in Kauf genommen (*Miebach*, MedR 2003, 88, 92).

Dies gilt auch, wenn tatsächlich einmal zu konstatieren wäre, dass angesichts der Be- 34 wertung einer im Gebührenverzeichnis ausgewiesenen (Teil)leistung in Relation zur Bewertung der sie umfassenden Zielleistung von einer Unterbewertung der Zielleistung ausgegangen werden könnte (AG Nürnberg, Urteil vom 23. 3. 1998 – 20 C 10281/97 –; *Brück*, § 4 Rn. 4, S. 98). Wenn die GOÄ eine grundsätzliche Regelung enthält, kann deren Anwendung nicht entgegenstehen, dass sie im Einzelfall zu einer möglicherweise (wer kann dies schon beurteilen) tatsächlich unangemessenen Honorierung einer ärztlichen Leistung führt. Dies ist auch schon deshalb hinzunehmen, weil sich aus der Systematik der GOÄ ein Regulativ ergibt, besteht doch insbesondere die Möglichkeit, auf einen erhöhten Zeitaufwand oder eine erhöhte Schwierigkeit mit einem erhöhten Steigerungsfaktor zu reagieren (AG Düsseldorf, Urteil vom 17. 2. 2000 – 49 C 17896/99 –; AG Mettmann, Urteil vom 8. 3. 2001 – 20 C 417/00). Geht man richtigerweise davon aus, dass bei einer durchschnittlich schwierigen und zeitaufwendigen Leistung (also beim normalen Behandlungsfall) nur der Ansatz eines mittleren Wertes der Regelspannen gerechtfertigt ist (vgl. Erläuterung zu § 5 Abs. 2, 2.8) ergibt sich immerhin ein „Spielraum" von gut 100%, um Abweichungen (im Sinne von zusätzlichem Aufwand) bei der aktuellen Erbringungsweise einer Leistung, insbesondere einer Operation, gegenüber einer früheren Methodik Rechnung tragen zu können (*Miebach,* MedR 2003, 88, 92).

35   Ungereimtheiten im Gesamtgefüge der GOÄ – seien sie bedingt durch mangelnde Aktualität der Abbildung des ärztlichen Leistungsspektrums oder durch schwer nachvollziehbare Bewertungsrelationen – können nicht dazu führen, den eindeutigen Willen des Verordnungsgebers, der das Zielleistungsprinzip als grundlegende Regelung der GOÄ in der 4. GOÄ-Änderungsverordnung nochmals ausdrücklich bestätigt und konkretisiert hat, zu ignorieren. Vermeintliche Mängel der Gebührenordnung können nicht durch eine zusätzliche, gebührenrechtlich nicht zulässige Berechnung einzelner Leistungsbestandteile kompensiert werden. Detailregelungen im Gebührenverzeichnis, die mit dem Zielleistungsprinzip tatsächlich nur schwer in Einklang zu bringen sind, können nur bei einem weiteren Novellierungsschritt durch den Verordnungsgeber geändert werden. Es ist im Hinblick auf das Gewaltenteilungsprinzip nicht Sache der Gerichte, die Aufgabe des Gesetzgebers zu übernehmen (LG Krefeld, Urteil vom 17. 12. 1999 – 1 S 116/99 –; LG Koblenz, Urteil vom 20. 6. 2001 – 12 S 357/00 –; LG Hannover, Urteil vom 10. 4. 2003 – 19 S 103/02 –; AG Nürnberg, Urteil vom 23. 3. 1998 – 20 C 10281/97 –; AG München, Urteil vom 28. 10. 1998 – 112 C 27847/98 –; AG Essen, Urteil vom 8. 8. 2000 – 132 C 464/99 –; AG Mettmann, Urteil vom 8. 3. 2001 – 20 C 417/00 –; AG Schwetzingen, Urteil vom 13. 6. 2002 – 52 C 267/01).

36   Es bleibt also festzuhalten, dass die These von *Hoffmann,* die medizinische Interpretation hätte im Zusammenhang mit der Frage der Selbständigkeit einer im Gebührenverzeichnis aufgeführten Leistung nur „Hilfsmittelfunktion", und sein zur Beantwortung dieser Frage entwickeltes Prüfschema in der GOÄ keine Stütze finden und nicht der Intention des Verordnungsgebers entsprechen. Sein Ansatz ist abzulehnen (*Miebach,* MedR 2003, 88, 92 f.).

37   *g) Fazit und Ausblick.* Es geht letztlich darum, eine praktikable Lösung für die vielen Abrechnungsprobleme zu finden, die sich daraus ergeben, dass eine allgemein gültige Regelung, nämlich das Zielleistungsprinzip, nicht immer mit den Einzelheiten der Erfassung des ärztlichen Leistungsspektrums im Gebührenverzeichnis „kompatibel" ist. Diese Lösung kann – auch nach dem Willen des Verordnungsgebers – nur in einer stringenten Anwendung des Zielleistungsprinzips gesehen werden, wobei die Abgrenzung von selbständigen und unselbständigen Leistungen nur unter medizinischen Gesichtspunkten erfolgen kann. Der Verordnungsgeber hat sein Ziel, dem Zielleistungsprinzip durch entsprechende Ergänzungen in § 4 Abs. 2a und den Allgemeinen Bestimmungen zu Abschnitt L des Gebührenverzeichnisses im Rahmen der 4. GOÄ-Änderungsverordnung uneingeschränkte Geltung zu verschaffen, nicht erreicht. Dies belegen die Abrechnungspraxis der Ärzte und nicht zuletzt auch die Urteile, mit denen einige Gerichte der Argumentation von *Hoffmann* gefolgt sind. De lege ferenda ist es also notwendig, das Zielleistungsprinzip noch weiter zu präzisieren und letzte Zweifel an seiner uneingeschränkten Anwendung zu beseitigen. Ob dies nur durch eine weitere Ergänzung im Allgemeinen Teil (Paragraphenteil) der GOÄ erreicht werden kann, erscheint zweifelhaft. Der Verordnungsgeber wird letztlich nicht umhin kommen, dafür Sorge zu tragen, dass die Gestaltung des Gebührenverzeichnisses mit der grundsätzlichen Regelung des Zielleistungsprinzips in Einklang gebracht wird. Dies sollte im Interesse aller Beteiligten (auch von Ärzten und Kostenträgern) sein und würde durch die Schaffung von mehr Transparenz bei der Privatliquidation vor allem auch dem Patientenschutzgedanken, der prägend für die Gebührenordnung ist, Rechnung tragen (*Miebach,* MedR 2003, 88, 93).

38   *h) Beispiele für die Anwendung des Zielleistungsprinzips:*
– Eine Kniegelenksresektion (GOÄ-Nr. 2124) ist im Rahmen einer Alloarthroplastik (endoprothetischer Totalersatz eines Kniegelenks) nach GOÄ-Nrn. 2153 oder 2154 kein eigenständiges Leistungsziel, sondern Bestandteil der Zielleistung nach GOÄ-Nrn. 2153 oder 2154 (LG München I, Urteil vom 8. 10. 1992 – 26 O 4159/92 –; LG

Essen, Urteil vom 19. 11. 1992 – 6 O 117/92). Sie ist als unselbständige Teilleistung außerdem auch nicht gesondert neben der Zielleistung nach GOÄ-Nr. 2144 („Operativer Einbau eines künstlichen Ellenbogen- oder Kniegelenks") berechnungsfähig (AG Cochem, Urteil vom 18. 6. 1998 – 2 C 355/96 –; AG Hamburg, Urteil vom 15. 6. 1999 – 14 C 57/99).
- Die Leistungen nach den GOÄ-Nrn. 2072 („offene Sehnen- oder Muskeldurchschneidung") und 2073 („Sehnen-, Muskel- und/oder Fasziennaht ...") sind notwendige Teilleistungen der operativen Behandlung eines Bandscheibenvorfalls nach GOÄ-Nrn. 2282 und 2283. Dies gilt auch für die Punktion der Liquorräume nach GOÄ-Nr. 305 – bisher Nr. 301 – (AG Sinsheim, Urteil vom 19. 9. 1990 – 1 C 657/88).
- Die Leistung nach GOÄ-Nr. 2125 („Kopf-Halsresektion am Hüftgelenk") ist mit der Gebühr für die GOÄ-Nr. 2151 („Endoprothetischer Totalersatz von Hüftpfanne und Hüftkopf") abgegolten und daher nicht gesondert berechnungsfähig (LG Koblenz, Urteil vom 20. 6. 2001 – 12 S 357/00 –; LG Hannover, Urteil vom 10. 4. 2003 – 19 S 103/02 –; AG Düsseldorf, Urteil vom 29. 11. 2001 – 42 C 12731/01 –; AG Köpenick, Urteil vom 20. 7. 2001 – 16 C 123/01 –; AG München, Urteil vom 28. 10. 1998 – 112 C 27847/98 –; AG Osnabrück, Urteil vom 18. 10. 1991 – 31 C 450/91). Ebenfalls nicht neben der Zielleistung nach GOÄ-Nr. 2151 können die GOÄ-Nrn. 2072 („Offene Sehnen- oder Muskeldurchschneidung"), 2113 („Synovektomie in einem Hüftgelenk"), 2254 („Implantation von Knochen"), 2255 („Freie Verpflanzung eines Knochens ...") und 2405 („Entfernung eines Schleimbeutels") berechnet werden (LG Koblenz, Urteil vom 20. 6. 2001 – 12 S 357/00 –; hinsichtlich der GOÄ-Nrn. 2254 und 2255 ebenso: AG Münster, Urteil vom 29. 11. 2001 – 49 C 5538/00 –; hinsichtlich der GOÄ-Nr. 2113 ebenso: LG Hannover, Urteil vom 10. 4. 2003 – 19 S 103 /02 –; AG Hamburg, Urteil vom 21. 12. 1998 – 23B C 555/98 – AG Nürnberg, Urteil vom 23. 3.1998 – 20 C 10281/97 – und AG Kerpen, Urteil vom 15. 5. 2002 – 21 C 458/01); gleiches gilt – so AG München, Urteil vom 28. 10. 1998 – 112 C 27847/98 – und AG Hamburg, Urteil vom 21. 12. 1998 – 23B C 555/98 – für GOÄ-Nr. 2124 (Resektion eines Hüftgelenks). Neben der Zielleistung nach GOÄ-Nr. 2151 sind außerdem die GOÄ-Nrn. 2103 („Muskelentspannungsoperation am Hüftgelenk ..."), 2148 („Neubildung eines Hüftpfannendaches ...") und 2257 („Knochenaufmeißelung oder Nekrotomie ...") – so das AG Münster, Urteil vom 29. 11. 2001 – 49 C 5538/00 – sowie die GOÄ-Nrn. 2064 („Sehnen- Faszien- oder Muskelverlängerung ..."), 2182 (Gewaltsame Lockerung oder Streckung u.a. eines Hüftgelenks), 2427 („Tiefreichende, die Faszie ... durchtrennende Entlastungsinzision ..."), 2454 („Operative Entfernung von überstehendem Fettgewebe ...") und 2583 („Neurolyse, als selbständige Leistung") – so das AG Nürnberg, Urteil vom 23. 3. 1998 – 20 C 10281/97 – und bezogen auf GOÄ-Nr. 2454 auch das LG Hannover, Urteil vom 10. 4. 2003 – 19 S 103/02 – nicht berechnungsfähig; das gilt – so das AG Kerpen, Urteil vom 15. 5. 2002 – 21 C 458/01 – auch für die GOÄ-Nrn. 2032 („Anlage einer proximal gelegenen Spül- und/oder Saugdrainage") und 3321 („Erstellen eines Konstruktionsplanes für ein großes orthopädisches Hilfsmittel ...") sowie – so das LG Hannover, Urteil vom 10. 4. 2003 – 19 S 103/02 – für die GOÄ-Nrn. 5295 („Durchleuchtung(en), als selbständige Leistung", abgerechnet für die „Bildwandlerkontrolle" zur Überprüfung des korrekten Sitzes der Prothese) und 2405 („Entfernung eines Schleimbeutels").
- Die Leistung nach GOÄ-Nr. 2584 („Neurolyse mit Nervenverlagerung und Neueinbettung") kann nicht gesondert neben der Zielleistung „Radikaloperation der Kieferhöhle" nach GOÄ-Nr. 1486 berechnet werden (AG Dortmund, Urteil vom 16. 1. 1989 – 109 C 648/88); ebensowenig neben der Zielleistung „Radikale Halslymphknotenausräumung" nach GOÄ-Nr. 2716 (AG Düsseldorf, Urteil vom 26. 1. 2005 – 37 C 15822/03) oder der Zielleistung „Operation der Dupuytren'schen Kontraktur" nach GOÄ-Nr. 2089 (LG München II, Urteil vom 16. 12. 2003 – 2 S 4201/03).

GOÄ § 4   1. Teil. C. Die einzelnen Vorschriften der GOÄ

– Neben der Zielleistung nach GOÄ-Nr. 2755 („Entfernung der Kropfgeschwulst oder Teilresektion der Schilddrüse") sind die Leistungen nach den GOÄ-Nrn. 2073 („Sehnen-, Muskel- und/oder Fasziennaht ..."), 2583 („Neurolyse, als selbständige Leistung") und 2756 („Ausschälung der Nebenschilddrüse") als unselbständige (Teil)leistungen nicht gesondert berechnungsfähig (LG Düsseldorf, Urteil vom 29. 5. 2002 – 23 S 38/01 – und – hinsichtlich GOÄ-Nr. 2583 und 2756, sowie außerdem GOÄ-Nr. 2803 – AG Hamburg, Urteil vom 14. 10. 1999 – 15b C 8/98 – und AG Siegen, Urteil vom 27. 9. 2000 – 10 C 645/99 – sowie AG Ravensburg, Urteil vom 22. 9. 1998 – 10 C 562/ 98 – hinsichtlich der GOÄ-Nrn. 2583 und 2803).

– Als unselbständige (Teil)leistungen nicht neben der Zielleistung nach GOÄ-Nr. 3183 („Kombinierte Entfernung des gesamten Dick- und Mastdarmes mit Ileostoma") berechnungsfähig sind – so das AG Rheinberg, Urteil vom 23. 7. 2002 – 11 C 556/01 –, die Leistungen nach den GOÄ-Nrn. 1829a („Ureterolyse, als selbständige Leistung"), 3167 („Anastomose im Dünndarmgebiet ...") und 3176 („Transposition eines Darmteils innerhalb des Abdomens").

– Neben der Zielleistung nach GOÄ-Nr. 2134 (Arthroplastik eines Zehengelenks) sind die Leistungen nach den GOÄ-Nrn. 2064 („Sehnen-, Faszien- oder Muskelverlängerung ..."), 2072 („Offene Sehnen- oder Muskeldurchschneidung"), 2073 („Sehnen-, Muskel- und/oder Fasziennaht ..."), 2075 („Sehnenverkürzung oder -raffung"), 2100 (Naht der Gelenkkapsel eines Zehengelenks), 2122 (Resektion eines Zehengelenks) und 2181 („Gewaltsame Lockerung oder Streckung eines Fußgelenks") nicht gesondert berechnungsfähig (AG Rheinberg, Urteil vom 11. 4. 2000 – 10 C 85/00).

– Die Leistungen nach den GOÄ-Nrn. 2072 („Offene Sehnen- oder Muskeldurchschneidung"), 2124 (Resektion eines Kniegelenks), 2344 (Teilexstirpation, Formung und Zurichtung der Kniescheibe) und 2402 („Probeexzision aus tiefliegendem Körpergewebe ...") sind als unselbständige (Teil)leistungen nicht neben der Zielleistung nach GOÄ-Nr. 2153 („Endoprothetischer Totalersatz eines Kniegelenks") berechnungsfähig (LG Hannover, Urteil vom 24. 7. 2003 – 19 S 47/02); dies gilt auch für die Leistungen „Implantation von Knochen" nach GOÄ-Nr. 2254 und „Knochenaufmeißelung/Nekrotomie" nach GOÄ-Nr. 2256 (AG Stadthagen, Urteil vom 2. 12. 2004 – 41 C 310/03 [II]).

39   **2.3 „Eigene Leistungen".** Gebühren berechnen darf der Arzt nur für eigene (selbständige) Leistungen. Neben den selbst *(„höchstpersönlich")* erbrachten Leistungen gelten als eigene Leistungen gemäß § 4 Abs. 2 Satz 1 auch Leistungen, die unter Aufsicht und nach fachlicher Weisung des abrechnenden Arztes erbracht werden *(„persönliche Leistungen"* – vgl. *Laufs/Uhlenbruck*, § 82 Rn. 38, S. 577). Hierbei handelt es sich um eine Ausnahmeregelung zu § 613 Satz 1 BGB, wonach der zur Dienstleistung Verpflichtete die Dienste im Zweifel in Person zu leisten hat. Als Ausnahmevorschrift muss die Regelung grundsätzlich eng ausgelegt werden (AG München, Urteil vom 9. 6. 1993 – 232 C 4391/93). Erbringt der Arzt die Leistung nicht höchstpersönlich, so ist Voraussetzung für die Leistungsberechnung, dass er eigenverantwortlich an der Leistungserbringung mitwirkt und der Leistung dadurch sein persönliches Gepräge gibt (AG Ulm, Urteil vom 6. 12. 2000 – 1 C 1536/00). Der Arzt hat die Verantwortung für die delegierte Leistung, also muss gewährleistet sein, dass er dieser Verantwortung im Einzelfall sowohl tatsächlich als auch fachlich gerecht werden kann. Dazu reicht es nicht aus, dass der Arzt lediglich die „Hilfsperson", derer er sich für die Leistungserbringung bedient, sorgfältig auswählt. Auch das bloße Anordnen einer Leistung entspricht nicht den Anforderungen.

40   § 4 Abs. 2 Satz 1 setzt auch eine zulässige Übertragung der Leistungsausführung an Dritte voraus. Auch wenn die Verrichtung durch unter der Aufsicht des Arztes stehende Personen erbracht wird, diesen die Leistung aber dienstvertraglich oder berufsrechtlich nicht hätte übertragen werden dürfen, kann die Leistung nicht berechnet werden. Kann der Arzt die Verrichtung mangels entsprechender weiterbildungsrechtlicher Qualifika-

Gebühren   § 4 GOÄ

tion nicht fachgerecht selbst erbringen, ist er zur Abrechnung nicht berechtigt, da eine „fachliche" Weisung nicht erteilt werden kann (vgl. Amtliche Begründung zur 3. ÄndV zur GOÄ; *Cramer* und *Henkel,* MedR 2004, 593, 596). Für den Bereich der Speziallaborleistungen (Abschnitte M III und M IV des Gebührenverzeichnisses) hat beispielsweise grundsätzlich nur derjenige Arzt die notwendige fachliche Qualifikation, der über den im Rahmen der (Muster-)Weiterbildungsordnung und deren jeweiliger Umsetzung in verbindliches Satzungsrecht auf Ebene der Landesärztekammer für die einzelnen Fachgebiete vorgeschriebenen „Fachkundenachweis" verfügt (*Lang et al.,* § 4 Rn. 15).

In der amtlichen Begründung zur 3. Änderungsverordnung wird zum Erfordernis der **41** Aufsichtsführung ausgeführt: „Im Rahmen der Verantwortung des Arztes für die Durchführung delegierter Leistungen kann den Bedürfnissen eines reibungslosen Praxisablaufes und einer rationalisierten Leistungserbringung in der Arztpraxis durchaus Rechnung getragen werden (z. B. Konzentration im Einzelfall vom Arzt angeordneter Blutentnahmen auf die Zeit unmittelbar vor Beginn der Sprechstunde, Fortsetzung vom Arzt delegierter Leistungen während eines Krankenbesuches). Der Arzt muss also nicht zum jederzeitigen Eingreifen bereitstehen; es reicht aus, dass er erreichbar ist, um ggf. – etwa bei Komplikationen – unverzüglich persönlich einwirken zu können. Diese Voraussetzungen sind nicht gewahrt, wenn der Arzt hierzu tatsächlich nicht in der Lage ist."

In einer Stellungnahme der Bundesärztekammer und der Kassenärztlichen Bundesvereinigung (in Abstimmung mit den Spitzenverbänden der gesetzlichen Krankenversicherung) zu den berufsrechtlichen und kassenarztrechtlichen Anforderungen an die persönliche Leistungserbringung durch freiberuflich tätige Ärzte heißt es: „Die Verantwortung des Arztes für seinen Patienten setzt grundsätzlich voraus, dass der Arzt auch bei der Durchführung an Mitarbeiter delegierter Leistungen in der Praxis anwesend ist. Es ist daher unzulässig, in der Arztpraxis aufgrund genereller Anordnung an das Praxispersonal Leistungen durchführen zu lassen, wenn der Arzt persönlich nicht in der Praxis erscheinen kann oder für längere Zeit abwesend ist. Bei vorübergehender Abwesenheit können jedoch bereits vom Arzt angeordnete Leistungen durchgeführt werden, wenn dies medizinischen Erfordernissen genügt. Vom Arzt vorher angeordnete Blutentnahmen können in der Zeit vor Beginn der Sprechstunde durchgeführt werden, wenn der Arzt in angemessener Zeit persönlich in der Praxis erreichbar ist." **42**

Diese Auslegungen des Begriffs „Aufsicht" im Sinne des § 4 Abs. 2 Satz 1 stecken den **43** Rahmen für die Ausübung der Aufsichtspflicht relativ großzügig ab. Es wird aber deutlich, dass das Erfordernis der Aufsichtsführung jedenfalls dann nicht erfüllt ist, wenn der Arzt nicht erreichbar und daher tatsächlich nicht in der Lage ist, unter Umständen – etwa bei Komplikationen – unverzüglich persönlich einwirken zu können. Dies gilt sowohl für den ambulanten als auch für den stationären Leistungsbereich, also auch für den wahlärztliche Leistungen im Sinne der Bundespflegesatzverordnung erbringenden liquidationsberechtigten Krankenhausarzt (Wahlarzt).

In den Positionen der Bundesärztekammer und der KBV sowie des Verordnungsgebers **44** wird aber auch deutlich, dass sie auf den Fall der Leistungserbringung in der Praxis des Arztes bezogen sind. Wird die Leistung durch Dritte außerhalb der Praxis (oder des Krankenhauses), also außerhalb des unmittelbaren Einflussbereiches des rechnungsstellenden Arztes, erbracht, müssen an die Erfüllung der Aufsichtspflicht strengere Maßstäbe angelegt werden. Will der Arzt also beispielsweise Laborleistungen, die er gemäß § 4 Abs. 2 Satz 2 nicht mehr auf Laborgemeinschaften delegieren kann, unter Inanspruchnahme des nichtärztlichen Personals der Laborgemeinschaft erbringen und gemäß § 4 Abs. 2 Satz 1 als eigene Leistungen abrechnen, reicht es nicht aus, lediglich regelmäßig die Ordnungsmäßigkeit der Abläufe in der Laborgemeinschaft zu kontrollieren, der Arzt muss vielmehr bei der Leistungserbringung tatsächlich „vor Ort" präsent sein. Die Fiktion des § 4 Abs. 2 Satz 1 kann also nur dann eingreifen, wenn der Arzt am Ort der Leistungserbringung die Durchführung der Laboruntersuchung persönlich beaufsichtigt. Auch die Bundesärztekammer vertritt die Auffassung, dass der Arzt, der das Labor einer

Laborgemeinschaft zur eigenen Leistungserbringung in Anspruch nimmt, grundsätzlich – mit Ausnahme des Teilschritts „technische Erstellung durch automatisierte Verfahren" – bei allen Schritten der Leistungserstellung persönlich anwesend sein muss. Er muss insbesondere die Plausibilität der aus einem Untersuchungsmaterial erhobenen Parameter im Labor nach Abschluss des Untersuchungsganges persönlich überprüfen, um bei auftretenden Zweifeln aus derselben Probe eine weitere Analyse zeitgerecht durchführen zu können (DÄ 1996, S. B-455).

45 Mittelbar hat diese Anforderungen auch das LG Duisburg (Urteil vom 18. 6. 1996 – 1 O 139/96) bestätigt, als es in einem Wettbewerbsverfahren feststellte, dass Fachärzte für Laboratoriumsmedizin gegen die guten Sitten im Wettbewerb (§ 1 UWG) verstoßen, wenn sie niedergelassenen Ärzten das Angebot machen, im Rahmen von Laborgemeinschaften Laborleistungen der Abschnitte M III und M IV durchzuführen, ohne dass dabei gesichert ist, dass die persönliche und räumliche Anwesenheit der Ärzte während der gesamten Untersuchungen nachweisbar gewährleistet ist (ebenso LG Hamburg, Urteil vom 20. 2. 1996 – 312 O 57/96).

46 **2.4 In Laborgemeinschaften erbrachte Leistungen.** § 4 Abs. 2 Satz 2 gibt dem Arzt die Möglichkeit, auch nach fachlicher Weisung unter Aufsicht eines anderen Arztes in Laborgemeinschaften erbrachte Leistungen als eigene Leistungen zu berechnen. Obwohl weder der Verordnung selbst noch der amtlichen Begründung unmittelbar entnommen werden kann, was unter einer Laborgemeinschaft zu verstehen ist, ergeben sich doch aus § 4 Abs. 2 Satz 1 und 2 Grundsätze für die innere Struktur dieser Form ärztlicher Zusammenarbeit bei der Patientenversorgung. Nicht jede Einrichtung, die unter der Bezeichnung Laborgemeinschaft „firmiert", kann als Laborgemeinschaft im Sinne des § 4 Abs. 2 Satz 2 angesehen werden. Die KBV definiert Laborgemeinschaften als Zusammenschlüsse von Ärzten zur gemeinsamen Nutzung von Laborgeräten innerhalb oder außerhalb der eigenen Praxisräume mit dem Ziel der Erbringung bestimmter Laboratoriumsuntersuchungen (vgl. „Richtlinien über die Arbeitsweise und die medizinischen Erfordernisse bei der Erbringung von Laboratoriumsuntersuchungen" in DÄ 1982, 75 f.). Diese Definition gilt auch für Laborgemeinschaften im Sinne des § 4 Abs. 2 Satz 2 *(zu-stimmend Hoffmann,* 3. Auflage, § 4 Rn. 5, S. 61).

47 Generell scheidet eine Abrechnung der Laborleistungen als eigene Leistungen aus, wenn lediglich eine bloße Auftragserteilung an Laborärzte zur Ausführung der Leistung erfolgt ist. Die Laborgemeinschaft stellt eine Form der gemeinschaftlichen ärztlichen Berufsausübung dar, die dadurch gekennzeichnet ist, dass über eine reine Nutzergemeinschaft (Apparategemeinschaft) hinaus auch eine sektorale gemeinschaftliche ärztliche Tätigkeit auf der Ebene der Aufsicht, fachlichen Leitung und Qualitätssicherung vorliegt. Nur bei der Wahrung dieses rechtlichen Verantwortungszusammenhangs ist es zulässig, unter Berücksichtigung der medizinischen Erfordernisse die in diesem strukturellen Rahmen ausgeführten Leistungen rechtlich als persönliche Leistung des Arztes zu werten, der Mitglied der Laborgemeinschaft ist. Auch wenn im Grundsatz verschiedene Rechtsformen zur Verfügung stehen, erfordert die bei der gemeinsamen Erbringung von Laborleistungen gebotene gemeinschaftliche Berufsausübung auf der Ebene der Qualitätssicherung die Wahl einer der Berufsausübung entsprechenden Rechtsform, so dass nur die BGB-Gesellschaft (§§ 705 ff. BGB) in Betracht kommt (vgl. *Schmatz/Goetz/Matzke,* § 1 Anm. 5 c). Denn die für die Erbringung von Laborleistungen bestehenden fachlichen Leistungs-, Aufsichts- und Qualitätspflichten treffen grundsätzlich jeden Arzt, der an der Gemeinschaft teilnimmt als eigene Rechtspflichten. Anleitung, Aufsicht und Qualitätssicherung sind rechtlich zwingende Gebote, die sich aus der Zuordnung der Leistung als eigene Leistung ergeben. Die Mitverantwortung des an der Gemeinschaft teilnehmenden Arztes für die ordnungsgemäße Leistungserbringung kann nicht auf einen außenstehenden Dritten übertragen werden. Der „andere Arzt" im Sinne des § 4 Abs. 2 Satz 2 muss in den gesellschaftsrechtlichen Verantwortungszusammenhang der Labor-

Gebühren   § 4 GOÄ

gemeinschaftspartner einbezogen sein. Das ist nicht der Fall, wenn Auswahl, Direktion, Überwachung und Anleitung der Mitarbeiter sowie die Qualitätssicherung beispielsweise an eine selbstverantwortlich handelnde Betriebsgesellschaft übertragen wird. Nach „fachlicher Weisung" im Sinne des § 4 Abs. 2 bedeutet, dass der Arzt nur solche Leistungen in einer Laborgemeinschaft erbringen kann, die er in der eigenen Praxis erbringen könnte und die seinem durch die Weiterbildungsordnung festgelegten Fachgebiet zugeordnet werden können (vgl. *Schmatz/Goetz/Matzke*, § 1 Anm. 5c). Soweit die vorgenannten Voraussetzungen nicht vorliegen, ist der Arzt nicht berechtigt, die in Auftrag gegebenen Laborleistungen als eigene Leistungen abzurechnen.

§ 4 Abs. 2 Satz 2 berührt nicht das Liquidationsrecht selbständiger Laborärzte in   48
labormedizinischen Praxen, wenn diese aufgrund einer „Überweisung" oder im Rahmen des § 4 Abs. 5 tätig werden. Das gilt auch für das Liquidationsrecht leitender Krankenhausärzte, denen ein Krankenhauslabor untersteht, für von ihnen erbrachte Laborleistungen.

2.5 Leistungserbringung im Krankenhauslabor. Als weitere Sonderbestimmung im Bereich der Abrechnung von Laborleistungen enthält § 4 Abs. 2 Satz 2 die Regelung, dass   49
als eigene Leistungen des auftraggebenden Arztes auch Laborleistungen gelten, die in einem von einem Arzt ohne eigene Liquidationsberechtigung geleiteten Krankenhauslabor erbracht werden. Die Regelungssubstanz dieser mit der 3. Änderungsverordnung eingeführten Bestimmung ist nicht unmittelbar erkennbar; auch die amtliche Begründung gibt diesbezüglich keinen Aufschluss. Eine entsprechende Vorschrift im Bereich der vertragsärztlichen Versorgung gibt es nicht.

In der Regel werden im Krankenhaus Laborleistungen in einem Zentrallabor erbracht,   50
das von einem Laborarzt geleitet wird oder – falls dies nicht der Fall ist – meist unter organisatorischer Leitung des internistischen Chefarztes steht. Entweder liquidiert dann allein der Laborarzt für die unter seiner Aufsicht nach fachlicher Weisung erbrachten Laborleistungen oder der Chefarzt für innere Medizin als organisatorischer Leiter, allerdings nur für die Leistungen an seinen (internistischen) Patienten. Die anderen liquidationsberechtigten Chefärzte rechnen dann die von ihnen veranlassten Laborleistungen selbst ab. Da es in Deutschland nicht üblich ist, dass Krankenhauslabors von nicht liquidationsberechtigten Ärzten geleitet werden (allenfalls kommt die Laborleitung durch Diplom-Chemiker vor, abgerechnet werden die Laborleistungen dann durch die Chefärzte der klinischen Abteilungen), dürfte der Ansatzpunkt für die zweite Alternative des § 4 Abs. 2 Satz 2 darin liegen, dass die Abrechnungsbefugnis bei einem unter organisatorischer Leitung (regelmäßig) des internistischen Chefarztes stehenden Krankenhauslabor durch die anderen Abteilungschefärzte im Hinblick auf das Kriterium „unter Aufsicht nach fachlicher Weisung" rechtlich zweifelhaft gewesen ist. Die fehlende Liquidationsberechtigung des das Krankenhauslabor leitenden Arztes könnte sich insoweit auf die nicht seinem Fachgebiet zuzuordnenden Leistungen beziehen. Die Neuregelung im Rahmen der 3. Änderungsverordnung diente damit der Legitimierung der gängigen Praxis. Die (liquidationsberechtigten) Ärzte anderer Fachgebiete können damit die bei ihren Patienten, d.h. in ihrem Fachgebiet, anfallenden Laborleistungen – *soweit sie Abschnitt M II zugeordnet sind* – auch dann vom Krankenhauslabor erbringen lassen und als eigene Leistung abrechnen, wenn die Laborleitung einem Arzt, der nicht Laborfacharzt ist, und der deshalb außerhalb seines Fachgebietes kein Liquidationsrecht hat, übertragen worden ist. Dabei müssen allerdings die durch die Weiterbildungsordnungen festgelegten Grenzen der unterschiedlichen Fachgebiete ebenso beachtet werden wie die durch die Organisationsentscheidung des Krankenhausträgers getroffene Abgrenzung der einzelnen Fachabteilungen (vgl. *Brück*, 3. Auflage, § 4 Rn. 12, S. 114).

Leistungen des Spezialabors (Abschnitte M III und M IV des Gebührenverzeichnisses)   51
können – nach Maßgabe des § 4 Abs. 2 Satz 1 – nur von dem Krankenhausarzt liquidiert werden, der selbst die Aufsicht über das Krankenhauslabor hat (Laborleiter). Ge-

mäß § 31 M-BO ist es dem das Laboratorium leitenden Arzt nicht gestattet, anderen Ärzten für die Erteilung von Untersuchungsaufträgen eine Vergütung oder Honoraranteile als Vergütung zu gewähren bzw. zu überlassen (*Hoffmann*, 3. Auflage, § 4 Rn. 5, S. 57; *Brück*, 3. Auflage, § 4 Rn. 12, S. 114 f.). Unzulässig ist aber auch eine Übertragung der kollektiven Leitung des Labors an alle liquidationsberechtigten Chefärzte, da dies eine Umgehung des Zuweisungsverbotes gegen Entgelt nach § 31 M-BO wäre (*Brück* a.a.O.; *Hoffmann* a.a.O., S. 58; siehe auch Bekanntmachung der Bundesärztekammer in DÄ 1996, S. A 2721).

52   **2.6 Abschnitt M II des Gebührenverzeichnisses.** § 4 Abs. 2 Satz 2 beschränkt die Delegierbarkeit von Laborleistungen in Anlehnung an vergleichbare Gliederungsstrukturen des EBM auf die in Unterabschnitt M II (Basislabor) des Gebührenverzeichnisses aufgeführten Laborleistungen. In Unterabschnitt M II sind in acht Untergruppen häufige Routineuntersuchungen zusammengefasst. Am Erbringungsaufwand orientierte Bewertungen und Höchstwertregelungen, also eine mengenmäßige Begrenzung der Abrechnungsfähigkeit, sollen laut amtlicher Begründung einer medizinisch nicht begründeten Mengenentwicklung vorbeugen.

53   **2.7 Persönliche Leistungserbringung und Vertretung des Chefarztes bei wahlärztlichen Leistungen.** Im Falle einer stationären Behandlung hat der Patient die Möglichkeit, zusätzlich zu den allgemeinen Krankenhausleistungen mit dem Krankenhaus die Erbringung von Wahlleistungen zu vereinbaren. Hierzu gehören auch die wahlärztlichen Leistungen, also die Behandlung durch die liquidationsberechtigten Ärzte (liquidationsberechtigt sind in der Regel nur die Chefärzte) des Krankenhauses. Entscheidet sich der Patient für die Chefarztbehandlung, werden ihm die Leistungen der an der Behandlung beteiligten Chefärzte auf der Grundlage der GOÄ gesondert, und zusätzlich zu den für die allgemeinen Krankenhausleistungen nach Maßgabe des KHEntgG bzw. der BPflV zu entrichtenden Pflegesätzen, in Rechnung gestellt. In der Praxis erbringt der Chefarzt die wahlärztlichen Leistungen aber häufig nicht selbst, sondern lässt sich von nachgeordneten Ärzten des Krankenhauses vertreten. Es stellt sich dann die Frage, ob ihm auch hinsichtlich der Leistungen, die er nicht persönlich erbringt, ein Liquidationsrecht zusteht.

54   Zu den Aufgaben eines Chefarztes gehört nicht nur die Behandlung seiner Wahlleistungspatienten. Er ist vielmehr als verantwortlicher Leiter einer Krankenhausabteilung für alle Patienten seines Zuständigkeitsbereiches verantwortlich. Zur umfassenden medizinischen Verantwortung treten noch administrative Aufgaben sowie oft auch wissenschaftliche Arbeit und Lehrtätigkeit hinzu. Als Vergütung für diese anspruchsvolle Tätigkeit erhält der Chefarzt neben seinem Grundgehalt die Einnahmen aus der Behandlung der Wahlleistungspatienten. Denn üblicherweise räumt das Krankenhaus seinen Chefärzten das Recht ein, ihre ärztlichen Leistungen den Privatpatienten unmittelbar in Rechnung zu stellen (Liquidationsrecht). Diese vertraglich zwischen Krankenhaus und Chefarzt festgelegte Vergütungsregelung, die insbesondere die finanzielle Attraktivität der Position eines leitenden Krankenhausarztes fördern soll (vgl. *Laufs/Uhlenbruck*, § 91 Rn. 1), wird von den Chefärzten anscheinend häufig so verstanden, als handele es sich bei den Privathonoraren genau wie bei ihrem Grundgehalt um den fixen Bestandteil einer „Gesamtvergütung". Deshalb ist man der Meinung, dass die Liquidationserlöse – wie das Gehalt – auch bei Abwesenheit, etwa wegen Urlaub, Krankheit, Vortragsreise etc., weiterfließen müssen. Vermutlich spielt dabei auch eine Rolle, dass der Chefarzt einen erheblichen Teil der Einnahmen aus der Behandlung von Wahlleistungspatienten an das Krankenhaus abgeben muss. Aus diesem Grund ist natürlich auch das Krankenhaus an möglichst hohen Privathonoraren (erzielt von möglichst wenigen Chefärzten) interessiert. Aus Sicht des Chefarztes und des Krankenhauses ist es also notwendig, dafür Sorge zu tragen, dass der Chefarzt zwar einerseits seine vielfältigen Aufgaben wahrnehmen kann, andererseits deswegen aber nicht der „Umsatz" aus der wahlärztlichen Behandlung sinkt. Dies soll dadurch gewährleistet werden, dass der Chefarzt sein Liquidations-

recht auch hinsichtlich solcher Leistungen ausüben kann, die er nicht selbst erbracht hat. Hierzu werden Vertretungsklauseln in die Wahlleistungsvereinbarungen aufgenommen oder gesonderte Vertretungsvereinbarungen mit dem Wahlleistungspatienten getroffen. Im Gegensatz zur Interessenlage des Chefarztes und des Krankenhauses kommt es dem Patienten aber darauf an, möglichst umfassend und insbesondere hinsichtlich der Behandlungsmaßnahmen, die den Schwerpunkt der stationären Versorgung bilden, vom Chefarzt persönlich behandelt zu werden. Denn schließlich will sich der Patient, der wahlärztliche Leistungen vereinbart, damit die aus seiner Sicht qualifiziertesten Ärzte des Krankenhauses als „Behandler" sichern. Nur aus diesem Grund ist er bereit, zusätzlich zu den Pflegesätzen für die allgemeinen Krankenhausleistungen, die auch ärztliche Leistungen umfassen, noch gesonderte Honorare zu zahlen.

Vor diesem Hintergrund stellt sich die Frage, inwieweit der Chefarzt Leistungen, die 55 er nicht selbst erbracht hat, dem Wahlleistungspatienten in Rechnung stellen darf. Die persönliche Leistungspflicht des Chefarztes bei der Erbringung wahlärztlicher Leistungen und die Möglichkeit ihrer wirksamen Abdingungen durch Vertretungsvereinbarungen ist sehr umstritten. „Vertretung" ist dabei zu unterscheiden von „Delegation". Während der Fall der Vertretung sich auf die Erbringung der wesentlichen Leistungen des Behandlungsvertrags durch einen Vertreter des Chefarztes bezieht, meint die Delegation die „Vertretung" in der Ausführung von Nebenleistungen. Während die Vertretung im eigentlichen Sinne überhaupt nur in Betracht kommt, wenn eine Vertretungsvereinbarung mit dem Patienten abgeschlossen wird, kann die Delegation durch einseitigen Akt des Chefarztes erfolgen; einer Regelung der Delegation im Behandlungsvertrag bedarf es nicht (vgl. dazu *Biermann/Ulsenheimer/Weissauer*, MedR 2000, 107, 110; *Jansen*, MedR 1999, 555). Höchstrichterliche Entscheidungen zum Thema Wirksamkeit von Vertretungsvereinbarungen liegen noch nicht vor, die Instanzgerichte haben aber in der Vergangenheit oftmals die von nicht persönlich tätig gewordenen Chefärzten geltend gemachten Honorarforderungen mit unterschiedlichen Begründungen als ungerechtfertigt angesehen, obwohl die Chefärzte jeweils Vertretungsvereinbarungen mit ihren Patienten abgeschlossen hatten oder das Einverständnis der Patienten mit der Behandlung durch ärztliche Vertreter vorlag (vgl. z.B. OLG Karlsruhe, NJW 1987, 1489; LG Fulda, NJW 1988, 1519; OLG Düsseldorf, NJW 1995, 2421; OLG Hamm, NJW 1995, 794; OLG Düsseldorf, VersR 1999, 496 – obiter dictum –; LG Offenburg, Urteil vom 27. 9. 2000 – 1 S 57/00 –; AG Bruchsal, Urteil vom 30. 11. 1999 – 4 C 366/99 –; LG Marburg, Urteil vom 13. 1. 2000 – 1 O 263/99 –; AG Hamburg, Urteile vom 9. 2. 2000 – 10 C 509/99 – und vom 2. 3. 2000 – 15a C 332/98 –; AG Karlsruhe, Urteil vom 17. 3. 2000 – 2 C 532/99 –; AG Germersheim, Urteil vom 23. 3. 2000 – 1 C 1002/99 –; AG Starnberg, Urteil vom 30. 3. 2000 – 2 C 718/99. Kritisch hinsichtlich der Vertretung bei Hauptleistungen auch: LG Bonn, MedR 1997, 81 – obiter dictum). Auch in der Literatur ist die Möglichkeit von Vertretungsvereinbarungen diskutiert worden. Überwiegend wird dabei die Auffassung vertreten, dass die persönliche Leistungspflicht des Chefarztes im Rahmen allgemeiner Geschäftsbedingungen wirksam abgedungen werden kann, wenn bei der Formulierung der Vertretungsvereinbarung bestimmte Mindestanforderungen im Hinblick auf die Bezeichnung des Vertretungsfalls und die Nennung des Vertreters eingehalten werden. Im Einzelnen ergeben sich aber Unterschiede: *Biermann/ Ulsenheimer/Weissauer* (a.a.O.) gehen davon aus, dass für den Fall der unvorhersehbaren Verhinderung des Chefarztes, etwa aufgrund einer Erkrankung oder einer plötzlich anberaumten Sitzung, für aufschiebbare Behandlungen eine formularmäßige Vertretervereinbarung zulässig ist. *Jansen* (a.a.O.) hält eine formularmäßige Vertretungsregelung für jeden Fall einer ausdrücklich bezeichneten Abwesenheit, z.B. wegen Urlaub oder Krankheit, für möglich, soweit ausdrücklich ein Stellvertreter benannt wird. *Kuhla* (NJW 2000, 841, 846) stellt darauf ab, ob es sich um einen Fall einer unvorhersehbaren oder urlaubsbedingten Abwesenheit handelt und ein anderer Arzt als Vertreter benannt worden ist (vgl. aus der Literatur im übrigen: *Staudinger*, § 9 AGBG Rn. 302, der davon ausgeht, dass eine Klausel des Behandlungsvertrags, die ein „Delegationsrecht" nur für plötzlich unvorhersehbare Ereignisse vorsieht, grundsätzlich wirksam ist. *Raab* in: Soergel, § 613 Rn. 7, hält eine Vertretung dann für zulässig, wenn der Chefarzt durch Urlaub, Krankheit oder dringende dienstliche Verpflichtungen verhindert ist. *Schaub* in: Münchener Kommentar, § 613 Rn. 4, geht davon aus, dass eine Vertretung zulässig ist, wenn der Chefarzt durch Urlaub oder Krankheit verhindert ist. *M. Wolf* in: Wolf/Horn/Lindacher, § 9 Rn. K 28, hält es für zulässig, dass der Chefarzt im Falle der urlaubsbedingten Abwesenheit vertreten wird, wenn ein bestimmter Vertreter benannt wird.). Im Rahmen individualvertraglicher Regelungen soll der Abschluss von Vertretungsvereinbarungen ohnehin ohne jede Einschränkung möglich sein (*Biermann/Ulsenheimer/Weissauer*, MedR 2000, 107, 112; *Jansen*, MedR 1999, 555, 557; *Kuhla*, NJW 2000, 841, 844 ff.; vgl. auch *Kubis*, NJW 1989, 1512, 1514; *Wienke/Sauerborn*, MedR 1997, 82 f.). Folgt man dieser Linie, die allein den beschriebenen Interessen von Chefärzten und Krankenhäusern Rechnung trägt, ergeben sich auch für den nicht selbst tätig werdenden Chefarzt keine nennenswerten Einschränkungen seiner Liquidationsmöglichkeiten, wenn er nur entsprechende Vereinbarungen mit seinen Patienten abschließt. Es muss allerdings bezweifelt werden, dass die Interessen der Patienten sich tatsächlich als derart weitgehend ungeschützt darstellen und die rechtlichen Möglichkeiten hiermit zutreffend beschrieben werden (kritisch auch: *Ulmer/Brandner/Hensen*, Anh. §§ 9 bis 11 Rn. 451 a und *Schwabe*, ZRP 1987, 270, 273).

56   a) *Grundlagen des Honoraranspruchs des Chefarztes.* Der Honoraranspruch des Chefarztes setzt eine entsprechende vertragliche Grundlage voraus. Für die Gestaltung ergeben sich im Wesentlichen drei Varianten: Beim sog. „totalen Krankenhausaufnahmevertrag" wird der Krankenhausträger alleiniger Vertragspartner des Patienten. Er verpflichtet sich, alle für die stationäre Behandlung erforderlichen Leistungen einschließlich der ärztlichen Versorgung zu erbringen. Dagegen schließt der Patient beim sog. „totalen Krankenhausaufnahmevertrag mit Arzt-Zusatzvertrag" mit dem Wahlarzt (Chefarzt) einen zusätzlichen Vertrag über die Erbringung der ärztlichen Leistungen. Beim sog. „gespaltenen Arzt-Krankenhaus-Vertrag" beschränkt sich der Vertrag mit dem Krankenhausträger auf die Unterbringung, Verpflegung und pflegerische Versorgung, während die ärztlichen Leistungen aufgrund eines besonderen Vertrages mit dem behandelnden Arzt erbracht werden. Handelt es sich bei der Klinik, in die der Patient zur stationären Behandlung aufgenommen worden ist, um ein dem KHEntgG bzw. der BPflV unterliegendes Haus, wird ein totaler Krankenhausaufnahmevertrag abgeschlossen, der durch einen mit dem Chefarzt abzuschließenden Behandlungsvertrag in Form eines Arzt-Zusatzvertrages ergänzt wird. Der Patient hat danach nicht nur einen Anspruch auf Erbringung der wahlärztlichen Leistungen gegen das Krankenhaus, sondern zusätzlich auch unmittelbar gegen den Chefarzt. Der Honoraranspruch des Chefarztes setzt also einerseits eine wirksame Wahlleistungsvereinbarung des Patienten mit dem Krankenhaus und andererseits einen wirksamen Behandlungsvertrag (Arzt-Zusatzvertrag) mit dem Chefarzt voraus. Behandlungsvertrag und Krankenhausaufnahmevertrag bilden eine rechtliche Einheit im Sinne des § 139 BGB. Mängel des Krankenhausaufnahmevertrages schlagen daher auf den Behandlungsvertrag mit dem Chefarzt durch. Die Voraussetzungen für das wirksame Zustandekommen einer Wahlleistungsvereinbarung sind in § 17 Abs. 2 Satz 1 KHEntgG geregelt. Im Hinblick auf die rechtliche Einheit von Krankenhausaufnahme- und Arzt-Zusatzvertrag ist die Wirksamkeit des Behandlungsvertrages zwischen Chefarzt und Patient davon abhängig, dass die speziellen formalen Anforderungen an den Abschluss einer Wahlleistungsvereinbarung zwischen Krankenhaus und Patient beachtet werden. Nach § 17 Abs. 2 Satz 1 KHEntgG sind Wahlleistungsvereinbarungen vor Leistungserbringung schriftlich abzuschließen; der Patient ist außerdem vor Abschluss der Vereinbarung über die Entgelte der Wahlleistungen und deren Inhalt „im Einzelnen" zu unterrichten.

Gebühren § 4 GOÄ

b) Persönliche Leistungspflicht bei wahlärztlicher Behandlung. Der Arzt-Zusatzvertrag über die Erbringung wahlärztlicher Leistungen ist ein Behandlungsvertrag, der als Dienstvertrag über die Leistung von Diensten höherer Art zu qualifizieren ist (BGH, NJW 1975, 305; 1980, 1452; 1981, 613; 1981, 2002). Rechtsgrundlage für den ärztlichen Vergütungsanspruch ist § 611 Abs. 1 BGB. Für die Berechnung wahlärztlicher Leistungen finden die Vorschriften der GOÄ Anwendung (§ 17 Abs. 3 Satz 7 KHEntgG). Für die Bestimmung des Inhalts eines Dienstvertrages ist grundsätzlich auf § 613 Satz 1 BGB abzustellen. Danach hat der zur Dienstleistung Verpflichtete die Dienste im Zweifel in Person zu erbringen. Eine persönliche Dienstleistungspflicht besteht insbesondere, wenn es auf die besonderen Fähigkeiten des Dienstverpflichteten ankommt (*Palandt*, § 613 Rn. 1). In der Gebührenordnung für Ärzte wird die allgemeine Auslegungsregelung des § 613 Satz 1 BGB für den privatärztlichen Behandlungsvertrag dahingehend konkretisiert, dass der Arzt Gebühren nur für selbständige ärztliche Leistungen berechnen kann, die er selbst erbracht hat oder die unter seiner Aufsicht nach fachlicher Weisung erbracht wurden (§ 4 Abs. 2 Satz 1). Allerdings ist der Vertrag über die Erbringung wahlärztlicher Leistungen nicht mit einem „normalen" Behandlungsvertrag, etwa über eine ambulante Behandlung durch einen niedergelassenen Arzt, vergleichbar. Der Patient, der eine wahlärztliche Behandlung zusätzlich zu den allgemeinen Krankenhausleistungen vereinbart, hat nämlich bereits einen Anspruch auf eine ärztliche Behandlung. Er will sich im Falle der stationären Krankenhausbehandlung mit dem Abschluss des Behandlungsvertrages mit dem Chefarzt dessen persönliche Zuwendung und besondere fachliche Qualifikation und Erfahrung „hinzukaufen" – und zwar ohne Rücksicht darauf, ob er nach Art und Schwere der Erkrankung auf die Behandlung durch einen besonders qualifizierten Arzt angewiesen ist (BGH, NJW 1988, 1778, 1779). Denn der stationäre Krankenhauspatient hat grundsätzlich nur einen Anspruch auf die allgemeinen Krankenhausleistungen, die eine medizinisch zweckmäßige und ausreichende Versorgung gewährleisten (§ 2 Abs. 2 KHEntgG bzw. § 2 Abs. 2 BPflV) und auch ärztliche Leistungen nach Facharztstandard einschließen (*Kuhla*, NJW 2000, 841, 843; *Steffen*, MedR 1995, 361 m. w. N.; aus der Rechtsprechung vgl. z. B. OLG Düsseldorf, NJW 1995, 2421). Die allgemeinen Krankenhausleistungen werden mit den Pflegesätzen des Krankenhauses vergütet (vgl. §§ 7 und 8 KHEntgG bzw. § 10 BPflV). Abgesehen von den Fällen einer aus medizinischen Gründen notwendigen Behandlung durch den Chefarzt (vgl. dazu auch *Biermann/Ulsenheimer/Weissauer*, MedR 2000, 107) umfassen die allgemeinen Krankenhausleistungen die persönliche Behandlung durch den Chefarzt nicht. Im Hinblick hierauf wird den Patienten regelmäßig die Möglichkeit eröffnet, zusätzlich zu den allgemeinen Krankenhausleistungen wahlärztliche Leistungen in Form der Chefarztbehandlung zu vereinbaren. Kommt es zu einer solchen Vereinbarung werden die Leistungen des Chefarztes dem Patienten zusätzlich zu den allgemeinen Krankenhausleistungen nach den Bestimmungen der GOÄ in Rechnung gestellt. Der Patient, der wahlärztliche Leistungen vereinbart, wünscht demnach eine über die allgemeinen Krankenhausleistungen hinaus gehende persönliche Behandlung des aus seiner Sicht besten Arztes des Krankenhauses. Hierfür ist er bereit, neben den Krankenhausentgelten eine gesonderte Vergütung zu zahlen. Es geht mithin bei der Vereinbarung wahlärztlicher Leistungen für den Patienten nicht um die ärztliche Dienstleistung an sich, die ihm das Krankenhaus schon als Teil der allgemeinen Krankenhausleistungen schuldet, sondern allein um die Person des Chefarztes als Leistungserbringer. Die persönliche Erbringung der wahlärztlichen Leistungen und deren gesonderte Vergütung bilden mithin das eigentliche Austauschverhältnis von Leistung und Gegenleistung, das den Vertrag über die Erbringung wahlärztlicher Leistungen als Sonderfall des Behandlungsvertrages charakterisiert (LG Hamburg, Urteil vom 23. 3. 2001 – 331 S 77/00 –; *Miebach/Patt*, NJW 2000, 3377, 3378 f.).

57

c) Umfang der persönlichen Leistungspflicht. Aus dem besonderen Charakter der wahlärztlichen Behandlung lässt sich allerdings nicht ableiten, dass der Chefarzt jede

58

einzelne Leistung selbst erbringen muss. Unter Berücksichtigung einer notwendig effektiven und arbeitsteiligen Aufgabenerfüllung wird es regelmäßig nicht zu den rechtsgeschäftlichen Vorstellungen beider Vertragsparteien gehören(§§ 133, 157 BGB), dass der Chefarzt aufgrund des Wahlarztvertrages jeden einzelnen Handgriff bei der ärztlichen Behandlung des Patienten selbst ausführen muss. Andererseits reicht es aber auch nicht aus, dass der Chefarzt lediglich im Sinne einer Oberaufsicht die grundlegenden Entscheidungen bei der Behandlung von Wahlleistungspatienten selbst trifft, deren Vollzug überwacht und entsprechende Weisungen erteilen kann (vgl. *Laufs/Uhlenbruck*, § 91 Rn. 16; *Staudinger*, § 613 BGB, Rn. 10; *Krämer*, r + s 2002, 353, 356; in diesem Sinne auch OLG Hamm, Urteil vom 26. 4. 1995 – 3 U 97/94 –; LG Köln, Urteil vom 14. 5. 2003 – 25 O 80/03 –; AG Hamburg, Urteil vom 9. 2. 2000 – 10 C 509/99 –; im Ergebnis auch VG Oldenburg, Urteil vom 28. 8. 2002 – 6 A 3054/00). Denn als leitender und weisungsberechtigter Arzt einer Krankenhausabteilung ist der Chefarzt ohnehin für Diagnostik und Therapie bei allen Patienten seiner Abteilung oder seines Funktionsbereichs verantwortlich (*Laufs/Uhlenbruck*, § 89 Rn. 23, § 90 Rn. 26; § 102 Rn. 5; § 141 Rn. 35). Mit Rücksicht hierauf kann nicht angenommen werden, dass der Patient den Behandlungsvertrag mit dem Chefarzt abschließt, um ohnehin im Rahmen der allgemeinen Krankenhausleistungen geschuldete ärztliche Leistungen nochmals zu vereinbaren und zu bezahlen. Eine Vereinbarung mit einem solchen Inhalt wäre völlig sinnentleert und kann bei der Feststellung des typischen Umfangs der persönlichen Leistungspflicht nicht zugrunde gelegt werden; niemand ist bereit, für eine Leistung zu zahlen, die er ohnehin erhält (auch der BGH – NJW 1998, 1778, 1779 – hat das Interesse des Patienten am Abschluss einer Wahlleistungsvereinbarung dahingehend umschrieben, dass er von „hinzukaufen" gesprochen hat). Zur Erfüllung der Verpflichtungen aus dem Wahlarztvertrag ist es erforderlich, dass der Chefarzt durch sein eigenes Tätigwerden der wahlärztlichen Behandlung sein persönliches Gepräge gibt, d. h. er muss sich zu Beginn, während und zum Abschluss der Behandlung mit dem Patienten befassen (LG Köln, Urteil vom 14. 5. 2003 – 25 O 80/03 –; LG Hamburg, Urteil vom 2. 2. 2001 – 313 S 62/00 –; LG Dortmund, Urteil vom 4. 5. 2000 – 17 O 126/99 –; VG Oldenburg, Urteil vom 28. 8. 2002 – 6 A 3054/00 –; *Miebach/Patt*, NJW 2000, 3377, 3379). Nicht nachvollziehbar ist es insofern, wenn vereinzelt angenommen wird, es entspreche der Verkehrssitte, dass sich der Chefarzt bei der Visite von seinem Oberarzt vertreten lasse (LG Bonn, NJW 1995, 2419, 2420). Der Wahlleistungspatient erwartet vielmehr eine kontinuierliche Betreuung durch den Chefarzt, die gerade auch dadurch zum Ausdruck kommt, dass über die tägliche Visite ein ständiger Kontakt gewährleistet ist. Dies hat auch den Verordnungsgeber veranlasst, im Rahmen der 4. GOÄ-Änderungsverordnung die Berechnungsfähigkeit von Visitleistungen davon abhängig zu machen, dass sie der Wahlarzt selbst oder sein dem Patienten vor Abschluss des Wahlarztvertrages benannter „ständiger ärztlicher Vertreter" durchführt (§ 4 Abs. 2 Satz 3 Nr. 2). Diese gebührenrechtliche Bestimmung erlaubt es dem Wahlarzt aber nicht etwa, jede Visite von seinem „ständigen Vertreter" ausführen zu lassen. Nur sofern der Wahlarzt nach eingehender persönlicher Kenntnisnahme des Krankheitsfalles zu Beginn der Behandlung in deren weiteren Verlauf gelegentlich an der persönlichen Ausführung der Visite gehindert ist, kann er auch die von seinem „ständigen Vertreter" ausgeführten Visiten als eigene Leistungen abrechnen (Amtliche Begründung zur 4. GOÄ-Änderungsverordnung, BR-Drucksache 211/94, S. 95). Es kann also nicht davon ausgegangen werden, dass der Wahlarzt schon auf der Grundlage des Behandlungsvertrages ohne weiteres berechtigt ist, Visiten grundsätzlich von einem anderen Arzt ausführen zu lassen, auch nicht von seinem „ständigen Vertreter" im Sinne des § 4 Abs. 2 Satz 3.

59   *d) Regelungsgehalt der GOÄ.* Wie sich am Beispiel der Berechnungsfähigkeit von Visitleistungen zeigt, ist das Bestehen eines Vergütungsanspruchs des Chefarztes einerseits von einer wirksamen vertraglichen Grundlage und andererseits insbesondere auch von

Gebühren § 4 GOÄ

den Bestimmungen der GOÄ abhängig. Man kann dabei von einer Art Wechselbeziehung von Vertrags- und Gebührenrecht ausgehen. Die Auslegungsregel des § 613 Satz 1 BGB wird für den ärztlichen Behandlungsvertrag im Allgemeinen konkretisiert durch § 4 Abs. 2 Satz 1, wonach der Arzt Gebühren nur für selbständige Leistungen berechnen darf, die er selbst erbracht hat oder die unter seiner Aufsicht nach fachlicher Weisung erbracht wurden (LG Hamburg, Urteil vom 23. 3. 2001 – 331 S 77/00). Die grundsätzliche Regelung des § 4 Abs. 2 Satz 1 wird aber wiederum durch den Vertrag über die Erbringung wahlärztlicher Leistungen, als spezielle Variante des Behandlungsvertrags, eingeschränkt. Das heißt, dass eine Leistungsberechnung zwar den Anforderungen des § 4 Abs. 2 Satz 1 gerecht werden kann, ein entsprechender Vergütungsanspruch aber daran scheitert, dass die sich aus dem Wahlarztvertrag ergebenden Anforderungen an die persönliche Leistungserbringung nicht erfüllt worden sind. Aus der Intention des Patienten, der sich für die Chefarztbehandlung entscheidet, um die zur Wiederherstellung seiner Gesundheit optimale ärztliche Versorgung zu erhalten (OLG Düsseldorf, NJW 1995, 2421; LG Hamburg, Urteil vom 2. 2. 2001 – 313 S 62/00), ergibt sich hinsichtlich des Umfangs der persönlich zu erbringenden Leistungen eine andere „Messlatte" als bei einer „normalen" ärztlichen Behandlung. Dies bedeutet konkret, dass die Möglichkeit, Leistungen auf Dritte zu delegieren, die § 4 Abs. 2 Satz 1 unter bestimmten Voraussetzungen eröffnet, im Sonderfall der wahlärztlichen Behandlung nicht uneingeschränkt gegeben ist (*Miebach/Patt*, NJW 2000, 3377, 3379).

e) Persönliche Leistungspflicht bei Hauptleistungen. Insbesondere bei der Haupt- oder Kernleistung, also der Leistung, die das Fachgebiet des Chefarztes prägt, kommt eine an sich gemäß § 4 Abs. 2 Satz 1, 2. Alternative gerechtfertigte Delegation (Leistungserbringung durch einen nachgeordneten Arzt unter Aufsicht nach fachlicher Weisung) nicht in Betracht (LG Hamburg, Urteil vom 23. 3. 2001 – 331 S 77/00). Ist die Hauptleistung also beispielsweise eine Operation, muss sie der Chefarzt der chirurgischen Abteilung persönlich durchführen (OLG Stuttgart, MedR 1995, 320; LG Köln, Urteil vom 14. 5. 2003 – 25 O 80/03 –; LG Aachen, Urteil vom 9. 5. 2001 – 11 O 132/00 –; OLG Celle, NJW 1982, 2119 bezogen auf den Chefarzt der Anästhesie hinsichtlich Narkoseeinleitung und -führung). Während es für den Bereich der operativen Fächer (Operation), der Anästhesiologie (Narkose) und der Geburtshilfe (Leitung der Geburt) unproblematisch ist, die Hauptleistung zu identifizieren, kann bei den so genannten konservativen Fächern (z. B. Innere Medizin, Kinderheilkunde, Neurologie) nicht eine einzelne Leistung als „Kern" der Behandlung qualifiziert werden. Hier ist dann die gesamte Behandlung von der Diagnostik bis zum Ende der Therapie als Hauptleistung zu betrachten (*Krämer*, r + s 2002, 353, 357). Der Patient erwartet zu Recht, dass ihn der Wahlarzt persönlich untersucht, die täglichen Visiten in der Regel selbst ausführt und die Regie für die Gesamtdiagnostik und Therapie erkennbar in der Hand hält (*Hoffmann*, 3. Auflage, § 4 Rn. 2, S. 35/3 c). 60

Die Pflicht zur persönlichen Leistungserbringung gilt insbesondere aber auch für besondere oder aufwendigere diagnostische Einzelmaßnahmen, wie z. B. eine Herzkatheteruntersuchung. *Hoffmann* (a.a.O., S. 35/4), der sich hiergegen mit dem Argument wehrt, dass solche Einzelschritte aus dem Bereich der konservativen Fächer längst Routine geworden und nicht mehr einigen wenigen Spezialisten vorbehalten seien, übersieht den gerade in der persönlichen Leistungserbringung liegenden Charakter der wahlärztlichen Behandlung. Es ist insoweit ohne Bedeutung, ob eine Behandlungsmaßnahme zum allgemeinen Standard gehört oder nur von besonders qualifizierten Ärzten durchgeführt werden kann. Der Wahlleistungspatient will immer von dem aus seiner Sicht besten Arzt des Krankenhauses, also vom Chefarzt; behandelt werden, und zwar unabhängig davon, ob er nach Art und Schwere der Erkrankung bereits auf die Behandlung durch einen besonders qualifizierten Arzt angewiesen ist (*Miebach/Patt*, NJW 2000, 3377, 3379 f.). Im übrigen kann sich der Grundsatz der persönlichen Leistungserbringung auch schon des- 61 halb nicht nur auf Einzelmaßnahmen beziehen, die nur der Wahlarzt aufgrund seiner besonderen Qualifikation erbringen kann, weil solche Leistungen bereits nicht mehr als wahlärztliche Leistungen qualifiziert werden können. Denn entsprechende Behandlungsmaßnahmen müsste der Chefarzt mangels Alternative auch bei Patienten selbst durchführen, die lediglich die allgemeinen Krankenhausleistungen in Anspruch nehmen. Es entfiele dann der Wahlleistungscharakter, da es sich nicht mehr um eine „andere" als eine allgemeine Krankenhausleistung im Sinne von § 17 Abs. 1 Satz 1 KHEntgG handeln würde; eine gesonderte Berechnung der Leistung wäre damit unzulässig.

62 *f) Persönliche Leistungspflicht bei Nebenleistungen.* Der Chefarzt braucht also lediglich solche Leistungen, die nicht zu den Hauptleistungen im vorstehend erörterten Sinne gehören und sich als „Nebenleistungen" darstellen, nicht persönlich zu erbringen. Allerdings hat der Verordnungsgeber die Delegationsmöglichkeiten des Chefarztes nach § 4 Abs. 2 Satz 1, 2. Alternative in diesem verbleibenden Segment nicht zwingend persönlich zu erbringender Leistungen noch dadurch eingeschränkt, dass ein wesentlicher Teil dieser Nebenleistungen (Grundleistungen am Aufnahme- und Entlassungstag, Visiten und typischerweise vom Pflegepersonal des Krankenhauses zu erbringende Leistungen, wie z. B. Blutentnahmen) gemäß § 4 Abs. 2 Satz 3 nur auf den „ständigen ärztlichen Vertreter" übertragen werden darf (*Miebach/Patt*, NJW 2000, 3377, 3380). Der Chefarzt darf im übrigen immer nur einen „ständigen Vertreter" benennen, ein Wechsel in der Person des Vertreters während der Behandlung ist nicht zulässig. Auch diese Regelung belegt die überragende Bedeutung der persönlichen Leistungserbringung in ihrer gebührenrechtlichen Ausprägung.

63 *g) Spezielle Regelungen der GOÄ für wahlärztliche Leistungen.* Neben § 4 Abs. 2 Satz 3 hat der Verordnungsgeber noch mit der Einführung weiterer Bestimmungen im Zuge der 4. GOÄ-Änderungsverordnung (§§ 2 Abs. 3 Satz 2, 5 Abs. 5) darauf reagiert, dass bei wahlärztlichen Leistungen die Abrechnungspraxis in vielen Fällen nicht den besonderen Anforderungen entsprochen hat, die im Hinblick auf die Natur dieser Leistungen an die persönliche Leistungserbringung zu stellen sind (vgl. Amtliche Begründung zur 4. GOÄ-Änderungsverordnung, BR-Drucksache 211/94 vom 17. 3. 1994, S. 94). Mit diesen Regelungen trägt der Verordnungsgeber auf der vergütungsrechtlichen Seite den Besonderheiten des Behandlungsvertrages über wahlärztliche Leistungen Rechnung. Die grundsätzlich bestehende Möglichkeit der Leistungsdelegation nach § 4 Abs. 2 Satz 1, 2. Alternative wird einerseits unmittelbar eingeschränkt durch die Regelung des § 4 Abs. 2 Satz 3 und andererseits dadurch für den Wahlarzt weniger attraktiv gemacht, dass die Liquidationsmöglichkeiten gemäß §§ 2 Abs. 3 Satz 2, 5 Abs. 5 der Höhe nach begrenzt werden, wenn er die Leistung nicht in Person erbringt (*Miebach/Patt*, NJW 2000, 3377, 3380).

64 *h) § 17 Abs. 1 Satz 1 KHEntgG.* Bei der Bestimmung des Inhalts des Wahlarztvertrages ist außerdem die grundsätzliche Regelung in § 17 Abs. 1 Satz 1 KHEntgG zu beachten, wonach Wahlleistungen nur „andere" als die allgemeinen Krankenhausleistungen sein können. Auch mit dieser Bestimmung werden die Anforderungen an die persönliche Leistungserbringung bei wahlärztlicher Behandlung insoweit präzisiert, als eine Delegation von Leistungen auf nachgeordnete Ärzte nicht möglich ist, wenn dadurch die Leistung nicht mehr als Wahlleistung qualifiziert werden kann, weil sie in dieser Form schon vom Krankenhaus als allgemeine Krankenhausleistung geschuldet wird. Die vom Chefarzt auf einen anderen Arzt delegierte Behandlungsmaßnahme muss sich also als Leistung darstellen, die der Patient nicht ohnehin erhalten hätte, auch wenn er sich gegen den Abschluss einer Wahlleistungsvereinbarung entschieden hätte.

65 *i) Zwischenergebnis.* Nach alledem lässt sich der Inhalt des Vertrages über die Erbringung wahlärztlicher Leistungen dahingehend bestimmen, dass der Chefarzt den wesentlichen Teil der wahlärztlichen Behandlung, also die Haupt- und Kernleistungen, in Person erbringen muss. Ist der Wahlarzt nach eingehender persönlicher Kenntnisnahme des

Krankheitsfalls zu Beginn der Behandlung in deren weiteren Verlauf gelegentlich an der persönlichen Erbringung von Nebenleistungen gehindert, kann er diese nach Maßgabe der gebührenrechtlichen Regelung in § 4 Abs. 2 Satz 1, 2. Alternative unter Beachtung der Sonderregelung in § 4 Abs. 2 Satz 3 auf nachgeordnete Ärzte delegieren, soweit sich die Leistung dann noch als wahlärztliche Leistung qualifizieren lässt und sich nicht bereits als allgemeine Krankenhausleistung darstellt (*Miebach/Patt,* NJW 2000, 3377, 3380). Kommt der Chefarzt seiner Verpflichtung zur persönlichen Leistungserbringung in dem festgestellten Rahmen nicht nach, verliert er gemäß § 323 Abs. 1 BGB a.F. (reduziert auf den wesentlichen Regelungsgehalt jetzt: § 326 Abs. 1 BGB) und § 325 Abs. 1 Satz 3 BGB a.F. (§ 325 BGB a.F. ist aufgegangen in § 283 BGB – Schadensersatz statt der Leistung – und § 326 Abs. 5 BGB – Rücktritt –) seinen Vergütungsanspruch, da die vertraglich geschuldete Leistung in Folge der Leistungserbringung durch einen anderen Arzt unmöglich geworden ist (vgl. dazu OLG Karlsruhe, NJW 1987, 1489; AG Berlin-Charlottenburg, r + s 1999, 35, 36f.; *Wienke/Sauerborn,* MedR 1997, 83).

j) Vertretungsvereinbarungen. Obwohl der Chefarzt bei der Erbringung wahlärztlicher Leistungen zu einem weitgehenden persönlichen Engagement verpflichtet ist, wird die Behandlung des Wahlleistungspatienten in der Praxis häufig überwiegend oder in Gänze von nachgeordneten Ärzten durchgeführt. Das Liquidationsrecht des Chefarztes soll dann durch „Vertretungsvereinbarungen" erhalten werden. Solche Abreden müssen sich aber an der GOÄ, dem KHEntgG und dem Recht der Allgemeinen Geschäftsbedingungen messen lassen. 66

k) Vorrang der GOÄ gegenüber Vertretungsvereinbarungen. Gemäß § 4 Abs. 2 Satz 1 kann der Arzt Gebühren nur für selbständige ärztliche Leistungen berechnen, die er selbst erbracht hat oder die unter seiner Aufsicht nach fachlicher Weisung erbracht wurden. Ein beispielsweise urlaubsbedingt während der gesamten stationären Behandlung des Patienten abwesender Chefarzt kann dem behandelnden Arzt jedoch weder fachliche Weisungen geben, noch dessen Tätigwerden beaufsichtigen. Aber auch wenn sich die Verhinderung des Chefarztes nur auf einen Teil des Behandlungszeitraums erstreckt, der Chefarzt also, nachdem er sich mit dem Fall zunächst vertraut gemacht hat und daher insoweit fachliche Weisungen geben konnte, nur für den anschließenden Teil der Behandlung nicht zur Verfügung steht, fehlt es an der Erfüllung der Aufsichtsverpflichtung, wenn sich der Chefarzt nicht im Krankenhaus aufhält und ein unverzügliches Eingreifen im Falle auftretender Probleme nicht möglich ist. Ein Liquidationsanspruch kann in diesen Fällen nicht bestehen, weil bereits die Voraussetzungen für die Annahme einer „eigenen Leistung" im Sinne des § 4 Abs. 2 Satz 1 nicht vorliegen. Dabei ist festzuhalten, dass der Arzt, auf den § 4 Abs. 2 Satz 1 abstellt, der rechnungsstellende Arzt ist, also der Vertragspartner des Patienten. Die Voraussetzungen des § 4 Abs. 2 Satz 1 sind daher auch dann nicht erfüllt, wenn mit dem Patienten für den Fall der Verhinderung des Chefarztes eine Vertretung durch einen anderen Arzt vereinbart worden ist (so auch AG Bruchsal, Urteil vom 11. 6. 2002 – 4 C 15/02). 67

Dem kann nicht unter Hinweis auf die amtliche Begründung zur 3. GOÄ-Änderungsverordnung vom 9. 6. 1988 entgegen getreten werden, in der es heißt, dass eine Vertretung des Chefarztes auf vertraglicher Grundlage von der Regelung des § 4 Abs. 2 Satz 1 unberührt bleibe (*Jansen,* MedR 1999, 555, stellt auf diese Passage – BR-Drucksache 1118/88 vom 10. 3. 1988 – ab.). Denn maßgebend für die Auslegung der Norm ist nicht die amtliche Begründung zum Regierungsentwurf des entsprechenden Gesetzes, sondern der Wortsinn, der Bedeutungszusammenhang sowie die Entstehungsgeschichte und der Zweck der Regelung (*Heinrichs* in: Palandt, Einleitung Rn. 35). Im Wortlaut der einschlägigen Vorschrift, aber vor allem auch in der Systematik des Gesamtregelungsgeflechts der gebührenrechtlichen Bestimmungen findet die Aussage in der amtlichen Begründung keine Stütze. Der Verordnungsgeber selbst hat inzwischen erkannt, dass die Abrechnungspraxis bei wahlärztlichen Leistungen in vielen Fällen nicht den be- 68

GOÄ § 4 1. Teil. C. Die einzelnen Vorschriften der GOÄ

sonderen Anforderungen, die im Hinblick auf die Natur dieser Leistungen an die persönliche Leistungserbringung zu stellen sind, entspricht (Amtliche Begründung zur 4. GOÄ-Änderungsverordnung, BR-Drucksache 211/94 vom 17. 3. 1994, S. 94). Er hat aus dieser Erkenntnis heraus die bereits angesprochenen (vgl. oben unter Buchstabe g) neuen Bestimmungen (§§ 2 Abs. 3 Satz 2, 4 Abs. 2 Satz 3, 5 Abs. 5) in die Gebührenordnung eingefügt. Die Fehlentwicklungen, auf die der Verordnungsgeber hiermit reagiert hat, resultieren nicht zuletzt daraus, dass in der Praxis auf breiter Front Vertretungsregelungen zur Anwendung kommen. Solche Vertretungsabreden lassen die Intention des Verordnungsgebers bei der 4. GOÄ-Änderungsverordnung, nämlich den sich aus der Interessenlage des Wahlleistungspatienten ergebenden Besonderheiten der wahlärztlichen Behandlung ausdrücklich Rechnung zu tragen, ins Leere laufen. Denn damit soll erreicht werden, dass der Vertreter hinsichtlich der Erfüllung der Voraussetzungen des § 4 Abs. 2 Satz 1 – und dann auch bezogen auf die Regelungsinhalte der §§ 2 Abs. 3 Satz 2, 4 Abs. 2 Satz 3 und 5 Abs. 5 – an die Stelle des vertretenen Chefarztes tritt. Die auf den leitenden Krankenhausarzt zugeschnittenen gebührenrechtlichen Bestimmungen würden damit auf eine untere „Hierarchieebene" verlagert. Dies ist aber gerade nicht gewollt, weil auf diese Weise ein gesondertes Liquidationsrecht für die Leistungen eingeräumt würde, die sich regelmäßig nicht mehr von der ärztlichen Versorgung unterscheiden, die der Patient ohnehin aus dem Vertrag mit dem Krankenhaus beanspruchen kann. Es wäre dann weiterhin in Teilbereichen der wahlärztlichen Behandlung eine regelhafte Delegation möglich. Leistungen nach § 4 Abs. 2 Satz 3 könnten vom „ständigen Vertreter" des Vertreters des Chefarztes, also etwa von einem Stationsarzt, erbracht und trotzdem vom Chefarzt bis zum Gebührenhöchstsatz berechnet werden. Mit den Prinzipien der GOÄ, die in wesentlichen Bereichen insbesondere dem Zweck dient, den naturgemäß seinen Vertragspartnern in seiner durch eine Krankheit und die daraus resultierende Behandlungsnotwendigkeit geprägten Situation unterlegenen Patienten zu schützen, ist dies nicht in Einklang zu bringen.

69 Aber auch nach der allgemeinen Systematik der Gebührenordnung ist nicht davon auszugehen, dass der Vertragsautonomie gegenüber den gebührenrechtlichen Vorgaben Vorrang eingeräumt werden soll. Die GOÄ ist grundsätzlich bindend. Sie eröffnet nur über die Regelung des § 2 die Möglichkeit, auf vertraglicher Grundlage von den gebührenrechtlichen Bestimmungen abzuweichen (so – wenn auch letztlich als für die Entscheidung unerheblich offen lassend – auch AG Landstuhl, Urteil vom 11. 6. 2002 – 4 C 15/02). Dabei wird ausschließlich die Gebührenhöhe zur Disposition gestellt. Durch eine gesonderte Vereinbarung zwischen den Parteien des Behandlungsvertrages kann ein bestimmter, auch über dem Gebührenhöchstsatz liegender, Steigerungsfaktor festgelegt werden. Damit sind die Abweichungsmöglichkeiten von den gebührenrechtlichen Vorgaben abschließend geregelt. Gerechtfertigt ist diese restriktive Gestaltung der Gebührenordnung dadurch, dass sich der Patient im Verhältnis zum Arzt grundsätzlich in einer schwächeren Position befindet und daher besonders schutzbedürftig ist. Diese Schutzbedürftigkeit ist regelmäßig besonders ausgeprägt, wenn eine Erkrankung vorliegt, deren Schwere eine stationäre Behandlung notwendig macht. Wenn im Wege gesonderter vertraglicher Abreden grundsätzlich ein Abweichen von den gebührenrechtlichen Bestimmungen, zum Beispiel auch den Maßgaben des § 4 Abs. 2 Satz 1, hätte möglich sein sollen, hätte es der Regelung des § 2 nicht bedurft. Mit einer Vertretungsvereinbarung kann sich der Chefarzt also nicht von der Verpflichtung befreien, die Vorgaben des § 4 Abs. 2 Satz 1 in seiner eigenen Person einzuhalten, will er die erbrachten Leistungen als wahlärztliche Leistungen abrechnen. Eine entsprechende Vertretungsvereinbarung kann mithin nicht dazu führen, dass die Voraussetzungen des § 4 Abs. 2 Satz 1 lediglich von seinem Vertreter zu erfüllen wären (*Miebach/Patt*, NJW 2000, 3377, 3380 f.).

70 *l) Vorrang des KHEntgG gegenüber Vertretungsvereinbarungen.* Vorrang gegenüber vertraglichen Vertretungsregelungen haben auch die zwingenden Bestimmungen des

Gebühren　　　　　　　　　　　　　　　　　　　　　　　　　　　**§ 4 GOÄ**

Krankenhausentgeltgesetzes. Die bindende Vorgabe des § 17 Abs. 1 Satz 1 KHEntgG, dass als Wahlleistungen nur „andere" als die allgemeinen Krankenhausleistungen neben den Pflegesätzen gesondert berechnet werden dürfen, kann nicht durch eine Vertretungsvereinbarung aufgehoben werden. Stellt sich die von einem Vertreter des Chefarztes erbrachte Leistung konkret als allgemeine Krankenhausleistung dar, steht dem Honoraranspruch des Chefarztes (auch) § 17 Abs. 1 Satz 1 KHEntgG entgegen.

m) Bewertung von Vertretungsvereinbarungen nach dem Recht der Allgemeinen 71
Geschäftsbedingungen. Üblicherweise finden sich Klauseln, mit denen die Vertretung des Chefarztes durch andere Ärzte vereinbart werden soll, in den vorformulierten Vertragsbedingungen, die die Krankenhäuser für die Wahlleistungsvereinbarungen verwenden und/oder in den Formularen für den schriftlichen Abschluss eines Arzt-Zusatzvertrages. Da es sich hierbei regelmäßig um Allgemeine Geschäftsbedingungen (AGB) handelt, müssen sich entsprechende Abreden an den gesetzlichen Regelungen zur „Gestaltung rechtsgeschäftlicher Schuldverhältnisse durch Allgemeine Geschäftsbedingungen" (§§ 305 bis 310 BGB – die Vorschriften des „Gesetzes zur Regelung des Rechts der Allgemeinen Geschäftsbedingungen" – AGBG – sind mit dem „Gesetz zur Modernisierung des Schuldrechts" vom 26. 11. 2001 in das Bürgerliche Gesetzbuch überführt worden, und zwar in den hier relevanten Bereichen weitgehend inhaltsgleich) messen lassen. Die Klauseln sind nur wirksam, wenn sie Vertragsbestandteil geworden sind und der Inhaltskontrolle gemäß §§ 307 ff. BGB (früher: §§ 9 ff. AGBG) Stand halten.

Nach der Begriffsbestimmung in § 305 Abs. 1 BGB (früher: § 1 AGBG) kommt es für 72 die Annahme von AGB darauf an, dass die betreffende Vertragsbedingung für eine Vielzahl von Verträgen vorformuliert wurde und der (AGB-)Verwender (Krankenhaus, Chefarzt) seinem Vertragspartner (Patient bzw. Zahlungspflichtiger) diese Bedingung bei Abschluss des Vertrages stellt. Diese Voraussetzungen werden von Vertretungsklauseln in Wahlleistungsvereinbarungen oder Arzt-Zusatzverträgen regelmäßig erfüllt. Vertragsbedingungen in diesem Sinne sind nicht nur solche Bedingungen, die in den genannten Verträgen selbst enthalten sind. Erfasst werden auch nachträgliche Einverständniserklärungen des Patienten, mit denen er nach Vertragsschluss meist kurzfristig in eine Behandlung durch einen Vertreter des Chefarztes einwilligt (vgl. *Staudinger,* § 1 AGBG, Rn. 2,; *Ulmer/Brandner/Hensen,* § 1 AGBG, Rn. 16 ff., 28; *Wolf/Horn/Lindacher,* § 1 AGBG, Rn. 6 u. 10).

Einschlägig ist auch § 310 Abs. 3 BGB (früher: § 24a AGBG). Die Regelung ist an- 73 wendbar, weil auch Ärzte „Unternehmer" im Sinne des § 310 Abs. 3 BGB sind. und die Bestimmung keine Beschränkung auf bestimmte Vertragstypen enthält. Die Unternehmereigenschaft von Chefärzten ergibt sich daraus, dass sie die wahlärztlichen Leistungen auf der Grundlage des ihnen eingeräumten Liquidationsrechts sowie des mit den Patienten abgeschlossenen Behandlungsvertrags in eigener Verantwortung erbringen und insoweit nicht lediglich als angestellte Vertreter des Krankenhauses agieren (vgl. *Ulmer/ Brandner/Hensen,* § 24a AGBG Rn. 16). Folge der Anwendbarkeit des § 310 Abs. 3 BGB auf Behandlungsverträge ist, dass AGB regelmäßig als seitens des Verwenders im Sinne von § 305 Abs. 1 BGB gestellt gelten (§ 310 Abs. 3 Nr. 1 BGB), dass die §§ 305c Abs. 2, 306, 307 bis 309 BGB (früher: §§ 5, 6 und 8 bis 11 AGBG) auch dann anzuwenden sind, wenn vorformulierte Vertragsbedingungen nur zur einmaligen Anwendung bestimmt sind (§ 310 Abs. 3 Nr. 2 BGB), und dass bei der Beurteilung einer unangemessenen Benachteiligung nach § 307 Abs. 1 und 2 BGB auch die den Vertragsschluss begleitenden individuellen Umstände zu berücksichtigen sind (§ 310 Abs. 3 Nr. 3 BGB).

Allgemeine Geschäftsbedingungen, also auch entsprechende Vertretungsvereinbarun- 74 gen, werden nur dann Vertragsbestandteil, wenn sie gemäß § 305 Abs. 2 BGB (früher: § 2 Abs. 1 AGBG) wirksam in den Vertrag einbezogen werden. Fehlt es hieran, kommt der Vertrag ohne Vertretungsregelung zustande. Nach § 305 Abs. 2 BGB ist es erforderlich, dass der Patient bei Vertragsabschluss ausdrücklich auf die AGB hingewiesen und ihm die Möglichkeit verschafft wird, „in zumutbarer Weise" von ihrem Inhalt Kenntnis zu nehmen. Gerade letzteres wird im Hinblick auf die tendenziell herabgesetzte geistige Aufnahmefähigkeit kranker Menschen, je nach konkreter Gestaltung des Vertrages in Form und Inhalt, oftmals bereits ausgeschlossen sein (in diesem Sinne *Ulmer/Brandner/ Hensen,* Anh. §§ 9–11 AGBG Rn. 450 unter Hinweis auf *Franzki/Hansen,* NJW 1990, 937, 940 und LG Duisburg, NJW 1988, 1523). Fehlt es an einer Einbeziehung der Vertretungsregelung bei Vertragsschluss, kann dies durch einseitigen Akt des Krankenhauses oder des Chefarztes nicht mehr nachgeholt werden. Denkbar wäre dann lediglich eine nachträgliche Einbeziehung durch Änderungsvereinbarung, die aber stets ausdrücklich erfolgen muss und die den Anforderungen des § 305 Abs. 1 BGB ebenso unterliegt (*Palandt,* 61. Auflage, § 2 AGBG Rn. 19; *Ulmer/Brandner/Hensen,* § 2 AGBG Rn. 57).

75 Klauseln, die nach den Umständen so ungewöhnlich sind, dass der Patient als Vertragspartner nicht mit ihnen zu rechnen braucht, werden gemäß § 305c Abs. 1 BGB (früher: § 3 AGBG) nicht Vertragsbestandteil. Eine Vertragsbedingung wird demnach dann nicht Vertragsinhalt, wenn sie objektiv ungewöhnlich ist und der Patient subjektiv nicht mit ihr rechnet, so dass sie als überraschend anzusehen ist (*Palandt,* 61. Auflage, § 3 AGBG Rn. 2 u. 3; *Ulmer/Brandner/Hensen,* § 3 AGBG Rn. 22ff.). Ob eine Vertretungsregelung in diesem Sinne als „ungewöhnlich" angesehen werden muss, ist nach den Gesamtumständen zu beurteilen, wobei sich die „Ungewöhnlichkeit" insbesondere auch aus der Unvereinbarkeit mit dem Leitbild des Vertragstyps und dabei vor allem aus einer Abänderung der vertraglichen Hauptpflichten ergeben kann (*Palandt,* 61. Auflage, § 3 AGBG Rn. 2; *Kuhla,* NJW 2000, 841, 844). Gerade dies ist aber bei Vertretungsklauseln in Behandlungsverträgen regelmäßig der Fall, weil damit der im Unterschied zum Normaltyp des Dienstvertrages ausschließlich bedeutsame Vertragsinhalt, nämlich die Leistungserbringung in Person, abgedungen wird. Durch derartige Klauseln würde das Leistungsversprechen des Wahlarztvertrages weitgehend aufgehoben. Es können daher nur solche Klauseln als nicht ungewöhnlich angesehen werden, die sich lediglich auf Nebenleistungen beziehen. Der Patient wird mit einer Vertretungsklausel, die der mit dem Vertrag bezweckten persönlichen Leistungsverpflichtung des Chefarztes für die Hauptleistung der Behandlung diametral zuwider läuft, außerdem auch nicht rechnen, und zwar auch dann nicht, wenn hinsichtlich ihrer Verwendung von einer „noch immer weit verbreiteten unguten Sitte in diesem Dienstleistungszweig" gesprochen werden kann (*Ulmer/Brandner/Hensen,* Anh. §§ 9–11 AGBG Rn. 451a. Von „eingerissenen Missbräuchen" spricht *Schwabe,* ZRP 1987, 270, 273). Folge ist, dass eine Vertretungsklausel, mit der die persönliche Leistungspflicht des Chefarztes für die Hauptleistungen abgedungen wird, bereits wegen Verstoßes gegen § 305c Abs. 1 BGB unwirksam ist. Dies gilt insbesondere für solche Fälle, in denen wegen der Weite der verwendeten Vertretungsklausel – im Hinblick auf die Definition des Vertretungsfalles und der möglichen Vertretungsleistungen – eine Annäherung der Leistungsverpflichtung des Chefarztes an die ärztliche Versorgung im Rahmen der allgemeinen Krankenhausleistungen erfolgt (vgl. *Ulmer/Brandner/Hensen,* Anh. §§ 9–11 AGBG, Rn. 451a, für die Klausel: „Im Verhinderungsfall übernimmt die Aufgaben des leitenden Arztes dessen Stellvertreter."; vgl. auch *Kuhla,* NJW 2000, 841, 844, für solche Vertretungsklauseln, mit denen die geschuldete Leistung des Chefarztes der ärztlichen Leistung im Rahmen der allgemeinen Krankenhausleistung angenähert wird, wie z. B.: „Für den Fall seiner [des Chefarztes] Verhinderung bin ich mit der Vertretung durch einen anderen Arzt einverstanden."; zustimmend auch *Jansen,* MedR 2000, 555, 557. Auch die Rechtsprechung ist bei derartigen Fallgestaltungen bereits mehrfach zur Annahme der Unwirksamkeit von Vertretungsklauseln gemäß § 3 AGBG [jetzt: § 305c Abs. 1 BGB] gelangt: OLG Düsseldorf, NJW 1995, 2421 [obiter dictum]; OLG Karlsruhe, NJW 1987, 1489; LG Hamburg, Urteil vom 2. 2. 2001 – 313 S 62/00 –; LG Fulda, NJW 1988, 1519;). Eine Unwirksamkeit wegen Verstoßes gegen § 305c Abs. 1 BGB ist aber auch bei Klauseln gegeben, die den

Vertretungsfall oder die Vertretungsleistung enger umschreiben, etwa indem der Vertretungsfall als Verhinderung aufgrund unvorhersehbarer Ereignisse (a. A. OLG Karlsruhe, NJW 1987, 1489) oder jedenfalls ausdrücklich bezeichneter vorhersehbarer Ereignisse, wie z. B. auch Urlaub (a. A. OLG Hamm, NJW 1995, 794; für den Fall des Urlaubs: LG Bonn, NJW 1995, 2419, 2420 unter Hinweis auf Weissauer, NJW 1978, 2343) definiert wird. Außerdem ist ein Verstoß gegen § 305c Abs. 1 BGB auch anzunehmen, wenn in der Vertretungsklausel nur ein besonders befähigter Arzt namentlich als Leistungserbringer benannt wird (a. A. *Kuhla*, NJW 2000, 841, 844; gänzlich gegen die Anwendung des § 3 AGBG [jetzt: § 305c Abs. 1 BGB] auch *Kubis*, NJW 1989, 1512, 1515). Der Anwendungsbereich des § 305c Abs. 1 BGB erstreckt sich auch auf Vertretungsklauseln der genannten Art, da die den gesamten Behandlungsvertrag tragende berechtigte Erwartung des Patienten, dass der Chefarzt die wesentlichen Behandlungsschritte persönlich durchführt, auch in diesen Fällen enttäuscht wird. Auch eine Differenzierung danach, welche Gründe den Chefarzt an der Leistungserbringung hindern, oder danach, wie die Vertreter bezeichnet werden, lässt den Überraschungseffekt nicht entfallen, da sich der Behandlungsvertrag auf die unbedingte persönliche Leistungsverpflichtung des Chefarztes – insbesondere für die Hauptleistungen – bezieht. Kann eine solche Leistung nicht vom Chefarzt erbracht werden, geht der Patient davon aus, dass sie auch nicht gesondert berechnet wird, gleich aus welchem Grunde sie nicht erbracht wurde. Ein Einverständnis mit der Leistungserbringung durch einen Vertreter wird sich allenfalls auf die Einwilligung in die Behandlung beziehen, nicht jedoch darauf, dass der Patient mit der Abrechnung der Vertreterbehandlung durch den Chefarzt einverstanden ist (*Miebach/Patt*, NJW 2000, 3377, 3382 f.). Hinzu kommt noch, dass die Patienten, die einen Behandlungsvertrag mit einem Chefarzt abschließen, regelmäßig nicht über „Geschäftserfahrung" mit Wahlarztverträgen verfügen (zur Bedeutung dieses Umstands vgl. *Ulmer/Brandner/Hensen*, § 3 AGBG Rn. 13, 23 unter Hinweis auf die Rechtsprechung des BGH: zuletzt NJW 1995, 2637; 1990, 247 und 1989, 222) und zudem einer krankheitsbedingt erheblichen psychischen Belastung ausgesetzt sind, wodurch ebenfalls der Überraschungseffekt verstärkt wird (vgl. diesbezüglich im Hinblick auf die Situation von Krankenhauspatienten OLG Düsseldorf, WM 1984, 82, 84; OLG Köln, NJW 1990, 776; LG Düsseldorf, NJW 1979, 605; AG Bad Homburg, abgedruckt bei *Bunte*, AGBE, Nr. 17 sowie *Ulmer/Brandner/Hensen*, § 3 AGBG Rn. 24). Vor diesem Hintergrund ist der Überraschungseffekt einer Vertretungsklausel auch durch eine deutliche drucktechnische Hervorhebung und entsprechende verdeutlichende Hinweise nicht mehr auszuräumen (vgl. zu den generellen und erhöhten Anforderungen an Hinweise zum Ausschluss von Überraschungsmomenten: *Ulmer/Brandner/Hensen*, § 3 AGBG Rn. 24). Letztere müssten zudem grundsätzlich bei Vertragsabschluss gegeben werden, woran es in Fällen nachträglicher Einverständniserklärungen regelmäßig mangelt (vgl. *Wolf/Horn/Lindacher*, § 3 AGBG Rn. 38; *Ulmer/Brandner/Hensen*, § 3 AGBG Rn. 24 a. E.).

Gemäß § 309 Nr. 10 BGB (früher: § 11 Nr. 13 AGBG) ist in allgemeinen Geschäftsbedingungen eine Bestimmung unwirksam, wonach bei Dienstverträgen ein Dritter an die Stelle des Verwenders in die sich aus dem Vertrag ergebenden Rechte und Pflichten eintritt oder eintreten kann, wenn der eintretende Dritte nicht namentlich bezeichnet wird oder dem anderen Vertragsteil nicht das Recht eingeräumt wird, sich vom Vertrag zu lösen. Diese Regelung ist auf Vertretungsklauseln allerdings nicht direkt anwendbar, da ein Wechsel des Vertragspartners durch Vertretungsklauseln nicht herbeigeführt wird. Aufgrund der Zweckbestimmung der Vorschrift ist aber eine analoge Anwendung gerechtfertigt. Mit § 309 Nr. 10 BGB soll verhindert werden, dass der Verwender der AGB seinem Vertragspartner einen anderen Vertragspartner aufzwingen kann, dessen Leistungsfähigkeit und Zuverlässigkeit bei Vertragsschluss keine Berücksichtigung gefunden hat (*Palandt*, 61. Auflage, § 11 AGBG Rn. 84; vgl. auch *Ulmer/Brandner/Hensen*, § 11 Nr. 13 AGBG Rn. 5, der die Gewissheit über die Person des Schuldners als Regelungsziel des § 11 Nr. 13 AGBG hervorhebt, sowie *Wolf/Horn/Lindacher*, § 11

Nr. 13 AGBG Rn. 1). Ausgehend vom Schutzbedürfnis des Vertragspartners, dem die AGB gestellt werden, ist der Wahlleistungspatient bezogen auf eine entsprechende Vertretungsregelung in einer vergleichbaren Situation. Denn es kann ihm vom Chefarzt mittels der Vertretungsklausel ein anderer Arzt, dessen Fähigkeiten beim Abschluss des Behandlungsvertrages regelmäßig keine Rolle spielen, als behandelnder Arzt aufgezwungen werden. Dies ist, da die Vertragsleistung gerade in der persönlichen Behandlung durch den Chefarzt besteht, mit dem erzwungenen Wechsel des Vertragspartners gleichzusetzen und rechtfertigt die analoge Anwendung des § 309 Nr. 10 BGB auf solche Vertretungsvereinbarungen, in denen der Vertreter des Chefarztes nicht namentlich benannt wird bzw. in denen kein Recht eingeräumt wird, sich in zumutbarer Weise vom Vertrag lösen zu können (für den ähnlichen Fall einer formularmäßigen Substitution beim Geschäftsbesorgungsvertrag vgl. *Palandt*, 61. Auflage, § 11 AGBG Rn. 85). Der Anwendungsbereich des § 309 Nr. 10 BGB (analog) wird allerdings angesichts der in der Praxis immer differenzierteren Gestaltung entsprechender Vertretungsklauseln – ebenso wie der direkte Anwendungsbereich (*Ulmer/Brandner/Hensen*, § 11 Nr. 13 AGBG Rn. 1, stellt heraus, dass die Regelung „kaum Schutz" bietet und der Gesetzgeber auch ohne sie hätte auskommen können) – eher gering sein.

77 Nach § 308 Nr. 4 BGB (früher: § 10 Nr. 4 AGBG) ist in allgemeinen Geschäftsbedingungen insbesondere die Vereinbarung eines Rechts des Verwenders, die versprochene Leistung zu ändern oder von ihr abzuweichen, unwirksam, wenn nicht die Vereinbarung der Änderung oder Abweichung unter Berücksichtigung der Interessen des Verwenders für den anderen Vertragsteil zumutbar ist. Eine solche Leistungsänderung im Sinne des § 308 Nr. 4 BGB ist auch in der Aufnahme einer Vertretungsklausel in den Behandlungsvertrag zu sehen. Für die Anwendung des § 308 Nr. 4 BGB kommt es nicht auf das Vorhandensein eines voluntativen Elements, d.h. einer einseitigen nachträglichen Entscheidung des Chefarztes, an. Die Regelung des § 308 Nr. 4 BGB bezweckt, einer durch jede Art von Leistungsänderungsklausel ausgelösten Verschiebung des Äquivalenzverhältnisses von Leistung und Gegenleistung wirksam entgegenzuwirken. Sie erfasst daher nicht nur Änderungsrechte in Form von Gestaltungsrechten oder von Ansprüchen auf Zustimmung zur Leistungsänderung, sondern auch Änderungsvorbehalte, die bei Vorliegen der aufgeführten Voraussetzungen von selbst eintreten (*Wolf/Horn/Lindacher*, § 10 Nr. 4 AGBG Rn. 5; sowie *Palandt*, 61. Auflage, § 10 AGBG Rn. 22; *Kubis*, NJW 1988, 1512, 1515; *Ulmer/Brandner/Hensen*, § 10 Nr. 4 AGBG Rn. 4). Daher werden auch Vertretungsklauseln in Behandlungsverträgen mit Chefärzten hiervon erfasst (*Kubis*, NJW 1989, 1512, 1515; in diesem Sinne auch OLG Hamm, NJW 1995, 794; LG Hamburg, Urteil vom 2. 2. 2001 – 313 S 62/00 –; LG Bonn, MedR 1997, 81; AG Bruchsal, Urteil vom 30. 11. 1999 – 4 C 366/99 – und AG Hamburg, Urteil vom 2. 3. 2000 – 15a C 332/98 – und vom 6. 9. 2000 – 18a C 292/99). Vertretungsklauseln in Chefarztverträgen sind, gleich für welchen Vertretungsfall und unabhängig von ihrer Gestalt bzw. konkreten Fassung, auch im Sinne von § 308 Nr. 4 BGB für den Patienten als Partei des Behandlungsvertrages mit dem Chefarzt unzumutbar. Dies ergibt sich daraus, dass durch die Vertretungsklauseln nicht lediglich, worauf § 308 Nr. 4 BGB an sich zugeschnitten ist, eine Vertragsänderung bzw. eine Abweichung vom Vertrag eintritt, sondern darüber weit hinausgehend eine Aushöhlung des allein in der persönlichen Leistungserbringung (zumindest hinsichtlich der Hauptleistungen) durch den Chefarzt zu sehenden Vertragszwecks erfolgt. Letztlich soll durch entsprechende Vertretungsklauseln die Abrechnung von Leistungen trotz Nichtleistung ermöglicht werden. Die hieraus – unter anderem – folgende Unzumutbarkeit von Vertretungsregelungen für Hauptleistungen wird auch nicht durch die dafür vorgetragenen oder in die Klauseln aufgenommenen Gründe, gleich welcher Art sie sein mögen (z.B. Krankheit, Urlaub, Kongressbesuch, vorrangige Behandlungen, sonstige Verhinderungen etc.) aufgehoben (in diesem Sinne *Ulmer/Brandner/Hensen*, Anh. §§ 9–11 AGBG Rn. 451a; *Kubis*, NJW 1989, 1512, 1515; *Ulmer/Brandner/Hensen*, § 10 Nr. 4 AGBG Rn. 10b; *Wolf/Horn/*

Gebühren § 4 GOÄ

Lindacher, § 9 AGBG Rn. K27; für den Fall einer Vertretungsklausel bezogen auf „vorhersehbare Verhinderungen" auch OLG Stuttgart, Urteil vom 17. 1. 2002 – 2 U 147/01). Eine Differenzierung nach den Gründen für die nicht persönliche Leistungserbringung ist angesichts des besonderen Gewichts dieses Vertragsgegenstandes, der – anders als in sonstigen „normalen" Dienst- bzw. Behandlungsverträgen – als alleiniger Anlass und einzig wesentlicher Inhalt des Behandlungsvertrages gelten muss, nicht gerechtfertigt.

Nach § 308 Nr. 3 BGB (früher: § 10 Nr. 3 AGBG) sind auch solche Vereinbarungen 78 in AGB unwirksam, die ein Recht des Verwenders begründen sollen, sich ohne sachlich gerechtfertigten und im Vertrag angegebenen Grund von seiner Leistungspflicht zu lösen, es sei denn, dass es sich um ein Dauerschuldverhältnis handelt. Da sich diese Regelung nicht nur auf Fälle bezieht, in denen eine Vertragsaufhebung erfolgen soll, sondern auch solche Gestaltungen erfasst, in denen die Leistungspflicht des AGB-Verwenders beschränkt werden, die Verpflichtung des anderen Vertragsteils zur Leistung aber erhalten bleiben soll (*Palandt*, 61. Auflage, § 10 AGBG Rn. 13; *Wolf/Horn/Lindacher*, § 10 Nr. 3 AGBG Rn. 9), ist von einer Anwendbarkeit auf Vertretungsvereinbarungen, mit denen die Verpflichtung zur Erbringung der vertraglich geschuldeten Hauptleistungen durch den Chefarzt persönlich aufgehoben wird, auszugehen. Das Recht des Chefarztes, seine Leistungspflicht auf einen Vertreter zu übertragen, das durch eine entsprechende Vereinbarung begründet werden soll, fällt unter das in § 308 Nr. 3 BGB angesprochene Recht, sich von der Leistungspflicht „zu lösen", da das hier angesprochene „Lösungsrecht" im umfassenden Sinne zu verstehen ist und nicht nur die aus dem BGB bekannten Lösungsrechte wie Rücktritt, Kündigung, Widerruf oder Anfechtung erfasst (OLG Düsseldorf, in: *Bunte*, AGBE, § 9, Nr. 16; OLG München, BB 1984, 1387; *Palandt*, 61. Auflage, § 10 AGBG Rn. 13; *Wolf/Horn/Lindacher*, § 10 Nr. 3 AGBG Rn. 2 ff.; zur umfassenden Interpretation des § 10 Nr. 3 AGBG [jetzt: § 308 Nr. 3 BGB] vgl. auch BGH, NJW 1991, 1628). Der Behandlungsvertrag mit dem Chefarzt ist auch nicht als Dauerschuldverhältnis, auf das § 308 Nr. 3 BGB keine Anwendung findet, anzusehen. Zwar fallen Dienstverträge im Grunde unter den Begriff des Dauerschuldverhältnisses in diesem Sinne (vgl. *Palandt*, 61. Auflage, § 10 AGBG Rn. 19 und Einl. Vor § 241 BGB Rn. 17 sowie *Wolf/Horn/Lindacher*, § 10 Nr. 3 AGBG Rn. 10), jedoch ist zu berücksichtigen, dass es wesentliches Kennzeichen von Dauerschuldverhältnissen ist, dass der Leistungsumfang von der Dauer des Schuldverhältnisses abhängt (*Palandt*, 61. Auflage, Einl. Vor § 241 BGB Rn. 17; *Wolf/Horn/Lindacher*, § 10 Nr. 3 AGBG Rn. 10). Dies ist für einen Behandlungsvertrag mit einem Chefarzt nicht gegeben, da nicht die Dauer des Schuldverhältnisses für den Leistungsumfang maßgeblich ist, sondern vielmehr die Zuweisung erforderlich werdender ärztlicher Leistungen in den Pflichtenkreis des Chefarztes entsprechend der bereits vorgenommenen Abgrenzung Hauptleistungen/Nebenleistungen. Der Chefarzt muss eben nicht sämtliche ärztlichen Leistungen während der gesamten Dauer der stationären Behandlung selbst erbringen. Mithin ist ein Behandlungsvertrag mit einem Chefarzt nicht als Dauerschuldverhältnis anzusehen, zumal die ärztlichen Leistungen nicht für Zeitabschnitte berechnet werden, sondern der Einzelleistungsabrechnung nach der GOÄ unterliegen (*Miebach/Patt*, NJW 2000, 3377, 3384). Besonders augenfällig wird der fehlende Charakter als Dauerschuldverhältnis in diesem Sinne, wenn der Arzt-Zusatzvertrag von vornherein im Hinblick auf die Vornahme einer bestimmten ärztlichen Leistung, wie z. B. einer Operation oder Narkose, abgeschlossen wird. In einem solchen Fall liegt sogar eine Beschränkung des Dienstvertrages auf Einzelleistungen vor, was zum Verlust der Eigenschaft als Dauerschuldverhältnis und mithin zur Anwendung des § 308 Nr. 3 BGB führt (vgl. BGH, NJW 1989, 1479; *Palandt*, 61. Auflage, Einl. Vor § 241 BGB Rn. 17). Hierfür spricht auch, dass gerade Vertretungsregelungen im Hinblick auf bestimmte Leistungen, wie etwa eine bevorstehende Operation, abgeschlossen werden. Die Vorschrift des § 308 Nr. 3 BGB tritt dabei, wenn es wie im Falle der Vertretungsklauseln nicht zu einer vollständigen Vertragsauflösung kommen soll, regelmäßig neben § 308 Nr. 4 BGB (vgl. LG Frankfurt, in: *Bunte*, AGBE, § 10, Nr. 8 und *Wolf/Horn/Lindacher*, § 10 Nr. 3 AGBG Rn. 9). Klauseln, die zur Lösung von der Leistungspflicht berechtigen, sind nach § 308 Nr. 3 BGB nur dann wirksam, wenn ein sachlich gerechtfertigter Grund für das Lösungsrecht des Verwenders im Vertrag angegeben wird. Da es bei der persönlichen Leistungspflicht des Chefarztes um den Vertragsinhalt an sich geht, ist eine sachliche Rechtfertigung für eine Liquidation ohne Leistungserbringung nicht vorstellbar. Lediglich wenn eine Lösung vom Vertrag insgesamt vorgesehen wird, mit der Folge, dass auch der Vergütungsanspruch des Chefarztes entfällt, ist insoweit Raum für eine sachliche Rechtfertigung. In § 17 Abs. 1 Satz 1 KHEntgG, der u. a. verlangt, dass die Erbringung von Wahlleistungen die Erbringung der allgemeinen Krankenhausleistungen nicht beeinträchtigen darf, werden mögliche sachliche Begründungen – anderweitige Behandlungspflichten gegenüber anderen Patienten im Rahmen der allgemeinen Krankenhausleistungen – bereits vorgezeichnet. Weitere Begründungen sind denkbar. § 308 Nr. 3 BGB verlangt insoweit aber immer, dass die Lösung vom Vertrag zumindest durch ein anerkennenswertes Interesse des AGB-Verwenders, das bei Vertragsschluss noch nicht erkennbar war, gerechtfertigt wird (vgl. BGH, NJW 1987, 831, 833 sowie *Palandt*, 61. Auflage; § 10 AGBG Rn. 15; *Wolf/Horn/Lindacher*, § 10 Nr. 3 AGBG Rn. 14 ff. jeweils m. w. N.).

79 Gemäß § 308 Nr. 4 BGB (früher: § 10 Nr. 4 AGBG) ist in Allgemeinen Geschäftsbedingungen insbesondere auch die Vereinbarung eines Rechts des Verwenders unwirksam, die versprochene Leistung zu ändern oder von ihr abzuweichen, wenn nicht die Vereinbarung der Änderung oder Abweichung unter Berücksichtigung der Interessen des Verwenders für den anderen Vertragsteil zumutbar ist. Mit Vertretungsklauseln, wonach im Verhinderungsfall die Aufgaben des Chefarztes ein anderer Arzt übernimmt, soll ein solches Recht des Chefarztes vereinbart werden. Von der Unzumutbarkeit einer solchen Abrede für den Wahlleistungspatienten ist grundsätzlich auszugehen, und zwar nicht nur bezogen auf den Fall der vorhersehbaren Verhinderung (vgl. hierzu OLG Stuttgart, Urteil vom 17. 1. 2002 – 2 U 147/01 –; AG Landstuhl, Urteil vom 11. 6. 2002 – 4 C 15/02), sondern auch auf den Fall der nicht vorhersehbaren Verhinderung. Gemeinsam ist beiden Fällen, dass der Patient nicht die Leistung, nämlich die persönliche Behandlung durch den Chefarzt, erhält, die er sich mit dem Abschluss des Vertrages über die Erbringung wahlärztlicher Leistungen „einkaufen" wollte. Das Interesse des Chefarztes an einer Realisierung seines Honoraranspruchs trotz Nichterfüllung des eigentlichen Leistungsversprechens mag ja im Falle grundsätzlich bestehender Bereitschaft zur persönlichen Leistungserbringung, die aus vom Chefarzt nicht zu verantwortenden Gründen aber nicht in die Tat umgesetzt werden konnte, anders zu bewerten sein als im Falle vorhersehbarer Verhinderung. Für den Wahlleistungspatienten macht der Grund der Verhinderung aber keinen Unterschied. Er soll ein gesondertes Honorar zahlen, obwohl er die Leistung, auf die es ihm ankam, nicht erhalten hat. Dieses Ergebnis der Anwendung einer entsprechenden Vertretungsklausel ist ihm nicht zumutbar.

80 Schließlich müssen sich Vertretungsklauseln noch an der subsidiären Regelung des § 307 Abs. 1 und 2 BGB (früher: § 9 AGBG) messen lassen. Nach § 307 Abs. 1 Satz 1 BGB sind Bestimmungen in AGB unwirksam, wenn sie den Vertragspartner des Verwenders entgegen den Geboten von Treu und Glauben unangemessen benachteiligen. § 307 Abs. 2 BGB normiert zwei Regelbeispiele für unangemessene Benachteiligungen, die zur Konkretisierung des § 307 Abs. 1 BGB beitragen (*Ulmer/Brandner/Hensen*, § 9 AGBG Rn. 129; *Palandt*, 61. Auflage, § 9 AGBG Rn. 17; *Wolf/Horn/Lindacher*, § 9 AGBG Rn. 57). Danach ist eine unangemessene Benachteiligung im Zweifel anzunehmen, wenn eine Bestimmung in AGB mit wesentlichen Grundgedanken der gesetzlichen Regelung, von der abgewichen wird, nicht zu vereinbaren ist (§ 307 Abs. 2 Nr. 1 BGB), oder wesentliche Rechte oder Pflichten, die sich aus der Natur des Vertrages ergeben, so eingeschränkt werden, dass die Erreichung des Vertragszwecks gefährdet ist (§ 307 Abs. 2 Nr. 2 BGB). Vertretungsklauseln erfüllen regelmäßig beide Regelbeispiele:

Gebühren § 4 GOÄ

Aus den Bestimmungen des § 326 Abs. 1 BGB i.V.m. § 275 Abs. 1 bis 3 BGB ergibt 81
sich, dass der eine Vertragspartner von der Verpflichtung zur Gegenleistung befreit wird,
wenn der andere Vertragspartner die vertraglich festgelegte Leistung nicht erbringt. Der
Wahlleistungspatient schuldet also bei Ausbleiben der persönlichen Leistungserbringung
dem Chefarzt kein Honorar. Wesentlicher Grundgedanke dabei ist die Abhängigkeit von
Leistung und Gegenleistung. Diese wird aber infolge der Vertretungsklauseln völlig
durchbrochen, weil der Vergütungsanspruch aufrecht erhalten bleiben soll, obwohl die
geschuldete Leistung nicht erbracht wird. Dies ist mit dem in der Abhängigkeit von
Leistung und Gegenleistung zu sehenden wesentlichen Grundgedanken der gesetzlichen
Regelung nicht zu vereinbaren, da diese Abhängigkeit durch Vertretungsregelungen gerade aufgelöst wird.

§ 613 Satz 1 BGB ordnet an, dass der zur Dienstleistung Verpflichtete die Dienste „im 82
Zweifel" in Person zu leisten hat. Diese Bestimmung ist so zu verstehen, dass dann,
wenn es erkennbar auf die besonderen Fähigkeiten des Dienstverpflichteten ankommt,
insbesondere bei Diensten höherer Art, eine persönliche Leistungspflicht anzunehmen ist
(vgl. *Palandt*, 62. Auflage, § 613 BGB Rn. 1; *Soergel*, § 611 BGB Rn. 7). Da eine als
Maßstab zugrunde zu legende gesetzliche Regelung alle Rechtssätze umfasst, die von
Rechtsprechung und Rechtslehre durch Auslegung, Analogie oder Rechtsfortbildung aus
den gesetzlichen Vorschriften hergeleitet werden (ständige Rechtsprechung: BGH, NJW
1984, 1182f.; 1987, 1931, 1932f.; 1993, 721, 722; vgl. auch *Ulmer/Brandner/Hensen*,
§ 9 AGBG Rn. 137; *Palandt*, 61. Auflage § 9 AGBG Rn. 19), kann § 613 Satz 1 BGB als
wesentlicher Grundgedanke die persönliche Leistungspflicht bei Dienstverträgen über
Dienste höherer Art entnommen werden; Chefärzte haben jedenfalls die von ihnen geschuldeten Hauptleistungen persönlich zu erbringen. Dabei ist es unschädlich, dass
§ 613 Satz 1 BGB als Auslegungsregelung konzipiert ist, die lediglich im Zweifel Anwendung finden soll, da auch in solchen Regelungen sachgerechte Interessenausgleiche
zum Ausdruck kommen (*Wolf/Horn/Lindacher*, § 9 AGBG Rn. 67).

Vertretungsklauseln verstoßen auch gegen Grundgedanken des Gebührenrechts (ins- 83
besondere § 4 Abs. 2 Satz 1) und des Pflegesatzrechts (§ 17 Abs. 1 Satz 1 KHEntgG).
Der Begriff der „gesetzlichen Regelung" im Sinne von § 307 Abs. 2 Nr. 1 BGB erfasst alle Gesetze im materiellen Sinne, also auch Rechtsverordnungen (*Palandt*, 61. Auflage,
§ 9 AGBG Rn. 19; *Wolf/Horn/Lindacher*, § 9 AGBG Rn. 66). Der zwingende Charakter
der Regelungen in § 4 Abs. 2 Satz1 und § 17 Abs. 1 KHEntgG ist insoweit unproblematisch, als auch zwingende Vorschriften als gesetzliche Regelungen im Sinne von § 307
Abs. 2 Nr. 1 BGB angesehen werden können. Die aus den zwingenden Rechtsnormen
abzuleitenden Rechtsbefehle treten ohne weiteres neben die aus der Anwendung des
Rechts der Allgemeinen Geschäftsbedingungen abzuleitenden Konsequenzen (vgl.
Wolf/Horn/Lindacher, § 9 AGBG Rn. 68 unter Hinweis auf BGHZ 87, 17; BGH, NJW
1983, 1322). § 4 Abs. 2 Satz 1 konkretisiert die Anforderungen an die persönliche Leistungspflicht des Arztes bei privatärztlicher Behandlung. Erbringt er die Leistung nicht
selbst, muss er zumindest wesentlichen Einfluss auf die Leistungserbringung nehmen, indem er „fachliche Weisungen" erteilt und die Leistungserbringung unter seiner „Aufsicht" erfolgt. Vertretungsklauseln, die eine Leistungserbringung durch einen anderen
Arzt als den Vertragspartner zum Inhalt haben, sind hiermit nicht in Einklang zu bringen, soweit das Liquidationsrecht erhalten bleiben soll, obwohl der Chefarzt den Patienten beispielsweise gar nicht zu Gesicht bekommen hat oder er bei der Leistungserbringung nicht im Krankenhaus anwesend gewesen ist. Aus weiteren Bestimmungen der
GOÄ ist im Übrigen zu entnehmen, dass das Gebührenrecht grundsätzlich von der persönlichen Leistungserbringung des Chefarztes ausgeht. Die Regelungen der §§ 2 Abs. 3
Satz 2, 4 Abs. 2 Satz 3, 5 Abs. 5 machen dies deutlich. Die Möglichkeit zur Leistungsdelegation, die § 4 Abs. 2 Satz 1 grundsätzlich eröffnet, wird einerseits eingeschränkt (§ 4
Abs. 2 Satz 3) und andererseits versucht der Verordnungsgeber den Chefarzt zur persönlichen Leistungserbringung dadurch „anzuhalten", dass es ihm bei delegierten Leistun-

gen nicht mehr gestattet ist, Honorarvereinbarungen abzuschließen (§ 2 Abs. 3 Satz 2) oder den Gebührenrahmen voll auszuschöpfen (§ 5 Abs. 5). Der Patientenschutzgedanke, der diesen Regelungen zugrunde liegt, lässt sich mit Vertretungsklauseln, die diese Regelungen ins Leere laufen ließen, weil ein nachgeordneter Arzt an die Stelle des Chefarztes tritt und die Vorschriften dann auf die Person des Vertreters bezogen sein würden, nicht in Einklang bringen. Patientenschützende Wirkung hat auch die Regelung des § 17 Abs. 1 Satz 1 KHEntgG, die durch die Festlegung, dass Wahlleistungen nur „andere" als die allgemeinen Krankenhausleistungen sein können, u. a. garantiert, dass dem Wahlleistungspatienten nicht ärztliche Leistungen, die sich als allgemeine Krankenhausleistungen darstellen und die er daher bereits mit den Krankenhausentgelten bezahlt hat, zusätzlich noch gesondert durch den Chefarzt in Rechnung gestellt werden. Eine Vertretungsregelung, die dazu führen kann, dass sich die ärztlichen Leistungen nicht mehr von den allgemeinen Krankenhausleistungen, die der Patient ohnehin beanspruchen kann, unterscheiden, verstößt gegen den Grundgedanken des Pflegesatzrechts, dass die gleiche Leistung dem Patienten nicht zweifach berechnet werden darf (von diesem Grundgedanken bei der Feststellung der Nichtigkeit nach § 307 Abs. 2 Nr. 1 BGB bzw. § 9 Abs. 2 Nr. 1 AGBG ausgehend auch AG Eggenfelden, Urteil vom 13. 5. 2002 – 1 C 707/01).

84   Fehlt es mangels vertragstypenspezifischer gesetzlicher Regelungen an einem gesetzlichen Leitbild, kann sich die Inhaltskontrolle nach § 307 Abs. 2 Nr. 1 BGB auch an einem aus wirtschaftlichen Zusammenhängen und übergeordneten Ordnungsvorstellungen entwickelten, nicht unmittelbar normierten typenspezifischen Leitbild orientieren (ständige Rechtsprechung, BGH NJW 1987, 1931; 1986, 43; 1993, 721, 722; vgl. auch *Ulmer/Brandner/Hensen*, § 9 AGBG Rn. 140; *Wolf/Horn/Lindacher*, § 9 AGBG Rn. 67). Für den Vertragstyp des Arzt-Zusatzvertrages ergibt sich bereits aus seiner systematischen Einordnung und seiner Zwecksetzung das Leitbild der persönlichen Leistungserbringung gegen Zahlung einer gesonderten Vergütung der ärztlichen Leistungen. Mit diesem vertragstypischen Grundgedanken sind Vertretungsklauseln in Allgemeinen Geschäftsbedingungen unvereinbar.

85   Versteht man § 307 Abs. 2 Nr. 1 BGB in dem auch hier vertretenen Sinne, dass er auch in Fällen einer wesentlichen Abweichung von Auslegungsergebnissen, ungeschriebenen Rechtssätzen und vertragstypenspezifischen Grundsätzen Anwendung findet, bleibt in der Regel kein eigenständiger Anwendungsbereich für § 307 Abs. 2 Nr. 2 BGB, da die Rechte und Pflichten, die sich im Sinne des § 307 Abs. 2 Nr. 2 BGB aus der Natur des Vertrages ergeben, sich dann regelmäßig zugleich als wesentlicher Grundgedanke einer gesetzlichen Regelung im Sinne von § 307 Abs. 2 Nr. 1 BGB darstellen. So verwundert es nicht, wenn sich die Arzt-Zusatzverträgen immanente Verpflichtung zur persönlichen Leistungserbringung durch den Chefarzt auch als Recht bzw. Pflicht im Sinne von § 307 Abs. 2 Nr. 2 BGB darstellt, da der gerade in der persönlichen Leistungserbringung liegende Vertragszweck die persönliche Behandlung durch den Chefarzt als wesentliches Recht des Patienten im Sinne von § 307 Abs. 2 Nr. 2 BGB erscheinen lässt und mit einer Beseitigung der Verpflichtung des Chefarztes zur persönlichen Leistungserbringung durch Vertretungsklauseln mehr als nur gefährdet wird, nämlich gänzlich entfällt. Vertretungsklauseln verstoßen mithin sowohl gegen § 307 Abs. 2 Nr. 1 BGB als auch gegen § 307 Abs. 2 Nr. 2 BGB (vgl. *Ulmer/Brandner/Hensen*, § 9 AGBG Rn. 142). Für das Ergebnis der AGB-Überprüfung ergeben sich aus der Frage der Abgrenzung der Nrn. 1 und 2 des § 307 Abs. 2 BGB keine Unterschiede. Geht man davon aus, dass § 307 Abs. 2 Nr. 1 BGB nur im Falle einer direkt anwendbaren dispositiven gesetzlichen Regelung einschlägig ist, ergibt sich bei deren Fehlen allein die Anwendung von § 307 Abs. 2 Nr. 2 BGB. Der BGH geht jedenfalls von einer kumulativen Anwendung der Regelungen der Nrn. 1 und 2 des § 307 Abs. 2 BGB aus (vgl. z.B. NJW 1988, 2664). Bei der Überprüfung von Vertretungsregelungen kann im Einzelfall über die dargestellten Erwägungen hinaus noch auf die den Vertragsschluss begleitenden individuellen Umstände abgestellt und hieraus weitere Argumente für die Unangemessenheit einer Vertretungs-

Gebühren   § 4 GOÄ

regelung im Sinne von § 307 Abs. 1 und 2 BGB gewonnen werden, da § 310 Abs. 3 BGB (früher: § 24 a AGBG) anwendbar ist (zu den Erweiterungen der Inhaltskontrolle: *Wolf/Horn/Lindacher*, § 24a AGBG Rn. 42; *Staudinger*, § 24 a AGBG Rn. 52 ff.).

n) Individualvertragliche Vertretungsregelung. Neben Vertretungsklauseln in AGB, 86 die nach obigen Feststellungen in mehrfacher Hinsicht mit dem Recht der Allgemeinen Geschäftsbedingungen nicht vereinbar sind, kommen in der Praxis – wenn auch bisher eher selten – auch Vertretungsregelungen vor, die den Charakter von Individualvereinbarungen haben bzw. haben sollen. Für die Annahme einer Individualvereinbarung reicht es keinesfalls aus, dass der Patient widerspruchslos die Leistungserbringung durch einen anderen Arzt als den Chefarzt hinnimmt (*Krämer*, r + s 2002, 353, 357; in diesem Sinne auch OLG Karlsruhe, VersR 1988, 137; LG Marburg, r + s 2001, 300; LG Aachen, Urteil vom 9. 5. 2001 – 11 O 132/00 –; LG Fulda, MDR 1988, 317 –; AG Karlsruhe, Urteil vom 17. 3. 2000 – 2 C 532/99). Ebenso wenig reicht die bloße Bezeichnung als „Individualvereinbarung" zur Qualifizierung einer Vertretungsregelung als solche aus oder etwa eine Vertragsgestaltung derart, dass die Vertretungsvereinbarung in einer gesonderten Vertragsurkunde außerhalb des Krankenhaus-Aufnahmevertrags, der Wahlleistungsvereinbarung oder des Arzt-Zusatzvertrages niedergelegt wird; der äußere Anschein hat allenfalls Indizfunktion (*Ulmer/Brandner/Hensen*, § 1 AGBG Rn. 62 ff.). Den Nachweis des Individualcharakters von Vertragsbedingungen, die Vertretungsregelungen enthalten, hat der Verwender, also Krankenhaus und Chefarzt, zu führen (BGH, NJW 1982, 2160; *Wolf/Horn/Lindacher*, § 1 AGBG Rn. 63). § 305 Abs. 1 Satz 3 BGB (früher: § 1 Abs. 2 AGBG) verlangt, dass die Vertragsbedingungen, sollen sie sich als Individualvereinbarungen darstellen, zwischen den Vertragsparteien im Einzelnen ausgehandelt worden sind. Entscheidend ist insoweit, dass seitens des „Anbieters" auch ernsthafte Verhandlungsbereitschaft über den Gegenstand der angebotenen Vereinbarung besteht. Dem Vertragspartner, dem die Vereinbarung angeboten wird, muss hinsichtlich des Inhalts Gestaltungsfreiheit eingeräumt werden, er muss also auf den Vertragsinhalt Einfluss nehmen, ihn mitgestalten können (BGH, NJW 1983, 385). Ähnlich wie im Fall von Honorarvereinbarungen nach § 2 ist zu verlangen, dass der gesetzesfremde Kerngehalt der Vereinbarung inhaltlich ernsthaft zur Disposition gestellt wird (in diesem Sinne *Jauernig*, § 1 AGBG Rn. 9; *Ulmer/Brandner/Hensen*, § 1 AGBG Rn. 46 ff.; *Wolf/Horn/Lindacher*, § 1 AGBG Rn. 35; vgl. dazu auch BGH, NJW 1983, 385; 1987, 1634; 1992, 1107). Daraus ergibt sich, dass der Patient konkret die Möglichkeit haben muss, sich gegen eine Vertretung zu entscheiden, und zwar ohne dass ihm dadurch Nachteile – wie zum Beispiel ein verlängerter Krankenhausaufenthalt wegen einer Verschiebung des Operationstermins – entstehen. Eine solche echte Wahlmöglichkeit besteht naturgemäß nicht, wenn der Patient erst am Vorabend oder während der OP-Vorbereitung Kenntnis von der bevorstehenden Abwesenheit des Chefarztes erhält (LG Marburg, r + s 2001, 300; AG München, Urteil vom 9. 2. 2000 – 251 C 25401/99 –; *Krämer*, r + s 2002, 353, 357). Der Chefarzt muss also bereit sein, doch noch persönlich, wie im Vertrag über die Erbringung wahlärztlicher Leistungen vereinbart, die als Hauptleistungen anzusehenden Behandlungsmaßnahmen durchzuführen; die Änderung der Person des Operateurs darf keine feststehende Tatsache sein (LG Marburg, r + s 2001, 300; *Krämer*, r + s 2002, 353, 357). Dies wird aber häufig schon daran scheitern, dass der Chefarzt tatsächlich abwesend ist und eine persönliche Leistungserbringung deshalb überhaupt nicht in Betracht kommt. Von einer nicht dem Recht der Allgemeinen Geschäftsbedingungen unterliegenden individuellen Vertretungsvereinbarung kann unter solchen Umständen nicht ausgegangen werden (*Miebach/Patt*, NJW 2000, 3377, 3385). Grundsätzlich ist natürlich auch zu beachten, dass aus einer Individualvereinbarung, die eine Vertretung des Chefarztes durch einen anderen Arzt zum Gegenstand hat, nicht einfach geschlossen werden kann, dass der Patient auch damit einverstanden ist, trotz der Nichtleistung des Chefarztes das ursprünglich vereinbarte Honorar zu zahlen (LG Marburg, r + s 2001,

300; *Krämer*, r + s 2002, 353, 357). Der Patient muss nicht nur der Vertretung, sondern auch der Abrechnung der vom Vertreter erbrachten Leistung durch den Chefarzt ausdrücklich zustimmen. Im übrigen ergibt sich aus § 310 Abs. 3 BGB, dass auch Klauseln, die nur zur einmaligen Verwendung vorformuliert worden sind, den Bestimmungen der § 305 c Abs. 2 und den §§ 306 und 307 bis 309 BGB unterliegen, wenn der Patient aufgrund der Vorformulierung keinen Einfluss nehmen konnte; auch hieraus ergibt sich eine Einschränkung des Bereichs der Individualvereinbarungen (vgl. dazu *Jauernig*, § 24 a AGBG Rn. 6; *Wolf/Horn/Lindacher*, § 24 a AGBG Rn. 35; *Staudinger*, § 24 a AGBG Rn. 45 ff.).

87   *o) Ergebnis und Ausblick.* Im Ergebnis bleibt festzuhalten, dass für eine Vertretung des Chefarztes bei der Erbringung wahlärztlicher Leistungen ohne Verlust des Honoraranspruchs nur ein sehr enger Spielraum verbleibt. Der Wahlleistungspatient ist häufig schwer krank und grundsätzlich in der Vertragsbeziehung zum Krankenhaus und zum Chefarzt die deutlich unterlegene Partei. Er ist besonders schutzbedürftig. Bei richtigem Verständnis der derzeitigen rechtlichen Rahmenbedingungen ist der erforderliche Schutz gewährleistet. Gleichwohl wäre es angesichts der stark divergierenden Meinungen in der Literatur und angesichts der uneinheitlichen Rechtsprechung wünschenswert, wenn der Gesetzgeber eine klare und unmissverständliche Feststellung zur persönlichen Leistungspflicht des Chefarztes treffen würde. Der GOÄ-Verordnungsgeber ist leider bei dem Versuch, im Zuge der 4. GOÄ-Änderungsverordnung darauf zu reagieren, dass die Abrechnungspraxis bei wahlärztlichen Leistungen in vielen Fällen nicht den besonderen Anforderungen entspricht, die im Hinblick auf die Natur dieser Leistungen an die persönliche Leistungserbringung zu stellen sind (vgl. Amtliche Begründung zur 4. GOÄ-Änderungsverordnung, BR-Drucksache 211/94 vom 17. 3.1994, S. 94), „viel zu kurz gesprungen" (*Miebach/Patt*, NJW 2000, 3377, 3385).

88   **2.8 Ständiger ärztlicher Vertreter.** Eine Delegation kann bei den unter den Nrn. 1 bis 3 aufgeführten Leistungen nur auf den ständigen Vertreter des Chefarztes erfolgen. Die Bestimmung des ständigen Vertreters ist eine innerorganisatorische Angelegenheit des Krankenhauses. Um der Intention des Verordnungsgebers, der das Höchstpersönlichkeitsprinzip zumindest stärken will, gerecht werden zu können, muss eine entsprechende Festlegung vor Abschluss der Vereinbarung über die Erbringung wahlärztlicher Leistungen erfolgen. Auf Betreiben des Bundesrates ist daher in § 4 Abs. 2 Satz 3 aufgenommen worden, dass der ständige Vertreter des Wahlarztes dem Patienten vor Abschluss des Wahlarztvertrages benannt werden muss. Da sich die Vereinbarung wahlärztlicher Leistungen grundsätzlich auf alle liquidationsberechtigten Krankenhausärzte erstreckt (§ 17 Abs. 3 Satz 1 KHEntgG), muss außer den liquidationsberechtigten Wahlärzten auch deren jeweiliger ständiger ärztlicher Vertreter namentlich in seiner Funktion in dem Vereinbarungsformular aufgeführt werden (*Lang et al.*, § 4 Rn. 25).

89   Es ist nicht zulässig, für einen Wahlarzt gleichzeitig mehrere Vertreter zu benennen. Dies ergibt sich sowohl aus dem Wortlaut der Regelung, da der Singular („... oder dessen ... ständigen ärztlichen Vertreter ...") verwendet wird, als auch aus der amtlichen Begründung, in der klar zum Ausdruck kommt, dass die Regelung des § 4 Abs. 2 Satz 3 auf eine Einschränkung der bisherigen Liquidationspraxis abzielt. Diese Intention des Verordnungsgebers ginge ins Leere, wenn für jeden Wahlarzt eine beliebige Zahl von Vertretern benannt werden könnte. Es kann also nur ein ständiger ärztlicher Vertreter für den jeweiligen Wahlarztvertrag mit einem Wahlleistungspatienten benannt werden (so auch *Lang et al.*, § 4 Rn 23, S. 39; *Brück*, 3. Auflage, § 4 Rn 13.5, S. 119 f.; unklar *Hoffmann*, 3. Auflage, § 4 Rn 4, S. 50 f.). Danach ist ein Wechsel in der Vertretung grundsätzlich nicht mehr ohne Verlust des Liquidationsrechts für delegierte Leistungen möglich, die in § 4 Abs. 2 Satz 3 genannt werden (*Kuhla*, NJW 2000, 841, 842 f.). *Lang* (a.a.O.) will eine Ausnahme dann zulassen, wenn der bisherige Vertreter aus seiner

Gebühren §4 GOÄ

Dienstfunktion auf Dauer ausscheidet (so auch *Brück* a.a.O.). Dieser „pragmatische" Ansatz ist aber mit dem Verordnungstext („... vor Abschluss des Wahlarztvertrages ...") eigentlich nicht in Einklang zu bringen.

Hoffmann (a.a.O.) sieht es angesichts gewisser praktischer Schwierigkeiten (bei der 90 Aufnahme ist möglicherweise nicht immer gleich erkennbar, wer im konkreten Fall der fachlich „geeignete" Vertreter ist) als ausreichend an, im Wahlarztvertrag im einzelnen festzuschreiben, welche der aufgeführten „ständigen ärztlichen Vertreter" für welche Spezialgebiete bestellt werden. Da der ständige Vertreter somit zumindest bestimmbar sei, sei dem Wortlaut der Vorschrift genüge getan. Dem kann nicht gefolgt werden. Von „Bestimmbarkeit" ist in § 4 Abs. 2 Satz 3 nicht die Rede; vielmehr ist dem Wahlleistungspatienten konkret eine bestimmte Person als ständiger ärztlicher Vertreter des Wahlarztes zu benennen. Die Regelung dient der ergänzenden Information des Patienten, der die Entscheidung über die Inanspruchnahme wahlärztlicher Leistungen auch in Kenntnis des in die Behandlung eingebundenen ständigen Fachvertreters des Chefarztes treffen können soll (*Lang et al.*, § 4 Rn. 24). Werden mehrere Vertreter oder potentielle Vertreter angegeben bzw. in einem entsprechenden Formular aufgeführt, ergibt sich die selbe Situation wie bei einem völligen Verzicht auf die Benennung eines ständigen Vertreters im Sinne des § 4 Abs. 2 Satz 3 – die unter Nrn. 1 bis 3 aufgeführten Leistungen, können nur berechnet werden, wenn sie der Wahlarzt selbst (höchstpersönlich) erbracht hat.

Bei der Zuordnung des ständigen ärztlichen Vertreters muss die Fachgebietskongruenz 91 von Vertretenem und Vertreter beachtet werden, also ob nach den Weiterbildungsordnungen der Landesärztekammern der Vertreter über eine entsprechende Qualifikation verfügt, denn der ständige Vertreter muss Facharzt desselben Gebiets sein (§ 4 Abs. 2 Satz 3 a. F.).

2.9 Leistungen nach Abschnitt E des Gebührenverzeichnisses. Eine weitere Sonderre- 92 gelung zur Delegierbarkeit von wahlärztlichen Leistungen enthält der ebenfalls mit der 4. Änderungsverordnung neu eingefügte Satz 4 von § 4 Abs. 2. Erbringt der Wahlarzt oder sein ständiger ärztlicher Vertreter eine Leistung nach Abschnitt E („physikalisch-medizinische Leistungen") des Gebührenverzeichnisses nicht persönlich, so ist eine Abrechnung nur zulässig, wenn der Wahlarzt oder der Vertreter durch die Zusatzbezeichnung „Physikalische Therapie" oder durch die Gebietsbezeichnung „Facharzt für Physikalische und Rehabilitative Medizin" qualifiziert ist und die Leistung nach fachlicher Weisung unter seiner Aufsicht erbracht wird.

Auch die Leistungen nach Abschnitt E werden in aller Regel vom nichtärztlichen 93 Krankenhauspersonal erbracht. Anders als bei den unter Nr. 3 in Satz 3 genannten Leistungen lässt die Gebührenordnung hier aber unter den genannten Voraussetzungen eine Abrechnung durch den Wahlarzt zu, soweit dieser durch die Berechtigung zur Führung einer entsprechenden Gebiets- oder Zusatzbezeichnung eine besondere Qualifikation nachweist. Nach der amtlichen Begründung versucht der Verordnungsgeber damit einerseits die notwendige Konkretisierung der Anforderungen an die persönliche Leistungserbringung im wahlärztlichen Bereich auch bei den physikalisch-medizinischen Leistungen vorzunehmen, andererseits Ärzten mit spezieller Qualifikation auch dann eine Abrechnungsmöglichkeit einzuräumen, wenn sie nicht persönlich die entsprechenden Verrichtungen durchführen.

„Nach fachlicher Weisung und unter Aufsicht" im Sinne des § 4 Abs. 2 Satz 4 bedeu- 94 tet konkret, dass sich der Wahlarzt (oder sein ständiger ärztlicher Vertreter) durch eine entsprechende Untersuchung des Patienten zunächst einmal selbst mit dem Krankheitsbild vertraut machen muss, um entsprechende fachliche Weisungen geben zu können. Erforderlich ist darüber hinaus auch eine Überprüfung der Wirkung jeder einzelnen physikalisch medizinischen Behandlungsmaßnahme durch persönliche Untersuchung des Patienten bzw. persönliche Rücksprache mit dem Physiotherapeuten etc. und die kontinuierliche Überprüfung der dem Arzt fachlich unterstellten Physiotherapeuten etc. (*Brück*, 3. Auflage, § 4 Rn. 14, S. 122).

3. Erläuterung zu § 4 Abs. 2 a

95 **3.1 Keine Gebührenberechnung für Leistungsbestandteile oder besondere Ausführungen.** Satz 1 (bisher § 4 Abs. 2 Satz 3), wonach der Arzt, der eine bestimmte Gebührenposition abrechnet, darin enthaltene Bestandteile ebenso wenig zusätzlich gesondert berechnen darf wie besondere Ausführungen der mit der Gebührenposition abgerechneten Leistung, korrespondiert mit § 4 Abs. 2 Satz 1. Eine Leistung, die Bestandteil oder besondere Ausführung einer anderen Leistung ist, kann grundsätzlich keinen selbständigen Charakter im Sinne des Abs. 2 Satz 1 haben.

96 **3.2 Zielleistungsprinzip insbesondere auch im operativen Bereich.** Bei der Frage, ob eine Leistung selbständigen Charakter hat, ist vom sog. „Zielleistungsprinzip" auszugehen. Mit der Regelung des Abs. 2 a Satz 2, die, nachdem sie zunächst in dem Referentenentwurf zur 4. Änderungsverordnung, aber nicht mehr im Regierungsentwurf enthalten war, auf Initiative des Bundesrates in den Verordnungstext eingefügt worden ist, wird die Anwendung dieses sich aus § 4 Abs. 2 Satz 1 i. V. m. Abs. 2 a Satz 1 ergebenden Grundsatzes für den Bereich der operativen Leistungen nochmals ausdrücklich klargestellt und verdeutlicht (vgl. auch Abs. 1 der Allgemeinen Bestimmungen zu Abschnitt L des Gebührenverzeichnisses). Damit wird der Tatsache Rechnung getragen, dass das Zielleistungsprinzip gerade bei operativen Eingriffen von besonderer Bedeutung ist. Die zur Erbringung der im Gebührenverzeichnis aufgeführten Operationsleistungen (Zielleistungen) methodisch notwendigen operativen Einzelschritte haben keinen selbständigen Charakter und sind dementsprechend nicht gesondert neben der Operationsgebühr abrechnungsfähig.

97 **3.3 Rufbereitschaft und Bereitstehen.** Gemäß Abs. 2 a Satz 3 dürfen keine Vergütungen für die Rufbereitschaft oder das Bereitstehen eines Arztes oder Arztteams abgerechnet werden. Diese mit der 4. Änderungsverordnung eingeführte Regelung entspricht der bisherigen Rechtslage und dient lediglich der Klarstellung. Nach der Amtlichen Begründung reagiert der Verordnungsgeber damit auf eine zunehmende Tendenz, für verschiedene Formen der Rufbereitschaft oder Einsatzbereitschaft von Ärzten eine gesonderte Vergütung zu verlangen. Bisher hatte er bewusst darauf verzichtet, hierfür eine Gebührenposition vorzusehen. Diese Entscheidung wird nunmehr durch die ausdrückliche Regelung im „Allgemeinen Teil" der GOÄ unmissverständlich zum Ausdruck gebracht. Berechnet werden können nur ärztliche Leistungen oder ein wegen einer Erkrankung erforderliches Verweilen bei dem Patienten nach GOÄ-Nr. 56.

4. Erläuterung zu § 4 Abs. 3

98 **4.1 Vorbemerkungen.** Absatz 3 Satz 1 dient der Abgrenzung der dem Arzt mit der Leistungserbringung entstehenden Kosten, die mit den Gebühren abgegolten sind, von denen, die gesondert – neben den Gebühren – berechnet werden dürfen. Die Einbeziehung des Sprechstundenbedarfs im Rahmen der 3. Änderungsverordnung hat nach der Amtlichen Begründung zur 3. Änderungsverordnung in Verbindung mit § 10 Abs. 2 (bisher § 10 Nr. 1) den Zweck, eine verwaltungsaufwendige Berechnung von Kleinmaterialien zu vermeiden.

99 Es wird ein Regel-Ausnahmeverhältnis statuiert. In der Regel sind die Kosten mit den nach dem Gebührenverzeichnis zu berechnenden Gebühren abgegolten. Eine gesonderte Berechnung kommt nur in Ausnahmefällen in Betracht, wenn dies ausdrücklich in der Verordnung bestimmt ist. Eine solche Bestimmung findet sich insbesondere in § 10, der besagt, dass neben den für die ärztlichen Leistungen vorgesehenen Gebühren nur die genannten Kosten gesondert berechnet werden können. Neben der Regelung des § 10 ent-

hält auch das Gebührenverzeichnis einzelne Bestimmungen, die eine gesonderte Berechnung bestimmter Kosten zulassen (z. B. Abs. 3 der Allgemeinen Bestimmungen zu Abschnitt O IV 3; Nr. 4 der Allgemeinen Bestimmungen zu Abschnitt O II).

§ 4 Abs. 3 ist vor dem Hintergrund zu sehen, dass bei der Bewertung der Leistung im Gebührenverzeichnis der Kostenfaktor als kalkulatorischer Anteil der Gebühr berücksichtigt wird. Der Verordnungsgeber ist dabei von Erfahrungswerten ausgegangen; eine Quantifizierung erfolgt nicht. Dass deutliche Unterschiede in der Höhe des Kostenanteils bestehen, wird belegt durch die Regelung in § 5 Abs. 3. Danach unterliegen Leistungen, bei denen der Kostenanteil regelmäßig besonders hoch ist, einem engeren Gebührenrahmen. Die zur Ausschöpfung des Gebührenrahmens maßgeblichen Kriterien finden auch auf den an sich statischen Kostenanteil Anwendung. Die verengten Gebührenrahmen für Leistungen nach den Abschnitten A, E, O und M sollen diesen Effekt zumindest vermindern. Der Regelung des § 4 Abs. 3 liegt insgesamt eine pauschalierte Betrachtungsweise zugrunde. Daher ist die Höhe der im Einzelfall entstehenden Praxiskosten ohne Bedeutung. Hohe Kosten sind insbesondere auch kein Kriterium für den Ansatz eines erhöhten Multiplikators nach § 5. 100

4.2 Praxiskosten. Praxiskosten sind Kosten, die dem Arzt aus der Erbringung seiner Dienstleistung entstehen. Dazu gehören grundsätzlich die Aufwendungen, die notwendig sind, eine Arztpraxis einzurichten und aufrecht zu erhalten, die also der Vorbereitung der in der Praxis erbrachten Leistungen dienen. Eingeschlossen sind daher alle Investitionen für den Betrieb der Praxis. Zu den Praxiskosten gehören danach z. B. Mietkosten, Personalkosten, Kosten der Praxiseinrichtung (Mobiliar, Instrumente, Apparaturen), Versicherungskosten (soweit berufsbezogen), Bürobedarf, Fachliteratur. Kosten, die nicht regelmäßig anfallen, sondern im Einzelfall aus der Behandlung eines Patienten entstehen, sind dagegen – insbesondere auf der Grundlage des § 10 – gesondert neben der Gebühr für die ärztliche Leistung berechnungsfähig. Grundsätzlich gilt, dass Kosten, die nicht als „Auslagen" nach § 10 an den Patienten/Zahlungspflichtigen weitergegeben werden dürfen, den „Praxiskosten" zuzuordnen sind, soweit nicht ausnahmsweise eine spezielle Regelung im Gebührenverzeichnis eine gesonderte Berechnung ermöglicht, z. B. Abrechnungsbestimmung zu GOÄ-Nr. 1812, wonach die Kosten für eine Ureterverweilschiene bzw. einen Ureterverweilkatheter neben der Gebühr für die ärztliche Leistung („Anlegen einer ... bzw. eines ...") gesondert berechnungsfähig sind (*Hoffmann*, 3. Auflage, § 4 Rn. 8, S. 63). 101

Der Hinweis in der Amtlichen Begründung zur GOÄ 82, dass der Anspruch des Arztes nach § 670 BGB auf Erstattung von Aufwendungen für andere als ärztliche Leistungen unberührt bleibt, ist insoweit überflüssig, als die GOÄ ohnehin nach § 1 Abs. 1 nur die Vergütungen für die beruflichen Leistungen des Arztes regelt, Gebührenpositionen für nichtärztliche Leistungen des Arztes also in der Verordnung nicht enthalten sind, und entsprechende Kosten daher auch nicht in den nach der GOÄ berechnungsfähigen Gebühren enthalten sein können. 102

4.3 Sprechstundenbedarf. Welche nicht berechnungsfähigen Auslagen dem Begriff „Sprechstundenbedarf" zuzuordnen sind, ergibt sich im wesentlichen (auch wenn die dortige Aufzählung nicht abschließend ist) aus § 10 Abs. 2 (*Hoffmann*, 3. Auflage, § 4 Rn. 8, S. 66; im Ergebnis auch *Brück*, 3. Auflage, § 4 Rn. 16 und *Lang et al.*, § 4 Rn. 46). 103

4.4 Anwendung von Instrumenten und Apparaten. Kosten für die Anwendung von Instrumenten und Apparaten sind grundsätzlich mit den Gebühren abgegolten. Ausnahmen sieht die Gebührenordnung in ihrer aktuellen Fassung nicht vor. Anschaffungskosten sind Praxiskosten; die Regelung kann daher nur auf die mit dem Einsatz von Geräten verbundenen Betriebskosten einschließlich Abnutzung abzielen. Sonderregelun- 104 gen gelten allerdings gemäß § 10 für Einmalartikel, die mit Ausnahme der in § 10 Abs. 2 Nr. 5 aufgeführten Gegenstände als Auslagen berechnet werden können (*Lang et al.*, § 4 Rn. 47).

105 **4.5 Leistungen unter Inanspruchnahme Dritter.** Nimmt der Arzt Drittleistungen in Anspruch, die der Dritte nicht aus eigenem Recht gegenüber dem Zahlungspflichtigen geltend machen kann, so sind die hierdurch entstandenen Kosten – unabhängig davon, ob es sich um Personal- oder Gerätekosten handelt – mit der durch den Arzt in Rechnung gestellten Gebühr abgegolten. Bei den Drittleistungen muss es sich um Leistungen handeln, die im Verantwortungsbereich des Arztes erbracht werden, da er gemäß § 4 Abs. 2 nur Vergütungen für Leistungen berechnen darf, die er selbst erbracht hat oder die unter seiner Aufsicht nach fachlicher Weisung erbracht wurden.

106 Die Zuordnung von Drittleistungskosten ist von besonderer Bedeutung bei einer Behandlung im Krankenhaus. Die sich aus der Inanspruchnahme von Dienstleistungen nachgeordneter Ärzte sowie der technischen Einrichtungen des Krankenhauses durch einen liquidationsberechtigten Krankenhausarzt bei ambulanter Behandlung ergebenden Kosten sind mit den Gebühren der GOÄ abgegolten.

107 Im stationären Bereich wird für die Abrechnung der Behandlung von Wahlleistungspatienten eine Sonderregelung getroffen; § 4 Abs. 3 gilt insoweit nicht. Gemäß § 6 Abs. 1 Satz 1 sind bei stationären und teilstationären sowie vor- und nachstationären Leistungen die nach der Gebührenordnung berechneten Gebühren in pauschalierter Form um die in der Gebühr enthaltenen Personal- und Sachkosten zu mindern. Diese dem Krankenhausträger entstehenden Kosten verbleiben im Pflegesatz (oder anderen Vergütungspauschalen, wie Sonderentgelten und Fallpauschalen). Der Krankenhausträger stellt diese Kosten dem Zahlungspflichtigen unmittelbar (als Teil dieser Vergütungspauschalen) in Rechnung.

5. Erläuterung zu § 4 Abs. 4

108 **5.1 Ausschluss der gesonderten Berechnung der nach Abs. 3 mit den Gebühren abgegoltenen Kosten.** Abs. 4 Satz 1 beinhaltet ein Verbot der gesonderten zusätzlichen Berechnung der mit den Gebühren abgegoltenen Kosten. Damit wird letztlich nur die sich schon aus der Regelung des Abs. 3 ergebende Konsequenz unmissverständlich zum Ausdruck gebracht.

109 Nach der Amtlichen Begründung zur GOÄ 82 hat die Vorschrift primär Bedeutung bei ambulanten ärztlichen Leistungen im Krankenhaus. Rechtsbeziehungen bestehen hier nur zwischen Arzt und Zahlungspflichtigem. Der Verordnungsgeber wollte mit dem Berechnungsausschluss den Zahlungspflichtigen vor einer zweifachen Inanspruchnahme durch Arzt und Krankenhaus schützen. Eine zusätzliche Inanspruchnahme des Zahlungspflichtigen durch das Krankenhaus wegen entstandener Sachkosten sollte verhindert werden. Diese können vom Krankenhaus nur gegenüber dem Arzt geltend gemacht werden. Mit der Einführung des § 6a mit der 2. Änderungsverordnung hat die Vorschrift aber für den stationären Bereich ihre Bedeutung verloren, da die entsprechenden Kosten in den pauschalierten Entgelten, die das Krankenhaus in Rechnung stellt, verbleiben, und als Ausgleich dafür eine Minderung der Gebühren für die ärztlichen Leistungen erfolgt.

110 **5.2 Abtretungsverbot.** Abs. 4 Satz 2 ergänzt den Schutzzweck von Satz 1. Die Abtretung eines unselbständigen Teils des Vergütungsanspruchs wird ausgeschlossen. Das Abtretungsverbot dient dazu, eine Umgehung der Regelung der Absätze 3 und 4 Satz 1 zu verhindern. Ohne das Abtretungsverbot wäre die Nachprüfbarkeit ärztlicher Rechnungen auf Angemessenheit und Begründetheit der Vergütungsforderungen erheblich erschwert. Das Abtretungsverbot hat allerdings nur relative Wirkung. Die Abtretung ist im

Gebühren § 4 GOÄ

Verhältnis des Zedenten zum Zessionar wirksam, jedoch gegenüber dem Zahlungspflichtigen unwirksam.

Die Möglichkeit, den Liquidationsanspruch insgesamt abzutreten, bleibt grundsätzlich 111
erhalten. Zu beachten ist allerdings, dass bei einer Abtretung der Honorarforderung an eine gewerbliche bzw. privatärztliche Verrechnungsstelle, die zum Zwecke der Rechnungsstellung und Einziehung unter Übergabe der Abrechnungsunterlagen erfolgt, ohne ausdrückliche schriftliche Zustimmung des Patienten Nichtigkeit der Zession gemäß § 134 BGB wegen Verletzung der ärztlichen Schweigepflicht anzunehmen ist (BGH, NJW 91, 2955 ff.; 92, 2348 ff.; OLG Oldenburg, NJW 92, 758 f).

6. Erläuterung zu § 4 Abs. 5 (Unterrichtungspflicht)

Die Regelung verpflichtet den Arzt, den Zahlungspflichtigen davon in Kenntnis zu 112
setzen, wenn er bei der Behandlung Dritte einschaltet, die ihre Leistungen unmittelbar dem Zahlungspflichtigen berechnen, da in einem solchen Fall die Drittleistung nicht mit den Gebühren des Arztes nach Abs. 3 abgegolten ist.

Ein Fall des § 4 Abs. 5 liegt beispielsweise vor, wenn der Arzt den Patienten an einen 113
anderen Arzt zur Mitbehandlung überweist oder eine Leistung durch einen Dritten (z.B. Masseur oder Krankengymnasten) verordnet. Die Unterrichtungspflicht trifft auch den Wahlarzt im Krankenhaus, wenn er Leistungen von Ärzten oder ärztlich geleiteten Einrichtungen außerhalb des Krankenhauses veranlasst (AG Lampertheim, MedR 1994, 491 ff.; AG Burgdorf, Urteil vom 4. 11. 1994 – 3 C 339/94).

Dritter im Sinne des § 4 Abs. 5 ist nur derjenige, der die Leistungen selbst berechnen 114
kann, also nicht nachgeordnete Ärzte oder ärztliches Hilfspersonal. Ob der Arzt, der den Patienten an einen anderen Arzt oder mit einer entsprechenden „Verordnung" z.B. an einen selbständigen Krankengymnasten überweist, seine Unterrichtungspflicht erfüllt, weil der Zahlungspflichtige in der Regel davon ausgehen wird, dass diese Behandler für ihre Leistungen einen originären Vergütungsanspruch gegen ihn erwerben, ist dem Wortlaut der Regelung nicht zweifelsfrei zu entnehmen. Es sollten insoweit aber sicher nicht unnötige „bürokratische" Hürden aufgebaut werden. Der Zweck der Vorschrift ist eher darin zu sehen, den Zahlungspflichtigen dann über die Inrechnungstellung der Leistungen durch den Leistungserbringer, also den Dritten, in Kenntnis zu setzen, wenn er nicht in unmittelbare Beziehungen zu dem Dritten tritt. Dies ist z.B. regelmäßig der Fall, wenn Untersuchungsmaterial an einen anderen Arzt weitergegeben wird.

Der von § 4 Abs. 5 konstituierten Informationspflicht kommt aber nicht nur formelle 115
Bedeutung zu. Ein Vergütungsanspruch des „Dritten" setzt einen wirksam zustande gekommenen Behandlungsvertrag mit dem Zahlungspflichtigen voraus. Die Unterrichtung ist also auch Tatbestandselement der für den Abschluss eines Behandlungsvertrages mit einem weiteren Leistungserbringer erforderlichen Willenserklärung; zumindest im Sinne eines konkludenten Verhaltens (*Schmatz/Goetz/Matzke*, § 4 Anm. 11; *Brück*, 3. Auflage, § 4 Rn. 21; S. 126.3; vgl. auch AG Bremen, Urteil vom 25. 2. 1994 – 7 C 494/93). Fehlt es hieran, kann der Behandlungsvertrag des Zahlungspflichtigen mit dem „Dritten" nicht zustande kommen (LG Düsseldorf, Urteil vom 3. 11. 1995 – 20 S 58/95 –; AG Münster, Urteil vom 10. 6. 1996 – 8 C 85/96 – und AG München, Urteil vom 4. 6. 1996 – 141 C 2991/96 – sowie AG Recklinghausen, Urteil vom 7. 3. 1996 – 16 C 2/96 – , für den Fall der Behandlung durch einen externen Arzt auf Veranlassung der Wahlärzte des Krankenhauses, in das der Patient zur stationären Behandlung aufgenommen wurde – Stichwort: Wahlarztkette). Bei der Unterrichtungspflicht ist zu unterscheiden zwischen Patient und Zahlungspflichtigem, die nicht identisch sein müssen. Richtiger Adressat der Mitteilung ist nur der Zahlungspflichtige.

§ 5 Bemessung der Gebühren für Leistungen des Gebührenverzeichnisses

(1) Die Höhe der einzelnen Gebühr bemisst sich, soweit in den Absätzen 3 bis 5 nichts anderes bestimmt ist, nach dem Einfachen bis Dreieinhalbfachen des Gebührensatzes. Gebührensatz ist der Betrag, der sich ergibt, wenn die Punktzahl der einzelnen Leistung des Gebührenverzeichnisses mit dem Punktwert vervielfacht wird. Der Punktwert beträgt 11,4 Deutsche Pfennige. Bei der Bemessung von Gebühren sind sich ergebende Bruchteile eines Pfennigs unter 0,5 abzurunden und Bruchteile von 0,5 und mehr aufzurunden.

(2) Innerhalb des Gebührenrahmens sind die Gebühren unter Berücksichtigung der Schwierigkeit und des Zeitaufwandes der einzelnen Leistung sowie der Umstände bei der Ausführung nach billigem Ermessen zu bestimmen. Die Schwierigkeit der einzelnen Leistung kann auch durch die Schwierigkeit des Krankheitsfalles begründet sein; dies gilt nicht für die in Abs. 3 genannten Leistungen. Bemessungskriterien, die bereits in der Leistungsbeschreibung berücksichtigt worden sind, haben hierbei außer Betracht zu bleiben. In der Regel darf eine Gebühr nur zwischen dem Einfachen und dem 2,3fachen des Gebührensatzes bemessen werden; ein Überschreiten des 2,3fachen des Gebührensatzes ist nur zulässig, wenn Besonderheiten der in Satz 1 genannten Bemessungskriterien dies rechtfertigen.

(3) Gebühren für die in den Abschnitten A, E und O des Gebührenverzeichnisses genannten Leistungen bemessen sich nach dem Einfachen bis Zweieinhalbfachen des Gebührensatzes. Abs. 2 Satz 4 gilt mit der Maßgabe, dass an die Stelle des 2,3fachen des Gebührensatzes das 1,8fache des Gebührensatzes tritt.

(4) Gebühren für die Leistung nach Nr. 437 des Gebührenverzeichnisses sowie für die in Abschnitt M des Gebührenverzeichnisses genannten Leistungen bemessen sich nach dem Einfachen bis 1,3fachen des Gebührensatzes. Abs. 2 Satz 4 gilt mit der Maßgabe, dass an die Stelle des 2,3fachen des Gebührensatzes das 1,15fache des Gebührensatzes tritt.

(5) Bei wahlärztlichen Leistungen, die weder von dem Wahlarzt noch von dessen vor Abschluss des Wahlarztvertrages dem Patienten benannten ständigen ärztlichen Vertreter persönlich erbracht werden, tritt an die Stelle des Dreieinhalbfachen des Gebührensatzes nach § 5 Abs. 1 Satz 1 das 2,3fache des Gebührensatzes und an die Stelle des Zweieinhalbfachen des Gebührensatzes nach § 5 Abs. 3 Satz 1 das 1,8fache des Gebührensatzes.

Übersicht

	Rn.
1. Erläuterung zu § 5 Abs. 1	1
1.1 Vorbemerkungen	1
1.2 Gebührenrahmen	3
1.3 Gebührensatz, Punktwert, Punktzahl	4
1.4 „Kaufmännisches Runden"	5
2. Erläuterung zu § 5 Abs. 2	6
2.1 Vorbemerkungen	6
2.2 Schwierigkeit der einzelnen Leistung	13
2.3 Zeitaufwand der einzelnen Leistung	15
2.4 Umstände bei der Ausführung	18
2.5 Schwierigkeit des Krankheitsfalles	26
2.6 Gebührenbestimmung nach billigem Ermessen	28
2.7 Bereits berücksichtigte Bemessungskriterien	30
2.8 Angemessener Steigerungsfaktor bei Durchschnittsleistung	33
2.9 Überschreiten der Regelspanne	48
3. Erläuterung zu § 5 Abs. 3 bis 5 (Eingeschränkte Gebührenrahmen)	52
3.1 Gebührenrahmen nach § 5 Abs. 3 bei medizinisch-technischen Leistungen	52
3.2 Gebührenrahmen nach § 5 Abs. 4 bei Laborleistungen	54
3.3 Gebührenrahmen nach § 5 Abs. 5 bei wahlärztlichen Leistungen	56

Bemessung der Gebühren für Leistungen des Gebührenverzeichnisses § 5 GOÄ

1. Erläuterung zu § 5 Abs. 1

1.1 Vorbemerkungen. Außer für die Abrechnung von Leistungen nach den Abschnitten A, E, M und O des Gebührenverzeichnisses (Gebührenrahmen vom 1- bis 2,5fachen) ist mit der GOÄ 82 der Gebührenrahmen gegenüber der GOÄ 65 vom 1 bis 6fachen auf das 1 bis 3,5fache reduziert worden. Die Einschränkung der Gebührenspanne erklärt die Amtliche Begründung zur GOÄ 82 damit, dass in dem neu geschaffenen Gebührenverzeichnis die Leistungen wesentlich stärker als in der GOÄ 65 differenziert worden wären; in einer Reihe von Fällen sogar nach dem Schwierigkeitsgrad und dem Zeitaufwand der Leistung. Die Zahl der Leistungen im Gebührenverzeichnis erhöhte sich damals von ca. 1.000 auf ca. 2.400. Das bis zum Inkrafttreten der 4. Änderungsverordnung geltende Gebührenverzeichnis entsprach (bzw. entspricht in den nicht überarbeiteten Teilen) – mit Ausnahme der 1988 im Zuge der Dritten Änderungsverordnung vorgenommenen Anpassungen – in seiner Gliederung sowie in den Leistungsbeschreibungen und -bewertungen im wesentlichen dem damaligen Stand des im Bereich der gesetzlichen Krankenversicherung zwischen den Spitzenverbänden der Krankenkassen und der Kassenärztlichen Bundesvereinigung vereinbarten „Einheitlichen Bewertungsmaßstabs für die ärztlichen Leistungen (EBM)". Diese Orientierung am EBM wird auch bei der – wegen der zwischenzeitlich fortgeschrittenen medizinischen und technischen Entwicklung notwendig gewordenen – Überarbeitung der Abschnitte B, C, M und O beibehalten. Dies wird insbesondere bei Abschnitt B deutlich, der in seinem systematischen Aufbau wesentliche Strukturelemente aus dem EBM übernimmt. 1

Die Punktwerterhöhung von 11 auf 11,4 Pfennige soll – so die Amtliche Begründung – unter Berücksichtigung der im Hinblick auf die gesamtwirtschaftliche Situation gebotenen Zurückhaltung eine maßvolle Beteiligung des Arztes an der wirtschaftlichen Entwicklung seit 1988 gewährleisten. 2

1.2 Gebührenrahmen. Der Gebührenrahmen vom 1 bis 3,5fachen gilt für „persönlich-ärztliche Leistungen". Dieser Begriff wird zwar nicht im Verordnungstext benutzt, findet sich aber in der Amtlichen Begründung zur GOÄ 82 und wird auch im Sprachgebrauch verwendet. Damit werden die überwiegend durch den persönlichen Einsatz und die Zuwendung des Arztes geprägten Leistungen von den „medizinisch-technischen Leistungen" abgegrenzt, für die der Verordnungsgeber kleinere Gebührenrahmen festgelegt hat. Eine Definition des Begriffs der „persönlich-ärztlichen Leistung" ist nur in negativer Abgrenzung zu den medizinisch-technischen Leistungen möglich. In den Absätzen 3 und 4 des § 5 sind die Abschnitte des Gebührenverzeichnisses aufgeführt, deren einzelne Leistungspositionen den medizinisch-technischen Leistungen zugerechnet werden. Alle anderen Leistungen des Gebührenverzeichnisses – also die in den Abschnitten B, C (außer Nr. 437), D, F, G, H, I, J, K, L, N und P aufgeführten Leistungspositionen – gelten als persönlich-ärztliche Leistungen. 3

1.3 Gebührensatz, Punktwert, Punktzahl. Der Gebührensatz ist aus Gründen der Transparenz im Gebührenverzeichnis neben der Punktzahl angegeben. Er ergibt sich aus der Multiplikation der der einzelnen Gebührenposition zugeordneten Punktzahl mit dem im Allgemeinen Teil der Gebührenordnung (§ 5 Abs. 1 Satz 3) festgelegten Punktwert. Der Gebührensatz wird auch als „Einfachsatz" bezeichnet. Während eine Änderung (regelmäßige Anhebung) des Punktwertes zu einer linearen und damit undifferenzierten Erhöhung (theoretisch auch Absenkung) des Vergütungsvolumens führt, können durch Veränderung der Punktzahl einzelner Leistungen strukturelle Änderungen in der Bewertungsrelation der Leistungen untereinander vorgenommen werden, etwa um auf Rationalisierungseffekte bei medizinisch-technischen Leistungen zu reagieren. Ein Beispiel hierfür ist die Absenkung der Gebühren für Ultraschalluntersuchungen (Abschnitt C VI des Gebührenverzeichnisses). 4

5   **1.4 „Kaufmännisches Runden".** Nachdem die bisherige Regelung, wonach bei der Gebührenbemessung Bruchteile von Pfennigen auf volle Pfennigbeträge „abzurunden" waren, unterschiedlich interpretiert worden ist (auch in dem Sinne, dass grundsätzlich nach unten zu runden ist), stellt der Verordnungsgeber mit der neuen Formulierung des § 5 Abs. 1 Satz 4 nunmehr klar, dass nach dem im Geschäftsverkehr allgemein üblichen „kaufmännischen Runden" zu verfahren ist. Danach sind Pfennigbruchteile ab 0,5 Pfennig aufzurunden, kleinere Bruchteile dagegen abzurunden.

2. Erläuterung zu § 5 Abs. 2

6   **2.1 Vorbemerkungen.** Satz 1 legt die Kriterien abschließend fest, die bei der Bestimmung der Gebühren innerhalb des Gebührenrahmens zu berücksichtigen sind. In der GOÄ 82 wurde aus dem Katalog der Bemessungskriterien, der im Übrigen vorher nicht abschließend war, dass Kriterium „Vermögens- und Einkommensverhältnisse" nicht mehr beibehalten. In der Amtlichen Begründung wird hierzu ausgeführt, dass dieses Kriterium – abgesehen von der Fragwürdigkeit, Einkommen und Vermögen im Einzelfall einigermaßen genau festzustellen – mit dem Grundsatz einer leistungsgerechten Vergütung nicht vereinbar sei. Allerdings können die Einkommensverhältnisse des Zahlungspflichtigen im Rahmen einer Honorarvereinbarung nach § 2 Berücksichtigung finden.

7   Neu in die GOÄ 82 wurde dagegen das Kriterium „Umstände bei der Ausführung" aufgenommen. Mit Inkrafttreten der 3. Änderungsverordnung entfiel dann auch noch das Kriterium der „örtlichen Verhältnisse", weil – so die Amtliche Begründung – es nicht leistungsbezogen und gegenüber den anderen Kriterien von untergeordneter Bedeutung sei.

8   In Satz 2 von Abs. 2 wird klargestellt, dass die Schwierigkeit der einzelnen Leistung auch durch die Schwierigkeit des Krankheitsfalles begründet sein kann. Das Kriterium „Schwierigkeit des Krankheitsfalles" kann nicht zur Begründung der Schwierigkeit der Leistung herangezogen werden, soweit es sich um eine Leistung handelt, die in den in Abs. 3 genannten Abschnitten des Gebührenverzeichnisses aufgeführt ist. Bisher galt diese Einschränkung auch für die Leistungen nach Abschnitt M („Laboratoriumsuntersuchungen"). Nachdem nunmehr aber für die Laborleistungen ein „eigener" Gebührenrahmen in einem neuen Abs. 4 von § 5 festgelegt worden ist, hätte der zweite Halbsatz von Satz 2 auch auf Abs. 4 bezogen werden müssen. Da kein Grund ersichtlich ist, die Laborleistungen im Zusammenhang mit der Anwendbarkeit von § 5 Abs. 2 Satz 2, zweiter Halbsatz anders zu behandeln als die übrigen medizinisch-technischen Leistungen, kann nur von einem Redaktionsversehen des Verordnungsgebers ausgegangen werden. Es ist daher auch weiterhin davon auszugehen, dass das Bemessungskriterium „Schwierigkeiten des Krankheitsfalles" auch bei Laborleistungen nicht bei der Gebührenbemessung berücksichtigt werden kann (so auch *Lang et al.*, § 5 Rn. 14, S. 50).

9   Da der Verordnungsgeber bei der Neukonzeption des Gebührenverzeichnisses in der GOÄ 82 in einer Reihe von Fällen eine Differenzierung der Leistungspositionen nach Schwierigkeitsgrad und Zeitaufwand vorgenommen hat, können diese Bemessungskriterien in diesen Fällen bei der Gebührenbestimmung keine Rolle mehr spielen. In Satz 3 wird dieser Grundsatz noch einmal ausdrücklich festgelegt.

10   Nachdem die Kriterien „Vermögens- und Einkommensverhältnisse des Zahlungspflichtigen" bzw. „örtliche Verhältnisse" aus dem Katalog der Bemessungskriterien gestrichen wurden, sind die verbleibenden Kriterien sämtlich einzelfall- und leistungsbezogen. Daraus ergibt sich beispielsweise, dass eine besondere Qualifikation des Arztes die Anwendung eines höheren Gebührensatzes nicht rechtfertigt. Ebenso scheidet eine besonders aufwendige Praxisausstattung, sei es auch zum Zweck der Spezialisierung, als Bemessungskriterium für die Vergütungsbestimmung aus (VG München, Urteil vom 4. 10. 1984 – M 203 XVII/84).

11   Die Ausübung des Ermessens bei der Gebührenbestimmung wird dadurch eingeschränkt, dass in Satz 4 ein kleinerer Gebührenrahmen für den Regelbehandlungsfall

festgelegt wird (sog. „Regelspanne"). Ein Überschreiten des 2,3fachen des Gebührensatzes, der als „Schwellenwert" oder „Regelhöchstsatz" (vgl. OLG Frankfurt, Urteil vom 24. 5. 1989 – 17 U 26/88; AG Lüdenscheid, NJW 1988, 1526), bezeichnet wird, ist nur gerechtfertigt, wenn Besonderheiten der in Satz 1 genannten Bemessungskriterien vorliegen. Bei den Bemessungskriterien müssen also Besonderheiten gegeben sein, die sich im Einzelfall von den üblicherweise vorliegenden Umständen deutlich unterscheiden.

Obwohl nach Satz 4 die Gebühr „in der Regel" nur zwischen dem Einfachen und dem 2,3fachen des Gebührensatzes bemessen werden darf, hat sich bereits sehr schnell nach Inkrafttreten der GOÄ 82 eine Liquidationspraxis herausgebildet, die sich an den Regelhöchstsätzen orientiert. Nach den repräsentativen Rechnungsauswertungen des Verbandes der privaten Krankenversicherung wurde bereits 1984 bei den persönlich-ärztlichen Leistungen in 83,7 v. H. und bei den medizinisch-technischen Leistungen in 88,7 v. H. aller Fälle genau der Regelhöchstsatz berechnet („Erfahrungsbericht der Bundesregierung" vom 18. 12. 1985 – BR-Drucksache 625/85). Bis 1994 stieg der Anteil der zum Regelhöchstsatz abgerechneten Leistungen auf 94,1 v. H. im ambulanten und 90,1 v. H. im stationären Bereich (Die Private Krankenversicherung, Zahlenbericht 1994/1995). Seitdem hat sich nichts Wesentliches geändert; die angesetzten Gebührensätze sind weitgehend stabil geblieben (vgl. Die private Krankenversicherung, Rechenschaftsbericht 2004, S. 135). Schon in dem Erfahrungsbericht der Bundesregierung sind die Ärzte gewarnt worden, dass ein solches undifferenziertes Liquidationsverhalten den Bestimmungen der Gebührenordnung nicht entspreche und zu einer „Einheitsgebühr" führen müsse. Dieser Warnung schloss sich auch die Bundesärztekammer an, die den durch den Gebührenrahmen gegebenen Spielraum als notwendige Konzession des Gesetzgebers bei seinem reglementierenden Eingriff in die Preisfindung bei privatärztlichen Leistungen ansieht und unbedingt erhalten will.. Trotzdem hat der Anteil der zum Regelhöchstsatz abgerechneten Leistungen ständig zugenommen und sich inzwischen auf hohem Niveau stabilisiert. Die Ärzteschaft hat damit letztlich selbst der aus dem Kreis der Bundesländer vor dem Hintergrund der tatsächlichen Abrechnungspraxis laut gewordenen Forderung Vorschub geleistet, das bisherige Konzept der GOÄ aufzugeben und Festgebühren für die ärztlichen Leistungen einzuführen. Erstaunlich ist, dass der mit dem standardmäßigen Ansatz der Regelhöchstsätze verbundene ständige Verstoß gegen geltendes Gebührenrecht kaum Beachtung findet. Es gibt zu der Problematik nur relativ wenig Rechtsprechung und auch in der Literatur (die bei einem so „exotischen" Rechtsgebiet wie dem ärztlichen Gebührenrecht ohnehin recht spärlich ist) spielen die einschlägigen Rechtsfragen keine besondere Rolle. Eine rühmliche Ausnahme ist hier Schwabe (ZRP 1987, 270 ff.), der sich mit deutlichen Worten gegen den standardmäßigen Ansatz der Regelhöchstsätze wendet, den er für evident rechtswidrig hält.

2.2 Schwierigkeit der einzelnen Leistung. Grundsätzlich ist ein bestimmter Schwierigkeitsgrad bereits in die Bewertung der einzelnen Leistung einbezogen. Gebührensteigernd kann sich daher die Schwierigkeit der Leistung nur auswirken, wenn der tatsächliche Schwierigkeitsgrad der Leistungserbringung über den hinausgeht, der von vornherein Eingang in die Leistungsbewertung gefunden hat (vgl. § 5 Abs. 2 Satz 3). Es kommt also nicht darauf an, ob die Leistung im Allgemeinen im Vergleich zu anderen Leistungen besonders schwierig ist, denn dies ist bereits in der Bewertung (Punktwert) berücksichtigt. Vielmehr muss die Leistung im individuellen Fall aus besonderen Gründen schwieriger sein, als es regelmäßig der Fall ist (z. B. wenn eine Blinddarmoperation durch vorhandene Verwachsungen erschwert wird). Bei dem Kriterium „Schwierigkeit der Leistung" ist immer ein objektiver Maßstab anzulegen; die Schwierigkeit muss patienten-, d. h. fallbezogen sein. Auf subjektive, in der Person des Arztes liegende Umstände kommt es nicht an. Andernfalls könnte der weniger qualifizierte, weniger erfahrene Arzt (z. B. ein Berufsanfänger) regelmäßig höhere Gebührensätze verlangen, weil für ihn schon eine Leistung schwierig ist, die ein routinierter Kollege ohne Probleme beherrscht.

GOÄ § 5 1. Teil. C. Die einzelnen Vorschriften der GOÄ

14 Liegt bei einer Leistung eine relevante Schwierigkeit vor, die zur Berechnung eines erhöhten Steigerungssatzes berechtigt, so gilt dies nur für diese Leistung und kann nicht dazu führen, auch die übrigen zur Behandlung gehörenden Leistungen mit dem erhöhten Multiplikator zu berechnen, soweit nicht jeweils auch hier eine erhöhte Schwierigkeit gegeben ist.

15 **2.3 Zeitaufwand der einzelnen Leistung.** Auch der Zeitaufwand kann nur berücksichtigt werden, wenn er über das bereits in die Leistungsbewertung einbezogene Maß hinausgeht. Soweit in der Leistungslegende der entsprechenden Gebührenposition oder in einer ihr zugeordneten Abrechnungsbestimmung Mindestzeiten genannt sind (z. B. in den Nrn. 20, 21, 30, 518, 725, 870, 871), kann ein entsprechender Zeitaufwand nicht nochmals als Begründung für einen erhöhten Steigerungsfaktor dienen.

16 Bei der Frage nach einem erhöhten Zeitaufwand ist davon auszugehen, wie viel Zeit der einzelne Arzt für die Leistung regelmäßig braucht. Denn für die Zeit, die eine bestimmte Leistung in Anspruch nimmt, sind die individuellen Fähigkeiten des Arztes von ausschlaggebender Bedeutung. Der erfahrene und versierte Arzt kann nicht deshalb auf einen niedrigeren Multiplikator festgelegt sein, weil er die Leistung im objektiven Zeitvergleich schneller erbringt als ein unerfahrener Kollege.

17 Zwischen den Kriterien „Schwierigkeit" und „Zeitaufwand" der einzelnen Leistung besteht insoweit eine Wechselwirkung, als ein erhöhter Schwierigkeitsgrad in der Regel auch einen erhöhten Zeitaufwand bedingt. Es ist daher unzulässig, eine zweifache Erhöhung des Einfachsatzes vorzunehmen, weil beide Kriterien erfüllt sind (z. B. 0,7facher Gebührensatz wegen des Schwierigkeitsgrades plus 0,6facher Gebührensatz wegen des sich daraus ergebenden Zeitaufwandes = 2,3facher Gebührensatz). Zumindest denkbar ist allerdings auch, dass in Ausnahmefällen trotz „normaler" Schwierigkeit einmal ein erhöhter Zeitaufwand eintritt, z. B. bei einer durch Atemstillstand unterbrochenen Operation (vgl. *Brück*, 3. Auflage, § 5 Rn. 7) oder umgekehrt und allein deshalb ein erhöhter Multiplikator gerechtfertigt ist.

18 **2.4 Umstände bei der Ausführung.** Umstände bei der Ausführung der Leistung können bei der Gebührenbemessung Berücksichtigung finden, wenn sie sich unmittelbar auf die Leistungserbringung auswirken. Durch dieses Kriterium soll einem besonderen Aufwand des Arztes Rechnung getragen werden können, der durch besondere, bei der Leistungserbringung im Einzelfall auftretende Umstände bedingt ist. Die Amtliche Begründung zur GOÄ 82 führt als Beispiel hierfür besondere Wünsche des Patienten an. Ein weiteres – eher nachvollziehbares – Beispiel für besondere Umstände bei der Ausführung der Leistung ist die Behandlung eines Unfallopfers am Unfallort mit beschränkten medizinischen Hilfsmitteln (*Hoffmann*, 3. Auflage, § 5 Rn. 8, S. 21; *Lang et al.*, §5 Rn. 20). Bei Leistungen, die im Rahmen eines organisierten Not- oder Rettungsdienstes routinemäßig erbracht werden, sind dagegen in der Regel besondere Umstände bei der Ausführung im Sinne des Gebührenbemessungskriteriums nicht anzunehmen (*Lang et al.*, § 5 Rn. 20).

19 Umstritten ist, ob die Tatsache, dass eine Leistung bei Nacht bzw. an Sonn- und Feiertagen erbracht wird, sich auf die Gebührenbemessung als Unterfall des Kriteriums „Umstände bei der Ausführung" auswirken kann. Das Bundesarbeitsministerium – als damals noch für Gebührenfragen zuständiges Bundesministerium – hat in einem – bei *Hoffmann* (2. Auflage, § 5 Rn. 10) zitierten – Schreiben vom 28. 8. 84 die Auffassung vertreten, dass die Leistungserbringung zur Nachtzeit oder im Notfall allein eine über den Regelhöchstsätzen liegende Honorarsteigerung nicht rechtfertige.

20 Demgegenüber wird eingewendet, dass bei verschiedenen Leistungen (z. B. Beratungen, Visiten) die Erbringung bei Nacht oder an Sonn- und Feiertagen durch entsprechend höher bewertete gesonderte Gebührenpositionen (mit Inkrafttreten der GOÄ 96 nunmehr durch entsprechende Zuschlagsregelungen) honoriert werde. Der Verordnungsgeber gebe damit zu erkennen, dass er in Nacht- und Sonn- oder Feiertagsarbeit

Besonderheiten sehe, die erhöhte Vergütungen rechtfertigten. Dies müsse dann aber für alle Leistungen gelten, so dass für Leistungen, bei denen das Gebührenverzeichnis nicht bereits entsprechende Sonderregelungen vorsehe, über den Multiplikator eine Honorarerhöhung herbeigeführt werden müsse und könne (*Brück*, 3. Auflage, § 5 Rn. 8.1, S. 142; im Ergebnis auch *Hoffmann*, 3. Auflage, § 5 Rn. 8, S. 22).

Wenn dies richtig wäre, hätte der Verordnungsgeber allerdings auch auf die „Sonderregelungen" im Gebührenverzeichnis bei verschiedenen Gebührenpositionen verzichten können. Er hat auch nicht in Form einer allgemeinen Regelung, die sich auf sämtliche Leistungen des Arztes bezieht, zum Ausdruck gebracht, dass eine Leistungserbringung zur „Unzeit" grundsätzlich vergütungserhöhend berücksichtigungsfähig sein soll. Dem Bundesarbeitsministerium (a. a. O.) ist also zuzustimmen, dass nur mit dem pauschalen Hinweis auf die Leistungserbringung beispielsweise bei Nacht ein Überschreiten des Regelhöchstsatzes nicht gerechtfertigt werden kann (so auch VG Düsseldorf, Urteil vom 25. 7. 1988 – 2 K 1224/86 –; *Lang et al.*, § 5 Rn. 21). 21

Gleiches gilt bei der Beurteilung des ambulanten Operierens als Begründung für eine Überschreitung des Schwellenwertes. Bei der Gebührenbestimmung kann die ambulante Durchführung einer Operation als Unterfall des Kriteriums „Umstände bei der Ausführung" im Rahmen der Regelspanne eine Rolle spielen, eine Überschreitung des Regelhöchstsatzes ist mit dem pauschalen Hinweis „ambulantes Operieren" aber nicht zu rechtfertigen (BVerwG, Urteil v. 17. 2. 1994 – 2 C 10.92). Dies ergibt sich auch aus der Verpflichtung, „in der Regel" die Gebührenspanne vom Ein- bis 2,3fachen einzuhalten (§ 5 Abs. 2 Satz 4, erster Halbsatz), und aus § 12 Abs. 3, wonach auf Verlangen die in der Rechnung zu gebende Begründung für ein Überschreiten des Regelhöchstsatzes näher zu erläutern ist. Eine solche Erläuterung ist nur dann sinnvoll, wenn es um individuelle Besonderheiten des jeweiligen Einzelfalles geht. Eine bestimmte Art der Durchführung einer Leistung reicht nicht aus (BVerwG a. a.O.). 22

Neben dieser höchstrichterlichen Rechtsprechung dürfte die Diskussion um das „ambulante Operieren" als Bemessungskriterium nach § 5 Abs. 2 auch insofern der Vergangenheit angehören, als im Rahmen der 4. Änderungsverordnung „Zuschläge zu ambulanten Operations- und Anästhesieleistung" (Abschnitt C VIII des Gebührenverzeichnisses) eingeführt worden sind, die gesondert neben den Gebührenpositionen für die Operations- bzw. Anästhesieleistungen berechnet werden können. Damit sollen die Kosten der Bereitstellung von Operationseinrichtungen und Einrichtungen zur Vor- und Nachsorge (z. B. Kosten für Operations- oder Aufwachräume oder Gebühren bzw. Kosten für wiederverwendbare Operationsmaterialien bzw. -geräte) abgegolten werden (vgl. Nr. 1 der Allgemeinen Bestimmungen zu Abschnitt C VIII des Gebührenverzeichnisses). 23

Grundsätzlich ist festzustellen, dass besondere, im Rahmen der Gebührenbemessung nach § 5 Abs. 2 Satz 1 zu berücksichtigende Umstände bei der Ausführung in Zusammenhang mit routinemäßig oder häufig angewandten Modifikationen oder methodischen Variationen der Erbringungsweise einer Leistung nur im Hinblick auf individuelle Besonderheiten im Einzelfall vorliegen können (*Lang et al.*, § 5 Rn. 22). 24

Umstände der Ausführung, die der Arzt bei der Gebührenbemessung berücksichtigen kann, können auch in der Person des Patienten begründet sein (z.B. Verständigungsschwierigkeiten). Denkbar ist auch, dass Änderungen in der Ausführungstechnik einer Leistung aufgrund des medizinischen Fortschritts besondere Umstände bei der Ausführung darstellen können. Aus den oben zum ambulanten Operieren ausgeführten Gründen kann ein Überschreiten des Regelhöchstsatzes hierdurch jedoch regelmäßig nicht gerechtfertigt werden. 25

2.5 Schwierigkeit des Krankheitsfalles. Die Schwierigkeit des Krankheitsfalles kann bei dem leistungsbezogenen Kriterium „Schwierigkeit der einzelnen Leistung" berücksichtigt werden, soweit sie sich im Einzelfall in der Schwierigkeit der einzelnen Leistungen niederschlägt und damit konkretisiert (Amtliche Begründung zur GOÄ 82). Warum 26 der Verordnungsgeber ausdrücklich darauf hinweist, dass die Schwierigkeit des Krankheitsfalles auch die Schwierigkeit der einzelnen Leistung begründen kann, ist nicht unmittelbar nachvollziehbar. Unabhängig davon, ob die Schwierigkeit des Krankheitsfalls patientenbezogen ist oder sich aus der Notwendigkeit einer besonders sorgfältigen Vorgehensweise bei der Behandlung ergibt (vgl. *Schmatz/Goetz/Matzke*, § 5 Anm. 9), hätten die Kriterien des § 5 Abs. 2 Satz 1 ausgereicht, um im Einzelfall solchen Umständen gerecht zu werden. Ansatz für einen Erklärungsversuch könnte aber der Unterschied sein, den der Verordnungsgeber zwischen persönlich-ärztlichen und medizinisch-technischen Leistungen dadurch gemacht hat, dass die Möglichkeit einer Begründung der Schwierigkeit der einzelnen Leistung durch die Schwierigkeit des Krankheitsfalles bei medizinisch-technischen Leistungen nicht gegeben sein soll (§ 5 Abs. 2 Satz 3, zweiter Halbsatz). *Hess* in: Brück, 3. Auflage, § 5 Rn. 6) schließt hieraus, der Sinn des § 5 Abs. 2 Satz 3 könne nur darin liegen, dass bei schwierigen Krankheitsfällen die Notwendigkeit einer Begründung der Schwierigkeit einzelner Leistungen – mit Ausnahme der in Abs. 3 genannten – entfällt. Dies sei auch allein sachgerecht, weil bei schwierigen Krankheitsfällen unterstellt werden könne, dass die Behandlung als solche unabhängig von Abstufungen des Schwierigkeitsgrades in der Durchführung einzelner Verrichtungen schwierig sei.

27 Diese Interpretation steht aber im Widerspruch zum Grundsatz der Einzelfall- und Leistungsbezogenheit der Bemessungskriterien. Weder der Verordnungstext („Die Schwierigkeit der **einzelnen** Leistung kann auch durch die Schwierigkeit des Krankheitsfalles begründet sein ...") noch die Amtliche Begründung der Bundesregierung rechtfertigen den Schluss, dass mit § 5 Abs. 2 Satz 3 dieses Prinzip durchbrochen werden soll. *Hess* (a. a. O.) räumt dann auch selbst ein, dass die Regelung nicht von der Verpflichtung befreit, den Steigerungssatz differenziert anzuwenden. Die Bestimmung dürfte danach letztlich ohne große praktische Bedeutung sein.

28 **2.6 Gebührenbestimmung nach billigem Ermessen.** Die Festlegung der Gebühr hat unter Berücksichtigung der Bemessungskriterien „nach billigem Ermessen" zu erfolgen (§ 5 Abs. 2 Satz 1). Dem Arzt wird damit bei der Gebührenbemessung ein gewisser Spielraum eingeräumt. Eine ähnliche Regelung findet sich in § 315 BGB. Danach ist für den Fall, dass einer der Vertragspartner in einem Vertragsverhältnis die Leistung bestimmen soll, im Zweifel anzunehmen, dass die Bestimmung „nach billigem Ermessen" vorzunehmen ist. Damit wird dafür Sorge getragen, dass bei einem einseitigen Leistungsbestimmungsrecht die Leistung nicht völlig willkürlich festgesetzt werden kann.

29 Was billigem Ermessen entspricht, ist unter Berücksichtigung der Interessen beider Parteien und des in vergleichbaren Fällen üblichen festzustellen (*Palandt*, § 315 BGB, Rn. 3). Dem Schutzgedanken des § 315 BGB entspricht auch die Regelung des § 5 Abs. 2 Satz 1. Auch hier wird zur Verhinderung des Missbrauchs privatautonomer Gestaltungsmacht kein freies, sondern lediglich ein eingeschränktes Ermessen eingeräumt. Die Ermessensentscheidung unterliegt auch der gerichtlichen Nachprüfung, wobei im Vordergrund die Einhaltung der bereits in § 5 Abs. 2 ausdrücklich aufgeführten, das Ermessen des Arztes bindenden Vorgaben steht. Ist die Gebührenbestimmung erfolgt, das Ermessen also ausgeübt worden, ist der rechnungsstellende Arzt hieran gebunden. Eine nachträgliche Erhöhung des Gebührensatzes ist nicht zulässig (AG Böblingen, Urteil vom 8. 11. 1996 – 3 C 416/96).

30 **2.7 Bereits berücksichtigte Bemessungskriterien.** Bei der Gebührenbemessung haben gemäß § 5 Abs. 2 Satz 3 Bemessungskriterien, die bereits in der Leistungsbeschreibung berücksichtigt worden sind, außer Betracht zu bleiben. Sind in die Leistungslegende einer Gebührenposition also bereits Elemente der Schwierigkeit oder des Zeitaufwandes einbezogen, können diese Kriterien sich bei normalen Behandlungsfällen bei der Gebührenbestimmung nicht mehr niederschlagen.

31 Wird im Gebührenverzeichnis etwa unterschiedlichen Schwierigkeitsgraden einer Leistung bereits dadurch Rechnung getragen, dass verschiedene Gebührenpositionen nach

dem Grad der Schwierigkeit der Leistungserbringung mit entsprechend abgestuften Punktwerten nacheinander aufgeführt werden (z. B. Nr. 2381 „einfache Hautlappenplastik", Nr. 2382 „schwierige Hautlappenplastik"), kann das Kriterium der „Schwierigkeit der einzelnen Leistung" (regelmäßig aber auch der Zeitaufwand) bei der Gebührenbemessung keine Berücksichtigung finden. Vielmehr muss bei Fällen erhöhter Schwierigkeit statt der Nr. 2381 (mit erhöhtem Multiplikator) die Nr. 2382 abgerechnet werden, ohne dass eine Gebührenerhöhung wegen erhöhter Schwierigkeit oder erhöhtem Zeitaufwand vorgenommen werden kann.

Wenn – z. B. durch den Einsatz teurer Geräte – bei der Leistungserbringung hohe Kosten anfallen, kann dies allein kein Kriterium bei der Gebührenbemessung sein, auch nicht, wenn die Geräte Neuentwicklungen sind und ihre Kosten bei der Bewertung der Leistung (Punktzahl) darum nicht in vollem Umfang berücksichtigt werden konnten (im Grundsatz so auch *Hoffmann,* 3. Auflage, § 4 Rn. 8, S. 65; *Brück,* 3. Auflage, § 4 Rn. 15.2, S. 125). 32

2.8 Angemessener Steigerungsfaktor bei Durchschnittsleistung. Gemäß § 5 Abs. 2 Satz 4, 1. Halbsatz, darf eine Gebühr „in der Regel" nur **zwischen** dem Einfachen und dem 2,3fachen des Gebührensatzes (Regelspanne) bemessen werden. Nach der Amtlichen Begründung zur GOÄ 82 wird damit die Ausübung des Ermessens bei der Gebührenbestimmung eingeschränkt, da bei mittlerer Schwierigkeit und durchschnittlichem Zeitaufwand eine Gebühr nur innerhalb der Regelspanne zu bemessen sei. Mit der Regelung des § 5 Abs. 2 Satz 4, 1. Halbsatz wird also für den „normalen" Behandlungsfall innerhalb des Gebührenrahmens, den § 5 Abs. 1 Satz 1 bestimmt, ein zweiter, fest eingegrenzter Gebührenrahmen festgelegt, der – wie auch andere Regelungen in § 5 Abs. 2 (Bemessungskriterien, Begründungsschwelle, Berücksichtigungsverbot für in der Leistungslegende bereits enthaltene Bemessungskriterien) – der Bindung des durch den Arzt auszuübenden Ermessens bei der Gebührenbestimmung dient. Die Auslegung der Regelung des § 5 Abs. 2 Satz 4, 1. Halbsatz ist der Schlüssel zur Beantwortung der Frage nach dem für die Durchschnittsleistung anzusetzenden Vielfachen des Gebührensatzes. Die Funktion der Regelung in der Regelungssystematik des § 5 ist trotz ihres eindeutigen Wortlauts umstritten. 33

a) Mittelwerttheorie (Mittelwert des Gebührenrahmens) In der Literatur wird die These, bei der Berechnung einer Durchschnittsleistung (durchschnittliche Schwierigkeit, durchschnittlicher Zeitaufwand, keine besonderen Umstände bei der Ausführung) sei der Regelhöchstsatz der angemessene Steigerungsfaktor in erster Linie in den GOÄ-Kommentaren von *Brück* (3. Auflage, § 5 Rn. 1.2, S. 132 ff.) und *Hoffmann* (3. Auflage, § 5 Rn. 5, S. 10 ff.) vertreten. Die Rechtsprechung stützt diese Auslegung nur vereinzelt (OLG Koblenz, NJW 1988, 2309; LG Bochum, Urteil vom 4. 3. 2002 – 6 S 11/01; AG Hildesheim, MedR 1997, 323; zitiert wird in der Literatur auch noch ein Urteil des OLG Hamburg NJW 1987, 2937). In der Entscheidung geht es aber um die Wirksamkeit einer Honorarvereinbarung nach § 2. Das Gericht führt lediglich in einem Nebensatz aus, dass der vereinbarte Steigerungsfaktor „über dem in der Regel geltenden Satz von 1,8" – die Aussage bezieht sich auf Leistungen, für die § 5 Abs. 3 einschlägig ist – liegt. Diese lapidare Feststellung dürfte allenfalls als Beleg dafür zu werten sein, wie schnell selbst ein Gericht bereit ist, eine ständige Praxis zum Maßstab zu machen, ohne sie hinsichtlich ihrer rechtlichen Zulässigkeit zu hinterfragen. Es erstaunt allerdings, dass davor sogar der Bundesgerichtshof nicht gefeit ist Denn auch in einer Entscheidung des BGH vom 13. 6. 2002 zur Gebührenminderungspflicht nach § 6a (NJW 2002, 2948 ff.) findet sich die Aussage, dass der Arzt ja regelmäßig das 2,3fache des Gebührensatzes berechnen könne. Da es in der Entscheidung an keiner Stelle um die hier erörterte Rechtsfrage geht, ist davon auszugehen, dass der BGH lediglich die tatsächliche Liquidationspraxis beschreiben und nicht etwa eine rechtliche Bewertung vornehmen wollte. Vom 34 höchsten Zivilgericht muss aber erwartet werden dürfen, dass es Aussagen zu umstrittenen Rechtsfragen so formuliert, dass sie nicht als „Rechtsmeinung" fehlinterpretiert werden können. Das LG Bochum – a.a.O. – beschränkt sich darauf, in den Urteilsgründen eine Passage aus dem Urteil des OLG Koblenz zu zitieren und sich ansonsten – unter Hinweis auf diese OLG-Entscheidung und den Kommentar von *Wezel/Liebold* – einer angeblich „herrschenden Meinung" anzuschließen. Zur Begründung wird darauf verwiesen, dass der Verordnungsgeber die sog. „Mittelwerttheorie" in die GOÄ übernommen habe (*Brück*, a.a.O.). Sowohl der Gesetzgeber als auch die Rechtsprechung bedienten sich häufig des Mittelwertes eines Gebührenrahmens als Grenze für die Beweislastverteilung in Streitfällen über die Angemessenheit von Honorarforderungen. Den Beweis für die Angemessenheit einer Honorarforderung habe danach der Honorargläubiger anzutreten, wenn er den Mittelwert mit seiner Liquidation überschritten habe. Dagegen habe der Honorarschuldner die Unangemessenheit der Forderung zu belegen, wenn die Liquidation unter dem Mittelwert liege. Bezogen auf eine Gebührenordnung für Ärzte sei das Landgericht Berlin in einem Urteil vom 22.6.1963 zur „Preußischen Gebührenordnung für Ärzte" (Preugo) von 1924 – mit Ergänzungen von 1952 – erstmals von einem solchen Mittelwert als Beweislastgrenze ausgegangen. Andere Gerichte sollen dem für die GOÄ 65 gefolgt sein (zitiert werden hierzu bei *Brück*, a.a.O., das AG Düsseldorf, Urteil vom 6.3.1978 – 40 C 193/76 – und das LG Darmstadt, Urteil vom 17.4.1974 – 4 O 343/71 –. Tatsächlich enthält aber keines der Urteile Aussagen zum Mittelwert als Beweislastgrenze). Mit der GOÄ 82 habe der Verordnungsgeber dann durch § 5 Abs. 2 Satz 4, 2. Halbsatz eine Begründungsschwelle festgelegt, die den Arzt ausdrücklich verpflichte, eine Liquidation oberhalb des arithmetischen Mittels des Gebührenrahmens mit Besonderheiten der Bemessungskriterien zu begründen. Daraus ergebe sich im Umkehrschluss, dass unterhalb dieses Mittelwertes eine solche Begründungspflicht nicht bestehe. Es könne aus § 5 Abs. 2 Satz 4, 1. Halbsatz nicht der Schluss gezogen werden, dass innerhalb dieser Regelspanne ein zweiter Mittelwert als Basis für die Gebührenfestsetzung im Regelfall zu bilden sei. Denn Sinn und Zweck des Mittelwertes sei die Beweislastverteilung und durch die Einführung der Begründungsschwelle sei bereits eine ausdrückliche gesetzliche Regelung erfolgt (*Brück*, a.a.O.; *Hoffmann*, a.a.O.; *Lang et al.*, § 5 Rn. 29). Die Regelspanne des § 5 Abs. 2 Satz 4, 1. Halbsatz begründe keine weitere Ermessensausübung (OLG Koblenz, a.a.O.). Sie umfasse Fälle von besonders hoher Leichtigkeit und besonders geringem Zeitaufwand bis zum sog. Normalfall wenn man davon ausgehe, (*Hoffmann*, a.a.O., S. 12 f.). Sinn mache die – an sich missverständliche – Regelung nur, dass „in der Regel" die zu erbringenden ärztlichen Leistungen unter Berücksichtigung aller Bemessungskriterien nicht dem Mittelfall (gemeint ist der Schwellenwert) entsprächen, sondern unterhalb des Mittelfalles anzusetzen seien. § 5 Abs. 2 Satz 4, 1. Halbsatz konkretisiere die nach § 5 Abs. 2 Satz 1 gebotene Ermessensausübung dahin, dass der Arzt bei dem unterhalb des Mittelfalles liegendem Fall die Regelspanne auch nach unten auszuschöpfen habe (OLG Koblenz, a.a.O.).

35 Die Auffassung, der Regelhöchstsatz der GOÄ stelle eine Beweislastgrenze dar und sei als arithmetisches Mittel des Gebührenrahmens zur Berechnung einer Durchschnittsleistung in Ansatz zu bringen, überzeugt nicht. Es kann dahin stehen, ob tatsächlich die „Mittelwerttheorie" in den älteren Gebührenordnungen (Preugo, GOÄ 65) verwirklicht gewesen ist, da eine Übernahme in die GOÄ 82 (die einschlägigen Bestimmungen sind seitdem nicht mehr verändert worden) nicht ersichtlich ist. In der amtlichen Begründung zur GOÄ 82 (Bundesrats-Drucksache 295/82 vom 19.7.1982) findet sich kein Hinweis, der auf eine entsprechende Intention des Verordnungsgebers schließen ließe. Es geht in § 5 Abs. 2 Satz 4 nicht um die Verteilung der Beweislast. Eine Begründungspflicht wird nicht hier, sondern in § 12 Abs. 3 festgelegt. § 12 regelt aber lediglich die Voraussetzungen für die Fälligkeit des ärztlichen Honoraranspruchs, die von der Einhaltung bestimmter Vorgaben für die Erstellung der ärztlichen Rechnung abhängt. Es ist im übrigen auch nicht ersichtlich, warum gerade in einem so spezifischen Bereich wie der Behandlung

kranker Menschen die üblichen Beweislastverteilungsregeln, wonach die Beweis- und Darlegungslast den zur Leistungsbestimmung Berechtigten bei der Ausübung seines billigen Ermessens im Rahmen des § 315 BGB trifft (*Palandt*, § 315, Rn. 5), nicht gelten sollen. Es gibt zwischen den Parteien des Behandlungsvertrages regelmäßig keine Parität; der Patient ist vielmehr grundsätzlich schutzbedürftig. Hievon geht auch der Verordnungsgeber aus, was in einer Vielzahl von gebührenrechtlichen Bestimmungen zum Ausdruck kommt (z. B. § 2) und geradezu prägend für das Gebührenrecht insgesamt ist. Der Patient (bzw. Zahlungspflichtige) hat de facto kaum eine Chance, die Unangemessenheit einer ärztlichen Honorarforderung zu beweisen. Träfe den Arzt die Beweislast erst bei einem über dem Regelhöchstsatz liegenden Steigerungsfaktor, würde damit der Regelhöchstsatz praktisch tatsächlich zum Standardliquidationssatz gemacht. Ein dahin gehender Wille des Verordnungsgebers lässt sich aber nicht feststellen. Im Gegenteil ist aus der Regelung des § 5 Abs. 2 Satz 4, 1. Halbsatz zwingend zu schließen, dass die Intention des Verordnungsgebers eine andere gewesen ist (*Miebach,* NJW 2001, 3386, 3387) Hätte er den Regelhöchstsatz als Beweislastgrenze und Standardliquidationsfaktor für die Durchschnittsleistung etablieren wollen, hätte er nicht innerhalb des Gebührenrahmens eine Regelspanne eingeführt (im Ergebnis auch AG Essen, NJW 1988, 1525 f.; AG Bochum, Urteil vom 14. 4. 1999 – 66 C 333/98 –; *Haberstroh*, VersR 2000, 538, 540). Alle Versuche, die Mittelwerttheorie argumentativ zu stützen, müssen letztlich daran scheitern, dass die Regelung des § 5 Abs. 2 Satz 4, 1. Halbsatz nicht „wegdiskutiert" werden kann (so auch VG Gelsenkirchen, Urteil vom 23. 6. 1989 – 3 K 1621/88).

b) Mittelwert der Regelspanne Die Einbindung des § 5 Abs. 2 Satz 4, 1. Halbsatz in 36 das in § 5 konstituierte System der Gebührenbemessung lässt nur den Schluss zu, dass mit der Regelspanne die Ermessensfreiheit des Arztes bei der Gebührenbemessung eingeschränkt und der Begriff „Billigkeit" bei seiner Ermessensentscheidung näher bestimmt werden soll (VG Gelsenkirchen, Urteil vom 23. 6. 1989 – 3 K 1621/88). Der eindeutige Wortlaut des § 5 Abs. 2 Satz 4, 1.Halbsatz lässt eine Umdeutung der Regelspanne in einen Regelsatz nicht zu (*Haberstroh,* VersR 2000, 538 f.).

In der amtlichen Begründung zur GOÄ 82 heißt es: „Im Gebührenrahmen wird 37 eine Regelspanne vorgesehen, *innerhalb der im allgemeinen* die Gebühr zu bemessen ist." An andere Stelle wird ausgeführt: „Die Überschreitung des 2,3fachen des Gebührensatzes ist nur zulässig, wenn Besonderheiten der in Satz 1(von § 5 Abs. 2) genannten Bemessungskriterien sich *im Einzelfall von üblicherweise vorliegenden Umständen unterscheiden*".

Hoffmann (a. a. O., S. 12 f.) interpretiert diese Ausführungen dahin, dass der „Nor- 38 malfall" oder „Durchschnittsfall" nicht der „leichte Fall", sondern der Fall mit den üblicherweise auftretenden Schwierigkeitsgraden und dem üblicherweise auftretenden Zeitaufwand sei. Gerade diesen habe der Verordnungsgeber, der in der amtlichen Begründung ausdrücklich von „üblich" gesprochen habe, mit dem Schwellenwert abbilden wollen. Alle leichteren Schwierigkeitsgrade und kürzeren Zeitaufwendungen seien graduell degressiv vom Schwellenwert abwärts bis zum Einfachsatz und alle höheren Schwierigkeitsgrade und höheren Zeitaufwendungen entsprechend abgestuft progressiv bis zum Höchstwert einzuordnen.

Legt man die Auffassung von *Hoffmann* zugrunde, wären dem „Allgemeinen" oder 39 „Üblichen" nur der „Normalfall" und die leichteren Fälle zuzuordnen. Der Regelfall würde dann nicht mehr durch die große Mehrzahl der Behandlungsfälle repräsentiert, sondern nur mehr durch das, was gleichsam von unten her an die exakte Mitte des Fallspektrums heranreicht. Unmittelbare logische Konsequenz wäre es, für die „obere" Hälfte der Behandlungsfälle Steigerungsfaktoren oberhalb des 2,3fachen des Gebührensatzes einzusetzen. Beides ist aber mit dem Regelungsinhalt des § 5 Abs. 2 Satz 4 nicht zu vereinbaren (*Haberstroh,* VersR 2000, 538,539). Mit dem 1. Halbsatz von Satz 4 wird deutlich gemacht, dass der Regelfall mit einer Gebührenspanne erfasst werden soll, und zwar in seiner gesamten Bandbreite, d.h. ausgehend von der Durchschnittsleistung mit Abweichungen sowohl nach unten als auch nach oben (VG Frankfurt, MedR 1994, 116, 117; AG Altena, Urteil vom 6. 2. 1997 – 5 C 323/96). Die Spanne erfasst nicht nur einfache oder höchstens durchschnittlich schwierige und zeitaufwendige Behandlungsfälle,; sie deckt auch die Mehrzahl der schwierigen und aufwendigen Behandlungsfälle ab (BVerwG, NJW 1994, 3023, 3024; OLG Köln, MedR 1997, 273, 274). Die Bandbreite der Regelspanne reicht vom Einfachsatz für besonders einfache Fälle bis zum Regelhöchstsatz für noch im Rahmen des üblichen liegende, aber doch bereits aufwendigere Leistungen.

40   Daraus ergibt sich, dass für den exakten Durchschnittsfall (bei Leistungen nach § 5 Abs. 2) ein mittlerer Wert der Regelspanne, rechnerisch also das 1,65-, aufgerundet das 1,7fache des Gebührensatzes anzusetzen ist (für einen mittleren Wert der Regelspanne im Ergebnis auch: AG Braunschweig, NJW 1985, 689; AG Essen, NJW 1988, 1525; AG Lüdenscheid, NJW 1988, 1526; AG Altena, Urteil vom 6. 2. 1997 – 5 C 323/96 –; AG Bochum, Urteil vom 14. 4. 1999 – 66 C 333/98 – und vom 15. 7. 2004 – 47 C 183/04 –; VG Gelsenkirchen, Urteil vom 23. 6. 1989 – 3 K 1621/88 –; OVG Berlin, Urteil vom 17. 12. 1991 – 4 B 50/91 –; VG Frankfurt, MedR 1994, 116; VG Göttingen, Urteil vom 22. 2. 1999 – 3 A 3481/96 –; *Haberstroh*, VersR 2000, 538, 540; *Dedie*, NJW 1985, 689, 690; *Miebach*, NJW 2001, 3386).

41   *c) Vorgeschichte der GOÄ* Ein weiteres Argument dafür, dass der Regelhöchstsatz den Durchschnittsfall abbildet, soll sich aus der Vorgeschichte der GOÄ 82 ergeben. Der Verordnungsgeber habe zwar bei der Einführung des – auch heute noch geltenden – Gebührenrahmens (1,0- bis 2,3fach) im Jahre 1983 erwartet, dass unterschiedliche Honorarsätze berechnet würden, gleichwohl sei er aber bei seinen Berechnungen über die Auswirkungen der „neuen GOÄ" vom 2,3fachen des Gebührensatzes ausgegangen. Man habe angenommen, dass sich bei der Berechnung des 2,3fachen des Gebührensatzes auf Basis der GOÄ 82 in etwa die gleichen Honorare ergeben würden wie beim Ansatz des 3,5fachen des Gebührensatzes der bisher geltenden GOÄ 65, wobei der 3,5fache Satz dem Durchschnittshonorar auf der Grundlage der GOÄ 65 (der Gebührenrahmen reichte hier noch bis zum Sechsfachen des Gebührensatzes) entsprochen habe. Der Verordnungsgeber habe einen kostenneutralen Übergang von der GOÄ 65 auf die GOÄ 82 gewollt. Diesen habe er erzielt, wenn ein Gesamtdurchschnittshonorar vom 2,3fachen Satz berechnet worden wäre, das dem 3,5fachen Satz der GOÄ 65 entspreche (*Hoffmann*, a.a.O., S. 13; *Hess*, ZRP 1987, 274).

42   Es mag dahinstehen, ob diese Darstellung den Tatsachen entspricht. Der amtlichen Begründung zur GOÄ 82 sind keine Hinweise darauf zu entnehmen, dass das 2,3fache des Gebührensatzes dem durchschnittlichen Liquidationsfaktor der GOÄ 65 entsprechen soll. Vielmehr wird ausgeführt, dass die Erhöhung der Liquidationsfaktoren in den letzten beiden Jahren (vor Inkrafttreten der GOÄ 82) nicht voll berücksichtigt worden sei, wodurch es zu Mindereinnahmen kommen könne, die jedoch im Hinblick auf die überdurchschnittliche Entwicklung der Ärzteeinkommen aus privatärztlicher Tätigkeit in den letzten Jahren vertretbar erschienen. Von Kostenneutralität ist nicht die Rede. Letztlich kommt es hierauf aber auch nicht an. Die Heranziehung der Vorgeschichte (Stichwort: historische Auslegung) als Hilfsargument für die Auffassung, die Durchschnittsleistung sei mit dem Regelhöchstsatz zu berechnen, ist nicht geeignet, den Verordnungstext in Frage zu stellen. Unbeantwortet bleibt die Frage, warum der Verordnungsgeber, wenn er denn eine kostenneutrale Umstellung durch Etablierung des Regelhöchstsatzes als Standardsteigerungsfaktor hätte vornehmen wollen, die Regelspanne in die Gebührenordnung eingeführt hat. Die Ausführungen zur Historie sind bloße Spekulation, die eine Umdeutung des Regelungsinhalts des § 5 Abs. 2 Satz 4 von der „Regelspanne" zum „Regelsatz" nicht rechtfertigen können.

Es gibt im übrigen einen deutlichen Hinweis darauf, dass der Verordnungsgeber den 43
ihm unterstellten Willen zur Festlegung eines Standardsteigerungsfaktors nicht gehabt
hat: Im Zusammenhang mit dem Leistungsausschluss in der gesetzlichen Krankenversicherung für komplikationslose Schwangerschaftsabbrüche (und medizinische Nachsorge), die unter den Voraussetzungen des § 218a StGB (Beratungsregelung) vorgenommen werden, ist mit dem Schwangeren- und Familienhilfeänderungsgesetz (SFHÄndG) vom 21. 8. 1995 § 5a in die GOÄ aufgenommen worden. In dieser Vorschrift wird geregelt, dass bei entsprechenden Schwangerschaftsabbrüchen die Gebühren für die in § 24b Abs. 4 SGB V genannten Leistungen nur bis zum 1,8fachen des Gebührensatzes berechnet werden dürfen. Nicht ersichtlich ist dabei, warum der Gesetzgeber die Liquidation gerade auf den 1,8fachen Satz (bei den in § 24b Abs. 4 SGB V genannten Maßnahmen handelt es sich nicht etwa um Leistungen, die dem „mittleren" Gebührenrahmen des § 5 Abs. 3 zuzuordnen sind) beschränkt hat. Unmittelbar im Anschluss an die Verkündung des Urteils des Bundesverfassungsgerichts vom 28. 5. 1993 (NJW 1993, 1751ff.), mit dem wesentliche Teile des Schwangeren- und Familienhilfegesetzes vom 27. 7. 1992 – einem Vorläufer des SFHÄndG – für unwirksam erklärt worden waren, hatte die Parlamentarische Staatssekretärin im Bundesgesundheitsministerium, Frau Dr. Sabine Bergmann-Pohl, in einer Pressemitteilung des Bundesgesundheitsministeriums (Nr. 67 vom 23. 6. 1993) noch festgestellt, dass der Arzt für einen komplikationslosen Schwangerschaftsabbruch den 1,7fachen Gebührensatz „(Mittelwert des Gebührenrahmens vom 1,0- bis 2,3fachen Gebührensatz)" berechnen könne. Trotzdem zeigt die Regelung aber deutlich, dass der Gesetzgeber nicht davon ausgeht, dass die Durchschnittsleistung mit dem Regelhöchstsatz zu berechnen ist; vielmehr wird ein deutlich unter dem Regelhöchstsatz, also dem 2,3fachen des Gebührensatzes, liegender Steigerungsfaktor als angemessen angesehen.

d) Untauglicher Rechtfertigungsversuch Abschließend soll noch kurz auf den Versuch 44
eingegangen werden, den standardmäßigen Ansatz des Regelhöchstsatzes mit nicht juristischen Argumenten zu rechtfertigen. Hess (ZRP 1987, 274, 275), der hier stellvertretend für viele andere steht, die auch heute noch entsprechend argumentieren, hat schon 1987 in einem Aufsatz einen Zusammenhang zwischen der Abrechnungspraxis der Ärzte und der sich aus § 12 Abs. 3 ergebenden Begründungspflicht bei Überschreiten des Regelhöchstsatzes hergestellt. Den Kostenträgern (Beihilfe und PKV) wird vorgeworfen, mit großer Regelmäßigkeit die in der Rechnung gegebenen Begründungen nicht zu akzeptieren bzw. zu hinterfragen. Es sei deshalb nicht verwunderlich, dass der Arzt angesichts des „bürokratischen Kleinkriegs", den er führen müsse, unter ausdrücklichem Verzicht auf das Überschreiten des Regelhöchstsatzes auch den unteren Bereich des Gebührenrahmens nicht mehr in Anspruch nehme. Außerdem wird gleichzeitig die Angemessenheit der Vergütungssätze der GOÄ in Zweifel gezogen. *Hess* (a.a.O.) stellt hierzu fest, dass vom Arzt nur dann eine Liquidation mit niedrigeren Steigerungssätzen (gemeint sind wohl Steigerungsfaktoren unter dem 2,3fachen) verlangt werden könne, wenn der Gebührensatz als solcher zumindest kostendeckend sei. Damit soll anscheinend suggeriert werden, dass der Regelhöchstsatz nicht selten schon deshalb berechnet werden müsse, weil der Ansatz niedrigerer Steigerungsfaktoren dem Arzt finanziell nicht zuzumuten wäre.

Selbst wenn die GOÄ-Sätze objektiv zu niedrig wären, um eine angemessene Honorie- 45
rung des Arztes bei bestimmten Leistungen zu gewährleisten, kann dies aber kein Grund sein, die GOÄ umzudeuten und – wie es *Mayer* (ZRP 1988, 142) in einer Stellungnahme zum Aufsatz von Hess ausdrückte – dem Gesetzgeber den Gehorsam zu verweigern. Im übrigen kann von einer zu niedrigen Bemessung der GOÄ-Honorare ohnehin nicht die Rede sein. In der amtlichen Begründung zur GOÄ 82 wird dargelegt, dass die einfachen (!) Gebührensätze der GOÄ in etwa den durchschnittlichen Vergütungen der gesetzlichen Krankenkassen entsprechen. Diese Relation hat sich inzwischen eher noch zugunsten der GOÄ entwickelt.

46 Ebenso wenig überzeugt die Behauptung, dass es faktisch bürokratische Hemmnisse im Falle des Überschreitens der Regelhöchstsätze seien, die zu einer – verständlichen (gerechtfertigten?) – Standardisierung des Abrechnungsverhaltens geführt hätten. Es sollte niemanden wundern, wenn vorformulierte Standardbegründungen, die sich häufig in der Wiederholung der Bemessungskriterien des § 5 Abs. 2 erschöpfen, von den Kostenträgern nicht akzeptiert werden. Ausdrücklich zugestimmt werden muss daher den kritischen Worten, mit denen das AG Lüdenscheid (NJW 1988, 1525 f.) zu den Ausführungen von *Hess* Stellung bezogen hat. Die ermessensfehlerhafte Praxis des standardmäßigen Ansatzes des Regelhöchstsatzes werde auch nicht durch das Argument richtig, dass wegen bürokratischer Schwierigkeiten beim Überschreiten des Schwellenwertes der Arzt unter Verzicht auf das Überschreiten auch den unteren Bereich des Gebührenrahmens nicht mehr in Anspruch nehme. Hier verkenne *Hess* – oder wolle verkennen –, dass diese „bürokratischen Schwierigkeiten" vom Verordnungsgeber gerade gewollt seien, denn die Überschreitung solle ja der – begründungspflichtige – Ausnahmefall bleiben. Damit sei vom finanziellen Ergebnis her der von Hess angeführte Verzicht auf die Überschreitung in Einzelfällen unter Kompensation durch ständige Berechnung des Regelhöchstsatzes in Wahrheit eine erhebliche, ermessensfehlerhafte und damit rechtswidrige Überkompensation.

47 *Ergebnis:* Festzuhalten bleibt, dass die durchschnittliche ärztliche Leistung mit einem Mittleren Wert der Regelspannen zu berechnen ist. Die derzeitige Praxis, standardmäßig die Regelhöchstsätze zu berechnen, ist in großem Umfang rechtswidrig. Das komplizierte System der Gebührenbemessung gewährleistet in der Theorie zwar ein Höchstmaß an Einzelfallgerechtigkeit, ist aber praxisuntauglich. Das „Instrumentarium" des § 5 wird nicht gemäß den Intentionen des Verordnungsgebers flexibel und einzelleistungsbezogen genutzt. Stattdessen sind quasi „Einheitsgebühren" entstanden. Es stellt sich vor diesem Hintergrund die Frage, ob es nicht unproblematischer wäre, auf den Gebührenrahmen zu verzichten. Vorteile der derzeitigen Regelung gegenüber einem System von „Festgebühren" sind angesichts der tatsächlichen Abrechnungspraxis nicht zu erkennen. In der Ermächtigungsgrundlage für den Erlass der Gebührenordnung als Rechtsverordnung der Bundesregierung (§ 11 BÄO) ist zwar vorgegeben, dass in der GOÄ Mindest- und Höchstsätze für die ärztlichen Leistungen festzusetzen sind. Dies ist aber kein „Dogma" und kann geändert werden (*Miebach,* NJW 2001, 3386, 3388).

48 **2.9 Überschreiten der Regelspanne.** Gemäß § 5 Abs. 2 Satz 4, 2. Halbsatz ist ein Überschreiten der Regelhöchstsätze zulässig, wenn Besonderheiten der in Satz 1 genannten Bemessungskriterien dies rechtfertigen. Da die Regelspanne die gesamte Bandbreite normaler Schwierigkeitsgrade abdeckt, ist ein Überschreiten des Schwellenwertes also nur möglich, wenn Besonderheiten vorliegen, die jenseits dessen liegen, was ein Arzt normalerweise zu leisten hat (VG Frankfurt, MedR 1994, 116, 117). Solche Besonderheiten können nur in Ausnahmefällen vorliegen, etwa wenn abweichend von der großen Mehrzahl der Fälle, Besonderheiten gerade bei der Behandlung des betreffenden Patienten aufgetreten sind. Die Annahme der „Besonderheit" muss stets an die plausible Einschätzung geknüpft sein, das Maß und das Gewicht der konkreten Anforderungen an die einzelne Leistung hebe sie von der großen Mehrzahl gleichartiger – unter der selben Gebührenposition erfasster – Leistungen ab (*Haberstroh,* VersR 2000, 538, 541). Da es diesem Ausnahmecharakter widerspräche, wenn eine vom Arzt allgemein oder häufig angewandte Verfahrensweise bei der Ausführung einer im Gebührenverzeichnis beschriebenen Leistung als zulässige Begründung für eine Schwellenwertüberschreitung akzeptiert würde, ist beispielsweise die ambulante Durchführung einer Operation nicht generell als Besonderheit im Sinne des 2. Halbsatzes von Satz 4 anzusehen (BVerwG, a.a.O.).

49 Auch im Rahmen des § 5 Abs. 2 Satz 4, 2. Halbsatz gilt der Grundsatz des § 5 Abs. 2 Satz 3, so dass bereits in der Leistungsbeschreibung berücksichtigte Bemessungskriterien

eine über dem Regelhöchstsatz liegende Vergütung nicht rechtfertigen können. Besonderer Zeitaufwand oder besondere Schwierigkeit bei der einzelnen Leistung können natürlich auch nicht zu einer grundsätzlichen Erhöhung des Gebührensatzes für alle Leistungen führen (BGH, Urteil vom 26. 4. 1988 – VI ZR 37/87 –; *Haberstroh*, VersR 2000, 538, 541).

Das OLG Köln hat mit Urteil vom 1. Juli 1997 (MedR 1997, 273 ff.) – allerdings bezogen auf eine zahnärztliche Behandlung – festgestellt, dass Gebühren mit einem Steigerungssatz über dem Regelhöchstsatz (also dem 2,3fachen Gebührensatz) nur dann in Ansatz gebracht werden dürfen, wenn der Patient vor der Behandlung darauf hingewiesen wurde. Lediglich in Fällen, in denen die Erschwernis, die die Erhöhung des Steigerungsfaktors rechtfertigt, nicht vorhersehbar war, lässt das Gericht eine Ausnahme von diesem Grundsatz zu. Die besondere Aufklärungs- oder Hinweispflicht ergebe sich nicht aus den Bestimmungen der Gebührenordnung, sondern als Nebenpflicht aus dem Behandlungsvertrag. Der durchschnittliche Patient rechne damit, dass die Liquidation üblicherweise im Rahmen der Regelspanne erfolge. Er habe grundsätzlich das Recht zu wissen, welche Kosten ihm entstehen würden, da nicht selten – auch bei Absicherung des Krankheitsrisikos durch eine private Krankenversicherung – ein nicht unerheblicher Teil der Behandlungskosten vom Patienten/Versicherten selbst zu tragen sei (Stichwort: Selbstbeteiligung). Es sei nicht einzusehen, warum es gestattet sein solle, den Patienten erst nach Abschluss der Behandlung mit besonders hohen, nämlich sogar über dem Regelhöchstsatz liegenden, Gebühren „zu überraschen". Rechtsfolge der Verletzung der Hinweispflicht ist nach Auffassung des OLG Köln, dass der Behandler in der abschließenden Liquidation den Regelhöchstsatz nicht überschreiten darf, weil dies stillschweigend als ausgeschlossen gilt (im Ergebnis auch *Haberstroh*, VersR 2000, 538, 544).

Auch wenn die grundsätzlich richtigen Überlegungen des OLG Köln nicht auf jede ärztliche Behandlung (wie ja auch nicht auf jede zahnärztliche) übertragbar sind, muss auch der Arzt dem Recht des Patienten, über außergewöhnlich hohe Kosten einer Behandlung vor deren Beginn informiert zu werden, Rechnung tragen, will er nicht Gefahr laufen, seinen Liquidationsanspruch zu verlieren, soweit dieser über den Regelhöchstsatz hinausgeht.

3. Erläuterung zu § 5 Abs. 3 bis 5 (Eingeschränkte Gebührenrahmen)

3.1 Gebührenrahmen nach § 5 Abs. 3 bei medizinisch-technischen Leistungen. Mit der GOÄ 82 ist für medizinisch-technische Leistungen ein eingeschränkter Gebührenrahmen eingeführt worden, der vom Einfachen bis zum 2,5fachen des Gebührensatzes reicht (Regelhöchstsatz = 1,8facher Gebührensatz). Die Spanne des Abs. 3 galt bisher für die in den Abschnitten A, E, M, O und Q des Gebührenverzeichnisses genannten Leistungen. Mit Inkrafttreten der GOÄ 96 sind diesem Gebührenrahmen nur noch die Leistungen nach den Abschnitten A („Gebühren in besonderen Fällen"), E („Physikalisch-medizinische Leistungen") und O („Strahlendiagnostik, Nuklearmedizin, Magnetresonanztomographie und Strahlentherapie") zugeordnet. In Abschnitt A werden in aus regelungstechnischen Gründen zweckmäßiger Weise einzelne Leistungen aus den nicht in Abs. 3 genannten Abschnitten des Gebührenverzeichnisses zusammengefasst, die auch der eingeschränkten Gebührenspanne unterliegen sollen. Für Leistungen nach Abschnitt M („Laboratoriumsuntersuchungen") wird nunmehr in § 5 Abs. 4 ein noch weiter eingeschränkter, eigener Gebührenrahmen eingeführt. Der bisherige Abschnitt Q („Magnetresonanztomographie") ist in Abschnitt O integriert worden.

Die Zuordnung zu dem Gebührenrahmen vom 1 bis 2,5fachen ist nach der Amtlichen Begründung zur GOÄ 82 gerechtfertigt, weil die Leistungen einen überdurchschnittlich hohen Sachkostenanteil haben, der z. B. bei Röntgenleistungen bei ca. 70 v. H. des Gebührensatzes liege, oder weil die Möglichkeit bestehe, diese Leistungen weitgehend unter Zuhilfenahme von Hilfskräften oder Apparaten zu erbringen. Trotzdem handelt es sich bei den in Abs. 3 genannten Leistungen ebenso wie bei allen übrigen Leistungen um ärztliche Leistungen.

54 **3.2 Gebührenrahmen nach § 5 Abs. 4 für Laborleistungen.** Nach dem mit der 4. Änderungsverordnung neu eingeführten § 5 Abs. 4 bemessen sich die Gebühren für die in Abschnitt M des Gebührenverzeichnisses genannten Leistungen sowie für die Leistung nach Nr. 437 („Laboratoriumsuntersuchungen im Rahmen einer Intensivbehandlung") nach dem Einfachen bis 1,3fachen des Gebührensatzes (Regelhöchstsatz: 1,15facher Gebührensatz). Die Reduzierung des Gebührenrahmens trägt nach der Amtlichen Begründung dem Umstand Rechnung, dass bei der Erbringung dieser Leistungen die Unterschiede hinsichtlich des jeweiligen leistungsspezifischen Schwierigkeitsgrades und Zeitaufwandes sowie der Umstände bei der Ausführung sehr gering seien und nur in seltenen Ausnahmefällen eine vom Regelfall abweichende Differenzierung in der Gebührenbemessung rechtfertigten. Eine Variationsbreite in der Gebührenbemessung von bis zu 30 v.H. reiche aus, um Besonderheiten bei der Erbringung von Laborleistungen angemessen zu berücksichtigen.

55 Die Zuordnung der Nr. 437 zu dem eingeschränkten Gebührenrahmen des Abs. 4 erfolgte, weil es sich bei dieser Gebührenposition um eine Pauschale für im Rahmen einer intensivmedizinischen Behandlung erbrachte Laborleistungen handelt.

56 **3.3 Gebührenrahmen nach § 5 Abs. 5 bei wahlärztlichen Leistungen.** Die auf Betreiben des Bundesrates eingeführte Regelung des Abs. 5 beschränkt die Liquidation des Wahlarztes für Leistungen, die er weder in Person erbringt noch auf seinen ständigen ärztlichen Vertreter delegiert hat, auf die Regelspannen des Abs. 2 Satz 4 und Abs. 3 Satz 2; abgerechnet werden dürfen solche Leistungen – unter den Voraussetzungen des § 4 Abs. 2 Satz 1 – also nur bis zum 2,3- bzw. 1,8fachen des Gebührensatzes.

57 Die Regelung soll den durch die höchstpersönliche Leistungserbringung des Wahlarztes geprägten besonderen Charakter der wahlärztlichen Behandlung ausdrücklich unterstreichen. Tritt diese in den Hintergrund, weil der Wahlarzt die Leistungserbringung delegiert (und zwar nicht auf seinen Vertreter), soll dies auch bei der Wahlleistungsvergütung Berücksichtigung finden.

58 Den Fall der Delegation im wahlärztlichen Bereich ebenso zu behandeln wie den Fall der höchstpersönlichen Leistungserbringung, der ja gerade den besonderen Wert der wahlärztlichen Behandlung ausmacht, wäre aus Sicht des Zahlungspflichtigen unangemessen. Aus diesem Grund werden in der Verordnung Abstufungen vorgenommen, so dass sich aus § 5 Abs. 5 i.V.m. § 2 Abs. 3 für die Liquidation wahlärztlicher Leistungen folgendes Bild ergibt:

Person des Leistungserbringers	Vergütungsrahmen
Wahlarzt (höchstpersönliche Leistungserbringung)	Gebührenrahmen der GO gemäß § 5 Abs. 1 Satz 1, Abs. 3 Satz 1, Abs. 4 Satz 1 sowie Möglichkeit der Honorarvereinbarung gemäß § 2
ständiger ärztlicher Vertreter des Wahlarztes (delegierte Leistungserbringung)	Gebührenrahmen der GO, aber keine Möglichkeit der Honorarvereinbarung
nachgeordneter Arzt des Krankenhauses (delegierte Leistungserbringung)	Regelspanne der GO gemäß § 5 Abs. 2 Satz 4, Abs. 3 Satz 2; Gebührenrahmen der GO gemäß § 5 Abs. 4 Satz 1

§ 5a Bemessung der Gebühren in besonderen Fällen

Im Fall eines unter den Voraussetzungen des § 218a Abs. 1 des Strafgesetzbuches vorgenommenen Abbruchs einer Schwangerschaft dürfen Gebühren für die in § 24b Abs. 4 des Fünften Buches Sozialgesetzbuch genannten Leistungen nur bis zum 1,8fachen des Gebührensatzes nach § 5 Abs. 1 Satz 2 berechnet werden.

Übersicht

	Rn.
1. Vorbemerkungen	1
2. Abbruch unter den Voraussetzungen des § 218a Abs. 1 StGB	3
3. In § 24b Abs. 4 SGB V genannte Leistungen	4
4. Berechnungsfähigkeit bis zum 1,8fachen des Gebührensatzes	7

1. Vorbemerkungen

Diese mit dem Schwangeren- und Familienhilfeänderungsgesetz (SFHÄndG) vom 21. August 1995 eingefügte Regelung (in Kraft getreten am 1. 10. 1995) steht im Zusammenhang mit dem Leistungsausschluss in der GKV für komplikationslose Schwangerschaftsabbrüche (und medizinische Nachsorge), die unter den Voraussetzungen des § 218a Abs. 1 StGB (Beratungsregelung) vorgenommen werden. Die üblichen Vergütungssätze (also das 2,3fache des Gebührensatzes), der – mangels vorgehender bundesgesetzlicher Regelung (§ 1 Abs. 1) – maßgeblichen GOÄ erschienen dem Gesetzgeber augenscheinlich zu hoch. § 5a soll laut Beschlussempfehlung und Bericht des Bundestagsausschusses für Familie, Senioren, Frauen und Jugend (BT-Drucksache 13/1850 vom 28. 6. 1995) dem Schutz der Schwangeren vor den finanziellen Risiken einer Leistungsabrechnung auf der Grundlage der GOÄ dienen.

Nicht ersichtlich ist, warum die Liquidation gerade auf das 1,8fache begrenzt worden ist. Möglicherweise scheute sich der Gesetzgeber, in der Diskussion über die richtige Anwendung des § 5 Abs. 2 Satz 4, 1. Halbsatz (Regelspanne) durch Festlegung der Liquidationsobergrenze auf das 1,7fache, also den für den normalen Behandlungsfall angemessenen „Mittelwert" der Regelspanne, eine klare Position zu beziehen. Unmittelbar im Anschluss an die Verkündung des Urteils des Bundesverfassungsgerichts (vom 28. 5. 1993 – NJW 1993, 1751 ff.), mit dem wesentliche Teile des Schwangeren- und Familienhilfegesetzes vom 27. Juli 1992 (also dem Vorläufer des SFHÄndG) für unwirksam erklärt worden waren, hatte die Parlamentarische Staatssekretärin, Frau Dr. *Sabine Bergmann-Pohl*, in einer Pressemitteilung des Bundesgesundheitsministeriums (Nr. 67, vom 23. 6. 1993) noch festgestellt, dass der Arzt für einen komplikationslosen ambulanten Schwangerschaftsabbruch den 1,7fachen Gebührensatz „(Mittelwert des Gebührenrahmens vom 1,0- bis 2,3fachen Gebührensatz)" berechnen könne. Letztlich zeigt die Regelung aber doch deutlich, dass auch der Gesetzgeber für den „normalen" Behandlungsfall einen Gebührensatz innerhalb der Regelspanne (der deutlich unter dem Standardgebührensatz in der Praxis, also dem 2,3fachen, liegt) als angemessen erachtet.

2. Abbruch unter den Voraussetzungen des § 218a Abs. 1 StGB

Die Anwendung des § 5a setzt zunächst voraus, dass ein unter den Voraussetzungen des § 218a Abs. 1 StGB vorgenommener Schwangerschaftsabbruch vorliegt. Diese Vorschrift besagt, dass § 218 StGB, der den Schwangerschaftsabbruch unter Strafe stellt, nicht verwirklicht ist, wenn
– die Schwangere den Abbruch verlangt und durch eine Bescheinigung (nach § 219 Abs. 2 Satz 2 StGB) gegenüber dem Arzt nachweist, dass sie sich mindestens drei Tage vor dem Eingriff hat beraten lassen,
– der Abbruch von einem Arzt vorgenommen wird und
– seit der Empfängnis nicht mehr als 12 Wochen vergangen sind.

3. In § 24b Abs. 4 SGB V genannte Leistungen

4 Die Einschränkung des Gebührenrahmens auf das Einfache bis 1,8 fache des Gebührensatzes gilt nur für die in § 24b Abs. 4 SGB V aufgeführten Leistungen. Dabei handelt es sich um die folgenden ärztlichen Verrichtungen zur Vornahme des Abbruches:
- die Anästhesie,
- der operative Eingriff,
- die vaginale Behandlung einschließlich der Einbringung von Arzneimitteln in die Gebärmutter,
- die Injektion von Medikamenten,
- die Gabe eines wehenauslösenden Medikamentes,
- die Assistenz durch einen anderen Arzt,
- die körperlichen Untersuchungen im Rahmen der unmittelbaren Operationsvorbereitung und der Überwachung im direkten Anschluss an die Operation.

5 Diesen Leistungen können die folgenden Gebührenpositionen im Gebührenverzeichnis der GOÄ zugeordnet werden:
- Kombinationsnarkose mit Maske (GOÄ-Nr. 460), ggf. mit endotrachialer Intubation (GOÄ-Nr. 462), bzw. Spinalanästhesie oder peridurale Anästhesie (GOÄ-Nr. 470) oder Lokalanästhesie des Gebärmutterhalses (GOÄ-Nr. 491), einschließlich der ggf. intraoperativ erforderlichen Überwachungsmaßnahmen und der Einbringung von Anästhetika, Anästhesieadjuvantien und Anästhesieantidoten;
- ggf. Zuschlag nach GOÄ-Nr. 447 bei ambulanter Durchführung einer mit mindestens 400 Punkten bewerteten Anästhesieleistung;
- die zur jeweiligen Narkoseart erforderlichen Laborparameter;
- der operative Eingriff zum Abbruch der Schwangerschaft (GOÄ-Nr. 1055) sowie der Zuschlag nach GOÄ-Nr. 444 bei ambulanter Durchführung;
- ggf. eine vaginale Behandlung einschließlich der Einbringung von Arzneimitteln in die Gebärmutter (GOÄ-Nr. 1075);
- die Katheterisierung der Harnblase (GOÄ-Nr. 1730);
- Gebühren für Injektionen von Medikamenten (GOÄ-Nrn. 252, 253);
- ggf. intravenöse Infusion eines wehenfördernden Medikaments (GOÄ-Nr. 271 bzw. ab 30 Minuten Infusionsdauer GOÄ-Nr. 272);
- ggf. Gebühr für eine Assistenz durch einen anderen Arzt (GOÄ-Nr. 61 oder 62);
- Gebühr für die körperliche Untersuchung im Rahmen der unmittelbaren Operationsvorbereitung (GOÄ-Nr. 7 oder 8) und ggf. bei Vorliegen der zeitlichen Voraussetzungen Gebühr nach GOÄ-Nr. 448 für die Beobachtung und Betreuung im direkten Anschluss an die Operation (*Lang et al.*, § 5a Rn 4).

6 Die Liquidationsbeschränkung bei den in § 24b Abs. 4 SGB V genannten Leistungen gilt nicht nur für den Kreis der Sozialversicherten, die für einen nicht strafbewehrten Schwangerschaftsabbruch ihren Anspruch an die Sozialversicherung verloren haben, sondern auch für Patienten, die privat versichert oder beihilfeberechtigt sind, oder aber keinerlei Krankenversicherung abgeschlossen haben (*Hoffmann*, 3. Auflage, § 5a Rn 2, S. 7).

4. Berechnungsfähigkeit bis zum 1,8fachen des Gebührensatzes

7 Die Leistungen zur Vornahme eines Schwangerschaftsabbruches dürfen nur „bis zum 1,8fachen des Gebührensatzes nach § 5 Abs. 1 Satz 2 abgerechnet werden". Mit dieser Regelung wird also der Gebührenrahmen des § 5 Abs. 1 Satz 1 bzw. § 5 Abs. 3 Satz 1 eingeschränkt; auf die Einführung einer Regelspanne nach dem Vorbild des § 5 Abs. 2 Satz 4 bzw. § 5 Abs. 3 Satz 2 hat der Gesetzgeber jedoch verzichtet. Zwar sind auch innerhalb des Gebührenrahmens des § 5a die Gebühren nach billigem Ermessen zu

bestimmen, da § 5 Abs. 2 Satz 1 auch bei den Leistungen zur Vornahme eines Schwangerschaftsabbruches gilt (so auch *Lang et al.*, § 5a Rn. 5; *Hoffmann*, 3. Auflage, § 5a Rn. 2, S. 9). Mangels eines Schwellenwertes und einer Begründungspflicht für dessen Überschreitung ist aber davon auszugehen, dass – wie die Formulierung der Vorschrift zu erkennen gibt – letztendlich mit Billigung des Gesetzgebers der Rahmen bis zum 1,8fachen des Gebührensatzes regelmäßig voll ausgeschöpft wird.

Der durch die 4. Änderungsverordnung neu eingeführte enge Gebührenrahmen für Laborleistungen gemäß § 5 Abs. 4 bleibt auch im Falle des § 5a bindend. Es kann nicht davon ausgegangen werden, dass durch die Obergrenze in § 5a niedrigere Gebührenspannen oder Begründungsschwellen angehoben werden sollten (*Brück*, 3. Auflage, § 5a Rn. 3; *Hoffmann*, 3. Auflage, § 5a Rn. 2, S. 8). 8

§ 5b Bemessung der Gebühren bei Versicherten des Standardtarifs der privaten Krankenversicherung

Für Leistungen, die in einem brancheneinheitlichen Standardtarif nach § 257 Abs. 2a des Fünften Buches Sozialgesetzbuch versichert sind, dürfen Gebühren nur bis zum 1,7fachen des Gebührensatzes nach § 5 Abs. 1 Satz 2 berechnet werden. Bei Gebühren für die in den Abschnitten A, E und O des Gebührenverzeichnisses genannten Leistungen gilt Satz 1 mit der Maßgabe, dass an die Stelle des 1,7fachen des Gebührensatzes das 1,3fache des Gebührensatzes tritt. Bei Gebühren für die in Abschnitt M des Gebührenverzeichnisses genannten Leistungen gilt Satz 1 mit der Maßgabe, dass an die Stelle des 1,7fachen des Gebührensatzes das 1,1fache des Gebührensatzes tritt.

Übersicht

	Rn.
1. Vorbemerkungen	1
2. Im Standardtarif versicherter Personenkreis	6
3. Leistungen des Standardtarifs	10
4. Liquidationsobergrenzen	12
5. Ausweispflicht	15

1. Vorbemerkungen

Bereits im Rahmen des Gesetzes zur Sicherung und Strukturverbesserung der gesetzlichen Krankenversicherung (Gesundheitsstrukturgesetz) vom 21. Dezember 1992 sind die Voraussetzungen für den Beitragszuschuss des Arbeitgebers zum Krankenversicherungsbeitrag neu geregelt worden. In § 257 SGB V wurde ein neuer Absatz 2a eingefügt, wonach (ab dem 1. Juli 1994) der Arbeitgeberzuschuss zum Beitrag für eine private Krankenversicherung davon abhängt, dass das Versicherungsunternehmen, mit dem der Krankenversicherungsvertrag abgeschlossen worden ist, sein Geschäft nach bestimmten, im einzelnen in der Vorschrift aufgezählten Kriterien betreibt. Eines dieser Kriterien war das Angebot eines brancheneinheitlichen Standardtarifs für versicherte Personen, die das 65. Lebensjahr vollendet haben und über eine Vorversicherung von mindestens 10 Jahren verfügen. Die Leistungen dieses Standardtarifs müssen denen des SGB V bei Krankheit vergleichbar sein und der Versicherungsbeitrag darf den durchschnittlichen Höchstbeitrag der gesetzlichen Krankenversicherung nicht übersteigen. Zur Gewährleistung der Beitragsbegrenzung wurden alle Versicherungsunternehmen, die die zuschussberechtigte Krankenversicherung betreiben, verpflichtet, an einem finanziellen Spitzenausgleich teilzunehmen (§ 257 Abs. 2b SGB V). die Ausgestaltung des Spitzenausgleichs und die Einzelheiten des Standardtarifs wurden – wie im Gesetz festgelegt – zwischen dem Bundesaufsichtsamt für das Versicherungswesen (inzwischen Bundesanstalt für Finanzdienstleistungsaufsicht – BaFin) und dem Verband der privaten Krankenversicherung 1 e.V. (PKV-Verband) mit Wirkung für die beteiligten Unternehmen vereinbart. Die Aufsichtsbehörde war dabei nicht Genehmigungsbehörde, sondern Vertragspartner des PKV-Verbandes.

2   Die Einführung zusätzlicher Voraussetzungen für die Arbeitgeberzuschussfähigkeit des Versicherungsbeitrags sollte aus Sicht des Gesetzgebers gewährleisten, dass nur ein sicherer und finanzierbarer Versicherungsschutz Grundlage für den Anspruch des Arbeitnehmers gegen den Arbeitgeber auf Bezuschussung des Versicherungsbeitrags sein kann. Die Maßnahme ist vor dem Hintergrund zu sehen, dass im Zuge der Dritten Schadenversicherungsrichtlinie der EG die Kompetenzen der Aufsichtsbehörde, die bisher entsprechende Strukturen des Versicherungsschutzes sichergestellt hatte, eingeschränkt worden sind (vgl. Amtliche Begründung, BT-Drucksache 12/3608, S. 116).

3   Wegen der gesetzlich vorgeschriebenen Bindung an den durchschnittlichen Höchstbeitrag der GKV ist im Standardtarif eine risikoadäquate Beitragserhebung nicht immer gewährleistet. Aus diesem Grund ist in dem Tarif auch die Leistungszusage beschränkt. Aufwendungen für privatärztliche Behandlungsmaßnahmen werden bis zum 1,7fachen (bzw. 1,3- oder 1,1fachen) des Gebührensatzes erstattet. Damit bestand grundsätzlich die Gefahr, dass für den Standardtarifversicherten ein Selbstbehalt verbleiben konnte, wenn der behandelnde Arzt die tariflichen Erstattungssätze bei der Liquidation nicht berücksichtigte. Der Gesetzgeber war zunächst nicht bereit, diese notwendige Leistungsbeschränkung durch eine den Arzt bindende gebührenrechtliche Vorgabe zu flankieren. Der PKV-Verband bemühte sich daher, mit der Ärzteschaft eine Vereinbarung über die Einhaltung der tariflichen Erstattungssätze zu treffen. Ein auf Geschäftsführungsebene mit der Kassenärztlichen Bundesvereinigung (nur für Verträge mit der zentralen Vertretung der Kassenärzte stand mit § 75 Abs. 6 SGB V eine Rechtsgrundlage zur Verfügung) ausgehandelter Vertragsentwurf fand jedoch in der Vertreterversammlung der KBV keine Zustimmung (vgl. Die private Krankenversicherung, Rechenschaftsbericht 1995, S. 40).

4   Im Rahmen des Gesetzes zur Reform der gesetzlichen Krankenversicherung ab dem Jahr 2000 (GKV-Gesundheitsreformgesetz 2000) hat der Gesetzgeber den Kreis der Personen, die ein Zugangsrecht zum Standardtarif haben, deutlich ausgeweitet. Die Regelung ist am 1. Juli 2000 in Kraft getreten. Gleichzeitig wurde § 5b eingeführt. Nach der Gesetzesbegründung ging der Gesetzgeber davon aus, dass die Zahl der nach dem Standardtarif Versicherten deutlich zunehmen werde. Tatsächlich stieg der Bestand von 1407 Personen im Jahr 1999 auf 10.997 Personen im Jahr 2003 an (vgl. Die private Krankenversicherung, Zahlenberichte 2000/2001 und 2003/2004). Vor diesem Hintergrund soll die Begrenzung des Gebührenrahmens für die zahlungspflichtigen Patienten bei einer durch die Verstärkung der sozialen Schutzfunktion des Standardtarifs bedingten Zunahme der Zahl der Versicherten Rechtssicherheit gewährleisten. Die Liquidationsobergrenze trägt dem besonderen Umstand der gesetzlichen Prämienbegrenzung für den Standardtarif Rechnung und flankiert damit die soziale Schutzfunktion des Tarifs.

5   Der Gesetzgeber hat also aus dem Gesichtspunkt der sozialen Schutzfunktion eine Sonderregelung getroffen, die den Liquidationsrahmen der Gebührenordnung bei der Behandlung einer bestimmten Gruppe von Patienten einengt. Dies ist aber nur insoweit ein Novum, als es sich bei dieser Patientengruppe um Versicherte eines bestimmten, brancheneinheitlichen Tarifs der privaten Krankenversicherung handelt. Denn bereits mit dem Schwangeren- und Familienhilfeänderungsgesetz vom 21. August 1995 wurde aus dem Gedanken der sozialen Schutzbedürftigkeit mit § 5a eine Sonderregelung für Frauen getroffen, die unter den Voraussetzungen des § 218a Abs. 1 StGB (Beratungsregelung) einen Schwangerschaftsabbruch vornehmen lassen. Der Gesetzgeber setzt damit konsequent seine Linie fort, es nicht in jedem Fall dem einzelnen Arzt zu überlassen, ob er besondere soziale Umstände bei der Rechnungserstellung berücksichtigt, sondern stattdessen konkrete Vorgaben zu machen. Ordnungspolitische Bedenken gegen eine

Gebühren bei Versicherten des Standardtarifs der privaten KV § 5b GOÄ

entsprechende gebührenrechtliche Differenzierung, die im Gesetzgebungsverfahren insbesondere von der Bundesärztekammer geltend gemacht worden sind, hat der Gesetzgeber als gegenüber der Zielrichtung der Neuregelung weniger gewichtig angesehen. In der Gesetzesbegründung wird auch ausdrücklich darauf hingewiesen, dass zur sozialen Schutzfunktion des Standardtarifs, die mit der Regelung des § 5b flankiert wird, alle Beteiligten beitragen; die Versicherten durch den Verzicht auf die – im Standardtarif nicht zusätzlich versicherbaren – Wahlleistungen im Krankenhaus, die PKV-Unternehmen durch die Prämienbegrenzung und die Ärzteschaft durch die Absenkung des Gebührenrahmens.

2. Im Standardtarif versicherter Personenkreis

Ein Zugangsrecht zum Standardtarif haben Personen 6
- die das 65. Lebensjahr vollendet haben und über eine Vorversicherungszeit von mindestens 10 Jahren in einem substitutiven Versicherungsschutz (§ 12 Abs. 1 VAG) verfügen (§ 257 Abs. 2a Satz 1 Nr. 2 SGB V),
- die das 55. Lebensjahr vollendet haben und deren jährliches Gesamteinkommen (§ 16 SGB IV) die Jahresarbeitsentgeltgrenze (§ 6 Abs. 7 SGB V) nicht übersteigt und die über eine Vorversicherungszeit von mindestens 10 Jahren in einem substitutiven Versicherungsschutz verfügen (§ 257 Abs. 2a Satz 1 Nr. 2 SGB V),
- die das 55. Lebensjahr nicht vollendet haben und die die Voraussetzungen für den Anspruch auf eine Rente der gesetzlichen Rentenversicherung erfüllen und diese Rente beantragt haben (bzw. die bereits eine Rente der gesetzlichen Rentenversicherung beziehen) und deren jährliches Gesamteinkommen die Jahresarbeitsentgeltgrenze nicht übersteigt und die über eine Vorversicherungszeit von mindestens 10 Jahren in einem substitutiven Versicherungsschutz verfügen; sowie deren Familienangehörige, die bei Versicherungspflicht des Versicherungsnehmers nach § 10 SGB V familienversichert wären (§ 257 Abs. 2a Satz 1 Nr. 2a SGB V),
- die das 55. Lebensjahr nicht vollendet haben und ein Ruhegehalt nach beamtenrechtlichen oder vergleichbaren Vorschriften beziehen und deren jährliches Gesamteinkommen die Jahresarbeitsentgeltgrenze nicht übersteigt und die über eine Vorversicherungszeit von mindestens 10 Jahren in einem substitutiven Versicherungsschutz verfügen; sowie deren Familienangehörige, die bei Versicherungspflicht des Versicherungsnehmers nach § 10 SGB V familienversichert wären (§ 257 Abs. 2a Satz 1 Nr. 2a SGB V).

Handelt es sich bei den in § 257 Abs. 2a Satz 1 Nr. 2 SGB V (erster und zweiter Spiegelstrich) genannten Personen um Beihilfeberechtigte, haben auch deren (bei der Beihilfe) berücksichtigungsfähige Angehörige ein Zugangsrecht zum Standardtarif (§ 257 Abs. 2a Satz 1 Nr. 2b SGB V). 7

Ohne Berücksichtigung der Vorversicherungszeit, der Altersgrenze und des Gesamteinkommens muss der brancheneinheitliche Standardtarif auch Personen angeboten werden, die nach beamtenrechtlichen Vorschriften oder Grundsätzen bei Krankheit Anspruch auf Beihilfe haben, wenn diese nach allgemeinen Aufnahmeregeln aus Risikogründen nicht oder nur zu ungünstigen Konditionen versichert werden könnten (§ 257 Abs. 2a Satz 1 Nr. 2c SGB V). Damit konstituiert der Gesetzgeber faktisch einen Kontrahierungszwang des Versicherers, da auch an sich nicht versicherbare Risiken in den brancheneinheitlichen Standardtarif aufgenommen werden müssen. 8

Durch die detaillierte und abschließende Regelung des Zugangsrechts zum Standardtarif hat der Gesetzgeber den aus seiner Sicht schutzbedürftigen Personenkreis klar umrissen. Anderen Personen steht der Tarif nicht offen. Die Liquidationsbeschränkung in § 5b bezieht sich nur auf Leistungen, die nach den Vorgaben des § 257 Abs. 2a SGB V zugangsberechtigte Personen im Standardtarif versichert haben. 9

3. Leistungen des Standardtarifs

10 Die Vertragsleistungen des brancheneinheitlichen Standardtarifs müssen den Leistungen des SGB V bei Krankheit jeweils vergleichbar sein. Das bedeutet nicht, dass der Tarif ein mit den Leistungen der GKV bei Krankheit völlig identisches Leistungsspektrum aufweisen muss. Es reicht aus, wenn die tariflichen Leistungen im Kernbereich nach Art und Umfang den Leistungen der GKV entsprechen. Angesichts dieser Maßgabe und unter Berücksichtigung der gesetzlich vorgeschriebenen Bindung an den durchschnittlichen Höchstbeitrag der GKV wurde bereits in Umsetzung des alten § 257 Abs. 2a SGB V die Kostenerstattung des Versicherers bei ambulanter ärztlicher Behandlung auf mittlere Werte der Regelspannen beschränkt. Die sich bei Zugrundelegung dieser Vergütungssätze ergebenden Honorare lagen im Durchschnitt immer noch deutlich über den Vergütungen der gesetzlichen Krankenversicherung. Bereits im Jahr 1993 hatte eine Studie der Beratungsgesellschaft für angewandte Systemforschung (BASYS) GmbH in Augsburg, mit der auch das Bundesgesundheitsministerium zusammenarbeitete, ergeben, dass bei Zugrundelegung der Preise des EBM (Einheitlicher Bewertungsmaßstab für die kassenärztlichen Leistungen) anstelle der Durchschnittsvergütungen der GOÄ (also in etwa der Regelhöchstsätze) für die jeweiligen Leistungen das Preisniveau in der privaten Krankenversicherung um 125,3 v.H. höher war als in der gesetzlichen Krankenversicherung (PKV-Publik 7/93, S. 78 ff.). Seitdem ist die Schere zwischen Privat- und Kassenhonoraren nicht wesentlich kleiner geworden.

11 Mit § 5 b hat der Gesetzgeber nunmehr die tariflichen Erstattungsobergrenzen zu zwingend einzuhaltenden Liquidationsobergrenzen gemacht. Betroffen sind allerdings nur Leistungen, die im Standardtarif versichert sind. Erbringt der Arzt also eine Leistung, die nicht in den Versicherungsschutz einbezogen ist (z.B. kosmetische Operation), ist § 5 b nicht einschlägig.

4. Liquidationsobergrenzen

12 Für Leistungen, die in dem brancheneinheitlichen Standardtarif versichert sind, dürfen Gebühren nur „bis" zu mittleren Gebührensätzen der verschiedenen Regelspannen berechnet werden. Wie in § 5a hat der Gesetzgeber damit die Gebührenrahmen der Absätze 1, 3 und 4 des § 5 eingeschränkt, ohne gleichzeitig eine Regelspanne (z.B. nach dem Vorbild des § 5 Abs. 2 Satz 4) einzuführen. Trotzdem sind auch innerhalb der Gebührenrahmen des § 5b die Gebühren nach billigem Ermessen zu bestimmen, da § 5 Abs. 2 Satz 1 auch bei den Leistungen im Sinne des § 5b gilt. Mangels eines Schwellenwertes und einer Begründungspflicht für dessen Überschreitung ist aber davon auszugehen, dass – wie die Formulierung der Vorschrift zu erkennen gibt – letztendlich mit Billigung des Gesetzgebers der Rahmen bis zu den aufgeführten Gebührensätzen regelmäßig voll ausgeschöpft wird, so dass die in § 5b genannten Gebührensätze als Standardgebührensätze für die Abrechnung der in dem brancheneinheitlichen Standardtarif nach § 257 Abs. 2a SGB V versicherten Leistungen zu verstehen sind.

13 Während die Liquidationsbegrenzung bei Leistungen, die dem Geltungsbereich des § 5a unterliegen, auch nicht im Einvernehmen zwischen Arzt und Zahlungspflichtigem aufgehoben werden können (gemäß § 2 Abs. 1 Satz 2 ist eine „abweichende Vereinbarung" unzulässig), besteht bei Leistungen, auf die § 5b Anwendung findet, die Möglichkeit, höhere Steigerungsfaktoren per Honorarvereinbarung festzulegen. Warum der Verordnungsgeber diesbezüglich die beiden Fallgruppen, in denen er die Gebührenbemessung durch besondere Regelungen einschränkt, unterschiedlich behandelt, ist nicht erkennbar. Soll die Regelung des § 5b die soziale Schutzfunktion des Standardtarifs flankieren, wie es in der Gesetzesbegründung heißt, wird dieser Zweck nur unvollständig erreicht, wenn die Möglichkeit besteht, dass die Behandlung faktisch vom Abschluss einer die Einschränkungen des § 5b aufhebenden Honorarvereinbarung abhängig ge-

macht werden kann. Die Praxis muss zeigen, ob hier nachgebessert werden muss. Derzeit gibt es keine Hinweise darauf, dass Ärzte – von Einzelfällen abgesehen – die Behandlung von Standardtarifversicherten auf der Grundlage des § 5 b verweigern.

Gemäß § 5 b Satz 3 dürfen Gebühren für die in Abschnitt M des Gebührenverzeichnisses genannten Leistungen nur bis zum 1,1fachen des Gebührensatzes berechnet werden. Dieser Gebührensatz ist innerhalb der Regelspanne (1,0- bis 1,3facher Gebührensatz) des in § 5 Abs. 4 geregelten Gebührenrahmens für Laborleistungen angesiedelt. Dem kleinen Gebührenrahmen des § 5 Abs. 4 ist aber neben den Laborleistungen des Abschnitts M auch GOÄ-Nr. 437 („Laboratoriumsuntersuchungen im Rahmen einer Intensivbehandlung nach Nr. 435 bis zu 24 Stunden Dauer) zugeordnet. Diese Pauschalgebühr für Laboruntersuchungen im Rahmen einer intensivmedizinischen Überwachung und Behandlung eines Patienten auf einer dafür eingerichteten gesonderten Betteneinheit eines Krankenhauses mit spezieller Personal- und Geräteausstattung wird von der Liquidationsbegrenzung des § 5 b Satz 3 nicht erfasst. Hier könnte an ein „Redaktionsversehen" des Gesetzgebers gedacht werden. Aus der Leistungszusage des Standardtarifs, auf die der Gesetzgeber in der Gesetzesbegründung ausdrücklich anspielt (vgl. auch Vorbemerkungen zu § 5 b), ergibt sich jedoch, dass es einer Einbeziehung der GOÄ-Nr. 437 in § 5 b Satz 3 nicht bedarf. Denn § 5 b legt nur Liquidationsobergrenzen für Leistungen fest, die im Standardtarif versichert sind. Die Leistungszusage des Standardtarifs erfasst aber nur die allgemeinen Krankenhausleistungen; wahlärztliche Leistungen sind nicht in den Versicherungsschutz einbezogen. Da die Leistung nach GOÄ-Nr. 437 nicht ambulant erbracht werden kann, musste sich der Geltungsbereich der Regelung des § 5 b auf diese Gebührenposition nicht erstrecken. 14

5. Ausweispflicht

Standardtarifversicherte erhalten von ihrem Versicherer eine „Versichertenkarte", die sie als Versicherte dieses brancheneinheitlichen Spezialtarifs ausweist und die dem Arzt vor der Behandlung vorgelegt werden soll. Wird der Arzt nicht auf diese oder andere Weise über den „Versicherungsstatus" des Patienten informiert und stellt er deshalb eine „normale" Rechnung (also – wie in der Praxis üblich – unter Ansatz zumindest der Regelhöchstsätze), ergibt sich die Frage, ob er zur Korrektur seiner Liquidation verpflichtet ist, wenn der Patient im Nachhinein belegt, dass er im Standardtarif versichert ist. Hierzu wird die Auffassung vertreten, dass der Arzt nicht nach § 5 b gebunden ist, wenn er nicht vor Behandlungsbeginn darüber informiert wird, dass sein Patient im Standardtarif versichert ist. Der Behandlungsvertrag sei dann nicht auf der Grundlage von § 5 b zustande gekommen (*Brück*, 3. Auflage, § 5 b Rn. 3.1). § 5 b ist allerdings nichts zu entnehmen, was diese Auffassung stützen könnte. Im Gegenteil könnte die Regelung eher den Schluss zulassen, dass es nicht auf die Information des Arztes vor Behandlungsbeginn, sondern nur auf den tatsächlich bestehenden Versicherungsschutz ankommen soll. Denn der Verordnungsgeber hat es unterlassen, eine Parallele zu § 11 Abs. 2 zu ziehen, in dem die Anwendung der Regelung zur Gebührenbemessung im Falle der Zahlung des ärztlichen Honorars durch öffentlich-rechtliche Kostenträger davon abhängig gemacht wird, dass dem Arzt vor der Inanspruchnahme eine von dem die Zahlung Leistenden ausgestellte Bescheinigung vorgelegt wird. Es ist allerdings nicht ersichtlich, warum der Verordnungsgeber einen im Standardtarif versicherten Patienten gegenüber einem Patienten, für dessen ärztliche Behandlung ein öffentlich-rechtlicher Kostenträger aufkommt, privilegieren sollte. Dem nicht informierten Arzt wird die grundsätzlich bestehende Möglichkeit, den Abschluss eines Behandlungsvertrages zu verweigern bzw. vom Abschluss einer Honorarvereinbarung abhängig zu machen, weil er eine Behandlung zu den in § 5 b festgelegten Gebührensätzen nicht durchführen will, genommen. Eine „Behandlungspflicht" durch die Hintertür wollte der Verordnungsgeber aber sicher nicht konstituieren. Es kann daher nicht davon ausgegangen werden, dass der Verordnungs- 15

GOÄ § 6   1. Teil. C. Die einzelnen Vorschriften der GOÄ

geber bewusst auf die ausdrückliche Regelung des Falles der fehlenden Information über den „Versicherungsstatus" vor Behandlungsbeginn verzichtet hat. Die entstandene Regelungslücke ist unter Heranziehung des Regelungsgehalts des § 11 Abs. 2 zu schließen. Versäumt es der Patient, den Arzt darauf hinzuweisen, dass er im Standardtarif versichert ist, entsteht für den Arzt keine Bindung an die in § 5b festgelegten Liquidationsgrenzen. Ein entsprechender Hinweis reicht aber auch dann aus, wenn ein Beleg (z.B. durch Vorlage einer Versichertenkarte) erst später erbracht wird.

§ 6 Gebühren für andere Leistungen

(1) Erbringen Mund-Kiefer-Gesichtschirurgen, Hals-Nasen-Ohrenärzte oder Chirurgen Leistungen, die im Gebührenverzeichnis für zahnärztliche Leistungen – Anlage zur Gebührenordnung für Zahnärzte vom 22. Oktober 1987 (BGBl. I S. 2316) – aufgeführt sind, sind die Vergütungen für diese Leistungen nach den Vorschriften der Gebührenordnung für Zahnärzte in der jeweils geltenden Fassung zu berechnen.

(2) Selbständige ärztliche Leistungen, die in das Gebührenverzeichnis nicht aufgenommen sind, können entsprechend einer nach Art, Kosten- und Zeitaufwand gleichwertigen Leistung des Gebührenverzeichnisses berechnet werden.

Übersicht

	Rn.
1. Erläuterung zu § 6 Abs. 1	1
2. Erläuterung zu § 6 Abs. 2	2
2.1 Vorbemerkungen	2
2.2 Selbständige ärztliche Leistungen	8
2.3 Keine Aufnahme in das Gebührenverzeichnis	9
2.4 Gleichwertige Leistung	10
2.5 Keine Honorarvereinbarung statt analoger Bewertung	13

1. Erläuterung zu § 6 Abs. 1 (Erbringung zahnärztlicher Leistungen)

1 Nachdem in der GOÄ 82 der Verweis auf Leistungen der Gebührenordnung für Zahnärzte (GOZ) entfallen war, wurde er mit der 3. Änderungsverordnung erneut aufgenommen, allerdings beschränkt auf die Leistungen bestimmter Facharztgruppen (Mund-Kiefer-Gesichtschirurgen, Hals-Nasen-Ohrenärzte und Chirurgen). In der Amtlichen Begründung zur 3. Änderungsverordnung wird dies mit der Notwendigkeit begründet, klarzustellen, dass diese Gebietsärzte, deren Leistungsspektrum – in einem geringeren Umfang – auch Leistungen aus dem Gebührenverzeichnis der GOZ umfassen kann, die Vergütungen für diese Leistungen nur nach der GOZ berechnen dürfen. Einer entsprechenden Vorschrift für weitere Facharztgruppen bedürfe es dagegen nicht, da von diesen Leistungen aus dem zahnärztlichen Bereich nicht erbracht würden.

2. Erläuterung zu § 6 Abs. 2

2 **2.1 Vorbemerkungen.** Grundsätzlich ist es das Anliegen des Verordnungsgebers, im Gebührenverzeichnis der GOÄ die berechnungsfähigen ärztlichen Leistungen abschließend zusammenzufassen. Es wird allerdings angesichts des umfangreichen Spektrums ärztlicher Leistungen trotzdem vorkommen, dass bestimmte ärztliche Leistungen im Gebührenverzeichnis nicht aufgeführt sind. Aus diesem Grund, insbesondere aber auch wegen der rasant fortschreitenden Entwicklung in der Medizin, die im Gebührenverzeichnis infolge des großen zeitlichen Abstandes zwischen den Änderungsverordnungen zur GOÄ nicht zeitnah nachvollzogen werden kann, bedarf es einer Vergütungsregelung für nicht in das Gebührenverzeichnis aufgenommene Leistungen.

3 Grundsätzlich liegt die Bildung einer Analogbewertung, d.h. die Anwendung des § 6 Abs. 2, in der Verantwortung des einzelnen Arztes. Dies kann zur Folge haben, dass in

Gebühren für andere Leistungen § 6 GOÄ

manchen Bereichen ein „Abrechnungswildwuchs" entsteht, bei dem im Ergebnis nicht selten ungerechtfertigt hohe Vergütungen berechnet werden. Nach der Amtlichen Begründung zur GOÄ 96 sind ein Beispiel hierfür die arthroskopischen Operationen, die wegen Fehlens allgemein anerkannter Analogpositionen zum Teil mit deutlich überhöhten Sätzen abgerechnet wurden. Der Verordnungsgeber hat sich daher gezwungen gesehen, im Vorgriff auf einen nächsten, Abschnitt L („Chirurgie, Orthopädie") des Gebührenverzeichnisses betreffenden Novellierungsschritt, Gebührenpositionen für die arthroskopischen Leistungen einzuführen (vgl. Allgemeine Bestimmungen zu L III des Gebührenverzeichnisses; GOÄ-Nrn. 2189 bis 2196).

Um den einzelnen Arzt bei der Abrechnung nicht im Gebührenverzeichnis enthaltener 4 Leistungen zu helfen, publizieren ärztliche Berufsverbände, insbesondere aber auch die Bundesärztekammer, „Listen analoger Bewertungen". Bei den „Analoglisten" der Berufsverbände entsteht natürlich leicht der Verdacht einseitiger Interessenvertretung. Dagegen bemüht sich die Bundesärztekammer durch eine gewollt zurückhaltende Empfehlungspraxis um ein möglichst hohes Maß an Objektivität. Auch wenn die Empfehlungen für den einzelnen Arzt nicht verbindlich sind, die BÄK also im Grunde die Funktion eines Sachverständigen ausübt, haben ihre Vorschläge besonderes Gewicht und setzen sich in der Praxis gewöhnlich durch. Dies ist nicht unbedenklich, wird die BÄK damit doch quasi als „Ersatzverordnungsgeber" tätig. Dies ist insbesondere nicht akzeptabel, wenn in Einzelfällen über den von § 6 Abs. 2 gesetzten Rahmen hinausgegangen wird, wie es bei der – seitens des Bundesgesundheitsministeriums gerügten – Empfehlung einer Komplexgebühr für eine 10. Kindervorsorgeuntersuchung (U 10) oder bei der Analogposition A 37 („Zuziehung eines Assistenten bei belegärztlichen Leistungen") der Fall ist. Außerdem werden auch zu hoch bewertete Gebührenpositionen herangezogen, wie einige jetzt bei der Übernahme der bisher analog bewerteter Leistungspositionen in das Gebührenverzeichnis vorgenommene Abwertungen zeigen (z.B. bei Nr. 5475 – die entsprechende Analogposition der BÄK – A 5496 – war mit 887 Punkten und damit mehr als doppelt so hoch bewertet).

Solange der Verordnungsgeber nicht zeitnäher auf Veränderungen in dem von der 5 GOÄ geregelten Leistungsbereich reagieren kann, sollte de lege ferendum zumindest ein Rahmen für Empfehlungen zu analogen Bewertungen abgesteckt werden, etwa im Sinne eines vorgeschriebenen Abstimmungsverfahrens zwischen Ärzteschaft und Kostenträgern (PKV und Beihilfe) unter Federführung des Bundesgesundheitsministeriums.

Die Bundesärztekammer hat inzwischen erkannt, dass einseitige „Empfehlungen" in 6 der Praxis nur bedingt eine „Befriedungsfunktion" haben können. Bundesgesundheitsministerium und Bundesinnenministerium (für die Beihilfe) sowie der Verband der privaten Krankenversicherung werden zu den vom Gebührenordnungsausschuss der BÄK erarbeiteten „Abrechnungsempfehlungen" um Stellungnahme gebeten. Seit Inkrafttreten der 4. Änderungsverordnung hat die BÄK keine neuen analogen Bewertungen mehr in ihre „offizielle" Empfehlungsliste aufgenommen, über die nicht vorher mit den genannten Institutionen Einvernehmen erzielt werden konnte.

Die mit der 3. Änderungsverordnung neu gefasste Analogieregelung in § 6 Abs. 2 7 stellt (wie schon zuvor) auf die Gleichwertigkeit der erbrachten mit einer im Gebührenverzeichnis enthaltenen Leistung ab, bezieht aber die Gleichwertigkeit (präzisierend gegenüber der früheren Regelung) auf die Vergleichbarkeit nach Art, Kosten- und Zeitaufwand. Die Vorschrift bindet die entsprechende Bewertung an sachlich nachvollziehbare Kriterien und erleichtert so nicht zuletzt die rechtliche Überprüfung, der die Entscheidungsfindung des Arztes uneingeschränkt unterliegt.

2.2 Selbständige ärztliche Leistungen. Voraussetzung für eine analoge Abrechnung ist 8 zunächst, dass eine – nicht im Gebührenverzeichnis aufgenommene – selbständige ärztliche Leistung erbracht wird. Eine solche liegt insbesondere auch dann nicht vor, wenn sich die Leistung nur als besondere Ausführung einer anderen Leistung darstellt. Dieser

Grundsatz wurde in der GOÄ 82 noch unmittelbar in § 6 klargestellt und ist mit der 3. Änderungsverordnung aus systematischen Gründen in § 4 Abs. 2 Satz 3 (neu jetzt Satz 5) integriert worden, ohne dass dadurch die Geltung auch im Anwendungsbereich des § 6 berührt wird. Es kann daher keine Analogbewertung für Leistungen geben, die sich lediglich durch besonderen Zeitaufwand, einen besonderen Schwierigkeitsgrad oder besondere Umstände bei der Leistungsausführung von Leistungen unterscheiden, die bereits im Gebührenverzeichnis enthalten sind (*Brück*, § 4 Rn 7, S. 104*)*. Gleiches gilt für Leistungen, die Bestandteil einer im Gebührenverzeichnis aufgeführten Leistung sind (§ 4 Abs. 2 Satz 5).

9   **2.3 Keine Aufnahme in das Gebührenverzeichnis.** Die Bildung einer Analogbewertung kommt nur für Leistungen in Frage, die keine Aufnahme in das Gebührenverzeichnis gefunden haben. Es ist ausreichend, den Tatbestand der Nichtaufnahme festzustellen. Die Ursache für die fehlende Aufnahme ist ohne Bedeutung. Dies gilt auch bei Leistungen, die durchaus im Zeitpunkt des Erlasses der Gebührenordnung bereits bekannt waren. Das ergibt sich auch daraus, dass der Verordnungsgeber in der GOÄ nicht die Regelung des § 6 Abs. 2 GOZ übernommen hat, wonach die analoge Heranziehung einer gleichwertigen Leistung aus dem Gebührenverzeichnis nur möglich ist, wenn die zahnärztliche Leistung erst nach Inkrafttreten der GOZ 88 aufgrund wissenschaftlicher Erkenntnisse entwickelt worden ist. Hat also eine Leistung etwa wegen geringer Bedeutung oder weil sie sich mangels allgemeiner wissenschaftlicher Anerkennung als „Außenseitermethode" darstellt, keinen Eingang in das Gebührenverzeichnis gefunden, so ist sie trotzdem nach der GOÄ, also unter Anwendung des § 6 Abs. 2 abzurechnen. Allerdings ist es sicher notwendig, in solchen Fällen besonders sorgfältig zu prüfen, ob nicht die Leistung bisher schon als Bestandteil einer anderen im Gebührenverzeichnis enthaltenen Leistung anzusehen ist oder etwa lediglich eine abweichende Modalität gegenüber einer bereits im Gebührenverzeichnis aufgeführten Leistung darstellt (vgl. Nr. 4 der „Richtlinien" der BÄK zur Anwendung des § 6 Abs. 2 – DÄ 1984, 485). Handelt es sich um eine medizinisch nicht allgemein anerkannte Leistung, ist insbesondere auch § 1 Abs. 2 zu beachten.

10   **2.4 Gleichwertige Leistung.** Der Begriff der Gleichwertigkeit der entsprechend abgerechneten Leistung wird dahingehend präzisiert, dass die analog herangezogene Leistung nach Art, Kosten- und Zeitaufwand der tatsächlich erbrachten Leistung entsprechen muss. Nach einer Definition von *Dietrich Schopohl* (in „Gebührenwesen der Ärzte und Zahnärzte", zitiert bei *Hoffmann*, 2. Auflage, § 6 Rn. 2) liegt eine gleichwertige Leistung dann vor, wenn der Summe der Tatbestandsmerkmale der einen Leistung der gleiche Wert beigemessen werden kann wie der anderen Leistung. Abzustellen ist also auf den Wert (Gleichwertigkeit) der Leistung. Ansatzpunkt für den Vergleich sind die wesentlichen Ausführungselemente der Leistungen (*Schmatz/Goetz/Matzke*, § 6 Anm. 3, S. 73). Diese müssen nach Art, Kosten- und Zeitaufwand gleichwertig sein. Anhaltspunkte ergeben sich dabei auch aus äußeren Merkmalen. Handelt es sich z. B. um Maßnahmen am gleichen Organ, wird die gleiche oder eine ähnliche Technik angewandt, ist die erbrachte Leistung der gleichen Leistungsgruppe (z. B. chirurgische Leistungen) zuzurechnen usw. Neben diesen Merkmalen ist insbesondere aber auch die „innere Gleichwertigkeit" von Bedeutung, die sich aus einem Vergleich des Zeitaufwandes und damit auch der Schwierigkeit der Leistungen ergibt. Außerdem ist darauf zu achten, dass die Honorarrelationen stimmen, wobei auch der Kostenaufwand bei der Leistungserbringung bedeutsam ist. Ein irgendwie gearteter Beurteilungs- oder Ermessensspielraum bei der Wahl der „geeigneten" Vergleichsposition steht dem Arzt nicht zu (*Haberstroh*, VersR 2001, 1064, 1066).

11   Zulässig ist, zur Abrechnung einer nicht im Gebührenverzeichnis aufgenommenen Leistung mehrere Gebührenpositionen heranzuziehen, die zusammen die erbrachte Leistung ergeben, wenn nur auf diese Weise eine angemessene Analogbewertung erreicht

werden kann (*Schmatz/Goetz/Matzke*, § 6, Anm. 3, S. 73; *Hoffmann*, 3. Auflage, § 6 Rn. 2, S. 8/4 f.; *Brück*, 3. Auflage, § 6 Rn. 3, S. 160 ff. unter Hinweis auf ein zur Preugo ergangenes Urteil des BSG vom 24. 11. 1960 – 6 RKa 3/59).

Der Gebührenrahmen, dem die zur analogen Berechnung herangezogene Gebührenposition aus dem Gebührenverzeichnis zugeordnet ist, gilt auch für die tatsächlich erbrachte (und analog berechnete) Leistung (so auch *Hoffmann*, 3. Auflage, § 6 Rn. 2, S. 8/5). 12

2.5 Keine Honorarvereinbarung statt analoger Bewertung. *Hoffmann* (2. Auflage, § 6 Rn. 6) vertrat die Auffassung, dass es zulässig sei, statt einer analogen Bewertung eine Honorarvereinbarung zu schließen. Sei eine Leistung nicht im Gebührenverzeichnis aufgeführt, so sei sie nicht Gegenstand der Gebührenordnung. Eine für eine solche Leistung getroffene Honorarvereinbarung unterläge keinen Beschränkungen. Eine Verpflichtung zur Anwendung der analogen Bewertung bestehe jedenfalls nicht, da der Verordnungstext nur davon spreche, dass nicht in das Gebührenverzeichnis aufgenommene Leistungen entsprechend einer gleichwertigen Leistung berechnet werden *könnten*. 13

Diese Ansicht verkennt, dass sich – abgesehen von Fällen einer anderweitigen Regelung durch Bundesgesetz – die Vergütungen für die beruflichen Leistungen der Ärzte nach der GOÄ bestimmen (§ 1 Abs. 1). Auch nicht im Gebührenverzeichnis aufgenommene ärztliche Leistungen sind also nach der GOÄ abzurechnen. Eine Abweichung von den gesetzlichen Vorgaben der Gebührenordnung ist nach § 2 nur hinsichtlich der Vergütungshöhe zugelassen. Wird über eine im Gebührenverzeichnis nicht aufgeführte Leistung eine Honorarvereinbarung abgeschlossen, so kann sich diese nur auf die Höhe des Gebührensatzes beziehen. Das ärztliche Honorar ergibt sich dann aus dem Einfachsatz der analog herangezogenen Gebührenposition multipliziert mit dem vereinbarten Steigerungssatz. 14

Unzulässig ist es dagegen, für eine nicht im Gebührenverzeichnis enthalte Leistung ohne Anwendung des § 6 Abs. 2 einfach in einer Honorarvereinbarung eine bestimmte Vergütung zu vereinbaren. Die zwingenden Vorschriften der Gebührenordnung dürfen nicht umgangen werden *(so auch Brück*, 3. Auflage, § 6 Rn. 2, S. 158). 15

Hoffmann hat die Unhaltbarkeit seiner Auffassung inzwischen erkannt und sie in der 3. Auflage seines Kommentars aufgegeben. Er verweist (§ 6 Rn. 7, S. 11/1) dabei darauf, dass u. a. die Autoren dieses Buches bei ihrer Kritik an seiner Kommentierung übersehen hätten, dass diese noch zur 3. Änderungsverordnung erfolgt sei. Abgesehen davon, dass zum Zeitpunkt des Erscheinens der 1. Auflage dieses Buches die 3. Auflage des Kommentars von *Hoffmann* noch nicht vorlag, sei hier nur darauf verwiesen, dass auch nach altem Recht die Auffassung von *Hoffmann* nicht vertretbar gewesen ist. Es ist nicht ersichtlich, welche Änderungen im Zuge der 4. Änderungsverordnung bewirkt haben sollen, dass die Position von *Hoffmann* zur GOÄ 88 noch richtig, zur GOÄ 96 aber nicht mehr aufrecht zu halten gewesen sein soll. 16

§ 6 a Gebühren bei stationärer Behandlung

(1) Bei vollstationären, teilstationären sowie vor- und nachstationären privatärztlichen Leistungen sind die nach dieser Verordnung berechneten Gebühren einschließlich der darauf entfallenden Zuschläge um 25 vom Hundert zu mindern. Abweichend hiervon beträgt die Minderung für Leistungen und Zuschläge nach Satz 1 von Belegärzten und anderen niedergelassenen Ärzten 15 vom Hundert. Ausgenommen von der Minderungspflicht ist der Zuschlag nach Buchstabe J in Abschnitt B V des Gebührenverzeichnisses.

(2) Neben den nach Absatz 1 geminderten Gebühren darf der Arzt Kosten nicht berechnen, die §§ 7 bis 10 bleiben unberührt.

Übersicht

	Rn.
1. Überblick	1
1.1 Inhalt der Regelung	1
1.2 Rechtsprechung des BGH	2
1.3 Stellungnahme des BVerfG	3
2. Allgemeine Erläuterungen	4
2.1 Zusammenhang und Zweck	4
2.2 Entwicklung der Regelung	5
2.3 Behandlungsvertrag/Unabdingbarkeit	6
3. Erläuterungen zu § 6a Abs. 1 GOÄ (Gebührenminderung)	7
3.1 Gebührenminderung um 25 Prozent	7
3.2 Gebührenminderung um 15 Prozent	8
3.3 Stationäre Leistungen/Auslegung	9
4. Erläuterungen zu § 6a Abs. 1 GOÄ (externe Leistungen)	10
4.1 Problematik externer Leistungen	10
4.2 Gesamtbetrachtung/Stationärer Zusammenhang	11
4.3 Andere Lösungsansätze	17
5. Erläuterungen zu § 6a Abs. 2 GOÄ (Kostenberechnung)	23
5.1 Sachkosten bei stationärer Behandlung	23
5.2 Einschränkung der Sachkostenberechnung	24

1. Überblick

1 **1.1 Inhalt der Regelung.** Die Regelung modifiziert den sich aus den §§ 611 und 612 BGB in Verbindung mit der GOÄ ergebenden Vergütungsanspruch der Privatärzte bei stationärer Behandlung. Nach Abs. 1 sind die ärztlichen Gebühren bei vollstationären, teilstationären sowie vor- und nachstationären privatärztlichen Leistungen regelmäßig um 25 Prozent zu mindern. Werden diese Leistungen von Belegärzten und anderen niedergelassenen Ärzten erbracht, erfolgt eine Minderung der Honorare in Höhe von 15 Prozent. Eine Gebührenminderung um lediglich 15 Prozent hat nach der Rechtsprechung des BGH auch dann zu erfolgen, wenn eine privatärztliche Leistung durch den Arzt eines anderen Krankenhauses, in dem der Patient nicht stationär behandelt wird, erbracht wird. In Abs. 2 folgt eine Regelung zur Berechnungsfähigkeit von Kosten, Entschädigungen, Wegegeld, Reiseentschädigung und Auslagen bei stationärer Behandlung. Die Reichweite der Gebührenminderungsverpflichtung der Ärzte ist, wie vorstehend umrissen, durch die Rechtsprechung der Zivilgerichte inzwischen deutlich herausgearbeitet worden. Die dortige Auslegung ist vom BVerwG ausdrücklich für die Frage, ob nach den Maßstäben des Beihilferechts Aufwendungen der Berechtigten als angemessen anzusehen sind, als maßgeblich anzusehen. Auch im Rahmen der Beihilfe kann es demnach nicht als vertretbar angesehen werden, dass externe Ärzte keine Gebührenminderung vornehmen (BVerwG, Urteil vom 28. 10. 2004 – 2 C 34.02 –, MedR 2005, 475).

2 **1.2 Rechtsprechung des BGH.** Mit dem Urteil des IV. Zivilsenats des BGH vom 14. 1. 1998 (NJW 1998, 1790; Vorinstanz: OLG Hamburg, Urteil vom 11. 2. 1997 – 9 U 128/96 –, VersR 1997, 1258) und den beiden Urteilen des III. Zivilsenats vom 17. 9. 1998 (NJW 1999, 868; Vorinstanz: OLG Frankfurt a.M., Urteil vom 29. 10. 1997 – 19 U 123/96 –, MedR 1998, 34) und vom 13. 6. 2002 (III ZR 186/01, Vorinstanz: OLG Düsseldorf, Urteil vom 7. 6. 2001, MedR 2002, 91) liegen zwischenzeitlich drei BGH-Urteile vor, aus denen sich grundlegende Maßgaben und Klarstellungen für die Anwendung der Minderungsvorschrift des § 6a Abs. 1 GOÄ ergeben. Der III. Zivilsenat des BGH hat im zuletzt ergangenen Urteil vom 13. 6. 2002 sein Urteil vom 17. 9. 1998 als auf einen „besonderen Fall externer Leistungserbringung" bezogen gesehen und das Urteil des IV. Zivilsenats vom 14. 1. 1998 als „ähnlichen Fall" bezeichnet. Fälle externer Leistungserbringung, in denen Leistungen nicht im Krankenhaus, in dem der Patient behandelt wird, sondern außerhalb erbracht werden, seien bislang höchstrichterlich noch nicht entschieden worden. Ohne sich allgemein zur Anwendung des § 6a GOÄ in Fällen äußern zu müssen, in denen externe Ärzte zur Behandlung stationärer Patienten herangezogen werden, habe er im Urteil vom 17. 9. 1998 eine Sichtweise für verkürzt gehalten, die ausnahmslos auf den Ort der Leistungserbringung oder auf die Entstehung einer privatärztlichen Gebühr für eine Einzelleistung abstellt. Vielmehr habe er den Stellenwert der ärztlichen Leistung im Rahmen der jeweiligen Behandlung in den Blick genommen und wegen der notwendigen Inanspruchnahme der Dienste des Krankenhauses im Bereich der Vor- und Nachsorge im Zusammenhang mit der vom Arzt vorgenommenen Dilatation als entscheidend für die Beurteilung dieser Leistung als stationäre Leistung angesehen. Hiervon unterscheide sich die im Urteil vom 13. 6. 2002 entschiedene Untersuchung von Gewebeproben durch einen externen Arzt, da dieser Dienste des Krankenhauses für seine Leistungen nicht in Anspruch nehme. Vor diesem Hintergrund sei eine allgemeine Antwort auf die Frage der Gebührenminderung bei Leistungen externer Ärzte erforderlich. Im Ergebnis sieht der III. Zivilsenat sämtliche im Zusammenhang der stationären Behandlung erbrachte externe Leistungen als stationäre Leistungen an. Ihre Abrechnung unterliegt daher der Gebührenminderung. Allerdings hat der III. Zivilsenat des BGH externe Krankenhausärzte anderen niedergelassenen Ärzten gleichgestellt, so dass eine Gebührenminderung um (lediglich) 15 Prozent und nicht um 25 Prozent erfolgen muss. Zur Begründung hat der BGH im Wesentlichen auf den systematischen Zusammenhang mit dem Pflegesatzrecht sowie den Charakter als Schutzvorschrift zugunsten des privatärztlich behandelten Patienten abgestellt.

1.3 Stellungnahme des BVerfG. Mit dem Urteil des BGH vom 13. 6. 2002 (III ZR 186/01) hat sich das BVerfG im Rahmen einer Verfassungsbeschwerde des betroffenen Arztes befasst. Diese wurde durch Beschluss vom 19. 3. 2004 (1 BvR 1319/02) nicht zur Entscheidung angenommen, weil die Voraussetzungen für die Annahme der Verfassungsbeschwerde nicht vorgelegen haben. Nach Ansicht des BVerfG wurden weder Fragen von grundsätzlicher verfassungsrechtlicher Bedeutung aufgeworfen, noch war die Verfassungsbeschwerde zur Durchsetzung der Grundrechte des Arztes aus Art. 12 Abs. 1 GG in Verbindung mit Art. 3 Abs. 1 GG angezeigt. Die vom BGH vorgenommene Auslegung des § 6a GOÄ, nach der auch externe ärztliche Leistungen, die im Rahmen einer stationären Krankenhausbehandlung erfolgen, eine Gebührenminderung erfordern, war vielmehr verfassungsrechtlich nicht zu beanstanden. Der vom BGH herausgearbeitete sachliche Grund für die Gebührenminderung bei allen Ärzten, die Leistungen an einem stationär aufgenommenen Patienten erbringen, liege in den rechtlichen Besonderheiten der stationären Behandlung von Wahlleistungspatienten. Diese Argumentation sei verfassungskonform. Der Beschwerdeführer werde im Übrigen von der Rechtsprechung des BGH auch nicht unverhältnismäßig getroffen.

2. Allgemeine Erläuterungen

2.1 Zusammenhang und Zweck. Patienten, die bei einer stationären Behandlung neben den Leistungen des Krankenhauses auch privatärztliche Leistungen in Form wahlärztlicher oder belegärztlicher Leistungen in Anspruch nehmen, haben die Krankenhausleistungen und die privatärztlichen Leistungen jeweils gesondert zu bezahlen. Soweit der Patient privatärztliche Leistungen in Anspruch nimmt, bedarf es keiner Leistungen des Krankenhauses. Nur solche ärztlichen Leistungen, die der Wahl- oder Belegarzt nicht erbringt oder veranlasst, müssen noch ergänzend vom Krankenhaus geleistet werden. Trotz der dadurch im Bereich der ärztlichen Leistungserbringung erheblich reduzierten Leistungen der Krankenhäuser stellen diese den privatärztlich behandelten Patienten die Entgelte für ihre Leistungen – Fallpauschalen, Sonderentgelte, Basis- und Abteilungspflegesätze – ohne Abschlag in Rechnung. Die privatärztlich behandelten Patienten erhalten demnach für die gleichen Entgelte, die auch die nicht privatärztlich behandelten Patienten zu zahlen haben, eine um wesentliche Teile der ärztlichen Leistung verringerte Krankenhausleistung. Dies macht einen Ausgleich im Interesse und zum Schutz der Patienten, die nicht mehrfach zur Vergütung ärztlicher Leistungen und der damit zusammenhängenden Kosten herangezogen werden dürfen, erforderlich (vgl. BGH NJW 1999, 868, 869 m.w.N.). Zur Vermeidung einer Mehrfachbelastung der Patienten muss bei der Berechnung der Krankenhausentgelte, bei der Berechnung der privatärztlichen Liquidation oder bei beiden ein Ausgleich erfolgen. Dies war auch bereits vor der ausdrücklichen Regelung der Problematik in der GOÄ anerkannt (BR-Drucksache 574/84 vom 28. 11. 1984, Teil A, Nr. 2a sowie *Diederichsen,* Vergütung 1979, 143 und *Weißauer,* BayÄBl. 1974, 373). Angesichts der für alle Patienten im Bereich der stationären Krankenhausentgelte einheitlich definierten Leistungsentgelte und Leistungsinhalte kann ein Ausgleich nur im Rahmen der Abrechnung der ärztlichen Leistungen erfolgen. Jedenfalls ist es verfassungsrechtlich nicht veranlasst, dass der Gesetzgeber den Ausgleich durch Abschläge bei den Krankenhausentgelten und nicht durch Abschläge bei den Arztliquidationen realisiert (BVerfG, Beschluss vom 19. 3. 2004, Abs. Nr. 26).

5   **2.2 Entwicklung der Regelung.** Eine Regelung der Ausgleichsproblematik in der GOÄ erfolgte mit der Einführung des § 6a im Anschluss an die Übergangsregelung des § 14 Abs. 2 Satz 2 der GOÄ 1982 (dazu: *Schmatz/Goetz/Matzke,* S. 38, 91 und 93) ab 1985 durch die sog. „Harmonisierungsverordnung" vom 20. 12. 1984, die entsprechende Regelungen des Pflegesatzrechts und des ärztlichen Gebührenrechts einführte. Es wurden Pflegesatzabschläge bei wahl- und belegärztlicher Behandlung in Höhe von 5 Prozent in der damals noch für alle dem öffentlichen Krankenhausrecht unterliegenden Krankenhäuser vorgeschrieben und zusätzlich eine Gebührenminderung bei privatärztlicher Behandlung in Höhe von 15 Prozent in § 6a der GOÄ festgelegt. Eine Umgestaltung dieser Regelungen wurde dann durch Art. 12 Abs. 3 Nr. 4 und Art. 20 des Gesundheitsstrukturgesetzes vom 21. 12. 1992 (BGBl. 1992 I, 2266) eingeleitet. Mit der Bundespflegesatzverordnung 1994 (BGBl. 1994 I, 2750) und der Neufassung des § 6a in der jetzigen GOÄ erfolgt der Ausgleich der Benachteiligung des stationär privatärztlich behandelten Patienten über eine GOÄ-Lösung, durch die die Minderungsbeträge für die privatärztliche Rechnungsstellung erhöht und die Pflegesatzabschläge in der BPflV wieder abgeschafft wurden. Mit der jetzigen Regelung wird der notwendige Ausgleich der Mehrfachbelastung des privatärztlich behandelten Patienten bei stationärer Behandlung entsprechend der Festlegung des Pflegesatzrechts auf für alle Patienten einheitliche Leistungsinhalte und Leistungsentgelte in § 17 Abs. 1 KHG, § 8 Abs. 1 KHEntgG und § 14 Abs. 1 BPflV ganz in den Bereich der ärztlichen Abrechnung verlagert.

6   **2.3 Behandlungsvertrag/Unabdingbarkeit.** Die Frage des Ausgleichs und mithin der Anwendung des § 6a GOÄ stellt sich nur dann, wenn ein wirksamer Behandlungsvertrag zwischen dem Patienten und den Ärzten zustande gekommen ist und die in der GOÄ und dem KHEntgG bzw. der BPflV normierten zusätzlichen Voraussetzungen der Abrechnungsfähigkeit erfüllt sind. Insbesondere reicht es nicht aus, dass der liquidierende Privatarzt Teil der Wahlarztkette nach § 17 Abs. 3 KHEntgG (Wahlärzte in dem KHEntgG unterliegenden Krankenhäusern) bzw. nach 22 Abs. 1 Satz 2 BPflV in Verbindung mit § 17 Abs. 3 KHEntgG (Wahlärzte in der BPflV unterliegenden Krankenhäusern) ist. Erforderlich ist vielmehr nach § 17 Abs. 3 Satz 1 KHEntgG immer, dass der Patient darauf hingewiesen wird, dass sich die Vereinbarung wahlärztlicher Leistungen auf alle an der Behandlung beteiligten liquidationsberechtigten Ärzte des Krankenhauses einschließlich der von diesen in die Behandlung eingeschalteten Ärzte oder ärztlich geleiteten Einrichtungen außerhalb des Krankenhauses erstreckt. Damit wird die inhaltsgleiche allgemeine Bestimmung des § 4 Abs. 5 GOÄ für den Fall der Wahlarztkette wiederholt. Ist ein entsprechender Hinweis an den Patienten unterblieben, muss davon ausgegangen werden, dass ein Behandlungsvertrag lediglich mit dem Wahlarzt selbst zustande gekommen ist, so dass eine Abrechnung der Behandlung durch den externen Arztes bereits aus diesem Grund ausscheidet (*Brück,* § 4, Rn. 21; *Lang et al.,* § 4, Rn. 51–52). Umgekehrt ist zu beachten, dass die Regelungen des § 6a GOÄ zwingendes

Recht enthalten. Vereinbarungen, durch die in den Anwendungsbereich des § 6a GOÄ fallende Sachverhalte aus diesem herausgenommen werden sollen, verstoßen gegen § 2 Abs. 1 Satz 1 GOÄ, der lediglich eine von der GOÄ abweichende Vereinbarung der Gebührenhöhe, nicht aber eine Disposition über die Voraussetzungen der Anwendung des § 6a GOÄ zulässt (BGH NJW 1999, 868, 869; so auch: AG Freiburg, Urteil vom 1. 3. 2000 – 4 C 3879/99). Entgegenstehende Vereinbarungen sind wegen eines Verstoßes gegen ein gesetzliches Verbot im Sinne des § 134 BGB nichtig (OLG Frankfurt a.M. MedR 1998, 34, 35; *Genzel,* Anm. 3b zu BGH-LM Nr. 3 zur GOÄ) oder, wenn es sich um allgemeine Geschäftsbedingungen handelt, wegen der Unvereinbarkeit mit einem Grundgedanken einer gesetzlichen Regelung nach § 9 Abs. 2 Nr. 1 AGBG (AG Düsseldorf, Urteil vom 21. 10. 1996 – 37 C 11128/96 –; AG Meldorf, Urteil vom 3. 7. 1996 – 38 C 3052/96 (31)) unwirksam. Den für den Fall der Einschaltung Dritter in die Leistungserbringung erforderlichen Hinweisen nach § 4 Abs. 5 GOÄ bzw. nach § 17 Abs. 3 Satz 1 KHEntgG kann demnach, auch bei entsprechender Formulierung, keinesfalls die Wirkung zukommen, aus einem der Anwendung des § 6a GOÄ unterliegenden Vorgang einen Tatbestand zu machen, der die ungeminderte Abrechnung von ärztlichen Gebühren erlaubt (BGH NJW 1999, 868, 869 f.).

3. Erläuterungen zu § 6a Abs. 1 GOÄ (Gebührenminderung)

3.1 Gebührenminderung um 25 Prozent. Die Gebührenminderung bezieht sich auf die tatsächlich nach der GOÄ berechneten Gebühren einschließlich der Zuschläge. § 6a Abs. 1 GOÄ ordnet eine pauschale Gebührenminderung in Höhe von 25 Prozent bei stationären, teilstationären, vor- und nachstationären privatärztlichen Leistungen an. Von dieser auf stationäre Leistungen bezogenen Minderungsverpflichtung der privat behandelnden Ärzte ergeben sich zwei Ausnahmen. Zum einen haben Belegärzte und andere niedergelassene Ärzte, zu denen nach der Rechtsprechung des BGH auch externe Krankenhausärzte gehören, ihre Gebühren bei stationärer Behandlung nach § 6a Abs. 1 Satz 2 GOÄ lediglich um 15 Prozent und nicht um 25 Prozent zu mindern. Zum anderen entfällt nach § 6a Abs. 1 Satz 3 GOÄ die Minderung des Zuschlages für die Belegarztvisite nach Buchstabe J in Abschnitt B V des Gebührenverzeichnisses völlig. Die verringerte Gebührenminderung bei belegärztlichen Leistungen ist vor dem Hintergrund der in § 18 Abs. 2 KHEntgG bzw. in § 13 Abs. 2 Satz 2 BPflV vorgegebenen Bildung besonderer Belegpflegesätze, die nach § 2 Abs. 1 Satz 2 KHEntgG bzw. nach § 2 Abs. 1 Satz 2 BPflV belegärztliche Leistungen nicht umfassen und daher niedriger als die allgemeinen stationären Entgelte ausfallen, akzeptabel. Bei den stationären Leistungen anderer niedergelassener Ärzte ist ein Grund für die auf 15 Prozent verminderte Gebührenminderung hingegen nicht ersichtlich. Vor dem Hintergrund des Schutzcharakters der Vorschrift und unter Berücksichtigung der pflegesatzrechtlichen Gegebenheit wäre vielmehr hierfür eine Regelung konsequent und angemessen gewesen, die es für andere niedergelassene Ärzte bei der grundsätzlichen Gebührenminderung von 25 Prozent belassen hätte. Vor diesem Hintergrund ist auch die Gleichstellung externer Krankenhausärzte mit den anderen niedergelassenen Ärzten und der dadurch bedingten lediglich 15 Prozent ausmachenden Gebührenminderung durch den BGH durchaus wert, einmal kritisch gewürdigt zu werden.

3.2 Gebührenminderung um 15 Prozent. Für Belegärzte und andere niedergelassene Ärzte, nach der Rechtsprechung des BGH einschließlich der externen Krankenhausärzte, reduziert sich die Gebührenminderung bei stationärer Leistungserbringung von 25 Prozent auf 15 Prozent. Ein Verzicht auf eine Gebührenminderung kommt jedoch auch für Belegärzte auf keinen Fall in Betracht (LG Ellwangen, Urteil vom 16. 7. 2003 als Berufungsurteil zu AG Crailsheim, Urteil vom 20. 3. 2003 – 5 C 534/02; AG Montabaur, Urteil vom 19. 9. 2003 – 5 C 461/03). Für die demnach erforderliche Abgrenzung dieser Arztgruppen von den Krankenhausärzten kann die für Belegärzte in

GOÄ § 6a 1. Teil. C. Die einzelnen Vorschriften der GOÄ

§ 18 KHEntgG bzw. § 23 BPflV enthaltene Definition entsprechend angewendet werden. Demnach sind Belegärzte solche niedergelassenen Ärzte, die berechtigt sind, ihre Patienten im Krankenhaus unter Inanspruchnahme der hierfür bereitgestellten Dienste, Einrichtungen und Mittel stationär oder teilstationär zu behandeln, ohne hierfür vom Krankenhaus eine Vergütung zu erhalten. Auf dieser Grundlage kann z. B. ein ärztlicher Leiter einer Klinik bzw. der Betreiber einer Klinik, auch wenn er über eine Kassenzulassung verfügen sollte (AG Wiesbaden, Urteil vom 22. 3. 2000 – 93 C 5342/99-20) nicht als Belegarzt angesehen werden (BVerwG MedR 1987, 252; AG Rosenheim RuS 1999, 123); die ärztlichen Gebühren sind um 25 Prozent zu mindern. Dies gilt auch, wenn der Arzt an der die Klinik betreibenden GmbH beteiligt ist (AG Köln, Urteil vom 18. 5. 2000 – 115 C 36/00 –; anders: OLG München, Urteil vom 7. 3. 2001 – 3 U 4869/00). Darüber hinaus ist die Tätigkeit von Belegärzten nach ihrem üblichen Erscheinungsbild dadurch gekennzeichnet, dass sie Betten einer Belegabteilung oder eines Belegkrankenhauses mit stationär behandlungsbedürftigen Patienten ihrer ambulanten Praxis „belegen" und deren stationäre ärztliche Behandlung übernehmen. Belegärzte im Sinne von § 6a GOÄ sind demnach auch immer niedergelassene Ärzte, was sich am Wortlaut der Bestimmung insoweit zeigt, als dort von der Gebührenminderung von Belegärzten und „anderen" niedergelassenen Ärzten die Rede ist. Niedergelassen sind Ärzte dann, wenn sie ihre ärztliche Tätigkeit in selbständiger ambulanter Praxis ausüben (vgl. dazu: BGH NJW 1978, 589; OLG Düsseldorf VersR 1994, 207; OLG Karlsruhe VersR 1994, 1459). Belegärzte im Sinne der Minderungsregelung sind demnach ohne eine Niederlassung in ambulanter Praxis nicht denkbar. Andere niedergelassene Ärzte im Sinne der Minderungsregelung sind solche niedergelassenen Ärzte, die ohne die für Belegärzte typische generelle Berechtigung zur Behandlung von Patienten im Krankenhaus im Einzelfall zur Behandlung von Krankenhauspatienten seitens des Krankenhauses oder der behandelnden Ärzte zur Behandlung hinzugezogen werden.

9 **3.3 Stationäre Leistungen/Auslegung.** Entscheidend für die Anwendung der Minderungsregelung ist immer, ob sich die ärztlichen Gebühren auf stationäre, teilstationäre sowie auf vor- und nachstationäre Leistungen beziehen oder ob es sich demgegenüber um ambulante Leistungen handelt und eine Gebührenminderung deshalb nicht erforderlich ist. Wenn die Behandlung eines in das Krankenhaus aufgenommenen Krankenhauspatienten durch einen Krankenhausarzt im Krankenhaus vorgenommen wird, ist von einer stationären Behandlung und mithin von der Minderungsverpflichtung ohne weiteres auszugehen. Sehr umstritten war die Minderungspflicht demgegenüber in den Fällen externer Leistungserbringung. Allgemein lässt sich sagen, dass die Abgrenzung der stationären Behandlungsformen von der ambulanten Behandlung vom Wortlaut auszugehen und den allgemeinen Schutzcharakter der Bestimmung zur Geltung zu bringen hat. Im Wortlaut nicht vorgesehene Einschränkungen des Anwendungsbereichs der Minderungsverpflichtung stehen dem vom Verordnungsgeber bewusst gewählten pauschalierenden Charakter der Minderungsverpflichtung, der ein Abstellen auf Umstände des Einzelfalls verbietet, entgegen. Den Wortlaut der Regelung einschränkende Normauslegungen und Normanwendungen sind mithin vom Regelungszweck her nicht begründbar. Insoweit ist festzuhalten, dass § 6a GOÄ gerade nicht anordnet, dass lediglich die Gebühren einer stationären Behandlung im Krankenhaus oder die Gebühren von im Krankenhaus erbrachten stationären Leistungen der Minderungsverpflichtung unterliegen. Vielmehr wird durch die Wortwahl „bei stationärer Behandlung" in der Überschrift und „bei stationären, teilstationären sowie vor- und nachstationären Leistungen" deutlich, dass der Wortlaut der Vorschrift auch ein Verständnis ermöglicht, dass auch nicht mit Mitteln des Krankenhauses oder im Krankenhaus selbst erbrachte externe Leistungen der Gebührenminderung unterliegen. In die gleiche Richtung deutet auch die Anordnung der Gebührenminderung für Leistungen von „anderen niedergelassenen Ärzten". Dass damit nur Leistungen gemeint sein sollen, die innerhalb eines Krankenhauses

erbracht werden, wird gerade nicht vom Wortlaut vorgegeben (BGH NJW 1999, 868, 869 und insbesondere OLG Hamm, Urteil vom 21. 3. 2001 – 3 U 149/00 –, sowie OLG Düsseldorf, Urteil vom 7. 6. 2001 – 8 U 161/00). Dieses Verständnis der Regelung hat der BGH in seinem Urteil vom 13. 6. 2002 (III ZR 186/01) nochmals bestätigt.

4. Erläuterungen zu § 6a Abs. 1 GOÄ (externe Leistungen)

4.1 Problematik externer Leistungen. Für die Gebührenminderung besonders problematisch sind die Fälle, in denen sich der stationäre Charakter der privatärztlichen Leistung nicht bereits ohne weiteres aus der im Krankenhaus erfolgenden Behandlung eines in das Krankenhaus aufgenommenen Patienten ergibt. Dies ist etwa der Fall, wenn die fragliche privatärztliche Leistung nicht unmittelbar im Krankenhaus oder mit Mitteln des Krankenhauses erbracht wird, sondern der Krankenhausarzt eine eigene Praxis oder ein eigenes Großgerät innerhalb oder außerhalb des Krankenhauses betreibt oder Leistungen im Rahmen der Krankenhausbehandlung aus dem Krankenhaus heraus verlagert werden. Oftmals werden die Patienten zur Leistungserbringung in ein anderes Krankenhaus oder in eine sonstige Einrichtung oder Arztpraxis verbracht und dort privatärztlich behandelt. Die Lösung derartiger Fälle externer Leistungserbringung – räumlich und/oder juristisch – ist in der Rechtsprechung und Literatur umstritten. Angesichts des sich verstärkenden Trends zum „outsourcing" von Krankenhausleistungen wird die Lösung dieser Problematik für die Praxis immer bedeutsamer. Die Erwägungen des BGH in seinen Urteilen des Jahres 1998 trugen bereits erheblich zur Klärung der Problematik externer Leistungserbringung bei. Zum richtigen Verständnis sollen sie hier kurz geschildert werden. Der IV. Zivilsenat hat mit seinem Urteil vom 14. 1. 1998 (NJW 1998, 1790) im Rahmen der Erstattungsklage eines Versicherten einen Fall entschieden, der sich auf die Abrechnung von Herzkatheteruntersuchungen und Coronardilatationen im Rahmen wahlärztlicher Behandlung bezog. Die Leistungen wurden während der stationären Krankenhausbehandlung des Patienten in einem Herzkatheterlabor vorgenommen, das sich im Kellergeschoss des aufnehmenden Krankenhauses befand, rechtlich jedoch selbständig war. Der III. Zivilsenat hat mit seinem Urteil vom 17. 9. 1998 (NJW 1999, 868) die Klage eines niedergelassenen Arztes auf ungemindertes Honorar abgewiesen. Auch dieser Entscheidung lag eine Fallgestaltung zugrunde, in der die Abrechnung von Dilatationen streitig war, weil die Leistungen in einer personell und wirtschaftlich vom Krankenhaus unabhängigen Praxis, die sich in vom Krankenhaus angemieteten Räumen befand, erbracht wurden. Die extern durchgeführten Maßnahmen haben in beiden Fällen bereits für sich genommen einen nachfolgenden stationären Aufenthalt notwendig gemacht, woraus der BGH, ohne sich allgemein zu den Voraussetzungen der Gebührenminderung bei externer Behandlung zu äußern, jeweils den stationären Charakter der Maßnahmen abgeleitet hat. Unter Berücksichtigung dessen hat sich der BGH im Urteil vom 13. 6. 2002 (III ZR 186/01) sodann allgemein zur Beurteilung der Leistungen externer Ärzte geäußert.

4.2 Gesamtbetrachtung/Stationärer Zusammenhang. In diesem Zusammenhang wird auf die Aspekte der aus Gesichtspunkten des Patientenschutzes notwendigen Gesamtbetrachtung, des pflegesatzrechtlichen Zusammenhangs, der Gleichbehandlung aller Krankenhauspatienten und der besonderen Hinweispflicht eingegangen. Des Weiteren wird die Instanzrechtsprechung nachgewiesen.

4.2.1 Gesamtbetrachtung/Patientenschutz. Allgemein lässt sich feststellen: Die Lösung der Fälle externer Leistungserbringung erfordert eine Gesamtbetrachtung der Behandlungssituation, die eine isolierte Bewertung einzelner Behandlungsmaßnahmen einer einheitlichen medizinischen Behandlung vermeidet und entscheidend auf den Zusammenhang der einzelnen medizinischen Maßnahmen mit dem Krankenhausaufenthalt des Patienten abstellt und prüft, ob ein stationärer Zusammenhang der externen Leistungen festgestellt werden kann. Dieser Lösungsansatz setzt am Ursprung der auszugleichenden Mehrfachbelastung des Patienten, der Aufspaltung der Krankenhausbehandlung in Einzelmaßnahmen, an und verwirklicht so einen effektiven Patientenschutz. Er wird auch in der Rechtsprechung des BGH zugrundegelegt, wenn dort unter Hinweis auf die sich bereits aus den extern durchgeführten Maßnahmen selbst ergebende stationäre Behandlungsbedürftigkeit der Patienten der stationäre Charakter der externen Maßnahmen – Dilatationen – abgeleitet und auf den Stellenwert einer ärztlichen Leistung im Rahmen der jeweiligen Behandlung des Patienten abgestellt wird (NJW 1998, 1790, 1791 und NJW 1999, 868; ebenfalls für Dilatationen: AG Mainz, Urteil vom 24. 8. 2000 – 89 C 94/00). Auch der Wertung der nachgenannten externen Leistungen als stationäre Leistungen liegt eine Gesamtbetrachtung der Verhältnisse zugrunde: präoperative Eigenblutspenden als stationäre Leistungen (BSGE 74, 263 und AG Erlangen, Urteil vom 12. 2. 1998 – 5 C 2875/96); externe CT-Leistungen als stationäre Leistungen (AG Beckum, Urteil vom 17. 8. 1999 – 13 C 62/99 –; AG Fürstenfeldbruck, Urteil vom 26. 10. 1999 – 1 C 1705/99), externe radiologische Leistungen als stationäre Leistungen (AG Frankfurt a. M., Urteil vom 15. 6. 2000 – 31 C 503/00-83 –; AG Freiburg, Urteil vom 1. 3. 2000 – 4 C 3879/99 –; AG München, Urteil vom 1. 3. 2000 – 231 C 32280/99 –, RuS 2000, 520; AG Oberhausen, Urteil vom 27. 12. 2000 – 31 C 332/00), externe histologische Leistungen als stationäre Leistungen (AG Neuss, 70 C 4249/00) sowie für eine externe Mammographie als stationäre Leistung (AG Esslingen, Urteil vom 11. 4. 2000 – 7 C 2414/99). Für Laborleistungen schlechthin wurde der stationäre Charakter der Leistungen im Rahmen der Krankenhausbehandlung ebenfalls bereits in der Rechtsprechung festgestellt (Bay VGH, Beschluss vom 2. 3. 2000 – 3ZB 00.61 – und OLG Hamm, Urteil vom 21. 3. 2001 – 3 U 149/00). Nur eine solche Gesamtbetrachtung der Verhältnisse wird dem mit der Minderungsregelung bezweckten Patientenschutz gerecht. Wenn sich ein Patient in ein für seine notwendige stationäre Behandlung leistungsfähiges Krankenhaus begibt, darf er erwarten, dass damit für die Erbringung der erforderlichen Leistungen gesorgt ist, wobei es keine Rolle spielt, ob das Krankenhaus die notwendigen Leistungen sämtlich selbst und mit eigenen Ärzten erbringt oder ob einzelne Leistungen an Dritte vergeben werden. Diese schutzwürdige Erwartung ist nach der zutreffenden Auffassung des BGH (Urteil vom 13. 6. 2002 – III ZR 186/01) nicht nur im Inneren des Patienten angelegt, sondern auch dem Krankenhaus und dem in Anspruch genommenen externen Arzt deutlich.

13 **4.2.2 Pflegesatzrechtlicher Zusammenhang.** In welchen Fällen ein Zusammenhang vorliegt, der die Beurteilung einer externen Maßnahme als stationär erlaubt, ist bisher, über den entschiedenen Fall der durch die externe Maßnahme ausgelösten stationären Behandlungsbedürftigkeit hinaus, allgemein nicht höchstrichterlich geklärt. Insoweit ist darauf abzustellen, ob die externe Maßnahme bereits im Rahmen der allgemeinen Krankenhausleistungen oder im Rahmen der teil-, vor- oder nachstationären Leistungen des Krankenhauses erbracht wird bzw. erbracht werden muss. In diesen Fällen ist davon auszugehen, dass der stationäre Zusammenhang externer Leistungen und ihre Qualifikation als stationär über die Abrechnung der auch von den Patienten mit privatärztlicher Leistung zu zahlenden stationären Entgelte für die Krankenhausleistungen vermittelt wird. Die aus dem Zusammentreffen stationärer Entgelte mit ärztlichen Abrechnungen folgende Mehrfachbelastung wird hierdurch sachgerecht und effektiv ausgeglichen. Entscheidend für die Anwendung der Minderungsregelung ist mithin die Frage der Abrechnungsfähigkeit von Pflegesätzen und Entgelten für teil-, vor- und nachstationäre Behandlung. Dies ist in der Rechtsprechung der Instanzgerichte zum ambulanten Charakter von im Krankenhaus erbrachten Dialyse-Leistungen bereits anerkannt worden (LG Aschaffenburg VersR 1974, 1093; LG Wuppertal VersR 1977, 78; LG Köln VersR 1979, 565). In diesem Rahmen ist stets zu berücksichtigen, dass eine Leitungserbringung durch Dritte, auch außerhalb des Krankenhauses tätiger Ärzte und ärztlich geleiteter Einrichtun-

gen, einer Beurteilung als stationäre Leistungen nicht entgegensteht. Dies ergibt sich sowohl für den Anwendungsbereich des KHEntgG als auch für den verbleibenden Anwendungsbereich der BPflV. So ermöglichen sowohl die Bestimmungen des § 2 Abs. 2 Nr. 2, des § 17 Abs. 3 Satz 1 und § 18 Abs. 1 Nr. 4 KHEntgG als auch die Bestimmungen des § 2 Abs. 2 Satz 2 Nr. 2, des § 22 Abs. 1 Satz 2 in Verbindung mit § 17 Abs. 3 Satz 1 KHEntgG eine Zuziehung Dritter sowohl im Rahmen allgemeiner Krankenhausleistungen, wie auch im Rahmen wahlärztlicher und belegärztlicher Leistungen. Dadurch wird die Gefahr der Benachteiligung des privatärztlich behandelten Patienten bei stationärer Leistungserbringung maßgeblich mitbegründet. Die hier vertretene Meinung ist vom BGH in seinem Urteil vom 17. 9. 1998 angesprochen und anderen Auffassungen zur Minderungsverpflichtung entgegengesetzt worden. Dabei hat der BGH an der hier vertretene Meinung keine Kritik geübt, sondern lediglich Hinweise zu den Ansätzen gegeben, die eine Einschränkung der Minderungsverpflichtung mit einem Abstellen auf den Ort der Leistungserbringung oder durch die Berücksichtigung besonderer Kostensituationen erreichen wollen (NJW 1999, 868, 869). Als Ergebnis ist festzuhalten: Besteht ein pflegesatzrechtlicher Zusammenhang, d. h. hat der Patient stationäre Entgelte nach KHEntgG oder nach der BPflV zu entrichten, so unterliegen sämtliche externe Leistungen von Ärzten oder ärztlich geleiteten Einrichtungen, die im Bezug auf den mit den stationären Entgelten vergüteten Behandlungsfall erfolgen, der Minderungsverpflichtung. Dies gilt auch für Nebenleistungen, die selbst keine stationäre Behandlungsbedürftigkeit der Patienten bedingen, aber für die Erbringung der medizinischen Leistung insgesamt unerlässlich sind, wie etwa die regelmäßig für die stationäre Behandlung erforderlichen diagnostischen Leistungen. Diese wurden von der Rechtsprechung bereits in der Zeit vor den Entscheidungen des BGH aus dem Jahr 1998 als stationäre Leistungen angesehen (AG Bitburg, Urteil vom 16. 2. 1996 – 38 C 1188/95 –; AG Bonn, Urteil vom 28. 9. 1995 – 4 C 167/95 –; AG Hamburg, Urteil vom 20. 11. 1996 – 12 C 1999/95 –; AG Idstein, Urteil vom 14. 5. 1996 – 3 C 587/95 –; AG Itzehoe, Urteil vom 6. 8. 1996 – 15 C 1252/96 K –; AG Marl, Urteil vom 8. 11. 1995 – 9 C 1043/95 –; AG Münster, Urteil vom 7. 12.1995 – 38 C 320/95 –; AG Schwelm, Urteil vom 24. 7. 1995 – 23 C 127/95 –; AG Steinfurt, Urteil vom 14. 12. 1995 – 3 C 301/95 –; AG Wiesbaden, Urteil vom 29. 1. 1996 – 99 C 1138/95 – 20). Diese Beurteilung steht im Einklang mit den Entscheidungen des BGH, was auch die ersten nach Bekanntwerden der BGH-Rechtsprechung ergangenen Entscheidungen der Instanzgerichte bestätigen (AG Beckum, Urteil vom 17. 8. 1999 – 13 C 62/99 –; AG Düsseldorf, Urteil vom 29. 3. 1999 – 37 C 17606/98 –; AG Esslingen, Urteil vom 11. 4. 2000 – 7 C 2414/99 –; AG Essen-Steele, Urteil vom 15. 4. 1999 – 12 C 234/98 –; AG Frankfurt a.M., Urteil vom 25. 7. 1999 – 31 C 587/99-83 –; AG Freiburg, Urteil vom 1. 3. 2000 – 4 C 3879/99 –; AG Fürstenfeldbruck, Urteil vom 26. 10. 1999 – 1 C 1705/99 –; AG München, Urteil vom 13. 1. 1999 – 121 C 33303/98 –; AG Neuss, 70 C 4249/00; AG Siegburg, Urteil vom 24. 3. 1999 – 12 C 826/98). Das AG Neuss (70 C 4249/00) sieht den stationären Zusammenhang bereits aufgrund der Veranlassung einer externen histologischen Untersuchung durch den Chefarzt des Krankenhauses als gegeben an. In diesem Sinne auch: AG Esslingen, Urteil vom 11. 4. 2000 – 7 C 2414/99 – („veranlasst und benötigt") sowie OLG Hamm, Urteil vom 21. 3. 2001 – 3 U 149/00 – („veranlasst und stationär bedingt") und OLG Düsseldorf, Urteil vom 7. 6. 2001 (Untersuchung, die sich als im stationären Rahmen „erforderlich erweist"). Der III. Zivilsenat des BGH hat den Gedanken des pflegesatzrechtlichen Zusammenhangs in seiner Entscheidung vom 13. 6. 2002 aufgegriffen in dem Sinne, dass er eine den Zusammenhang zur Bundespflegesatzverordnung einschließende Auslegung vorgenommen hat, jedoch gleichzeitig festgehalten hat, dass die Regelungen der GOÄ und der BPflV – und jetzt des KHEntgG – nicht lückenlos ineinander greifen, so dass er weitere Gesichtspunkte mit herangezogen hat, insbesondere den Aspekt des Schutzcharakters der Vorschrift.

14 **4.2.3 Gleichbehandlung aller Krankenhauspatienten.** Die Wertung der in die stationäre Behandlung eingeschlossenen externen ärztlichen Drittleistungen als stationäre Leistungen entspricht zudem der für gesetzlich Krankenversicherte gegebenen Rechtslage. Werden gegenüber den gesetzlich Krankenversicherten externe Leistungen im Zusammenhang mit der Krankenhausbehandlung erbracht, so erfolgt regelmäßig keine Vergütung der externen Leistungen als ambulante Leistungen über die Kassenärztlichen Vereinigungen. Die externen Leistungen werden vielmehr auch hier als stationäre Leistungen angesehen, die mit den Entgelten für die allgemeinen Krankenhausleistungen abgegolten sind. Die Vergütung für die externe ärztliche Leistung bezahlt das Krankenhaus. Auch dieser Gesichtspunkt ist vom III. Zivilsenat des BGH im Urteil vom 13. 6. 2002 (III ZR 186/01) im Hinblick auf die berechtigte Erwartung des Krankenhauspatienten, der vom stationären Charakter der Leistungen ausgeht, genannt worden. Da die Qualifikation einer Leistung als stationäre Leistung aber leistungsbezogen erfolgt und nicht von der Person des Leistungserbringers abhängt, kann sich bei einer entsprechenden Leistungserbringung gegenüber einem Privatpatienten keine abweichende Wertung ergeben (AG Oberhausen, Urteil vom 27. 12. 2000 – 31 C 332/00). Der III. Zivilsenat des BGH hatte den Grundsatz der notwendigen Gleichbehandlung der Patienten bei stationärer Krankenhausbehandlung auch bereits im seinem Urteil vom 17.9.1998 ausdrücklich betont (NJW 1999, 868, 870). Im Urteil vom 13 6. 2002 (III ZR 186/01) wird dieser Aspekt weiter vertieft. Der BGH billigt die Auffassung der Vorinstanz ausdrücklich, die davon ausgegangen ist, dass eine Doppelbelastung des Patienten und ein Anlass zur Gebührenminderung bereits deshalb vorliege, weil externe Leistungen bei Patienten nur mit allgemeiner Krankenhausleistung mit den allgemeinen Entgelten bezahlt würden, während im Falle wahlärztlicher/privatärztlicher externer Leistungen eine zusätzliche Liquidation erfolge, ohne dass ein Ausgleich über eine Minderung der Krankenhausentgelte erfolge.

15 **4.2.4 Besondere Hinweispflicht.** Soweit im Zusammenhang mit einer stationären Krankenhausbehandlung ausnahmsweise auf die Gebührenminderung bei der Einschaltung externer niedergelassener Ärzte verzichtet werden kann, weil die extern erbrachte Leistung keinen Zusammenhang mit der stationären Krankenhausbehandlung des Patienten aufweist, verlangt die Rechtsprechung, dass die Hinweise nach § 17 KHEntgG, § 22 BPflV bzw. nach § 4 Abs. 5 GOÄ ausdrücklich auch auf das Entfallen der Minderung nach § 6a GOÄ verweisen. Ansonsten ist bereits wegen des Fehlens entsprechender Hinweise lediglich eine nach § 6a GOÄ geminderte Abrechnung der ärztlichen Leistungen möglich (AG Arnsberg, Urteil vom 23. 11. 1995 – 12 C 476/95 –; AG Bonn, Urteil vom 28. 9. 1995 – 4 C 167/95 –; AG Bremen, Urteil vom 25. 2. 1994 – 7 C 464/93 –; AG Bremen, Urteil vom 13. 10. 1995 – 12 C 275/95 –; AG Burgdorf, Urteil vom 4.11.1994 – 3 C 339/94 – mm; AG Celle, Urteil vom 11. 1. 1995 – 11a C 277/94 –; AG Düsseldorf, Urteil vom 18. 1. 1995 – 24 C 18177/94 –; AG Eltville am Rhein, Urteil vom 22. 6. 1995 – C 415/94 –; AG Frankfurt a.M., Urteil vom 10. 11. 1994 – 31 C 3231/94 – 17 –; AG Lampertheim, Urteil vom 18. 3. 1994 – C 353/93 –, MedR 1994, 491; AG Mülheim an der Ruhr, Urteil vom 9. 9. 1994 – 13 C 302/94 –; AG Mülheim an der Ruhr, Urteil vom 9. 9. 1994 – 13 C 442/94 –; AG Offenbach a.M., Urteil vom 22. 8. 1995 – 36 C 309/95 –; AG Rüdesheim am Rhein, Urteil vom 8. 8. 1995 – 3 C 49/95 –; AG Verden, Urteil vom 26. 4. 1994 – 2 C 678/93 –; AG Westerstede, Urteil vom 11. 9. 1995 – 2a C 790/95 VII). Umgekehrt kann jedoch auch bei einer Erfüllung der Hinweispflicht die Gebührenminderung nicht abgedungen werden.

16 **4.2.5 Instanz-Rechtsprechung.** Die hier vertretene Auffassung von der Maßgeblichkeit des pflegesatzrechtlichen Zusammenhanges der externen Leistungserbringung deckt sich auch im übrigen mit der überwiegenden Rechtsprechung der Instanz-Gerichte (z.B.: AG Ahaus, Urteil vom 26. 6. 1996 – 5 C 286/96 –; AG Arnsberg, Urteil vom 23. 11. 1995 – 12 C 476/95 –; AG Arnsberg, Urteil vom 30. 11.1995 – 12 C 478/95 –; AG Beckum,

Gebühren bei stationärer Behandlung § 6a GOÄ

Urteil vom 17. 8. 1999 – 13 C 62/99 –; AG Bitburg, Urteil vom 16. 2. 1996 – 5 C 1188/95 –; AG Bonn, Urteil vom 28. 9. 1995 – 4 C 167/95 –; AG Bremen, Urteil vom 25. 1. 1996 – 10 C 92/95 –; LG Bremen, Urteil vom 6. 10. 1995 – 3 S 249/1995 a –; AG Brühl, Urteil vom 1. 7. 1996 – 28 C 76/96 –; AG Delmenhorst, 4 C 4314/00; AG Düsseldorf, Urteil vom 23. 12. 1994 – 24 C 16202/94 –; AG Düsseldorf, Urteil vom 18. 1. 1995 – 24 C 18177/94 –; AG Düsseldorf, Urteil vom 20. 10. 1996 – 37 C 11.128/96 –; AG Düsseldorf, Urteil vom 29.3. 1999 – 37 C 17606/98 –; AG Essen-Steele, Urteil vom 15. 4. 1999 – 12 C 234/98 –; AG Frankfurt a.M., Urteil vom 17. 3. 1994 – 32 C 3298/93 – 84 –; AG Frankfurt a.M., Urteil vom 10. 11. 1994 – 31 C 3231/94 – 17 –; AG Frankfurt a.M., Urteil vom 2. 3. 1994 – 29 C 1996/93 – 85 –; AG Frankfurt a.M., Urteil vom 22. 3. 1996 – 32 C 4394/95 – 18 –; AG Frankfurt a.M., Urteil vom 25. 7. 1999 – 31 C 587/99 – 83 –; AG Fürstenfeldbruck, Urteil vom 26. 10. 1999 – 1 C 1705/99 –; AG Gelsenkirchen-Buer, Urteil vom 20. 8. 1996 – 28 C 286/96 –; AG Hamburg, Urteil vom 25. 1. 1996 – 20b C 1414/95 –; AG Hamburg, Urteil vom 20. 11. 1996 – 12 C 1999/95 –; AG Hannover, Urteil vom 30. 1. 1996 – 560 C 15802/95 –; AG Hannover, Urteil vom 12. 5. 2000 – 559 C 4306/00 –; AG Idstein, Urteil vom 14. 5. 1996 – 3 C 587/95 –; AG Itzehoe, Urteil vom 6. 8. 1996 – 15 C 1252/96 K –; AG Köln, Urteil vom 21. 10. 1999 – 124 C 613/98 – RuS 2000, 299; AG Lampertheim, Urteil vom 18. 3. 1994 – C 353/933 – MedR 1994, 491; AG Leonberg, Urteil vom 4. 7. 1996 – 2 C 131/96 –; AG Limburg, Urteil vom 6. 8. 1998 – 4 C 1969/97 –; AG Marl, Urteil vom 8. 11. 1995 – C 1043/94 –; AG Meldorf, Urteil vom 27. 11. 1995 – 34 C 2384/95 –; AG Meldrof, Urteil vom 3. 7. 1996 – 38 C 3052/96 (31) –; AG Moers, Urteil vom 29. 10. 1996 – 7 C 619/96 –; AG Mülheim an der Ruhr, Urteil vom 25. 11. 1994 – 13 C 442/94 –; AG München, Urteil vom 19. 1. 1999 – 121 C 33303/98 –; AG Münster, Urteil vom 7. 12. 1995 – 38 C 320/95 –; AG Neuss, Urteil vom 6. 11. 1996 – 40 C 337/96 –; AG Northeim, Urteil vom 7. 11. 1994 – 3 C 804/94 –; AG Recklinghausen, Urteil vom 11. 7. 1996 – 16 C 136/96 –; AG Recklinghausen, Urteil vom 24. 9. 1996 – 13 C 278/96 –; AG Rheine, Urteil vom 20. 11. 1995 – 10 C 163/95 –; AG Rüdesheim am Rhein, Urteil vom 8 8. 1995 – 3 C 49/95 –; AG Schwelm, Urteil vom 24. 7. 1995 – 23 C 127/95 –; AG Siegburg, Urteil vom 24. 3. 1999 – 12 C 826/98 –; AG Steinfurt, Urteil vom 14. 12. 1995 – 3 C 301/95 –; AG Sulzbach, Urteil vom 27. 2. 1996 – 5 C 253/95 –; AG Verden, Urteil vom 26. 4. 1994 – 2 C 678/93 –; AG Westerstede, Urteil vom 11. 9. 1995 – 2a C 790/95 VII –; AG Wiesbaden, Urteil vom 29. 1. 1996 – 99 C 1138/95 – 20 –; AG Wiesbaden, Urteil vom 15. 7. 1996 – 97 C 1999/95-29 –; AG Wiesbaden, Urteil vom 22. 3. 2000 – 93 C 5342/99-20 –; AG Zweibrücken, Urteil vom 26. 6. 1996 – 1 C 1132/94). Soweit in der Rechtsprechung von der hier vertretenen Linie abgewichen wurde, geschah dies unter Zugrundelegung abweichender Ansätze zur Minderungsregelung, die meist auf den Ort der Leistungserbringung bzw. auf die Besonderheit von Kostensituationen oder eine Kombination dieser Aspekte abstellen. Diese Auffassungen werden nachfolgend dargestellt und im Lichte der Rechtsprechung des BGH gewürdigt.

4.3 Andere Lösungsansätze. Abweichende Lösungsansätze stellten bisher vor allem auf den Ort der Leistungserbringung oder auf die Maßgeblichkeit besonderer Kostensituationen ab, um eine gebotene Gebührenminderung ablehnen zu können. Auch nach den Entscheidungen des BGH im Jahr 1998 wurde versucht, durch eine restriktive Interpretation der BGH-Rechtsprechung den Anwendungsbereich der Minderungsvorschriften möglichst klein zu halten. Dem hat der BGH mit seinem Urteil vom 13. 6. 2002 (III ZR 186/01) eine deutliche Absage erteilt. 17

4.3.1 Ort der Leistungserbringung/Räumlicher Zusammenhang. Diesbezüglich ist zunächst darauf hinzuweisen, dass das für die GOÄ zuständige BMG ebenso wie das zuvor zuständige BMA die Auffassung vertreten hat, stationäre Leistungen im Sinne des § 6 a GOÄ seien solche Leistungen, die im Krankenhaus oder an einem Ort erbracht werden, 18 der im räumlichen Zusammenhang mit dem Krankenhaus steht. Allein in diesen Fällen habe eine Gebührenminderung zu erfolgen. Dabei spiele es keine Rolle, ob der Arzt in eigener Praxis oder mit eigenen Geräten im Krankenhaus praktiziere (Schreiben des BMA vom 7. 11. 1985, Az. Va1 – 43214 – 1B; Schreiben des BMG vom 3. 3. 1993, Az. 211 – 43212 – 3/8; Schreiben des BMG vom 5. 5. 1993, Az. 211 – 43212 – 3/8; Schreiben des BMG vom 27. 5. 1998, Az. 211 – 43212 – 3/8). Dieser Meinung sind auch die BÄK (Stellungnahme der BÄK vom 30. 7. 1992, MedR 1994, 307 und vom 6. 4. 1993, MedR 1994, 29) sowie einige Stimmen in der Literatur (*Lang et al.*, § 6 a GOÄ, Rn. 8; *Wezel/Liebold*, § 6 a GOÄ, 13) gefolgt. Demnach kommt im Falle einer externen Leistungserbringung nur dann eine Gebührenminderung in Betracht, wenn sich das Leistungsgeschehen in den Räumen des Krankenhauses oder zumindest noch im Krankenhausgebäude abspielt, während sich für die Fälle einer räumlichen Auslagerung der Behandlung in eine Praxis außerhalb des Krankenhausgebäudes keine Gebührenminderung ergäbe. Dieser Lösungsansatz kann für die Fälle externer Leistungserbringung nicht überzeugen, da die sich hieraus ergebende Einschränkung der Minderungsverpflichtung im Wortlaut der Regelung nicht angelegt ist (vgl. auch: *Niewerth/ Vespermann*, VersR 1998, 689) und der Schutzcharakter der Minderungsregelung hinter die bloß formale Anknüpfung an den Ort der Leistungserbringung zurücktreten müsste. Eindeutig einer stationären Krankenhausbehandlung zuzuordnende medizinische Maßnahmen ließen sich nach dieser Auffassung unschwer als ambulant und daher der Minderungspflicht nicht unterliegend darstellen. Auf eine Leistungserbringung im Krankenhaus kann mithin nicht entscheidend abgestellt werden. Entsprechenden Überlegungen, die eine Behandlung nur deshalb als ambulant qualifizieren wollen, weil sie in der Praxis eines niedergelassenen Arztes erfolgt, ist auch der BGH ausdrücklich entgegengetreten. So hat der III. Zivilsenat bereits in seinem Urteil vom 17. 9. 1998 darauf hingewiesen, dass die Möglichkeit der Beteiligung Dritter an der stationären Leistungserbringung des Krankenhauses sowie der Schutzcharakter der Regelung ein alleiniges Abstellen auf den Ort der Leistungserbringung als maßgebliches Kriterium für die Anwendung der Minderungsregelung nicht zulassen, da es ansonsten zu einer künstlichen Aufspaltung der medizinischen Behandlung komme (NJW 1999, 868, 869). Auch der IV. Zivilsenat teilt diese Auffassung. In seinem Urteil vom 14. 1. 1998 hat er das in der Revision überprüfte Berufungsurteil, das ebenfalls ausdrücklich eine Differenzierung nach dem Ort der Leistungserbringung abgelehnt hat (OLG Hamburg VersR 1997, 1258, 1259), insoweit mit nur kurzer eigener Begründung, ohne Kritik an der Entscheidung der Vorinstanz zu üben und ohne inhaltlich Abstriche zu machen, aufrecht erhalten (NJW 1998, 1790 f.). Vor diesem Hintergrund von einer grundsätzlichen Bestätigung des Tatortprinzips durch den BGH auszugehen (*Andreas*, Arztrecht 1999, 14, 16; *Hoffmann*, Arzt und Krankenhaus 1999, 33, 39), ist in keiner Weise gerechtfertigt (AG München, Urteil vom 23. 4. 2003 – 191 C 5022/03 –; AG Beckum, Urteil vom 17. 8. 1999 – 13 C 62/99 unter Hinweis auf die Rechtsprechung des BGH). Vgl. im Übrigen die unten zu Erl. 4.3.5) a. E. nachgewiesene Rechtsprechung der Instanzgerichte einschließlich des BayVGH, des OLG Hamm und des OLG Düsseldorf. In seinem Urteil vom 17. 6. 2002 (III ZR 186/01) hat der III. Zivilsenat des BGH sodann abschließend klar gestellt, dass eine allein auf den Ort der Leistungserbringung abstellende Betrachtungsweise den Stellenwert der ärztlichen Behandlung und den Zusammenhang mit der Abrechnung der Krankenhausleistung vernachlässigt.

19 **4.3.2 Besondere Kostensituationen.** Neben dem Versuch, die Anwendung der Minderungsverpflichtung vom Ort der Leistungserbringung abhängig zu machen, existiert ein weiterer den Anwendungsbereich der Minderungsregelung einschränkender Ansatz. Danach soll eine Gebührenminderung nur dann in Betracht kommen, wenn auch die Kosten der Leistungserbringung beim Krankenhaus, in das der Patient aufgenommen worden ist, anfallen. Ist dies nicht der Fall, weil die behandelnden Ärzte die Kosten der

Behandlung selbst tragen oder weil etwa in Krankenhäusern, die dem öffentlichen Krankenhausrecht des KHEntgG und der BPflV nicht unterliegen, die von diesen Einrichtungen erhobenen stationären Entgelte nicht zwingend auch Arztkosten enthalten, soll eine Ausnahme von der Minderungsverpflichtung gegeben sein (*Brück*, § 6 a, Rn. 3.1; *Hoffmann*, § 6 a, Rn. 6; *Lang et al.*, § 6 a, Rn. 9; *Schlarmann/Schieferdecker*, MedR 2000, 220, 223 f.; *Wagener/Klöckner*, Das Krankenhaus 1999, 44, 45, aus der Rechtsprechung in diesem Sinne: LG Nürnberg-Fürth, Urteil vom 26. 7. 2004 – 4 S 1171/04). Nach diesem Verständnis ließe sich durch entsprechende Gestaltungen in jedem Falle der Ausgliederung von Leistungen eine Kostentragung der behandelnden Ärzte konstruieren und damit eine Ausnahme von der Minderungsverpflichtung herbeiführen und eine Benachteiligung der Patienten erzeugen. Dies zeigt bereits die Ungeeignetheit einer Abgrenzung nach Kostengesichtspunkten. Des Weiteren ist auch diesbezüglich einzuwenden, dass im Wortlaut der Minderungsvorschrift eine derartige Ausnahme nicht angelegt ist und die für Belegärzte und andere niedergelassene Ärzte auf 15 Prozent reduzierte Gebührenminderung deren Interessenlage bereits abschließend berücksichtigt. Weitergehende Einschränkungen des Anwendungsbereichs können angesichts des eindeutigen Wortlauts mit der Interessenlage der niedergelassenen Ärzte nicht begründet werden. Der Schutzcharakter der Bestimmung steht dem entgegen, was umso mehr gilt, als es bei der ärztlichen Liquidation nicht um einen Kostenersatz, sondern um eine Leistungsvergütung geht. Wollte man diese Argumente in Frage stellen, müsste auch eine über 15 bzw. 25 Prozent hinausgehende Gebührenminderung in den Fällen erfolgen, in denen die Minderung zum Ausgleich der Mehrfachberechnung ärztlicher Leistungen nicht ausreicht (vgl. OLG Karlsruhe MedR 1990, 198, 200 zur Gebührenminderung und Sachkostenberechnung bei stationärer Dialyse). Vor diesem Hintergrund ist ein Teil der Rechtsprechung bereits bisher explizit von der Unerheblichkeit der Kostenzuordnung im konkreten Fall ausgegangen (z.B. OLG Karlsruhe MedR 1990, 198, 200; LG Bremen, Urteil vom 6. 10. 1995 – 3 S 249/1995a –; AG Frankfurt a.M., Urteil vom 17. 3. 1994 – 32 C 3298/93 – 84 –; AG Neuss, Urteil vom 15. 12. 1994 – 36 C 332/93). Auch der BGH lehnt eine Einschränkung der Gebührenminderung wegen Kostenaspekten in den beiden Entscheidungen des Jahres 1998 ab. Sowohl im Urteil des IV. Zivilsenates vom 14. 1. 1998 als auch im Urteil des III. Zivilsenates vom 17. 9. 1998 wird ausdrücklich darauf hingewiesen, dass die Minderungsregelung pauschalierend gefasst ist und ein Abstellen darauf, ob und bei wem Kosten für Leistungen im Einzelfall entstehen, nicht zulässt (vgl. Schreiben des BMG vom 3. 5. 1993, Az. 211 – 43212 – 3/8). Der nach dem Wortlaut erforderlichen Gebührenminderung könne daher nicht entgegengesetzt werden, dass Kosten nicht beim Krankenhaus, sondern allein beim behandelnden Arzt entstanden seien (BGH NJW 1998, 1790, 1791 und BGH NJW 1999, 868, 869 sowie die dem BGH folgende Instanz-Rechtsprechung, s.u. Erl. 4.3.5 a.E.). Die „Produktion von Kosten" und ihre Verlagerung kann demnach unter keinem Gesichtspunkt eine Benachteiligung des Patienten rechtfertigen. Die Rechtsprechung des BGH zur Frage besonderer Kostensituationen ist allerdings im Urteil vom 13. 6. 2002 (III ZR 186/01) nicht weiter vertieft oder zu einem Abschluss gebracht worden. Insoweit hat der BGH vielmehr ausgeführt, dass es die pauschalierende Wirkungsweise der Honorarminderung nicht ausschließen würde, ärztliche Leistungen von der Anwendung dieser Bestimmung auszunehmen, wenn eine Doppelbelastung typischer Weise deshalb ausscheidet, weil weder Sach- noch Personalkosten durch den hinzugezogenen Arzt in Anspruch genommen würden. Eine abschließende Stellungnahme hierzu erfolgte nicht, weil eine derartige Situation im zu entscheidenden Fall nicht festgestellt worden war und eine Doppelbelastung des Wahlleistungspatienten bereits daraus abgeleitet werden konnte, dass er das gleiche Krankenhausentgelt wie ein Regelleistungspatient zahlen musste, ohne hierüber auch externe Leistungen zu erhalten. Letztlich ist wohl davon auszugehen, dass Kostengesichtspunkte für die Anwendung der Minderungsverpflichtung schon deshalb keine Rolle spielen dürfen, weil sie für den Patienten nicht transparent und nachvollziehbar sind.

20 **4.3.3 Vergütungsanspruch Arzt gegen Krankenhaus.** In diesem Zusammenhang ist im übrigen noch darauf hinzuweisen, dass Ärzten und ärztlich geleiteten Einrichtungen, die sich an der Erbringung von Krankenhausleistungen im Rahmen des vom Krankenhaus bereitzustellenden Leistungsspektrums beteiligen, ein Vergütungsanspruch gegen das Krankenhaus zusteht (AG Itzehoe, Urteil vom 6. 8. 1996 – 15 C 1252/96 K –; AG Gelsenkirchen-Buer, Urteil vom 20. 8. 1996 – 28 C 286/96 –; AG Hannover, Urteil vom 30. 1. 1996 – 560 C 15802/95) und die Wahrung ihrer auf einen Ausgleich des Minderungsbetrages gerichteten finanziellen Eigeninteressen im Verhältnis zum Krankenhaus zugemutet werden kann (AG Ahaus, Urteil vom 26. 6. 1996 – 5 C 286/96 –; AG Bitburg, Urteil vom 16. 2. 1996 – 5 C 1188/95 –; AG Meldorf, Urteil vom 3. 7. 1996 – 38 C 3052/96 (31)).

21 **4.3.4 Restriktive Interpretation der BGH-Rechtsprechung.** Nachdem der BGH die Ansätze zur Einschränkung der Minderungsverpflichtung aus den Gesichtspunkten der Leistungserbringung im Krankenhaus bzw. aus Kostenerwägungen zurückgewiesen hat, wurde versucht, eine Einschränkung der Minderungsverpflichtung durch eine Verallgemeinerung der konkreten Gegebenheiten der entschiedenen Fälle zu erreichen und eine Gebührenminderung bei externer Leistungserbringung nur in deckungsgleichen Fällen anzuerkennen (*Andreas*, Arztrecht 1999, 14; *Baur*, DÄ 95 (1998), A-1685; *Hoffmann*, Arzt und Krankenhaus 1999, 33; *Jansen*, MedR 1998, 279). Derartige Interpretationen der BGH-Rechtsprechung, an denen sich das BMG nicht beteiligt (Schreiben vom 27.5.1998, Az. 211 – 43212 – 3/8), verkennen den maßgeblich aus einer Gesamtbetrachtung entwickelten Lösungsansatz der BGH-Entscheidungen (so auch: *Genzel*, Anm. 2a und 3a zu BGH-LM Nr. 3 zur GOÄ; *Wagener/Klöckner*, das Krankenhaus 1998, 292), der es nicht erlaubt, von Sonderfällen ohne richtungweisenden Gehalt auszugehen. Gleichwohl ist schon im Anschluss an das Urteil vom 14. 1. 1998 (BGH NJW 1998, 1790) versucht worden, die Umstände der entschiedenen Fallgestaltung als Voraussetzung für jede Gebührenminderung externer Leistungen zu definieren. So wurde unter anderem die Ansicht vertreten, eine Gebührenminderung externer Leistungen sei nur dann anzuerkennen, wenn eine vertragliche Absicherung der Einbindung des extern tätigen Arztes in den Betrieb des Krankenhauses vorliege (*Jansen*, MedR 1998, 269). Diese Überlegung ist bereits in der Entscheidung des BGH vom 17. 9. 1998 ausdrücklich als für die Lösung der Problematik unbedeutend angesehen worden (NJW 1999, 868).

22 **4.3.5 Qualifikation als Hauptleistung nicht maßgeblich.** Soweit (auch) darauf abgestellt wird, dass eine Gebührenminderung nur dann in Betracht kommt, wenn die externen Leistungen die medizinischen Hauptleistungen darstellten (*Baur*, DÄ 95 (1998), A-1685; *Jansen*, MedR 1998, 269), ist auch dieser Überlegung entgegenzuhalten, dass dies nicht mit dem die Gesamtbetrachtung betonenden Lösungsansatz des BGH, der ebenso wenig wie der Wortlaut der Regelung zwischen Haupt- und Nebenleistungen unterscheidet, zu vereinbaren ist. Gleiches gilt auch für die weitere Annahme, auf der Grundlage der Entscheidungen des BGH sei Voraussetzung jeder Gebührenminderung, dass die externe Leistung selbst bereits eine stationäre Behandlung notwendig nach sich ziehen müsse (*Genzel*, Anm. 3a zu BGH-LM Nr. 3 zur GOÄ; *Jansen*, MedR 1998, 269; *Schlarmann/Schieferdecker*, MedR 2000, 220, 225; in diesem Sinne auch: AG Offenbach, Urteil vom 4. 6. 1999, 33 C 816/99). In dieser Weise hat sich der BGH an keiner Stelle der Entscheidungen des Jahres 1998 geäußert. Vielmehr ist bei Nebenleistungen, die selbst keine stationäre Behandlungsbedürftigkeit auslösen, zur Klärung der medizinischen Zusammenhänge im Rahmen einer Gesamtbetrachtung zu fragen, ob sie für sich genommen bereits eine sinnvolle medizinische Maßnahme darstellen, oder ob sich ihr Sinn und Zweck nur aus der Zuordnung zu einer stationären Behandlung und deren Behandlungsziel ergibt, was etwa bei extern erfolgenden Laborleistungen oder radiologischen Leistungen regelmäßig der Fall ist (vgl. AG Beckum, Urteil vom 17. 8. 1999 –

Gebühren bei stationärer Behandlung § 6a GOÄ

13 C 62/99 –; so auch: Bay. VGH, Beschluss vom 2. 3. 2000 – 3 Z 800.61 – und OLG Hamm, Urteil vom 21. 3. 2001 – 3 U 149/00 – sowie für externe pathologische Leistungen OLG Düsseldorf, Urteil vom 7. 6. 2001 – 8 U 161/00). Ansonsten käme es zu einem Entfallen der Minderungsverpflichtung für die fast mit jedem Krankenhausaufenthalt notwendig verbundenen Labor- oder Radiologie-Leistungen, wenn nur ein extern tätiger Arzt mit der Durchführung der Nebenleistungen beauftragt werden würde. Dies zöge die vom BGH gerade abgelehnte künstliche Aufspaltung einer einheitlichen medizinischen Behandlung nach sich, was sich auch am Beispiel präoperativer Eigenblutentnahmen zeigt. Diese wären nach den hier kritisierten Auffassungen als rein ambulante Leistungen anzusehen, während Eigenblutentnahmen an Kassenpatienten, ebenfalls nach Maßgabe der Berücksichtigung des Leistungszusammenhangs, dem stationären Leistungsbereich zugeordnet werden (BSGE 74, 263). Eine derart unterschiedliche Wertung ist zudem sachlich nicht zu rechtfertigen (AG Erlangen, Urteil vom 12. 2. 1998 – 5 C 2875/96) und stellt zugleich auch einen Verstoß gegen den vom BGH betonten Grundsatz der Gleichbehandlung von Selbstzahlern und Sozialversicherten bei stationärer Krankenhausbehandlung (BGH NJW 1999, 868, 870) dar. Folgerichtig bestätigen die ersten nach Bekanntwerden der BGH-Urteile des Jahres 1998 ergangenen Entscheidungen der Instanzgerichte und nunmehr auch der Obergerichte die hier vertretene Auffassung, nach der auch bei extern erbrachten Nebenleistungen, die selbst eine stationäre Krankenhausaufnahme selbst nicht erfordern, eine Gebührenminderung vorzunehmen ist, sofern die externen Nebenleistungen im Zusammenhang mit der Aufnahme des Patienten in das Krankenhaus und der insoweit erfolgenden medizinischen Behandlung vorgenommen werden (LG Bayreuth, Urteil vom 11. 1. 2002 – 31 O 540/01 –; AG Düsseldorf, Urteil vom 29. 3. 1999 – 37 C 17606/98 – und AG Königstein im Taunus, Urteil vom 5. 6. 2000 – 21 C 481/00 (12) – jeweils im Allgemeinen; AG Essen-Steele, Urteil vom 15. 4. 1999 – 12 C 234/98 – und AG Frankfurt a.M., Urteil vom 25. 7. 1999 – 31 C 587/99 – 83 – sowie AG Freiberg, Urteil vom 1. 3. 2000 – 4 C 3879/99 – jeweils für externe Radiologieleistungen; BayVGH, Beschluss vom 2. 3. 2000 – 3 ZB 00.61 –; OLG Hamm, Urteil vom 21. 3. 2001 – 3 U 149/00 – sowie AG Esslingen, Urteil vom 11. 4. 2000 – 7 C 2414/99 –; AG Frankfurt a.M., Urteil vom 15. 6. 2000 – 31 C 503/00-83 –; AG Hannover, Urteil vom 21. 10. 1999 – 124 C 613/98 – RuS 2000, 299; AG München, Urteil vom 13. 1. 1999 – 121 C 33303/98 –; AG München, Urteil vom 19. 8. 1999 – 132 C 18618/99 –; AG München, Urteil vom 1. 3. 2000 – 231 C 32280/99 –, RuS 2000, 520; AG Neuss, 70 C 4249/00, AG Oberhausen, Urteil vom 27. 12. 2000 – 31 C 332/00 –; AG Siegburg, Urteil vom 24. 3. 1999 – 12 C 826/98 – jeweils für externe Laborleistungen; AG Beckum, Urteil vom 17. 8. 1999 – 13 C 62/99 – für externe CT-Leistungen; OLG Düsseldorf, Urteil vom 7. 6. 2001 – 8 U 161/00 – und AG Krefeld, Urteil vom 21. 3. 2001 – 80 C 297/00 – jeweils für externe pathologische Leistungen). In seiner Entscheidung vom 17. 6. 2002 (III ZR 186/01) hat der III. Zivilsenat des BGH insoweit schließlich Klarheit geschaffen und eine Einschränkung der Gebührenminderung auf Hauptleistungen oder auf solche Leistungen, die in einem unabdingbar engen Zusammenhang mit der stationären Versorgung im Krankenhaus stehen, abgelehnt, da dies zu unangebrachten Rechtsstreiten über die Einordnung ärztlicher Leistungen führen könnte.

5. Erläuterungen zu § 6a Abs. 2 GOÄ (Kostenberechnung)

5.1 Sachkosten bei stationärer Behandlung. Zur Kostenberechnung bei stationärer 23 Behandlung wird in Abs. 2 festgelegt, dass neben den geminderten Gebühren Kosten nicht gesondert berechnet werden dürfen, die §§ 7 bis 10 GOÄ jedoch unberührt bleiben. Damit wird der in § 4 Abs. 3 GOÄ normierte allgemeine Grundsatz des Gebührenrechts, dass die ärztlichen Gebühren die Kosten der ärztlichen Behandlung mitabgelten, soweit eine gesonderte Abrechnung nicht ausdrücklich in der GOÄ zugelassen wird, wiederholt. Hiermit wird zugleich ausgeschlossen, dass Gebührenminderungen über eine gesonderte Kostenberechnung bei stationärer Leistungserbringung ausgeglichen werden können (*Lang et al.*, § 6a GOÄ, Rn. 13). Im Falle einer privatärztlichen Behandlung des Patienten im Krankenhaus ist davon auszugehen, dass die erforderlichen Materialien, Arznei- und Verbandmittel etc., dem behandelnden Arzt in aller Regel unentgeltlich zur Verfügung gestellt werden, so dass dem Arzt keinerlei Kosten entstehen und damit keine vom Patienten zu tragenden Auslagen anfallen. In diesen Fällen ergibt sich auch aus Abs. 2 keine Möglichkeit einer Kostenberechnung für den behandelnden Arzt. Entstehen dem Arzt, insbesondere bei externer stationärer Behandlung, an sich nach den §§ 7 bis 10 GOÄ berechnungsfähige Kosten, stellt sich die Frage, ob diese dem Patienten gesondert in Rechnung gestellt werden dürfen. Insoweit enthält Abs. 2, anders als Abs. 1 für die Gebührenminderung, keine abschließende, sondern eine im Hinblick auf den erforderlichen Ausgleich möglicher Doppelbelastungen des Patienten modifiziert anzuwendende Regelung, wobei allein der Fall des Ersatzes von Auslagen nach § 10 GOÄ problematisch werden kann, da die §§ 7 bis 9 GOÄ lediglich die Berechnung von Wegegeld und Reiseentschädigungen regeln, auf die sich die stationären Entgelte regelmäßig nicht beziehen.

24   **5.2 Einschränkung der Sachkostenberechnung.** Nach welchen Maßgaben die Problematik der Kostenberechnung zu lösen ist, ist umstritten. Im Folgenden wird daher zunächst die diesbezügliche Rechtsprechung des BGH vorgestellt und im Anschluss daran die hier vertretene Linie der Maßgeblichkeit des pflegesatzrechtlichen Zusammenhangs dargestellt.

25   **5.2.1 Maßgaben der Rechtsprechung des BGH.** Auch zur Frage der Möglichkeit einer gesonderten Kostenberechnung enthalten die beiden Entscheidungen des BGH aus dem Jahr 1998 bereits einige wesentliche Aussagen.

26   *a) Unzulässigkeit einer Doppelberechnung von Kosten.* Das Urteil des IV. Zivilsenates vom 14. 1. 1998 (NJW 1998, 1790) betraf eine Fallgestaltung, in der es neben der Frage der Gebührenminderung um die gesonderte Berechnungsfähigkeit von Materialkosten der im stationären Zusammenhang extern vorgenommenen Herzkatheteruntersuchungen und Coronardilatationen ging. Die Vorinstanz (OLG Hamburg VersR 1997, 1258, 1259) hielt eine gesonderte Kostenberechnung nach § 6a Abs. 2 in Verbindung mit § 10 GOÄ dann für unzulässig, wenn dies zu einer Doppelberechnung von bereits mit den stationären Entgelten bezahlten Kosten führt. Da die Beweiswürdigung der insoweit durchgeführten Beweisaufnahme unvollständig ausfiel, verwies der IV. Zivilsenat des BGH den Rechtsstreit an das OLG zurück. Dabei ist der BGH davon ausgegangen, dass die GOÄ es „grundsätzlich" erlaube, Materialaufwand über § 10 GOÄ gesondert zu berechnen (NJW 1998, 1790, 1791f.). Gleichzeitig hat er die vom OLG problematisierte doppelte Aufwandberechnung als durchaus entscheidungserheblich akzeptiert, indem er darauf hingewiesen hat, dass nach dem Sachstand im Zeitpunkt seiner Entscheidung nicht von einer doppelten Aufwandsberechnung ausgegangen werden konnte. Wäre die Frage der doppelten Aufwandsberechnung als irrelevant angesehen und eine Kostenberechnung allein unter Berücksichtigung der gebührenrechtlichen Grundlagen als zulässig betrachtet worden, wäre der Rechtsstreit entscheidungsreif und die Zurückverweisung überflüssig gewesen. Der Umstand der Zurückverweisung an das OLG zeigt, dass der IV. Zivilsenat des BGH eine gesonderte Sachkostenberechnung auf gebührenrechtlicher Grundlage der GOÄ zumindest dann als unzulässig angesehen hat, wenn es dadurch zu einer Doppelberechnung von Kosten gegenüber den Patienten kommt. Da der zurückverwiesene Rechtsstreit vor dem OLG ohne weitere Sachentscheidung endete, blieb eine Reihe weiterer Fragen in diesem Zusammenhang offen. Festzuhalten ist: Eine Einschränkung der durch § 6a Abs. 2 in Verbindung mit §§ 7ff. GOÄ eröffneten gebührenrechtlichen Abrechnungsmöglichkeit ist im Falle stationärer Behandlung zumindest dann erforderlich, wenn es dadurch zu einer doppelten Kostenberechnung kommt.

b) Unzulässigkeit einer Ungleichbehandlung von Patienten (z. B. Kassenpatienten einerseits und Selbstzahler andererseits). Weitere wichtige Hinweise zur Fragestellung ergeben sich aus dem Urteil des III. Zivilsenates vom 17. 9. 1999 (NJW 1999, 868). Zugrunde lag hier die Fallgestaltung extern durchgeführter Dilatation, die von einem Belegarzt veranlasst worden war. Im aufnehmenden Belegkrankenhaus konnte die Behandlung nicht durchgeführt werden. Das OLG als Vorinstanz sah die beim extern tätigen Arzt angefallenen Sachkosten im Wesentlichen deshalb als berechnungsfähig an, weil eine Doppelberechnung bereits mangels Leistungsfähigkeit des Belegkrankenhauses ausgeschieden sei (OLG Frankfurt a. M. MedR 1998, 34, 35 f.). Dem ist der III. Zivilsenat nur „im Ergebnis" gefolgt. Er hat dabei maßgeblich auf die pflegesatzrechtlichen Rahmenbedingungen von Belegkrankenhäusern abgestellt. Da Leistungen von Belegärzten und die von diesen veranlassten Leistungen von niedergelassenen Ärzten nach den Regelungen in § 2 Abs. 2 Satz 2 KHEntgG und der gleichlautenden Bestimmung in § 2 Abs. 2 Satz 2 BPflV keine Krankenhausleistungen darstellen (*Tuschen/Quaas*, Bundespflegesatzverordnung, 406), ging der III. Zivilsenat des BGH zutreffend davon aus, dass die insoweit entstehenden Sachkosten nicht in den Pflegesätzen enthalten sein können. Die von der Revision geltend gemachte Doppelbelastung mit Sachkosten war somit bereits pflegesatzrechtlich ausgeschlossen (BGH NJW 1999, 868, 870). Mit dieser Überlegung bestätigt der III. Zivilsenat die auch vom IV. Zivilsenat zugrunde gelegte Erheblichkeit einer Doppelbelastung des Patienten, wobei allerdings allein mit den pflegesatzrechtlichen Rahmenbedingungen argumentiert und das Ergebnis der von der Vorinstanz zur Frage der Kostenansätze durchgeführten Beweisaufnahme (OLG Frankfurt a. M. MedR 1998, 34, 35) nicht zur Begründung herangezogen wird, weil eine solche bei genauer Beachtung der pflegesatzrechtlichen Rahmenbedingungen entbehrlich ist (vgl. *Patt*, VersR 1997, 1260, 126). Darüber hinausgehend hat der III. Zivilsenat darauf hingewiesen, dass auch für Kassenpatienten keinerlei Sachkosten für die extern durchgeführten Dilatationen in den Pflegesätzen enthalten waren, so dass die Revision damit „keinen Verstoß gegen das Gebot der Gleichbehandlung von Selbstzahlern und Sozialversicherten bei stationärer Krankenhausbehandlung" aufgezeigt habe. Hieraus ergibt sich, dass nach Auffassung des III. Zivilsenates auch eine solche Ungleichbehandlung einer gesonderten Kostenberechnung auf der Rechtsgrundlage der §§ 6a Abs. 2 und 10 GOÄ entgegen steht. In der Rechtsprechung des BGH sind mithin zwei Fallgestaltungen erkennbar geworden, in denen eine Kostenberechnung nach § 6a Abs. 2 GOÄ in Verbindung mit § 10 GOÄ nicht zulässig ist: Zum einen handelt es sich um die Fallgestaltung einer doppelten Kostenberechnung, für deren Feststellung maßgeblich auch auf die pflegesatzrechtlichen Rahmenbedingungen abgestellt werden kann. Zum anderen steht eine Ungleichbehandlung von Kassenpatienten und Selbstzahlern bei stationärer Leistungserbringung einer gesonderten Kostenberechnung entgegen.

5.2.2 Pflegesatzrechtlicher Zusammenhang. Im Einklang mit den aus der Rechtsprechung des BGH folgenden Maßgaben ist davon auszugehen, dass eine gesonderte Kostenberechnung auf gebührenrechtlicher Grundlage dann ausscheidet, wenn der Patient bereits im Zusammenhang mit der privatärztlichen Behandlung stationäre Entgelte, die auch die im Zusammenhang mit der ärztlichen Behandlung anfallenden Sachkosten bereits enthalten, zu zahlen hat. Dabei sind die pflegesatzrechtlichen Rahmenbedingungen, aus denen sich erst die Gefahr einer Doppelbelastung der Patienten ergibt, besonders zu beachten (*Patt*, VersR 1997, 1260, 1261). Danach sind gemäß §§ 2 Abs. 2, 7 Satz 2 KHEntgG und §§ 2 Abs. 2, 10 Abs. 2 BPflV in Verbindung mit § 2 Nr. 5 und § 4 Nr. 2 KHG im Rahmen der Leistungsfähigkeit des Krankenhauses sämtliche für die medizinisch zweckmäßige und ausreichende Versorgung des Patienten erforderlichen Aufwendungen einschließlich der Sachkosten, auch im Falle der Drittleistungserbringung, mit den Entgelten für die allgemeinen Krankenhausleistungen abgegolten, da sämtliche Sachkosten, auch die der wahl- oder privatärztlichen Behandlung im Rahmen einer

GOÄ § 6a 1. Teil. C. Die einzelnen Vorschriften der GOÄ

stationären Behandlung pflegesatzfähig sind (*Lang et al.*, § 6a, Rn. 13). Nur soweit ausnahmsweise der Rahmen der Leistungsfähigkeit des Krankenhauses überschritten wird mit der Folge des Entfallens der Pflegesatzfähigkeit der entstehenden Sachkosten und gleichwohl eine Verlegung des Patienten in ein leistungsfähiges Krankenhaus unterbleibt und unterbleiben darf, kommt eine gesonderte Sachkostenberechnung auf gebührenrechtlicher Grundlage in Betracht (vgl. z.B. AG Kiel, Urteil vom 9. 2. 2000 – 116 C 299/98). Dabei ist immer zu beachten, dass die Leistungsäquivalente der Krankenhausvergütungen für Selbstzahler und Kassenpatienten gemäß § 17 Abs. 1 Satz 1 KHG und gemäß § 8 Abs. 1 KHEntgG bzw. § 14 Abs. 1 Satz 1 BPflV identisch sein müssen. Fällt demnach eine medizinische Maßnahme in die Leistungsfähigkeit des Krankenhauses, sind damit auch sämtliche Sachkosten der medizinischen Maßnahmen, auch wenn sie im Rahmen der Krankenhausbehandlung privatärztlich vorgenommen werden, sowohl für Kassenpatienten als auch für Privatpatienten pflegesatzfähig und mit den Pflegesätzen abgegolten. Eine Differenzierung zwischen Kassenpatienten und Selbstzahlern darf insoweit nicht erfolgen. Der oftmals erhobene Einwand, bestimmte Sachkosten für ärztliche Maßnahmen seien nur für Kassenpatienten in den Pflegesätzen enthalten, steht demnach im Widerspruch zu den pflegesatzrechtlichen Rechtsgrundlagen und ist für die Entscheidung über die Zulässigkeit bzw. Unzulässigkeit der gesonderten Sachkostenberechnung auf gebührenrechtlicher Grundlage der GOÄ unbeachtlich. Sollte ein Krankenhausträger es tatsächlich entgegen den pflegesatzrechtlichen Möglichkeiten versäumt haben, die Sachkosten für Selbstzahler in die Pflegesätze einzubeziehen, geht dies allein zu seinen Lasten und kann die durch eine gesonderte Sachkostenberechnung auf gebührenrechtlicher Grundlage erfolgende Zusatzbelastung und Ungleichbehandlung von Selbstzahlern keinesfalls rechtfertigen. Da die Krankenhäuser regelmäßig nur Patienten aufnehmen und behandeln, die in das Leistungsspektrum des aufnehmenden Krankenhauses fallen, führt die Zahlung allgemeiner Krankenhausentgelte mithin in aller Regel zum Wegfall der Sachkostenberechnung auf gebührenrechtlicher Grundlage.

29 **5.2.3 Abweichende Auffassung: Maßgeblichkeit der Kostensituation.** Der hier vertretenen Auffassung von der Maßgeblichkeit pflegesatzrechtlicher Zusammenhänge steht eine abweichende Meinung in der Literatur gegenüber. Diese sieht die gebührenrechtliche Abrechnungsfähigkeit von Sachkosten bereits dann als gegeben an, wenn die Kosten dem behandelnden Arzt entstanden sind (*Andreas*, Arztrecht 1999, 14, 16; *Baur*, DÄ 95 (1998), A-1685; *Hoffmann*, Arzt und Krankenhaus 1999, 33, 42). Nach dieser Auffassung ist eine gesonderte Kostenberechnung einschränkungslos erlaubt, wenn nur die Voraussetzungen der GOÄ vorliegen. Diese Auffassung steht im Widerspruch zur Rechtsprechung des BGH, der die Notwendigkeit einer Einschränkung der gesonderten gebührenrechtlich möglichen Kostenberechnung im Falle stationärer Leistungserbringung in seinen Entscheidungen bereits anerkannt hat. Sie verkennt die Zusammenhänge bei stationärer Behandlung und verweigert die notwendige Abstimmung und Harmonisierung der unterschiedlichen Abrechnungsbestimmungen zu Lasten der Selbstzahler. Eine solche ist indes unverzichtbar und durch die pflegesatzrechtlichen Bestimmungen über die Einheitlichkeit der stationären Entgelte auch rechtlich vorgegeben. Diese Vorgaben im stationären Bereich dürfen über GOÄ-Sachkostenabrechnungen nicht ausgehebelt werden, was der BGH mit seinem Hinweis auf das „Gebot der Gleichbehandlung von Selbstzahlern und Sozialversicherten bei stationärer Krankenhausbehandlung" und dessen Erörterung im Rahmen der §§ 6a Abs. 2 und 10 GOÄ verdeutlicht hat (NJW 1999, 868, 870). Soweit eine gesonderte Kostenberechnung nach der GOÄ dann für zulässig gehalten wird, wenn der Krankenhausträger vom Arzt für die Gestellung von Materialien, Arznei- und Verbandmitteln etc. eine Kostenerstattung verlangt (*Brück* u.a., § 6a GOÄ, Rn. 6), ist dem noch zusätzlich entgegenzuhalten, dass eine Verpflichtung der Ärzte zur Kostenerstattung nach den Bestimmungen in § 19 Abs. 1 bis 5

Entschädigungen § 7 GOÄ

KHEntgG nur hinsichtlich der nicht pflegesatzfähigen Kosten, nicht aber hinsichtlich der hier fraglichen pflegesatzfähigen Kosten, besteht (*Lang et al.*, § 6a GOÄ, Rn. 13). Soweit also ein Arzt, ohne dazu verpflichtet zu sein, eine über diese Regelungen hinausgehende Kostenerstattung mit dem Krankenhaus vereinbart, geschieht dies in eigener Verantwortung des Arztes, ohne dass sich hieraus eine Berechtigung ableiten lässt, Selbstzahler doppelt mit Kosten zu belasten. Im Übrigen treffen die gegen ein Abstellen auf die Kostensituation zur Frage der Gebührenminderung vorgebrachten Argumente (s. o. 4.3.2) auch hier zu. Entgegen den Bestimmungen des KHEntgG bzw. der BPflV erfolgende Kostenverlagerungen können eine Schlechterstellung der Selbstzahler nicht rechtfertigen.

§ 7 Entschädigungen

Als Entschädigungen für Besuche erhält der Arzt Wegegeld und Reiseentschädigung, hierdurch sind Zeitversäumnisse und die durch den Besuch bedingten Mehrkosten abgegolten.

1. Entschädigungen

Als Entschädigungen für Besuche kommen – je nach Entfernung zwischen Praxisstelle 1
(bzw. Wohnung) des Arztes und Besuchsstelle – Wegegeld (§ 8) oder Reiseentschädigung (§ 9) in Betracht. Entschädigung für eine Wegstrecke bis zu 25 km ist das Wegegeld; bei Besuchen über eine Entfernung von mehr als 25 km tritt an die Stelle des Wegegeldes die Reiseentschädigung.

In der GOÄ 65 waren die Regelungen über Wegegeld, Reiseentschädigung (sowie 2
über eine „Wegepauschale" bei einer Entfernung zwischen Praxisstelle und Besuchsstelle bis zu 2 km, die entfallen ist) noch im Gebührenverzeichnis enthalten. Mit der GOÄ 82 wurden sie dann aus systematischen Gründen in den Verordnungstext übernommen. Auf diese Vergütungsarten findet daher die Spannenregelung (Gebührenrahmen) des § 5 keine Anwendung, d. h. Entschädigungen sind nicht wie Gebühren steigerungsfähig. Eine abweichende Höhe kann auch nicht nach § 2 vereinbart werden.

Entschädigungen können nur für den Besuch eines Arztes berechnet werden. Sucht 3
nichtärztliches Personal im Auftrag des Arztes den Patienten auf, handelt es sich nicht um einen Besuch im Sinne des § 7 (*Lang et al.*, § 7 Rn. 3).

2. Zeitversäumnis

Durch Wegegeld oder Reiseentschädigung wird die auf dem Weg zum Patienten ver- 4
säumte Zeit des Arztes abgegolten. Es ist daher unzulässig für das Zurücklegen der Wegstrecke zum Patienten neben der Entschädigung noch Gebühren (z. B. eine Verweilgebühr nach GOÄ-Nr. 56) zu berechnen. Auch im Hinblick auf § 5 Abs. 2 kann der Zeitaufwand für Besuche nicht geltend gemacht werden.

3. Mehrkosten

Neben der Zeitversäumnis sollen die Entschädigungen auch die durch den Besuch des 5
Arztes beim Patienten bedingten Mehrkosten abgelten. Ein gegenüber der Sprechstundenpraxis durch den Patientenbesuch entstandener Mehraufwand kann also nicht neben den Entschädigungen gesondert in Rechnung gestellt werden.

§ 8 Wegegeld

(1) Der Arzt kann für jeden Besuch ein Wegegeld berechnen. Das Wegegeld beträgt für einen Besuch innerhalb eines Radius um die Praxisstelle des Arztes von

1. bis zu 2 km   3,58 Euro,
 bei Nacht
 (zwischen 20 und 8 Uhr)   7,16 Euro,
2. mehr als 2 km
 bis zu 5 km   6,65 Euro,
 bei Nacht   10,23 Euro,
3. mehr als 5 km
 bis zu 10 km   10,23 Euro,
 bei Nacht   15,34 Euro,
4. mehr als 10 km
 bis zu 25 km   15,34 Euro,
 bei Nacht   25,56 Euro.

(2) Erfolgt der Besuch von der Wohnung des Arztes aus, so tritt bei der Berechnung des Radius die Wohnung des Arztes an die Stelle der Praxisstelle.

(3) Werden mehrere Patienten in derselben häuslichen Gemeinschaft oder in einem Heim, insbesondere in einem Alten- oder Pflegeheim besucht, darf der Arzt das Wegegeld unabhängig von der Anzahl der besuchten Patienten und deren Versichertenstatus insgesamt nur einmal und nur anteilig berechnen.

Übersicht

	Rn.
1. Vorbemerkungen	1
2. Erläuterung zu § 8 Abs. 1	5
2.1 Besuch	5
2.2 Wegegeld	6
2.3 Praxisstelle	7
3. Erläuterung zu § 8 Abs. 2 (Besuch von der Wohnung aus)	12
4. Erläuterung zu § 8 Abs. 3	16
4.1 Vorbemerkungen	16
4.2 Häusliche Gemeinschaft	18
4.3 In einem Heim	20

1. Vorbemerkungen

1 Wegegeld als Entschädigung für Besuche erhält der Arzt, wenn die Entfernung zwischen Praxisstelle und Besuchsstelle nicht mehr als 25 km beträgt. Diese Entfernung werde – so die Amtliche Begründung zur GOÄ 82 – bei Krankenbesuchen üblicherweise nicht überschritten.

2 Mit der 4. Änderungsverordnung ist die Grundlage für die Berechnung des Wegegeldes geändert worden. Statt auf die Zahl der zurückgelegten Entfernungskilometer wird nunmehr pauschal auf den Entfernungsradius abgestellt. Die Neufassung orientiert sich damit an der Berechnungssystematik aus dem vertragsärztlichen Bereich. Der Verordnungsgeber verfolgt die Absicht, die Wegegeldregelung transparenter und auch für den Patienten nachvollziehbarer zu gestalten. Die mit der bisherigen Fassung der Vorschrift verbundenen Abrechnungsschwierigkeiten sollen vermieden werden. Dazu gehörten die Probleme der Wegegeldberechnung bei einem Besuch mehrerer Patienten an mehreren Besuchsstellen auf einem Weg (§ 8 Abs. 2 Satz 1 a. F.), die Schwierigkeit der Feststellung der kürzesten Wegstrecke (nur diese durfte bei der Wegegeldberechnung zugrunde gelegt werden), und die umstrittene Frage, ob bei der Wegegeldberechnung vom „Doppelkilometer" auszugehen ist, Hin- und Rückweg also nicht zusammengerechnet werden dürfen

Wegegeld § 8 GOÄ

(so *Hoffmann*, 2. Auflage, § 9 Rn. 2 unter Bezugnahme auf die Amtliche Begründung zur GOÄ 82, in der vom „einfachen Weg" gesprochen wird), oder ob auf die tatsächlich zurückgelegten Kilometer abzustellen ist (so *Brück*, 2. Auflage, § 8 Rn. 2, *Wezel/ Liebold*, § 8, S. 12–14).

Mit der Neuregelung sind diese Probleme gelöst worden. Ausschlaggebend ist jetzt der 4 Radius, innerhalb dessen die Besuchsstelle liegt. Die bisherige Kürzung des Wegegeldes für den häufigen Fall des Besuchs mehrerer Patienten auf einem Weg an verschiedenen Besuchsstellen ist entfallen. Als Ausgleich hierfür soll nach der Amtlichen Begründung zur GOÄ 96 eine Absenkung der je Besuch berechnungsfähigen Wegegeldpauschalen dienen.

2. Erläuterung zu § 8 Abs. 1

2.1 Besuch. Die Berechnung des Wegegeldes setzt voraus, dass der Arzt einen Besuch 5 nach den entsprechenden Gebührenpositionen des Gebührenverzeichnisses der GOÄ durchgeführt hat. An die Stelle der Nrn. 5 bis 8 sind in der GOÄ 96 die Nrn. 50 und 51 sowie die Zuschläge nach den Buchstaben E bis H getreten. Wird der Besuch bei Nacht durchgeführt, erhöht sich das Wegegeld. Als „Nacht" im Sinne des § 8 Abs. 1 gilt die Zeit zwischen 20 und 8 Uhr (so auch *Hoffmann*, 3. Auflage, § 8 Rn. 1, S. 3).

2.2 Wegegeld. Das Wegegeld ist eine Vergütungspauschale, die der Arzt für jeden 6 Patientenbesuch abrechnen kann, gleichgültig, ob er ein Verkehrsmittel benutzt, zu Fuß geht oder etwa von Angehörigen des Patienten abgeholt wird. Die tatsächlich entstandenen Kosten spielen also im Unterschied zur Regelung der Reiseentschädigung (§ 9) keine Rolle. Die Entschädigung, die der Arzt nach § 8 Abs. 1 beanspruchen kann, ist nach verschiedenen, von der Praxisstelle ausgehenden Radien gestaffelt. Unterschieden wird danach, ob die Besuchsstelle innerhalb eines Radius um die Praxisstelle von bis zu 2, mehr als 2 bis zu 5, mehr als 5 bis zu 10 oder mehr als 10 bis zu 25 km liegt. Der Arzt wird sich also einen Stadtplan entsprechend präparieren müssen, in dem er von seiner Praxis aus Kreise mit den Radien 2, 5, 10 und 25 km schlägt. Die E-GO schreibt dem Vertragsarzt sogar vor, dass eine Karte im Maßstab 1:25.000 zu verwenden ist (§ 4c der Allgemeinen vertraglichen Bestimmungen). Da die Regelungssystematik dem Arzt also regelmäßig bekannt sein wird, dürfte die Umsetzung des neuen § 8 in der Praxis unproblematisch sein. Aufgrund des Wegfalls des § 8 Abs. 2 Satz 1 a. F. (Halbierung der Wegegeldsätze bei Besuch mehrerer Patienten auf einem Weg) kann der Arzt, wenn er beispielsweise zunächst einen Patienten besucht, der innerhalb des Radius von mehr als 2 bis zu 5 km wohnt, und dann – auf dem Weg – einen Patienten, dessen Wohnung innerhalb des Radius von mehr als 10 bis zu 25 km liegt, einmal 6,65 Euro und einmal 15,34 Euro (zusammen also 21,99 Euro) an Wegegeldern berechnen.

2.3 Praxisstelle. Ausschlaggebend für die Berechnung des Wegegeldes ist die Entfer- 7 nung zwischen Praxisstelle und Besuchsstelle. Praxisstelle ist das Gebäude, in dem der Arzt seine Sprechstunde abhält. Besuchsstelle ist der Aufenthaltsort des Kranken, an dem er sich gerade befindet, wenn der Besuch ausgeführt wird (*Schmatz/Goetz/Matzke*, § 8 Anm. 1).

Bestellt der Arzt (etwa im Rahmen des Notdienstes) einen Patienten in seine Praxis 8 und begibt sich von seiner Wohnung dort hin, so kann er kein Wegegeld beanspruchen, da die Behandlung nicht außerhalb der Praxisstelle erfolgt, also kein Besuch vorliegt (Residenzpflicht). Gleiches gilt für die Nachtstunden sowie Sonn- und Feiertage, da sich die Residenzpflicht des Arztes nicht auf übliche Arbeits- oder Sprechstundenzeiten beschränkt (*Lang et al.*, § 7 Rn. 4).

„Praxisstelle" des Krankenhausarztes ist das Krankenhaus, in dem er seine dienstver- 9 traglichen Leistungen erbringt. Wird ein Krankenhausarzt z.B. im Rahmen seines Bereitschaftsdienstes in der Nacht zu einem Patienten ins Krankenhaus gerufen, so handelt es sich nicht um einen Besuch, so dass auch kein Wegegeld berechnet werden darf. Gleiches gilt für einen Belegarzt, der einen seiner Belegpatienten im Krankenhaus aufsucht *(so auch Lang et al., § 7 Rn. 6; Brück, 3. Auflage, § 8 Rn. 1.2, S. 183)*.

10 Als „Praxisstelle" eines freipraktizierenden Anästhesisten gilt die Praxis eines operierenden Arztes oder die Klinik, in der er seine Leistung erbringt, da es sich hierbei gebührenrechtlich grundsätzlich um den üblichen Ort seiner beruflichen Tätigkeit handelt. Ein Krankenbesuch liegt demnach nicht vor. Wegegeld kann nicht berechnet werden (OVG Münster, Urteil vom 18. 12. 1990 – 12 A 78/89).

11 Vergleichbar mit dem Aufsuchen einer Arbeitsstätte zur regelmäßigen Berufsausübung sind auch die Besuche von Patienten auf einer Pflegestation gemäß GOÄ-Nr. 48 („Besuch eines Patienten auf einer Pflegestation – z.B. in Alten- oder Pflegeheimen – bei regelmäßiger Tätigkeit des Arztes auf der Pflegestation zu vorher vereinbarten Zeiten"); Wegegeld kann daneben nicht berechnet werden *(Lang et al., § 7 Rn. 8; wohl auch Hoffmann, 3. Auflage, § 9 Rn. 8)*.

3. Erläuterung zu § 8 Abs. 2 (Besuch von der Wohnung aus)

12 Erfolgt ein Besuch von der Wohnung des Arztes aus, kommt es nicht mehr auf die Entfernung zwischen Praxisstelle und Besuchsstelle an. Ausgangspunkt für die Wegegeldberechnung ist dann die Wohnung. Es kommt also darauf an, innerhalb welchen Radius von der Wohnung aus sich die Besuchsstelle befindet.

13 Mit dieser neuen Bestimmung reagiert der Verordnungsgeber darauf, dass die bisherige Regelung, bei der auch auf die Entfernung zwischen Praxisstelle und Besuchsstelle abzustellen war, wenn der Besuch z.B. von der Wohnung des Arztes aus erfolgte, mit dem Charakter des Wegegeldes als Entschädigung, mit der insbesondere auch Zeitversäumnis und besuchsbedingte Mehrkosten abgegolten werden sollen, nur schwer zu vereinbaren war. Denn je nach dem, ob die Wohnung näher oder weiter von der Besuchsstelle entfernt war als die Praxisstelle, war das Wegegeld gemessen an dem zusätzlichen Aufwand des Arztes, von dem der Verordnungsgeber bei der Festlegung der Höhe der Entschädigung ausgegangen ist, entweder zu hoch oder zu niedrig.

14 Ungelöst bleibt mit der Neuregelung aber das Problem der Berechnung des Wegegeldes, wenn der Arzt die Besuchsstelle weder von seiner Praxisstelle noch von seiner Wohnung aus aufsucht. Angesichts der zunehmenden Verbreitung von Mobiltelefonen ist dies wohl nicht nur eine theoretische Alternative.

15 Ging § 8 a.F. noch erkennbar davon aus, dass der Arzt die Leistungserbringung am Ort seiner Praxis schuldet und von diesem Standort daher in jedem Fall bei der Wegegeldberechnung auszugehen war (*Brück*, 2. Auflage, § 8 Rn. 2), so wird mit der Neufassung ein zweiter gleichwertiger Ausgangspunkt für die Bestimmung des Wegegeldes eingeführt. Damit steht der Anknüpfungspunkt für die Wegegeldberechnung nicht mehr fest, wenn Ausgangspunkt für den Besuch keiner der in der Verordnung genannten Standorte ist. Hätte der Arzt die Wahl, ginge dies zu Lasten des Patienten. Daher scheint es sachgerecht, eine Analogie zu § 8 Abs. 1 und 2 zu bilden und die Regelung des Abs. 1 mit der Maßgabe anzuwenden, dass an die Stelle der Praxisstelle der tatsächliche Aufenthaltsort des Arztes tritt, von dem aus der Besuch erfolgt.

4. Erläuterung zu § 8 Abs. 3

16 **4.1 Vorbemerkungen.** Mit der Neufassung des § 8 Abs. 3 durch die 4. Änderungsverordnung reagiert der Verordnungsgeber auf die unterschiedlichen Auffassungen zu der Frage, ob einem Selbstzahler auch dann das Wegegeld nach § 8 nur anteilig in Rechnung gestellt werden kann, wenn die anderen an gleicher Stelle (z.B. in einem Heim) besuchten Patienten GKV-versichert sind (für eine isolierte – nur auf die Selbstzahler abstellende – Betrachtungsweise: *Wezel/Liebold*, 6. Auflage, Stand: 1. 10. 1995, § 8

S. 12–15; gegen eine Unterscheidung: *Brück*, 2. Auflage, § 8 Rn. 3; *Schmatz/Goetz/ Matzke*, § 8 Anm. 3, S. 76). Die Regelung stellt nunmehr ausdrücklich klar, dass das Wegegeld bei dem Besuch mehrerer Patienten auch dann insgesamt nur einmal und nur anteilig berechnet werden darf, wenn sich unter den besuchten Patienten sowohl Selbstzahler (überwiegend also Privatversicherte) als auch GKV-Versicherte befinden (*Lang et al.*, § 8 Rn. 7).

Brück (3. Auflage, § 8 Rn. 5.3) meint, bei einer Aufteilung zwischen privat und gesetzlich versicherten Patienten dürfe es nicht zu Lasten des Arztes gehen, wenn die gesetzliche Krankenkasse weniger zahle, als anteilig auf den gesetzlich versicherten Patienten entfalle. Der Differenzbetrag müsse dann zusätzlich von den Privatpatienten übernommen werden (Beispiel: zwei Patienten, 15,34 Euro Wegegeld, also 7,67 Euro für jeden, gesetzliche Krankenkasse des einen Patienten zahlt aber nur 6,14 Euro – fiktiv ! –, Privatpatient hätte dann 9,20 Euro zu zahlen). Für eine solche Handhabung lässt der eindeutige Wortlaut des § 8 Abs. 3 aber keinen Raum. Den Privatpatienten darf lediglich der rechnerisch konkret auf sie entfallende Anteil des Wegegeldes berechnet werden. 17

4.2 Häusliche Gemeinschaft. Statt des Begriffes „Haus" wird in der Neufassung des § 8 Abs. 3 der Begriff „häusliche Gemeinschaft" verwendet. Darunter ist in erster Linie die Familiengemeinschaft zu verstehen. Eine häusliche Gemeinschaft bilden aber auch andere Personen (Gruppen) mit einem gemeinsamen auf gewisse Dauer angelegten Haushalt, wie z. B. nichteheliche Lebensgemeinschaften oder Wohngemeinschaften. Dabei kommt es nicht unbedingt auf ein gemeinsames Wohnen an. Auch die Insassen z. B. eines Internats oder eines Klosters bilden eine häusliche Gemeinschaft. Die Amtliche Begründung gibt keine Erklärung für die Einführung des Begriffs „häusliche Gemeinschaft". Dies wäre aber durchaus zu erwarten gewesen, handelt es sich doch um eine materiell relevante Änderung des bisherigen Rechts. War bisher eine Aufteilung des Wegegeldes beispielsweise auch dann vorzunehmen, wenn zwei Patienten in einem Haus, aber in verschiedenen Wohnungen besucht wurden, wird jetzt auf die „häusliche Gemeinschaft" abgestellt, so dass jedem Patienten (bzw. Zahlungspflichtigem) der volle Wegegeldsatz in Rechnung gestellt werden kann. Denn häusliche Gemeinschaft umfasst nur die in einem gemeinsamen Haushalt zusammenlebenden Personen, nicht aber alle Personen, die in einem Haus „zusammenleben" (so auch *Lang et al.*, § 8 Rn. 6; *Brück*, 3. Auflage, § 8 Rn. 5, der davon ausgeht, dass verschiedene Wohnungen in einem Haus eine „häusliche Gemeinschaft" bilden, übersieht den materiellen Unterschied zwischen § 8 Abs. 3 alter und neuer Fassung). Warum die Möglichkeit, Wegegeld abzurechnen, in dieser Weise ausgeweitet worden ist, kann angesichts des Charakters des Wegegeldes als Entschädigung für entstandenen Kosten- und Zeitaufwand nicht nachvollzogen werden, da beim Besuch mehrerer Patienten in einem Haus Kosten- und Zeitaufwand für die Anfahrt nur einmal anfallen. 18

An anderer Stelle wurden allerdings die Abrechnungsmöglichkeiten des Arztes beim Besuch mehrerer Patienten in einer häuslichen Gemeinschaft eingeschränkt. Die neue Gebührenposition 51 sieht für den Besuch eines weiteren Kranken in derselben häuslichen Gemeinschaft eine gegenüber der „allgemeinen" Besuchsgebühr nach Nr. 50 abgesenkte Punktzahl vor (250 Punkte statt 320 Punkte). Systematisch ist aber auch diese Neuregelung nicht nachvollziehbar, da es für die Leistung des Arztes, die ja Beratung und Untersuchung beinhaltet, keinen Unterschied machen kann, ob er an gleicher Stelle nur einen oder mehrere Patienten besucht. 19

4.3 In einem Heim. Eine anteilige Wegegeldberechnung ist auch vorzunehmen, wenn in einem Heim mehrere Patienten besucht werden. Die in der Neufassung des § 8 Abs. 3 nach dem Wort „Heim" neu eingefügten Worte „insbesondere in einem Alten- oder Pflegeheim" führen nicht zu einer Änderung des bisher geltenden Rechts. Ausdrücklich genannt werden nunmehr die „Hauptfälle" der anteilig vorzunehmenden Wegegeldbe- 20 rechnung, nämlich der Besuch mehrerer Personen in einem Alten- oder Pflegeheim. Eine substanzielle Änderung ist hiermit – anders als mit der Einführung des Begriffs der „häuslichen Gemeinschaft" – aber nicht verbunden.

21 Zum Heim gehören begrifflich grundsätzlich alle Gebäude, die in ihrer Gesamtheit die Einrichtung bilden (vgl. *Brück*, 3. Auflage, § 8 Rn. 5.2).

22 Das Wegegeld kann ein niedergelassener Arzt unter der Voraussetzung, dass er von einem oder mehreren Heimbewohnern gerufen wird, auch dann berechnen, wenn er die Heimbewohner regelmäßig betreut. Dagegen darf für ein ohne spezielle Aufforderung durchgeführtes routinemäßiges Aufsuchen des Heimes (etwa aufgrund einer entsprechenden Vereinbarung mit dem Träger der Einrichtung) kein Wegegeld abgerechnet werden (*Hoffmann*, 2. Auflage, § 9 Rn. 6).

§ 9 Reiseentschädigung

(1) Bei Besuchen über eine Entfernung von mehr als 25 km zwischen Praxisstelle des Arztes und Besuchsstelle tritt an die Stelle des Wegegeldes eine Reiseentschädigung.

(2) Als Reiseentschädigung erhält der Arzt

1. 26 Cent für jeden zurückgelegten Kilometer, wenn er einen eigenen Kraftwagen benutzt, bei Benutzung anderer Verkehrsmittel die tatsächlichen Aufwendungen,
2. bei Abwesenheit bis zu 8 Stunden 51,13 Euro, bei Abwesenheit von mehr als 8 Stunden 102,26 Euro je Tag,
3. Ersatz der Kosten für notwendige Übernachtungen.

(3) § 8 Abs. 2 und 3 gilt entsprechend.

Übersicht

	Rn.
1. Erläuterung zu § 9 Abs. 1 und Abs. 2	1
1.1 Reiseentschädigung	1
1.2 Kilometergeld	3
1.3 Aufwendungsersatz	4
1.4 Abwesenheitsentschädigung	5
1.5 Übernachtungskosten	6
2. Erläuterung zu § 9 Abs. 3	7

1. Erläuterung zu § 9 Abs. 1 und Abs. 2

1 **1.1 Reiseentschädigung.** Bei Besuchen über eine größere Entfernung (mehr als 25 km) tritt an die Stelle des Wegegeldes die Reiseentschädigung. Diese gliedert sich in Kilometergeld bei Benutzung des eigenen Pkws bzw. Aufwendungsersatz bei Benutzung eines anderen Verkehrsmittels, Abwesenheitsgeld und Übernachtungskostenersatz.

2 Grundsätzlich steht es dem Arzt frei, welches Verkehrsmittel er für den Besuch bei seinem Patienten benutzt. Allerdings widerspräche es insbesondere den Grundgedanken der §§ 670 und 683 BGB, wenn der Arzt beispielsweise trotz vorhandener Eisenbahnverbindung für eine längere Strecke eine Taxe benutzen würde. Im Rahmen des Zumutbaren besteht für den Arzt durchaus die Verpflichtung, den Zahlungspflichtigen durch die Wahl des Verkehrsmittels nicht unangemessen zu belasten. Es können grundsätzlich nur die notwendigen und angemessenen Kosten geltend gemacht werden (vgl. *Schmatz/ Goetz/Matzke*, § 9 Anm. 1, S. 77; *Lang et al.*, § 9 Rn. 4).

3 **1.2 Kilometergeld.** Der Arzt erhält für jeden vollen Kilometer zwischen Praxisstelle (bzw. Wohnung – siehe Abs. 3) und Besuchsstelle 0,26 Euro. Dabei sind sowohl Hin- als auch Rückfahrt zu berücksichtigen (z. B. Entfernung zur Besuchsstelle = 30 km, zurückgelegte Kilometer (regelmäßig) = 60, Kilometergeld = 15,60 Euro).

Ersatz von Auslagen § 10 GOÄ

1.3 Aufwendungsersatz. Werden statt des eigenen Kraftwagens andere Verkehrsmittel benutzt, so hat der Arzt als Reiseentschädigung Anspruch auf die tatsächlich entstandenen Aufwendungen, z. B. also auf Ersatz der Kosten für eine Bahnfahrkarte. 4

1.4 Abwesenheitsentschädigung. Bei Abwesenheit bis zu 8 Stunden kann der Arzt 51,13 Euro, bei Abwesenheit von mehr als 8 Stunden 102,26 Euro je Tag als Reiseentschädigung geltend machen. Die Anwendung eines Multiplikators auf diese Pauschale ist nicht zulässig. 5

1.5 Übernachtungskosten. Ergibt sich die Notwendigkeit für eine oder mehrere Übernachtungen, so kann der Arzt auch die reinen Übernachtungskosten als Reiseentschädigung verlangen. Für die Auswahl des Hotels gelten die obigen Ausführungen zur Wahl eines Verkehrsmittels entsprechend. Der Arzt ist zwar nicht gehalten eine besonders billige Unterkunft zu wählen, er ist aber auch nicht berechtigt, auf Kosten des Zahlungspflichtigen in einem Luxushotel zu übernachten. Der Grundsatz der Notwendigkeit und Angemessenheit gilt auch für die Übernachtungskosten nach Nr. 3 (*Lang et al.*, § 9 Rn. 4). 6

2. Erläuterung zu § 9 Abs. 3 (Entsprechende Anwendung des § 8 Abs. 2 und 3)

Nach § 9 Abs. 3 gelten die Absätze 2 und 3 der Wegegeldregelung des § 8 für Reiseentschädigungen entsprechend. Bei der Bestimmung der Entfernung zur Besuchsstelle tritt also an die Stelle der Praxisstelle die Wohnung des Arztes, wenn von dort aus die Reise angetreten wird. Werden mehrere Patienten in derselben häuslichen Gemeinschaft oder in einem Heim besucht, dürfen die in § 9 Abs. 2 genannten Entschädigungen nur einmal und nur anteilig berechnet werden. 7

§ 10 Ersatz von Auslagen

(1) Neben den für die einzelnen ärztlichen Leistungen vorgesehenen Gebühren können als Auslagen nur berechnet werden
1. die Kosten für diejenigen Arzneimittel, Verbandmittel und sonstigen Materialien, die der Patient zur weiteren Verwendung behält oder die mit einer einmaligen Anwendung verbraucht sind, soweit in Abs. 2 nichts anderes bestimmt ist,
2. Versand- und Portokosten, soweit deren Berechnung nach Abs. 3 nicht ausgeschlossen ist,
3. die im Zusammenhang mit Leistungen nach Abschnitt O bei der Anwendung radioaktiver Stoffe durch deren Verbrauch entstandenen Kosten sowie
4. die nach den Vorschriften des Gebührenverzeichnisses als gesondert berechnungsfähig ausgewiesenen Kosten.

Die Berechnung von Pauschalen ist nicht zulässig.

(2) Nicht berechnet werden können die Kosten für
1. Kleinmaterialien wie Zellstoff, Mulltupfer, Schnellverbandmaterial, Verbandspray, Gewebeklebstoff auf Histoacrylbasis, Mullkompressen, Holzspatel, Holzstäbchen, Wattestäbchen, Gummifingerlinge,
2. Reagenzien und Narkosemittel zur Oberflächenanästhesie,
3. Desinfektions- und Reinigungsmittel,
4. Augen-, Ohren-, Nasentropfen, Puder, Salben und geringwertige Arzneimittel zur sofortigen Anwendung sowie für
5. folgende Einmalartikel: Einmalspritzen, Einmalkanülen, Einmalhandschuhe, Einmalharnblasenkatheter, Einmalskalpelle, Einmalproktoskope, Einmaldarmrohre, Einmalspekula.

(3) Versand- und Portokosten können nur von dem Arzt berechnet werden, dem die gesamten Kosten für Versandmaterial, Versandgefäße sowie für den Versand oder Transport entstanden sind. Kosten für Versandmaterial, für den Versand des Untersuchungsmaterials und die Übermittlung des Untersuchungsergebnisses innerhalb einer Laborgemeinschaft oder innerhalb eines Krankenhausgeländes sind nicht berechnungsfähig; dies gilt auch, wenn Material oder ein Teil davon unter Nutzung der Transportmittel oder des Versandweges oder der Versandgefäße einer Laborgemeinschaft zur Untersuchung einem zur Erbringung von Leistungen beauftragten Arzt zugeleitet wird. Werden aus demselben Körpermaterial sowohl in einer Laborgemeinschaft als auch von einem Laborarzt Leistungen aus den Abschnitten M oder N ausgeführt, so kann der Laborarzt bei Benutzung desselben Transportweges Versandkosten nicht berechnen; dies gilt auch dann, wenn ein Arzt eines anderen Gebiets Auftragsleistungen aus den Abschnitten M und N erbringt. Für die Versendung der Arztrechnung dürfen Versand- und Portokosten nicht berechnet werden.

Übersicht

	Rn.
1. Erläuterung zu § 10 Abs. 1	1
1.1 Vorbemerkungen	1
1.2 Auslagen	4
1.3 Arzneimittel	6
1.4 Verbandmittel	8
1.5 Sonstige Materialien	9
1.6 Überlassung zur weiteren Verwendung	10
1.7 Verbrauch durch einmalige Anwendung	11
1.8 Versand- und Portokosten	12
1.9 Anwendung radioaktiver Stoffe	13
1.10 Gesondert berechnungsfähige Kosten	17
1.11 Unzulässigkeit der Berechnung von Pauschalen	19
2. Erläuterung zu § 10 Abs. 2	21
2.1 Katalog der nicht berechnungsfähigen Arzneimittel, Verbandmittel und sonstigen Materialien	21
2.2 Geringwertige Arzneimittel	22
3. Erläuterung zu § 10 Abs. 3	23
3.1 Vorbemerkungen	23
3.2 Zur Berechnung von Versand- und Portokosten berechtigte Ärzte	24
3.3 Versendung innerhalb einer Laborgemeinschaft oder innerhalb eines Krankenhausgeländes	25
3.4 Versendung an einen beauftragten Arzt	27
3.5 Aus dem selbem Körpermaterial ausgeführte Leistungen	28
3.6 Versendung der Arztrechnung	30

1. Erläuterung zu § 10 Abs. 1

1 **1.1 Vorbemerkungen.** Die Regelung des § 10 ist mit der 4. Änderungsverordnung zur Verbesserung der Transparenz neu gefasst worden. Der neue Aufbau der Vorschrift soll die Trennung der berechnungsfähigen von den nicht gesondert berechnungsfähigen Auslagen klarer zum Ausdruck bringen. Inhaltlich wird jedoch im Wesentlichen an der bisherigen Abgrenzung festgehalten. Eine substanzielle Änderung bringt die Neufassung lediglich im Bereich der Versand- und Portokosten.

2 Abs. 1 Satz 1 enthält den abschließenden Katalog der gesondert berechnungsfähigen Auslagen. Die unter Nr. 2 aufgeführten Versand- und Portokosten sind nunmehr entsprechend ihrer zunehmenden Bedeutung als Kostenfaktor ohne Beschränkung auf Leistungen nach bestimmten Abschnitten des Gebührenverzeichnisses im Grundsatz – Ausnahmen sind in Abs. 3 normiert – zur gesonderten Berechnung zugelassen.

3 Die Regelung des § 10 ist abschließend. Nur die nach § 10 zugelassenen Auslagen dürfen neben Gebühren (und Entschädigungen) gesondert berechnet werden.

Ersatz von Auslagen § 10 GOÄ

1.2 Auslagen. Auslagen im Sinne des § 10 sind Kosten, die im Zusammenhang mit der Erbringung einer ärztlichen Leistung entstehen und keine Praxiskosten im Sinne des § 4 Abs. 3 sind. Auslagen in diesem Sinne sind daher nicht Kosten, die dem Arzt außerhalb der Erbringung ärztlicher Leistungen erwachsen (*Brück*, 3. Auflage, § 10 Rn. 1). Kosten, die dem Arzt dadurch entstehen, dass er Maßnahmen ergreift, die nicht als ärztliche Leistungen bewertet werden können, müssen gegebenenfalls nach § 670 BGB im Wege des Aufwendungsersatzes erstattet werden (*Schmatz/Goetz/Matzke*, § 10 Vorbem.).

Auslagenersatz bedeutet Ersatz der tatsächlich entstandenen Kosten. Wird bei der Behandlung des Patienten beispielsweise eine Infiltrations- oder Leitungsanästhesie durchgeführt und aus einer Packung Anästhetika nur eine oder jedenfalls nur ein Teil der Ampullen verbraucht, können dem Zahlungspflichtigen nur die anteiligen Kosten, nicht aber der Gesamtpreis der Packung in Rechnung gestellt werden.

1.3 Arzneimittel. Der Begriff „Arzneimittel" wird in § 2 des Arzneimittelgesetzes (AMG) definiert. Grundsätzlich gilt, dass der Arzt Arzneimittel nicht in seiner Praxis abgeben darf, da das „Inverkehrbringen" nur dem Apotheker gestattet ist (§ 43 AMG). Die Abgabe von Mitteln, die der Arzt in seiner Praxis vorrätig hält, um sie im einzelnen Behandlungsfall unmittelbar beim Patienten anzuwenden, die also nicht in jedem Einzelfall dem jeweiligen Patienten verordnet werden, verstößt jedoch nicht gegen das im Arzneimittelgesetz festgeschriebene Apothekenabgabemonopol (OLG Bremen, Urteil vom 22. 6. 1988 – 4 U 32/[a]). Soweit sich aus § 10 Abs. 2 nicht etwas anderes ergibt, können die Kosten solcher Arzneimittel dann gemäß § 10 Abs. 1 dem Patienten als Auslagen in Rechnung gestellt werden (vgl. *Brück*, 3. Auflage, § 10 Rn. 2, S. 192).

Dem Arzt vom Hersteller unentgeltlich zur Verfügung gestellte sog. „Ärztemuster" (§ 47 Abs. 3 AMG) können dem Patienten, bei dem sie zur Anwendung kommen, nicht berechnet werden, da dem Arzt selbst keine Kosten entstanden sind.

1.4 Verbandmittel. Verbandmittel können gesondert als Auslagen berechnet werden, soweit sie nicht zu den Kleinmaterialien im Sinne des § 10 Abs. 2 Nr. 1 gehören. § 10 Abs. 1 kommt nicht zur Anwendung, wenn die Verbandmittel auf Verordnung des Arztes vom Patienten in der Apotheke bezogen werden.

1.5 Sonstige Materialien. Hierzu zählen z. B. Wundversorgungsmittel (Wundklammern, Drainageschläuche, Haken, Schrauben, Nägel, Legaturmaterial u. ä.), künstliche Augen, Pesare, Epithesen, Endoprothesen, aber auch Gips, Zinkleim und dergleichen. Die Abrechnungsmöglichkeit für Materialien wird jedoch ebenfalls in Abs. 2 eingeschränkt. So dürften unter Abs. 2 Nr. 1 beispielsweise auch Wundversorgungsmittel wie Naht- und Füllmaterial fallen (vgl. *Brück*, 3. Auflage, § 10 Rn. 4). Bei der Verwendung von Schienen kommt es darauf an, ob sie nach der Art des Verbandes mehrmals verwendet werden können. Ist dies der Fall, müssen die Kosten zu den Praxiskosten im Sinne des § 4 Abs. 3 gerechnet werden, so dass eine gesonderte Abrechnung nicht zulässig ist (*Schmatz/Goetz/Matzke*, § 10 Anm. 2).

1.6 Überlassung zur weiteren Verwendung. Eine Variante des berechnungsfähigen Auslagenersatzes nach § 10 Abs. 1 Nr. 1 ist die Überlassung zur weiteren Verwendung durch den Patienten („... die der Kranke zur weiteren Verwendung behält ..."). Beispiele sind: Verweilkatheter, Intrauterinballon, Augenklappen und dergleichen.

1.7 Verbrauch durch einmalige Anwendung. Als Auslagenersatz kann der Arzt auch Arzneimittel, Verbandmittel und sonstige Materialien berechnen, die mit einer einmaligen Anwendung verbraucht sind. Dabei handelt es sich z. B. um nicht in § 10 Abs. 2 Nr. 5 genannte Einmalartikel (wie Einmal-Infusionsbestecke, Einmal-Biopsinadeln u. a.) oder Gefäße für den Transport von hochinfektiösem Material, die nur einmal verwendet werden können. Nicht zu den mit einmaliger Anwendung verbrauchten Materialien zählen dagegen Instrumente und Instrumententeile, die aufgrund von gebrauchsbedingter

Abnutzung letztmalig noch bei der Behandlung eines bestimmten Patienten verwendet werden, oder auch solche, die wegen eines Materialfehlers bei der Anwendung unbrauchbar werden (vgl. *Brück*, 3. Auflage, § 10 Rn. 6, S. 193).

12   **1.8 Versand- und Portokosten.** In § 10 a. F. war die Berechnungsfähigkeit von Versand- und Portokosten noch eingeschränkt. Entsprechende Kosten durften nur berechnet werden, wenn sie durch Leistungen nach den Abschnitten M (Laboratoriumsuntersuchungen), N (Histologie, Zytologie und Zytogenetik) und O (Strahlendiagnostik, Anwendung radioaktiver Stoffe und Strahlentherapie) des Gebührenverzeichnisses entstanden waren. Die Neufassung der Vorschrift im Rahmen der 4. Änderungsverordnung eröffnet nunmehr die – abgesehen von den in Abs. 3 vorgesehenen Ausnahmen – uneingeschränkte Möglichkeit zur gesonderten Berechnung von Versand- und Portokosten. In der Amtlichen Begründung zur GOÄ 96 wird darauf verwiesen, dass sich die neue Regelung an den im vertragsärztlichen Bereich geltenden Bestimmungen orientiere. Nicht übernommen worden sind allerdings die für die Versendung (bzw. den Transport) im Bereich der vertragsärztlichen Versorgung vorgesehenen Pauschalerstattungen (Nrn. 7103 ff.), die nicht Teil des EBM sind, aber mit den Bundesverbänden der Primärkassen und den Ersatzkassenverbänden zusätzlich vereinbart worden sind (vgl. *Wezel/ Liebold*, 6. Auflage, Stand: 1. 7. 1999, Bd. I, S. 9 U – 1). Da unabhängig von Versandort oder -weg jeweils die gleiche Vergütung abgerechnet werden kann, ist davon auszugehen, dass sich der Arzt kostenbewusst verhalten wird. Ein solches Regulativ fehlt in der GOÄ. Allerdings muss auch der nach der GOÄ abrechnende Arzt dafür Sorge tragen, dass entsprechende an den Patienten weiterzugebende Kosten nur in angemessener Höhe (insbesondere auch in Relation zu den Gebühren) entstehen. Dies ergibt sich zumindest als Nebenpflicht aus dem Behandlungsvertrag (§ 242 BGB).

13   **1.9 Anwendung radioaktiver Stoffe.** Gesondert als Auslagenersatz können gemäß § 10 Abs. 1 Nr. 3 auch die im Zusammenhang mit Leistungen nach Abschnitt O bei der Anwendung radioaktiver Stoffe (Radionuklide) durch deren Verbrauch entstandenen Kosten abgerechnet werden. Neu ist bei dieser Regelung lediglich die ausdrückliche Bezugnahme auf Leistungen nach Abschnitt O (neue Überschrift: „Strahlendiagnostik, Nuklearmedizin, Magnetresonanztomographie und Strahlentherapie"). Da bereits bisher die Anwendung radioaktiver Stoffe nur im Zusammenhang mit Leistungen nach Abschnitt O erfolgte, erscheint die ausdrückliche Bezugnahme auf diesen Abschnitt des Gebührenverzeichnisses auf den ersten Blick überflüssig. Der Sinn der Regelung ergibt sich erst im Zusammenhang mit der Überführung der nuklearmedizinischen In-vitro-Untersuchungen (bisher Abschnitt O II a 2) aus dem Abschnitt O in den Abschnitt M, die in der Amtlichen Begründung zur GOÄ 96 damit begründet wird, dass es sich bei diesen In-vitro-Untersuchungen um labormedizinische Leistungen handele, die sich von anderen vergleichbaren Laborleistungen (Liganden-Assays) in Bezug auf Kosten und Aufwand nur unwesentlich unterschieden.

14   Durch die Beschränkung der Abrechnungsfähigkeit auf die Kosten für im Zusammenhang mit Leistungen nach Abschnitt O angewendete radioaktive Stoffe, können entsprechende Kosten, die bei der Durchführung nuklearmedizinischer Laborleistungen anfallen, nicht mehr an den Patienten weitergegeben werden. Die nuklearmedizinischen In-vitro-Untersuchungen (Radioimmuno-Assays) werden damit auch hinsichtlich der Berechnungsfähigkeit von Kosten mit vergleichbaren Laborleistungen (Liganden-Assays) gleichgestellt. Mit dieser Maßnahme will der Verordnungsgeber offensichtlich erreichen, dass der finanzielle Anreiz zur Erbringung von Radioimmuno-Assays entfällt, mit der Folge, dass zukünftig in möglichst großem Umfang die unproblematischeren (ohne die Verwendung von radioaktiven Stoffen durchführbaren) Untersuchungsmethoden zur Anwendung kommen.

15   Aus der Formulierung „... bei der Anwendung radioaktiver Stoffe durch deren Verbrauch entstandene Kosten" muss geschlossen werden, dass nicht nur die Kosten der

radioaktiven Substanzen selbst als Auslagen berechnet werden können, sondern auch Beschaffungs- und Aufbereitungskosten. Zu unterscheiden ist aber zwischen offenen Radionukliden, die mit ihrer einmaligen Anwendung verbraucht sind, und umschlossenen Radionukliden (zur Kontrastbestrahlung), die nicht mit der einmaligen Anwendung verbraucht sind, so dass die Kosten auch nicht gesondert berechnet werden können (*Brück*, 3. Auflage., § 10 Rn. 11, S. 195).

Der in freier Praxis tätige Arzt wird üblicherweise Patienten, die zur Diagnostik und 16 Therapie mit radioaktiven Stoffen vorgesehen sind, an einem Tage zusammen bestellen, um Verluste für Mengen der Stoffe zu vermeiden. Die Kosten für die radioaktiven Stoffe einschließlich Aufbereitung und dgl. sind in diesem Fall zusammenzufassen und durch die Anzahl der behandelten Patienten zu teilen (*Brück*, 3. Auflage, § 10 Rn 11, S. 196).

1.10 Gesondert berechnungsfähige Kosten. Auch nach den Vorschriften des Gebüh- 17 renverzeichnisses als gesondert berechnungsfähig ausgewiesene Kosten können als Auslagen in Rechnung gestellt werden (§ 10 Abs. 1 Nr. 4). Entsprechende Regelungen finden sich sowohl in den einzelnen Abschnitten oder Kapiteln vorangestellten „Allgemeinen Bestimmungen" als auch in Abrechnungsbestimmungen zu einzelnen Leistungspositionen. Beispiele: Abrechnungsbestimmung zu Nr. 3500 und Nr. 3650 (Kosten für ausgegebenes Testmaterial), zu Nr. 1812 (Kosten einer Ureterverweilschiene bzw. eines Ureterkatheters), Nr. 4 der Allgemeinen Bestimmungen zu Abschnitt O II (Materialkosten für Radiopharmazeutikum), Abs. 3 der Allgemeinen Bestimmungen zu Abschnitt O IV 3 (Kosten für die Anwendung individuell geformter Ausblendungen und/oder Kompensatoren oder für die Anwendung individuell gefertigter Lagerungs-/oder Fixationshilfen).

Eine Gebühr für die Benutzung eines Operationssaals in einem Krankenhaus durch 18 einen niedergelassenen Arzt, die er dem Krankenhaus entrichten muss, kann an den Patienten/Zahlungspflichtigen nicht weitergegeben werden; es handelt sich insoweit um Praxiskosten nach § 4 Abs. 3 Satz 1 (*Brück*, 3. Auflage, § 10 Rn. 12).

1.11 Unzulässigkeit der Berechnung von Pauschalen. Als Auslagenersatz kann der 19 Arzt die ihm entstandenen Kosten nur in der tatsächlichen Höhe berechnen. Schon nach früher geltendem Recht war daher eine Pauschalierung (oder auch der Ansatz eines Multiplikators) unzulässig (vgl. *Brück*, 2. Auflage, § 10 Rn. 1.3). Mit § 10 Abs. 1 Satz 2 wird nunmehr auch im Verordnungstext ausdrücklich klargestellt, dass Kosten nur in dem tatsächlich entstandenen Umfang berechnet werden können und dementsprechend die Berechnung von Pauschalen nicht zulässig ist.

Dieser Grundsatz gilt auch, wenn dem Arzt seinerseits zur Abgeltung von Kosten 20 Dritter Pauschalen in Rechnung gestellt werden. Denn mit § 10 verfolgt der Verordnungsgeber den Zweck, die Abrechnung von Auslagen für den Patienten/Zahlungspflichtigen transparent zu machen. Der Auffassung von *Brück* (3. Auflage, § 10 Rn. 13, S. 197; auch *Hoffmann*, 3. Auflage, § 10 Rn. 6, S. 10 ff.), dass die Berechnung der Spalte 4 des Nebenkostentarifs der Deutschen Krankenhausgesellschaft – DKG/NT – (ein Arzt im Krankenhaus ist bei der Erbringung ambulanter Leistungen häufig verpflichtet, im Innenverhältnis zum Krankenhausträger für ärztliche Leistungen, die keine ärztlichen Sachleistungen sind, die „besonderen Kosten" nach Spalte 4 DKG/NT zu erstatten) neben den ärztlichen Gebühren keine Pauschalierung bedeute, kann daher nicht gefolgt werden. Pauschalierte Kosten, die dem Arzt vom Krankenhaus für die Inanspruchnahme von Materialien berechnet werden, können nicht gegenüber dem Patienten/Zahlungspflichtigen als Auslagenersatz nach § 10 berechnet werden (so auch *Lang et al.*, § 10 Rn. 9).

2. Erläuterung zu § 10 Abs. 2

2.1 Katalog der nicht berechnungsfähigen Arzneimittel, Verbandmittel und sonstigen 21 **Materialien.** Die Nrn. 1 bis 5 des Abs. 2 entsprechen exakt den Buchstaben a bis e des

§ 10 Nr. 1 a. F. Mit diesem Katalog der nicht berechnungsfähigen Materialien wird die in § 4 Abs. 3 Satz 1 getroffene Regelung ergänzt, indem die mit den Gebühren abgegoltenen Kosten für Sprechstundenbedarfsartikel präzisiert werden. Die Aufzählung der Materialien, die nicht gesondert berechnet werden können, ist allerdings nicht abschließend. Denn in Nr. 1 erfolgt – anders als in Nr. 5 – die Aufzählung bestimmter Kleinmaterialien nur beispielhaft („Kleinmaterialien wie ..."). Nicht gesondert berechnet werden können daher auch andere, nicht ausdrücklich genannte Kleinmaterialien, die ihrer Art nach oder ausgehend von den Kosten den aufgeführten Materialien vergleichbar sind. Der Begriff der „Kleinmaterialien" wird nicht betragsmäßig konkretisiert. *Lang et al.* (§ 10 Rn. 10) gehen davon aus, dass bei der Anwendung der Regelung im Einzelfall sowohl der absolute (Kosten-)Wert des jeweiligen Materials als auch dessen Relation zu der zugrunde liegenden ärztlichen (Haupt-)Leistung zu berücksichtigen sein werden. Im Hinblick darauf – so *Lang et al.* (a.a.O.) – dürften Kostenbeträge in der Größenordnung zwischen 1,– und 2,50 Euro bzw. ein Anteil von 10 bis 15 v. H. an der Vergütung der jeweils zugrunde liegenden ärztlichen (Haupt-)Leistung in etwa dem Rahmen entsprechen, den die Vorschrift mit den beispielhaft aufgeführten Kleinmaterialien vorgibt. Unter Nr. 1 fallen z. B. auch Naht- und Füllmaterial (*Brück*, 3. Auflage, § 10 Rn. 4).

22 2.2 **Geringwertige Arzneimittel.** In Nr. 4 werden auch „geringwertige" Arzneimittel zur sofortigen Anwendung von der Berechnung als Auslagenersatz ausgeschlossen. Zu der Frage, wann von der „Geringwertigkeit" eines Arzneimittels auszugehen ist, äußert sich der Verordnungsgeber auch in der Amtlichen Begründung nicht. Aus der Nennung im Zusammenhang mit den übrigen in Nr. 4 aufgeführten Mitteln kann aber der Schluss gezogen werden, dass von der Geringwertigkeit eines Arzneimittels auszugehen ist, wenn die Kosten in der Größenordnung der Kosten für die als Sprechstundenbedarf üblicherweise in der ärztlichen Praxis vorrätig gehaltenen Augen-, Ohren- und Nasentropfen, Puder und Salben liegen.

3. Erläuterung zur § 10 Abs. 3

23 3.1 **Vorbemerkungen.** Mit dem durch die 4. Änderungsverordnung neu eingeführten Abs. 3 wird der in § 10 Abs. 1 Nr. 2 statuierte Grundsatz der gesonderten Berechnungsfähigkeit von Versand- und Portokosten eingeschränkt. Die in der Regelung festgelegten Kriterien zur Abgrenzung der gesondert berechnungsfähigen von den nicht berechnungsfähigen Versand- und Portokosten entsprechen inhaltlich und systematisch weitgehend den im vertragsärztlichen Vergütungsbereich geltenden Bestimmungen.

24 3.2 **Zur Berechnung von Versand- und Portokosten berechtigte Ärzte.** Die Regelung in Satz 1, wonach nur der Arzt die Versand- und Portokosten berechnen darf, dem die gesamten Kosten für Versandmaterial, Versandgefäße sowie für den Versand oder Transport entstanden sind, ist den Allgemeinen Bestimmungen einer außerhalb des EBM zwischen Ärzten und Kassen getroffenen Zusatzvereinbarung über „Pauschalerstattungen" (insbesondere für Versand- und Transportkosten) entlehnt. Nur der Arzt, zu dessen Lasten in toto die Kosten beispielsweise für Behältnisse, Transporttüten und -kartons oder Pkw-Abholung gehen, darf vom Zahlungspflichtigen Ersatz für diese Auslagen verlangen. Üblicherweise werden entsprechende Kosten von den das Material auswertenden Ärzten (Zytologen, Pathologen, Laborärzten) abgerechnet. In diesem Fall müssen sie die Behältnisse, Transporttüten und dgl. dem einsendenden Arzt zur Verfügung stellen. Hat nicht der ausführende, sondern der einsendende Arzt das Versandmaterial beschafft und die Transportkosten übernommen, kann nur er nicht aber der auswertende Arzt die entsprechenden Kosten als Auslagen nach § 10 in Rechnung stellen.

25 3.3 **Versand innerhalb einer Laborgemeinschaft oder innerhalb eines Krankenhausgeländes.** Abs. 3 Satz 2, 1. Alternative, schließt die Berechnungsfähigkeit von Kosten für Versandmaterial, für den Versand des Untersuchungsmaterials und die Übermittlung des

Ersatz von Auslagen   § 10 GOÄ

Untersuchungsergebnisses innerhalb einer Laborgemeinschaft oder innerhalb eines Krankenhausgeländes aus. Die Regelung entspricht Nr. 3 Satz 1 der Allgemeinen Bestimmungen zu Kapitel A des EBM. In der Vorschrift wird auf den Versand innerhalb eines Krankenhausgeländes abgestellt, eingeschlossen ist also auch der Fall, dass das Material von einem zum anderen Gebäude „versandt" wird, wenn das Krankenhaus aus verschiedenen getrennten Gebäuden besteht, die auf **einem** Gelände liegen. Hiervon ist auch dann auszugehen, wenn durch das Gelände eine öffentliche Straße führt, und sich die zum Krankenhaus gehörenden Gebäude auf beiden Seiten der Straße befinden. Sind aber Teile der Einheit „Krankenhaus" an so weit entfernten Orten untergebracht, dass nicht mehr von einem (zusammenhängenden) Gelände gesprochen werden kann (z. B. einzelne Institute einer Universitätsklinik) greift der Ausschlusstatbestand des Abs. 3 Satz 2, 1. Alternative nicht ein.

Die Regelung erstreckt sich auch auf den Versand innerhalb einer Laborgemeinschaft. 26 Hier lässt sich insoweit eine Parallele zum „Krankenhausgelände" ziehen, als die Gemeinschaft fiktiv ein ausgelagerter Teil jeder beteiligten Arztpraxis ist und die dort erbrachten Leistungen als in eigener Praxis und somit persönlich erbrachte Leistungen gelten (*Wezel/Liebold,* 6. Auflage, Stand: 1. 7. 1999, Bd. I, S. 8 – 12). Dieser Ausschlusstatbestand (Versand innerhalb einer Laborgemeinschaft) entspricht im Übrigen dem schon bisher geltenden Recht (Nr. 5 der Allgemeinen Bestimmungen zu Abschnitt M a. F.).

3.4 Versand an einen beauftragten Arzt. Dem Versand innerhalb einer Laborgemein- 27 schaft oder innerhalb eines Krankenhausgeländes wird durch Abs. 3 Satz 2, 2. Alternative abrechnungstechnisch der Fall gleichgestellt, dass das Material oder ein Teil davon unter Nutzung der Transportmittel oder des Versandweges oder der Versandgefäße einer Laborgemeinschaft zur Untersuchung einem mit der Leistungserbringung beauftragten Arzt zugeleitet wird. Auch diese Regelung hat ihr Vorbild in den Allgemeinen Bestimmungen zu Abschnitt A des EBM (Nr. 3 Satz 2). Sie trägt der Tatsache Rechnung, dass Laborgemeinschaften des öfteren mit einem Arzt für Labormedizin zusammenarbeiten, der als Leiter oder Berater der Gemeinschaft fungiert, außerdem aber auch selbst, also im eigenen Namen, Laborleistungen erbringt, die z. B. in Laborgemeinschaften nicht erbracht werden dürfen. Zur Kostenreduzierung wird in solchen Fällen häufig das Material für den Laborarzt dem Material für die Laborgemeinschaft mitgegeben. Der Laborarzt ist dann nicht berechtigt, für dieses Material Versand- oder Transportkosten zu berechnen. Dies gilt auch für Tage, an denen nur ihm, nicht aber der Gemeinschaft von einem Mitglied der Gemeinschaft Material zugestellt wird, soweit hierfür der für die Versendung von Untersuchungsmaterial von den Gemeinschaftsmitgliedern an die Laborgemeinschaft speziell organisierte Materialtransport (oft durch eigene Pkws, Taxen o. ä.) genutzt wird. Außerdem ist Abs. 3 Satz 2, 2. Alternative auch einschlägig, wenn ohne dass die spezielle Transportorganisation genutzt wird (also z. B. per Post), Material nur an den Laborarzt selbst versendet wird, der Versender dafür aber Versandgefäße der Laborgemeinschaft benutzt (*Wezel/Liebold,* 6. Auflage, Stand: 1. 10. 1995, Bd. I, Kapitel 10, S. 10 – 11 f. – Die „Parallelregelung" im EBM, die Vorbild für § 10 Abs. 3 Satz 2, 2. Alternative gewesen ist, ist inzwischen entfallen).

3.5 Aus demselben Körpermaterial ausgeführte Leistungen. Wenn sowohl in einer La- 28 borgemeinschaft als auch von einem Laborarzt Leistungen nach den Abschnitten M oder N aus demselben Körpermaterial ausgeführt werden, ist der Laborarzt nicht zur Versandkostenberechnung berechtigt, wenn derselbe Transportweg benutzt wird (Abs. 3 Satz 3, 1. Alternative – die entsprechende Regelung im EBM ist ebenfalls inzwischen entfallen). Geregelt wird hier eine weitere Variante der Benutzung desselben Transportweges. Dem Tatbestand, dass unterschiedliche Materialien unter Nutzung einer speziellen Transportorganisation zum einen der Laborgemeinschaft und zum anderen einem Laborarzt zugeleitet werden (mit der Folge, dass die Kosten nicht berechnungsfähig sind), wird der Fall gleichgestellt, dass Laborgemeinschaft und Laborarzt unabhängig voneinander Untersuchungen an demselben Körpermaterial (z. B. Blut – eingeschlossen sind seine Bestandteile: Plasma, Serum und zelluläre Elemente) durchführen.

29 Die Regelung des Abs. 3 Satz 3, 1. Alternative gilt auch für den Fall, dass ein Arzt eines anderen Gebiets Auftragsleistungen aus den Abschnitten M oder N erbringt (Abs. 3 Satz 3, 2. Alternative). Damit wird die Gleichbehandlung von Laborärzten und Ärzten anderer Fachgebiete gewährleistet.

30 **3.6 Versendung der Arztrechnung.** In Abs. 3 Satz 4 wird ausdrücklich festgelegt, dass Versand- und Portokosten für die Versendung der Arztrechnung nicht berechnet werden dürfen. Nach der Amtlichen Begründung zur GOÄ 96 reagiert der Verordnungsgeber mit dieser Klarstellung darauf, dass in der Praxis zunehmend entsprechende Kosten berechnet würden, obwohl dies schon vor Inkrafttreten der 4. Änderungsverordnung gegen geltendes Recht verstoßen habe.

§ 11 Zahlung durch öffentliche Leistungsträger

(1) Wenn ein Leistungsträger im Sinne des § 12 des Ersten Buches des Sozialgesetzbuches oder ein sonstiger öffentlich-rechtlicher Kostenträger die Zahlung leistet, sind die ärztlichen Leistungen nach den Gebührensätzen des Gebührenverzeichnisses (§ 5 Abs. 1 Satz 2) zu berechnen.

(2) Abs. 1 findet nur Anwendung, wenn dem Arzt vor der Inanspruchnahme eine von dem die Zahlung Leistenden ausgestellte Bescheinigung vorgelegt wird. In dringenden Fällen kann die Bescheinigung auch nachgereicht werden.

Übersicht

	Rn.
1. Erläuterung zu § 11 Abs. 1	1
1.1 Vorbemerkungen	1
1.2 Leistungsträger im Sinne des § 12 SGB I	5
1.3 Sonstige öffentlich-rechtliche Kostenträger	6
1.4 Zahlung durch die Kostenträger	7
2. Erläuterung zu § 11 Abs. 2	8
2.1 Vorlage einer Bescheinigung	8
2.2 Nachreichen der Bescheinigung	11

1. Erläuterung zu § 11 Abs. 1

1 **1.1 Vorbemerkungen.** § 11 schließt als speziellere Norm in seinem Anwendungsbereich die Bemessung der Gebühren nach § 5 aus.

2 Die Vorschrift gilt nur für diejenigen Leistungs- und Kostenträger, für die die Höhe der Vergütung nicht bereits aufgrund einer bundesgesetzlichen Regelung bestimmt wird (§ 1 Abs. 1). Da für das Gros der Sozialleistungsträger und sonstiger öffentlich-rechtlicher Kostenträger gesetzliche Vergütungsvorschriften bestehen, ist die praktische Bedeutung von § 11 gering. So erstreckt sich die Vertragskompetenz der Kassenärztlichen Bundesvereinigung auch auf die Sicherstellung der ärztlichen Versorgung von Heilfürsorgeberechtigten, so dass gesetzliche Vergütungsregelungen auch für Träger der freien Heilfürsorge (Bundeswehr, Bundesgrenzschutz, Zivildienst, Polizeibereitschaftsdienst) bestehen (§ 75 Abs. 3 SGB V). Außerdem wird in vielen gesetzlichen Sondervorschriften (z. B. im Bundessozialhilfegesetz) auf die Vergütungssätze der gesetzlichen Krankenversicherung Bezug genommen.

3 Anwendung findet § 11 beispielsweise bei den Gebühren für die Jugendarbeitsschutzuntersuchung nach §§ 32 bis 35 und 42 des Jugendarbeitsschutzgesetzes gemäß Nr. 32 GOÄ n. F., Nr. 95 a. F., (Amtliche Begründung zur GOÄ 82) oder für die Durchführung von Blutalkoholuntersuchungen auf Anordnung der Staatsanwaltschaft (*Brück*, 3. Auflage, § 11 Rn. 3, S. 201).

Zahlung durch öffentliche Leistungsträger **§ 11 GOÄ**

§ 11 kommt auch dann nicht zum Zuge, wenn zwischen Leistungs- oder Kostenträger 4
und Ärzteorganisationen oder dem einzelnen Arzt nach § 2 andere Gebührensätze vereinbart worden sind. Solche Honorarvereinbarungen bestehen z.B. zwischen der KBV
und der Krankenversorgung der Bundesbahnbeamten (bezüglich der Mitglieder der Beitragsklasse I bis III) bzw. der KBV und der Postbeamtenkrankenkasse (für Angehörige
der Mitgliedergruppe A) auf der Grundlage des § 75 Abs. 6 SGB V.

1.2 Leistungsträger im Sinne des § 12 SGB I. Leistungsträger im Sinne des § 12 SGB I 5
sind die in den §§ 18 bis 29 genannten Körperschaften, Anstalten und Behörden (z.B.
Arbeitsämter, §§ 20, 25, 29; Krankenkassen, §§ 21, 29; Sozialhilfeträger, §§ 28, 29;
Versorgungsämter, §§ 24, 29 SGB I).

1.3 Sonstige öffentlich-rechtliche Kostenträger. Sonstige öffentlich-rechtliche Kosten- 6
träger sind der Bund, die Länder, die Gemeinden und Gemeindeverbände sowie Körperschaften, Anstalten und Stiftungen des öffentlichen Rechts, soweit sie bei Inanspruchnahme ärztlicher Behandlung oder ärztlicher Leistungen unmittelbar zur Zahlung
gegenüber dem Arzt verpflichtet sind (*Schmatz/Goetz/Matzke*, § 11 Anm. 2). Öffentlichrechtliche Kostenträgerschaft in diesem Sinne ist gegeben bei der Heil- und Krankenbehandlung nach dem Bundesversorgungsgesetz, Kriegsopfer- und Soldatenversorgungsgesetz, bei der Behandlung von Wehrdienstleistenden, Soldaten, Ersatzdienstleistenden und
der Behandlung nach dem Lastenausgleichsgesetz (*Brück*, 3. Auflage, § 11 Rn. 2).

1.4 Zahlung durch den Kostenträger. § 11 findet nur Anwendung, wenn ein Leis- 7
tungsträger im Sinne des § 12 SGB I oder ein sonstiger öffentlich-rechtlicher Kostenträger die „Zahlung leistet". Es muss also eine Rechtsbeziehung zwischen Leistungs- und
Kostenträger und Arzt bestehen, die beinhaltet, dass der Leistungs- und Kostenträger zur
Zahlung an den Arzt verpflichtet ist und der Arzt die Zahlung als Erfüllung dieser Verpflichtung entgegenzunehmen hat. Diese Rechtsbeziehung kann auf Vertrag oder auf gesetzlicher Verpflichtung beruhen (*Schmatz/Goetz/Matzke*, § 11 Vorbem., S. 80). § 11
gilt daher nicht, wenn der Patient selbst Honorarschuldner des Arztes ist, jedoch seinerseits gegenüber einem Dritten, z.B. einem Beihilfeträger, einen Anspruch auf Kostenerstattung hat (vgl. *Brück*, 3. Auflage, § 11 Rn. 3, S. 199).

2. Erläuterung zu § 11 Abs. 2

2.1 Vorlage einer Bescheinigung. Voraussetzung für die Anwendung der Vergütungs- 8
regelungen nach Abs. 1 Satz 1 ist, dass dem Arzt vor der Inanspruchnahme ein Behandlungsschein des Leistungs- und Kostenträgers vorgelegt wird, in dem sich dieser zur Kostenübernahme bereiterklärt. Legt der Patient die Bescheinigung nicht oder nicht
rechtzeitig vor, entsteht – abgesehen von dem Fall des Satz 2 – keine Bindung des Arztes
an § 11; es gilt statt dessen § 5.

Formvorgaben für die Bescheinigung enthält § 11 nicht. Soweit nicht eine besondere 9
Form vertraglich festgelegt worden ist, sollte die Bescheinigung ihrem Sinn entsprechend
zumindest den Namen des Patienten (Berechtigten), die Angabe des Zahlungsleistenden,
den Leistungsgrund sowie zweckmäßigerweise auch die Anschrift des Berechtigten und
des Zahlungspflichtigen enthalten (*Schmatz/Goetz/Matzke*, § 11, Anm. 5 b).

Kommt § 11 zur Anwendung, ist der Arzt verpflichtet, die Vergütung nach dem Ein- 10
fachsatz zu bemessen, soweit die entsprechende Bescheinigung vorgelegt wird. Wie weit
der Arzt aber überhaupt zur Behandlung verpflichtet ist, richtet sich – soweit nicht vertraglich mit Leistungsträgern oder sonstigen öffentlich-rechtlichen Kostenträgern im
Sinne des Abs. 1 geregelt – nach allgemeinen Rechtsgrundsätzen (insbesondere § 323c
StGB „Unterlassene Hilfeleistung") und nach Berufsrecht.

2.2 Nachreichen der Bescheinigung. Satz 2 macht eine Ausnahme von dem in Satz 1 11
statuierten Grundsatz der Vorlagepflicht vor Behandlungsbeginn. In dringenden Fällen

kann die Bescheinigung auch nachgereicht werden. Von Dringlichkeit kann in Fällen gesprochen werden, in denen der mit der Beschaffung der Bescheinigung verbundene Zeitverlust wegen der Eigenart des Behandlungsfalles nicht in Kauf genommen werden kann, z. B. regelmäßig bei Unglücksfällen, starken Blutungen, plötzlich auftretenden starken Schmerzen u. ä. Daneben sind als „dringend" auch Fälle anzusehen, in denen ärztliche Hilfe erforderlich, die Beschaffung der Bescheinigung vorher aber nicht möglich ist, wie z. B. an Sonn- und Feiertagen oder in den Abend- und Nachtstunden (vgl. *Schmatz/ Goetz/Matzke*, § 11, Anm. 6).

12 Eine Frist wird für das Nachreichen nicht gesetzt. Es ist aber davon auszugehen, dass es in einem angemessenen Zeitraum erfolgen muss, sobald der Hinderungsgrund weggefallen ist. Möglich ist auch, dass eine bestimmte Frist – häufig 10 Tage – vertraglich oder in der Satzung des Kostenträgers festgelegt ist (vgl. *Brück*, 3. Auflage, § 11 Rn. 6).

§ 12 Fälligkeit und Abrechnung der Vergütung

(1) Die Vergütung wird fällig, wenn dem Zahlungspflichtigen eine dieser Verordnung entsprechende Rechnung erteilt worden ist.

(2) Die Rechnung muss insbesondere enthalten:
1. das Datum der Erbringung der Leistung,
2. bei Gebühren die Nummer und die Bezeichnung der einzelnen berechneten Leistung einschließlich einer in der Leistungsbeschreibung gegebenenfalls genannten Mindestdauer sowie den jeweiligen Betrag und den Steigerungssatz,
3. bei Gebühren für stationäre, teilstationäre sowie vor- und nachstationäre privatärztliche Leistungen zusätzlich den Minderungsbetrag nach § 6 a,
4. bei Entschädigungen nach den §§ 7 bis 9 den Betrag, die Art der Entschädigung und die Berechnung,
5. bei Ersatz von Auslagen nach § 10 den Betrag und die Art der Auslage; übersteigt der Betrag der einzelnen Auslage 25,56 Euro, ist der Beleg oder ein sonstiger Nachweis beizufügen.

(3) Überschreitet eine berechnete Gebühr nach Abs. 2 Nr. 2 das 2,3 fache des Gebührensatzes, ist dies auf die einzelne Leistung bezogen für den Zahlungspflichtigen verständlich und nachvollziehbar schriftlich zu begründen; das gleiche gilt bei den in § 5 Abs. 3 genannten Leistungen, wenn das 1,8 fache des Gebührensatzes überschritten wird, sowie bei den in § 5 Abs. 4 genannten Leistungen, wenn das 1,15 fache des Gebührensatzes überschritten wird. Auf Verlangen ist die Begründung näher zu erläutern. Soweit im Falle einer abweichenden Vereinbarung nach § 2 auch ohne die getroffene Vereinbarung ein Überschreiten der in Satz 1 genannten Steigerungssätze gerechtfertigt gewesen wäre, ist das Überschreiten auf Verlangen des Zahlungspflichtigen zu begründen; die Sätze 1 und 2 gelten entsprechend. Die Bezeichnung der Leistung nach Abs. 2 Nr. 2 kann entfallen, wenn der Rechnung eine Zusammenstellung beigefügt wird, der die Bezeichnung für die abgerechnete Leistungsnummer entnommen werden kann. Leistungen, die auf Verlangen erbracht worden sind (§ 1 Abs. 2 Satz 3) sind als solche zu bezeichnen.

(4) Wird eine Leistung nach § 6 Abs. 2 berechnet, ist die entsprechend bewertete Leistung für den Zahlungspflichtigen verständlich zu beschreiben und mit dem Hinweis „entsprechend" sowie der Nummer und der Bezeichnung der als gleichwertig erachteten Leistung zu versehen.

(5) Durch Vereinbarung mit den in § 11 Abs. 1 genannten Leistungs- und Kostenträgern kann eine von den Vorschriften der Absätze 1 bis 4 abweichende Regelung getroffen werden.

Fälligkeit und Abrechnung der Vergütung § 12 GOÄ

Übersicht

	Rn.
1. Vorbemerkungen	1
2. Erläuterung zu § 12 Abs. 1 (Fälligkeit der Vergütung)	4
3. Erläuterung zu § 12 Abs. 2	13
3.1 Mindestinhalt einer Arztrechnung	13
3.2 Berechnung von Gebühren	16
3.3 Berechnung von Entschädigungen	20
3.4 Berechnung von Auslagen	23
4. Erläuterung zu § 12 Abs. 3	25
4.1 Begründungspflicht bei Überschreiten der Schwellenwerte	25
4.2 Begründungserläuterung auf Verlangen	28
4.3 Begründungspflicht bei Honorarvereinbarungen	29
4.4 Zusätzliche Angaben in der Rechnung	33
4.5 Zusammenstellung von GOÄ-Positionen als Rechnungsanhang	34
4.6 Kennzeichnung von Verlangensleistungen	35
5. Erläuterung zu § 12 Abs. 4 (Rechnung bei Analogbewertungen)	36
6. Erläuterung zu § 12 Abs. 5 (Vereinbarung mit Leistungs- und Kostenträgern)	37

1. Vorbemerkungen

Mit § 12 verpflichtet der Verordnungsgeber den Arzt zu einer differenzierten und detaillierten Rechnungsstellung. Damit soll nach der Amtlichen Begründung zur GOÄ 82 für den Zahlungspflichtigen eine größere Transparenz der ärztlichen Liquidation erreicht und insgesamt ein Beitrag zum Verbraucherschutz geleistet werden. 1

Mit der 4. Änderungsverordnung wird vor diesem Hintergrund insbesondere noch der Inhalt der Begründungspflicht bei schwellenwertüberschreitender Gebührenbemessung präzisiert, da in der Praxis die entsprechenden Begründungen häufig nicht aussagekräftig waren (z.B. wurden oftmals nur die Bemessungskriterien des § 5 Abs. 2 Satz 1 wiederholt). 2

§ 12 kommt auch zur Anwendung, wenn zwischen Arzt und Zahlungspflichtigem eine abweichende Vereinbarung nach § 2 über die Vergütungshöhe geschlossen worden ist. 3

2. Erläuterung zu § 12 Abs. 1 (Fälligkeit der Vergütung)

Gemäß § 12 Abs. 1 tritt die Fälligkeit der ärztlichen Vergütung ein, wenn dem Zahlungspflichtigen eine der GOÄ entsprechende Rechnung erteilt worden ist. Die Fälligkeit des ärztlichen Honoraranspruchs, die insbesondere Bedeutung für den Eintritt des Schuldnerverzuges (§ 286 BGB) und für den Beginn der Verjährung (§§ 195, 199 BGB) hat, hängt also davon ab, ob die ärztliche Liquidation der GOÄ entspricht. Dies ist der Fall, wenn die Rechnung nicht nur den formalen Anforderungen, die in § 12 genannt sind, genügt, sondern auch materiellrechtlich der Gebührenordnung entspricht, also inhaltlich richtig ist. Der Auffassung von *Hoffmann* (3. Auflage, § 12 Rn. 1, S. 4) und Hess (in *Brück* 3. Auflage, § 12 Rn. 1.1, S. 206), dass die in § 12 Abs. 1 enthaltene Fälligkeitsregelung letztlich nur der Durchsetzung der Formvorschriften des § 12 Abs. 2 diene, kann nicht gefolgt werden. Hätte der Verordnungsgeber nur die formale Richtigkeit der Rechnung zur Voraussetzung für die Fälligkeit des Vergütungsanspruchs machen wollen, hätte er nicht auf die GOÄ in toto Bezug genommen, sondern in § 12 Abs. 1 auf die nachfolgenden Absätze verwiesen. 4

Lang et al. (§ 12 Rn. 3) gestehen zu, dass der Wortlaut der Regelung für eine materiellrechtlich orientierte Auslegung spricht, zumal insbesondere die unzweifelhaft den Transparenzvorschriften für die Rechnungsstellung zuzuordnenden Begründungspflichten nach § 12 Abs. 3 Satz 1 inhaltlich untrennbar mit der materiellrechtlichen Begründetheit der Honorarforderung verknüpft sein müssten, wollen dann aber doch nur die formelle Richtigkeit der Rechnung als Fälligkeitskriterium gelten lassen, weil es nicht Sinn und Zweck der Regelung sein könne, den Eintritt der Fälligkeit von der Austragung von 5

123

Meinungsverschiedenheiten über die Begründetheit der Honorarrechnung abhängig zu machen. Würde man auch die inhaltliche Richtigkeit der Regelung als maßgeblichen Anknüpfungspunkt für die Geltendmachung des Honoraranspruchs zugrunde legen, würde das zur Folge haben, dass der Zahlungspflichtige bereits unter Berufung auf von ihm behauptete inhaltliche Abrechnungsfehler zu einzelnen Detailpunkten der Abrechnung die Fälligkeit der Honorarforderung insgesamt in Frage stellen könne (*Lang et al.,* a.a.O. im Ergebnis auch LG Koblenz, Urteil vom 18. 6. 1997 – 15 O 294/96 –; LG München I, Urteil vom 16. 5. 2000 – 4 O 22347/98).

6   Diese Argumentation ist keineswegs überzeugend. Auch über die Einhaltung der in § 12 genannten, formalen, Fälligkeitsvoraussetzungen kann es (und gibt es in der Praxis auch häufig) unterschiedliche Auffassungen geben. Begründungen gemäß Abs. 3 sind häufig intransparent und für den Patienten/Zahlungspflichtigen nicht nachvollziehbar. Auch gegen die Vorgaben zur Darstellung von Analogberechnungen in der Rechnung (§ 12 Abs. 4) wird oft verstoßen. Es entsteht dann genau die Situation, die *Lang et al.* heranziehen wollen, um ihre Auffassung zu belegen.

7   Formelle und materielle Richtigkeit sind in bestimmten Bereichen ohnehin nicht einfach zu unterscheiden. Der Verordnungsgeber selbst weist in der amtlichen Begründung zu § 12 Abs. 3 Satz 1 darauf hin, dass die Präzisierung der Anforderungen an die Begründungspflicht (n.F.: „... <u>auf die einzelne Leistung bezogen für den Zahlungspflichtigen verständlich</u> ...") der Tatsache Rechnung trägt, dass die Verpflichtung des Arztes, ein Überschreiten der Regelspannen zu begründen, nicht lediglich ein formales Rechnungskriterium darstellt, sondern eine materiell der Überprüfung der Gebührenhöhe dienende Funktion erfüllt.

8   Es bleibt daher dabei, dass vom Wortlaut des § 12 Abs. 1 auszugehen ist, der auf die Gebührenordnung insgesamt und nicht nur auf die Vorgaben der nachfolgenden Absätze 2 bis 4 abstellt. Fälligkeitsvoraussetzung ist nicht nur die formelle, sondern auch die materielle Korrektheit der Rechnung (LG Duisburg, Urteil vom 31. 10. 2001 – 10 O 189/01, NVersZ 2002, 174, 175;im Ergebnis ebenso LG Hagen, Urteil vom 15. 7. 1998 – 2 O 512/96 –; AG Hamburg, Urteil vom 11. 6. 2004 – 6 C 394/01 –; AG Bochum, Urteil vom 15. 7. 2004 – 47 C 183/04 –; AG Mettmann, Urteil vom 5. 7. 2005 – 25 C 482/04).

9   Nach § 614 BGB ist die Vergütung nach der Leistung der Dienste zu entrichten. Von diesem Grundsatz für die Fälligkeit im Dienstvertragsrecht weicht § 12 Abs. 1 insoweit ab, als nicht auf die Erbringung der Dienstleistung, sondern auf den Zeitpunkt der Rechnungsstellung abgestellt wird. Bis zum Inkrafttreten der GOÄ 82, mit der die Regelung des § 12 Abs. 1 eingeführt wurde, trat Fälligkeit erst zu dem Zeitpunkt der vollen Erfüllung des Behandlungsvertrages, d.h. des Abschlusses der Behandlung ein. § 12 Abs. 1 lässt es dagegen zu, dass der Arzt bei langwierigen Erkrankungen auch „Zwischenrechnungen" erteilt (vgl. *Hoffmann,* 3. Auflage, § 12 Rn. 1, S. 7; *Schmatz/Goetz/ Matzke,* § 12 Anm. 1a, S. 87).

10   Der Eintritt der Fälligkeit ist Voraussetzung für den durch eine Mahnung des Gläubigers ausgelösten (§ 286 Abs.1 BGB) oder den ohne Mahnung nach Ablauf von 30 Tagen nach Fälligkeit eintretenden (§ 286 Abs. 3 BGB) Schuldnerverzug, der u. a. einen Verzinsungsanspruch des Gläubigers bedingt. Solange also keine der GOÄ entsprechende Rechnung erteilt worden ist, tritt ein Verzug des Zahlungspflichtigen auch nicht durch eine Mahnung des Arztes ein.

11   Bedeutung hat die Vorschrift des § 12 Abs. 1 auch für die Verjährung (Verjährungsfrist gemäß § 195 BGB: 3 Jahre) des ärztlichen Honoraranspruchs. Die Verjährung beginnt gemäß § 199 Abs. 1 BGB mit dem Schluss des Jahres, in dem der Anspruch entstanden ist. .. Der maßgebende Zeitpunkt, also die Entstehung des Anspruchs, hängt ab von der Rechnungserteilung (LG Frankfurt a.M., Urteil vom 12. 2. 1997 – 2/16 S 201/96 –; AG Burgwedel, Urteil vom 2. 7. 1996 – 72 C 63/96 –; *Clausen,* MedR 2000, 129 f.). Daraus ergibt sich, dass die Möglichkeit besteht, die Verjährung des Vergü-

tungsanspruchs durch Verzögerung der Rechnungsstellung hinauszuschieben. Die vom Gesetzgeber festgelegte kurze Verjährungsfrist kann demnach beliebig „ausgedehnt" werden, so dass sich die als „Verbraucherschutzvorschrift" gedachte Regelung des § 12 Abs. 1 hinsichtlich der Verjährung des ärztlichen Honoraranspruchs erheblich zum Nachteil des Zahlungspflichtigen auswirken kann. Allerdings bringt eine verzögerte Rechnungsstellung mit der Folge einer de facto verlängerten Verjährungsfrist dem Arzt nicht nur Vorteile. Denn durch Zeitablauf bedingte Schwierigkeiten in der Aufklärung des der Rechnung zugrundeliegenden Sachverhalts wirken sich zu seinen Lasten aus, da er für die Leistungserbringung und das Vorliegen der von ihm herangezogenen Bemessungskriterien beweispflichtig ist (*Brück*, 3. Auflage, § 12 Rn. 1.1, S. 207).

Außerdem läuft der Arzt, der sich mit der Rechnungsstellung sehr lange Zeit lässt, Gefahr, dass hinsichtlich seines Honoraranspruchs „Verwirkung" eintritt. So hat das Amtsgericht Frankfurt (Urteil vom 23. 5. 1996 – 30 C 2697/95 – 24) festgestellt, dass eine mehr als zwei Jahre nach der Behandlung ausgestellte Arztrechnung verwirkt ist, also vom Zahlungspflichtigen nicht mehr beglichen werden muss. 12

3. Erläuterung zu § 12 Abs. 2

3.1 Mindestinhalt einer Arztrechnung. In § 12 Abs. 2 werden der Inhalt der Rechnung im Einzelnen und die für eine Überprüfung der Rechnung notwendigen Angaben festgelegt. Es soll gewährleistet werden, dass der Zahlungspflichtige, vor allem aber auch Beihilfestellen und private Krankenversicherungen (da der Zahlungspflichtige regelmäßig bei der Rechnungsprüfung überfordert sein wird) die Richtigkeit der Liquidation – in formaler und materieller Hinsicht – kontrollieren können. 13

Aus der Einleitung des Abs. 2: „Die Rechnung muss **insbesondere** enthalten..." und aus der Amtlichen Begründung zur GOÄ 82 ergibt sich, dass die Aufzählung der Anforderungen an die Liquidationsgestaltung in Abs. 2 Nr. 1 bis 5 nicht abschließend sein soll, also auch nicht etwa verbietet, weitere Angaben in die Rechnung aufzunehmen. So wird insbesondere auch die „Diagnose" regelmäßig in der Rechnung zu vermerken sein. Die Angabe der Diagnose wird zwar nicht in § 12 vorgeschrieben, da die PKV (und auch die Beihilfe) diese aber als eine wesentliche Grundlage für die Prüfung der Arztrechnung, aber auch der eigenen Leistungspflicht, benötigt und dementsprechend von ihren Versicherten fordert, kann in der Regel von einem entsprechenden Willen des Patienten ausgegangen werden, so dass der Arzt als Nebenpflicht aus dem Behandlungsvertrag nach § 242 BGB verpflichtet ist, auch diese Angabe in der Rechnung zu machen. 14

Ausnahmen sind allerdings denkbar, wenn eine Gefährdung des Patienten durch eine – ansonsten unterbliebene – Aufklärung über das Vorhandensein einer schwerwiegenden Erkrankung mit regelmäßig ungünstiger Verlaufsprognose durch die Nennung der Diagnose eintreten kann oder aus anderen Gründen schutzwürdige Belange des Patienten beeinträchtigt werden können. Besteht keine Personenidentität zwischen Patient und Zahlungspflichtigem, wird die Angabe der Diagnose in der Rechnung allerdings im allgemeinen nur mit Einwilligung des Patienten zulässig sein (*Lang et al.*, § 12 Rn. 7). 15

3.2 Berechnung von Gebühren. Die ärztliche Rechnung muss nach Abs. 2 bei Gebühren die Nummer und die Bezeichnung der einzelnen berechneten Leistung, eine in der Leistungsbeschreibung ggf. genannte Mindestdauer, den jeweiligen Betrag und den Steigerungssatz (Nr. 2) sowie – bei der Abrechnung stationärer, teilstationärer, vor- und nachstationärer Leistungen – den Minderungsbetrag nach § 6a (Nr. 3) enthalten. Die in Nr. 2 festgelegten Angaben werden benötigt, um ersehen zu können, welche Leistungen im Einzelnen erbracht und welche Gebühren für die einzelnen Leistungen berechnet worden sind. Außerdem ist mit der 4. Änderungsverordnung die Verpflichtung aufgenommen worden, die Mindestdauer der Leistungserbringung anzugeben, soweit die Abrechnungsfähigkeit einer Leistung nach deren Leistungsbeschreibung im Gebührenverzeichnis von einem bestimmten Zeitaufwand abhängt. Dies wird in der Amtlichen 16

Begründung zur GOÄ 96 damit begründet, dass in diesen Fällen die Angabe der Mindestdauer ein aus Transparenzgründen unverzichtbares Kriterium für die Erfüllung des Leistungsinhaltes ist. Wird also z.B. die Leistung nach Nr. 50 erbracht, muss in der Rechnung vermerkt werden: „Mindestzeitdauer 50 Minuten".

17 Statt der vollen Leistungsbezeichnung kann nach der Amtlichen Begründung zur GOÄ 82 auch eine Kurzbeschreibung angegeben werden, wenn diese aus sich heraus verständlich ist und den Leistungsumfang umfassend beschreibt.

18 „Betrag" im Sinne des § 12 Abs. 2 Nr. 2 ist der sich aus der Anwendung des Steigerungssatzes ergebende Rechnungsbetrag und nicht der im Gebührenverzeichnis ausgewiesene „Einfachsatz" (*Brück*, 3. Auflage, § 12 Rn. 2.1, S. 211). Es dürfte aber der Nachvollziehbarkeit der Abrechnung dienlich, und daher zweckmäßig sein, auch diesen einfachen Gebührensatz anzugeben, schon um die rechnerische Überprüfung des Rechnungsbetrages zu erleichtern.

19 Als „Steigerungssatz" ist das Vielfache des Gebührensatzes in der Rechnung anzugeben, das der Arzt auf der Grundlage des § 5 bei der Gebührenbemessung als angemessen erachtet hat.

20 3.3 Berechnung von Entschädigungen. Soweit die Voraussetzungen für die Berechnung von Entschädigungen, also Wegegeld nach § 8 oder Reiseentschädigung nach § 9, vorliegen, ist gemäß § 12 Abs. 2 Nr. 4 in der Rechnung neben dem Betrag auch anzugeben, ob es sich um Wegegeld oder Reiseentschädigung handelt und wie sich der in Rechnung gestellte Betrag errechnet. Es muss also beispielsweise bei einer Entfernung zwischen Praxisstelle bzw. Wohnung des Arztes und Besuchsstelle von 35 km und Benutzung des eigenen Kraftwagens (§ 9 Abs. 2 Nr. 1) neben der Art der Entschädigung die Zahl der zurückgelegten Kilometer, die Kilometerpauschale (0,26 Euro) und der sich hieraus ergebende Rechnungsbetrag angegeben werden (also: Reiseentschädigung, 70 km à 0,26 Euro, 18,20 Euro). Bei Entfernungen unter 25 km, z.B. 9 km, sind folgende Angaben zu machen: Wegegeld, Radius mehr als 5 km, 10,23 Euro.

21 Der Rechnung muss es außerdem auch zu entnehmen sein, wenn bei Vorliegen der Voraussetzungen des § 8 Abs. 3 eine anteilige Berechnung des Wegegeldes oder der Reiseentschädigung (§ 9 Abs. 3) vorzunehmen war (vgl. *Schmatz/Goetz/Matzke*, § 12, Anm. 4 d).

22 Da sich aus der Gebührenposition für den Besuch und ggf. einem Zuschlag (z.B. für die Leistungserbringung in der Nacht) die zeitliche Zuordnung und die Grundlage für den Wegegeld- oder Reiseentschädigungsansatz ergibt, erscheint es zweckmäßig, in dem Rechnungsformular die Angaben zu der Entschädigung unmittelbar hinter den Angaben zur Besuchsgebühr (und ggf. zum Zuschlag) zu platzieren (vgl. *Brück*, 3. Auflage, § 12 Rn. 2.2).

23 3.4 Berechnung von Auslagen. Bei der Berechnung von Auslagen nach § 10 Abs. 1 Nr. 1 muss der Arzt gemäß § 12 Abs. 2 Nr. 5 neben dem Betrag auch die Art der Auslage (Arzneimittel, Verbandsmittel, sonstige Materialien, die der Patient zur weiteren Verwendung behalten hat oder die mit ihrer einmaligen Anwendung verbraucht sind) in der Rechnung angeben. Unter den Voraussetzungen des § 10 Abs. 1 Nr. 2, Abs. 3 kommt auch die Geltendmachung von Versand- und Portokosten und gemäß § 10 Abs. 1 Nr. 3 von Kosten für mit ihrer Anwendung verbrauchte radioaktive Stoffe in Betracht. Ein Beleg oder ein sonstiger Nachweis über die Höhe der dem Arzt entstandenen Kosten ist der Rechnung nur beizufügen, wenn der Betrag der einzelnen Auslage 25,56 Euro übersteigt. Es kommt also nicht auf den Gesamtbetrag des in einer Rechnung geltend gemachten Auslagenersatzes an, vielmehr bezieht sich die 25,56 Euro-Grenze auf jede einzelne dem Zahlungspflichtigen in Rechnung gestellte Auslage. Hat der Arzt z.B. eine Packung Anästhetika zu einem Preis von über 25,56 Euro erworben, aber nur teilweise bei der Behandlung des Patienten verbraucht, und liegen die anteilig berechneten Kosten daher unter 25,56 Euro, besteht keine Verpflichtung zur Beifügung

des entsprechenden Kostennachweises. Liegen aber bereits die anteiligen Kosten über 25,56 Euro, so reicht es aus, wenn der Rechnung ein Beleg über die Kosten für die Packung beigefügt wird, wenn aus dem Beleg die Menge und aus der Arztliquidation die konkret verbrauchte Teilmenge hervorgeht (vgl. *Brück*, 3. Auflage, § 12 Rn. 2.3, S. 213).

Abgerechnet werden dürfen grundsätzlich nur die dem Arzt tatsächlich entstandenen 24 Kosten. So müssen insbesondere Rabatte an den Zahlungspflichtigen weitergegeben werden. Kauft der Arzt zu Großhandelspreisen ein, darf er dem Zahlungspflichtigen nicht die höheren Einzelhandelspreise in Rechnung stellen.

4. Erläuterung zu § 12 Abs. 3

4.1 Begründungspflicht bei Überschreiten der Schwellenwerte. Werden die in § 5 25 Abs. 2, Abs. 3 und Abs. 4 genannten Regelhöchstsätze (2,3-, 1,8- und 1,15facher Gebührensatz) ausnahmsweise überschritten, muss neben dem berechneten Steigerungssatz nach § 12 Abs. 3 Satz 1 auch der konkrete Grund für die Steigerung angegeben werden. Obwohl schon in der Amtlichen Begründung zur GOÄ 82 ausdrücklich darauf hingewiesen wurde, dass die Begründungspflicht nicht allein durch das Anführen der in § 5 Abs. 2 genannten Bemessungskriterien erfüllt ist, kamen derartig nichtssagende Begründungen in der Praxis häufig vor. Der Verordnungsgeber sah sich daher veranlasst, im Rahmen der 4. Änderungsverordnung die Anforderungen an die Begründungspflicht durch das Einfügen der Worte „auf die einzelne Leistung bezogen für den Zahlungspflichtigen verständlich" in § 12 Abs. 3 Satz 1 zu präzisieren. Mit der neuen Formulierung soll nach der Amtlichen Begründung verdeutlicht werden, dass die Begründungspflicht nicht lediglich ein formales Rechnungskriterium darstellt, sondern eine materiell der Überprüfung der Gebührenhöhe dienende Funktion erfüllt.

Nicht den Anforderungen des § 12 Abs. 3 Satz 1 genügen also Begründungen, die un- 26 differenziert und auf den gesamten Behandlungsfall bezogen sind; sie müssen vielmehr einzelleistungsbezogen sein. Begründungen dürfen sich auch nicht darin erschöpfen, darzulegen, dass Schwierigkeit und Zeitaufwand der Leistung weit über dem Durchschnitt lagen. Eine solche Wiederholung der Bemessungskriterien des § 5 Abs. 2 wird den Vorgaben des § 12 Abs. 3 Satz 1 nicht gerecht, da für den Rechnungsempfänger nicht nachvollziehbar ist, warum die Leistungen besonders schwierig und zeitaufwendig waren (AG München, Urteil vom 25. 11. 1998 – 241 C 26609/98). Eine Begründung muss auf die Art der erhöhten Schwierigkeit eingehen (etwa in dem Einzelheiten der Operationstechnik beschrieben werden). Die Angabe der Dauer einer Operation ist unerlässlich, wenn sich eine Regelhöchstsatzüberschreitung auf Besonderheiten beim Bemessungskriterium „Zeitaufwand" stützen soll (LG Hagen, Urteil vom 15. 7. 1998 – 2 O 512/96). Aus dem Kriterium der Verständlichkeit für den Zahlungspflichtigen ergibt sich, dass der Arzt soweit wie möglich auf für den Laien unverständliche Fachausdrücke verzichten muss.

Nach der Amtlichen Begründung zur GOÄ 82 soll es in der Regel ausreichend sein, 27 wenn der Arzt die Schwellenwertüberschreitung stichwortartig kurz begründet. Eine solche Kurzbegründung kann aber nur insoweit akzeptiert werden, als die Verständlichkeit für den Zahlungspflichtigen darunter nicht leidet. Zwar statuiert § 12 Abs. 3 Satz 2 die Verpflichtung des Arztes, die Begründung auf Verlangen des Zahlungspflichtigen näher zu erläutern, eine solche zusätzliche Begründungserläuterung soll aber erkennbar die Ausnahme sein, und rechtfertigt es nicht, zunächst einmal in der Rechnung lediglich eine für den Zahlungspflichtigen nicht verständliche (Kurz-) Begründung zu geben. Stichwortartige Kurzbegründungen bergen im Übrigen die Gefahr von Standardisierungen bei der Begründung. Die Gebührenbemessung und dementsprechend auch die Begründung von Regelhöchstsatzüberschreitungen müssen aber einzelfallbezogen sein; bloße Standardbegründungen, die die für die Überschreitung maßgebenden Umstände des konkreten Einzelfalles nicht erkennen lassen, genügen nicht den Anforderungen des § 12 Abs. 3

Satz 1 (vgl. LG Düsseldorf, Urteil vom 28. 5. 1991 – 24 S 705/90). So ist es insbesondere unzulässig, Liquidationsformulare mit verschiedenen Standardbegründungen zu verwenden, auf die z.B. mittels einer Buchstabenkennzeichnung unter dem Stichwort „Begründung" Bezug genommen wird. Eine derart schematische Vorgehensweise lässt den Schluss auf eine gleichermaßen schematische, nicht mehr auf den konkreten Behandlungsfall bezogene Entscheidung des Arztes über das Vorliegen von Besonderheiten der Bemessungskriterien des § 5 Abs. 2 zu (vgl. *Brück*, 3. Auflage, § 12 Rn. 3.5). Genügt die Begründung nicht den gebührenrechtlichen Anforderungen, wird der ärztliche Honoraranspruch nicht fällig (AG München, Urteil vom 25. 11. 1998 – 241 C 26609/98 –; AG Königstein i.T., Urteil vom 3. 2. 2000 – 21 C 1625/99-12).

28 **4.2 Begründungserläuterung auf Verlangen.** § 12 Abs. 3 Satz 2 verpflichtet den Arzt dazu, die in der Rechnung gegebene Begründung näher zu erläutern, wenn der Zahlungspflichtige dies verlangt. Wird nachträglich die Begründung näher erläutert, ist dies als neue Rechnungsstellung im Sinne des § 12 anzusehen, da erst mit dieser Erläuterung eine der GOÄ entsprechende Rechnung vorliegt. Fälligkeit tritt also frühestens zu dem Zeitpunkt ein, in dem dem Zahlungspflichtigen die Erläuterung im Sinne des § 12 Abs. 3 Satz 2 gegeben worden ist (VG München, Urteil vom 4. 10. 1984 – M 203 XVII/84).

29 **4.3 Begründungspflicht bei Honorarvereinbarungen.** Mit der durch die 4. Änderungsverordnung neu eingeführten Regelung des § 12 Abs. 3 Satz 3 wird klargestellt, dass die sich als Nebenpflicht aus dem Behandlungsvertrag ergebende Verpflichtung des Arztes, dem Zahlungspflichtigen bei Überschreitung des Regelhöchstsatzes eine Begründung zu geben, die dieser benötigt, um Erstattungsansprüche gegenüber Dritten (z.B. einer privaten Krankenversicherung) geltend machen zu können, auch im Falle einer abweichenden Vereinbarung nach § 2 gilt. Die Begründungspflicht bei Honorarvereinbarungen, die sich bisher schon aus allgemeinen Rechtsgrundsätzen ergeben hat, wird mit der 4. Änderungsverordnung also auch unmittelbar in der GOÄ verankert. Hintergrund der Regelung ist die Tatsache, dass häufig die Leistungszusage privater Krankenversicherer nur die in § 5 Abs. 1, Abs. 3 (und neu: Abs. 4) genannten Gebührenrahmen umfasst und für die Erstattung von über die Regelhöchstsätze hinausgehenden Gebührensätzen eine Begründung im Sinne des § 12 Abs. 3 Satz 1 verlangt wird. Wird also z.B. nach § 2 der 6-fache Gebührensatz zwischen Arzt und Zahlungspflichtigem vereinbart, erfolgt eine Erstattung nur in Höhe des 2,3fachen, es sei denn, es liegen Umstände vor, die auch ohne Honorarvereinbarung eine Abrechnung über den Regelhöchstsätzen (bis zum 3,5-, 2,5- bzw. 1,3fachen Gebührensatz) gerechtfertigt hätten und es wird eine diese Situation darstellende Begründung gegeben. Eine entsprechende Begründung ermöglicht es also dem Versicherten/Zahlungspflichtigen, den versicherungsvertraglich zugesagten Erstattungsrahmen soweit wie möglich auszuschöpfen.

30 Da sich aufgrund der unterschiedlichen Tarifgestaltung in der PKV nicht in jedem Fall die Notwendigkeit zur Begründung der Schwellenwertüberschreitung auch bei vorliegender Honorarvereinbarung ergibt, muss die Begründung nur gegeben werden, wenn der Zahlungspflichtige es verlangt.

31 Nicht nachvollziehbar ist die Auffassung von *Hoffmann* (3. Auflage, § 2 Rn. 10, S. 10), dass bei einer Honorarvereinbarung, mit der ein Steigerungsfaktor festgelegt wird, der über dem Gebührenhöchstsatz liegt, eine Begründung nicht verlangt werden kann. Dem Wortlaut des § 12 Abs. 3 Satz 3 ist für diese Auslegung kein Anhaltspunkt zu entnehmen. Abgestellt wird lediglich auf ein Überschreiten der Regelhöchstsätze. Diese werden auch überschritten, wenn der vereinbarte Steigerungsfaktor über dem Gebührenhöchstsatz liegt. Eine Beschränkung der Begründungspflicht auf Verlangen nur für vereinbarte Steigerungsfaktoren zwischen Regelhöchstsatz und Gebührenhöchstsatz ist nicht ersichtlich. Sie würde auch Sinn und Zweck der Regelung zuwider laufen. Wenn es darum geht, den Patienten/Zahlungspflichtigen die Realisierung des vollen Erstattungsanspruchs gegen einen Kostenträger zu ermöglichen, kann es keine Rolle spielen, ob ein

Steigerungsfaktor zwischen Regelhöchstsatz und Gebührenhöchstsatz oder über dem Gebührenhöchstsatz durch Honorarvereinbarung festgelegt worden ist (so im Ergebnis auch LG Düsseldorf, Urteil vom 27. 2. 2002 – 23 S 40/01 –, das die Fälligkeit einer Rechnung, der eine Honorarvereinbarung über die Berechnung des 6fachen des Gebührensatzes zugrunde lag, mangels ausreichender Begründung verneint). Rechtfertigen Besonderheiten der Bemessungskriterien einen Steigerungsfaktor bis zum Gebührenhöchstsatz, hat der Patient/Zahlungspflichtige regelmäßig einen Kostenerstattungsanspruch gegen seinen privaten Krankenversicherer, auch wenn er – aus welchen Gründen auch immer – mit dem Arzt einen noch darüber hinausgehenden Gebührensatz vereinbart hat.

Die inhaltlichen Anforderungen an die Begründung entsprechen den Vorgaben des Satz 1; ebenso gilt Satz 2 entsprechend (§ 12 Abs. 3 Satz 3, 2. Halbsatz). 32

4.4 Zusätzliche Angaben in der Rechnung. Aus Abrechnungsbestimmungen (AB) im Gebührenverzeichnis können sich zusätzliche Anforderungen an den Inhalt der Rechnung ergeben: z.B. Angabe der untersuchten Organe: AB zu Nr. 420, Angabe des untersuchten Gewebes: AB zu Nr. 5450, Angabe der Art der durchgeführten Untersuchung: AB zu Nrn. 718, 3511, 3999, Angabe der untersuchten Parameter: AB zu Nrn. 3827, 3854, 3864, 3877 u.a. 33

4.5 Zusammenstellung von GOÄ-Positionen als Rechnungsanhang. § 12 Abs. 3 Satz 4 räumt dem Arzt die Möglichkeit ein, der Rechnung eine Zusammenstellung beizufügen, der die Bezeichnung für die abgerechneten Leistungsnummern entnommen werden kann, statt in der Rechnung die einzelne Leistung zu bezeichnen (§ 12 Abs. 1 Nr. 2). Diese Regelung soll offensichtlich der Verwaltungsvereinfachung dienen. Da je nach Fachgebiet bestimmte Leistungen besonders häufig vorkommen, kann der Arzt also in einer solchen Liste die bei ihm am häufigsten vorkommenden Leistungen zusammenstellen. 34

4.6 Kennzeichnung von Verlangensleistungen. Nach § 12 Abs. 3 Satz 5 sind Leistungen, die auf Verlangen des Zahlungspflichtigen erbracht worden sind (§ 1 Abs. 2 Satz 2), als solche zu bezeichnen. Es soll also auch der Rechnung zu entnehmen sein, wenn eine abgerechnete Leistung über das Maß einer medizinisch notwendigen ärztlichen Versorgung hinausgeht. 35

5. Erläuterung zu § 12 Abs. 4 (Rechnungsgestaltung bei Analogbewertungen)

§ 12 Abs. 4 regelt den Fall der Abrechnung einer nicht im Gebührenverzeichnis der GOÄ aufgeführten Leistung, für die nach § 6 Abs. 2 eine nach Art-, Kosten- und Zeitaufwand gleichwertige Leistung des Leistungsverzeichnisses heranzuziehen ist. Die tatsächlich erbrachte Leistung ist für den Zahlungspflichtigen verständlich zu beschreiben. Dieser Leistungsbeschreibung ist die mit dem Hinweis „entsprechend" versehene Nummer sowie die Bezeichnung der analog herangezogenen Gebührenposition zuzuordnen. Diese Rechnungsgestaltung ist zwingend; es reicht daher nicht aus (kommt aber in der Praxis häufig vor), wenn lediglich die Nummer der in der Liste der Bundesärztekammer aufgeführten Analogbewertung angegeben wird. 36

6. Erläuterung zu § 12 Abs. 5 (Vereinbarung mit Leistungs- und Kostenträgern)

§ 12 Abs. 5 ermöglicht es öffentlichen Leistungs- und Kostenträger im Sinne des § 11 Abs. 1, zur Verwaltungsvereinfachung von den formalen Rechnungsgestaltungsvorschriften der Abs. 1 und 2 abweichende Regelungen zu vereinbaren. Die einzelnen Träger haben also, insbesondere im Rahmen von Kollektivverträgen mit ärztlichen Organisationen, die Möglichkeit, die Rechnungserstellung hinsichtlich Form und Inhalt auf die jeweiligen organisatorischen und technischen Gegebenheiten auszurichten. 37

2. Teil. Vergütung der stationären Krankenhausleistung

A. Abrechnung von Krankenhausleistungen (Gesamtübersicht)

Übersicht

	Rn.
I. Überblick	1
II. Pflegesatzrechtliche Rahmenbedingungen	2
1. Vergütung stationärer Leistungen	2
2. Überblick über das KHG	13
3. Überblick über das KHEntgG	16
4. Überblick über die BPflV	17
III. Vertragsrechtliche Rahmenbedingungen	18
1. Rechtsverhältnis, Vertragstypus und -bedingungen	19
2. Abschluss von Krankenhausbehandlungsverträgen	22
3. Unterschiedliche Vertragsgestaltungen	26
4. Aufklärung über Leistungen, Kosten und Versicherungsschutz	31
IV. Direktabrechnung (Krankenhausausweis-Verfahren)	33
1. Wortlaut des Klinik-Card-Vertrages	34
2. Teilnehmende Versicherer	35
3. Zweck, Inhalt und rechtliche Beurteilung	36
4. Aufnahmeanzeige und Widerruf	39
V. Leistungsvergütung innerhalb der öffentlich-rechtlichen Entgeltsysteme	41
1. Vergütung allgemeiner Krankenhausleistungen	42
2. Vergütung von Wahlleistungen im Krankenhaus	45
3. Fälligkeit, Rechnungsstellung und Verjährung	46
4. Rückzahlungsansprüche der Patienten/Kostenträger	49
VI. Leistungsvergütung außerhalb der öffentlich-rechtlichen Entgeltsysteme	51
1. Maßgaben des § 17 Abs. 5 KHG	52
2. Maßgaben des allgemeinen Zivilrechts	57
3. Modell der Preisbildung	64
4. Privatkliniken im Bereich öffentlicher Krankenhäuser	69

I. Überblick

Das im KHG, im KHEntgG und der BPflV sowie in den auf dieser Grundlage abge- 1
schlossenen ergänzenden Vereinbarungen normierte Pflegesatzrecht grenzt die auf der Grundlage des allgemeinen Zivilrechts gegebenen vertragsrechtlichen Möglichkeiten der Krankenhäuser in wesentlichen Punkten ein. Dies geschieht entsprechend der Zweckbestimmung des gesamten Krankenhausrechts gemäß § 1 KHG im Interesse einer bedarfsgerechten Versorgung der Bevölkerung mit leistungsfähigen Krankenhäusern zu angemessenen Bedingungen und Entgelten. Eine auch rechtlich relevante Rechtfertigung findet dies in der Absicherung der Krankenhäuser, z.B. über die öffentliche Förderung von Investitionskosten, dem Schutz der Krankenhäuser vor einer Preisbildung nach marktwirtschaftlichen Gesichtspunkten, dem notwendigen Schutz der Patienten und weiteren Gesichtspunkten. Festzuhalten ist, dass es bei der Klärung von Abrechnungsfragen neben einer vertragsrechtlichen Betrachtung der Verhältnisse regelmäßig auch einer pflegesatzrechtlichen Überprüfung bedarf. Da die pflegesatzrechtlichen Rahmenbedingungen die vertragsrechtlichen Möglichkeiten ganz umfassend determinieren, werden diese unter II. der Darstellung der vertragsrechtlichen Rahmenbedingungen unter III. vorangestellt. Daran schließt sich unter IV. eine Übersicht über die Vergütung der Leistungen von öffentlichen Krankenhäusern und unter V. eine Betrachtung der Abrech-

II. Pflegesatzrechtliche Rahmenbedingungen

1. Vergütung stationärer Leistungen

2   **1.1 Gegenstand des Krankenhausrechts.** Das Pflegesatzrecht des KHG, des KHEntgG und der BPflV bezieht sich durchweg allein auf die stationären Leistungen der Krankenhäuser. Die Erbringung und Abrechnung ambulanter Leistungen ist nicht Gegenstand des Pflegesatzrechts. Diese Leistungen werden, soweit spezielle Abrechnungsregelungen nicht existieren, nach Haustarifen der Krankenhäuser – z. B. nach DKG-NT, GOÄ analog etc. – abgerechnet. Unter die stationären Krankenhausleistungen fallen die Behandlungsformen der voll- und teilstationären Behandlung gemäß § 2 Nr. 4 und §§ 16 ff. KHG, § 1 Abs. 1 KHEntgG und § 1 Abs. 1 BPflV. Die vor- und nachstationäre Behandlung nach § 115a SGB V stellt eine besondere Form der teilstationären Behandlung im Vorfeld bzw. im Anschluss an die vollstationäre Krankenhausbehandlung dar, für die es eine eigene pauschalierte Vergütung gemäß § 115a Abs. 3 SGB V gibt. Die vorstationäre Behandlung dient der Klärung der stationären Behandlungsbedürftigkeit oder der Vorbereitung der stationären Behandlung. Die nachstationäre Behandlung hat den Zweck der Sicherung oder Festigung des Behandlungserfolges der vorausgegangenen stationären Behandlung. Trotz der grundlegenden Bedeutung der Abgrenzung stationärer Leistungen von ambulanten Leistungen findet sich nirgends eine Legaldefinition. Der Begriff wird vielmehr in den krankenhausrechtlichen Regelungen stets vorausgesetzt.

3   **1.2 Rechtsprechung zur Abgrenzung.** Hierzu liegt inzwischen ein Urteil des BSG vom 4. 3. 2004 (Arztrecht 2005, 36 ff.) vor, in dem eine praktikable Abgrenzung stationärer und ambulanter Behandlungsformen vorgenommen wird. Danach ist davon auszugehen, dass ein Krankenhausaufenthalt anlässlich einer operativen Maßnahme nicht als stationäre, sondern vielmehr als ambulante Behandlung anzusehen ist, wenn der Patient weder die Nacht vor noch die Nacht nach dem Eingriff nicht im Krankenhaus verbringt bzw. genauer gesagt verbringen muss. Stationäre Leistungserbringung setzt demnach stets eine notwendige Übernachtung des Patienten im Krankenhaus voraus. Dem gegenüber hat es das BSG zutreffend als unerheblich angesehen, dass eine Vollnarkose des Patienten und eine zeitweilige Unterbringung des Patienten in einem Bett stattgefunden hat. Auch der Abschluss eines Krankenhausaufnahmevertrages im Gegensatz zu einer Vereinbarung über ärztliche Behandlung rechtfertige nach Ansicht des BSG keine anderweitige Beurteilung. Es kann, hier ist dem BSG ohne weiteres beizupflichten, insoweit nicht darauf ankommen, in welche Gestalt eine Behandlungsvereinbarung gekleidet wird. Maßgeblich ist immer, ob die notwendige Leistung des Krankenhauses und die Erkrankung des Patienten so schwerwiegend ist, dass eine Eingliederung des Patienten in den Krankenhausbetrieb mit einer Aufnahme auf einer Krankenstation notwendig ist, was sich praktikabel an einer erforderlichen und erfolgten Übernachtung des Patienten festmachen lässt. Die hierzu vorliegende zivilgerichtliche Instanz-Rechtsprechung entspricht dem vom BSG aufgestellten Maßstäben (vgl. Erl. zu § 1 KHEntgG).

4   **1.3 Grundsatz: Fallpauschalen (KHEntgG-Vergütungssystem).** Zum Beginn des Jahres 2005 ist für die Vergütung der allgemeinen Krankenhausleistungen der öffentlichen Krankenhäuser in Deutschland ein neues pauschalierendes Vergütungssystem – das DRG-Vergütungssystem – eingeführt worden. Die gesetzliche Grundlage hierfür wurde im KHG sowie insbesondere im KHEntgG gelegt. Eine genauere Ausdifferenzierung hat dieses Vergütungssystem mit der Fallpauschalenvereinbarung 2005, der sechs sehr umfangreiche Anlagen angefügt wurden, erfahren. Allerdings reicht auch dies noch nicht aus, um eine Abrechnung von Krankenhausleistungen tatsächlich zu bewerkstelligen.

A. Abrechnung von Krankenhausleistungen **Gesamtübersicht**

Hinzu treten müssen noch der auf Landesebene von der Selbstverwaltung zu vereinbarende jeweilige Basisfallwert sowie die krankenhausindividuellen ergänzenden Vereinbarungen. Sodann muss schließlich noch der krankenhausindividuelle Versorgungsvertrag des jeweiligen Krankenhauses berücksichtigt werden, da Entgelte nur für Leistungen im Rahmen des Versorgungsauftrages abgerechnet werden dürfen, d.h. allein die vorgenannten Kataloge und Vereinbarungen reichen zur Kontrolle der Berechtigung einer Abrechnung nicht aus. Die krankenhausindividuell unterschiedlichen Versorgungsaufträge setzen weitere Grenzen.

1.4 Ausnahme: Tagespflegesätze (BPflV-Vergütungssystem). Wenn auch die Abrechnung von Krankenhausleistungen nunmehr grundsätzlich über das DRG-System erfolgt, sind doch Ausnahmen vorgesehen. Dies ist insbesondere für die in § 17b Abs. 1 Satz 1 KHG genannten Leistungen von psychiatrischen Einrichtungen, Einrichtungen für Psychosomatik und Einrichtungen der psychotherapeutischen Medizin der Fall. Des weiteren werden Ausnahmen von der Anwendung des DRG-Anrechnungssystems in der bevorstehenden Verordnung über besondere Einrichtungen gemacht werden. Dort sind Ausnahmen vorgesehen für ganze Krankenhäuser, wenn bestimmte Verweildauerwerte überschritten werden. Weiter für organisatorisch abgrenzbare Teile eines Krankenhauses, die für die Versorgung der Bevölkerung notwendig sind und wegen schwer kalkulierbarer Auslastung hohe Vorhaltekosten verursachen. Schließlich werden explizit genannt Versorgungsangebote in den Bereichen der Palliativmedizin, der Kinderheilkunde, der Behandlung der Multiplen Sklerose und der Parkinson-Erkrankung. Für diese Leistungen gelten die Vorgaben des KHG, die durch die BPflV ergänzt werden. D.h. eine Abrechnung erfolgt grundsätzlich über Basis- und Abteilungspflegesätze, die in krankenhausindividuellen Pflegesatzvereinbarungen festgelegt werden. 5

1.5 Anwendungskonflikte. Bei der Abrechnung von Krankenhausleistungen kommen also regelmäßig Regelungen verschiedener Rechtsqualität – Gesetzesrecht, Verordnungsrecht, Rahmenvereinbarungen – zur Anwendung. Insoweit können sich widersprüchliche Normbefehle ergeben. Überdies müssen die Abrechnungsregelungen verfassungsrechtlichen Anforderungen genügen. Nachfolgend wird aufgezeigt, wie Anwendungskonflikte zu lösen sind. Dabei kommt der Rechtsqualität der fraglichen Regelungen besondere Bedeutung zu. Insbesondere für die in der BPflV enthaltenen Regelungen ist zu beachten, ob es sich, der Bezeichnung der Regelungen als Verordnung entsprechend, lediglich um Recht im Range einer Rechtsverordnung handelt oder ob den jeweiligen Regelungen bereits ein förmlicher Gesetzescharakter zukommt, weil sie nicht auf Grundlage der Ermächtigung in § 16 KHG, sondern unmittelbar durch Gesetz erlassen worden sind, was durchaus häufig der Fall ist (vgl. BVerwGE 99, 362, 364). 6

1.5.1 Anwendung des Gesetzesrechts. Bei der Anwendung von Gesetzesrecht kann unterschieden werden bzgl. der Fragen einer möglichen Verfassungswidrigkeit, des Verhältnisses zu anderweitigem Gesetzesrecht und hinsichtlich möglicher Anwendungskonflikte mit nachrangigem Recht, insbesondere Verordnungsrecht. 7

a) Fragen der Verfassungswidrigkeit. Ist eine verfassungskonforme Auslegung nicht möglich und handelt es sich bei der anzuwendenden Vorschrift um eine gesetzliche Regelung, so muss diese gleichwohl in der Praxis und auch von den Instanz- und Fachgerichten angewandt werden. Eine Anwendung darf nicht einfach mit der Begründung unterbleiben, die Vorschrift sei verfassungswidrig. Die Feststellung der Verfassungswidrigkeit und die daraus folgende Nichtanwendung einer gesetzlichen Regelung ist vielmehr dem BVerfG vorbehalten. Hält ein Gericht ein Gesetz, auf dessen Gültigkeit es bei der Entscheidung ankommt, für verfassungswidrig, so ist das Verfahren auszusetzen und die Entscheidung des Bundesverfassungsgerichts einzuholen (konkrete Normenkontrolle gemäß Art. 100 GG). Im vorliegenden Zusammenhang ist stets zu beachten, dass sich juristische Personen des öffentlichen Rechts nicht auf die Grundrechte berufen können. 8

Gesamtübersicht 2. Teil. Vergütung der stationären Krankenhausleistung

Sie sind keine Grundrechtsträger. Dies gilt auch dann, wenn die öffentliche Hand durch eine juristische Person des Privatrechts handelt, z. B. wenn ein kommunales Krankenhaus in Form einer GmbH betrieben wird.

9   *b) Normkonkurrenzen.* Liegen widersprüchliche Regelungsinhalte im KHG, im KHEntgG und in anderweitigen Regelungen mit Gesetzescharakter vor, so ist die speziellere Regelung maßgeblich. Die diesbezügliche Entscheidung wird von den Fachgerichten getroffen. Eine solche Entscheidung ist in der Rechtsprechung des BVerwG bereits dokumentiert. Dieses hat den Vorrang der spezielleren Regelung für die unmittelbar durch das Gesundheitsstrukturgesetz in die BPflV eingefügten Regelungen im Verhältnis zum KHG bestätigt. Diese gesetzlichen Regelungen wurden als ranggleich mit den Regelungen des KHG angesehen. Aufgrund ihres spezielleren Regelungsgehaltes sind sie vorrangig anzuwenden (BVerwGE 99, 362, 364). Dem KHG kommt mithin, auch wenn es die grundlegenden Regelungen des Krankenhausfinanzierungsrechts beinhaltet und verschiedentlich als „Grundgesetz der Krankenhäuser" bezeichnet wird, keine im Verhältnis zu anderweitigen gesetzlichen Regelungen gesteigerte Bedeutung zu. Liegen ansonsten widersprüchliche Regelungsinhalte vor, so geht nach dem Grundsatz vom Vorrang des Gesetzes die gesetzliche Regelung jeder Regelung in einer Verordnung vor, es sei denn, dass es sich in Wirklichkeit bei der Regelung in der Verordnung um eine gesetzliche Regelung handelt. Entsprechendes gilt für die durch Vereinbarung geschaffenen Regelungen, etwa in der Fallpauschalenverordnung 2005 oder in der Gemeinsamen Empfehlung zur Bemessung der Zimmerzuschläge. Weichen derartige Regelungen von gesetzlichen Vorgaben ab, sind sie nur wirksam, wenn es sich bei den gesetzlichen Regelungen um dispositives Recht handelt, das abweichende Vereinbarungen zulässt. Handelt es sich hingegen um zwingende gesetzliche Vorgaben, so können Abweichungen grundsätzlich nicht wirksam vereinbart werden. Erfolgt eine Genehmigung der Vereinbarungen, so gelten die Grundsätze über die Rechtswidrigkeit und Nichtigkeit von Verwaltungsakten, die – vom Ausnahmefall der Nichtigkeit abgesehen – grundsätzlich in Bestandskraft erwachsen, wenn sie nicht angefochten werden.

10 **1.5.2 Anwendung des Verordnungsrechts.** Auch diesbezüglich können Fragen hinsichtlich möglicher Verfassungswidrigkeit aufgeworfen werden und sich sonstige Anwendungsprobleme ergeben.

11 *a) Fragen der Verfassungswidrigkeit.* Handelt es sich bei einer Regelung nicht um förmliches Gesetzesrecht, sondern um Verordnungsrecht, so kommt eine Vorlage an das BVerfG nicht in Frage. Die Fachgerichte können und müssen dann selbst entscheiden, ob und inwieweit eine derartige Regelung wegen Verstoßes gegen verfassungsrechtliche Vorgaben unwirksam und damit nicht anwendbar ist. Ein solcher Fall lag dem BGH bereits einmal zur Entscheidung vor. So war in der BPflV in der Fassung des Jahres 1985 den Pflegesatzparteien die Möglichkeit eröffnet worden, „nur in Ausnahmefällen" ein rückwirkendes Inkrafttreten der Pflegesätze zu vereinbaren. Hierin sah der BGH einen Verstoß gegen den in Art. 20 Abs. 3 GG verankerten Grundsatz der Gesetzmäßigkeit der Verwaltung, der vom Gesetz- und Verordnungsgeber verlangt, dass er sich nicht darauf beschränkt, allgemein gehaltene Grundsätze aufzustellen und es damit dem Ermessen der Verwaltung zu überlassen, die Grenzen ihres Handelns im einzelnen selbst festzulegen (NJW 1988, 2951, 2952).

12 *b) Normkonkurrenzen.* Ansonsten gelten die für die Anwendung von Gesetzesrecht genannten Grundsätze der vorrangigen Anwendungen spezieller Regelungen gegenüber allgemeinen Regelungen und der Vorrangigkeit von Regelugen des Verordnungsrechts gegenüber rangniedrigeren Regelungen – hier Regelungen durch Vereinbarung – entsprechend. Zusätzlich ist Verordnungsrecht auch dann als unwirksam anzusehen, wenn inhaltlich gegen Vorgaben des Gesetzesrechts verstoßen wird oder wenn die Grenzen der Ermächtigungsgrundlage überschritten werden oder gar überhaupt keine hinreichende

A. Abrechnung von Krankenhausleistungen **Gesamtübersicht**

Ermächtigungsgrundlage vorliegt. Ob solches im Hinblick auf die in § 22 BPflV a.F. bzw. in der Vorgängerbestimmung des § 10 BPflV a.F. normierten förmlichen und inhaltlichen Anforderungen an Wahlleistungsvereinbarungen der Fall gewesen ist, ist vom BGH bereits einmal geprüft, aber verneint worden (NJW 1998, 1778, 1779).

2. Überblick über das KHG

Das KHG enthält die grundlegenden Vorschriften über die Krankenhausfinanzierung in Deutschland. In ihm werden auch die Vergütungssysteme in ihren Grundlinien vorgezeichnet. Die in ihm enthaltenen Aussagen sind von übergreifender Bedeutung. Nachfolgend werden die Zwecksetzung des KHG und des gesamten öffentlichen Krankenhausrechts und der Grundsatz der Einheitlichkeit der Entgelte der weiteren Erläuterung vorangestellt. 13

2.1 Zwecksetzung und Grundsätze. Zweck des KHG ist nach § 1 eine bedarfsgerechte und kostengünstige Versorgung der Bevölkerung mit leistungsfähigen Krankenhäusern. Es beinhaltet neben den Grundsätzen der Investitionsförderung die grundlegenden Bestimmungen zur Leistungserbringung und zur Abrechnung von Krankenhausleistungen. Die Krankenhausfinanzierung erfolgt gemäß § 4 KHG in einem dualen System. Investitionskosten werden im Wege der öffentlichen Förderung übernommen. Im Übrigen erhalten die Krankenhäuser leistungsgerechte Entgelte aus den Pflegesätzen. Die Grundlagen und Rahmenregelungen der öffentlichen Förderung finden sich in den §§ 5–11 KHG. Das Nähere zur Förderung wird durch Landesrecht bestimmt. Die Grundlagen für die Abrechnung von Krankenhausleistungen werden in den §§ 16 ff. KHG gelegt. In § 17 b KHG ist die grundlegende Bestimmung zur Einführung eines durchgängigen, leistungsorientierten und pauschalierenden Vergütungssystems der allgemeinen Krankenhausleistungen enthalten. Damit erfolgt, von den in § 17 b Abs. 1 Satz 1 KHG und den in der Verordnung über besondere Einrichtungen im Jahr 2005 genannten Ausnahmen abgesehen, eine Hinwendung zu einer möglichst umfassenden Leistungsvergütung mit Fallpauschalen. Die diesbezüglichen detaillierten Regelungen finden sich im KHEntgG sowie in der Fallpauschalenvereinbarung 2005. Für die insoweit gemachten Ausnahmen enthält die BPflV Regelungen. 14

2.2 Einheitlichkeit der Entgelte gemäß § 17 Abs. 1 KHG. Im Hinblick auf die Zahlungspflichten der Selbstzahler enthält § 17 Abs. 1 Satz 1 KHG den äußerst bedeutsamen Grundsatz der Einheitlichkeit der Entgelte. Es handelt sich um eine notwendige und grundlegende Normierung des Patientenschutzes bei der Vergütung stationärer Krankenhauleistungen. Die Pflegesätze, in § 2 Nr. 4 KHG definiert als die Entgelte der Benutzer oder ihrer Kostenträger für stationäre und teilstationäre Leistungen des Krankenhauses, sowie die Vergütung für vor- und nachstationäre Behandlung nach § 115 a SGB V, sind danach für alle Benutzer zwingend einheitlich zu berechnen. § 17 Abs. 5 KHG trifft hierzu eine Ausnahmeregelung, die für den Fall fehlender oder nur teilweiser öffentlicher Förderung zu einer vollständigen oder teilweisen Pflegesatzbeschränkung auf die Pflegesätze vergleichbarer Krankenhäuser, im übrigen zu einer Pflegesatzdifferenzierung für die unterschiedlichen Zahlungspflichtigen bzw. Kostenträger führen kann. Zum Regelungsgehalt des Grundsatzes der Einheitlichkeit der Entgelte soll an dieser Stelle nur darauf hingewiesen werden, dass § 17 Abs. 1 KHG eine Differenzierung der Entgeltgestaltung nach Kostenträgern sowohl für die vollstationären als auch für die vor- und nachstationären Entgelte ausschließt und so sicherstellt, dass jeder Patient den gleichen Leistungsinhalt gegen Zahlung gleicher Entgelte erhält. Jede Differenzierung des Preis-Leistungsverhältnisses für einzelne Patienten oder Patientengruppen ist unzulässig. Dies gilt sowohl für unterschiedliche Entgelte bei gleichen Leistungen wie auch für unterschiedliche Leistungsinhalte bei gleichen Entgelten. Mit diesem Regelungsgehalt erlangt die Bestimmung unmittelbare Bedeutung auch für die Frage der Abgrenzung der 15

Gesamtübersicht   2. Teil. Vergütung der stationären Krankenhausleistung

allgemeinen Krankenhausleistungen von den Wahlleistungen. Deren Abgrenzung von den allgemeinen Krankenhausleistungen darf nicht in einer Weise erfolgen, die zu einer Aushöhlung des Grundsatzes der Einheitlichkeit der Entgelte führt, was aber z. B. der Fall wäre, wenn im Rahmen der allgemeinen Krankenhausleistungen gebotene Leistungsinhalte im Rahmen der Wahlleistungen nochmals abgerechnet werden würden. Dies hat auch der BGH bereits einmal in einer Entscheidung zur gesonderten Sachkostenberechnung der Ärzte ausgesprochen (vgl. NJW 1999, 868, 870).

3. Überblick über das KHEntgG

16   Das KHEntgG enthält die wesentlichen Regelungen des DRG-Vergütungssystems. Fällt ein Krankenhaus in den Anwendungsbereich des KHEntgG, ergibt sich daraus die Anwendung einer Reihe weiterer Bestimmungen, die im Einzelnen über die Regelungen des KHG zum DRG-Vergütungssystem noch wesentlich hinausgehen. Das KHEntgG differenziert die hinsichtlich des Fallpauschalen-Systems in § 17b KHG enthaltenen grundlegenden Bestimmungen weiter aus. Es ist in sechs Abschnitte aufgegliedert. Im Abschnitt 1 (§§ 1 und 2) finden sich die allgemeinen Vorschriften betreffend den Anwendungsbereich und die Definition der Krankenhausleistungen. Im Abschnitt 2 (§§ 3–6) wird die Vergütung der Krankenhausleistungen umfassend geregelt. Im Abschnitt 3 (§§ 7 und 8) finden sich die Bestimmungen über Entgeltarten und die Berechnung der Entgelte. Im Abschnitt 4 (§§ 9–15) sind das Vereinbarungsverfahren für die Entgeltkataloge (Fallpauschalenkatalog und Katalog ergänzender Zusatzentgelte) und die Abrechnungsbestimmungen normiert. Auch auf dieser Grundlage ist es zwischenzeitlich bereits zum Abschluss einer Fallpauschalenvereinbarung 2005 – FPV 2005 – zwischen den Verbänden der gesetzlichen Krankenkassen und dem Verband der privaten Krankenversicherung einerseits und der DKG andererseits gekommen. Die FPV 2005 enthält u.a. in ihrem Abschnitt 1 Abrechnungsbestimmungen für DRG-Fallpauschalen und in ihrem Abschnitt 2 Abrechnungsbestimmungen für andere Entgeltarten sowie als Anlage 1 einen Fallpauschalen-Katalog, als Anlage 2 einen Zusatzentgelte-Katalog sowie eine Reihe weiterer Anlagen. Auf dieser Grundlage sind die konkreten Entgeltbeträge zu ermitteln. Im Abschnitt 5 des KHEntgG (§§ 16–19) finden sich Regelungen zu gesondert berechenbaren ärztlichen und anderen Leistungen. Die für den Patientenschutz, insbesondere der Selbstzahler und Privatpatienten, wesentlichen Bestimmungen sind in §§ 7 und 8 KHEntgG sowie in § 17 KHEntgG enthalten. Danach werden mit den Entgelten für die allgemeinen Krankenhausleistungen alle für die Versorgung des Patienten erforderlichen allgemeinen Krankenhausleistungen vergütet (§ 7 KHEntgG) und sind die Entgelte für allgemeine Krankenhausleistungen für alle Benutzer einheitlich zu berechnen (§ 8 KHEntgG). Damit wird der bereits in § 17 KHG normierte Grundsatz der Einheitlichkeit der Entgelte für den Bereich des KHEntgG klarstellend wiederholt, obwohl dies rechtstechnisch nicht notwendig gewesen wäre. So wird aber die besondere Bedeutung des Grundsatzes nochmals herausgestellt. Des Weiteren ist auch der Abschluss von Wahlleitungsvereinbarungen formal und inhaltlich reglementiert – § 17 KHEntgG. So dürfen für nichtärztliche Wahlleistungen, insbesondere die Wahlleistung Unterkunft, nur angemessene Entgelte vereinbart werden. Die Höhe der Vergütungen für ärztliche Wahlleistungen wird an die GOÄ gebunden. Die Höhe der einzelnen Fallpauschalen-Abrechnung ergibt sich aber auch unter Heranziehung des KHEntgG und des FPV 2005 noch nicht. Die dort enthaltenen Vorgaben müssen unter Heranziehung der auf Landesebene gebildeten Landesbasisfallwerte sodann noch in einer Vereinbarung für das einzelne Krankenhaus individuell gemäß § 11 KHEntgG umgesetzt werden. In der Vereinbarung für das einzelnen Krankenhaus ist abrechnungsrelevant der krankenhausindividuelle Basisfallwert, die Festlegung von Zu- und Abschlägen und die sonstigen vereinbarten Entgelte. Zwingend müssen dabei auch Bestimmungen über die zeitnahe Zahlung der Entgelte getroffen werden.

A. Abrechnung von Krankenhausleistungen Gesamtübersicht

4. Überblick über die BPflV

Fällt ein Krankenhaus – Einrichtungen der Psychiatrie, Psychosomatik, Psychotherapie – in den Geltungsbereich der BPflV, erfolgt eine Abrechnung der Leistungen über tagesgleiche Pflegesätze. Das bedeutet, dass die Abteilungspflegesätze – Entgelte für ärztliche und pflegerische Tätigkeit und die durch diese veranlassten Leistungen – und Basispflegesätze – Entgelte für nicht durch ärztliche und pflegerische Tätigkeit veranlasste Leistungen – für den Aufnahmetag und jeden weiteren Tag des Krankenhausaufenthaltes, allerdings nicht für Verlegungs- oder Entlassungstage, berechnet werden. Die Regelungen der BPflV gehen im Einzelnen weit über die Regelungen des KHG, insbesondere über die in § 17 KHG normierten Grundsätze, hinaus. Hinsichtlich der allgemeinen Krankenhausleistungen nach § 2 Abs. 2 BPflV ist die in § 10 BPflV enthaltene Regelung, nach der mit den Pflegesätzen alle für die Versorgung des Patienten erforderlichen allgemeinen Krankenhausleistungen vergütet werden, von wesentlicher Bedeutung. Dies gilt ebenfalls für die Bestimmungen der §§ 1 Abs. 3 und 14 Abs. 1 Satz 1 BPflV, die die Regelung des § 17 Abs. 1 Satz 1 KHG zur einheitlichen Berechnung der Entgelte für stationäre und teilstationäre sowie für vor- und nachstationäre Entgelte wiederholen. Darüber hinaus enthält die BPflV in § 2 Abs. 1 Satz 1 BPflV sowie in § 22 Abs. 1 Satz 2 BPflV eine Bestimmung für die Erbringung und Abrechnung von Wahlleistungen, wobei letztere für die Zeit ab dem 1. 1. 2005 nunmehr auf die Bestimmungen der §§ 17 ff. KHEntgG verweist. Die dem Patienten in Rechnung zu stellenden Entgeltsätze ergeben sich aus den auf den Regelungen der BPflV basierenden krankenhausindividuellen Pflegesatzvereinbarungen. Dort werden Art, Höhe und Laufzeit der tagesgleichen Pflegesätze sowie die nach BPflV zu berücksichtigende Ausgleiche und Berichtigungen geregelt. Hinzu kommen noch Zuschläge nach § 17a Abs. 6 KHG für die Finanzierung der Ausbildungsstätten und der Ausbildungsvergütung; ggf. ist ein Abschlag für die Nichteinhaltung der Verpflichtung zur Qualitätssicherung nach § 14 Abs. 6 BPflV vorzunehmen. Auch die Pflegesatzvereinbarung muss Bestimmungen enthalten, die eine zeitnahe Zahlung der Pflegesätze gewährleisten.

III. Vertragsrechtliche Rahmenbedingungen

Diesbezüglich ist auf die privatrechtliche oder öffentlich-rechtliche Gestaltung des Rechtsverhältnisses, den Vertragstypus und die Vertragsbedingungen sowie auf den Abschluss und die verschiedenen Möglichkeiten der Vertragsgestaltung einzugehen.

1. Rechtsverhältnis, Vertragstypus und -bedingungen

1.1 Privatrechtliches Rechtsverhältnis. Das Rechtsverhältnis zwischen Krankenhaus und Patient ist regelmäßig privatrechtlicher Natur. Ein öffentlich-rechtliches Rechtsverhältnis wird ausnahmsweise dann begründet, wenn entweder eine Zwangsbehandlung auf Grund öffentlich-rechtlicher Vorschriften erfolgt oder ein öffentlich-rechtlicher Krankenhausträger eine öffentlich-rechtliche Ausgestaltung der Rechtsbeziehungen seines Krankenhauses zu den Patienten vorgibt und damit ein öffentlich-rechtliches Anstaltsnutzungsverhältnis begründet (OVG Hamburg NJW 1984, 683 und BVerwG NJW 1986, 2387), was derzeit nur noch höchst selten der Fall ist. Die Behandlung wie auch die sich daraus ergebenden Zahlungsverpflichtungen der Patienten sind demnach regelmäßig privatrechtlicher Art (BGH NJW 1953, 778 und BGH NJW 1990, 761, 766). Das gilt hinsichtlich der Zahlungsverpflichtung jedoch nur für selbstzahlende Patienten. Bei der Behandlung von gesetzlich krankenversicherten Patienten sind die diesbezüglichen Zahlungsverpflichtungen der Krankenkassen, die entweder selbst den Aufnahmevertrag unter Einbeziehung der bei ihnen gesetzlich krankenversicherten Patienten als begünstigte Dritte im Sinne des § 328 BGB abschließen oder die den eigenen Ver-

Gesamtübersicht   2. Teil. Vergütung der stationären Krankenhausleistung

tragsschluss der Versicherten mit dem aufnehmenden Krankenhaus im Rahmen der einschlägigen sozialrechtlichen Vorschriften des SGB V gegen sich gelten lassen und die Zahlungsverpflichtungen der Patienten unmittelbar übernehmen (BGH NJW 1984, 1821 und BGH NJW 1986, 2364), öffentlich-rechtlicher Natur und vor den Sozialgerichten zu verfolgen (BGH VersR 2000, 999, 1000). Allerdings kann sich infolge einer Anpassung des Vertragsverhältnisses bei Fehlen der Geschäftsgrundlage – fehlerhafte beiderseitige Annahme, dass ein Patient gesetzlich krankenversichert sei – ergeben, dass der Krankenhausträger einen direkten Anspruch gegen den Patienten auf Zahlung der Entgelte für die allgemeinen Krankenhausleistungen hat (BGH NJW 2005, 2069).

20   **1.2 Gemischter Vertrag.** Der Krankenhausaufnahmevertrag ist als ein aus Elementen des Dienst-, Werk-, Miet-, Beherbergungs-, Kauf und Verwahrungsvertrages gemischter Vertragstyp anzusehen, wobei die Elemente der Heilbehandlung besonders hervortreten, so dass regelmäßig von der Einschlägigkeit des Dienstvertragsrechts ausgegangen werden kann (BGH NJW 1951, 596 und BGH NJW 1990, 761, 766 sowie zuletzt: LG Bielefeld VersR 1998, 1516). Hinsichtlich der Wahlleistung Unterkunft im Ein- oder Zweibettzimmer ist auch bereits das Mietmängelrecht des BGB von der Rechtsprechung angewendet worden (vgl. LG Dortmund, Urteil vom 2. 11. 1989, 17 O 45/98 und OLG Hamm, Urteil vom 5. 11. 1990, 3 U 21/90).

21   **1.3 Aufnahmebedingungen.** Dem Krankenhausaufnahmevertrag werden seitens der Krankenhäuser fast durchweg standardisierte Krankenhausaufnahmebedingungen zugrunde gelegt. Die von der Deutschen Krankenhausgesellschaft herausgegebenen Muster Allgemeiner Vertragsbedingungen für Krankenhäuser im stationären Bereich liegen in 7. Auflage 2005 vor, sie sind beim Bundeskartellamt als Konditionenempfehlung angemeldet worden. Die Wirksamkeit der in einer früheren Fassung dieser Vertragsbedingungen enthaltenen Bestimmungen ist bereits einmal Gegenstand eines AGB-Kontrollverfahrens gewesen (BGH NJW 1990, 761; Vorinstanz: OLG Düsseldorf NJW-RR 1988, 885) und wird auch im Übrigen unter AGB-rechtlichen Gesichtspunkten durchaus kritisch betrachtet (vgl. zur Wirksamkeit einer Selbstzahler-Klausel Saarländisches OLG, MedR 2001, 141). Bereits die Einbeziehung der meist umfangreichen Klauselwerke dürfte wegen der gesundheitlichen Ausnahmezustände, in denen sich die Patienten bei der Aufnahme in ein Krankenhaus regelmäßig befinden, oftmals scheitern, da die Patienten nicht gemäß § 305 Abs. 2 BGB in zumutbarer Weise unter angemessener Berücksichtigung körperlicher Behinderungen – dem ist die zur stationären Aufnahme führende Erkrankung des Patienten gleichzusetzen – von den Aufnahmebedingungen Kenntnis nehmen können (vgl. zum früher geltenden § 2 Abs. 1 Nr. 2 AGBG *Hensen* in: Ulmer/Brandner/Hensen, AGBG, Anh. §§ 9–11, Rn. 450 und *Wolf* in: Wolf/Horn/Lindacher, § 9 AGBG, Rn. K 21 ff.).

2. Abschluss von Krankenhausverträgen

22   **2.1 Aufnahme- und Kontrahierungszwang.** Die Vertragsfreiheit der öffentlichen Krankenhäuser tritt zugunsten eines Aufnahme- und Kontrahierungszwangs hinsichtlich der vorgehaltenen allgemeinen Krankenhausleistungen zurück. Ein solcher ergibt sich für Selbstzahler zunächst unmittelbar aus den Bestimmungen der Mehrzahl der Landeskrankenhausgesetze, die den Patienten einen Anspruch auf Aufnahme in ein geeignetes Krankenhaus zubilligen: § 28 Landeskrankenhausgesetz Baden-Württemberg; § 22 Landeskrankenhausgesetz Berlin; § 3 Krankenhausgesetz des Landes Brandenburg; § 4 Bremisches Krankenhausfinanzierungsgesetz; § 5 Hessisches Krankenhausgesetz; § 10 Landeskrankenhausgesetz für das Land Mecklenburg-Vorpommern; § 2 Krankenhausgesetz des Landes Nordrhein-Westfalen; § 34 Landeskrankenhausgesetz Rheinland-Pfalz; § 24 Saarländisches Krankenhausgesetz und § 17 Thüringer Krankenhausgesetz. Für die hier nicht genannten Bundesländer ergibt sich der Aufnahme- und Kontrahierungszwang

A. Abrechnung von Krankenhausleistungen Gesamtübersicht

mittelbar aus der Monopolstellung der Krankenhäuser zur Versorgung der Bevölkerung mit lebenswichtigen Leistungen. Für gesetzlich Versicherte ergibt sich eine Behandlungspflicht des Krankenhauses im Rahmen seines Versorgungsvertrages unmittelbar aus § 109 Abs. 4 Satz 2 SGB V. Darüber hinaus sind die Krankenhäuser in Notfällen im Rahmen der allgemeinen Verpflichtung zur Hilfe ohne weiteres zur Leistung verpflichtet. Unterlassene Hilfeleistung ist als gemeingefährliche Straftat nach § 323c StGB strafbar.

2.2 Zustandekommen des Krankenhausaufnahmevertrages. Im Falle der vollen Geschäftsfähigkeit des Patienten kommt der Vertrag durch Angebot und Annahme gemäß §§ 145 ff. BGB zu Stande. Im Falle der beschränkten Geschäftsfähigkeit oder der Geschäftsunfähigkeit nach §§ 104 ff. BGB ergibt sich ein differenziertes Bild. Kinder bis zum Alter von sechs Jahren werden von ihren gesetzlichen Vertretern, d. h. von den Eltern nach § 1629 BGB gemeinschaftlich oder von einem Vormund oder Pfleger nach §§ 1793 ff. BGB vertreten. Eigene Willenserklärungen von Kindern im Alter bis einschließlich sechs Jahren sind nichtig (§ 104 Nr. 1 BGB mit § 105 Abs. 1 BGB). Die Wirksamkeit der Verpflichtung von Kindern, die das siebte Lebensjahr vollendet haben, setzt entweder die vorherige Zustimmung der Eltern (Einwilligung) oder die nachträgliche Billigung (Genehmigung) der gesetzlichen Vertreter voraus (§§ 106–108 BGB). Wird ein beschränkt geschäftsfähiger Minderjähriger etwa durch Vollendung des achtzehnten Lebensjahres voll geschäftsfähig, so kommt es darauf an, ob er sein zur Zeit der Minderjährigkeit abgeschlossenes Rechtsgeschäft nachträglich genehmigt. Im Falle der Anordnung eines Einwilligungsvorbehalts für einen nach dem Betreuungsgesetz betreuten Erwachsenen, steht dieser einem beschränkt geschäftsfähigen Minderjährigen gleich (§ 1903 BGB). Bei der Behandlung solcher Personen, die sich in einem die freie Willensbildung ausschließenden Zustand oder im Zustand der Bewusstlosigkeit befinden, ist davon auszugehen, dass deren Willenserklärungen nichtig sind (§ 104 Nr. 2 BGB und § 105 Abs. 2 BGB). Handelt für diese Personen kein Vertreter, so können vertragliche Bindungen nicht wirksam begründet werden. Insofern bleibt lediglich Raum für die Annahme einer Geschäftsführung ohne Auftrag nach §§ 677 ff. BGB, woraus regelmäßig ein Aufwendungsersatzanspruch des Krankenhauses gemäß § 683 BGB abgeleitet werden kann, sofern die Behandlung im Interesse des Patienten entsprechend seinem wirklichen oder mutmaßlichen Willen erfolgt. Ein solcher Anspruch ist jedoch ohne Vorliegen weiterer Anhaltspunkte lediglich hinsichtlich der allgemeinen Krankenhausleistungen, nicht aber hinsichtlich der Inanspruchnahme von Wahlleistungen, die zudem in jedem Falle vor der Erbringung gemäß § 17 Abs. 2 KHEntgG bzw. gemäß § 22 Abs. 1 Satz 2 BPflV in Verbindung mit § 17 Abs. 2 KHEntgG schriftlich vereinbart sein müssen und auch eine detaillierte Patienteninformation voraussetzen, gegeben. Wird offenbar, dass der Wille des Patienten der Behandlung entgegensteht, etwa bei Entgiftungsbehandlungen Drogenkranker oder Behandlungen im Anschluss an Suizidversuche, so ist dieser Wille wegen der Gefahren für Leben und Gesundheit in der Regel gemäß § 679 BGB unbeachtlich und ein Aufwendungsersatzanspruch gleichwohl gegeben. Der Aufwendungsersatzanspruch ist auf die übliche Vergütung, d. h. auf die genehmigten bzw. nach den Vorgaben des Krankenhausrechts festgelegten Entgelte gerichtet. Trotz Protestes gegen die Zahlungspflicht hat der BGH den konkludenten Abschluss eines Behandlungsvertrages eines gesetzlich Krankenversicherten dann angenommen, wenn diesem das Auslaufen der Kostenübernahme von seiner Krankenkasse mitgeteilt worden ist, er aber gleichwohl im Krankenhaus verblieben ist (VersR 2000, 999, 1001). 23

2.3 Mitverpflichtung von Ehegatten. Eine Mitverpflichtung des einen Ehegatten für die Kosten der Behandlung des anderen Ehegatten kommt, wenn eine wirksame Beschränkung der sog. Schlüsselgewalt der Ehegatten nicht vorliegt und die Ehegatten nicht getrennt leben, dann gemäß § 1357 Abs. 1 BGB in Betracht, wenn es sich nach dem nach außen in Erscheinung tretenden Lebenszuschnitt der Familie um Geschäfte zur angemessenen Deckung des Lebensbedarfs der Familie handelt und sich aus den Um- 24 ständen des Einzelfalls nichts anderes ergibt. Auf dieser Basis sind allgemeingültige Aussagen nur eingeschränkt möglich. Regelmäßig wird aber eine medizinisch gebotene Behandlung ohne Inanspruchnahme von Wahlleistungen als Maßnahme zur angemessenen Deckung des Lebensbedarfs der Familie anzusehen sein (BGH NJW 1992, 909, 910). Anderes mag bei deutlich erhöhten Kosten gelten. So ist eine Mitverpflichtung des Ehegatten für Arztkosten ohne Wahlleistungen in Höhe von ca. 26.000 DM in der Rechtsprechung abgelehnt worden (Saarländisches OLG MedR 2001, 141, 142). Hinsichtlich der Kosten für die Inanspruchnahme von Wahlleistungen können sich Indizien für einen entsprechenden Lebenszuschnitt der Familie aus der früheren Inanspruchnahme von Wahlleistungen oder der Beteiligung des Ehegatten an den Erörterungen mit dem Wahlarzt ergeben (BGH NJW 1985, 1394, 1395 f.). Sind die für die Behandlung entstandenen Kosten der angemessenen Deckung des Lebensbedarfs zuzuordnen, kann eine Mitverpflichtung des anderen Ehegatten sowohl hinsichtlich der Kosten der Wahlleistungen als auch hinsichtlich der Kosten der allgemeinen Krankenhausleistungen gleichwohl wegen der weiteren Umstände des Einzelfalls ausscheiden. Solche Umstände können sich etwa aus einem ausdrücklich entgegenstehenden Willen des behandelten Ehegatten ergeben oder durch die sonst eintretende finanzielle Überforderung einer Familie, die über keinen ausreichenden Krankenversicherungsschutz verfügt, begründet werden. Vor diesem Hintergrund hat der BGH bereits die Mitverpflichtung einer Ehefrau für die Kosten der allgemeinen Krankenhausleistungen, die für die Behandlung des Ehemanns entstanden waren, abgelehnt (NJW 1992, 909, 910). Die Rechtsprechung der Instanzgerichte gelangt unter Berücksichtigung der jeweiligen Umstände des Einzelfalles zu unterschiedlichen Ergebnissen. So wurde eine Mitverpflichtung des anderen Ehegatten für die Kosten der allgemeinen Krankenhausleistungen bereits einmal bejaht (KG NJW 1984, 682), während die Frage nach der Mitverpflichtung von Ehegatten für die Kosten von Wahlärzten (OLG Köln NJW 1981, 637 und OLG Köln, VersR 1999, 375) und für die Kosten der Wahlleistung Unterkunft (LG Bonn NJW 1983, 344 und LG Dortmund NJW 1985, 922) jeweils unterschiedlich beantwortet wurde. In einer weiteren Entscheidung hat der BGH erneut zur Frage der Mitverpflichtung einer Ehefrau ausgeführt. Fraglich war, ob die Ehefrau für eine vom Ehemann veranlasste Behandlung der Tochter, für die Versicherungsschutz in der gesetzlichen Krankenversicherung entgegen diesbezüglicher Annahmen nicht bestand, einzutreten hatte. Grundsätzlich, so stellte der BGH fest, gehört eine medizinisch gebotene Behandlung ohne Inanspruchnahme von Wahlleistungen zum angemessenen Unterhalt der Familie, es sei denn, es ergebe sich aus den Umständen etwas anderes. Der nach außen in Erscheinung tretende Lebenszuschnitt der Familie – hierzu zählt der BGH insbesondere auch die wirtschaftlichen Verhältnisse in ihrem Bezug zu den Kosten – sei insoweit entscheidend. Allein aus der Höhe der fraglichen Krankenhausrechnung von umgerechnet über 10.000 Euro für eine Behandlung im Jahr 1999 mochte der BGH nicht auf die fehlende Mitverpflichtung der Ehefrau, deren Ehemann zum fraglichen Zeitpunkt als LKW-Fahrer beschäftigt war, schließen und hat das Verfahren insoweit zurück verwiesen (NJW 2005, 2069, 2071 f.).

25 **2.4 Mitverpflichtung von Begleitpersonen.** Soweit in der Literatur empfohlen wird, die verbleibenden Unsicherheiten betreffend die Mitverpflichtung des Ehegatten dadurch zu beseitigen, dass der Krankenhausträger eine gesamtschuldnerische Haftung herbeiführt (*Meister* in: Meister/Wagener/Beume, Praxiskommentar I, 36), begegnet dies, ebenso wie bei der Mitverpflichtung von Begleitpersonen, durchgreifenden Bedenken, da es grundsätzlich Sache auch des verheirateten Patienten selbst ist, für die Kosten der Behandlung aufzukommen, wenn sich aus dem Gesichtspunkt des § 1357 BGB keine Mitverpflichtung des Ehegatten ergibt. Dies gilt sowohl für den Fall, in dem sich die Mitverpflichtung aus dem Abschlusstatbestand, d.h. aus der Nennung im Vertrag und aus dessen Unterzeichnung, ergeben soll (vgl. BGH NJW 1985, 1394), als auch für den Fall, in dem eine entsprechende Verpflichtungsklausel, eine solche verstößt regelmäßig gegen

A. Abrechnung von Krankenhausleistungen **Gesamtübersicht**

§ 309 Nr. 11 BGB, Vertragsinhalt werden soll. Die Rechtslage entspricht der zur entsprechenden früheren Regelung in § 11 Nr. 14 AGBG (vgl. OLG Düsseldorf NJW 1991, 2352 und LG Düsseldorf NJW 1995, 3062 sowie Hensen in: Ulmer/Brandner/Hensen, AGBG, § 11 Nr. 14, Rn. 4 sowie Anh. §§ 9–11, Rn. 451a und Palandt/*Heinrichs*, § 9 AGBG, Rn. 101).

3. Unterschiedliche Vertragsgestaltungen

3.1 Gestaltungsmöglichkeiten. Grundsätzlich stehen drei verschiedene Möglichkeiten 26
zur Vertragsgestaltung zur Verfügung: Beim totalen Krankenhausvertrag wird der Krankenhausträger alleiniger Vertragspartner des Patienten. Er verpflichtet sich, alle für die stationäre Behandlung erforderlichen Leistungen einschließlich der ärztlichen Versorgung zu erbringen. Beim totalen Krankenhausvertrag mit Arzt-Zusatzvertrag schließt der Patient mit dem behandelnden Arzt einen zusätzlichen Vertrag über die ärztlichen Leistungen. Beim gespaltenen Arzt-Krankenhaus-Vertrag beschränkt sich der Vertrag mit dem Krankenhausträger auf die Unterbringung, Verpflegung und pflegerische Versorgung, während die ärztlichen Leistungen aufgrund eines besonderen Vertrages mit dem behandelnden Arzt erbracht werden. Welche dieser Gestaltungsmöglichkeiten vorliegt, ist im Grundsatz eine Frage der Vertragsgestaltung im Einzelfall. Da aber die BPflV seit 1986 eine genaue Zuordnung der verschiedenen Leistungen zu den Leistungserbringern vornimmt und die unterschiedlichen Gestaltungsmöglichkeiten zum Teil erhebliche Nachteile für die Patienten mit sich bringen, unterliegen die Krankenhausträger in ihrer Entscheidung für die Vorgabe bestimmter Gestaltungen rechtlichen Einschränkungen, die nachfolgend für die verschiedenen Konstellationen dargestellt werden (vgl. zum Ganzen: BGH NJW 1998, 1778 sowie Palandt/*Putzo*, Einf. vor § 611 BGB, Rn. 19).

3.2 Vereinbarung allgemeiner Krankenhausleistungen und nichtärztlicher Wahlleis- 27
tungen (Totaler Krankenhausvertrag). Zu den allgemeinen Krankenhausleistungen gehören nach Maßgabe des § 2 KHEntgG bzw. des § 2 BPflV sämtliche Leistungen aus den Bereichen der ärztlichen Behandlung, der Krankenpflege, der Versorgung mit Heil- und Hilfsmitteln sowie die Unterkunft und Verpflegung des Patienten, soweit diese Leistungen unter Berücksichtigung der Leistungsfähigkeit des Krankenhauses im Einzelfall nach Art und Schwere der Krankheit für die medizinisch zweckmäßige und ausreichende Versorgung des Patienten notwendig sind. Die ärztliche Behandlung hat unter Auswahl der sichersten Behandlungsform nach dem Standard eines voll ausgebildeten und mindestens durchschnittlich erfahrenen Facharztes zu erfolgen (BGH NJW 1967, 1508 und BGH NJW 1984, 655). Gemäß § 2 Abs. 2 KHEntgG bzw. § 2 Abs. 2 BPflV gehören auch die vom Krankenhaus veranlassten Leistungen Dritter sowie gemäß § 2 Abs. 2 KHEntgG die besonderen Leistungen von Zentren und Schwerpunkten für die stationäre Versorgung von Patienten, insbesondere Tumorzentren und geriatrische Zentren, zu den allgemeinen Krankenhausleistungen. All diese Leistungen sind allgemeine Krankenhausleistungen und werden dementsprechend ausschließlich mit dem Krankenhausträger im Rahmen eines totalen Krankenhausvertrages vereinbart. Weiterer Vereinbarungen zu den genannten Leistungsbereichen, etwa mit den genannten Drittleistern, bedarf es zur Sicherung der allgemeinen Krankenhausleistungen nicht. Dem entgegenstehend abgeschlossene Vereinbarungen sind unwirksam. Zusätzliche Zahlungspflichten der Patienten aus weiteren Vereinbarungen über allgemeine Krankenhausleistungen scheiden insoweit auch wegen des in § 7 KHEntgG bzw. § 10 BPflV normierten abschließenden Charakters der Vergütungen für die allgemeinen Krankenhausleistungen aus. Auch die Vereinbarung von nichtärztlichen Wahlleistungen, wie etwa die Unterbringung in einem Ein- oder Zweibettzimmer als Wahlleistung, hat stets zwischen dem Patienten und dem Krankenhausträger, entweder in der Form einer gesonderten Wahlleistungsvereinbarung oder aber im Rahmen des Krankenhausvertrages über die allgemeinen Krankenhausleistungen, zu erfolgen, da der Krankenhausträger nach § 17 Abs. 1 KHEntgG bzw. § 22

Abs. 1 Satz 2 BPflV in Verbindung mit § 17 Abs. 1 KHEntgG die gesonderte Berechnung der Wahlleistungen immer mit dem Patienten vereinbaren muss und ohne diesbezügliche Einigung des Patienten mit dem Krankenhausträger die Abrechnung von Wahlleistungen nicht möglich ist.

28   **3.3 Vereinbarung allgemeiner Krankenhausleistungen und wahlärztlicher Leistungen (Totaler Krankenhausvertrag mit Arzt-Zusatzvertrag).** Wünscht der Patient zusätzlich zu den allgemeinen Krankenhausleistungen die Erbringung von wahlärztlichen Leistungen, so geschieht dies regelmäßig im Hinblick auf die persönliche Behandlung und Zuwendung sowie wegen der besonderen fachlichen Qualifikation und Erfahrung des gewählten Arztes, die sich der Patient zu den von dem Krankenhaus geschuldeten Leistungen „hinzukaufen" möchte. Er möchte insoweit nicht nur das Krankenhaus zur Erbringung wahlärztlicher Leistungen verpflichten, sondern zusätzlich einen Anspruch auf Behandlung unmittelbar gegen den Wahlarzt, um dessen Leistungen es ja beim Abschluss des Arzt-Zusatzvertrages allein geht, erhalten. Dieser Interessenlage entspricht der totale Krankenhausaufnahmevertrag mit Arzt-Zusatzvertrag besser als eine alleinige Vereinbarung mit dem Krankenhausträger, zumal die Folgen des Arzt-Zusatzvertrages für den Patienten ausschließlich vorteilhaft sind. Der Patient erhält nämlich einen weiteren Schuldner für die wahlärztlichen Leistungen, ohne eine insgesamt höhere Vergütung zu schulden. Der Wahlarzt erhält als Folge des mit dem Arzt-Zusatzvertrages verbundenen besonderen Einsatzes für den Patienten, ohne dass dies zu einer finanziellen Mehrbelastung des Patienten führt, ein eigenes Recht zur Abrechnung seiner Leistungen und ist insofern nicht wie bei einer Vereinbarung wahlärztlicher Leistungen allein mit dem Krankenhaus auf eine Begünstigung gemäß § 328 BGB oder auf einen Vergütungsanspruch als Abtretungsempfänger angewiesen. Zu den Modalitäten des Vertragsschlusses gilt folgendes: Der Vertrag mit dem Krankenhaus muss sich, den Erfordernissen des KHEntgG bzw. der BPflV entsprechend, auch auf wahlärztliche Leistungen und deren gesonderte Berechnung beziehen. Auch die weiteren formalen Anforderungen, etwa zur Schriftlichkeit der Wahlleistungsvereinbarung und zur Unterrichtung über den Inhalt und die Entgelte der Wahlleistungen, müssen in der Vereinbarung mit dem Krankenhaus erfüllt werden. Für den Arzt-Zusatzvertrag, der vom Krankenhaus in Vertretung des Wahlarztes mit dem Patienten oder unmittelbar zwischen dem Wahlarzt und dem Patienten abgeschlossen werden kann, gelten die Anforderungen des KHEntgG und der BPflV nach der Rechtsprechung des BGH nicht, da eine nochmalige schriftliche Vereinbarung bzw. eine wiederholte Unterrichtung entbehrlich sei, zumal der Arzt-Zusatzvertrag für den Patienten nur vorteilhaft ist. Nach wie vor (vgl. OLG Hamburg MedR 1988, 35 und OLG Stuttgart VersR 1991, 1141) ist damit ein mündlicher oder auch konkludenter Abschluss des Arzt-Zusatzvertrages mit den jeweiligen Wahlärzten möglich. Jedoch ist zu beachten, dass ein Arzt-Zusatzvertrag wegen der bereits normativ im KHEntgG und in der BPflV vorgegebenen Verknüpfung von allgemeinen Krankenhausleistungen und Wahlleistungen unter dem Oberbegriff der Krankenhausleistungen dann gemäß § 139 BGB nichtig ist, wenn die im Rahmen des Krankenhausvertrages enthaltene Wahlleistungsabrede, die durch den Arzt-Zusatzvertrag zwischen Wahlarzt und Patient ergänzt wird, ihrerseits wegen Verstoßes gegen die Vorgaben des § 17 KHEntgG bzw. des § 22 Abs. 1 Satz 2 BPflV in Verbindung mit § 17 KHEntgG unwirksam ist (vgl. zum Ganzen: BGH NJW 1998, 1778; BGH NJW 1993, 779; BGH NJW 1985, 2189 sowie OLG Düsseldorf VersR 1999, 496). Der Bestand des Krankenhausvertrages ist umgekehrt jedoch nicht von der Wirksamkeit des Arzt-Zusatzvertrages abhängig.

29   **3.4 Vereinbarung allgemeiner Krankenhausleistungen und wahlärztlicher Leistungen (Gespaltener Arzt-Krankenhaus-Vertrag).** Umstritten ist, ob bei der Vereinbarung wahlärztlicher Leistungen ein gespaltener Arzt-Krankenhaus-Vertrag wirksam abgeschlossen werden kann. Der BGH geht diesbezüglich davon aus, dass der totale Krankenhausaufnahmevertrag mit Arzt-Zusatzvertrag im Hinblick auf die Interessenlage der Vertrags-

A. Abrechnung von Krankenhausleistungen **Gesamtübersicht**

partner den Regelfall bei der Inanspruchnahme ärztlicher Wahlleistungen darstellt, aber auch ein gespaltener Arzt-Krankenhaus-Vertrag als Ausnahmefall nach den Gegebenheiten der Vertragsgestaltung im Einzelfall in Betracht kommt, wenn die wegen der damit einhergehenden wesentlichen Beschneidung der Rechtsstellung des Patienten an die Vereinbarung in vorformulierten Vertragsklauseln oder allgemeinen Geschäftsbedingungen zu stellenden hohen Anforderungen erfüllt werden (NJW 1998, 1778, 1779 unter Hinweis auf: BGH NJW 1993, 779 und BGH NJW 1985, 2189). Nach den früheren Entscheidungen des BGH musste der Krankenhausträger insoweit deutlich hervorgehoben darauf hinweisen, dass die ärztlichen Leistungen allein vom Wahlarzt geschuldet werden sollen, was in den entschiedenen Fällen nicht erfolgte, so dass die Aufspaltungsregelungen als überraschende Klauseln gemäß § 3 AGBG nicht Vertragsbestandteil werden konnten (NJW 1993, 779, 780; OLG Bamberg VersR 1994, 814, 815) bzw. eine vertragliche Haftung des Krankenhauses für ärztliche Behandlungsfehler trotz vertraglicher Aufspaltung der Vertragsverhältnisse nicht ausgeschlossen wurde (NJW 1985, 2189; OLG Bamberg VersR 1994, 814, 815). Soweit nach dieser Rechtsprechung eine Aufspaltung des Krankenhausvertrags im Grunde als noch zulässig angesehen wird, ist dem entgegenzuhalten, dass dies mit den aktuellen Vorgaben der BPflV nicht mehr zu vereinbaren ist. Seit der Einführung der Regelungen im Jahr 1986, wonach die Krankenhausleistungen neben den allgemeinen Krankenhausleistungen auch die Wahlleistungen umfassen (§ 2 Abs. 1 Satz 1 der BPflV vom 21. 8. 1985, BGBl. I, 1666, 1667, heute: wortgleiche Regelung ebenfalls in § 2 Abs. 1 Satz 1 KHEntgG bzw. in § 2 Abs. 1 Satz 1 BPflV) und eine gesonderte Berechnung von Wahlleistungen nur dann erlaubt ist, wenn die gesonderte Berechnung zwischen Patient und Krankenhaus vereinbart wurde (§ 7 Abs. 1 Satz 1 der BPflV vom 21.8.1985, BGBl. I, 1666, 1668, heute: wortgleiche Regelung in § 17 Abs. 1 Satz 1 KHEntgG), steht fest, dass das Krankenhaus in jedem Falle auch für die Erbringung von wahlärztlichen Leistungen einstehen muss und Teile von Krankenhausleistungen aus seinen Vereinbarungen mit den Patienten nicht herausnehmen und ausschließlich in Vereinbarungen der Patienten mit den Wahlärzten verlagern darf (*Bölke/Robbers*, Krankenhausbehandlung, A.I. Anm. 2.42, 9; vgl. auch: Palandt/*Putzo*, Einf. vor § 611 BGB, Rn. 19). Entgegenstehende Vereinbarungen in den Aufnahmebedingungen eines Krankenhauses sind bereits wegen einer unangemessenen Benachteiligung des Patienten infolge einer Unvereinbarkeit mit dem Grundgedanken der vorgenannten Regelungen und wegen der mit der Aufspaltung der Vertragsbeziehungen verbundene Haftungsfreizeichnung des Krankenhauses auch nach § 307 BGB unwirksam, wie dies auch nach der früheren Regelung in § 9 AGBG der Fall gewesen ist (vgl. zur inhaltsgleichen Regelung des § 9 AGBG *Hensen* in: Ulmer/Brandner/Hensen, AGBG, Anh. §§ 9–11, Rn. 450; *Kramer*, NJW 1996, 2398, 2399f.; Palandt/*Heinrichs*, § 9 AGBG, Rn. 101). Dass der BGH in seinen früheren Entscheidungen (NJW 1993, 779 und NJW 1985, 2189) nicht ebenfalls zu diesem Ergebnis gelangt ist, erklärt sich daraus, dass diese Entscheidungen sich auf Sachverhalte vor Inkrafttreten der genannten Regelungen im Jahr 1986 (§ 24 Abs. 1 der BPflV vom 21. 8. 1985, BGBl. I, 1666, 1673) bezogen und daher jedenfalls Überlegungen zum sich aus der BPflV, jetzt aus dem KHEntgG bzw. der BPflV ergebenden Leitbild der vertraglichen Regelungen noch nicht veranlasst waren. Wenn der BGH in seiner neueren Entscheidung auf die vorgenannten Urteile verweist und von der fortbestehenden Möglichkeit der Aufspaltung der Vertragsverhältnisse ausgeht und auf dieser Grundlage auch ohne Erörterung der Bedeutung des Leitbildes der BPflV zur Annahme eines totalen Krankenhausaufnahmevertrages mit Arzt-Zusatzvertrag gelangt (NJW 1998, 1778, 1779), lässt dies noch Raum für spätere Klarstellungen zu den vertragsrechtlichen Auswirkungen der Vorgaben des KHEntgG bzw. der BPflV.

3.5 Vereinbarungen zur Belegbehandlung. Da die Leistungen der Belegärzte sowie der Beleghebammen und Belegentbindungspfleger nach § 2 Abs. 1 Satz 2 KHEntgG nicht zu 30

Gesamtübersicht   2. Teil. Vergütung der stationären Krankenhausleistung

den Krankenhausleistungen gehören, ist hier ein totaler Krankenhausaufnahmevertrag, der auch die Belegleistungen abschließend mitumfasst, nicht durch die Regelungen des KHEntgG vorgegeben. In diesem Fall kommt vielmehr der Abschluss eines gespaltenen Krankenhausvertrages in Frage (BGH NJW 1985, 2189, 2190). Insoweit ist es aber denkbar, dass sich das Belegkrankenhaus dem Patienten gegenüber, evtl. zusätzlich zu dessen Behandlungsvertrag mit dem Belegbehandler, vertraglich dazu verpflichtet, auch für die Erbringung der Belegleistungen zu sorgen und hierfür einzustehen.

4. Aufklärung über Leistungen, Kosten und Versicherungsschutz

31   4.1 Aufklärung des Patienten über Leistungen und Kosten. Die Kosten stationärer Behandlung können ein extremes Ausmaß erreichen. In den einschlägigen Vorschriften zur Abrechnung stationärer Leistungen sind daher Regelungen enthalten, die zum Schutz des Patienten eine detaillierte Information über Leistungen und Kosten der Krankenhausbehandlung über die allgemeinen Bestimmungen über Preisangaben hinaus vorsehen. Im KHEntgG ist hinsichtlich der allgemeinen Krankenhausleistungen in § 8 Abs. 8 KHEntgG insoweit vorgesehen, dass das Krankenhaus dem selbstzahlenden Patienten oder seinem gesetzlichen Vertreter die für ihn voraussichtlich maßgeblichen Entgelte so bald wie möglich schriftlich bekannt zu geben hat, falls der Patient nicht in vollem Umfange für Krankenhausbehandlungen versichert ist. Im Übrigen kann jeder Patient verlangen, dass ihm unverbindlich die voraussichtlich abzurechnende Fallpauschale und deren Höhe sowie die voraussichtlich zu zahlenden ergänzenden Entgelte mitgeteilt werden. Im Anwendungsbereich der BPflV gilt mit § 14 Abs. 5 BPflV eine ähnliche Regelung für die allgemeinen Entgelte. Hinsichtlich der Wahlleistungen ist in § 17 Abs. 2 KHEntgG bestimmt, dass der Patient vor Abschluss der Vereinbarung schriftlich über Entgelte der Wahlleistungen und deren Inhalt im Einzelnen zu unterrichten ist. Schließlich ergeben sich bei wahlärztlichen Leistungen aus § 17 Abs. 3 BPflV sowie aus § 4 Abs. 5 GOÄ noch gesonderte Hinweispflichten im Bezug auf die Wahlarztkette und die Drittleistungserbringung. Diese Regelungen gelten im Anwendungsbereich des KHEntgG unmittelbar, im Anwendungsbereich der BPflV über § 22 Abs. 1 Satz 2 BPflV ebenfalls. Dass die Verletzung der Aufklärungspflichten zur Unwirksamkeit der ohne einschlägige Patienteninformation geschlossenen Vereinbarungen und Verträge und zum Wegfall der Vergütungsansprüche des Krankenhauses führen kann, ist sowohl für den Fall der Information über die allgemeinen Krankenhausentgelte – nach § 14 Abs. 12 BPflV a. F. – als auch für den Fall der Patienteninformation – nach § 22 Abs. 2 BPflV a. F. – über Entgelte und Inhalt der Wahlleistungen bereits in der Rechtsprechung des BGH dokumentiert (BGH NJW 1996, 781 und OLG Düsseldorf VersR 1999, 496, 497). Soweit in den Krankenhausaufnahmebedingungen Klauseln enthalten sind, aufgrund derer der Patient die Aufklärung durch das Krankenhaus bestätigt, sind diese gemäß § 309 Nr. 12 b) BGB unwirksam, da insofern in allgemeinen Geschäftsbedingungen nur gesondert unterschriebene Empfangsbekenntnisse als zulässig anzusehen sind (vgl. zur Vorgängerbestimmung des § 11 Nr. 15 AGBG: BGH NJW 1990, 761, 765 f. und OLG Düsseldorf VersR 1999, 496, 497). Lässt man die Frage nach der Wirksamkeit der auf einer unzureichenden Informationsgrundlage mit dem Krankenhaus geschlossenen Verträge offen oder handelt es sich um einen nicht von den genannten Vorschriften erfassten Informationsmangel, so kann jedenfalls von der Anfechtbarkeit der entsprechenden Verträge ausgegangen werden (LG Köln NJW 1988, 1518 und LG Hanau KRS 90.041). Daneben kommen auch Schadensersatzansprüche der Patienten aus dem Gesichtspunkt von vorvertraglichen oder vertraglichen Informationspflichtverletzungen in Betracht (BGH NJW 1990, 761, 766; LG Hanau KRS 90.041, 4). Ergänzt werden die vorvertraglichen Informationspflichten noch durch eine Bestimmung zur nachvertraglichen Information, die eine Rechnungskontrolle ermöglichen soll. In diesem Sinn ist in § 17c Abs. 5 KHG vorgesehen, dass das Krankenhaus dem selbstzahlenden Patienten die für die Abrech-

A. Abrechnung von Krankenhausleistungen Gesamtübersicht

nung der Fallpauschalen und Zusatzentgelte erforderlichen Diagnosen, Prozeduren und sonstigen Angaben mit der Rechnung zu übersenden hat.

4.2 Aufklärung des Patienten über Versicherungsschutz/Kostenerstattung. Häufig 32 stellt sich die Frage, inwieweit der Krankenhausträger im Rahmen bzw. bei der Anbahnung eines Vertragsverhältnisses verpflichtet ist, seine Patienten über die Erstattungsfähigkeit der durch die Inanspruchnahme des Krankenhauses entstehenden Kosten aufzuklären. Besteht eine solche Nebenpflicht, so ergibt sich eine Haftung des Krankenhauses für den Fall der schuldhaften Verletzung der aus dem Gesichtspunkt des Verschuldens bei Vertragsschluss – nunmehr in § 311 BGB geregelt – bzw. wegen sog. positiver Vertragsverletzung – nunmehr in § 280 BGB erfasst. Folge ist dann, dass Leistungen im Wege des Schadensersatzes zurückgefordert bzw. der Forderung des Krankenhauses der Einwand unzulässiger Rechtsausübung entgegengesetzt werden kann. In der Rechtsprechung hat sich diesbezüglich die Linie herausgebildet, dass eine wirtschaftliche Aufklärungspflicht der Leistungserbringer bei Selbstzahlern grundsätzlich nicht gegeben ist, da nur diese selbst über den von ihnen abgeschlossenen Versicherungsschutz informiert sind und es nicht Sache des Behandlers ist, sich über die Absicherung des Patienten betreffend die Behandlungskosten zu informieren (OLG Köln NJW 1987, 2304). Wird dem Krankenhaus oder sonstigen Behandlern aber aufgrund besonderer Umstände erkennbar, dass die vom Patienten vereinbarten Leistungen definitiv nicht vom Versicherungsschutz gedeckt sind, haben sie den Patienten hierüber zu informieren (BGH NJW 1983, 2630; OLG Hamburg NJW 1987, 2937; KG VersR 2000, 89). Denn auch bei Selbstzahlern ist angesichts des bei nur ca. 0,3 Prozent der Bevölkerung liegenden Anteils der unversicherten Selbstzahler regelmäßig davon auszugehen, dass sie die teilweise sehr hohen Behandlungskosten über private Krankenversicherungen und Beihilfen etc. abgesichert haben und bei der Leistungsinanspruchnahme grundsätzlich von der Erstattungsfähigkeit der entstehenden Kosten ausgehen. Besondere Umstände, die eine Aufklärungspflicht begründen sind zum Beispiel dann gegeben, wenn erkennbar wird, dass die erbrachten Leistungen medizinisch nicht notwendig sind (BGH NJW 1983, 2630, 2631; LG Saarbrücken NJW 1984, 2632, 2633; insbesondere für besonders hochwertige Zahnersatzleistungen, die über das medizinisch Notwendige hinaus gehen: vgl. OLG Düsseldorf, RuS 1997, 384; OLG Köln, Urteil vom 30. 9. 1998 – 5 U 168/96 –; LG Köln, Urteil vom 30. 8. 2000 – 25 S 50/99) und können auch in einer Nachfrage des Patienten nach den Kosten und deren Erstattungsfähigkeit liegen (LG Hamburg NJW 1987, 2301, 2302). Gleiches muss gelten, wenn der Behandler ein besonderes Vertrauen des Patienten in Anspruch nimmt, etwa durch die Abfrage des Kostenträgers bei Behandlungsbeginn oder durch eine Werbung mit der Übernahmefähigkeit von Behandlungskosten. Diese Linie wird auch in einem neueren Urteil des III. Zivilsenats des BGH (NJW 1996, 781) bestätigt. In dieser Entscheidung geht der BGH ohne weiteres davon aus, dass ein Hinweis des Krankenhauses in den Aufnahmebedingungen dergestalt, dass sich der Patient zur Zahlung von Wahlleistungsentgelten „ungeachtet einer Zahlung Dritter, z.B. einer privaten Krankenversicherung" verpflichtet, für den Regelfall ausreicht. Das Krankenhaus treffe nach einem solchen Hinweis auch keine weitergehenden Hinweis-, Warn- oder Nachfragepflichten, wenn den Unterlagen des Patienten entnommen werden könne, dass die zusätzlich gewählten Leistungen voraussichtlich nicht von der grundsätzlich erstattungspflichtigen Versicherung getragen werden. Auch auf der Grundlage dieses Verständnisses wird aber dann eine besondere Aufklärungspflicht des Krankenhauses begründet, wenn sich aus Kostenübernahmeerklärungen privater Krankenversicherer oder sonstiger Kostenträger ergibt, dass die Kostenträger die Kosten der vom Patienten in Anspruch genommenen Leistungen nicht vollständig übernehmen (LG Bielefeld VersR 1999, 1516; vgl. auch KG VersR 2000, 89 sowie AG München, Urteil vom 11. 10. 1999 – 282 C 24108/99 – im Hinblick auf eine nur stationäre Zusatzversicherung). Der III. Zivilsenat des BGH formuliert ganz allgemein, dass es zu den Pflichten der Behandlungsseite gehört, einen Patienten vor unnötigen Kosten und unverhältnismäßigen finanziellen Belastungen zu bewahren, soweit sie aus ihrer Expertenstellung heraus über bessere Kenntnisse und ein besseres Wissen verfügt (VersR 2000, 999, 1002 m.w.N.). Ein derartiges besseres Wissen kann auch dadurch begründet werden, dass die Kostenträger ihrerseits die Leistungserbringer darauf aufmerksam gemacht haben, dass die Richtigkeit von Abrechnungen aus bestimmten Gründen in Zweifel gezogen wird, z.B. weil die Angemessenheit von Zimmerzuschlägen nicht nachgewiesen worden ist. In diesem Sinne hat sich der III. Zivilsenat des BGH jüngst erneut geäußert. Er hat ausgeführt, dass es dem Krankenhausträger nicht zugemutet werden könne, sich ohne konkreten Anlass mit der Einkommens- und Vermögenslage eines eingelieferten Patienten zu befassen, um vorsorglich abzuklären, ob Versicherungsschutz – vorliegend betreffend die Absicherung eines Kindes in der Familienversicherung der GKV – besteht (NJW 2005, 2069, 2071).

IV. Direktabrechnung (Krankenhausausweis-Verfahren)

33   Das Krankenhausausweis-Verfahren bietet privat Krankenversicherten die Möglichkeit, eine Direktabrechnung stationärer Kosten zwischen Krankenhaus und Versicherer herbeizuführen. Neben dem nachstehend näher beschriebenen Klinik-Card-Vertrag haben sich in der Praxis weitere Direktabrechnungsverfahren mit identischem oder ähnlichem Inhalt etabliert.

1. Wortlaut des Klinik-Card-Vertrages

34   Der Abschluss des Klinik-Card-Vertrages wurde ab dem Jahr 1985 den Krankenhäusern zur Erleichterung der Abrechnung angeboten.

Er hat derzeit – Stand: 1. Juli 2002 – folgenden Wortlaut:

Krankenhausausweis
Klinik-Card

Vertrag

Zwischen dem
Verband der privaten Krankenversicherung e.V., Bayenthalgürtel 26, 50968 Köln,
namens der dem Vertrag beitretenden Krankenversicherungsunternehmen und

---

1. Kostenübernahme-Garantie

Wird dem Krankenhaus vor Beginn der Behandlung ein ordnungsgemäß unterschriebener Krankenhausausweis vorgelegt, so garantiert das im Ausweis genannte Krankenversicherungsunternehmen dem Krankenhaus bei medizinisch notwendiger stationärer Behandlung die Erstattung des Pflegesatzes und/oder des Zuschlages für eine gewählte Unterkunft im Ein- oder Zweibettzimmer sowie gesondert berechenbarer Nebenleistungen nach Maßgabe des jeweils gültigen Pflegekostentarifs im Rahmen des Versicherungstarifs, dessen Deckungsgrad im Krankenhausausweis ausgewiesen ist.

Die Garantie erstreckt sich sowohl dem Grunde als auch der Höhe nach nur auf rechtlich begründete und in gesetzlich zulässiger Weise berechnete Forderungen, soweit diese angemessen sind. Die Garantie umfasst nicht die Erstattung privatärztlicher Behandlungskosten. Diese Kosten werden – wie bisher – mit dem Patienten abgerechnet.

Die Ansprüche des Versicherungsnehmers gegen das im Ausweis genannte Krankenversicherungsunternehmen werden durch Vorlage des Krankenhausausweises in Höhe der in Absatz 1 definierten Krankenhauskosten unwiderruflich an das Krankenhaus abgetreten.

A. Abrechnung von Krankenhausleistungen **Gesamtübersicht**

Das im Ausweis genannte Krankenversicherungsunternehmen behält sich das Recht des Widerrufs der Kostenübernahme-Garantie in begründeten Ausnahmefällen vor. Der **Widerruf** erfolgt telefonisch und im Anschluss daran schriftlich an das Krankenhaus. Die Kosten-Übernahmegarantie erlischt mit dem Beginn des Tages, der dem telefonischen Widerruf nachfolgt.

Das Krankenhaus ist berechtigt, jederzeit (ab dem 3. Tag) ohne Angabe von Gründen Zwischenrechnungen zu erstellen. Bei erkennbar langfristigen stationären Behandlungen kann ein Vorschuss beantragt werden.

2. Aufnahme-Mitteilung

Das Krankenhaus verpflichtet sich, bei Vorlage eines Krankenhausausweises das im Ausweis genannte Krankenversicherungsunternehmen unverzüglich von der Aufnahme des Patienten zu unterrichten.

Der Verband stellt hierfür vorgedruckte Aufnahme-Meldeformulare zur Verfügung. Filial-/Versicherungs-/Unter-Nr., Name des Versicherungsnehmers, Name des Patienten (= versicherte Person), Geburtsdatum werden vom Ausweis auf das Formular übertragen. Auf Anforderung liefert der Verband unentgeltlich Formulare an das Krankenhaus.

Soweit die krankenhauseigenen Formulare die von dem im Ausweis genannten Krankenversicherungsunternehmen benötigten Daten bereits enthalten, kann auf die Formulare des Verbandes verzichtet werden.

3. Kündigung/Nebenabreden

Der Vertrag kann von beiden Seiten mit einer Frist von 6 Wochen zum Ablauf eines Quartals schriftlich gekündigt werden. Mit gleicher Frist kann jedes dem Vertrag beigetretene Krankenversicherungsunternehmen seine Beteiligung an dem Vertrag zum Ablauf eines Quartals kündigen.

Nebenabreden bzw. Ergänzungen bedürfen der Schriftform und müssen als solche bezeichnet werden.

Köln, den 1. Juli 2002

_____   _____
Ort, Datum   Verband der privaten Krankenversicherung e.V.

2. Teilnehmende Versicherer

Derzeit (Stand: April 2005) nehmen folgende 29 Unternehmen der privaten Krankenversicherung am Klinik-Card-Vertrag teil.

ALTE OLDENBURGER Krankenversicherung V.V.a.G., Vechta
ARAG Krankenversicherungs-AG, München
AXA Krankenversicherung AG, Köln
Barmenia Krankenversicherung a.G., Wuppertal
Bayerische Beamtenkrankenkasse AG, Haar
BBV-Krankenversicherung AG, München
CENTRAL KRANKENVERSICHERUNG AG, Köln
CONCORDIA Krankenversicherungs-AG, Hannover
Continentale Krankenversicherung a.G., Dortmund
DBV-Winterthur Krankenversicherung AG, Wiesbaden
DKV Deutsche Krankenversicherung AG, Köln (**eigenes Verfahren**)
DEUTSCHER RING Krankenversicherungsverein a.G., Hamburg
DEVK Krankenversicherungsverein a.G., Hamburg
GLOBALE Krankenversicherung AG, Köln
Gothaer Krankenversicherung AG, Köln
Hallesche Krankenversicherung a.G., Stuttgart
HanseMerkur Krankenversicherung a.G., Hamburg
INTER Krankenversicherung a.G., Mannheim

Gesamtübersicht 2. Teil. Vergütung der stationären Krankenhausleistung

Landeskrankenhilfe V.V.a.G., Lüneburg
LVM Krankenversicherungs-AG, Münster
Mannheimer Krankenversicherung AG, Mannheim
MÜNCHENER VEREIN Krankenversicherung a.G., München
NÜRNBERGER KRANKENVERSICHERUNG AG, Nürnberg
R+V Krankenversicherung AG, Wiesbaden
SIGNAL Krankenversicherung a.G., Dortmund
Süddeutsche Krankenversicherung a.G., Fellbach
UNION KRANKENVERSICHERUNG AG, Saarbrücken
UNIVERSA Krankenversicherung a.G., Nürnberg
VICTORIA Krankenversicherung AG, Düsseldorf

3. Zweck, Inhalt und rechtliche Beurteilung

36 **3.1 Zweck.** Die Krankenhausträger sind nach den derzeit in § 8 Abs. 7 KHEntgG bzw. § 14 Abs. 4 BPflV enthaltenen Regelungen grundsätzlich berechtigt, für Krankenhausaufenthalte, die voraussichtlich länger als eine Woche dauern, auch von Privatpatienten eine angemessene Vorauszahlung bzw. angemessene Abschlagszahlungen zu verlangen. Ein Verweis des Patienten auf Kostenübernahmeerklärungen ihrer privaten Krankenversicherung ist nach dem Wortlaut der genannten Regelungen nur noch teilweise möglich. Zur Ergänzung dieser den Privatpatienten nur unvollkommen schützenden Regelungen wurde das Krankenhausausweisverfahren in Form des Klinik-Card-Verfahrens geschaffen. Die Privatpatienten werden von ihrer Verpflichtung, Vorschüsse und Abschläge an das Krankenhaus leisten zu müssen bzw. eine Kostenübernahmeerklärung des Versicherers zu besorgen, entlastet (vgl. *Wriede*, VersR 1989, 669).

37 **3.2 Inhalt.** Der Verband der privaten Krankenversicherung e.V. schließt seit 1986/87 namens der dem Vertrag beitretenden Krankenversicherungsunternehmen – s. o. 2. – mit einer Vielzahl von Krankenhäusern „Klinik-Card-Verträge" ab, die eine Kostenübernahmegarantie vorsehen, wenn dem Krankenhaus vor Beginn der Behandlung ein ordnungsgemäß unterschriebener Krankenhausausweis vorgelegt wird. D.h., dass eine Rückwirkung bei späterer Vorlage grundsätzlich ausgeschlossen ist (LG München I, Urteil vom 1. 9. 1999, 9 O 70/99). Die Garantie bezieht sich auf medizinisch notwendige stationäre Behandlung und umfasst die Erstattung des Pflegesatzes, die Kosten der Unterbringung im Ein- oder Zweibettzimmer sowie gesondert berechenbarer Nebenleistungen nach Maßgabe des gültigen Pflegekostentarifs im Rahmen des im Krankenhausausweis ausgewiesenen Deckungsgrades der Versicherung. Die Gültigkeit des Pflegekostentarifs als Bezugsgröße der Kostenübernahme ist gegeben, wenn der Pflegekostentarif des Krankenhauses rechtlich nicht zu beanstanden ist, insbesondere im Einklang mit den einschlägigen Vorschriften des Krankenhausrechts steht. Dies ist z.B. dann nicht der Fall, wenn die im Pflegekostentarif genannten Entgelte für die allgemeinen Krankenhausleistungen von den vereinbarten, genehmigten oder im KHG, KHEntgG bzw. der BPflV vorgegebenen Entgelten abweichen oder Wahlleistungsentgelte für nichtärztliche Wahlleistungen erhoben werden, die eine unangemessene Höhe erreichen und deshalb gegen § 17 Abs. 1 KHEntgG bzw. gegen § 22 Abs. 1 Satz 2 BPflV in Verbindung mit § 17 Abs. 1 KHEntgG verstoßen. Auch bei von vornherein medizinisch nicht notwendiger stationärer Behandlung entsteht keine Garantie. Ebenso wenig wird die Erstattung privatärztlicher Behandlungskosten von der Garantie erfasst. Hieraus entsteht dem Patienten jedoch kein Nachteil, da diese Kosten nach der GOÄ abzurechnen sind und diese ein Vorschussverlangen des behandelnden Arztes nicht zulässt. In begründeten Ausnahmefällen, so etwa bei Zweifeln an der medizinischen Notwendigkeit der Behandlung oder einer Veränderung der Eintrittspflicht der Versicherung, ist das Krankenversicherungsunternehmen zum Widerruf der Kostenübernahmeerklärung berechtigt. Das Krankenhaus als Vertragspartner des Klinik-Card-Vertrages verpflichtet sich, bei Vorlage

A. Abrechnung von Krankenhausleistungen Gesamtübersicht

eines Krankenhausausweises das Versicherungsunternehmen unverzüglich über die Aufnahme des Patienten zu unterrichten. Seit 1996 wird die Kostenübernahmegarantie durch die Vorlage der neu eingeführten „Card für Privatversicherte", die den Krankenhausausweis im Sinne des Klinic-Card-Verfahrens beinhaltet, vermittelt.

3.3 Rechtliche Beurteilung. Die rechtliche Beurteilung des Krankenhausausweis- 38 Verfahrens als Garantie eigener Art erklärt sich u. a. im Zusammenhang mit der bereits erwähnten Regelungen des KHEntgG und der BPflV. Die dort geforderte Kostenübernahmeerklärung bzw. die ggf. erforderliche Vorschuss- oder Abschlagszahlung des Versicherten wird durch das Verfahren erleichtert, ohne dass es der mit dem Klinik-Card-Vertrag verbundenen unwiderruflichen Abtretung der Ansprüche des Versicherungsnehmers gegen den Versicherer bedarf. Eine solche Abtretung wäre gemäß § 398 BGB nur zwischen dem Versicherungsnehmer als dem Inhaber der Erstattungsforderung und Zedenten einerseits und dem Krankenhaus als Zessionar andererseits denkbar, letztlich aber kein rechtlich gangbarer Weg, den Patienten von erheblichen organisatorischen und finanziellen Aufwänden während einer stationären Krankenhausbehandlung zu befreien, da einer solchen Abtretung bereits das in den Versicherungsverträgen durch AVB vereinbarte Abtretungsverbot des § 6 Abs. 5 MB/KK 1976 entgegen stehen könnte (vgl. VerBAV 1987, 481). Folge wäre ggf. die Unwirksamkeit der Abtretung gemäß § 399 BGB. Durch das Krankenhausausweis-Verfahren werden die vertraglichen Beziehungen der Beteiligten nicht verändert. Das aufnehmende Krankenhaus wird nicht Inhaber der Erstattungsforderung des Patienten gegen dessen privaten Krankenversicherer. Es hat sich bei der Abrechnung der von der Garantie umfassten Positionen aufgrund der Kostenübernahmegarantie unmittelbar an das garantierende Unternehmen zu halten. Letztlich werden auf diese Weise eine Vereinfachung des Abrechnungsverfahrens herbeigeführt und Forderungsausfälle vermieden (LG München I, Urteil vom 1. 9. 1999 – 9 O 70/99). Voraussetzung ist dabei immer, dass die Vertragsbeziehungen des Patienten zum Krankenhaus intakt und wirksam sind. Die Garantie ist nämlich akzessorischer Natur und setzt entsprechende Vertragsbeziehungen des Patienten zum Krankenhaus voraus. Bestehen solche nicht, kann auch über den Klinic-Card-Vertrag ein Zahlungsanspruch gegen den privaten Krankenversicherer nicht herbeigeführt werden (OLG Düsseldorf, Urteil vom 9. 6. 1998 – 4 U 82/97). In der neueren Rechtsprechung erfolgt eine teilweise abweichende rechtliche Würdigung. Das OLG Celle geht von einem Schuldbeitritt aus (Urteil vom 5. 3. 2003 – 1 U 201/02), während das OLG München (NJW-RR 2005, 1697) eine Abtretung annimmt.

4. Aufnahmeanzeige und Widerruf

4.1 Aufnahmeanzeige. Der Versicherer kann die durch die Vorlage des Krankenhaus- 39 ausweises begründete Kostenübernahme-Garantie in „begründeten Ausnahmefällen", so z.B. wenn der Patient keinen Versicherungsschutz bei dem im Krankenhausausweis genannten Versicherer mehr besitzt, mit Wirkung für die Zukunft widerrufen. Voraussetzung ist dafür zunächst die in Ziffer 2 des Klinik-Card-Vertrages vorgesehene Aufnahmemitteilung. Zur Sicherstellung der notwendigen Kontrolle des Versicherers ist das Krankenhaus verpflichtet, das im Krankenhausausweis genannte Versicherungsunternehmen „unverzüglich", d.h. ohne schuldhaftes Zögern (§ 121 Abs. 1 BGB), von der Aufnahme des Patienten zu unterrichten. Die Aufnahmemitteilung muss demnach regelmäßig am Tag der Aufnahme, spätestens am folgenden Tag, an das Versicherungsunternehmen auf den Weg gebracht werden. Wird ein Patient am Freitag aufgenommen, kann mithin nicht erst am Montag die Aufnahmeanzeige abgeschickt werden. Zur Vermeidung von Verzögerungen im Postlauf ist eine Übermittlung der Aufnahmeanzeige per Telefax angezeigt. Inhaltlich ist zu verlangen, dass die Aufnahmemitteilung die Angaben enthält, die zu einer Überprüfung der Garantie seitens des Versicherungsunternehmens erforderlich sind. In diesem Sinne sind Angaben zum Aufnahmetag, zur voraussichtlichen Verweildauer, zur Einweisungsdiagnose und den vorgesehenen Behandlungsmaßnahmen und den voraussichtlich entstehenden Kosten unabdingbar. Für die Übermittlung der genannten Angaben stellt der Verband der privaten Krankenversicherung e.V. den Krankenhäusern unentgeltlich entsprechende Formulare zur Verfügung. Auf diese kann verzichtet werden, wenn die krankenhauseigenen Formulare die vorgenannten Angaben ebenfalls enthalten. Die Schriftform der Aufnahmemitteilung ist jedenfalls zu wahren, die Übermittlung per Telefax entspricht den Anforderungen der §§ 125, 126 BGB und ist als das Mittel der Wahl anzusehen. Angesichts der Möglichkeiten des Telefax-Verkehrs sind Verzögerungen, insbesondere wenn sie schon einmal aufgetreten sind, vom Krankenhaus zu verantworten. Es ist damit zu rechnen, dass in absehbarer Zeit die Schriftform durch telekommunikative Übermittlung völlig ersetzt werden wird, was bereits jetzt als zulässig anzusehen ist (§ 127 BGB), jedenfalls wenn die erforderlichen Angaben krankenhausseitig gemacht werden. Der Nachweis über die Unterrichtung des im Ausweis genannten Krankenversicherungsunternehmens ist im Streitfall vom Krankenhaus zu erbringen. Dies ergibt sich aus dem allgemeinen Grundsatz, dass derjenige, der sich auf eine ihm günstige Tatsache beruft, diese auch nachzuweisen hat (vgl. BGH NJW 1986, 2426, 2427).

40   **4.2 Widerruf.** Für den Widerruf der Kostenübernahmegarantie durch das im Krankenhausausweis genannte Versicherungsunternehmen findet sich unter Ziffer 1 des Klinik-Card-Vertrages die Bestimmung, dass der Widerruf telefonisch und im Anschluss daran schriftlich gegenüber dem Krankenhaus erfolgt. Auch diese Formbestimmungen werden dem aktuellen Stand der Technik nicht mehr gerecht. Da allerdings hier die Kommunikationsmittel ausdrücklich bezeichnet wurden, kann insoweit nicht davon ausgegangen werden, dass eine telekommunikative Übermittlung des Widerrufs ausreicht. Es ist also weiterhin grundsätzlich ein telefonischer Widerruf mit anschließender schriftlicher Bestätigung erforderlich. Dies wird man in den Fällen anders sehen können, in denen das Krankenhaus sich bei der Aufnahmeanzeige seinerseits einer telekommunikativen Übermittlung bedient hat. Dann muss es damit rechnen, dass auf gleiche Weise ggf. auch ein Widerruf erfolgt. Im Streitfalle hat das Versicherungsunternehmen gemäß der vorstehend genannten allgemeinen Beweislastregelung zu beweisen, dass es die Kostenübernahmegarantie widerrufen hat. Die Kostenübernahmegarantie erlischt mit Beginn des Tages, der auf den telefonischen Widerruf folgt. Kann der telefonische Widerruf nicht nachgewiesen werden, so endet die Kostenübernahmegarantie mit dem Beginn des Tages, der auf den Eingang des schriftlichen Widerrufs folgt. Die im Klinik-Card-Vertrag vorgesehene Schriftform des Widerrufs ist gemäß § 127 Satz 2 BGB bei einer telegraphischen Übermittlung durch Telegramm oder Telefax gewahrt (vgl. Palandt/Heinrichs, § 127 BGB, Rn. 2). Fehlt es von vornherein an der medizinischen Notwendigkeit einer stationären Krankenhausbehandlung oder an der Gültigkeit des Pflegekostentarifs des Krankenhauses, so hat ein Widerruf lediglich deklaratorische Bedeutung, da eine akzessorische Kostenübernahmegarantie überhaupt nicht wirksam entstehen konnte. Der Widerruf kann ohne Begründung erfolgen. Voraussetzung ist lediglich, dass ein „begründeter Ausnahmefall" vorliegt. Lediglich wenn im Nachhinein die Wirksamkeit des Widerrufs krankenhausseitig bezweifelt wird, muss geprüft werden, ob ein Ausnahmefall vorgelegen hat. Ein solcher ist jedenfalls dann gegeben, wenn dem Versicherungsnehmer wegen Verzuges mit der Prämienzahlung gemäß § 39 Abs. 2 VVG vom Versicherer gekündigt worden ist (LG München I, Urteil vom 1. 9. 1999, 9 O 70/99).

V. Leistungsvergütung innerhalb der öffentlich-rechtlichen Entgeltsysteme

41   Aus den Vorschriften über die Pflegesätze im KHG, KHEntgG und der BPflV ergeben sich die beiden derzeit gültigen öffentlich-rechtlichen Entgeltsysteme zur Vergütung stationärer Krankenhausleistungen. Die hierunter fallenden Krankenhäuser nehmen an der

A. Abrechnung von Krankenhausleistungen Gesamtübersicht

Versorgung der Bevölkerung teil, die Abrechnung ihrer Leistungen erfolgt nach Maßgabe der genannten Normen und der auf ihrer Grundlage getroffenen weiteren Vereinbarungen. Es ist diesbezüglich zwischen der Vergütung der allgemeinen Krankenhausleistungen und der Vergütung der Wahlleistungen zu unterscheiden. Auch auf die mit Rückzahlungsansprüchen verbundenen Fragen sowie die Frage der Fälligkeit und Verjährung der Zahlungs- und Rückzahlungsansprüche soll hier eingegangen werden. Auf die Fragen zu den Grenzen der Leistungsvergütung außerhalb der öffentlich-rechtlichen Rahmenbedingungen wird nachfolgend unter VI. eingegangen.

1. Vergütung allgemeiner Krankenhausleistungen

1.1 Pflegesätze. Pflegesätze im Sinne des KHG sind die Entgelte für stationäre und 42 teilstationäre Leistungen der Krankenhäuser. Es handelt sich zum einen um die Entgelte nach § 7 KHEntgG (Fallpauschalen, Zusatzentgelte etc.), zum anderen um die Pflegesätze auf Grundlage des § 13 BPflV (Abteilungspflegesätze, Basispflegesätze und entsprechende teilstationäre Pflegesätze). Diese Pflegesätze bzw. wesentliche Komponenten der krankenhausindividuellen Entgelte werden zwischen den Krankenhäusern und den Sozialleistungsträgern gemäß § 11 KHEntgG und § 18 BPflV vereinbart. Im Bereich des DRG-Fallpauschalen-Systems werden die krankenhausindividuellen Vereinbarungen durch Vorgaben auf Bundesebene gemäß § 9 KHEntgG (Vereinbarung von Entgeltkatalogen, Abrechnungsbestimmungen, Empfehlungen etc. durch die Vertragsparteien auf Bundesebene) und auf Landesebene gemäß § 10 KHEntgG (Vereinbarung eines landesweit geltenden Basisfallwerts durch die Vertragsparteien auf Landesebene) ergänzt. Die Vergütung der allgemeinen Krankenhausleistungen richtet sich mithin auch für Selbstzahler maßgeblich nach den zwischen dem Krankenhausträger und den Sozialleistungsträgern bzw. zwischen den Vertragsparteien auf Bundes- und Landesebene nach Maßgabe des Krankenhausrechts abzuschließenden Vereinbarungen. Individualverhandlungen zwischen Selbstzahler und Krankenhaus sind hinsichtlich der Krankenhausleistungen nicht vorgesehen und sind schon wegen der Bestimmungen des Krankenhausrechts, die allein die Abrechnung vereinbarter bzw. im Falle der Nichteinigung durch die Schiedsstelle festgelegter Entgelte zulassen, auch nicht möglich. Die Vertragsfreiheit des Patienten und des Krankenhauses ist insoweit von Gesetzes wegen eingeschränkt. Der BGH geht hinsichtlich der Genehmigung von derart vereinbarten oder festgelegten Entgelten von einer unmittelbar privatrechtsgestaltenden Drittwirkung der als Verwaltungsakt anzusehenden Pflegesatzgenehmigung aus (NJW 1979, 597; offen gelassen: BVerwG NJW 1980, 660). Hieraus folgt zum einen der Ausschluss der AGB-Kontrolle hinsichtlich der Höhe der Entgelte – eine solche wäre AGB-rechtlich ohnehin regelmäßig ausgeschlossen – und zum anderen die verwaltungsgerichtliche Anfechtbarkeit der Pflegesatzgenehmigungen für Selbstzahler (BGH NJW 1979, 597; vgl. BVerwG NVwZ-RR 1996, 537). Dies gilt in allen Fällen einer Festlegung der Entgelte aufgrund öffentlich-rechtlicher Bestimmung, auch soweit keine Genehmigung der Entgelte mehr im KHG, KHEntgG oder der BPflV vorgesehen ist (vgl. *Ulmer* in: Ulmer/Brandner/Hensen, AGBG, § 1, Rn. 10 a).

1.2 Festpreise. Bei den Pflegesätzen handelt es sich um Festpreise, von denen nicht 43 abgewichen werden darf (BGH NJW 1979, 597, 598 und *Ulmer* in: Ulmer/Brandner/Hensen, § 1 AGBG, Rn. 10 a). Soweit das BMG in der Vergangenheit davon ausgegangen ist, dass die Fallpauschalen im Krankenhausbereich als Höchstpreise konzipiert sind und das Krankenhaus zwar Anspruch auf die Vergütungen in der genehmigten Höhe habe, es ihm aber freistehe, Absprachen über niedrigere Preise zu treffen (BMG, Besondere Erläuterungen zu Fallpauschalen und Sonderentgelten, Stand: August 1994), handelt es sich um eine unzutreffende Annahme, da der Grundsatz der Einheitlichkeit der Entgelte gemäß § 17 Abs. 1 KHG, § 8 Abs. 1 KHEntgG und § 14 Abs. 1 BPflV ein Verbot der Differenzierung nach Kostenträgern begründet und Preisnachlässe nur für einzelne Kostenträger verbietet (vgl. BGH NJW 1999, 868, 870).

44 **1.3 Verfahren der Preisbildung.** Im Geltungsbereich der BPflV – Besondere Einrichtungen der Psychiatrie, der Psychosomatik und der Psychotherapie, die gemäß § 17b Abs. 1 KHG nicht in das DRG-Vergütungssystem einbezogen sind – gilt folgendes: Die Entgelte für Krankenhausleistungen – Abteilungs- und Basispflegesätze – werden auf Krankenhausebene durch die Pflegesatzvereinbarungen des Krankenhausträgers und der Kostenträger bzw. ihrer Verbände oder Arbeitsgemeinschaften gemäß § 17 Abs. 1 BPflV festgelegt. Im Falle der Nichteinigung sieht § 19 BPflV die Entscheidung der Schiedsstelle nach § 18a KHG vor. Die durch Vereinbarung oder Schiedsspruch festgelegten Entgelte bedürfen gemäß § 20 BPflV der Genehmigung durch die zuständige Landesbehörde. Dieses Verfahren der Preisbildung ist in seiner heutigen Gestalt wieder auf des ursprünglich vorgesehene System zurückgeführt worden, indem die komplexere Festlegung und Bewertung von Fallpauschalen ganz in das KHEntgG verlagert worden ist. Nach dessen Systematik sind Vereinbarungen auf Bundesebene, Landes- und Krankenhausebene erforderlich, um die Bewertung einer pauschalierten Leistung zu bestimmen. Auf Bundesebene werden zunächst im Wesentlichen gemäß § 9 Abs. 1 KHEntgG die Entgeltkataloge, die Leistungen definieren und einer Bewertungsrelation zuordnen, von den Vertragsparteien vereinbart. Kommt eine solche Vereinbarung nicht zu Stande, entscheidet entweder die Bundesschiedsstelle nach § 18a Abs. 6 KHG ohne nachfolgend vorgesehene Genehmigung oder aber es erfolgt eine Ersatzvornahme durch Rechtsverordnung des BMGS gemäß § 17b Abs. 7 KHG. Die derart vorgegebenen Entgeltkataloge weisen lediglich eine Bewertungsrelation, mit der die Bewertung im Verhältnis zu den übrigen definierten Leistungen festgelegt wird, auf. Die tatsächliche Höhe des Abrechnungsbetrages ergibt sich erst durch die Multiplikation mit dem nach § 10 Abs. 1 KHEntgG mit Wirkung für die Vertragsparteien auf Krankenhausebene von den Vertragsparteien auf Landesebene vereinbarten Landesbasisfallwert. Dieser Vereinbarung wird noch durch die Vertragsparteien auf Krankenhausebene gemäß § 11 KHEntgG ergänzt und so u. a. ein krankenhausindividueller Basisfallwert mit dem die letztlich maßgebliche Höhe der Fallpauschale zu ermitteln ist, vereinbart. Scheitert eine Vereinbarung auf Landesebene oder auf Krankenhausebene, so sieht § 13 KHEntgG die Entscheidung der Schiedsstelle gemäß § 18a Abs. 1 KHG vor. Die auf Landes- oder Krankenhausebene getroffenen Vereinbarungen bzw. die sie ersetzenden Schiedssprüche bedürfen alsdann der Genehmigung durch die zuständige Landesbehörde gemäß § 14 KHEntgG. Die Vergütung der vor- und nachstationären Behandlung im Krankenhaus wird gemäß § 115a Abs. 3 SGB V bei einem Scheitern der Verhandlungen ebenfalls durch die Schiedsstelle nach § 18a KHG festgesetzt.

2. Vergütung von Wahlleistungen im Krankenhaus

45 Für die Vergütung der vom Krankenhaus angebotenen Wahlleistungen erfolgt keine Pflegesatzvereinbarung bzw. öffentlich-rechtliche Entgeltvereinbarung. Die Wahlleistungen und die Wahlleistungsentgelte werden vielmehr grundsätzlich einseitig von den Krankenhäusern vorgegeben. Maßgeblich sind diesbezüglich die Vorschriften des § 22 BPflV bzw. des § 17 KHEntgG, die sowohl hinsichtlich der Entgelthöhe als auch hinsichtlich des Inhalts der Wahlleistungsvereinbarung eine Reihe von Vorgaben enthalten und dabei zwischen wahlärztlichen Leistungen, diagnostischen und therapeutischen Wahlleistungen und sonstigen Wahlleistungen differenzieren. Aufgrund des dem Verband der privaten Krankenversicherung seit der Novelle der BPflV 1997 durch das 2. GKV-NOG eingeräumten Verbandsklagerechts, mit dem die Einhaltung der Angemessenheit der Entgelte für nichtärztliche Wahlleistungen einer generellen gerichtlichen Kontrolle unterstellt wurde, sind die Leistungen und Entgelte für Unterkunftswahlleistungen der Krankenhäuser vielfach auf der Grundlage der hierzu zwischen dem Verband der privaten Krankenversicherung und der DKG abgeschlossenen sog. „Gemeinsamen Empfehlung" vom Juli 2002 individuell ausgehandelt worden. Im Verhältnis der Krankenhäuser zu den einzelnen Patienten als Vertragspartner der Wahlleistungsvereinbarung ist

A. Abrechnung von Krankenhausleistungen　　　　　　　　　Gesamtübersicht

in jedem Fall wesentlich, dass zunächst vor der Leistungserbringung eine schriftliche Wahlleistungsvereinbarung abgeschlossen und der Patient über die Entgelte für die Wahlleistungen und ihre Inhalte im Einzelnen unterrichtet wird. Die Wahlleistungsvereinbarung muss sich zwingend auf die Erbringung von Wahlleistungen, d.h. auf andere als bereits im Rahmen allgemeiner Krankenhausleistungen geschuldete Leistungen beziehen. Dass die BPflV bzw. das KHEntgG zu den förmlichen und inhaltlichen Anforderungen einer Wahlleistungsabrede wirksame Regelungen enthalten, hat der BGH bereits einmal ausdrücklich entschieden (NJW 1998, 1778, 1779). Inhaber der Vergütungsansprüche für die Erbringung von Wahlleistungen ist wegen des Charakters der Wahlleistungen als Krankenhausleistungen grundsätzlich das Krankenhaus. Bei belegärztlichen Leistungen, die nicht zu den Krankenhausleistungen gehören, sind die Belegärzte Inhaber der Vergütungsansprüche. Bei wahlärztlichen Leistungen sind die Wahlärzte dann selbst als Inhaber der Vergütungsansprüche anzusehen, wenn sie als liquidationsberechtigte Ärzte des Krankenhauses einen Arzt-Zusatzvertrag mit den Patienten abgeschlossen haben.

3. Fälligkeit, Rechnungsstellung und Verjährung

3.1 Fälligkeit. Ab dem Zeitpunkt der Fälligkeit kann der Gläubiger vom Schuldner die 　46 Erbringung der Leistung verlangen. Hält der Schuldner die Leistungszeit nicht ein, kann er unter den Voraussetzungen der §§ 286 ff. BGB in Verzug geraten und hat unter anderem gemäß § 288 BGB Verzugszinsen zu zahlen. Nach der Neuregelung des Verzuges durch das Schuldrechtsmodernisierungsgesetz kommt der Schuldner nunmehr spätestens 30 Tage nach Fälligkeit und Rechnungszugang in Verzug. Eine grundsätzliche Voraussetzung hierfür ist weiterhin, dass der Schuldner den Verzug zu vertreten hat. Es gilt der Grundsatz kein Verzug ohne Verschulden (§ 286 Abs. 4 BGB). Demnach dürfte die Verpflichtung zur Zahlung von Verzugszinsen bei Unklarheiten über die angemessene Höhe von Zimmerzuschlägen regelmäßig ausscheiden, insbesondere dann, wenn eine Abstimmung über die Höhe der Zimmerzuschläge zwischen dem Krankenhaus und dem Verband der privaten Krankenversicherung nicht erfolgt ist. Hinsichtlich der Fälligkeit der Vergütungsansprüche aus Dienstverträgen gilt gemäß § 614 Satz 1 BGB grundsätzlich, dass die Vergütung nach der Leistungserbringung zu entrichten ist. Aus § 614 Satz 2 BGB ergibt sich für die nach Zeitabschnitten bemessenen Vergütungen, wie etwa die Basis- und Abteilungspflegesätze und die tageweise zu entrichtenden Ein- und Zweibettzimmerzuschläge, die Fälligkeit nach Ablauf der jeweiligen Zeitabschnitte. Die Ausstellung einer Rechnung ist grundsätzlich nicht Voraussetzung für den Eintritt der Fälligkeit. Vor diesem allgemeinen zivilrechtlichen Hintergrund ergeben sich Besonderheiten für die Vergütungsansprüche der Krankenhäuser/Ärzte aus den entsprechenden Vorgaben des Krankenhausfinanzierungsrechts. Für die Abrechnung wahlärztlicher Leistungen sind gemäß § 17 Abs. 3 Satz 8 KHEntgG bzw. gemäß § 22 Abs. 1 Satz 2 BPflV in Verbindung mit § 17 Abs. 3 Satz 8 KHEntgG stets GOÄ bzw. die GOZ anzuwenden. Mithin sind bei wahlärztlichen Leistungen immer die Fälligkeitsbestimmungen in § 12 Abs. 1 GOÄ bzw. in § 10 Abs. 1 GOZ heranzuziehen, woraus sich ergibt, dass eine Fälligkeit der Vergütungsansprüche für wahlärztliche Leistungen über die vorherige Leistungserbringung hinaus zusätzlich die Erteilung einer den Vorgaben der GOÄ/GOZ entsprechenden Rechnung erfordert. Für die Fälligkeit belegärztlicher Leistungen, auf die GOÄ/GOZ ebenfalls Anwendung finden, gilt dasselbe. Für die Vergütungsansprüche des Krankenhauses wegen nichtärztlicher Wahlleistungen existiert eine derartige Bestimmung nicht, so dass der Eintritt der Fälligkeit hier grundsätzlich lediglich die vorherige Leistungserbringung bzw. bei der Abrechnung von nach Tagen bemessenen Ein- und Zweibettzimmerzuschlägen jeweils den Ablauf der einzelnen Tage voraussetzen würde, allerdings besteht bereits nach allgemeinem Verständnis auch insoweit ein Anspruch auf Rechnungsstellung. Für die Berechnung der allgemeinen Krankenhausleistungen enthalten das KHEntgG bzw. die BPflV spezielle Regelungen. § 8 Abs. 7 KHEntgG erlaubt es dem Krankenhaus, eine angemessene Vorauszahlung zu verlangen, wenn und soweit Krankenversicherungsschutz nicht nachgewiesen wird. Ab dem achten Tag des Krankenhausaufenthalts kann das Krankenhaus eine angemessene Abschlagszahlung verlangen, deren Höhe sich an den bisher erbrachten Leistungen und den voraussichtlich zu zahlenden Entgelten zu orientieren hat. In entsprechender Weise erlaubt es § 14 Abs. 4 BPflV den „BPflV-Krankenhäusern" für Krankenhausaufenthalte, die voraussichtlich länger als eine Woche dauern, eine angemessene Vorauszahlung zu verlangen. Die Fälligkeit der Vorauszahlungs- bzw. Abschlagszahlungsansprüche tritt demnach nur unter der genannten Voraussetzung mit dem entsprechenden Zahlungsverlangen ein.

47 **3.2 Rechnungsstellung.** Angesichts der allgemeinen Komplexität der Abrechnung von Krankenhausleistungen sowie im Hinblick auf die Verkehrssitte und die Notwendigkeit der Rechnungsvorlage zur Geltendmachung von Kostenerstattungsansprüchen gegen den Krankenversicherer oder sonstigen Kostenträger hat der Patient nicht nur für ärztliche Leistungen sondern auch hinsichtlich der sonstigen Leistungen des Krankenhauses einen Anspruch auf Rechnungsstellung. Werden Vorauszahlungen oder Abschlagszahlungen seitens des Krankenhauses verlangt, muss auch hierüber eine Rechnung ausgestellt werden. Solange eine solche Rechnung nicht vorliegt, kann sich der Patient trotz der bereits eingetretenen Fälligkeit des Vergütungsanspruchs auf ein Zurückbehaltungsrecht nach § 273 BGB berufen und braucht bis zur Vorlage einer entsprechenden Rechnung nicht zu bezahlen (vgl. OLG München NJW 1988, 270).

48 **3.3 Verjährung.** Die Vergütungsansprüche aus der Erbringung von allgemeinen Krankenhausleistungen und von Wahlleistungen unterliegen der regelmäßigen dreijährigen Verjährungsfrist des § 195 BGB, die gemäß § 199 Abs. 1 BGB mit dem Schluss des Jahres, in dem der Anspruch entstanden ist, zu laufen beginnt. Dabei setzt die Entstehung des Anspruchs grundsätzlich die Fälligkeit der Ansprüche voraus, die nach den vorstehenden Ausführungen nach der Leistungserbringung bzw. nach Ablauf der Berechnungstage bei tagesgleichen Pflegesätzen und bei tageweise berechneten Zimmerzuschlägen sowie bei wahlärztlichen Leistungen nach der Leistungserbringung und der zusätzlichen Rechnungsstellung eintritt.

4. Rückzahlungsansprüche der Patienten/Kostenträger

49 **4.1 Rückzahlungsansprüche.** Angesichts der komplizierten Abrechnungsvoraussetzungen von Krankenhausleistungen kommt es durchaus vor, dass es aus ganz verschiedenen Gründen zur Überzahlung von Vergütungsansprüchen kommen kann, die sich nachträglich als ganz oder zum Teil nicht gerechtfertigt herausstellen. Soweit die Voraussetzungen für entsprechende Schadensersatzansprüche – solche sind aber bei der Verletzung von Vorschriften mit Patientenschutzcharakter regelmäßig gegeben (vgl. BGH, Urteil vom 4. 8. 2000 – III ZR 158/99 zum Verbot unangemessen hoher Wahlleistungsentgelte im Sinne von § 22 BPflV a. F.) – nicht vorliegen, kommen diesbezüglich bereicherungsrechtliche Ausgleichsansprüche wegen rechtsgrundlos erfolgter Leistungen in Betracht (vgl. zum Rückforderungsanspruch inklusive Direktkondiktion: BGH, Urteil vom 17. 10. 2002 – III ZR 58/02). Solchen bereicherungsrechtlichen Ansprüchen wird häufig der Einwand einer Leistung in Kenntnis der Nichtschuld entgegengesetzt, was nach § 814 BGB den Rückforderungsausschluss bewirken kann. Die Voraussetzungen hierfür dürften indes kaum jemals vorliegen, da insoweit der Leistende positiv wissen muss, dass er in Wirklichkeit nichts schuldet. Denn jeder Rechts- oder Tatsachenirrtum schließt die Anwendung des § 814 BGB aus; auch „Kennenmüssen" der Nichtverpflichtung begründet keinen Rückforderungsausschluss (Palandt/*Thomas*, § 814 BGB, Rn. 3 m.w.N. aus der ständigen Rechtsprechung des BGH). Für die Verjährung der bereicherungsrechtlichen Rückzahlungsansprüche gilt grundsätzlich die 10jährige Verjäh-

rungsfrist des § 199 Abs. 4 BGB. Ob dies auch für Rückzahlungsansprüche gilt, die sich auf vermeintliche Schuldtilgungen von Ansprüchen beziehen, die der dreijährigen Verjährung nach § 195 BGB unterliegen, war streitig. Der BGH geht jedoch von der Einschlägigkeit der kürzeren Verjährung auch für die bereicherungsrechtlichen Rückforderungsansprüche aus (vgl. Jauernig/*Jauernig*, § 195 BGB, Rn. 2 m.w.N.). Eine Schwäche möglicher Bereicherungsausgleichsansprüche ist im Übrigen auch die den Anspruchsteller treffende volle Beweislast für das Fehlen des Rechtsgrundes der Leistung (vgl. OLG Düsseldorf, Urteil vom 9. 8. 1998 unter Hinweis auf die Rechtsprechung des BGH).

4.2 Versicherer als Anspruchsinhaber. Soweit der private Krankenversicherer, etwa im 50 Rahmen eines Krankenhausausweis-Verfahrens oder einer sonstigen Direktzahlungs-Vereinbarung, unmittelbar in Beziehung zum Krankenhaus getreten ist und die Behandlungskosten für den Versicherten/Patienten unmittelbar beglichen hat, steht ihm grundsätzlich auch ein direkter bereicherungsrechtlicher Rückerstattungsanspruch im Falle der Überzahlung gegen das Krankenhaus zu (BGH NJW 1991, 919, 920, so auch: BGH, Urteil vom 17. 10. 2002 – III ZR 58/02). Im Übrigen ist von einem Anspruchsübergang bereicherungsrechtlicher Ansprüche des Versicherten gegen das Krankenhaus sowie von Schadensersatzansprüchen, die beispielsweise auf der Verletzung von Aufklärungs- und Informationspflichten etc. beruhen können, auf den Krankenversicherer nach § 67 VVG auszugehen (*Prölss/Martin*, § 67 VVG, Rn. 4 sowie speziell für Bereicherungsansprüche: BGH VersR 1971, 658; so auch: OLG Düsseldorf, Urteil vom 9. 6. 1998). Die in der Praxis häufige Abtretung von Ausgleichsansprüchen der Versicherungsnehmer an die Versicherer, die Versicherungsnehmer sind hierzu aufgrund der Regelung des § 11 MB/KK verpflichtet, stellt demnach eine in vielen Fällen auf Gründen der Vorsicht beruhende rechtlich an sich nicht erforderliche Maßnahme zur Sicherung der Sachbefugnis des Versicherers dar. Direkte Rückzahlungsansprüche der Versicherer gegen Leistungserbringer können sich des weiteren auch aus dem Gesichtspunkt einer mit dem Behandlungsvertrag verbundenen Schutzwirkung für den Krankenversicherer, der auf die Richtigkeit der Abrechnung gegenüber seinem Versicherten vertraut, ergeben (vgl. OLG München ZfS 1990, 296), oder durch deliktische Direktansprüche, etwa in Fällen des Betruges, begründet sein.

VI. Leistungsvergütung außerhalb der öffentlich-rechtlichen Entgeltsysteme

Außerhalb der öffentlich-rechtlichen Entgeltsysteme, wie sie auf der Grundlage des 51 KHG, des KHEntgG und der BPflV geschaffen worden sind, verbleibt den Krankenhausträgern – insoweit oftmals als „reine" Privatkliniken bezeichnet – ein weitergehender Spielraum bei der Entgeltfestlegung. Es erfolgt allerdings keine völlige Aufgabe der öffentlich-rechtlichen Pflegesatzvorgaben für alle Patientengruppen bzw. Kostenträger, sondern eine Freistellung vom öffentlich-rechtlichen Pflegesatzregime nur schrittweise und für verschiedene Patientengruppen im unterschiedlichen Maße. Hierfür maßgeblich ist die Regelung in § 17 Abs. 5 KHG, deren Auswirkungen auf die Entgelte der Privatkliniken stets noch vorrangig vor der Anwendung der zivilrechtlichen Vorschriften berücksichtigt werden müssen. Nur soweit § 17 Abs. 5 KHG Raum für die Entgeltgestaltung durch die Privatklinik gibt, kann sich die Frage nach den insoweit maßgeblichen zivilrechtlichen Rahmenbedingungen stellen. Indes muss in besonderem Maße berücksichtigt werden, dass Patienten, auch wenn sie Leistungen der sog. „reinen" Privatkliniken in Anspruch nehmen, regelmäßig in hohem Maße schutzbedürftig sind, weil der durch die Pflegesatzvorschriften vermittelte Schutz des Patienten und der jeweiligen Solidar- oder Versichertengemeinschaft nicht mehr zur Verfügung steht.

Gesamtübersicht 2. Teil. Vergütung der stationären Krankenhausleistung

1. Maßgaben des § 17 Abs. 5 KHG

52 **1.1 § 17 Abs. 5 Satz 1 KHG (Auswirkungen fehlender Vollförderung des Krankenhauses).** Die Regelung des § 17 Abs. 5 KHG enthält Maßgaben für die Pflegesatzgestaltung von Krankenhäusern, die nach den Vorschriften des KHG – §§ 8 ff. KHG – nicht oder nur teilweise öffentlich gefördert werden. Diese Krankenhäuser können, da sie eben öffentliche Fördermittel für Investitionskosten nicht oder nur teilweise erhalten, ihre Pflegesätze freier festlegen als diejenigen Krankenhäuser, die eine volle Förderung erhalten. Die Regelung des § 17 Abs. 5 KHG unterscheidet dabei zunächst in Abweichung vom ansonsten umfassend geltenden Grundsatz der Einheitlichkeit der Entgelte gemäß § 17 Abs. 1 KHG danach, ob es sich bei den Kostenträgern um Sozialleistungsträger oder sonstige öffentlich-rechtliche Kostenträger handelt. Handelt es sich um solche öffentlich-rechtliche Kostenträger, so dürfen von diesen keine höheren Pflegesätze als die Pflegesätze vergleichbarer nach dem KHG voll geförderter Krankenhäuser gefordert werden (§ 17 Abs. 5 Satz 1 KHG). Wichtig ist in diesem Zusammenhang noch, dass diese Grenzen für die Entgelte gegenüber Sozialleistungsträgern und sonstigen öffentlich-rechtlichen Kostenträgern ebenfalls zwischen den Vertragsparteien im Sinne des § 18 Abs. 2 KHG zu vereinbaren sind. Die vorliegende Regelung, die für Sozialleistungsträger und sonstige öffentlich-rechtliche Kostenträger Entgeltbegrenzungen vorsieht bedeutet zugleich, dass von anderen Zahlungspflichtigen – Selbstzahlern bzw. private Krankenversicherer – hiervon abweichend höhere Pflegesätze gefordert werden dürfen. In welchem Umfange dies geschehen darf, kann derzeit noch nicht als geklärt angesehen werden, da das erste hierzu ergangene BGH-Urteil vom 12. 3. 2003 noch zu viele Fragen offen und relevante Gesichtspunkte unberücksichtigt lässt.

53 **1.2 § 17 Abs. 5 Satz 2 KHG (Auswirkungen unterlassener Stellung eines Förderantrags).** Allerdings gilt das vorstehend Ausgeführte wiederum dann nicht, wenn der Krankenhausträger die öffentliche Förderung nur dadurch selbst vereitelt, dass er keinen Antrag auf öffentliche Förderung – Antrag auf Aufnahme in den Krankenhausplan eines Landes bzw. Antrag auf Aufnahme in ein Investitionsprogramm eines Landes – stellt. Das bedeutet, dass ein Krankenhausträger, der ein förderungsfähiges, den Zielen der Krankenhausplanung eines Landes entsprechendes Krankenhaus betreibt, aber die öffentliche Förderung mangels Antragstellung nicht erwirkt, auch von den weiteren, nicht in den Zuständigkeitsbereich öffentlich-rechtlicher Kostenträger fallenden Patienten, keine höheren als die nach § 17 Abs. 5 Satz 1 KHG maßgeblichen Pflegesätze vergleichbarer voll geförderter Krankenhäuser fordern darf (§ 17 Abs. 5 Satz 2 KHG). Bei einer aufgrund unterlassener Antragstellung ausgebliebenen Förderung gilt mithin eine ganz generelle Entgeltbeschränkung auf die Höhe der Entgelte vergleichbarer voll geförderter Krankenhäuser. Will ein Krankenhaus geltend machen, dass es von den nicht in den Zuständigkeitsbereich öffentlich-rechtlicher Kostenträger fallenden Patienten höhere Entgelte als die Entgelte vergleichbarer voll geförderter Krankenhausträger verlangen darf, so muss es nachweisen, dass die Förderung nicht nur deswegen ausgeblieben ist, weil kein Antrag auf öffentliche Förderung gestellt worden ist. Dies kann regelmäßig und sicher nur durch Vorlage entsprechender auf Förderanträge des Krankenhausträgers hin folgender Ablehnungsbescheide der zuständigen Landesbehörde oder – im Ausnahmefall – durch einen entsprechenden Nachweis, dass ein unterbliebener Förderantrag wegen Nichterfüllen der Fördervoraussetzungen erfolglos geblieben wäre, geschehen.

54 **1.3 § 17 Abs. 5 Sätze 3 bis 5 KHG (Vereinbarung bzgl. Investitionskosten etc.).** Grundlegend ist zunächst die Regelung in § 17 Abs. 5 Satz 5 KHG, nach der als Leistungen vergleichbarer Krankenhäuser in erster Linie die mit Fallpauschalen oder Zusatzentgelten vergüteten Krankenhausleistungen gelten. Soweit es um solche Leistungen nicht geht – d.h. im verbleibenden Anwendungsbereich der BPflV: Leistungen der Psychiatrie, Psychosomatik, Psychotherapie – sind vergleichbare Krankenhäuser und die dortigen Entgelte heranzuziehen. Soweit es hier keine vergleichbaren Krankenhäuser gibt, dürfen gemäß § 17 Abs. 5 Satz 3 KHG Investitionskosten in die Pflegesätze einbezogen werden, wenn und soweit die Landesverbände der Krankenkassen und die Verbände der Ersatzkassen den Investitionen zugestimmt haben. Ist dies der Fall, erfolgt die Berechnung gemäß Abschnitt Z der LKA zu § 17 Abs. 4 BPflV. Die Pflegesätze, die sich auf Leistungen beziehen, für die Fallpauschalen oder Zusatzentgelte nicht einschlägig sind, werden von den Vertragsparteien nach § 18 Abs. 2 KHG vereinbart (§ 17 Abs. 5 Satz 4 KHG), d.h. ohne eine solche Vereinbarung kann keinerlei Abrechnung zu Lasten öffentlich-rechtlicher Kostenträger erfolgen.

1.4 § 20 KHG (Modifizierung für Krankenhäuser nach § 5 Abs. 1 Nr. 4 oder 7 KHG). § 20 KHG modifiziert die vorgenannten Regelungen dahingehend, dass für die nach § 5 Abs. 1 Nr. 4 KHG – Tuberkulosekrankenhäuser – oder § 5 Abs. 1 Nr. 7 KHG – Vorsorge- oder Rehabilitationseinrichtungen – nicht geförderten Krankenhäuser nicht eine Beschränkung auf die Entgelte vergleichbarer voll geförderter Krankenhäuser erfolgt, wie grundsätzlich in § 17 Abs. 5 Satz 1 KHG vorgesehen, sondern die Pflegesätze vergleichbarer öffentlicher Krankenhäuser für die Begrenzung der Entgelte maßgeblich sind.

1.5 Ergänzungen durch das KHEntgG und die BPflV. Die Vorgaben des § 17 Abs. 5 KHG werden im Rahmen des KHEntgG und der BPflV jeweils für den dortigen Anwendungsbereich umgesetzt. Dies geschieht einerseits durch die Regelung des § 4 Abs. 8 KHEntgG für den Anwendungsbereich des KHEntgG (Krankenhäuser im DRG-System), der allerdings auf die wesentlich ausführlicheren Bestimmungen der BPflV (Krankenhäuser außerhalb des DRG-Systems) aufbaut. Dort ist in § 8 BPflV eine ausführliche Regelung zur Berücksichtigung von Investitionskosten enthalten. Deren Berücksichtigung erfordert nach § 17 Abs. 4 BPflV die Vorlage des Teils Z „Ergänzende Kalkulationsaufstellung für nicht oder teilweise geförderte Krankenhäuser" nach Anlage 2 zu § 17 Abs. 4 BPflV.

2. Maßgaben des allgemeinen Zivilrechts

2.1 Rechtliche Grenzen. Wenn und soweit es den Privatkliniken gemäß § 17 Abs. 5 KHG erlaubt ist, höhere Pflegesätze von Selbstzahlern zu fordern, dann bedeutet das nicht, dass damit jegliche Höhe der Pflegesätze rechtlich zulässig ist. Vielmehr sind dann die Maßgaben des allgemeinen Zivilrechts für die Entgeltgestaltung zu beachten. Wie diese im Einzelnen aussehen, ist umstritten. Während die Vertreter der Privatkliniken davon ausgehen, bis zur allgemeinen zivilrechtlichen Wuchergrenze könnten die Entgelte frei bestimmt werden, wird auf der anderen Seite vertreten, dass letztlich nur angemessene Entgelte im Sinne des § 315 BGB den Patienten in Rechnung gestellt werden dürfen und nicht erst solche Entgelte als rechtlich unzulässig anzusehen sind, die ein auffälliges Missverhältnis von Leistung und Gegenleistung konstituieren und die unter Ausbeutung einer Zwangslage etc. gemäß § 138 Abs. 2 BGB vereinbart worden sind. Dies gilt umso mehr, weil ein auffälliges Missverhältnis von Leistung und Gegenleistung angesichts der hohen Komplexität und Spezialisierung der heutigen Medizin wohl in der Praxis selten bis nie nachweisbar sein dürfte, so dass letztlich jegliche Abrechnung von Leistungen zu akzeptieren wäre, was dem Patienten den aufgrund der strukturell unterlegenen Stellung notwendigen verfassungsrechtlichen Schutz entziehen würde (vgl. *Patt*, MedR 2002, 180ff.).

2.2 Urteil des BGH vom 12. 3. 2003. Eine viel beachtete höchstrichterliche Entscheidung zu dieser Problematik hat der BGH in einem Urteil des Jahres 2003 gefällt (Urteil vom 12. 3. 2003 – IV ZR 278/01; Vorinstanz: OLG Stuttgart VersR 2002, 222). Zugrunde lag eine Fallgestaltung, in der für drei Bandscheibenoperationen mit insgesamt elf Tagen stationärem Aufenthalt in den Jahren 1999/2000 einem Patienten von einer

Privatklinik „selbstdefinierte Fallpauschalen" ohne Arztkosten – diese wurden zusätzlich in Rechnung gestellt – mit einem Volumen von über 46.000 DM berechnet wurden. Der Patient verlangte Erstattung von seinem Krankenversicherer, die ihm in voller Höhe vom BGH zugesprochen wurde. Neben der Feststellung, dass versicherungsvertraglich bedingte Erstattungskürzungen nicht in Betracht kommen könnten, führte der für das Versicherungsrecht zuständige IV. Zivilsenat des BGH im Hinblick auf die rechtlichen Rahmenbedingungen der Abrechnung gegenüber dem Patienten im wesentlichen aus, dass die Krankenhausaufnahmeverträge weder wegen Wuchers noch als sog. wucherähnliche Rechtsgeschäfte nichtig seien. Während die versicherungsvertraglichen Ausführungen des IV. Senats zwar in der Sache, so im Hinblick auf die bisherige Rechtsprechung zu Kostengesichtspunkten, durchaus fragwürdig erscheinen, jedoch vor dem Hintergrund, dass das Risiko der Erstattungsfähigkeit, besonders bei Beträgen in der hier fraglichen Größenordnung, nicht der Versicherte tragen soll, noch nachvollziehbar erscheinen können, beruhen die Ausführungen zur Frage der rechtlichen Rahmenbedingungen und Rechtswirksamkeit der Vertragsbeziehungen des Patienten zur Privatklinik auf weithin unzutreffenden Annahmen und weichen inhaltlich von der Rechtsprechung zweier weiterer Senate des BGH – III. Zivilsenat zu § 22 BPflV a. F. (NJW 2001, 892) und IX. Zivilsenat zu § 315 BGB (NJW 1979, 597) – ab, so dass letztlich eine abschließende Entscheidung des BGH noch nicht vorliegt und ggf. in weiteren Fällen eine Entscheidung des Großen Senats für Zivilsachen erforderlich werden kann. Mit weiteren rechtlichen Auseinandersetzungen über die zulässige Höhe der Vergütung von Privatkliniken ist zu rechnen, insbesondere weil aufgrund der Entscheidung des BGH vom 12.3.2003 eine Welle von Privatklinik-Abspaltungen von öffentlichen Krankenhäusern eingesetzt hat, einzig mit dem Zweck, die öffentlich-rechtlichen Restriktionen der Preisgestaltung bei Selbstzahlern und Privatpatienten zu unterlaufen.

59   **2.3 Argumentation des BGH.** Der IV. Zivilsenat beginnt die Überprüfung des rechtlichen Bestandes der Entgeltvereinbarung zwischen Patient und Klinik sogleich nach rein zivilrechtlichen Maßstäben, ohne zuvor überprüft zu haben, ob sich ggf. aus § 17 Abs. 5 KHG Abrechnungsrestriktionen ergeben haben. Offenbar wurde dies im zugrunde liegenden Verfahren nicht thematisiert, so dass wohl unterstellt wurde, dass diese Regelung vorliegend nicht einschlägig gewesen ist. Dies wird jedoch in jedem Verfahren für jede Entgeltgestaltung einer „reinen" Privatklinik überprüft werden müssen. In zivilrechtlicher Hinsicht beginnt der IV. Zivilsenat des BGH seine Überprüfung mit der Regelung des § 138 BGB. Insoweit führt er aus, dass beide Tatbestände des § 138 BGB zunächst ein auffälliges Missverhältnis zwischen Leistung und Gegenleistung erforderten. Dieses lasse sich aber nicht durch einen konkreten Kostenvergleich zwischen der gewählten minimalinvasiven Methode und einer üblichen Schnitt-Operation feststellen, sondern abzustellen sei allein auf den objektiven Wert der Gegenleistung, der durch Marktvergleich zu ermitteln sei. Dabei sei das vereinbarte Entgelt dem marktüblichen Preis gegenüber zu stellen, den die Mehrzahl der übrigen Anbieter für vergleichbare Leistungen fordere. Vergleichbar seien nur die Preise, die andere nicht der öffentlich-rechtlichen Preisbildung unterworfene Privatkliniken für eine minimal-invasive Behandlung des Patienten gefordert hätten. Nur diese Vergütungen bildeten sich im Wettbewerb verschiedener Anbieter von vergleichbaren Krankenhausleistungen. Die Vergütungen von dem öffentlichen Krankenhausrecht unterliegenden Krankenhäusern seien nicht in den Vergleich einzubeziehen, da – der IV. Zivilsenat führt hierzu allein über zwei Seiten der Begründung aus – deren Entgelte nicht sämtliche mit der Erbringung der Leistung verbundenen Kosten, namentlich Investitionskosten, enthielten. Hingegen könnten und müssten nicht geförderte und nicht an einen Versorgungsvertrag gebundene Krankenhäuser alle Kosten in die Berechnung der Entgelte einbeziehen. Außerdem erhielten sie die für gemeinnützige Einrichtungen vorgesehenen Steuervergünstigungen nicht. Trotz dieser umfassenden Argumentation zu den konkreten Unterschieden der Kostensituation öffent-

A. Abrechnung von Krankenhausleistungen **Gesamtübersicht**

licher Krankenhäuser einerseits und privater Krankenhäuser andererseits gelangt der IV. Zivilsenat des BGH dann schließlich wieder zu einer weiteren Bekräftigung, dass nicht konkrete Kostensituationen maßgeblich seien, sondern vielmehr auf den als Vergleichsmaßstab anerkannten Marktpreis abzustellen sei. Hiermit sei nicht vereinbar, individuelle Kriterien wie die Kosten eines Anbieters und einen hierauf aufzuschlagenden angemessenen Gewinn zu berücksichtigen. Die Darlegungs- und Beweislast für ein auffälliges Missverhältnis treffe den Versicherer, da dieser sich dem Versicherungsnehmer gegenüber auf die Nichtigkeit der Krankenhausaufnahmeverträge berufe. Eine Überprüfung am Maßstab des § 315 BGB bzw. gemäß § 134 BGB in Verbindung mit § 4 Abs. 1 WiStG hat der IV. Zivilsenat des BGH letztlich mangels entsprechender Darlegung der Anwendungsvoraussetzungen abgelehnt. Auf die einzelnen Argumente wird nachfolgend eingegangen.

2.3.1 Anmerkung zur Prüfung des § 138 BGB. Die Ausführungen des BGH zur fehlenden Anwendbarkeit des § 138 BGB werden den Besonderheiten des „Marktes" für Krankenhausleistungen in keiner Weise gerecht. Das Marktmodell geht davon aus, dass sich durch Angebot und Nachfrage letztlich angemessene Preise ergeben, ein Ausgleich zwischen Angebot und Nachfrage auf dem Markt geschaffen wird. Genau diese Prämisse ist für das Angebot von Krankenhausleistungen unzutreffend, ein funktionierender Markt für Krankenhausleistungen existiert nicht. Hiervon sind bislang sowohl das BVerwG als auch der III. Zivilsenat des BGH ausgegangen. Das BVerwG hat seit jeher gerade das Marktversagen als Begründung für das öffentlich-rechtliche Preisregime des KHG und der weiteren Preisvorschriften des öffentlichen Krankenhausrechts angeführt (vgl. BVerwG DÖV 1963, 838, 839 und BVerwGE 62, 86, 95). Der III. Zivilsenat des BGH hat in seinem Wahlleistungsurteil vom 4. 8. 2000 gerade das Marktversagen bei der Inanspruchnahme von Krankenhausleistungen am Beispiel der Inanspruchnahme von Unterkunftswahlleistungen deutlich dargestellt und spricht selbst nur in Anführungszeichen von einem Krankenhausmarkt (NJW 2001, 892, 893, 896). Dass der IV. Zivilsenat in seinem Urteil vom 12. 3. 2003 auf die diesbezüglichen Erwägungen in der weiteren höchstrichterlichen Rechtsprechung nicht eingeht und kein Wort zur Begründung seiner Prämisse des funktionierenden Marktes verliert, kann nur verwundern. Krankenhausleistungen unterscheiden sich von anderen Leistungen ganz wesentlich dadurch, dass zumeist ein dringender, teilweise lebensnotwendiger, Bedarf besteht. Im Allgemeinen befindet sich der Patient vor dem Abschluss eines Krankenhausaufnahmevertrages in einer schwierigen persönlichen Situation, in der es ihm nicht zuzumuten ist, mit mehreren Krankenhäusern Verhandlungen zu führen. Hinzu kommt, dass das Angebot und seine Qualität für den Patienten regelmäßig nicht durchschaubar sind. Schließlich ist für jede Behandlungsbeziehung immer ein Vertrauen des Patienten in den Leistungserbringer von entscheidender Bedeutung, d.h. es erfolgt eine stets irrationale „Anbindung" des Patienten, dem objektive Informationen zur Qualität nicht zugänglich sind, an den Anbieter, der meist hochspezialisierte Leistungen mit entsprechend erhöhten Erfolgsaussichten bzw. mit sonstigen Zusatznutzen bewirbt und „anbietet". Vor diesem Hintergrund kann ein Markt nicht funktionieren. Hinzukommt noch, dass für eine Reihe spezifischer Leistungen auch oftmals keine oder keine als gleichwertig von den Patienten beurteilten Leistungsanbieter vorhanden sind, d.h. eine Auswahl schon mangels alternativer Anbieter unmöglich ist und ausscheidet. Selbst wenn solche vorhanden wären: Sobald sich der Patient für einen bzw. den aus seiner Sicht besten Leistungserbringer entschieden hat, spielen Kostengesichtspunkte überhaupt keine Rolle mehr. Ein Umstand, der durch die vorliegende Entscheidung des BGH vom 12. 3. 2003, letztlich völlig kontraproduktiv, noch weiter gefördert wird. Dadurch, dass der Patient nach der jetzigen Rechtsprechung Kosten deutlich weniger bei seiner Entscheidung für einen Leistungserbringer berücksichtigen muss, führt der BGH letztlich seine eigene Prämisse eines funktionierenden Marktes selbst ad absurdum. Richtig ist vielmehr: Ein funktionierender

60

Gesamtübersicht 2. Teil. Vergütung der stationären Krankenhausleistung

Markt für medizinisch notwendige Krankenhausleistungen existiert nicht. Mithin kann auch im Rahmen einer rechtlichen Überprüfung der Preisbildung unter den Gesichtspunkten des § 138 BGB jedenfalls nicht von einem Marktpreisvergleich ausgegangen werden. Vielmehr käme auch für die Anwendung des § 138 BGB nur ein Abstellen auf Kostenpreise (Kosten plus Aufschlag) – wenn § 138 BGB allein einschlägig wäre – bis zur Grenze des für die Anwendung von § 138 BGB relevanten auffälligen Missverhältnisses in Betracht.

61 **2.3.2 Anmerkung zur Prüfung des § 315 BGB.** Mit nur einem Satz lehnt der IV. Zivilsenat des BGH im von ihm entschiedenen Fall – nicht grundsätzlich – die Billigkeitskontrolle entsprechend § 315 Abs. 3 BGB ab. Es sei, so der BGH, nicht ersichtlich geworden, dass der Patient darauf angewiesen war, die gewählte Klinik aufzusuchen. Dies wird auf der gleichen Seite der Entscheidung – S. 22 des Entscheidungsumdrucks – ausgeführt, auf der zu lesen ist, dass die durchgeführten Maßnahmen „vital lebensnotwendig" gewesen seien. Soll damit zum Ausdruck gebracht werden, es herrsche Vertragsparität zwischen dem Patienten und der Klinik, der Patient habe ja auch eine andere Klinik in Anspruch nehmen können? Soll demnach ein individueller Verweis des Patienten auf andere Anbieter möglich sein, so stünde dies jedenfalls im Gegensatz zur Rechtsprechung des III. Zivilsenats, der im Rahmen der Angemessenheitskontrolle von Zimmerzuschlägen auf generelle Erwägungen abstellt und auch im Gegensatz zur Rechtsprechung des IX. Zivilsenats des BGB (NJW 1979, 597), der zu einer entsprechenden Anwendung des § 315 Abs. 3 BGB ebenfalls generalisierend ausführt: „... Tarife von Unternehmen, die Leistungen der Daseinsvorsorge anbieten, auf deren Inanspruchnahme der andere Vertragsteil im Bedarfsfalle angewiesen ist, wie z.B. von Krankenhäusern, sind grundsätzlich der Billigkeitskontrolle nach § 315 Abs. 3 BGB unterworfen." Danach wäre eine Kontrolle der Preisbildung für sämtliche notwendige Krankenhausleistungen anhand des Maßstabes des § 315 Abs. 3 BGB – Billigkeit – durchzuführen, egal ob auch ein alternativer Anbieter im konkreten Falle vorhanden ist. Dieser innerhalb des BGH vorhandene Wertungswiderspruch wurde offenbar vom IV. Zivilsenat nicht gesehen und müsste, ggf. durch eine Entscheidung des Großen Senats für Zivilsachen, aufgelöst werden (§ 132 GVG). Nach der hier vertretenen Ansicht ist eine generelle Billigkeitskontrolle der von reinen Privatkliniken verlangten Entgelte jedoch unabdingbar, ganz im Sinne der Ausführungen des IX. Zivilsenats. Denn bei der Inanspruchnahme notwendiger Krankenhausleistungen zeigt sich eine strukturelle Ungleichgewichtslage zwischen Patient und Krankenhaus. Wenn es um notwendige Krankenhausleistungen für einen aktuellen Behandlungsbedarf geht, treten Preisaspekte in den Hintergrund, erst recht, wenn der Patient auf die Angemessenheit der Entgelte nicht achten muss, weil der IV. Zivilsenat eine Erstattungspflicht der Versicherer aus dem Krankenversicherungsvertrag bis zur Grenze eines auffälligen Missverhältnisses konstatiert hat. In dieser Situation ist vom Patienten nicht zu erwarten, dass er auf ein angemessenes Preis-Leistungsverhältnis achtet, was sich bei funktionierenden Märkten aufgrund des Ausgleichs von Angebot und Nachfrage einstellen würde. Der notwendige Schutz des Patienten vor einer Übervorteilung und die Wahrung angemessener Preis-Leistungsverhältnisse kann mithin nur durch eine entsprechende Anwendung von § 315 Abs. 3 BGB erreicht werden. Diese gegenüber der Wuchergrenze des § 138 BGB weitergehenden Beschränkung der Preisgestaltungsfreiheit der Privatkliniken ist sachlich dadurch gerechtfertigt, dass diese auf dem „Markt" für Leistungen der Daseinsvorsorge tätig werden, auf dem die Nachfrager eben deutlich weniger preissensibel reagieren, als dies auf anderen Märkten der Fall ist. Die mangelhafte Marktfunktion muss mithin durch die Anwendung des Kriteriums der „Billigkeit" im Sinne von § 315 Abs. 3 BGB – gleichbedeutend mit Angemessenheit – ersetzt werden. Dass letztlich nicht von funktionierenden Märkten im Krankenhausbereich ausgegangen werden kann mit der Folge einer notwendigen Anwendung des § 315 Abs. 3 BGH, hat der ansonsten für das private Leistungsrecht zwi-

schen Krankenhäusern und Patienten zuständige III. Zivilsenat des BGH im Urteil vom 4. 8. 2000 – dort bei der Prüfung der Höhe der Entgelte für Unterkunftswahlleistungen – nahegelegt, wenn er dort zur Abgrenzung der Angemessenheitsklausel für Wahlleistungsentgelte von den allgemeinen Preisvorschriften auf § 315 Abs. 3 BGB abstellt. Auch vor diesem Hintergrund scheint sich die Rechtsprechung des IV. Zivilsenats von dem Verständnis eines anderen Zivilsenats zu unterscheiden.

2.3.3. Anmerkung zur Prüfung des § 134 BGB mit § 4 Abs. 1 WiStG. Nach § 4 Abs. 1 WiStG handelt ordnungswidrig, wer vorsätzlich oder leichtfertig in befugter oder unbefugter Betätigung in einem Beruf oder Gewerbe für Gegenstände oder Leistungen des lebenswichtigen Bedarfs Entgelte fordert, verspricht, vereinbart, annimmt oder gewährt, die infolge einer Beschränkung des Wettbewerbs oder infolge der Ausnutzung einer wirtschaftlichen Machtstellung oder einer Mangellage unangemessen hoch sind. Verstöße gegen diese Vorschrift führen gemäß § 134 BGB zur Teilnichtigkeit der Preisvereinbarung, soweit sie den angemessenen Preis übersteigt. Während die Bedeutung dieser Vorschrift wegen der zur Zeit auf fast allen Märkten ausgeglichenen Marktlage generell als gering angesehen wird, trifft dies jedoch auf den Bereich der medizinisch notwendigen Leistungen nicht zu, jedenfalls soweit besondere Vorschriften, die die Interessen der Anbieter medizinisch notwendiger Leistungen und die Interessen der Patienten in angemessener Weise ausgleichen, nicht existieren. Während der Gesetz- bzw. Verordnungsgeber etwa für den Bereich der Abrechnung ärztlicher und zahnärztlicher Leistungen mit der GOÄ und der GOZ Vorschriften erlassen hat, die angemessene Preis-Leistungsverhältnisse sichern, ist dies für Privatkliniken außerhalb des Anwendungsbereichs der pflegesatzrechtlichen Vorschriften nicht erfolgt. Hier wie dort besteht allerdings ein dringender Bedarf für die Sicherung angemessener Preis-Leistungsverhältnisse. In Ergänzung der Sicherung durch die entsprechende Anwendung der allgemeinen Vorschrift des § 315 Abs. 3 BGB erfolgt über § 4 Abs. 1 WiStG eine zusätzliche Sicherung durch die Qualifikation als Ordnungswidrigkeit, was zusätzlich als Verbotsvorschrift zivilrechtliche Rückwirkungen zeitigt. Auch der BGH geht in seinem Urteil vom 12. 3. 2003 von der grundsätzlichen Anwendbarkeit aus, sah jedoch im zu entscheidenden Fall weder eine Wettbewerbsbeschränkung, noch eine wirtschaftliche Machtstellung noch eine Mangellage als ausreichend vorgetragen an. § 4 Abs. 1 WiStG kann also durchaus einmal, auch nach der Auffassung des IV. Zivilsenats, in der Praxis relevant werden.

2.3.4 Verfassungsrechtlich gebotene Beschränkung auf angemessene Entgelte. Die Begrenzung der Entgelte der Privatkliniken auf angemessene Entgelte, die durch die entsprechende Anwendung des § 315 Abs. 3 BGB und zusätzlich – in den besonderen Fällen des § 4 Abs. 1 WiStG – über eine Anwendung des § 134 BGB realisiert wird, ist insbesondere auch verfassungsrechtlich geboten, da der über § 138 BGB vermittelte „Schutz" des Patienten offensichtlich in keiner Weise ausreicht, insbesondere wenn man den vom BGH angelegten Maßstab eines Marktpreisvergleichs anlegen wollte und wenn zusätzlich berücksichtigt wird, dass auch über die Feststellung eines objektiv auffälligen Missverhältnisses hinaus die weiteren schwierig nachzuweisenden subjektiven Anwendungsvoraussetzungen des § 138 BGB – Ausbeutung der Zwangslage, der Unerfahrenheit, des Mangels an Urteilsvermögen oder der erheblichen Willensschwäche eines anderen etc. – festgestellt werden müssen, so dass ein effektiver Schutz des Patienten vor Übervorteilung mit der Anwendung des § 138 BGB nicht erreicht werden kann. Vor diesem Hintergrund ist von Verfassungs wegen folgendes zu berücksichtigen (vgl. dazu: *Patt*, MedR 2002, 180, 181 m. w. N.): Hat einer der Vertragsteile ein so starkes Übergewicht, dass er vertragliche Regelungen faktisch einseitig setzen kann, bewirkt dies für den anderen Vertragsteil Fremdbestimmung. Wo es an einem annähernden Kräftegleichgewicht der Beteiligten – wie bei der Inanspruchnahme notwendiger Krankenhausleistungen – fehlt und ein strukturelles Ungleichgewicht der Vertragsparteien besteht, müssen staatliche Regelungen ausgleichend eingreifen. Gerade dies hat dazu geführt, dass der Gesetzgeber in

Wahrnehmung seiner verfassungsrechtlichen Schutzpflichten z. B. detaillierte Abrechnungsbestimmungen für ärztliche und zahnärztliche Leistungen geschaffen hat, die der Wahrung einer angemessenen Höhe der Honorare dienen (vgl. § 11 BÄO und § 15 ZHG). Derartiger Schutz der Patienten zur Wahrung angemessener Entgelte ist angesichts der regelmäßig um ein vielfaches höheren Abrechnung von Privatkliniken diesen gegenüber erst recht erforderlich und geboten. Verzichtet der Gesetzgeber darauf, zwingendes Vertragsrecht für bestimmte Leistungsbereiche zu schaffen, etwa indem er die Abrechnung der Leistungen der Privatkliniken, anders etwa als die Abrechnung von Ärzten und Zahnärzten, nicht im Einzelnen reguliert, so ist eine Anwendung solcher zivilrechtlicher Generalklauseln geboten, die ein entsprechende Schutzniveau – angemessene Entgelte – sichern. Für den Bereich der Privatkliniken liegen die verfassungsrechtlichen Erfordernisse einer Schutzgewährung zweifellos vor. Hat sich der Patient für eine nicht dem Pflegesatzrecht unterliegende Klinik – regelmäßig aus medizinischen Gründen – entschieden, so hat er nur die Möglichkeit die einseitig vom Krankenhaus diktierten Bedingungen einschließlich regelmäßig hoher Entgeltforderungen zu akzeptieren oder auf die Behandlung zu verzichten. Dies erfordert eine entsprechende Anwendung des § 315 Abs. 3 BGB. Dass die Preisgestaltungsfreiheit der Leistungserbringer so weit gehen sollte, auch unangemessene Entgelte von Patienten fordern zu dürfen, würde völlig verkennen, dass diese regelmäßig nicht über die in funktionierenden Märkten üblichen marktlichen Möglichkeiten verfügen, Leistungen zu angemessenen Konditionen zu erhalten. Es ist demgegenüber verfassungsrechtlich gerade nicht geboten, dass den Privatkliniken die Möglichkeit eröffnet bleiben muss, auch unangemessene Entgelte von den Patienten zu fordern.

3. Modell der Preisbildung

64 Hat mithin eine Überprüfung der von Privatkliniken geforderten Entgelte am Maßstab der Billigkeit/Angemessenheit zu erfolgen und kann diesbezüglich, wie dies bei Krankenhausleistungen grundsätzlich der Fall ist, wegen Marktversagens nicht auf einen Marktpreisvergleich abgestellt werden, so ergibt sich folgende Alternative zur Ermittlung der Grenzen angemessener Entgelte (vgl. *Patt*, MedR 2002, 180, 183): Zum einen kann auf Kostenpreise abgestellt werden. Eine anderweitige Möglichkeit bietet die Heranziehung der nach § 17 Abs. 5 Satz 4 KHG zu vereinbarenden Pflegesätze für öffentlich-rechtliche Kostenträger.

65 **3.1 Abstellen auf Kostenpreise.** Grundsätzlich ist eine Bestimmung der zulässigen Entgeltgrenzen im Rahmen der Billigkeits- bzw. Angemessenheitskontrolle gemäß § 315 Abs. 3 BGB bzw. § 134 BGB mittels tatsächlicher oder fiktiver Vergleichspreise einerseits und Kostenpreisen andererseits möglich. Da allerdings die Heranziehung von Vergleichspreisen wegen Marktversagens oder wegen nicht vergleichbarer Leistungen regelmäßig ausscheidet, dürfte in aller Regel vorrangig die Ermittlung des angemessenen Entgelts bzw. der Grenzen der Angemessenheit über die Berechnung eines Kostenpreises (Kosten plus Aufschlag) in Frage kommen. Vor diesem Hintergrund kann der Krankenhausträger bei Streitigkeiten über die Höhe der verlangten Entgelte zur Offenlegung seiner Kalkulation und zum Vortrag zu den branchendurchschnittlichen Kosten verpflichtet sein. In diesem Sinne sieht der BGH entsprechenden Vortrag zu den Kosten im Rahmen der Überprüfung nach § 315 BGB als eine selbstverständliche prozessuale Pflicht an (NJW 1992, 171, 174).

66 **3.1.1 Maßgebliche Kostenbasis.** Zur maßgeblichen Kostenbasis ist zu berücksichtigen, dass es auf die tatsächlichen Kosten für die Erstellung der Leistungen grundsätzlich nicht ankommt, sondern vielmehr auf übliche Kosten für die angebotenen Leistungen abzustellen ist. Dabei sind die Kosten differenziert nach Kostenarten (Personalkosten, Sachkosten, Investitionskosten etc.) und unter Zugrundelegung von wirklichkeitsnahen Nut-

A. Abrechnung von Krankenhausleistungen **Gesamtübersicht**

zungsdauern und Nutzungsgraden zu ermitteln. Eine sichere und preisgünstige Versorgung bei rationeller Betriebsführung ist zu unterstellen. So werden ggf. tatsächlich höhere Kosten unter wirtschaftlichen Gesichtspunkten von der Berücksichtigung ausgeschlossen. Werden durchschnittliche Kosten für bestimmte Leistungen in Ansatz gebracht, so muss sichergestellt sein, dass auch durchschnittlich schwere Fälle tatsächlich behandelt werden. Etwaige Vorteile in Folge von Patientenselektion müssen sich auch beim Kostenansatz durch eine entsprechende Verringerung der Kostenbasis widerspiegeln. Kommt ein Ansatz durchschnittlicher Kosten nicht in Betracht, etwa weil insoweit vergleichbare andere Einrichtungen oder Erfahrungswerte fehlen, so ist auf die tatsächlichen Kosten des einzelnen Krankenhauses abzustellen, wobei die unter wirtschaftlichen Gesichtspunkten unvertretbaren Kosten ebenfalls nicht zu berücksichtigen sind. Zu den einschlägigen Kostenarten kann u. a. auf die in der LKA – Anlage 1 zu § 17 Abs. 4 BPflV – verwiesen werden. Auf dieser Grundlage ließen sich die notwendigen Kosten auch einer Klinik, die dem öffentlichen System der Preisbildung nicht unterliegt, differenziert erfassen.

3.1.2 Aufschlag auf die relevanten Kosten. Stehen die relevanten Kosten für die 67
Erbringung von Leistungen fest, so ist ein Aufschlag auf diese bei der Ermittlung der Angemessenheitsgrenzen zu berücksichtigen. Dieser kann letztlich mit einem Wert von ca. 20 Prozent angenommen werden. Ein solcher Wert entspräche dem Wert, der im Falle der Mietpreisüberhöhung in § 5 Abs. 2 WiStG zugrunde gelegt wird. Ebenfalls ging der BGH im Rahmen der Angemessenheitsüberprüfung von Zimmerzuschlägen nach § 22 BPflV bzw. § 17 KHEntG von einem Aufschlag in Höhe von ca. 20 Prozent auf die anzusetzenden Kosten aus. Der tatsächlich erzielbare Gewinn hängt nicht nur von der Höhe des Aufschlages, sondern auch davon ab, zu welchen tatsächlichen Kosten die Privatklinik die Leistungen erstellen kann. Liegen diese noch unter den grundsätzlich anzusetzenden üblichen Kosten, so sind die Gewinnerzielungsmöglichkeiten entsprechend größer.

3.2 Heranziehung von Vergleichspreisen. Diesbezüglich ist nicht gemeint, dass ver- 68
gleichbare Entgelte anderer Privatkliniken herangezogen werden sollen. Dies ist letztlich für die Handlungsfelder der sog. reinen Privatkliniken nicht möglich, da sich diese meist sehr eng spezialisieren und auch entsprechende Alleinstellungen beanspruchen. Ein funktionierender Markt ist schon von daher kaum einmal gegeben. Jedoch ergibt sich ggf. aus den gemäß § 17 Abs. 5 Satz 4 KHG für die Abrechnung gegenüber öffentlich-rechtlichen Kostenträgern zu vereinbarenden Pflegesätzen ein Anhaltspunkt. Entsprechend dem Kriterium der Angemessenheit/Billigkeit der Entgelte ist insoweit ggf. ein Aufschlag von ca. 20 Prozent bei der Abrechnung gegenüber Selbstzahlern und deren Kostenträgern denkbar. Zur Marge von ca. 20 Prozent s. o. 3.1.2. Darüber hinausgehende Vergütungen können kaum noch als angemessen angesehen werden.

4. Privatkliniken im Bereich öffentlicher Krankenhäuser (Plankrankenhäuser)

Seit einiger Zeit ist zu beobachten, dass bei einer größeren Zahl von öffentlichen 69
Krankenhäusern Privatkliniken gegründet werden oder derartige Gründungen diskutiert werden. Diese Privatkliniken werden in die Behandlung von Privatpatienten planmäßig eingeschaltet. Die medizinischen Leistungen bleiben im Grunde die gleichen Leistungen, wie die Leistungen der jeweiligen öffentlichen Krankenhäuser, sie werden mit personellen und sachlichen Mitteln der öffentlichen Krankenhäuser erbracht und unterscheiden sich oftmals nur in medizinisch irrelevanten Punkten wie der Unterbringung und Verpflegung der Patienten. In der Praxis sind verschiedene Gestaltungen möglich. Die Initiatoren sind jeweils der Auffassung, von den Vorschriften des Krankenhausrechts – KHG, KHEntgG, BPflV – insbesondere bei der Entgeltgestaltung befreit zu sein. Letztlich handelt es sich bei den in der Praxis bislang anzutreffenden Gestaltungen um Umgehungen zwingender gesetzlicher Regelungen, die rechtlich keinen Bestand haben können.

Gesamtübersicht   2. Teil. Vergütung der stationären Krankenhausleistung

70   **4.1 Kommerzielle Zielsetzung der Krankenhäuser.** Während die Entgelte im Bereich der öffentlichen Krankenhäuser im Sinne eines Interessenausgleichs nach den Maßgaben des Krankenhausrechts sowohl im Bereich der allgemeinen Krankenhausentgelte als auch im Bereich der Wahlleistungen durchgängig reguliert sind, ist dies im Bereich der Privatkliniken grundsätzlich, soweit jedenfalls auch die Vorgaben des § 17 Abs. 5 KHG nicht entgegen stehen, nicht der Fall. Hier ergeben sich von den strikten Vorgaben des Krankenhausrechts befreite Möglichkeiten der Entgeltgestaltung, die wenn man die – letztlich unzutreffenden Ausführungen des IV. Zivilsenats des BGH im Urteil vom 12. 3. 2003 zugrunde legte – sogar unangemessen hohe Entgelte zulassen würden. Selbst wenn man richtiger Weise davon ausgehen würde, dass der allgemeine zivilrechtliche Rahmen der Entgeltgestaltung für die medizinisch notwendigen Leistungen der Privatkliniken unangemessene Entgeltgestaltungen nicht zulässt, würde die Befreiung von den krankenhausrechtlichen Vorgaben ggf. noch Spielräume der Entgeltgestaltung im Bereich des Angemessenen belassen, die noch zur Einnahmeverbesserung genutzt werden könnte. Hierdurch ist der mehr oder weniger starke und letztlich entscheidende Anreiz gesetzt, die erzielbaren Entgelte durch Einschaltung einer Privatklinik in die Behandlung der Patienten mehr oder weniger deutlich zu erhöhen (vgl. *Leber*, Das Krankenhaus 2004, 40 ff.; *Quaas*, f & w 2003, 500, 505). Es geht in jedem Falle und egal, wo genau die zivilrechtlichen Grenzen der Entgeltgestaltung von Privatkliniken zu ziehen sind, darum höhere Einnahmen zu erzielen als mit einer Leistungserbringung unter Beachtung der Vorgaben des Krankenhausrechts erzielt werden könnten.

71   **4.2 Verschiedene Fallgestaltungen.** Zur Umsetzung stehen den Krankenhäusern auf der formalen Ebene verschiedene Modelle zur Verfügung. In der Praxis werden entweder Bereiche zur Behandlung von Privatpatienten aus dem öffentlichen Krankenhaus ausgegliedert (Ausgründung) oder es werden Bereiche zur Behandlung von Privatpatienten gesondert geschaffen und dann dem öffentlichen Krankenhaus angegliedert (Neugründung). Des Weiteren besteht die Möglichkeit, bereits bestehende Privatkliniken in die Behandlung durch das öffentliche Krankenhauses im Wege der Übernahme, der Beteiligung oder der Kooperation einzubeziehen. In der Praxis liegt der Schwerpunkt des Interesses derzeit auf Modellen der Aus- oder Neugründung von Privatkliniken an öffentlichen Krankenhäusern, denen aber immer gemein ist, dass die Privatklinik in eine solche Beziehung zum öffentlichen Krankenhaus gestellt wird, dass im Ergebnis zumindest ein Teil der Privatpatienten des öffentlichen Krankenhauses der Privatklinik, mit der die Patienten die Krankenhausaufnahmeverträge schließen, zugeordnet wird. Für die medizinische Behandlung werden die ärztlichen und pflegerischen Leistungen im Wesentlichen vom öffentlichen Krankenhaus bezogen sowie die Infrastruktur des öffentlichen Krankenhauses genutzt. Allenfalls die Leistungen im Bereich der Unterbringung und Verpflegung werden seitens der Privatklinik selbst erstellt. Die Abrechnung erfolgt, da der Krankenhausaufnahmevertrag vom Patienten mit der Privatklinik und nicht mit dem öffentlichen Krankenhaus geschlossen wird, durch die Privatklinik nach deren selbst definierten – in der Regel wesentlich teureren – Tarifen. An den durch diese Umetikettierung von Leistungen durch Zwischenschaltung einer Privatklinik erzielten Mehreinnahmen partizipiert dann der Träger des öffentlichen Krankenhauses, der seinen Gesamtkrankenhausbetrieb so teilweise aus dem Anwendungsbereich des Krankenhausrechts heraus nimmt. Dies ist unzulässig.

72   **4.3 Verstöße gegen zwingende Vorgaben des Krankenhausrechts.** Ein derartiges Vorgehen verstößt gegen zwingende Vorgaben des Krankenhausrechts mit der Folge einer deutlichen Schlechterstellung der Patienten. Verletzt werden u. a. die Vorgaben des Krankenhausrechts bezüglich einer bedarfsgerechten Versorgung der Bevölkerung (§ 1 Abs. 1 KHG) und einer darauf zugeschnittenen Krankenhausplanung (§ 6 Abs. 1 KHG in Verbindung mit § 1 Abs. 1 KHG), die Vorgaben einheitlicher Entgelte für Krankenhausleistungen (§ 17 Abs. 1 KHG, § 115 a SGB V, § 1 Abs. 3 und § 8 Abs. 1 KHEntgG,

A. Abrechnung von Krankenhausleistungen **Gesamtübersicht**

§ 10 Abs. 2 und § 14 Abs. 1 BPflV), die Vorgaben hinsichtlich angemessener Wahlleistungsentgelte (§ 17 Abs. 1 KHEntgG und § 22 Abs. 1 BPflV) und die ebenfalls dem Schutz der Selbstzahler und Privatpatienten dienenden Beteiligungs- und Klagerechte des Verbandes der privaten Krankenversicherung (§ 17b Abs. 2 KHG, § 18 Abs. 1 KHG, § 18a Abs. 2 und 6 KHG, § 16 Abs. 1 Nr. 6 KHG, § 17 Abs. 1 Satz 5 KHEntgG, § 22 Abs. 1 Satz 5 BPflV, § 137 Abs. 1 SGB V). Im Einzelnen:

4.3.1 Verstoß gegen § 1 Abs. 1 KHG. Gemäß den in § 1 Abs. 1 KHG beschriebenen 73 Grundsätzen der öffentlichen Krankenhausversorgung liegt der Zweck des KHG in der wirtschaftlichen Sicherung der Krankenhäuser, „um eine bedarfsgerechte Versorgung der Bevölkerung mit leistungsfähigen" Krankenhäusern zu erreichen. Es geht also bei der Anwendung des KHG immer darum, die Versorgung der gesamten Bevölkerung sicher zu stellen, nicht nur darum die Versorgung von gesetzlich Versicherten zu gewährleisten. Gestaltungen, in denen sich öffentliche Krankenhäuser daran beteiligen, bestimmte Patientengruppen nicht mehr durch das öffentliche Krankenhaus zu versorgen, sondern anderen Krankenhäusern zuzuweisen, stellen sich mithin als Verstoß gegen die Zwecksetzung des KHG dar. Es ginge dann, was mit den Vorgaben des § 1 Abs. 1 KHG nicht mehr zu vereinbaren wäre, nur noch um die Versorgung desjenigen Teils der Bevölkerung, der nicht als Selbstzahler bzw. Privatpatient in Erscheinung tritt. Die besondere Bedeutung der Zielsetzung und der Grundsätze des § 1 Abs. 1 KHG ist, auch soweit es um die Versorgung der gesamten Bevölkerung geht, bereits vom BVerfG anerkannt worden (BVerfGE 82, 209 ff. sowie BVerfG NJW 2004, 1648 f.).

4.3.2 Verstoß gegen § 6 Abs. 1 KHG. Gemäß § 6 Abs. 1 KHG stellen die Länder zur 74 Verwirklichung der in § 1 KHG genannten Ziele, wozu insbesondere die bedarfsgerechte Versorgung der Bevölkerung einschließlich der Privatpatienten gehört, Krankenhauspläne und Investitionspläne auf. Damit steht fest, dass bei der Aufstellung dieser Pläne der Versorgungsbedarf der Privatpatienten und Selbstzahler mit zu berücksichtigen ist und diese nicht etwa in krankenhausplanerischer Hinsicht auf die Inanspruchnahme von Privatkliniken verwiesen werden können. Es erfolgt mithin nach den Vorgaben des KHG eine umfassende Krankenhausplanung, in der auch für den Bevölkerungsanteil, der privat krankenversichert ist (ca. 10 % mit privater Krankenvollversicherung) bzw. sonst als Selbstzahler in Erscheinung tritt, entsprechende Kapazitäten durch öffentliche Krankenhäuser sicher gestellt werden. Werden nun aufgrund entsprechender Umgehungskonstrukte diese Patienten nicht mehr durch das öffentliche Krankenhaus versorgt, so würde die Krankenhausplanung der Länder, der sich die öffentlichen Krankenhäuser zuvor durch entsprechende Antragstellung unterworfen haben, in einem erheblichen Maße unterlaufen.

4.3.3 Verstoß gegen den Grundsatz der Einheitlichkeit der Entgelte. § 17 Abs. 1 KHG 75 schreibt eine einheitliche Berechnung der Pflegesätze/Entgelte für stationäre Leistungen der Krankenhäuser für alle Benutzer des Krankenhauses vor. Damit soll sichergestellt werden, dass öffentliche Krankenhäuser hinsichtlich der allgemeinen Krankenhausleistungen von jedem Krankenhausbenutzer, ob gesetzlich oder privat versichert, die gleichen Entgelte verlangen. Ohne diese Schutzbestimmungen würden letztlich nur diejenigen Patienten Krankenhausleistungen zu annehmbaren Konditionen erhalten können, deren Kostenträger Verhandlungspartner der Krankenhäuser sind. Dann würden gerade diejenigen Patienten, deren Kostenträger nicht Verhandlungspartner sind, gleiche Leistungen nur zu ungünstigeren Konditionen erhalten bzw. es bestünde sogar die Gefahr, dass die Krankenhäuser die fehlende Vertretung der Patienten bei den Vertragsverhandlungen dazu nutzen, die für diese verlangten Entgelte noch über Gebühr zu erhöhen bzw. Entgeltanteile, die gegenüber den Verhandlungspartnern nicht durchgesetzt werden konnten, sodann einfach auf die Entgelte für die nicht in den Verhandlungen vertretenen Patienten aufzuschlagen. Die am meisten schutzwürdigen weil nicht durch Verhandlungspartner vertretenen Patienten würden ohne die Regelungen zur Einheitlichkeit der Entgelte am schlechtesten gestellt. Gerade dies soll durch die Regelungen vermieden werden. Werden nun einfach Privatpatienten formal aus dem öffentlichen Krankenhaus ausgelagert und die allgemeinen Krankenhausleistungen des öffentlichen Krankenhauses durch andere Rechtsträger vermittelt mit der Folge, dass diese höhere Entgelte mit den Patienten „vereinbaren", tritt gerade der Effekt ein, dass die am meisten schutzbedürftigen Patienten benachteiligt werden. Würde man diese Konstruktionen rechtlich billigen, würde damit der aus Gründen des Patientenschutzes zwingend notwendige Grundsatz der Einheitlichkeit der Entgelte zur Disposition des öffentlichen Krankenhausträgers gestellt und somit letztlich abgeschafft.

76 **4.3.4 Verstoß gegen die Beschränkung der Wahlleistungsentgelte auf angemessene Beträge.** Über die einheitlichen Entgelte für allgemeine Krankenhausleistungen hinaus besteht für die öffentlichen Krankenhäuser die Möglichkeit durch das im KHG vorgesehene und im KHEntgG und der BPflV weiter ausgeformte Recht, Wahlleistungen im Krankenhaus anzubieten, weitere Einnahmen zu realisieren. Damit die einheitliche Vergütung allgemeiner Krankenhausleistungen nicht durch das Angebot von Wahlleistungen beeinträchtigt wird, sind verschiedene rechtliche Sicherungen in den Regelungen des § 17 Abs. 1 KHEntgG und des § 22 Abs. 1 BPflV vorgesehen. Zunächst geht die Erbringung von allgemeinen Krankenhausleistungen stets dem Angebot von Wahlleistungen vor, Wahlleistungsvereinbarungen können dann vereinbart werden, „wenn die allgemeinen Krankenhausleistungen durch die Wahlleistungen nicht beeinträchtigt werden". Des Weiteren muss es sich bei den als Wahlleistungen gegen gesondertes Entgelt angebotenen Leistungen stets um „andere als die allgemeinen Krankenhausleistungen" handeln. Damit wird sichergestellt, dass allgemeine Krankenhausleistungen, die gegen Zahlung der einheitlichen allgemeinen Entgelte erbracht werden, nicht nochmals über die Wahlleistungsentgelte bezahlt werden müssen. Werden die allgemeinen Krankenhausleistungen nicht durch die Wahlleistungen beeinträchtigt und handelt es sich bei den Wahlleistungen zudem um andere als die allgemeinen Krankenhausleistungen, so kann die Höhe der Wahlleistungsentgelte gleichwohl nicht frei von den öffentlichen Krankenhäusern festgelegt werden, sondern sie ist auf eine angemessene Höhe – die sich für wahlärztliche Leistungen aus der GOÄ ergibt – beschränkt, um damit die fehlenden Verhandlungsmöglichkeiten der Patienten über die Entgelte für Wahlleistungen auszugleichen. Zugleich wird dadurch dafür gesorgt, dass die mit der Einheitlichkeit der Entgelte für allgemeine Krankenhausleistungen gesicherte Gleichbehandlung aller Patienten nicht durch überzogene Wahlleistungsentgelte – insbesondere Zimmerzuschläge für die Unterbringung im Einbettzimmer oder Zweibettzimmer als Wahlleistung – faktisch wieder unterlaufen wird, wie es vor dem Urteil des BGH vom 4. 8. 2000 lange Jahre weithin der Fall gewesen ist. Würden nun die beschrieben Sicherungsmechanismen nicht auf Privatkliniken im Bereich öffentlicher Krankenhäuser angewandt, so würde nicht nur die durch die Einheitlichkeit der allgemeinen Krankenhausentgelte erfolgte notwendige Sicherung der Patienten aufgegeben, sondern sie würden auch im Bezug auf die Höhe von Wahlleistungsentgelten mit der Aufgabe des Kriteriums der Angemessenheit weithin schutzlos gestellt. Dies ist jedoch mit dem Sinn und Zweck der Angemessenheitsregelung, den der BGH in seinem Urteil vom 4. 8. 2000 darin gesehen hat, die fehlenden Verhandlungsmöglichkeiten des Patienten auszugleichen und seiner im allgemeinen schwierigen Situation Rechnung zu tragen, nicht zu vereinbaren.

77 **4.3.5 Verstoß gegen Beteiligungs- und Klagerechte.** Die schutzwürdigen Interessen der Selbstzahler bzw. privat krankenversicherten Personen, gleichen Zugang zu angemessenen Konditionen zu den Leistungen öffentlicher Krankenhäuser erhalten zu können, werden gestützt durch verschiedene Beteiligungs- und Klagerechte des Verbandes der privaten Krankenversicherung e.V. So ist in § 17b Abs. 2 KHG vorgesehen, dass der Verband der privaten Krankenversicherung zusammen mit den Spitzenverbänden der

A. Abrechnung von Krankenhausleistungen   **Gesamtübersicht**

Krankenkassen Vertragspartner der Deutschen Krankenhausgesellschaft für die Vereinbarung, Weiterentwicklung und Anpassung eines pauschalierten DRG-Vergütungssystems mit Fallpauschalen, pauschalierten Sonderentgelten und weiteren Vergütungen ist. Die damit auf höchster Ebene durch die Stellung der Verbandes der privaten Krankenversicherung als Vereinbarungspartner erfolgende Interessenvertretung für Selbstzahler und Privatpatienten liefe völlig ins Leere, wenn den öffentlichen Krankenhäusern es alsdann möglich wäre, die vereinbarten Entgelte tatsächlich nicht bei der Behandlung von Selbstzahlern und Privatpatienten anzuwenden, sondern durch Einschaltung einer Privatklinik höhere Entgelte mit den Patienten zu „vereinbaren". Gleiches gilt im Hinblick auf die Beteiligungsrechte des Verbandes der privaten Krankenversicherung im Rahmen des krankenhausindividuellen Pflegesatzverfahrens mit Beteiligungsmöglichkeit an den Pflegesatzverhandlungen gemäß § 18 KHG und hinsichtlich der Sitze des Verbandes der privaten Krankenversicherung in den Schiedsstellen nach § 18a KHG. Die Beteiligungsrechte beziehen sich sämtlich auf Vergütungen für allgemeine Krankenhausleistungen und würden sinnlos, wenn alsdann durch Umgehungskonstruktionen die Vereinbarungen auf Selbstzahler und Privatpatienten nicht zur Anwendung kämen. Schließlich würde auch die Möglichkeit des Verbandes der privaten Krankenversicherung, mittels Klage gemäß § 17 Abs. 1 Satz 5 KHEntgG bzw. gemäß § 22 Abs. 1 Satz 5 BPflV die generelle Herabsetzung unangemessen hoher Wahlleistungsentgelte im Interesse von Wahlleistungspatienten verlangen zu können, sinnlos, wenn es rechtlich möglich wäre der Anwendung der Klagerechte dadurch zu entgehen, dass eine Privatklinik in die Leistungserbringung des öffentlichen Krankenhauses eingeschaltet wird. Vielmehr gilt: Wenn Leistungen durch ein öffentlichen Krankenhaus erbracht werden, erfordert dies die Anwendung der einschlägigen Schutzvorschriften, die auch nicht durch Einschaltung einer Privatklinik in die Leistungserbringung umgangen werden können.

4.4 Rechtsfolgen der Verstöße gegen die Vorgaben des Krankenhausrechts. Fraglich 78 ist, wie sich die vorgenannten Verstöße gegen zwingende Vorschriften des Krankenhausrechts im Verhältnis des Patienten zum Krankenhaus, d. h. zur als Vertragspartner in Erscheinung tretenden Privatklinik, auswirken.

4.4.1 Wirksames Zustandekommen des Krankenhausaufnahmevertrages (?). Insoweit 79 ist durchaus rechtlich denkbar, dass zunächst ein wirksamer Krankenhausaufnahmevertrag zwischen Patient und Privatklinik geschlossen wird, jedenfalls wenn die tatsächlichen Verhältnisse offen gelegt worden sind und der Patient somit bei Vertragsschluss weiß, dass die wesentlichen medizinischen Leistungen letztlich vom öffentlichen Krankenhaus erbracht werden und gleichwohl ein unter Umständen deutlich höheres Entgelt vereinbart werden soll. Ob tatsächlich ein wirksamer Vertragsschluss zwischen Patient und Privatklinik in jedem Einzelfall vorliegt, wird indes konkret zu überprüfen sein. Dabei ist im Einzelfall besonders an eine Unwirksamkeit wegen Scheingeschäfts gemäß § 117 Abs. 1 BGB bzw. an die Anwendung der für das verdeckte Rechtsgeschäft geltenden Vorschriften gemäß § 117 Abs. 2 BGB zu denken.

4.4.2 Rechtliche Wertung als Umgehungsgeschäft. Allerdings ist das Ergebnis einer 80 solchen Überprüfung des Einzelfalles noch nicht ausreichend, um eine entsprechende Zahlungsverpflichtung des Patienten begründen zu können. Denn insoweit ist zu beachten, dass ganz abgesehen von der Frage eines wirksamen Vertragsschlusses, der Krankenhausaufnahmevertrag zwischen Patient und Privatklinik als Umgehungsgeschäft unwirksam ist und die durch den Krankenhausaufnahmevertrag zwischen Patient und Privatklinik umgangenen Entgeltregelungen Geltung beanspruchen. Dies ergibt sich für den Regelfall einer formularmäßigen Vereinbarung aus dem an sich überflüssigen § 306a BGB und für den Ausnahmefall einer individualvertraglichen Vereinbarung unmittelbar aus § 134 BGB (Jauernig/*Jauernig*, § 134 BGB, Rn. 18). Danach ergeben sich die Rechtsfolgen aus Inhalt und Zweck der umgangenen Bestimmungen. Insoweit ist

Gesamtübersicht
2. Teil. Vergütung der stationären Krankenhausleistung

festzuhalten, dass die krankenhausrechtlichen Vorgaben beinhalten und bezwecken, dass die gesamte Bevölkerung im Bedarfsfall mit gleichen notwendigen medizinischen Leistungen öffentlicher Krankenhäuser versorgt wird und hinsichtlich der medizinischen Leistungen der öffentlichen Krankenhäuser eine einheitliche Versorgung der Patienten mit einheitlicher Entgeltgestaltung erfolgt. Hier ist keine Differenzierung zulässig, ansonsten würde gegen grundlegende Regeln der einheitlichen Krankenhausversorgung verstoßen. Eine Differenzierung im System der öffentlichen Krankenhausversorgung kann nur über die Wahlleistungen des öffentlichen Krankenhauses erfolgen, womit jedoch die medizinisch gleichwertige Behandlung der Patienten in keiner Weise beeinträchtigt werden darf; allgemeine Krankenhausleistungen gehen Wahlleistungen immer vor. Die Behandlung von Privatpatienten im öffentlichen Krankenhaus und zu den Bedingungen des öffentlichen Krankenhauses ist integraler Bestandteil einer einheitlichen Versorgung der Bevölkerung ohne „Zweiklassen-Medizin". In diesem System sind Wahlleistungen nur außerhalb des Bereichs des medizinisch Notwendigen möglich. Patienten mit Wahlleistungen beteiligen sich demnach einerseits an der Finanzierung des öffentlichen Krankenhauses und werden auf der anderen Seite durch einheitliche Entgelte für die allgemeinen Krankenhausleistungen und die auf angemessene Entgelte beschränkte Abrechnungsfähigkeit von Wahlleistungen geschützt. Rechtliche Konstruktionen, die zu einer Herausnahme der Privatpatienten aus dem öffentlichen System der Krankenversorgung führen, entwerten das vorgegebene öffentliche System der Krankenhausversorgung. Dem kann nur dadurch begegnet werden, dass Vertragsgestaltungen, die dem entgegenstehen, die rechtliche Anerkennung versagt werden muss. Folge ist mithin, dass höchstens die Entgelte für allgemeine Krankenhausleistungen des öffentlichen Krankenhauses zur Abrechnung kommen können und für Wahlleistungen die Beschränkungen des § 17 KHEntgG bzw. des § 22 BPflV gelten.

B. Krankenhausfinanzierungsgesetz (KHG)

I. Vorbemerkung

Das Krankenhausfinanzierungsgesetz ist das „Grundgesetz" der Krankenhausfinanzierung. Aufgrund vielfacher Änderungen und teilweise überschneidender Regelungen im KHEntgG und in der BPflV stellt es sich derzeit nur noch teilweise als allgemeine Grundlage des Krankenhausrechts dar. Eine konsolidierende Neufassung, in der die Grundsätze der Krankenhausfinanzierung, die Begriffsbestimmung und die Anwendungsbereiche und Gemeinsamkeiten des KHEntgG und der BPflV wieder durchgehend vor die Klammer der einzelnen Regelungen im KHEntgG und BPflV gezogen würden, wäre wünschenswert. Nachfolgend wird der derzeitige Normbestand im Wortlaut abgedruckt und teilweise kurz erläutert, soweit es sich um abrechnungsrelevante Regelungen handelt. Hingewiesen sei darauf, dass sich die Regelungen des KHG nicht nur auf die Abrechnung allgemeiner Krankenhausleistungen beziehen, sondern auch für die Abrechnung von Wahlleistungen im Krankenhaus unmittelbare oder mittelbare Bedeutung haben, so z. B. die Regelungen in § 2 Nr. 4, in §§ 3 und 5 (hinsichtlich der Anwendbarkeit von KHEntgG und BPflV), in § 16 Nr. 1 und 8 und in § 17 Abs. 1. Überdies finden sich des weiteren Bestimmungen, die auch für die Abrechung der Leistungen sog. reiner Privatkliniken von Bedeutung sind, wie etwa die Regelungen in § 17 Abs. 5 und in § 20.

II. Die einzelnen Abschnitte des KHG

1. Abschnitt. Allgemeine Vorschriften

Vorbemerkung

Die allgemeinen Vorschriften des KHG sind zum Teil auch für die Anwendung der weiteren gesetzlichen Regelungen zur Abrechnung von Krankenhausleistungen im KHEntgG und in der BPflV von Bedeutung. Dies gilt insbesondere für die Begriffsbestimmungen des § 2 KHG. Des Weiteren wird im KHEntgG und in der BPflV auf die Vorschriften über den Anwendungsbereich in § 3 KHG und die Regelungen des § 5 KHG betreffend die nicht förderungsfähigen Einrichtungen zur Bestimmung der jeweiligen Anwendungsbereiche des KHEntgG und der BPflV Bezug genommen. Im Übrigen werden in den Allgemeinen Vorschriften – §§ 4 bis 7 KHG – bereits Regelungen über die Förderung der Krankenhäuser getroffen, die in den sachlichen Zusammenhang des zweiten Abschnitts gehören.

§ 1 Grundsatz

(1) Zweck dieses Gesetzes ist die wirtschaftliche Sicherung der Krankenhäuser, um eine bedarfsgerechte Versorgung der Bevölkerung mit leistungsfähigen, eigenverantwortlich wirtschaftenden Krankenhäusern zu gewährleisten und zu sozial tragbaren Pflegesätzen beizutragen.

(2) Bei der Durchführung des Gesetzes ist die Vielfalt der Krankenhausträger zu beachten. Dabei ist nach Maßgabe des Landesrechts insbesondere die wirtschaftliche Sicherung freigemeinnütziger und privater Krankenhäuser zu gewährleisten. Die Gewährung von Fördermitteln nach diesem Gesetz darf nicht mit Auflagen verbunden werden, durch die die Selbständigkeit und Unabhängigkeit von Krankenhäusern über die Erfordernisse der Krankenhausplanung hinaus beeinträchtigt werden.

KHG § 2   2. Teil. Vergütung der stationären Krankenhausleistung

1   § 1 KHG ist die Grundsatzbestimmung des gesamten Krankenhausrechts. Hauptziel ist eine bedarfsgerechte Versorgung der Bevölkerung mit Krankenhäusern. Bei der Umsetzung dieses Hauptziels ist auf die wirtschaftlichen Interessen der Krankenhäuser, insbesondere der freigemeinnützigen und privaten Träger, angemessen Rücksicht zu nehmen. Jedoch geht es nicht etwa in erster Linie um die Existenz der Krankenhäuser als solche, was der Aussage, dass Zweck des Gesetzes die wirtschaftliche Sicherung der Krankenhäuser sei, entnommen werden könnte, sondern allein um die Versorgung der Bevölkerung. Zu bemerken ist diesbezüglich noch, dass der Begriff der Bevölkerung sämtliche Einwohner Deutschlands umfasst. Beschränkungen auf die Versorgung bestimmter Bevölkerungsgruppen, etwa nach Versicherungsstatus unterschieden, sind mithin bei der Anwendung des KHG nicht zulässig.

§ 2 Begriffsbestimmungen

Im Sinne dieses Gesetzes sind

1. Krankenhäuser
Einrichtungen, in denen durch ärztliche und pflegerische Hilfeleistung Krankheiten, Leiden oder Körperschäden festgestellt, geheilt oder gelindert werden können,

1a. mit den Krankenhäusern notwendigerweise verbundene Ausbildungsstätten staatlich anerkannte Einrichtungen an Krankenhäusern zur Ausbildung für die Berufe

    a) Ergotherapeut, Ergotherapeutin,
    b) Diätassistent, Diätassistentin,
    c) Hebamme, Entbindungspfleger,
    d) Krankengymnast, Krankengymnastin, Physiotherapeut, Physiotherapeutin,
    e) Gesundheits- und Krankenpflegerin, Gesundheits- und Krankenpfleger,
    f) Gesundheits- und Kinderkrankenpflegerin, Gesundheits- und Kinderkrankenpfleger,
    g) Krankenpflegehelferin, Krankenpflegehelfer,
    h) medizinisch-technischer Laboratoriumsassistent, medizinisch-technische Laboratoriumsassistentin,
    i) medizinisch-technischer Radiologieassistent, medizinisch-technische Radiologieassistentin,
    j) Logopäde, Logopädin,
    k) Orthoptist, Orthoptistin,
    l) medizinisch-technischer Assistent für Funktionsdiagnostik, medizinisch-technische Assistentin für Funktionsdiagnostik,

wenn die Krankenhäuser Träger oder Mitträger der Ausbildungsstätte sind,

2. Investitionskosten

    a) die Kosten der Errichtung (Neubau, Umbau, Erweiterungsbau) von Krankenhäusern und der Anschaffung der zum Krankenhaus gehörenden Wirtschaftsgüter, ausgenommen der zum Verbrauch bestimmten Güter (Verbrauchsgüter),
    b) die Kosten der Wiederbeschaffung der Güter des zum Krankenhaus gehörenden Anlagevermögens (Anlagegüter);

zu den Investitionskosten gehören nicht die Kosten des Grundstücks, des Grundstückserwerbs, der Grundstückserschließung sowie ihrer Finanzierung, sowie die Kosten der Telematikinfrastruktur gemäß § 291a Abs. 7 Satz 4 des Fünften Buches Sozialgesetzbuch,

3. für Zwecke dieses Gesetzes den Investitionskosten gleichstehende Kosten
   a) die Entgelte für die Nutzung der in Nummer 2 bezeichneten Anlagegüter,
   b) die Zinsen, die Tilgung und die Verwaltungskosten von Darlehen, soweit sie zur Finanzierung der in Nummer 2 sowie in Buchstabe a bezeichneten Kosten aufgewandt worden sind,
   c) die in Nummer 2 sowie in den Buchstaben a und b bezeichneten Kosten, soweit sie gemeinschaftliche Einrichtungen der Krankenhäuser betreffen,
   d) Kapitalkosten (Abschreibungen und Zinsen) für die in Nummer 2 genannten Wirtschaftsgüter,
   e) Kosten der in Nummer 2 sowie in den Buchstaben a bis d bezeichneten Art, soweit sie die mit den Krankenhäusern notwendigerweise verbundenen Ausbildungsstätten betreffen und nicht nach anderen Vorschriften aufzubringen sind,
4. Pflegesätze
   die Entgelte der Benutzer oder ihrer Kostenträger für stationäre oder teilstationäre Leistungen des Krankenhauses,
5. pflegesatzfähige Kosten
   die Kosten des Krankenhauses, deren Berücksichtigung im Pflegesatz nicht nach diesem Gesetz ausgeschlossen ist.

Die vorstehenden Legaldefinitionen sind für die Anwendung der Bestimmungen des öffentlichen Krankenhausrechts immer wieder von Bedeutung. Dabei beschränkt sich der Anwendungsbereich der Legaldefinitionen ausdrücklich auf das KHG. Die Definitionen können jedoch, sofern sachlich passend, auch für die Anwendung der weiteren Vorschriften des öffentlichen Krankenhausrechts Hinweise geben. Trotz des Umfanges der Vorschrift ist sie nicht vollständig. So fehlen z.B. Definitionen zur Abgrenzung der verschiedenen Formen der stationären Behandlung von den Formen der ambulanten Behandlung, die für die Abgrenzung der Anwendungsbereiche des KHEntgG und der BPflV relevant sind und von der Rechtsprechung geklärt werden müssen. Vgl. dazu die Erläuterungen zu Abschnitt A. II. 1.1 sowie zu § 1 KHEntgG und § 1 BPflV. Besonders hervorgehoben sei, dass in § 2 Nr. 4 KHG der sog. weite Pflegesatzbegriff definiert wird. Danach ist jedes Entgelt für stationäre oder teilstationäre Leistungen des Krankenhauses als Pflegesatz im Sinne des KHG anzusehen. Das ist etwa von Bedeutung für die Anwendung der wichtigen Vorschrift des § 17 Abs. 1 KHG, die sich somit nicht nur auf allgemeine Krankenhausleistungen, sondern auch auf Wahlleistungen bezieht. Letzteres ist auch vom BGH in der Grundsatzentscheidung vom 4. 8. 2000 zu Unterkunftswahlleistungen bereits ausdrücklich anerkannt worden. 1

§ 3 Anwendungsbereich

Dieses Gesetz findet keine Anwendung auf
1. *(aufgehoben)*
2. Krankenhäuser im Straf- und Maßregelvollzug,
3. Polizeikrankenhäuser,
4. Krankenhäuser der Träger der allgemeinen Rentenversicherung und, soweit die gesetzliche Unfallversicherung die Kosten trägt, Krankenhäuser der Träger der gesetzlichen Unfallversicherung und ihrer Vereinigungen; das gilt nicht für Fachkliniken zur Behandlung von Erkrankungen der Atmungsorgane, soweit sie der allgemeinen Versorgung der Bevölkerung dienen.

§ 28 bleibt unberührt.

1. Umfassende Anwendung des KHG

1   Das KHG ist nach seiner Konzeption umfassend auf alle Krankenhäuser, die der weiten Definition des § 2 Nr. 1 KHG unterfallen, anwendbar. Der Normgeber des KHG ging hier von einer universellen Geltung für alle Krankenhäuser, sowohl hinsichtlich der Anwendung des Pflegesatzrechts als auch hinsichtlich der Anwendung des Förderrechts, aus. Von daher gibt es im KHG keine positiven Zuweisungen in den Geltungsbereich des KHG, sondern vielmehr lediglich definierte Anwendungsausnahmen, die den grundsätzlich umfassenden Anwendungsbereich einschränken.

2. Anwendungsausnahmen gemäß § 3 KHG

2   Die volle Anwendung der grundlegenden Bestimmungen des KHG auf die Rechtsverhältnisse eines Krankenhauses zu den Patienten setzt zunächst immer voraus, dass das Krankenhaus nicht aus dem grundsätzlich umfassenden Anwendungsbereich des KHG herausfällt. Dies ist gemäß § 3 KHG dann der Fall, wenn es sich gemäß § 3 Satz 1 Nr. 2 KHG um ein Krankenhaus im Straf- oder Maßregelvollzug oder gemäß § 3 Satz 1 Nr. 3 KHG um ein Polizeikrankenhaus handelt. Gemäß § 3 Satz 1 Nr. 4 KHG ist die Anwendung des KHG auch dann ausgeschlossen, wenn es sich um ein Krankenhaus in der Trägerschaft der gesetzlichen Renten- oder Unfallversicherung handelt, soweit es sich nicht um eine der allgemeinen Versorgung der Bevölkerung dienende Fachklinik zur Behandlung von Erkrankungen der Atmungsorgane handelt. Der bislang in § 3 Satz 1 Nr. 1 KHG enthaltene Anwendungsausschluss für Krankenhäuser in der Trägerschaft des Bundes ist aufgehoben worden. Für die hier genannten Krankenhäuser gilt allein der ausdrücklich unberührt bleibende § 28 KHG, der Vorschriften über Auskunftspflichten und Statistik enthält.

3. Anwendungsausnahmen gemäß § 20 KHG

3   Ist eine Anwendung des KHG nicht bereits infolge der in § 3 Satz 1 Nrn. 2–4 KHG normierten Anwendungsausnahmen für bestimmte Krankenhäuser ausgeschlossen, kann sich aus § 20 KHG die Nichtanwendung von Pflegesatzvorschriften – §§ 16ff. KHG mit Ausnahme des § 17 Abs. 5 KHG – ergeben, sofern es sich um ein Krankenhaus handelt, das gemäß den Vorschriften in § 5 Abs. 1 Nr. 2, 4 oder 7 KHG nicht gefördert wird. Nach § 5 Abs. 1 Nr. 2 KHG werden diejenigen Krankenhäuser nicht gefördert, die nicht die in § 67 AO bezeichneten Voraussetzungen erfüllen. § 67 AO verlangt für die Annahme eines steuerlich begünstigten Zweckbetriebes, dass mindestens 40 Prozent der jährlichen Pflegetage auf Patienten entfallen, bei denen nur Entgelte für allgemeine Krankenhausleistungen berechnet werden. Ist der Anteil dieser Patienten geringer, entfällt die öffentliche Förderung und mit ihr auch die Anwendung der Pflegesatzvorschriften des KHG. Gemäß § 5 Abs. 1 Nr. 4 KHG werden Tuberkulosekrankenhäuser nicht öffentlich gefördert, wenn es sich nicht um nach der Krankenhausplanung des jeweiligen Landes der allgemeinen Versorgung der Bevölkerung dienende Fachkliniken zur Behandlung der Atmungsorgane handelt. Schließlich werden gemäß § 5 Abs. 1 Nr. 7 KHG Vorsorge- und Rehabilitationseinrichtungen nach § 107 Abs. 2 SGB V nicht nach den Vorschriften des KHG öffentlich gefördert.

4. Verweise auf § 3 KHG

4   In den nachrangigen Bestimmungen des KHEntgG und der BPflV finden sich Verweise auf die Anwendungsausnahmen des § 3 KHG. So ist gemäß § 1 Abs. 2 Satz 1 Nr. 1 KHEntgG und nach § 1 Abs. 2 Satz 1 BPflV die Anwendung des KHEntgG und der BPflV ausgeschlossen, wenn das Krankenhausfinanzierungsgesetz nach § 3 Satz 1 Nr. 1 bis 4 keine Anwendung findet.

B. Krankenhausfinanzierungsgesetz (KHG) §§ 4, 5 KHG

§ 4 Wirtschaftliche Sicherung der Krankenhäuser

Die Krankenhäuser werden dadurch wirtschaftlich gesichert, dass
1. ihre Investitionskosten im Wege öffentlicher Förderung übernommen werden und sie
2. leistungsgerechte Erlöse aus den Pflegesätzen, die nach Maßgabe dieses Gesetzes auch Investitionskosten enthalten können, sowie Vergütungen für vor- und nachstationäre Behandlung und für ambulantes Operieren erhalten.

Diese Bestimmung statuiert das sog. duale Finanzierungssystem der Krankenhäuser. 1 Die wirtschaftliche Sicherung der Krankenhäuser erfolgt demnach über zwei Quellen. Einerseits die öffentliche Förderung der Investitionskosten und andererseits über die Erlöse für die Krankenhausleistungen. Heute kann diese Bestimmung nur noch als mehrfache gesetzliche Fiktion verstanden werden. Einerseits sieht die Wirklichkeit der Investitionskostenförderung so aus, dass wieder erhebliche Teile von Investitionen von den Krankenhäusern selbst getragen werden müssen bzw. eine Investitionskostenförderung teilweise überhaupt nicht mehr möglich ist. Von daher ist eher von einem trialen als von einem dualen Finanzierungssystem zu sprechen. Des Weiteren werden sämtliche Erlöse für Krankenhausleistungen von Gesetzeswegen für leistungsgerecht erklärt. Dies trifft durchaus nicht in jedem Einzelfall zu. Insgesamt führt die zwei- bzw. mehrgleisige Finanzierung von Krankenhausleistungen zu nicht unerheblichen Fehlsteuerungsanreizen, die sachgerechte Lösungen nicht unerheblich komplizieren.

§ 5 Nicht förderungsfähige Einrichtungen

(1) Nach diesem Gesetz werden nicht gefördert
1. Krankenhäuser, die nach dem Hochschulbauförderungsgesetz vom 1. September 1969 (BGBl. I S. 1556), zuletzt geändert durch das Gesetz vom 26. Januar 1976 (BGBl. I S. 185), gefördert werden; dies gilt für Krankenhäuser, die Aufgaben der Ausbildung von Ärzten nach der Approbationsordnung für Ärzte in der Fassung der Bekanntmachung vom 3. April 1979 (BGBl. I S. 425, 609), zuletzt geändert durch die Verordnung vom 19. Dezember 1983 (BGBl. I S. 1482), erfüllen, nur hinsichtlich der nach dem Hochschulbauförderungsgesetz förderungsfähigen Maßnahmen,
2. Krankenhäuser, die nicht die in § 67 der Abgabenordnung bezeichneten Voraussetzungen erfüllen.
3. Einrichtungen in Krankenhäusern,
    a) soweit die Voraussetzungen nach § 2 Nr. 1 nicht vorliegen, insbesondere Einrichtungen für Personen, die als Pflegefälle gelten,
    b) für Personen, die im Maßregelvollzug aufgrund strafrechtlicher Bestimmungen untergebracht sind,
4. Tuberkulosekrankenhäuser mit Ausnahme der Fachkliniken zur Behandlung von Erkrankungen der Atmungsorgane, soweit sie nach der Krankenhausplanung des Landes der allgemeinen Versorgung der Bevölkerung mit Krankenhäusern dienen,
5. Krankenhäuser, deren Träger ein nicht bereits in § 3 Satz 1 Nr. 4 genannter Sozialleistungsträger ist, soweit sie nicht nach der Krankenhausplanung des Landes der allgemeinen Versorgung der Bevölkerung mit Krankenhäusern dienen,
6. Versorgungskrankenhäuser,

7. Vorsorge- und Rehabilitationseinrichtungen nach § 107 Abs. 2 des Fünften Buches Sozialgesetzbuch, soweit die Anwendung dieses Gesetzes nicht bereits nach § 3 Satz 1 Nr. 4 ausgeschlossen ist,
8. die mit den Krankenhäusern verbundenen Einrichtungen, die nicht unmittelbar der stationären Krankenhausversorgung dienen, insbesondere die nicht für den Betrieb des Krankenhauses unerlässlichen Unterkunfts- und Aufenthaltsräume,
9. Einrichtungen, die auf Grund bundesrechtlicher Rechtsvorschriften vorgehalten oder unterhalten werden; dies gilt nicht für Einrichtungen, soweit sie auf Grund des § 30 des Infektionsschutzgesetzes vom 20. Juli 2000 (BGBl. I S. 1045) vorgehalten werden,
10. Einrichtungen, soweit sie durch die besonderen Bedürfnisse des Zivilschutzes bedingt sind,
11. Krankenhäuser der Träger der gesetzlichen Unfallversicherung und ihrer Vereinigungen.

(2) Durch Landesrecht kann bestimmt werden, dass die Förderung nach diesem Gesetz auch den in Absatz 1 Nr. 2 bis 8 bezeichneten Krankenhäusern und Einrichtungen gewährt wird.

1. Ausnahmen von der öffentlichen Förderung

1   Nachdem das KHG grundsätzlich davon ausgeht, dass die Investitionskosten sämtlicher Krankenhäuser öffentlich förderungsfähig sind, das KHG also auch insoweit auf umfassende Anwendung ausgelegt ist, werden in § 5 Abs. 1 KHG eine Reihe von Krankenhäusern bezeichnet, die nicht förderungsfähig sind, wobei in § 5 Abs. 2 KHG teilweise landesrechtliche Ausnahmen erlaubt werden. Die Formulierungen der genannten Regelungen sind eindeutig und mit Ausnahme von § 5 Abs. 1 Nr. 2 KHG nicht weiter erklärungsbedürftig. § 5 Abs. 1 Nr. 2 KHG nimmt jedoch auf die in § 67 AO bezeichneten Voraussetzungen Bezug, ohne diese selbst zu nennen. In § 67 AO wird die Abgrenzung von Zweckbetrieben – im Sinne steuerlicher Gemeinnützigkeit – danach vorgenommen, ob mehr als 40 Prozent sozialversicherte Patienten von den Einrichtungen behandelt werden. Das bedeutet, dass eine Förderung und damit auch eine Anwendung der Vorschriften des KHEntgG bzw. der BPflV unterbleibt, wenn nicht mindestens 40 Prozent sozialversicherte Patienten im jeweilgen Krankenhaus behandelt werden.

2. Verweise auf § 5 KHG

2   Die vorstehenden Vorschriften sind für die Anwendung des Krankenhausrechts insoweit teilweise relevant, als das KHEntgG nach § 1 Abs. 2 Nr. 2 KHEntgG und die BPflV gemäß § 1 Abs. 2 Nr. 2 BPflV auf nach § 5 Abs. 1 Nr. 2, 4 oder 7 KHG nicht geförderte Einrichtungen keine Anwendung finden.

§ 6 Krankenhausplanung und Investitionsprogramme

(1) Die Länder stellen zur Verwirklichung der in § 1 genannten Ziele Krankenhauspläne und Investitionspläne auf; Folgekosten, insbesondere die Auswirkungen auf die Pflegesätze sind zu berücksichtigen.

(2) Hat ein Krankenhaus auch für die Versorgung der Bevölkerung anderer Länder wesentliche Bedeutung, so ist die Krankenhausplanung insoweit zwischen den beteiligten Ländern abzustimmen.

(3) Die Länder stimmen ihre Krankenhausplanung auf die pflegerischen Leistungserfordernisse nach dem Elften Buch Sozialgesetzbuch ab, insbesondere mit dem Ziel, Krankenhäuser von Pflegefällen zu entlasten und dadurch entbehrlich

werdende Teile eines Krankenhauses nahtlos in wirtschaftlich selbständige ambulante oder stationäre Pflegeeinrichtungen umzuwidmen.

(4) Das Nähere wird durch Landesrecht bestimmt.

Hier werden die Instrumente der öffentlichen Krankenhausplanung – Krankenhauspläne und Investitionspläne der Länder – bundesgesetzlich verankert. Die Vorschrift hat keine weitere Bedeutung für die Abrechnung von Krankenhausleistungen.

§ 7 Mitwirkung der Beteiligten

(1) Bei der Durchführung dieses Gesetzes arbeiten die Landebehörden mit den an der Krankenhausversorgung im Lande Beteiligten eng zusammen; das betroffene Krankenhaus ist anzuhören. Bei der Krankenhausplanung und der Aufstellung der Investitionsprogramme sind einvernehmliche Regelungen mit den unmittelbar Beteiligten anzustreben.

(2) Das Nähere wird durch Landesrecht bestimmt.

Vorliegend wird der Grundsatz der Zusammenarbeit bei der Durchführung dieses Gesetzes postuliert. Auswirkungen auf die Abrechnung von Krankenhausleistungen ergeben sich daraus nicht.

2. Abschnitt. Grundsätze der Investitionsförderung

Vorbemerkung

Im zweiten Abschnitt der KHG werden die Grundsätze der Investitionsförderung festgelegt. Diese Regelungen sind für die Abrechnung der Entgelte für Krankenhausleistungen sämtlich nicht unmittelbar relevant. Eine gewisse Bedeutung für die Abrechnung erlangen die Vorschriften allerdings insoweit, als die Anwendung der Vorschrift zur Pflegesatzkappung nach § 17 Abs. 5 KHG von einer nicht oder nur teilweisen öffentlichen Förderung und des weiteren von der Begründung für das Fehlen der Vollförderung abhängt.

§ 8 Voraussetzungen der Förderung

(1) Die Krankenhäuser haben nach Maßgabe dieses Gesetzes Anspruch auf Förderung, soweit und solange sie in den Krankenhausplan eines Landes und bei Investitionen nach § 9 Abs. 1 Nr. 1 in das Investitionsprogramm aufgenommen sind. Die zuständige Landesbehörde und der Krankenhausträger können für ein Investitionsvorhaben nach § 9 Abs. 1 eine nur teilweise Förderung mit Restfinanzierung durch den Krankenhausträger vereinbaren; Einvernehmen mit den Landesverbänden der Krankenkassen, den Verbänden der Ersatzkassen und den Vertragsparteien nach § 18 Abs. 2 ist anzustreben. Die Aufnahme oder Nichtaufnahme in den Krankenhausplan wird durch Bescheid festgestellt. Gegen den Bescheid ist der Verwaltungsrechtsweg gegeben.

(2) Ein Anspruch auf Feststellung der Aufnahme in den Krankenhausplan und in das Investitionsprogramm besteht nicht. Bei notwendiger Auswahl zwischen mehreren Krankenhäusern entscheidet die zuständige Landesbehörde unter Berücksichtigung der öffentlichen Interessen und der Vielfalt der Krankenhausträger nach pflichtgemäßem Ermessen, welches Krankenhaus den Zielen der Krankenhausplanung am besten gerecht wird.

(3) Für die in § 2 Nr. 1a genannten Ausbildungsstätten gelten die Vorschriften dieses Abschnitts entsprechend.

KHG § 9   2. Teil. Vergütung der stationären Krankenhausleistung

1   Vorliegend wird der Anspruch der Krankenhäuser auf Förderung nach Maßgabe der Aufnahme in den Krankenhausplan und in das Investitionsprogramm näher festgelegt. Die Regelungen sind für die Abrechnung der Krankenhausleistungen als solche, abgesehen von ihrer Bedeutung für die Anwendung des § 17 Abs. 5 KHG, nicht relevant.

§ 9 Fördertatbestände

(1) Die Länder fördern auf Antrag des Krankenhausträgers Investitionskosten, die entstehen insbesondere

1. für die Errichtung von Krankenhäusern einschließlich der Erstausstattung mit den für den Krankenhausbetrieb notwendigen Anlagegütern,
2. für die Wiederbeschaffung von Anlagegütern mit einer durchschnittlichen Nutzungsdauer von mehr als drei Jahren.

(2) Die Länder bewilligen auf Antrag des Krankenhausträgers ferner Fördermittel

1. für die Nutzung von Anlagegütern, soweit sie mit der Zustimmung der zuständigen Landebehörde erfolgt,
2. für Anlaufkosten, für Umstellungskosten bei innerbetrieblichen Änderungen sowie für Erwerb, Erschließung, Miete und Pacht von Grundstücken, soweit ohne die Förderung die Aufnahme oder Fortführung des Krankenhausbetriebs gefährdet wäre,
3. für Lasten aus Darlehen, die vor der Aufnahme des Krankenhauses in den Krankenhausplan für förderungsfähige Investitionskosten aufgenommen worden sind,
4. als Ausgleich für die Abnutzung von Anlagegütern, soweit sie mit Eigenmitteln des Krankenhausträgers beschafft worden sind und bei Beginn der Förderung nach diesem Gesetz vorhanden waren,
5. zur Erleichterung der Schließung von Krankenhäusern,
6. zur Umstellung von Krankenhäusern oder Krankenhausabteilungen auf andere Aufgaben, insbesondere zu ihrer Umwidmung in Pflegeeinrichtungen oder selbständige, organisatorisch und wirtschaftlich vom Krankenhaus getrennte Pflegeabteilungen.

(3) Die Länder fördern die Wiederbeschaffung kurzfristiger Anlagegüter sowie kleine bauliche Maßnahmen durch feste jährliche Pauschalbeträge, mit denen das Krankenhaus im Rahmen der Zweckbindung der Fördermittel frei wirtschaften kann; § 10 bleibt unberührt. Die Pauschalbeträge sollen nicht ausschließlich nach der Zahl der in den Krankenhausplan aufgenommenen Betten bemessen werden. Sie sind in regelmäßigen Abständen an die Kostenentwicklung anzupassen.

(3a) Der vom Land bewilligte Gesamtbetrag der laufenden und der beiden folgenden Jahrespauschalen nach Absatz 3 steht dem Krankenhaus unabhängig von einer Verringerung der tatsächlichen Bettenzahl zu, soweit die Verringerung auf einer Vereinbarung des Krankenhausträgers mit den Landesverbänden der Krankenkassen und den Verbänden der Ersatzkassen nach § 109 Abs. 1 Satz 4 oder 5 des Fünften Buches Sozialgesetzbuch beruht und ein Fünftel der Planbetten nicht übersteigt. § 6 Abs. 3 bleibt unberührt.

(4) Wiederbeschaffung im Sinne dieses Gesetzes ist auch die Ergänzung von Anlagegütern, soweit diese nicht über die übliche Anpassung der vorhandenen Anlagegüter an die medizinische und technische Entwicklung wesentlich hinausgeht.

(5) Die Fördermittel sind nach Maßgabe dieses Gesetzes und des Landesrechts so zu bemessen, dass sie die förderungsfähigen und unter Beachtung betriebswirtschaftlicher Grundsätze notwendigen Investitionskosten decken.

B. Krankenhausfinanzierungsgesetz (KHG) §§ 10–16 KHG

Die Regelungen des § 9 KHG definieren die für die Krankenhausförderung der Länder maßgeblichen Fördertatbestände. Die Regelungen sind für die Abrechnung der Krankenhausleistungen als solche, abgesehen von ihrer Bedeutung für die Anwendung des § 17 Abs. 5 KHG, nicht relevant.

§ 10 Anschaffung oder Nutzung medizinisch-technischer Großgeräte
(aufgehoben)

§ 11 Landesrechtliche Vorschriften über die Förderung

Das Nähere zur Förderung wird durch Landesrecht bestimmt. Dabei kann auch geregelt werden, dass Krankenhäuser bei der Ausbildung von Ärzten und sonstigen Fachkräften des Gesundheitswesens besondere Aufgaben zu übernehmen haben; soweit hierdurch zusätzliche Sach- und Personalkosten entstehen, ist ihre Finanzierung zu gewährleisten.

Innerhalb des durch die Vorschriften des KHG zur Förderung der Krankenhäuser abgesteckten Rahmens wird das Nähere durch Landesrecht – regelmäßig innerhalb der jeweiligen Krankenhausgesetze der Länder – bestimmt. Auch diese Regelungen sind für die Abrechnung der Krankenhausleistungen als solche nicht relevant. Allerdings kann sich eine Bedeutung des jeweiligen Landesrechts zur Förderung im Hinblick auf die Anwendung des § 17 Abs. 5 KHG ergeben.

§§ 12 bis 15 *(weggefallen)*

3. Abschnitt. Vorschriften über Krankenhauspflegesätze

Vorbemerkung

Im dritten Abschnitt des KHG finden sich grundlegende Vorschriften über Krankenhauspflegesätze im Sinne der Definition des § 2 Nr. 4 KHG – Entgelte der Benutzer oder ihrer Kostenträger für stationäre und teilstationäre Leistungen der Krankenhäuser. Für die Abrechnung von Krankenhausleistungen sind die Bestimmungen des § 17 KHG, der die Grundsätze für Pflegesatzregelungen enthält, sowie des § 17b KHG, der die Vorgaben für die Einführung eines pauschalierten Entgeltsystems formuliert, sowie des § 17c KHG, der Vorgaben für die Prüfung der Abrechnung von Pflegesätzen beschreibt, von Bedeutung. Regelmäßig kommt diesen Vorschriften eine unmittelbare Relevanz für die Abrechnung nicht zu, sondern es bedarf noch einer Umsetzung durch Detailvorschriften des KHEntgG und der Fallpauschalenvereinbarung einerseits – für Krankenhäuser, die das DRG-Abrechnungssystem anwenden – und der BPflV – für Krankenhäuser außerhalb des DRG-Abrechnungssystems – andererseits. Abgesehen von diesen Vorschriften sind in § 16 KHG eine Rechtsgrundlage für den Erlass von Rechtsverordnungen zur Regelung der Pflegesätze und in den §§ 18 und 18a KHG Grundvorschriften für das Pflegesatzverfahren geschaffen worden. In § 17 Abs. 5 KHG und § 20 KHG finden sich Regelungen über die Nichtanwendung von Pflegesatzvorschriften, die bei der Entgeltfestlegung der nicht in den Voll-Anwendungsbereich des Pflegesatzrechts fallenden Krankenhäuser, zu beachten sind.

§ 16 Verordnung zur Regelung der Pflegesätze

Die Bundesregierung wird ermächtigt, durch Rechtsverordnung mit Zustimmung des Bundesrates Vorschriften zu erlassen über

1. die Pflegesätze der Krankenhäuser und die zu deren Weiterentwicklung zu übermittelnden Daten,

2. die Abgrenzung der allgemeinen stationären und teilstationären Leistungen des Krankenhauses von den Leistungen bei vor- und nachstationärer Behandlung (§ 115 a des Fünften Buches Sozialgesetzbuch), den ambulanten Leistungen einschließlich der Leistungen nach § 115 b des Fünften Buches Sozialgesetzbuch, den Wahlleistungen und den belegärztlichen Leistungen,
3. die wahlärztlichen Leistungen und deren Vergütung, die Nutzungsentgelte (Kostenerstattung und Vorteilsausgleich sowie diesen vergleichbare Abgaben) der zur gesonderten Berechnung ihrer Leistungen berechtigten Ärzte an das Krankenhaus, soweit diese Entgelte pflegesatzmindernd zu berücksichtigen sind,
4. die Berücksichtigung der Erlöse aus der Vergütung für vor- und nachstationäre Behandlung (§ 115 a des Fünften Buches Sozialgesetzbuch), für ambulante Leistungen einschließlich der Leistungen nach § 115 b des Fünften Buches Sozialgesetzbuch und für Wahlleistungen des Krankenhauses sowie die Berücksichtigung sonstiger Entgelte bei der Bemessung der Pflegesätze,
5. die nähere Abgrenzung der in § 17 Abs. 4 bezeichneten Kosten von den pflegesatzfähigen Kosten,
6. das Verfahren nach § 18,
7. die Rechnungs- und Buchführungspflichten der Krankenhäuser,
8. ein Klagerecht des Verbandes der privaten Krankenversicherung gegenüber unangemessen hohen Entgelten für nichtärztliche Wahlleistungen.

Die Ermächtigung kann durch Rechtsverordnung auf die Landesregierungen übertragen werden; dabei kann bestimmt werden, dass die Landesregierungen die Ermächtigung durch Rechtsverordnung auf oberste Landesbehörden weiter übertragen können.

1 Diese umfassende Ermächtigungsgrundlage zum Erlass verschiedener Rechtsverordnungen über die Pflegesätze der Krankenhäuser – gemäß dem weiten Pflegesatzbegriff des § 2 Nr. 4 KHG, der sämtliche Entgelte der Krankenhäuser für stationäre Leistungen Tagespflegesätze, Fallpauschalen etc. einschließlich der Entgelte für Unterkunftswahlleistungen umfasst – und zur Abgrenzung der Leistungen bietet dem Verordnungsgeber weitreichende Möglichkeiten, das gesetzlich im KHG vorgegebene Programm des Entgeltsystems – vgl. insbesondere § 17 und § 17 b KHG – durch Verordnung weiter auszudifferenzieren. Allerdings ist insoweit derzeit festzuhalten, dass das neue DRG-Abrechnungssystem durch das KHEntgG und mithin weitgehend in gesetzlicher Form eingeführt worden ist, so dass die Ermächtigungsgrundlage des § 16 KHG hierfür nicht herangezogen werden musste. Des weiteren ist im Hinblick auf den heutigen Normbestand der BPflV ebenfalls zu bemerken, dass es sich hierbei entgegen ihrer Bezeichnung in weiten Teilen nicht um eine Verordnung auf der Grundlage des § 16 KHG handelt, sondern ihren Regelungen vielfach Gesetzesrang zukommt, soweit sie unmittelbar durch Gesetz eingeführt worden sind. Ist dies der Fall, so hat die Ermächtigungsgrundlage in § 16 KHG nur den Sinn, ggf. erfolgende spätere Änderungen oder Ausdifferenzierungen der gesetzlichen Regelungen durch Rechtsverordnung zu ermöglichen, sofern bei Einführung der entsprechenden gesetzlichen Regelungen eine entsprechende gesetzliche Bestimmung eine spätere Änderung durch Rechtsverordnung ermöglicht.

§ 17 Grundsätze für die Pflegesatzregelung

(1) Die Pflegesätze und die Vergütung für vor und nachstationäre Behandlung nach § 115 a des Fünften Buches Sozialgesetzbuch sind für alle Benutzer des Krankenhauses einheitlich zu berechnen. Die Pflegesätze sind im Voraus zu bemessen. Bei der Ermittlung der Pflegesätze ist der Grundsatz der Beitragssatzstabilität (§ 71

Abs. 1 des Fünften Buches Sozialgesetzbuch) nach Maßgabe dieses Gesetzes und des Krankenhausentgeltgesetzes zu beachten. Überschüsse verbleiben dem Krankenhaus; Verluste sind vom Krankenhaus zu tragen.

(2) Soweit tagesgleiche Pflegesätze vereinbart werden, müssen diese medizinisch leistungsgerecht sein und einem Krankenhaus bei wirtschaftlicher Betriebsführung ermöglichen, den Versorgungsauftrag zu erfüllen. Bei der Beachtung des Grundsatzes der Beitragssatzstabilität sind die zur Erfüllung des Versorgungsauftrages ausreichenden und zweckmäßigen Leistungen sowie die Pflegesätze vergleichbarer Krankenhäuser oder Abteilungen angemessen zu berücksichtigen. Das vom Krankenhaus kalkulierte Budget ist für die Pflegesatzverhandlungen abteilungsbezogen zu gliedern. Es sind Abteilungspflegesätze als Entgelt für ärztliche und pflegerische Leistungen und ein für das Krankenhaus einheitlicher Basispflegesatz als Entgelt für nicht durch ärztliche oder pflegerische Tätigkeit veranlasste Leistungen vorzusehen.

(3) Im Pflegesatz sind nicht zu berücksichtigen

1. Kosten für Leistungen, die nicht der stationären oder teilstationären Krankenhausversorgung dienen,
2. Kosten für wissenschaftliche Forschung und Lehre, die über den normalen Krankenhausbetrieb hinausgehen.

(4) Bei Krankenhäusern, die nach diesem Gesetz voll gefördert werden, und bei den in § 5 Abs. 1 Nr. 1 erster Halbsatz bezeichneten Krankenhäusern sind außer den in Absatz 3 genannten Kosten im Pflegesatz nicht zu berücksichtigen

1. Investitionskosten, ausgenommen die Kosten der Wiederbeschaffung von Wirtschaftsgütern mit einer durchschnittlichen Nutzungsdauer bis zu drei Jahren,
2. Kosten der Grundstücke, des Grundstückserwerbs, der Grundstückserschließung sowie ihrer Finanzierung,
3. Anlauf- und Umstellungskosten,
4. Kosten der in § 5 Abs. 1 Nr. 8 bis 10 bezeichneten Einrichtungen; Absatz 4a bleibt unberührt.
5. Kosten, für die eine sonstige öffentliche Förderung gewährt wird; dies gilt im Falle der vollen Förderung von Teilen des Krankenhauses nur hinsichtlich des geförderten Teils.

(4b) Instandhaltungskosten sind im Pflegesatz zu berücksichtigen. Dazu gehören auch Instandhaltungskosten für Anlagegüter, wenn in baulichen Einheiten Gebäudeteile, betriebstechnische Anlagen und Einbauten oder wenn Außenanlagen vollständig oder überwiegend ersetzt werden. Die in Satz 2 genannten Kosten werden pauschal in Höhe eines Betrages von 1,1 vom Hundert der für die allgemeinen Krankenhausleistungen vereinbarten Vergütung finanziert. Die Pflegesatzfähigkeit für die in Satz 2 genannten Kosten entfällt für alle Krankenhäuser in einem Bundesland, wenn das Krankenhaus diese Kosten für die in den Krankenhausplan aufgenommenen Krankenhäuser im Wege der Einzelförderung oder der Pauschalförderung trägt.

(5) Bei Krankenhäusern, die nach diesem Gesetz nicht oder nur teilweise öffentlich gefördert werden, dürfen von Sozialleistungsträgern und sonstigen öffentlich-rechtlichen Kostenträgern keine höheren Pflegesätze gefordert werden, als sie von diesen für Leistungen vergleichbarer nach diesem Gesetz voll geförderter Krankenhäuser zu entrichten sind. Krankenhäuser, die nur deshalb nach diesem Gesetz nicht gefördert werden, weil sie keinen Antrag auf Förderung stellen, dürfen auch von einem Krankenhausbenutzer keine höheren als die sich aus Satz 1 ergebenden Pflegesätze fordern. Soweit bei teilweiser Förderung Investitionskosten nicht öffentlich gefördert werden und ein vergleichbares Krankenhaus nicht vorhanden ist, dürfen die

KHG § 17a   2. Teil. Vergütung der stationären Krankenhausleistung

Investitionskosten in den Pflegesatz einbezogen werden, soweit die Landesverbände der Krankenkassen und die Verbände der Ersatzkassen der Investition zugestimmt haben. Die Vertragsparteien nach § 18 Abs. 2 vereinbaren die nach den Sätzen 1 und 2 maßgebenden Pflegesätze. Werden die Krankenhausleistungen mit Fallpauschalen oder Zusatzentgelten nach § 17b vergütet, gelten diese als Leistungen vergleichbarer Krankenhäuser im Sinne des Satzes 1.

1. Grundsätze des Pflegesatzrechts

1   Diese Vorschrift enthält die allgemeinen Grundsätze der Pflegesatzregelungen, die für das gesamte System der Krankenhausentgeltregelungen im KHEntgG und der BPflV von besonderer Bedeutung und stets zu beachten sind. Sie bilden zugleich eine Grenze für die Anwendung der Detailbestimmungen des KHEntgG und der BPflV. Deren Anwendung muss stets im Einklang mit den in § 17 KHG formulierten Regelungen stehen. § 17 Abs. 1 KHG formuliert die Abkehr vom früheren Kostendeckungsgrundsatz und postuliert die seit Jahren nicht erreichte Vorausbemessung der Pflegesätze. Des weiteren sind der Grundsatz der Einheitlichkeit der Entgelte in § 17 Abs. 1 und die Regelungen zu den Entgelten nicht voll geförderter Krankenhäuser in § 17 Abs. 5 KHG besonders hervor zu heben.

2. § 17 Abs. 1 KHG

2   § 17 Abs. 1 KHG schreibt eine einheitliche Berechnung der Pflegesätze und der Vergütung für vor- und nachstationäre Behandlung vor. Das heißt einerseits, dass die allgemeinen Krankenhausleistungen den Patienten und ihren Kostenträgern mit den gleichen Entgeltsätzen in Rechnung zu stellen sind, und andererseits, dass für identisch hohe Entgeltsätze auch die gleiche Gegenleistung erbracht werden muss. Schließlich findet die Regelung des § 17 Abs. 1 KHG auch auf die Abrechnung der Entgelte für Unterkunftsleistungen Anwendung. Demnach sind die Zimmerzuschläge für bestimmte Unterbringungsleistungen identisch festzulegen. Eine Differenzierung nach Patientengruppen oder Kostenträgern scheidet auch insoweit aus. Im Umkehrschluss ergibt sich aus der Regelung zur Einheitlichkeit der Entgelte für bestimmte Entgeltformen, dass die Vergütungen für nicht genannte Leistungen unterschiedliche ausfallen dürfen und nach der krankenhausrechtlichen Vorgabe des § 17 Abs. 1 KHG eben nicht einheitlich zu gestalten sind.

3. § 17 Abs. 5 KHG

3   In § 17 Abs. 5 KHG werden schließlich die Abrechnungsmöglichkeiten für Krankenhäuser, die nach dem KHG nicht voll gefördert werden, umrissen. Wichtig ist insoweit, dass auch die für diese Krankenhäuser maßgeblichen Pflegesätze bzw. Grenzen für Pflegesätze zwischen den Vertragsparteien der Pflegesatzvereinbarung nach § 18 Abs. 2 KHG vereinbart werden; insoweit kann zur Feststellung der vergleichbaren voll geförderten Krankenhäuser auch die Schiedsstelle angerufen werden. Diese Bestimmungen werden durch § 20 KHG noch ergänzt. Zur Bedeutung im Einzelnen sei verwiesen auf die Ausführungen im Abschnitt A. VI. 1.

§ 17a Finanzierung von Ausbildungsstätten und Ausbildungsvergütungen

(1) Die Kosten der in § 2 Nr. 1a genannten Ausbildungsstätten und die Mehrkosten der Ausbildungsvergütungen sind nach Maßgabe der folgenden Vorschriften durch Zuschläge zu finanzieren, soweit diese Kosten nach diesem Gesetz zu den pflegesatzfähigen Kosten gehören und nicht nach anderen Vorschriften aufzubringen sind; der von dem jeweiligen Land finanzierte Teil der Ausbildungskosten ist in Abzug zu bringen. Bei der Ermittlung der Mehrkosten der Ausbildungsvergütung

B. Krankenhausfinanzierungsgesetz (KHG) § 17a KHG

sind Personen, die in der Krankenpflege oder Kinderkrankenpflege ausgebildet werden, im Verhältnis 7 zu 1 auf die Stelle einer in diesen Berufen voll ausgebildeten Person anzurechnen; ab dem 1. Januar 2005 gilt das Verhältnis 9,5 zu 1. Personen, die in der Krankenpflegehilfe ausgebildet werden, sind im Verhältnis 6 zu 1 auf die Stelle einer voll ausgebildeten Person nach Satz 2 anzurechen.

(2) Die Vertragsparteien nach § 17b Abs. 2 Satz 1 ermitteln jährlich für die einzelnen Berufe nach § 2 Nr. 1a die durchschnittlichen Kosten je Ausbildungsplatz in den Ausbildungsstätten und die Mehrkosten der Ausbildungsvergütungen und vereinbaren entsprechende Richtwerte; die Beträge können nach Regionen differenziert festgelegt werden. Anstelle der Richtwerte werden für die Finanzierungstatbestände nach Satz 1 ab dem Jahr 2009 entsprechende Pauschalbeträge vereinbart. Kommt eine Vereinbarung nach Satz 1 und 2 nicht zu Stande, kann das Bundesministerium für Gesundheit und Soziale Sicherung die Beträge durch Rechtsverordnung nach § 17b Abs. 7 vorgeben.

(3) Bei ausbildenden Krankenhäusern vereinbaren die Vertragsparteien nach § 18 Abs. 2 für einen zukünftigen Zeitraum (Vereinbarungszeitraum) ein krankenhausindividuelles Ausbildungsbudget, mit dem die Ausbildungsstätten und die Mehrkosten der Ausbildungsvergütungen finanziert werden; § 11 Abs. 2 des Krankenhausentgeltgesetzes gilt entsprechend. Sie stellen dabei Art und Anzahl der voraussichtlich belegten Ausbildungsplätze sowie die Höhe der zusätzlich zu finanzierenden Mehrkosten für Ausbildungsvergütungen fest. Das Budget soll die Kosten der Ausbildungsstätten bei wirtschaftlicher Betriebsgröße und Betriebsführung decken. Die für den Vereinbarungszeitraum zu erwartenden Kostenentwicklungen einschließlich der zusätzlichen Kosten auf Grund der Umsetzung des Gesetzes über die Berufe in der Krankenpflege und zur Änderung anderer Gesetze sind zu berücksichtigen. Es ist eine Angleichung der krankenhausindividuellen Finanzierungsbeträge an die Richtwerte anzustreben, die sich in der Regel an den Angleichungsschritten nach § 4 Abs. 6 Satz 1 des Krankenhausentgeltgesetzes orientiert. Soweit erforderlich schließen die Vertragsparteien Strukturverträge, die den Ausbau, die Schließung oder die Zusammenlegung von Ausbildungsstätten finanziell unterstützen und zu wirtschaftlichen Ausbildungsstrukturen führen; dabei ist Einvernehmen mit der zuständigen Landesbehörde anzustreben. Ab dem Jahr 2009 ist das Ausbildungsbudget allein auf der Grundlage der Pauschalbeträge nach Abs. 2 zu vereinbaren. Soweit Richtwerte oder Pauschalbeträge nach Absatz 2 nicht vereinbart oder nicht durch Rechtsverordnung vorgegeben sind, vereinbaren die Vertragsparteien nach § 18 Abs. 2 entsprechende Finanzierungsbeträge im Rahmen des Ausbildungsfonds. Die Ausbildung in der Region darf nicht gefährdet werden. Soweit eine Ausbildungsstätte in der Region erforderlich ist, zum Beispiel weil die Entfernungen und Fahrzeiten zu anderen Ausbildungsstätten nicht zumutbar sind, können auch langfristig höhere Finanzierungsbeträge bezahlt werden; zur Prüfung der Voraussetzungen sind die Vorgaben zum Sicherstellungszuschlag nach § 17b Abs. 1 Satz 6 und 7 in Verbindung mit § 5 Abs. 2 des Krankenhausentgeltgesetzes entsprechend anzuwenden. Weicht am Ende des Vereinbarungszeitraums die Summe der Zahlungen aus dem Ausgleichsfonds nach Absatz 5 Satz 5 und den verbleibenden Abweichungen nach Absatz 6 Satz 5 oder die Summe der Zuschläge nach § 9 Satz 1 von dem vereinbarten Ausbildungsbudget ab, werden die Mehr- oder Mindererlöse vollständig über das Ausbildungsbudget des nächstmöglichen Vereinbarungszeitraums ausgeglichen. Steht bei der Verhandlung der Ausgleichsbetrag noch nicht fest, sind Teilbeträge als Abschlagszahlungen auf den Ausgleich zu berücksichtigen.

(4) Das Ausbildungsbudget für das Jahr 2005 wird bei ausbildenden Krankenhäusern auf der Grundlage der Kosten der Ausbildungsstätten und der Mehrkosten der Ausbildungsvergütungen für das Jahr 2004 ermittelt. Zusätzlich werden die für

das Jahr 2005 zu erwartenden Veränderungen, insbesondere bei Zahl und Art der Ausbildungsplätze und Ausbildungsverträge sowie Kostenentwicklungen, berücksichtigt. Die bisher im Krankenhausbudget enthaltenen Ausbildungskosten werden zum 1. Januar 2005 aus dem Krankenhausbudget ausgegliedert (§ 4 Abs. 2 Nr. 1 Buchstabe g des Krankenhausentgeltgesetzes); dabei ist die Höhe der Kosten nach Satz 1 für das Jahr 2004 zu Grunde zu legen. Eine Fehlschätzung der nach Satz 1 auszugliedernden Kosten ist bei der Budgetvereinbarung für das Jahr 2006 mit entsprechender Ausgleichszahlung für das Jahr 2005 zu berücksichtigen.

(4 a) Der Krankenhausträger hat den anderen Vertragsparteien rechtzeitig vor den Verhandlungen Nachweise und Begründungen insbesondere über Art und Anzahl der voraussichtlich belegten Ausbildungsplätze, die Kosten der Ausbildungsstätten, die Höhe der zusätzlich zu finanzierenden Mehrkosten für Ausbildungsplatzvergütungen, für die Höhe der nach Absatz 4 durchzuführenden Ausgliederung des Ausbildungsbudgets aus dem Krankenhausbudget und für die Vereinbarung von Zuschlägen nach Absatz 6 vorzulegen sowie im Rahmen der Verhandlungen zusätzliche Auskünfte zu erteilen.

(5) Mit dem Ziel, eine Benachteiligung ausbildender Krankenhäuser im Wettbewerb mit nicht ausbildenden Krankenhäusern zu verneiden, vereinbaren die in § 18 Abs. 1 Satz 2 genannten Beteiligten auf Landesebene

1. erstmals für das Jahr 2006 einen Ausgleichsfonds in Höhe der von den Krankenhäusern im Land angemeldeten Beträge (Sätze 3 und 4),
2. die Höhe eines Ausbildungszuschlages je voll- und teilstationärem Fall, mit dem der Ausgleichsfonds finanziert wird,
3. die erforderlichen Verfahrensregelungen im Zusammenhang mit dem Ausgleichsfonds und den in Rechnung zu stellenden Zuschlägen, insbesondere Vorgaben zur Verzinsung ausstehender Zahlungen der Krankenhäuser mit einem Zinssatz von 8 vom Hundert über dem Basiszins nach § 247 Abs.1 des Bürgerlichen Gesetzbuchs.

Der Ausgleichsfonds wird von der Landeskrankenhausgesellschaft errichtet und verwaltet; sie hat über die Verwendung der Mittel Rechenschaft zu legen. Zur Ermittlung der Höhe des Ausgleichsfonds melden die ausbildenden Krankenhäuser die jeweils nach Absatz 3 oder 4 für das Vorjahr vereinbarte Höhe des Ausbildungsbudgets sowie Art und Anzahl der Ausbildungsplätze und die Höhe des zusätzlich zu finanzierenden Mehraufwands für Ausbildungsvergütungen; im Falle einer für den Vereinbarungszeitraum absehbaren wesentlichen Veränderung der Zahl der Ausbildungsplätze oder der Zahl der Auszubildenden kann ein entsprechend abweichender Betrag gemeldet werden. Soweit Meldungen von Krankenhäusern fehlen, sind entsprechende Beträge zu schätzen. Die Landeskrankenhausgesellschaft zahlt aus dem Ausgleichsfonds den nach Satz 3 gemeldeten oder nach Satz 4 geschätzten Betrag in monatlichen Raten jeweils an das ausbildende Krankenhaus.

(6) Der Ausbildungszuschlag nach Absatz 5 Satz 1 Nr. 2 wird von allen nicht ausbildenden Krankenhäusern den Patienten oder Patientinnen oder deren Sozialleistungsträgern in Rechnung gestellt. Bei ausbildenden Krankenhäusern wird der in Rechnung zu stellende Zuschlag verändert, soweit der an den Ausgleichsfonds gemeldete und von diesem gezahlte Betrag von der Höhe des nach Absatz 3 oder 4 vereinbarten Ausbildungsbudgets abweicht. Die sich aus dieser Abweichung ergebende Veränderung des Ausbildungszuschlags und damit die entsprechende Höhe des krankenhausindividuellen, in Rechnung zu stellenden Ausbildungszuschlags wird von den Vertragsparteien nach § 18 Abs. 2 vereinbart. Alle Krankenhäuser haben die von ihnen in Rechnung gestellten Ausbildungszuschläge in der nach Absatz 5 Satz 1 Nr. 2 festgelegten Höhe an den Ausgleichsfonds abzuführen; sie haben

dabei die Verfahrensregelungen nach Absatz 5 Satz 1 Nr. 3 einzuhalten. Eine Erlösabweichung zwischen dem in Rechnung gestellten krankenhausindividuellen Zuschlag nach Satz 3 und dem abzuführenden Zuschlag verbleibt dem ausbildenden Krankenhaus.

(7) Das Ausbildungsbudget ist zweckgebunden für die Ausbildung zu verwenden. Der Krankenhausträger hat für die Budgetverhandlungen nach Absatz 3 eine vom Jahresabschlussprüfer bestätigte Aufstellung für das abgelaufene Jahr über die Einnahmen aus dem Ausgleichsfonds und den in Rechnung gestellten Zuschlägen, über Erlösabweichungen zum vereinbarten Ausbildungsbudget und über die zweckgebundene Verwendung der Mittel vorzulegen.

(8) Kommt eine Vereinbarung nach den Absätzen 3 und 4 oder eine Vereinbarung nach Absatz 5 zur Höhe des Ausgleichsfonds, den Ausbildungszuschlägen und den Verfahrensregelungen nicht zu Stande, entscheidet auf Antrag einer Vertragspartei die Schiedsstelle nach § 18 Abs. 1 innerhalb von sechs Wochen. Die Genehmigung der Vereinbarung oder die Festsetzung der Schiedsstelle ist von einer der Vertragsparteien bei der zuständigen Landesbehörde zu beantragen. Gegen die Genehmigung ist der Verwaltungsrechtsweg gegeben. Ein Vorverfahren findet nicht statt; die Klage hat keine aufschiebende Wirkung.

(9) Kommt die Bildung eines Ausgleichsfonds nach Absatz 5 nicht zu Stande, werden die Ausbildungsbudgets nach Absatz 3 oder 4 durch einen krankenhausindividuellen Zuschlag je voll- und teilstationärem Fall finanziert, der den Patienten oder Patientinnen oder deren Sozialleistungsträgern in Rechnung gestellt wird. Ist zu Beginn des Kalenderjahrs dieser Zuschlag krankenhausindividuell noch nicht vereinbart, wir der für das Vorjahr vereinbarte Zuschlag nach Satz 1 oder der für das Vorjahr geltende Zuschlag nach Absatz 6 Satz 2 und 3 weiterhin in Rechnung gestellt; § 15 Abs. 1 und 2 Satz 1 des Krankenhausentgeltgesetzes ist entsprechend anzuwenden. Um Wettbewerbsverzerrungen infolge dieser Ausbildungszuschläge zu vermeiden, werden für diesen Fall die Landesregierungen ermächtigt, durch Rechtsverordnung einen finanziellen Ausgleich zwischen ausbildenden und nicht ausbildenden Krankenhäusern und Vorgaben zur Abrechnung der entsprechenden Zuschläge für die Jahre vorzugeben, für die ein Ausgleichsfonds nicht zu Stande gekommen ist. Die Landesregierungen in Ländern, in denen eine entsprechende Rechtsverordnung nach Absatz 10 in der bis zum 31. Dezember geltenden Fassung bereist für das Jahr 2004 besteht, werden ermächtigt, diese auch für das Jahr 2005 zu erlassen.

(10) Kosten der Unterbringung von Auszubildenden sind nicht pflegesatzfähig, soweit die Vertragsparteien nach § 18 Abs. 2 nichts anderes vereinbaren. Wird eine Vereinbarung getroffen, ist bei ausbildenden Krankenhäusern der Zuschlag nach Absatz 6 Satz 3 entsprechend zu erhöhen. Der Erhöhungsbetrag verbleibt dem Krankenhaus.

(11) Für ausbildende Krankenhäuser, die der Bundespflegesatzverordnung unterliegen, gilt § 21 des Krankenhausentgeltgesetzes mit der Maßgabe, dass die Daten nach Absatz 2 Nr. 1 Buchstabe a und c zu übermitteln sind.

Die umfängliche Regelung des § 17a KHG befasst sich mit der Finanzierung von Ausbildungsstätten und Ausbildungsvergütungen, die sich im DRG-System nicht sachgerecht abbilden lassen. Insoweit wird ein eigenes System mit einem Ausgleichsfonds und Entgelt-Zuschlägen geschaffen. Für die Abrechnung von Krankenhäusern ist insoweit von Bedeutung, dass ein Ausbildungszuschlag gemäß § 17a Abs. 5 und 6 KHG erhoben wird.

§ 17b Einführung eines pauschalierenden Entgeltsystems

(1) Für die Vergütung der allgemeinen Krankenhausleistungen ist ein durchgängiges, leistungsorientiertes und pauschalierendes Vergütungssystem einzuführen; dies gilt nicht für Leistungen der in § 1 Abs. 2 der Psychiatrie-Personalverordnung genannten Einrichtungen und der Einrichtungen der Psychosomatik und Psychotherapeutischen Medizin, soweit in der Verordnung nach § 16 Abs. 1 Nr. 1 nichts Abweichendes bestimmt wird. Das Vergütungssystem hat Komplexitäten und Comorbiditäten abzubilden; sein Differenzierungsgrad soll praktikabel sein. Mit den Entgelten nach Satz 1 werden die allgemeinen vollstationären und teilstationären Krankenhausleistungen für einen Behandlungsfall vergütet. Soweit allgemeine Krankenhausleistungen nicht in die Entgelte nach Satz 1 einbezogen werden können, weil der Finanzierungstatbestand nicht in allen Krankenhäusern vorliegt, sind bundeseinheitlich Regelungen für Zu- und Abschläge zu vereinbaren, insbesondere für die Notfallversorgung, die besonderen Aufgaben von Zentren und Schwerpunkten nach § 2 Abs. 2 Satz 2 Nr. 4 des Krankenhausentgeltgesetzes und für die Aufnahme von Begleitpersonen nach § 2 Abs. 2 Satz 2 Nr. 3 des Krankenhausentgeltgesetzes und § 2 Abs. 2 Satz 2 Nr. 3 der Bundespflegesatzverordnung; für die Kalkulation und Vereinbarung von Zuschlägen für Zentren und Schwerpunkte, die nach Regionen differenziert werden können, sind besondere Leistungen zu benennen und zu bewerten und den Vertragsparteien im Voraus zu übermitteln. Für die Beteiligung der Krankenhäuser an Maßnahmen der Qualitätssicherung auf der Grundlage des § 137 des Fünften Buches Sozialgesetzbuch sind Zuschläge zu vereinbaren; diese können auch in die Fallpauschalen eingerechnet werden. Zur Sicherstellung einer für die Versorgung der Bevölkerung notwendigen Vorhaltung von Leistungen, die auf Grund des geringen Versorgungsbedarfs mit den Entgelten nach Satz 1 nicht kostendeckend finanzierbar ist, sind bundeseinheitliche Empfehlungen und Maßstäbe zu vereinbaren, unter welchen Voraussetzungen der Tatbestand der notwendigen Vorhaltung vorliegt sowie in welchem Umfang grundsätzlich zusätzliche Zahlungen zu leisten sind. Die für die Krankenhausplanung zuständige Landesbehörde kann ergänzende oder abweichende Vorgaben zu den Voraussetzungen nach Satz 6 erlassen, insbesondere um die Vorhaltung der für die Versorgung notwendigen Leistungseinheiten zu gewährleisten; dabei sind die Interessen anderer Krankenhäuser zu berücksichtigen. Soweit das Land keine Vorgaben erlässt, sind die Empfehlungen nach Satz 6 verbindlich anzuwenden. Die Vertragsparteien nach § 18 Abs. 2 prüfen, ob die Voraussetzungen für einen Sicherstellungszuschlag im Einzelfall vorliegen und vereinbaren die Höhe der abzurechnenden Zuschläge. Die Fallgruppen und ihre Bewertungsrelationen sind bundeseinheitlich festzulegen. Die Bewertungsrelationen sind als Relativgewichte auf eine Bezugsleistung zu definieren; sie können für Leistungen, bei denen im erhöhten Maße wirtschaftlich begründete Fallzahlsteigerungen eingetreten oder zu erwarten sind, gezielt gesenkt oder in Abhängigkeit von der Fallzahl bei diesen Leistungen gestaffelt vorgegeben werden. Soweit dies zur Ergänzung der Fallpauschalen in eng begrenzten Ausnahmefällen erforderlich ist, können die Vertragsparteien nach Abs. 2 Satz 1 Zusatzentgelte für Leistungen, Leistungskomplexe oder Arzneimittel vereinbaren, insbesondere für die Behandlung von Blutern mit Blutgerinnungsfaktoren oder für eine Dialyse, wenn die Behandlung des Nierenversagens nicht die Hauptleistung ist. Sie vereinbaren auch die Höhe der Entgelte; diese kann nach Regionen differenziert festgelegt werden. Nach Maßgabe des Krankenhausentgeltgesetzes können Entgelte für Leistungen, die nicht durch die Entgeltkataloge erfasst sind, durch die Vertragsparteien nach § 18 Abs. 2 vereinbart werden. Besondere Einrichtungen, deren Leistungen insbesondere aus medizinischen Gründen, wegen einer Häufung von schwerkranken Patienten oder aus Gründen der Versorgungsstruktur mit den Entgeltkatalogen

B. Krankenhausfinanzierungsgesetz (KHG) § 17b KHG

noch nicht leistungsgerecht vergütet werden, können zeitlich befristet aus dem Vergütungssystem ausgenommen werden.

(2) Die Spitzenverbände der Krankenkassen und der Verband der privaten Krankenversicherung gemeinsam vereinbaren entsprechend den Vorgaben der Absätze 1 und 3 mit der Deutschen Krankenhausgesellschaft ein Vergütungssystem, das sich an einem international bereits eingesetzten Vergütungssystem auf der Grundlage der Diagnosis Related Groups (DRG) orientiert, seine jährliche Weiterentwicklung und Anpassung, insbesondere an medizinische Entwicklungen, Kostenentwicklungen, Verweildauerverkürzungen und Leistungsverlagerungen zu und von anderen Versorgungsbereichen, und die Abrechnungsbestimmungen, soweit diese nicht im Krankenhausentgeltgesetz vorgegeben werden. Sie orientieren sich dabei unter Wahrung der Qualität der Leistungserbringung an wirtschaftlichen Versorgungsstrukturen und Verfahrensweisen. Die Prüfergebnisse nach § 137c des Fünften Buches Sozialgesetzbuch sind zu beachten. Der Bundesärztekammer ist Gelegenheit zur beratenden Teilnahme an den Sitzungen der Vertragsparteien nach Absatz 2 Satz 1 zu geben, soweit medizinische Fragen der Entgelte und der zu Grunde liegenden Leistungsabgrenzung betroffen sind; dies gilt entsprechend für einen Vertreter der Berufsorganisationen der Krankenpflegeberufe. Die betroffenen medizinischen Fachgesellschaften und, soweit deren Belange berührt sind, die Spitzenorganisationen der pharmazeutischen Industrie und der Industrie für Medizinprodukte erhalten Gelegenheit zur Stellungnahme. Für die gemeinsamen Beschlüsse der Vertreter der Krankenversicherungen gilt § 213 Abs. 2 des Fünften Buches Sozialgesetzbuch entsprechend mit der Maßgabe, dass das Beschlussgremium um einen Vertreter des Verbandes der privaten Krankenversicherung erweitert wird und die Beschlüsse der Mehrheit von mindestens sieben Stimmen bedürfen. Das Bundesministerium für Gesundheit und soziale Sicherung kann an den Sitzungen der Vertragsparteien teilnehmen und erhält deren fachliche Unterlagen. Die Vertragsparteien veröffentlichen in geeigneter Weise die Ergebnisse der Kostenerhebungen und Kalkulationen.

(3) Die Vertragsparteien nach Absatz 2 Satz 1 vereinbaren bis zum 30. Juni 2000 die Grundstrukturen des Vergütungssystems und des Verfahrens zur Ermittlung der Bewertungsrelationen auf Bundesebene (Bewertungsverfahren), insbesondere der zu Grunde zu legenden Fallgruppen, sowie die Grundzüge ihres Verfahrens zur laufenden Pflege des Systems auf Bundesebene. Die Vertragsparteien vereinbaren bis zum 31. Dezember 2001 Bewertungsrelationen und die Bewertung der Zu- und Abschläge nach Absatz 1 Satz 4. Die Bewertungsrelationen können auf der Grundlage der Fallkosten einer sachgerechten Auswahl von Krankenhäusern kalkuliert, aus international bereits eingesetzten Bewertungsrelationen übernommen oder auf deren Grundlage weiterentwickelt werden. Nach Maßgabe der Absätze 4 und 6 ersetzt das neue Vergütungssystem die bisher abgerechneten Entgelte nach § 17 Abs. 2a. Erstmals für das Jahr 2005 wird nach § 18 Abs. 3 Satz 3 ein Basisfallwert vereinbart.

(4) Das Vergütungssystem wird für das Jahr 2003 budgetneutral umgesetzt. Die Vertragsparteien nach Absatz 2 vereinbaren für die Anwendung im Jahr 2003 einen vorläufigen Fallpauschalenkatalog auf der Grundlage des von ihnen ausgewählten australischen Katalogs. Kann eine Fallgruppe wegen zu geringer Fallzahl bei den an der Kalkulation beteiligten deutschen Krankenhäusern voraussichtlich nicht mit einem Relativgewicht bewertet werden, ist dieses näherungsweise auf der Grundlage australischer Relativgewichte zu ermitteln und zu vereinbaren; Absatz 1 Satz 14 bleibt unberührt. Auf Verlangen des Krankenhauses wird das Vergütungssystem zum 1. Januar 2003 mit diesem vorläufigen Fallpauschalenkatalog eingeführt. Voraussetzung dafür ist, dass das Krankenhaus voraussichtlich mindestens 90 vom Hundert des Gesamtbetrages nach dem Krankenhausentgeltgesetz, der um Zusatz-

entgelte, Kosten der Ausbildungsstätten und die Mehrkosten der Ausbildungsvergütungen vermindert ist, mit Fallpauschalen abrechnen kann. Wird dieser Vomhundertsatz nicht erreicht, wird das Vergütungssystem auf Verlangen des Krankenhauses eingeführt, wenn die anderen Vertragsparteien nach § 18 Abs. 2 zustimmen; die Schiedsstelle entscheidet nicht. Das Krankenhaus hat sein Verlangen bis zum 31. Oktober 20002 den anderen Vertragsparteien nach § 11 des Krankenhausentgeltgesetzes schriftlich mitzuteilen. Hat ein Krankenhaus sein Verlangen, das DRG-Vergütungssystem im Jahr 2003 anzuwenden vom 1. November bis zum 31. Dezember 2002 schriftlich mitgeteilt, wird das Vergütungssystem im Jahr 2003 ebenfalls eingeführt; die Sätze 5 und 6 gelten entsprechend. Es hat eine Aufstellung über Art und Anzahl der DRG-Leistungen im ersten Halbjahr 2002 vorzulegen; bei ausreichender Kodierqualität können ergänzend Daten des zweiten Halbjahres 2001 vorgelegt werden, auch für diese Krankenhäuser gelten die Vorgaben des Artikels 5 Satz 2 des Gesetzes zur Sicherung der Beitragssätze in der gesetzlichen Krankenversicherung und in der gesetzlichen Rentenversicherung und des § 3 Abs. 6 des Krankenhausentgeltgesetzes jeweils für das ganze Jahr 2003.

(5) Zur Finanzierung der ihnen übertragenen Aufgaben nach den Absätzen 1 und 3 vereinbaren die Vertragsparteien nach Abs. 2 Satz 1

1. einen Zuschlag für jeden abzurechnenden Krankenhausfall, mit dem die Entwicklung, Einführung und laufende Pflege des zum 1. Januar 2003 einzuführenden Vergütungssystems finanziert werden (DRG-Systemzuschlag). Der Zuschlag dient der Finanzierung insbesondere der Entwicklung der DRG-Klassifikation und der Kodierregeln, der Ermittlung der Bewertungsrelationen, der Bewertung der Zu- und Abschläge, von pauschalierten Zahlungen für die Teilnahme von Krankenhäusern an der Kalkulation und der Vergabe von Aufträgen, aus soweit die Vertragsparteien die Aufgaben durch ein DRG-Institut wahrnehmen lassen oder das Bundesministerium für Gesundheit und Soziale Sicherung nach Absatz 7 anstelle der Vertragsparteien entscheidet,
2. Maßnahmen, die sicherstellen, dass die durch den Systemzuschlag erhobenen Finanzierungsbeträge ausschließlich zur Umsetzung der in den Absätzen 1 und 3 genannten Aufgaben verwendet werden,
3. das Nähere zur Weiterleitung der entsprechenden Einnahmen der Krankenhäuser an die Vertragsparteien,
4. kommt eine Vereinbarung nicht zustande, entscheidet auf Antrag einer Vertragspartei die Schiedsstelle nach § 18a Abs. 6.

Die Vertragsparteien vereinbaren pauschalierte Zahlungen für die Teilnahme von Krankenhäusern an der Kalkulation, die einen wesentlichen Teil der zusätzlich entstehenden Kosten umfassen sollen; sie sollen als fester Grundbetrag je Krankenhaus und ergänzend als Finanzierung in Abhängigkeit von Anzahl und Qualität der übermittelten Datensätze gezahlt werden. Über die Teilnahme des einzelnen Krankenhauses entscheiden prospektiv die Vertragsparteien nach Absatz 2 Satz 1 aufgrund der Qualität des Rechnungswesens oder der Notwendigkeit der zu erhebenden Daten; ein Anspruch auf Teilnahme besteht nicht. Für die Vereinbarungen gilt Abs. 2 Satz 6 entsprechend. Ein Einsatz der Finanzmittel zur Deckung allgemeiner Haushalte der Vertragsparteien oder zur Finanzierung herkömmlicher Verbandsaufgaben im Zusammenhang mit dem Vergütungssystem ist unzulässig. Die vom Bundesministerium für Gesundheit und Soziale Sicherung zur Vorbreitung einer Rechtsverordnung nach Absatz 7 veranlassten Kosten für die Entwicklung, Einführung und laufende Pflege des Vergütungssystems sind von den Selbstverwaltungspartnern unverzüglich aus den Finanzmitteln nach Satz 1 zu begleichen; die Entscheidungen verantwortet das Bundesministerium. Der DRG-Systemzuschlag ist von den Krankenhäusern je voll- und teilstationärem Krankenhausfall dem selbstzahlenden Patienten oder dem jeweiligen Kostenträger zusätzlich zu den tagesgleichen Pflegesätzen oder einer Fallpauschale in Rechnung zu stellen; er ist an die Vertragsparteien oder eine von ihnen benannte Stelle abzuführen. Der Zuschlag unterliegt nicht der Begrenzung der Pflegesätze durch den Grundsatz der Beitragssatzstabilität nach § 6 der Bundespflegesatzverordnung oder § 10 Abs. 4 des Krankenhausentgeltgesetzes; er geht nicht in den Gesamtbetrag nach § 6 und das Budget nach § 12 und nicht in die Erlösausgleiche nach § 11 Abs. 8 und § 12 Abs. 4 der Bundespflegesatzverordnung sowie nicht in die Gesamtbeträge und Erlösausgleiche nach §§ 3 und 4 des Krankenhausentgeltgesetzes ein.

(6) Das Vergütungssystem wird für alle Krankenhäuser mit einer ersten Fassung eines deutschen Fallpauschalenkatalogs verbindlich zum 1. Januar 2004 eingeführt. Absatz 4 Satz 3 gilt entsprechend; die auf Grundlage australischer Bewertungen vereinbarten Relativgewichte sind in den folgenden Jahren durch Relativgewichte auf Grundlage deutscher Kostenerhebungen zu ersetzen. Das Vergütungssystem wird für das Jahr 2004 budgetneutral umgesetzt. Ab dem Jahr 2005 wird das Erlösbudget des Krankenhauses nach den näheren Bestimmungen des Krankenhausentgeltgesetzes schrittweise an den Basisfallwert nach Absatz 3 Satz 5 angeglichen.

(7) Das Bundesministerium für Gesundheit und Soziale Sicherung wird ermächtigt, durch Rechtsverordnung ohne Zustimmung des Bundesrates

1. Vorschriften über das Vergütungssystem zu erlassen, soweit eine Einigung der Vertragsparteien nach Absatz 2 ganz oder teilweise nicht zustande gekommen ist und eine der Vertragsparteien insoweit das Scheitern der Verhandlungen erklärt hat; die Vertragsparteien haben zu den strittigen Punkten ihre Auffassungen und die Auffassungen sonstiger Betroffener darzulegen und Lösungsvorschläge zu unterbreiten,
2. abweichend von Nummer 1 auch ohne Erklärung des Scheiterns durch eine Vertragspartei Fristen für Arbeitsschritte vorzugeben sowie nach Ablauf der jeweiligen Frist zu entscheiden, soweit dies erforderlich ist, um die Einführung des Vergütungssystems und seine jährliche Weiterentwicklung fristgerecht sicherzustellen,
3. Leistungen oder besonders Einrichtungen nach Absatz 1 Satz 14 und 15 zu bestimmen, die mit dem DRG-Vergütungssystem noch nicht sachgerecht vergütet werden können, für diese Bereiche können die anzuwendende Art der Vergütung festgelegt sowie Vorschriften zur Ermittlung der Entgelthöhe und zu den vorzulegenden Verhandlungsunterlagen erlassen werden,
4. unter den Voraussetzungen nach den Nummern 1 und 2 Richtwerte oder Pauschalbeträge nach § 17a Abs. 2 zur Finanzierung der Ausbildungsstätten und der Mehrkosten der Ausbildungsvergütungen vorzugeben. Von Vereinbarungen der Vertragsparteien nach Absatz 2 kann abgewichen werden, soweit dies für Regelungen nach Satz 1 erforderlich ist. Das DRG-Institut der Selbstverwaltungspartner ist verpflichtet, dem Bundesministerium zur Vorbereitung von Regelungen nach Satz 1 unmittelbar und unverzüglich nach dessen Weisungen zuzuarbeiten. Das Bundesministerium kann sich von unabhängigen Sachverständigen beraten lassen. Das DRG-Institut ist auch im Falle einer Vereinbarung durch die Vertragsparteien nach Absatz 2 verpflichtet, auf Anforderung des Bundesministeriums Auskunft insbesondere über den Entwicklungsstand des Vergütungssystems, die Entgelte und deren Veränderungen sowie über Problembereiche und mögliche Alternativen zu erteilen.

(7a) Das Bundesministerium für Gesundheit und Soziale Sicherung wird ermächtigt, durch Rechtsverordnung mit Zustimmung des Bundesrates Vorschriften über die Unterlagen, die von den Krankenhäusern in den Budgetverhandlungen vorzulegen sind, zu erlassen.

KHG § 17c 2. Teil. Vergütung der stationären Krankenhausleistung

(8) Die Vertragsparteien nach Absatz 2 führen eine Begleitforschung zu den Auswirkungen des neuen Vergütungssystems, insbesondere zur Veränderung der Versorgungsstrukturen und zur Qualität der Versorgung, durch; dabei sind auch die Auswirkungen auf andere Versorgungsbereiche sowie die Art und der Umfang von Leistungsverlagerungen zu untersuchen. Sie schreiben dazu Forschungsaufträge aus und beauftragen das DRG-Institut, insbesondere die Daten nach § 21 des Krankenhausentgeltgesetzes auszuwerten. Die Kosten dieser Begleitforschung werden mit dem DRG-Systemzuschlag nach Absatz 5 finanziert. Die Begleitforschung ist mit dem Bundesministerium für Gesundheit und Soziale Sicherung abzustimmen. Erste Ergebnisse sind im Jahr 2005 zu veröffentlichen.

1 § 17b KHG enthält die Grundlegenden Regelungen zur Einführung eines durchgängigen, leistungsorientierten und pauschalierenden Entgeltsystems, die mit der inzwischen erfolgten Einführung, allerdings nur zum Teil, obsolet geworden sind. In § 17b Abs. 1 KHG werden in den Sätzen 1 bis 3 die Grundlagen und Grenzen eines solchen pauschalierenden Entgeltsystems beschrieben. Die Leistungen psychiatrischer Einrichtungen, psychosomatischer Einrichtungen und psychotherapeutischer Einrichtungen werden in Abs. 1 Satz 1 Halbsatz 2 von vornherein aus dem pauschalierenden Entgeltsystem ausgenommen. Hierauf beziehen sich die Bestimmungen der diesbezüglich angepassten BPflV. Im Übrigen erfolgt die Ausdifferenzierung des pauschalierten Entgeltsystems durch das KHG und die auf seiner Grundlage geschaffene Fallpauschalenvereinbarung. Besonders „interessant" ist die Regelung in Abs. 1 Satz 2, wonach der Differenzierungsgrad des Vergütungssystems praktikabel sein soll; diese Vorgabe ist inzwischen eindeutig als nicht eingehalten anzusehen. In den Sätzen 4 bis 5 des Abs. 1 werden Zu- und Abschläge für die Notfallversorgung, Zentren und Schwerpunkte, Begleitpersonen und Qualitätssicherung vorgesehen. In den Sätzen 6 bis 9 des Abs. 1 erfolgen Vorgaben zu Sicherstellungszuschlägen. Die Sätze 10 und 11 des Abs. 1 befassen sich mit der Schaffung bundeseinheitlicher Bewertungsrelationen und ihrer Fortentwicklung. Die Sätze 12 und 13 des Abs. 1 ermöglichen Zusatzentgelte in Ausnahmefällen, insbesondere für die Behandlung von Blutern. Die Sätze 14 bis 15 sehen schließlich ergänzende Entgelte und die Herausnahme von Leistungen aus den Katalogen vor. In den Abs. 2 bis 4 wird das Verfahren der Umsetzung der in Abs. 1 formulierten Vorgaben beschrieben. Diese Vorschriften sind inzwischen obsolet geworden. In Abs. 5 der Regelung finden sich schließlich Vorschriften zur Erhebung des DRG-Systemzuschlages bzw. zur Zahlung eines pauschalierten Kalkulationsentgelts für die Krankenhäuser. In Abs. 6 wird die budgetneutrale Umsetzung zum Jahr 2004 bestimmt und eine schrittweise Angleichung der Erlösbudgets der Krankenhäuser an die Basisfallwerte ab 2005 festgelegt. In Abs. 7 und 7a findet sich eine Ermächtigungsgrundlage für das BMGS, hauptsächlich zum Zwecke einer Ersatzvornahme bei Scheitern der primär vorgesehenen Vereinbarungen der Vertragsparteien in Abs. 2. In Abs. 8 wird die Durchführung einer Begleitforschung vorgeben.

§ 17c Prüfung und Abrechnung von Pflegesätzen

(1) Der Krankenhausträger wirkt durch geeignete Maßnahmen darauf hin, dass
1. keine Patienten in das Krankenhaus aufgenommen werden, die nicht der stationären Krankenhausbehandlung bedürfen, und bei Abrechnung von tagesbezogenen Pflegesätzen keine Patienten im Krankenhaus verbleiben, die nicht mehr der stationären Krankenhausbehandlung bedürfen (Fehlbelegung),
2. eine vorzeitige Verlegung oder Entlassung aus wirtschaftlichen Gründen unterbleibt,
3. die Abrechnung der nach § 17b vergüteten Krankenhausfälle ordnungsgemäß erfolgt.

(2) Die Krankenkassen gemeinsam können durch Einschaltung des Medizinischen Dienstes (§ 275 Abs. 1 des Fünften Buches Sozialgesetzbuch) die Einhaltung der in Absatz 1 genannten Verpflichtungen durch Stichproben prüfen. Der Medizinische Dienst ist befugt, Stichproben von akuten und abgeschlossenen Fällen zu erheben und zu verarbeiten. Die Stichproben können sich auch auf bestimmte Organisationseinheiten sowie bestimmte Diagnosen, Prozeduren und Entgelte beziehen. Das Krankenhaus hat dem Medizinischen Dienst die dafür erforderlichen Unterlagen einschließlich der Krankenunterlagen zur Verfügung zu stellen und die erforderlichen Auskünfte zu erteilen. Die Ärzte des Medizinischen Dienstes sind zu diesem Zweck befugt, nach rechtzeitiger Anmeldung die Räume der Krankenhäuser an Werktagen von 8.00 bis 18.00 Uhr zu betreten. Der Medizinische Dienst hat der Krankenkasse, deren Versicherter geprüft worden ist, und dem Krankenhaus versichertenbezogen mitzuteilen und zu begründen, inwieweit gegen die Verpflichtungen des Absatzes 1 verstoßen wurde. Die gespeicherten Sozialdaten sind zu löschen, sobald ihre Kenntnis für die Erfüllung des Zweckes der Speicherung nicht mehr erforderlich ist. Krankenhäuser, die den Qualitätsbericht nach § 137 Abs. 1 Satz 3 Nr. 6 des Fünften Buches Sozialgesetzbuch nicht fristgerecht veröffentlichen, werden jährlich geprüft.

(3) Stellen Krankenkassen auf der Grundlage von Stichproben nach Absatz 2 fest, dass bereits bezahlte Krankenhausleistungen fehlerhaft abgerechnet worden sind, sind Ursachen und Umfang der Fehlabrechnungen festzustellen. Dabei ist in den Jahren 2003 bis 2004 ebenfalls zu prüfen, inwieweit neben den überhöhten Abrechnungen auch zu niedrige Abrechnungen aufgetreten sind. Die Vertragsparteien nach § 18 Abs. 2 sollen ein pauschaliertes Ausgleichsverfahren vereinbaren, um eine Erstattung oder Nachzahlung in jedem Einzelfall zu vermeiden; dabei kann auch die Verrechnung über das Erlösbudget oder die Fallpauschalen des folgenden Jahres vereinbart werden. Soweit nachgewiesen wird, dass Fallpauschalen grob fahrlässig zu hoch abgerechnet wurden, ist der Differenzbetrag und zusätzlich ein Betrag in derselben Höhe zurückzuzahlen; für die Rückzahlung gilt das Verfahren nach Satz 3.

(4) Soweit sich die Vertragsparteien nach § 18 Absatz 2 über die Prüfergebnisse nach den Absätzen 2 und 3 und die sich daraus ergebenden Folgen nicht einigen, können der Krankenhausträger und jede betroffene Krankenkasse den Schlichtungsausschuss anrufen. Aufgabe des Schlichtungsausschusses ist die Schlichtung zwischen den Vertragsparteien. Der Schlichtungsausschuss besteht aus einem unparteiischen Vorsitzenden sowie Vertretern der Krankenkassen und der zugelassenen Krankenhäuser in gleicher Zahl. Die Vertreter der Krankenkassen werden von den Landesverbänden der Krankenkassen und den Verbänden der Ersatzkassen und die Vertreter der zugelassenen Krankenhäuser von der Landeskrankenhausgesellschaft bestellt; bei der Auswahl der Vertreter sollen sowohl medizinischer Sachverstand als auch besondere Kenntnisse in Fragen der Abrechnung der DRG-Fallpauschalen berücksichtigt werden. Die Landesverbände der Krankenkassen und die Verbände der Ersatzkassen und die Landeskrankenhausgesellschaft sollen sich auf den unparteiischen Vorsitzenden einigen. Bei Stimmengleichheit gibt die Stimme des Vorsitzenden den Ausschlag. Der Schlichtungsausschuss prüft und entscheidet auf der Grundlage fallbezogener, nicht versichertenbezogener Daten. Im Übrigen vereinbart der Ausschuss mit der Mehrheit der Stimmen bis zum 31. März 2003 das Nähere zum Prüfverfahren des Medizinischen Dienstes, insbesondere zu der fachlichen Qualifikation der Prüfer, Größe der Stichprobe, Möglichkeit einer Begleitung der Prüfer durch Krankenhausärzte und Besprechung der Prüfergebnisse mit den betroffenen Krankenhausärzten vor Weiterleitung an die Krankenkassen. Die Spitzenverbände der Krankenkassen und die Deutsche Krankenhausgesellschaft geben gemeinsam

KHG § 17c 2. Teil. Vergütung der stationären Krankenhausleistung

Empfehlungen zum Prüfverfahren ab. Diese gelten bis zum Inkrafttreten einer Vereinbarung durch den Ausschuss. Kommen Empfehlungen bis zum 31. Januar 2003 nicht zustande, bestimmt die Schiedsstelle nach § 18a Absatz 6 auf Antrag der Spitzenverbände der Krankenkassen gemeinsam oder der Deutschen Krankenhausgesellschaft das Nähere zum Prüfverfahren.

(5) Das Krankenhaus hat selbstzahlenden Patienten, die für die Abrechnung der Fallpauschalen und Zusatzentgelte erforderlichen Diagnosen, Prozeduren und sonstigen Angaben mit der Rechnung zu übersenden. Sofern Versicherte der privaten Krankenversicherung von der Möglichkeit einer direkten Abrechnung zwischen dem Krankenhaus und dem privaten Krankenversicherungsunternehmen Gebrauch machen, sind die Daten entsprechend § 301 des Fünften Buches Sozialgesetzbuch maschinenlesbar an das private Krankenversicherungsunternehmen zu übermitteln, wenn der Versicherte hierzu schriftlich seine Einwilligung, die jederzeit widerrufen werden kann, erklärt hat.

1. Eigenmaßnahmen des Krankenhauses

1   Gemäß § 17c Abs. 1 wird das Krankenhaus verpflichtet zur Sicherung ordnungsgemäßer Abrechnung selbst geeignete Maßnahme zu ergreifen. Offenbar hält der Gesetzgeber selbst das DRG-Vergütungssystem für so kompliziert, dass selbst bei einer sorgsamen Abrechnung nach herkömmlichen Maßstäben nicht gesichert ist, dass ordnungsgemäße Abrechnungen erfolgen. Vielmehr müssen die Krankenhäuser hierfür besondere Maßnahmen ergreifen, damit korrekte Abrechnungen erfolgen und insbesondere nicht stationär behandlungsbedürftige Patienten nicht ins Krankenhaus aufgenommen sowie noch stationär behandlungsbedürftige Patienten nicht vorzeitig aus wirtschaftlichen Gründen verlegt oder entlassen werden. Die Abrechnung soll insgesamt ordnungsgemäß erfolgen.

2. Überprüfung der Abrechnungen durch die Krankenkassen

2   In den Abs. 2 und 3 findet sich alsdann die Rechtsgrundlage für die Krankenkassen – Träger der gesetzlichen Krankenversicherung – zur Überprüfung der Ordnungsmäßigkeit der Abrechnungen der Krankenhäuser. Dazu ist der Medizinische Dienst der Krankenkassen einzuschalten, der allerdings zunächst nur Stichproben erheben darf. Stellen die Krankenkassen alsdann fest, dass Fehlabrechnungen erfolgt sind, sind Ursachen und Umfang der Fehlabrechnungen zu ermitteln. Die überhöht abgerechneten Beträge sind im Wege eines pauschalierten Verfahrens auszugleichen. Bei grober Fahrlässigkeit der Falschabrechnung ist ein zusätzlicher Betrag in derselben Höhe „zurückzuzahlen". In Wirklichkeit handelt es sich jedoch nicht um eine Rückzahlung sondern vielmehr um eine Art gesetzliche verankerte Vertragsstrafe zugunsten der Kostenträger. Abs. 4 des § 17c KHG enthält des Weiteren Regelungen, wie vorzugehen ist, wenn sich kein Einvernehmen über die Prüfergebnisse herstellen lässt. Dann ist nämlich ein Schlichtungsausschuss anzurufen, dem des Weiteren die Aufgabe zugeteilt wird, die Einzelheiten zum Prüfverfahren zu vereinbaren.

3. Überprüfung der Abrechnungen durch Selbstzahler/Krankenversicherer

3   Schließlich ist für die selbstzahlenden Patienten in Abs. 5 des § 17c KHG vorgesehen, dass diesen mit der Abrechnung die für die Abrechnung der Fallpauschalen und Zusatzentgelte „erforderlichen Diagnosen, Prozeduren und sonstigen Angaben zu übersenden sind. Damit soll wohl gesichert werden, dass auch die Abrechnungen gegenüber Selbstzahlern einer Überprüfung zugänglich gemacht werden. Dabei ist jedoch davon auszugehen, dass die Richtigkeit der Abrechnung durch den einzelnen Patienten angesichts der kaum noch zu steigernden Komplexität der Abrechnung wohl nicht wird überprüft wer-

den können. Insoweit wird in Satz 2 des § 17c Abs. 5 KHG jedoch vorgesehen, dass die Krankenhäuser bei Versicherten der privaten Krankenversicherung, die von der Möglichkeit des Direktabrechnungsverfahrens zwischen dem Krankenhaus und ihrem Versicherer Gebrauch machen, die Daten gemäß § 301 SGB V maschinenlesbar an das private Krankenversicherungsunternehmen zu übermitteln haben, sofern die Versicherten hierzu die schriftliche Einwilligung erklärt haben. Die Möglichkeit einer entsprechenden Erklärung hat das Krankenhaus im Rahmen der Aufnahmeverträge vorzusehen, insbesondere weil die Versicherten aufgrund versicherungsvertraglicher Vereinbarungen regelmäßig die Überprüfung der Abrechnung gegenüber dem privaten Krankenversicherer ermöglichen müssen. Vereitelt das Krankenhaus die Abgabe einer entsprechenden Erklärung, etwa indem es hiernach die Patienten bei Aufnahme nicht fragt, so kann sich hieraus ein Grund für die Kündigung des Direktabrechnungsverfahrens – vgl. dazu Abschnitt A. IV. – ergeben.

§ 18 Pflegesatzverfahren

(1) Die nach Maßgabe diese Gesetzes für das einzelne Krankenhaus zu verhandelnden Pflegesätze werden zwischen dem Krankenhausträger und den Sozialleistungsträgern nach Absatz 2 vereinbart. Die Landeskrankenhausgesellschaft, die Landesverbände der Krankenkassen, die Verbände der Ersatzkassen und der Landesausschuss des Verbandes der privaten Krankenversicherung können sich am Pflegesatzverfahren beteiligen. Die Pflegesatzvereinbarung bedarf der Zustimmung der Landesverbände der Krankenkassen und des Landesausschusses des Verbandes der privaten Krankenversicherung. Die Zustimmung gilt als erteilt, wenn die Mehrheit der Beteiligten nach Satz 3 der Vereinbarung nicht innerhalb von zwei Wochen nach Vertragsschluss widerspricht.

(2) Parteien der Pflegesatzvereinbarung (Vertragsparteien) sind der Krankenhausträger und

1. Sozialleistungsträger, soweit auf sie allein, oder
2. Arbeitsgemeinschaften von Sozialleistungsträgern, soweit auf ihre Mitglieder insgesamt

im Jahr vor Beginn der Pflegesatzverhandlungen mehr als fünf vom Hundert der Belegungs- und Berechnungstage des Krankenhauses entfallen.

(3) Die Vereinbarung soll nur für zukünftige Zeiträume getroffen werden. Der Krankenhausträger hat nach Maßgabe des Krankenhausentgeltgesetzes und der Rechtsverordnung nach § 16 Satz 1 Nr. 6 die für die Vereinbarung der Budgets und Pflegesätze erforderlichen Unterlagen über Leistungen sowie die Kosten der nicht durch DRG-Fallpauschalen erfassten Leistungen vorzulegen. Die in Absatz 1 Satz 2 genannten Beteiligten vereinbaren die Höhe der Fallpauschalen mit Wirkung für die Vertragsparteien nach Absatz 2.

(4) Kommt eine Vereinbarung über die Pflegesätze oder die Höhe der Entgelte nach Absatz 3 Satz 3 innerhalb von sechs Wochen nicht zustande, nachdem eine Vertragspartei schriftliche zur Aufnahme von Pflegesatzverhandlungen aufgefordert hat, so setzt die Schiedsstelle nach § 18a Abs. 1 auf Antrag einer Vertragspartei die Pflegesätze unverzüglich fest. Die Schiedsstelle kann zur Ermittlung der vergleichbaren Krankenhäuser gemäß § 17 Abs. 5 auch gesondert angerufen werden.

(5) Die vereinbarten oder festgesetzten Pflegesätze werden von der zuständigen Landesbehörde genehmigt, wenn sie den Vorschriften dieses Gesetzes und sonstigem Recht entsprechen; die Genehmigung ist unverzüglich zu erteilen. Gegen die Genehmigung ist der Verwaltungsrechtsweg gegeben. Ein Vorverfahren findet nicht statt; die Klage hat keine aufschiebende Wirkung.

KHG § 18a 2. Teil. Vergütung der stationären Krankenhausleistung

1 Diese Vorschrift enthält die Grundzüge des Pflegesatzverfahrens auf der krankenhausindividuellen Ebene. Ob die Pflegesätze korrekt von den Pflegesatzparteien vereinbart oder bei Nichteinigung von der Schiedsstelle festgesetzt worden sind, wird von der Genehmigungsbehörde überprüft. Maßgeblich sind schließlich die nach § 18 Abs. 5 von der Genehmigungsbehörde genehmigten Entgelte. Eine Abrechnung von Entgelten ohne Genehmigung ist nicht zulässig.

§ 18a Schiedsstelle

(1) Die Landeskrankenhausgesellschaften und die Landesverbände der Krankenkassen bilden für jedes Land oder jeweils für Teile des Landes eine Schiedsstelle. Ist für ein Land mehr als eine Schiedsstelle gebildet worden, bestimmen die Beteiligten nach Satz 1 die zuständige Schiedsstelle für mit landesweiter Geltung zu treffende Entscheidungen.

(2) Die Schiedsstellen bestehen aus einem neutralen Vorsitzenden sowie aus Vertretern der Krankenhäuser und Krankenkassen in gleicher Zahl. Der Schiedsstelle gehört auch ein vom Landesausschuss des Verbandes der privaten Krankenversicherung bestellter Vertreter an, der auf die Zahl der Vertreter der Krankenkassen angerechnet wird. Die Vertreter der Krankenhäuser und deren Stellvertreter werden von der Landeskrankenhausgesellschaft, die Vertreter der Krankenkassen und deren Stellvertreter von den Landesverbänden der Krankenkassen bestellt. Der Vorsitzende und sein Stellvertreter werden von den beteiligten Organisationen gemeinsam bestellt; kommt eine Einigung nicht zustande, werden sie von der zuständigen Landebehörde bestellt.

(3) Die Mitglieder der Schiedsstelle führen ihr Amt als Ehrenamt. Sie sind in Ausübung ihres Amtes an Weisungen nicht gebunden. Jedes Mitglied hat eine Stimme. Die Entscheidungen werden mit der Mehrheit der Mitglieder getroffen; ergib sich keine Mehrheit, gibt die Stimme des Vorsitzenden den Ausschlag.

(4) Die Landesregierungen werden ermächtigt, durch Rechtsverordnung das Nähere über

1. die Zahl, die Bestellung, die Amtsdauer und die Amtsführung der Mitglieder der Schiedsstelle sowie die ihnen zu gewährende Erstattung der Barauslagen und Entschädigung für Zeitverlust,
2. die Führung der Geschäfte der Schiedsstelle,
3. die Verteilung der Kosten der Schiedsstelle,
4. das Verfahren und die Verfahrensgebühren

zu bestimmen; sie können diese Ermächtigung durch Rechtsverordnung auf oberste Landesbehörden übertragen.

(5) Die Rechtsaufsicht über die Schiedsstelle führt die zuständige Landesbehörde.

(6) Die Spitzenverbände der Krankenkassen und die Deutsche Krankenhausgesellschaft bilden eine Schiedsstelle; diese entscheidet in den ihr nach diesem Gesetz oder der Bundespflegesatzverordnung zugewiesenen Aufgaben. Die Schiedsstelle besteht aus Vertretern der Spitzenverbände der Krankenkassen und der Deutschen Krankenhausgesellschaft in gleicher Zahl sowie einem unparteiischen Vorsitzenden und zwei weiteren unparteiischen Mitgliedern. Der Schiedsstelle gehört ein vom Verband der privaten Krankenversicherung bestellter Vertreter an, der auf die Zahl der Vertreter der Krankenkassen angerechnet wird. Die unparteiischen Mitglieder werden von den beteiligten Organisationen gemeinsam bestellt. Die unparteiischen Mitglieder werden durch den Präsidenten des Bundessozialgerichts berufen, soweit eine Einigung nicht zustande kommt Durch die Beteiligten zuvor abgelehnte Personen können nicht berufen werden. Absatz 3 gilt entsprechend. Die Spitzenverbände

B. Krankenhausfinanzierungsgesetz (KHG) §§ 18b–27 KHG

der Krankenkassen und die Deutsche Krankenhausgesellschaft vereinbaren das Nähere über die Zahl, die Bestellung, die Amtsdauer, die Amtsführung, die Erstattung der baren Auslagen und die Entschädigung für den Zeitaufwand der Mitglieder der Schiedsstelle sowie die Geschäftsführung, das Verfahren, die Höhe und die Erhebung der Gebühren und die Verteilung der Kosten. Kommt eine Vereinbarung nach Satz 8 nicht bis zum 31. August 1997 zustande, bestimmt das Bundesministerium für Gesundheit und Soziale Sicherung ihren Inhalt durch Rechtsverordnung. Die Rechtsaufsicht über die Schiedsstelle führt das Bundesministerium für Gesundheit und Soziale Sicherung. Gegen die Entscheidung der Schiedsstelle ist der Verwaltungsrechtsweg gegeben. Ein Vorverfahren findet nicht statt; die Klage hat keine aufschiebende Wirkung.

Kommt es im Rahmen von Pflegesatzverfahren nicht zu einer Einigung über die Grundlagen der Entgeltberechnung oder die Entgelte für Krankenhausleistungen, so erfolgt entweder eine Ersatzvornahme durch Rechtsverordnung oder eine Entscheidung der Schiedsstelle nach näherer Maßgabe des jeweiligen Pflegesatzrechts. Die grundlegenden Vorschriften über Schiedsstellen finden sich im § 18a KHG, der zwei verschiedene Schiedsstellen betrifft. Zum einen werden Regelungen für Schiedsstellen auf Landesebene geschaffen. Dies geschieht im Rahmen des § 18a Abs. 1 bis 5 KHG. Zum anderen wird eine Schiedsstelle auf Bundesebene geschaffen (§ 18a Abs. 6 KHG). 1

§ 18b Investitionsverträge *(aufgehoben)*

§ 19 *(aufgehoben)*

§ 20 Nichtanwendung von Pflegesatzvorschriften

Die Vorschriften des Dritten Abschnitts mit Ausnahme des § 17 Abs. 5 finden keine Anwendung auf Krankenhäuser, die nach § 5 Abs. 1 Nr. 2, 4 oder 7 nicht gefördert werden. § 17 Abs. 5 ist bei den nach § 5 Abs. 1 Nr. 4 oder 7 nicht geförderten Krankenhäusern mit der Maßgabe anzuwenden, dass an die Stelle der Pflegesätze vergleichbarer nach diesem Gesetz voll geförderter Krankenhäuser die Pflegesätze vergleichbarer öffentlicher Krankenhäuser treten.

Diese Vorschrift stellt zunächst klar, dass die Vorschriften über Pflegesätze mit Ausnahme des § 17 Abs. 5 KHG nicht für Krankenhäuser gelten, die nach § 5 Abs. 1 Nr. 2, 4 oder 7 nicht gefördert werden. In Satz 2 der Vorschrift wird sodann eine Modifikation der Vergleichsmaßstabes des § 17 Abs. 5 KHG für die gemäß § 5 Abs. 1 Nr. 4 oder 7 nicht geförderten Krankenhäuser vorgenommen. Für diese ergib sich die Entgeltbegrenzung nicht aus den Pflegesätzen vergleichbarer voll geförderter Krankenhäuser, sondern aus den Pflegesätzen vergleichbarer öffentlicher Krankenhäuser. 1

4. Abschnitt. Überleitungsvorschriften aus Anlass der Herstellung der Einheit Deutschlands

(aufgehoben)

5. Abschnitt. Sonstige Vorschriften

§ 27 Zuständigkeitsregelung

Die in diesem Gesetz den Landesverbänden der Krankenkassen zugewiesenen Aufgaben nehmen für die Ersatzkassen die nach § 212 Abs. 5 des Fünften Buches

KHG § 28 2. Teil. Vergütung der stationären Krankenhausleistung

Sozialgesetzbuch gebildeten Verbände, für die knappschaftliche Krankenversicherung die Deutsche Rentenversicherung Knappschaft-Bahn-See und für die Krankenversicherung der Landwirte die örtlich zuständigen landwirtschaftlichen Krankenkassen wahr.

1 Diese Zuständigkeitsregelung betrifft allein die Wahrnehmung der den Landesverbänden der Krankenkassen zugewiesenen Aufgaben. Sie ist nicht abrechnungsrelevant.

§ 28 Auskunftspflicht und Statistik

(1) Die Träger der nach § 108 des Fünften Buches Sozialgesetzbuch zur Krankenhausbehandlung zugelassenen Krankenhäuser und die Sozialleistungsträger sind verpflichtet, dem Bundesministerium für Gesundheit und Soziale Sicherung sowie den zuständigen Behörden der Länder auf Verlangen Auskünfte über die Umstände zu erteilen, die für die Beurteilung der Bemessung und Entwicklung der Pflegesätze nach diesem Gesetz benötigt werden. Unter die Auskunftspflicht fallen insbesondere die personelle und sachliche Ausstattung sowie die Kosten der Krankenhäuser, die im Krankenhaus in Anspruch genommenen stationären und ambulanten Leistungen sowie allgemeine Angaben über die Patienten und ihre Erkrankungen. Die zuständigen Landesbehörden können darüber hinaus von den Krankenhausträgern Auskünfte über Umstände verlangen, die sie für die Wahrnehmung ihrer Aufgaben bei der Krankenhausplanung und Krankenhausfinanzierung nach diesem Gesetz benötigen.

(2) Die Bundesregierung wird ermächtigt, für Zwecke dieses Gesetzes durch Rechtsverordnung mit Zustimmung des Bundesrates jährliche Erhebungen über Krankenhäuser einschließlich der in den §§ 3 und 5 genannten Krankenhäuser und Einrichtungen als Bundesstatistik anzuordnen. Die Bundesstatistik kann folgende Sachverhalte umfassen:

1. Art des Krankenhauses und der Trägerschaft,
2. im Krankenhaus tätige Personen nach Geschlecht, Beschäftigungsverhältnis, Tätigkeitsbereich, Dienststellung, Aus- und Weiterbildung,
3. sachliche Ausstattung und organisatorische Einheiten des Krankenhauses,
4. Kosten nach Kostenarten,
5. in Anspruch genommene stationäre und ambulante Leistungen,
6. Patienten nach Alter, Geschlecht, Wohnort, Erkrankungen und Hauptdiagnosen,
7. Ausbildungsstätten am Krankenhaus.

Auskunftspflichtig sind die Krankenhausträger gegenüber den statistischen Ämtern der Länder; die Rechtsverordnung kann Ausnahmen von der Auskunftspflicht vorsehen. Die Träger der nach § 108 des Fünften Buches Sozialgesetzbuch zur Krankenhausbehandlung zugelassenen Krankenhäuser teilen die von der Statistik umfassten Sachverhalte gleichzeitig den für die Krankenhausplanung und -finanzierung zuständigen Landesbehörden mit. Dasselbe gilt für die Träger der nach § 111 des Fünften Buches Sozialgesetzbuch zur Vorsorge- und Rehabilitationsbehandlung zugelassenen Einrichtungen.

(3) Die Befugnis der Länder, zusätzliche, von Absatz 2 nicht erfasste Erhebungen über Sachverhalte des Gesundheitswesens als Landesstatistik anzuordnen, bleibt unberührt.

1 Sämtliche Krankenhäuser unterliegen diesen Bestimmungen über Auskunftspflichten und Statistik. Dies gilt sogar für diejenigen Krankenhäuser, die nicht in den Anwendungsbereich des KHG fallen, was § 3 Satz 2 KHG ausdrücklich anordnet.

§ 29 *(aufgehoben)*

§ 30 Darlehen aus Bundesmitteln

Lasten aus Darlehen, die vor der Aufnahme des Krankenhauses in den Krankenhausplan für förderungsfähige Investitionskosten aus Bundesmitteln gewährt worden sind, werden auf Antrag des Krankenhausträgers erlassen, soweit der Krankenhausträger vor dem 1. Januar 1985 von diesen Lasten nicht anderweitig freigestellt worden ist und solange das Krankenhaus in den Krankenhausplan aufgenommen ist. Für die in § 2 Nr. 1a genannten Ausbildungsstätten gilt Satz 1 entsprechend.

Mit Einführung dieser Regelung wurden Darlehen aus Bundesmitteln, die im Sinne einer Krankenhausförderungen gewährt worden sind, auf Antrag des Krankenhausträgers erlassen, soweit eine Aufnahme in den Krankenhausplan erfolgt ist und vor dem Stichtag keine anderweitige Freistellung erfolgt ist. Es handelt sich hier um einer Besonderheit des Förderrechts, die mittels der Regelung des § 30 in die Krankenhausplanung nach Maßgabe des KHG zurückgeführt wurde. 1

§ 31 Berlin-Klausel *(gegenstandslos)*

§ 32 Inkrafttreten *(nicht abgedruckt)*

C. Krankenhausentgeltgesetz (KHEntgG)

I. Vorbemerkung

1   Das KHEntgG ist in sechs Abschnitte gegliedert. Im Abschnitt 1 (§§ 1 und 2) finden sich in Ergänzung der entsprechenden Vorschriften des KHG „Allgemeine Vorschriften" betreffend den Anwendungsbereich des KHEntgG und die Krankenhausleistungen, auf die sich die Abrechnungsvorschriften beziehen. Im Abschnitt 2 (§§ 3–6) geht es um die „Vergütung der Krankenhausleistungen", wobei diese Vorschriften auf Gesamtbeträge und Erlösbudgets zielen und die Voraussetzungen für die Vereinbarung von Zu- und Abschlägen und für sonstige Entgelte definieren. Daraus ergeben sich keine Vorgaben für eine auf den einzelnen Krankenhausbehandlungsfall bezogene Abrechnung. Für die Individualabrechnung sind vielmehr die Vorschriften im Abschnitt 3 „Entgeltarten und Abrechnung" bedeutsam. Im Abschnitt 4 wird sodann in den §§ 9 bis 13 das für die Einzelabrechnung nicht wesentliche „Vereinbarungsverfahren" zur Festlegung der einzelnen Entgelte im Verhältnis des Krankenhausträgers zu den Sozialpartnern geregelt. Die dadurch erzielten Festlegungen bilden sodann nach der gemäß § 14 erforderlichen Genehmigung erst die Grundlage für die Einzelabrechnung gegenüber dem Patienten bzw. seinen Kostenträgern. Bedeutsam für die Abrechnung gegenüber dem Patienten ist in diesem Abschnitt allein die Regelung in § 15, in der sich Vorgaben für die Laufzeit der Entgelte finden. Sodann befasst sich der Abschnitt 5 des KHEntgG mit gesondert berechenbaren ärztlichen und anderen Leistungen. Hier finden sich die für Krankenhäuser besonders wichtigen Vorgaben zur Abrechnung von Wahlleistungen in § 17, dessen Kommentierung einen Schwerpunkt der vorliegenden Erläuterungen darstellt. In § 18 werden Einzelheiten der Abrechnung gegenüber Belegpatienten des Krankenhauses geregelt. § 19 befasst sich mit der Kostenerstattung der Ärzte, insbesondere bei wahlärztlichen und belegärztlichen Leistungen. Im Abschnitt 6 „Sonstige Vorschriften" finden sich weitere nicht unmittelbar abrechnungsrelevante Vorschriften, u.a. auch Vorgaben zur Übermittlung und Nutzung von DRG-Daten.

II. Die einzelnen Abschnitte des KHEntgG

Abschnitt 1. Allgemeine Vorschriften

§ 1 Anwendungsbereich

(1) Die vollstationären und teilstationären Leistungen der Krankenhäuser werden nach diesem Gesetz und dem Krankenhausfinanzierungsgesetz vergütet.

(2) Dieses Gesetz gilt auch für die Vergütung von Leistungen der Bundeswehrkrankenhäuser, soweit diese Zivilpatienten behandeln, und der Krankenhäuser der Träger der gesetzlichen Unfallversicherung, soweit nicht die gesetzliche Unfallversicherung die Kosten trägt. Im Übrigen gilt dieses Gesetz nicht für

1. Krankenhäuser, auf die das Krankenhausfinanzierungsgesetz nach seinem § 3 Satz 1 keine Anwendung findet.
2. Krankenhäuser, die nach § 5 Abs. 1 Nr. 2, 4 oder 7 des Krankenhausfinanzierungsgesetzes nicht gefördert werden,
3. Krankenhäuser oder Krankenhausabteilungen, die nach § 17b Abs. 1 Satz 1 zweiter Halbsatz des Krankenhausfinanzierungsgesetzes nicht in das DRG-Vergütungssystem einbezogen sind,

C. Krankenhausentgeltgesetz (KHEntgG) § 1 KHEntgG

4. das Jahr 2003 für Krankenhäuser, die nach § 17b Abs. 4 Satz 4 bis 7 des Krankenhausfinanzierungsgesetzes das DRG-Vergütungssystem noch nicht anwenden; § 21 ist auch von diesen Krankenhäusern anzuwenden.

(3) Die vor- und nachstationäre Behandlung wird für alle Benutzer einheitlich nach § 115a des Fünften Buches Sozialgesetzbuch vergütet. Die ambulante Durchführung von Operationen und sonstiger stationsersetzender Eingriffe wird für die gesetzlich versicherten Patienten nach § 115b des Fünften Buches Sozialgesetzbuch und für sonstige Patienten nach den für sie geltenden Vorschriften, Vereinbarungen oder Tarifen vergütet.

1. Überblick

Die Anwendbarkeit des KHEntgG bestimmt sich gemäß § 1 Abs. 1 KHEntgG vorrangig nach der Qualifikation der Leistungen als stationäre oder teilstationäre Leistungen. Diese Leistungen werden nach der ausdrücklichen Regelung in § 1 Abs. 1 KHEntgG nach den Vorgaben des KHEntgG und des KHG vergütet. Sodann geht der Gesetzgeber des KHEntgG nach dem auch bereits beim KHG verfolgten Konzept der umfassenden Anwendbarkeit davon aus, dass sämtliche Krankenhäuser in den Anwendungsbereich des KHEntgG fallen, wenn sie eben nur stationäre oder teilstationäre Leistungen im Sinne des KHEntgG erbringen. Eine genauere Abgrenzung des Adressatenkreises der Krankenhäuser findet sich sodann in § 1 Abs. 2 KHEntgG. In § 1 Abs. 3 KHEntgG werden weitere Krankenhausleistungen und die Bedingungen ihrer Vergütung angesprochen. 1

2. Abgrenzung der erfassten Leistungen (§ 1 Abs. 1 KHEntgG)

Die Anwendbarkeit der KHEntgG bezieht sich gemäß § 1 Abs. 1 KHEntgG auf stationäre Leistungen. Ausdrücklich genannt sind die Erscheinungsformen der vollstationären und teilstationären Leistungen der Krankenhäuser, die von ambulanten Behandlungsformen abzugrenzen sind. 2

2.1 Abgrenzung stationärer Leistungen. Eine Begriffsbestimmung stationärer Leistungen und ihrer Erscheinungsformen findet sich weder in den Regelungen des KHG noch in den Bestimmungen des KHEntgG. Der Gesetzgeber überlässt die genaue Grenzziehung vielmehr der Rechtsprechung. Zur diesbezüglichen Abgrenzung stationärer Behandlungsformen von der ambulanten Behandlung sei an dieser Stelle auf die bereits vorstehend erwähnten Ausführungen des BSG im Urteil vom 4. 3. 2004 (Arztrecht 2005, 36ff.) verwiesen. Danach ist von einer stationären Behandlung im Unterschied zu einer ambulanten Behandlung dann auszugehen, wenn eine Übernachtung des Patienten im Krankenhaus unter medizinischen Gesichtspunkten als notwendig anzusehen ist. Dem gegenüber ist eine ambulante Behandlung durch das Krankenhaus dadurch gekennzeichnet, dass der Patient das Krankenhaus jeweils nur für kurze Zeit zur Durchführung einer medizinischen Behandlung außerhalb der Stationen ohne Unterbringung und Verpflegung und ohne Eingliederung in die stationären Abläufe aufsucht (OLG Hamm NJW 1986, 2888, 2889). Ein in § 115b SGB V für die gesetzliche Krankenversicherung speziell geregelter Fall einer ambulanten Krankenhausbehandlung ist das ambulante Operieren im Krankenhaus. Fraglich ist der ambulante Charakter von Leistungen, die für sich genommen und isoliert betrachtet ambulant erscheinen aber im Gesamtzusammenhang einer stationären Maßnahme zu sehen sind, wie es etwa bei Eigenblutentnahmen in Vorfeld einer Operation der Fall ist. Derartige Behandlungen werden letztlich nicht sinnvoll erfasst werden können, wenn der Gesamtzusammenhang der Behandlung nicht in die Betrachtung einbezogen wird. In diesem Sinne sind Eigenblutentnahmen im Vorfeld von stationär erfolgenden Krankenhausbehandlungen bereits zutreffend dem stationären Bereich zugeordnet worden (BSGE 74, 263, 265 und AG Erlangen, Urteil vom 12. 2. 1998 – 5 C 2875/96). Für eine Berücksichtigung des Gesamtzusammenhan- 3

KHEntgG § 1 2. Teil. Vergütung der stationären Krankenhausleistung

ges der jeweiligen Behandlungsmaßnahmen hat sich auch der BGH bei der Abgrenzung stationärer und ambulanter Leistungen bei der Frage der Gebührenminderung nach § 6a GOÄ ausgesprochen (NJW 1998, 1790 und NJW 1999, 868).

4 **2.2 Verschiedene Formen stationärer Leistungen.** Einzelne Formen stationärer Behandlung sind die vollstationäre und die teilstationäre Behandlung. Die vollstationäre Behandlung ist von einer vollständigen Eingliederung des Patienten in die Abläufe der jeweiligen Krankenhausstation gekennzeichnet. Sowohl unter dem Aspekt der medizinischen Behandlung als auch unter dem Aspekt der Unterbringung und Verpflegung ist die Behandlung durch das Krankenhaus erforderlich. Der Patient bleibt zudem für einen längeren Zeitraum und über Nacht im Krankenhaus (OLG Hamm NJW 1986, 2888, 2889). Kann der Patient im Anschluss an die Behandlung sofort wieder nach Hause entlassen werden, so liegt jedenfalls keine vollstationäre Behandlung vor (LG Wuppertal VersR 1977, 78, 79). Bei der teilstationären Behandlung erfordert der medizinische Teil der Behandlung zumindest eine teilweise Eingliederung in die Behandlungsabläufe der jeweiligen Krankenhausstation, ohne dass jedoch eine vollständige Unterbringung und Verpflegung durch das Krankenhaus erforderlich ist. Es handelt sich um eine Behandlungsform, bei der die medizinische Leistung einer Krankenhausstation, nicht aber eine dauernde Unterbringung und Verpflegung des Patienten über einen längeren Zeitraum durch die Station des behandelnden Krankenhauses erbracht werden muss. In diesem Sinne ist aber eine ca. acht Stunden täglich in Anspruch nehmende tagesklinische Behandlung bereits als teilstationär angesehen worden (OLG Hamm NJW 1986, 2888). Als besondere Form der stationären Behandlung wird die vor- und nachstationäre Behandlung in § 115a SGB V definiert. Sie unterscheidet sich von der teilstationären Behandlung lediglich durch ihre Zwecksetzung, die im Falle der vorstationären Behandlung auf die Klärung einer vollstationären Behandlungsbedürftigkeit oder die Vorbereitung einer vollstationären Krankenhausbehandlung gerichtet ist und im Falle der nachstationären Behandlung die Sicherung oder Festigung eines vollstationär erzielten Behandlungserfolges beinhaltet. Der Grundsatz der Einheitlichkeit der Entgelte gilt gemäß § 17 Abs. 1 Satz 1 KHG und § 1 Abs. 3 Satz 1 KHEntgG auch für die Vergütungen der vor- und nachstationären Behandlung.

3. Abgrenzung der erfassten Leistungserbringer (§ 1 Abs. 2 KHEntgG)

5 Das KHEntgG gilt nicht einfach für sämtliche Krankenhäuser im Sinne der Begriffsbestimmung des § 2 Satz 1 Nr. 1 KHG, sondern es wird der Anwendungsbereich in § 1 Abs. 2 KHEntgG einerseits klarstellend erweitert, andererseits – auch im Hinblick auf die derzeitige Aufspaltung der Entgeltsysteme – eingeschränkt.

6 **3.1 Erweiterung um BW-Krankenhäuser und BG-Kliniken.** Gemäß § 1 Abs. 2 Satz 1 KHEntgG werden Bundeswehrkrankenhäuser, soweit sie Zivilpersonen behandeln, und auch die Krankenhäuser in Trägerschaft der Gesetzlichen Unfallversicherung befindlichen Krankenhäuser, soweit nicht die gesetzliche Unfallversicherung Kostenträger ist, in die Anwendung des KHEntgG ausdrücklich einbezogen. Damit gilt das DRG-Abrechnungssystem auch für diese Krankenhäuser, was einen Unterschied zur früheren Rechtslage markiert, nach der das öffentliche Abrechnungssystem für Krankenhausleistungen auf die hier genannten Einrichtungen keine Anwendung gefunden hat.

7 **3.2 Herausnahme verschiedener Krankenhäuser.** Des Weiteren sind in § 1 Abs. 2 Satz 2 KHEntgG derzeit noch drei weitere aktuelle Anwendungsausnahmen vorgesehen. So werden gemäß § 1 Abs. 2 Satz 2 Nr. 1 KHEntgG diejenigen Krankenhäuser, auf die auch das KHG nach § 3 KHG keine Anwendung findet, aus dem Anwendungsbereich des KHEntgG herausgenommen. Des Weiteren fallen gemäß § 1 Abs. 2 Satz 2 Nr. 2 KHEntgG diejenigen Krankenhäuser aus dem Anwendungsbereich heraus, die nach § 5 Abs. 1 Nr. 2, 4 oder 7 des KHG nicht gefördert werden. Schließlich werden gemäß § 1

Abs. 2 Satz 2 Nr. 3 KHEntgG die gemäß § 17b Abs. 1 Satz 1 nicht in das DRG-Vergütungssystem einbezogenen besonderen Einrichtungen der Psychiatrie, Psychosomatik und Psychotherapie aus dem Anwendungsbereich des KHEntgG ausgenommen. Für diese gilt nämlich die BPflV in ihrer heutigen Fassung (§ 1 Abs. 1 BPflV).

4. Klarstellungen (§ 1 Abs. 3 KHEntgG)

§ 1 Abs. 3 KHEntgG geht auf zwei besondere Formen von Krankenhausleistungen ein. In Satz 1 wird die vor- und nachstationäre Behandlung – eine Untergruppe der teilstationären Behandlung – angesprochen. Insoweit wird festgehalten, dass die diesbezügliche Vergütung einheitlich – § 17 Abs. 1 KHG entsprechend – festgelegt und nach § 115a SGB V abzurechnen ist. Sodann wird in Satz 2 für die Durchführung ambulanter Operationen und sonstiger stationsersetzender Eingriffe festgehalten, dass diese „für die gesetzlich versicherten Patienten" nach § 115b SGB V erfolgt. Für sonstige Patienten soll eine Vergütung nach den für sie geltenden Vorschriften, Vereinbarungen oder Tarifen erfolgen. Diese hier ausdrücklich erlaubte Differenzierung der Entgelte bei gleichen Leistungen ist durchaus problematisch. Patientenschutz kann nicht einfach deswegen aufhören, weil der Versicherungsstatus der Patienten unterschiedlich ausgestaltet ist. Vielmehr ist es ein Gebot des verfassungsrechtlich notwendigen Patientenschutzes und der zivilrechtlichen Billigkeit, bei nicht verhandelbaren Entgelten auch für nicht gesetzlich versicherte Patienten Grenzen für die Entgeltgestaltung nicht erst bei der Wuchergrenze zu ziehen. Wesentlich unterschiedliche Entgelte bei gleichen Leistungen und bei nicht ausgehandelten bzw. faktisch nicht aushandelbaren Preisen sind letztlich nur dann zu rechtfertigen, wenn auch wesentliche Leistungsunterschiede vorliegen (vgl. Jauernig/*Vollkommer*, § 315 BGB, Rn. 4 u. 7; *Rippel/Stiefel* I, II/15; Staudinger/*Mader*, § 315 BGB, Rn. 69). 8

§ 2 Krankenhausleistungen

(1) Krankenhausleistungen nach § 1 Abs. 1 sind insbesondere ärztliche Behandlung, Krankenpflege, Versorgung mit Arznei-, Heil- und Hilfsmitteln, die für die Versorgung im Krankenhaus notwendig sind, sowie Unterkunft und Verpflegung; sie umfassen allgemeine Krankenhausleistungen und Wahlleistungen. Zu den Krankenhausleistungen gehören nicht die Leistungen der Belegärzte (§ 18) sowie der Beleghebammen und -entbindungspfleger.

(2) Allgemeine Krankenhausleistungen sind die Krankenhausleistungen, die unter Berücksichtigung der Leistungsfähigkeit des Krankenhauses im Einzelfall nach Art und Schwere der Krankheit für die medizinisch zweckmäßige und ausreichende Versorgung des Patienten notwendig sind. Unter diesen Voraussetzungen gehören dazu auch

1. die während des Krankenhausaufenthalts durchgeführten Maßnahmen zur Früherkennung von Krankheiten im Sinne des Fünften Buches Sozialgesetzbuch,
2. die vom Krankenhaus veranlassten Leistungen Dritter,
3. die aus medizinischen Gründen notwendige Mitaufnahme einer Begleitperson des Patienten,
4. die besonderen Aufgaben von Zentren und Schwerpunkten für die stationäre Versorgung von Patienten, insbesondere die Aufgaben von Tumorzentren und geriatrischen Zentren sowie entsprechenden Schwerpunkten,
5. die Frührehabilitation im Sinne von § 39 Abs. 1 Satz 3 des Fünften Buches Sozialgesetzbuch.

Nicht zu den Krankenhausleistungen nach Satz 2 Nr. 2 gehört eine Dialyse, wenn hierdurch eine entsprechende Behandlung fortgeführt wird, das Krankenhaus keine

KHEntgG § 2 2. Teil. Vergütung der stationären Krankenhausleistung

eigene Dialyseeinrichtung hat und ein Zusammenhang mit dem Grund der Krankenhausbehandlung nicht besteht.

1   Die Behandlung eines Patienten umfasst eine Reihe von Leistungen des Krankenhauses und teilweise auch von weiteren Leistungserbringern. Die genaue Abgrenzung der Krankenhausleistungen von nicht dem Krankenhaus zuzurechnenden Leistungen erfolgt in § 2 Abs. 1 KHEntgG. Allgemeine Krankenhausleistungen werden in § 2 Abs. 2 KHEntgG näher definiert, wobei neben einer allgemeinen Definition auch sechs konkrete Fallgestaltungen geregelt werden.

1. Krankenhausleistungen (§ 2 Abs. 1 KHEntgG)

2   **1.1 Krankenhausleistungen.** Krankenhausleistungen sind nach § 2 Abs. 1 KHEntgG sämtliche Leistungen, die für die Versorgung im Krankenhaus notwendig sind. Dazu gehören nach der Regelung des § 2 Abs. 1 „insbesondere" ärztliche Behandlung, Krankenpflege, Versorgung mit Arznei-, Heil- und Hilfsmitteln sowie Unterkunft und Verpflegung. Die Aufzählung ist nicht abschließend. Hier nicht genannte Leistungen sind grundsätzlich dann als Krankenhausleistungen anzusehen, wenn sie für die Versorgung im Krankenhaus notwendig sind und so eine umfassende Behandlung der Patienten nach dem aktuellen Stand der Medizin durch die Erbringung der Krankenhausleistungen sichergestellt wird. Die Einordnung von Leistungen als Krankenhausleistungen hat zur Folge, dass diese Leistungen gegen Zahlung der Krankenhausentgelte erbracht werden und weitere Zahlungsverpflichtungen der Krankenhauspatienten nicht begründet werden können. Krankenhausleistungen umfassen die notwendigen allgemeine Krankenhausleistungen und zusätzliche Wahlleistungen, die dem Patienten gegen gesonderte Vergütung angeboten werden können (§ 17 KHEntgG).

3   **1.2 Keine Krankenhausleistungen.** Zu den Krankenhausleistungen gehören ausdrücklich nicht die Leistungen der Belegärzte und Beleghebammen und -entbindungspfleger, obwohl diese ihre Leistungen im Krankenhaus erbringen und diese Leistungen auch als stationäre Leistungen anzusehen sind. Der Krankenhausaufnahmevertrag bezieht sich daher nicht auf diese Leistungen, vielmehr bedarf es weiterer Vereinbarungen mit den Belegärzten, Beleghebammen oder Belegentbindungshelfern selbst, so dass hier ein gespaltenes Vertragsverhältnis die Regel ist. Bei Belegbehandlung tritt zu der Krankenhausvergütung die der Belegleister hinzu. Für die Selbstzahler ergibt sich die Vergütung der Belegleistungen aus der GOÄ/GOZ bzw. bei Geburtshilfeleistungen der Beleghebammen und Belegentbindungspfleger aus den jeweiligen landesspezifischen Regelungen zur HebGV (vgl. *Lieber*, NJW 1994, 2998). Da die Krankenhausleistungen bei Belegbehandlung einen geringeren Umfang aufweisen, werden insoweit gesonderte Entgelte in niedrigerer Höhe vereinbart. Dies gilt sowohl innerhalb des neuen DRG-Abrechnungssystems als auch im noch verbliebenen Anwendungsbereich der BPflV (§ 18 Abs. 2 KHEntgG).

2. Allgemeine Krankenhausleistungen (§ 2 Abs. 2 KHEntgG)

4   **2.1 Allgemeine Definition (§ 2 Abs. 2 Satz 1 KHEntgG).** Danach gehören zu den allgemeinen Krankenhausleistungen alle Leistungen die unter Berücksichtigung der Leistungsfähigkeit des Krankenhauses im Einzelfall nach Art und Schwere der Krankheit für die medizinisch zweckmäßige und ausreichende Versorgung des Patienten notwendig sind. Es kommt demnach nicht nur auf den Behandlungsbedarf eines Patienten an, sondern es ist auch stets die Leistungsfähigkeit des Krankenhauses zu berücksichtigen. Unter diesen Voraussetzungen gehört auch die Behandlung sog. interkurrenter Erkrankungen, d.h. solcher Erkrankungen, die nicht Anlass der Krankenhausaufnahme waren, aber gleichwohl unaufschiebbar behandlungsbedürftig sind, zu den Krankenhausleistungen. Ist das Krankenhaus nicht in der Lage, bestimmte zur Behandlung erforderliche

Leistungen selbst zu erbringen, so muss es ggf. Dritte in die Behandlung einschalten. Kann die ärztliche Versorgung auch unter Heranziehung Dritter im Krankenhaus nicht medizinisch zweckmäßig erbracht werden, hat das Krankenhaus für eine Verlegung zu sorgen (OLG Düsseldorf MedR 1985, 85 und OLG Stuttgart MedR 1986, 201). Werden Dritte in die Leistungserbringung des Krankenhauses eingeschaltet, so können sich hieraus grundsätzlich keine weitergehenden Zahlungsansprüche des Krankenhauses gegen den Patienten ergeben (vgl. OLG Karlsruhe MedR 1990, 198, 200). Eine genauere Abgrenzung der allgemeinen Krankenhausleistungen und der vom Krankenhaus selbst oder mittels Dritter zu erbringenden Leistungen ergibt sich aus dem Versorgungsauftrag des Krankenhauses, der dessen Leistungsfähigkeit beschreibt. Insoweit dürfen die Krankenhäuser Entgelte unter der Geltung des KHEntgG nach § 8 Abs. 1 Satz 3 ohnehin nur noch im Rahmen des Versorgungsauftrages abrechnen. Leistungen die nicht in den Versorgungsauftrag fallen, können mithin auch niemals Gegenstand allgemeiner Krankenhausleistungen im Sinne des § 2 Abs. 1 Satz 1 KHEntgG sein, ansonsten würde die vorgeschriebene Berücksichtigung der Leistungsfähigkeit des Krankenhauses nicht erfolgen.

2.2 Einzelne allgemeine Krankenhausleistungen (§ 2 Abs. 2 Satz 2 KHEntgG). Zu den allgemeinen Krankenhausleistungen gehören unter den vorstehend erläuterten Voraussetzungen des § 2 Abs. 2 Satz 1 KHEntgG die in den Nrn. 1 bis 5 aufgeführten Leistungen. Wie die Wortwahl „auch" zum Ausdruck bringt, werden hier lediglich fünf Regelbeispiele benannt. Der Katalog ist nicht abschließend. Sind Leistungen des Krankenhauses nach der hier vorgegebenen Definition als allgemeine Krankenhausleistung anzusehen, hat dies zur Folge, dass die Vergütung abschließend durch die in § 7 KHEntgG genannten Entgelte erfolgt und eine gesonderte Vergütungsvereinbarung unzulässig ist.

a) Maßnahmen zur Früherkennung von Krankheiten (§ 2 Abs. 2 Satz 2 Nr. 1 KHEntgG). Werden Früherkennungsmaßnahmen im Sinne des SGB V (§§ 25 und 26 SGB V) während des Krankenhausaufenthaltes vorgenommen, so handelt es sich um allgemeine Krankenhausleistungen, die gegen Zahlung der allgemeinen Entgelte erbracht werden. Den Hauptanwendungsfall des § 2 Abs. 2 Nr. 1 KHEntgG bilden die Untersuchungen bei Neugeborenen (U 1 und U 2). Eine gesonderte Berechnung kommt insoweit nur dann in Betracht, wenn wahlärztliche Leistungen vereinbart sind und die Leistungen auch als Wahlleistungen, d.h. vom Wahlarzt selbst, erbracht werden.

b) Drittleistungen (§ 2 Abs. 2 Satz 2 Nr. 2 KHEntgG). Nicht selten werden im Rahmen einer stationären Krankenhausbehandlung Leistungen Dritter in die Krankenhausbehandlung eingebunden. Das Krankenhaus kann sich hierzu aus verschiedenen Gründen, ggf. auch unter wirtschaftlichen Gesichtspunkten, veranlasst sehen. Ein solches Vorgehen ist nicht zu beanstanden, solange die vom Krankenhaus organisierten Leistungen den für eine medizinisch zweckmäßige und ausreichende Versorgung notwendigen Umfang garantieren und das Krankenhaus die Verantwortung für die Gesamtleistungserbringung übernimmt. Die unmittelbaren Leistungserbringer erhalten in diesem Falle keinen eigenen Vergütungsanspruch gegen den Patienten (BSG NZS 2003, 33, 35).

c) Mitaufnahme einer Begleitperson (§ 2 Abs. 2 Satz 2 Nr. 3 KHEntgG). Das Krankenhaus ist zur Mitaufnahme einer Begleitperson verpflichtet, wenn eine solche Mitaufnahme aus medizinischen Gründen notwendig ist, wie es oftmals bei der Mitaufnahme eines Elternteils eines in das Krankenhaus aufgenommenen Kindes der Fall ist. Der Begriff der Mitaufnahme deckt lediglich die, nicht unbedingt im selben Zimmer erfolgende, Unterbringung im Krankenhaus, nicht aber in einem nahe gelegenen Hotel etc. ab. Dies ergibt sich bereits aus der Wortwahl „Mitaufnahme". Soweit die Mitaufnahme einer Begleitperson im Rahmen des § 2 Abs. 2 Satz 2 Nr. 3 BPflV erfolgt, handelt es sich um eine allgemeine Krankenhausleistung.

9 d) *Leistungen von Tumorzentren und onkologischen Schwerpunkten (§ 2 Abs. 2 Satz 2 Nr. 4 KHEntgG).* Die Regelung stellt klar, dass die besonderen Leistungen von Zentren und Schwerpunkten für die stationäre Versorgung von Patienten, insbesondere die Leistungen von Tumorzentren und geriatrischen Zentren sowie entsprechenden Schwerpunkten als allgemeine Krankenhausleistung des aufnehmenden Krankenhauses erbracht werden und mit den allgemeinen Krankenhausentgelten bezahlt werden. Es sind jedoch in § 17b Abs. 1 Satz 4 KHG bundeseinheitliche Zuschläge vorgesehen.

10 e) *Leistungen im Rahmen der Frührehabilitation (§ 2 Abs. 2 Satz 2 Nr. 5 KHEntgG).* Nach der Regelung in § 2 Abs. 2 Satz 2 Nr. 5 KHEntgG gehören nunmehr auch Leistungen der Frührehabilitation im Sinne des § 39 SGB V zu den allgemeinen Krankenhausleistungen.

11 **2.3 Keine allgemeine Krankenhausleistungen (§ 2 Abs. 2 Satz 3 KHEntgG etc.).** § 2 Abs. 2 BPflV bildet auch den Maßstab für die Feststellung, welche Leistungen nicht als allgemeine Krankenhausleistung anzusehen sind. Insofern enthält § 2 Abs. 2 Satz 3 zunächst zusätzlich zur bereits in Abs. 1 normierten Herausnahme der Belegleistungen aus dem Kreis der Krankenhausleistungen eine ausdrückliche Regelung für die Dialyse. Zusätzlich sollen hier noch die Bereiche Transport und Begutachtung als mögliche Krankenhausleistungen angesprochen werden.

12 a) *Dialyse.* In § 2 Abs. 2 Satz 3 KHEntgG findet sich im Anschluss an eine obergerichtlichen Entscheidung (OLG Karlsruhe MedR 1990, 198, 200) und wortgleich zur Fassung der Vorgängerregelung in der BPflV alter Fassung eine Bestimmung zur Frage, ob eine Dialysebehandlung als allgemeine Krankenhausleistung angesehen werden kann. Dies ist nicht gegeben, wenn eine entsprechende Dialysebehandlung fortgeführt wird, das Krankenhaus keine eigene Dialyseeinrichtung hat und ein Zusammenhang mit dem Grund der Krankenhausbehandlung nicht besteht. Liegen die genannten Voraussetzungen sämtlich vor, handelt es sich nicht um eine allgemeine Krankenhausleistung.

13 b) *Krankentransporte.* Nicht zu den allgemeinen Krankenhausleistungen gehören Krankentransporte zum oder vom Krankenhaus, die anlässlich der Aufnahme, der Entlassung oder der Verlegung in ein anderes Krankenhaus erfolgen. Sie sind nicht, wie § 2 Abs. 1 KHEntgG es verlangt, für die Versorgung des Patienten „im Krankenhaus" notwendig. Die Krankentransportleistungen werden in diesen Fällen unmittelbar mit den Leistungserbringern abgerechnet. Anders verhält es sich, wenn Transporte im Rahmen der Behandlung des Patienten, etwa bei der Einschaltung von Drittleistungen gemäß § 2 Abs. 2 Satz 2 Nr. 2 KHEntgG, erfolgen. In diesen Fällen, die auch als „Verbringung" bezeichnet werden können (*Wagener* in: Düsseldorfer Kommentar, Erl. zu § 2 BPflV, 137), gehört auch der Transport zu den allgemeinen Krankenhausleistungen, die das Krankenhaus gegen Zahlung der allgemeinen Entgelte bereitzustellen hat (so auch: OVG Lüneburg, Urteil vom 26. 6. 2001 – 11 LB 1374/01).

14 c) *Begutachtung.* Hier ist danach zu unterscheiden, ob eine Krankenhausaufnahme zur Begutachtung erfolgt oder ob eine Begutachtung im Rahmen einer Heilbehandlung stattfindet. Ist letzteres der Fall, so sind die mit der Heilbehandlung zusammenhängenden Krankenhausleistungen ohne weiteres durch die Entgelte für die Krankenhausbehandlung abgedeckt. Die Begutachtung selbst gehört jedoch nicht zu den allgemeinen Krankenhausleistungen, da sie nicht für die medizinisch zweckmäßige und ausreichende Versorgung des Patienten notwendig ist. Eine Begutachtung stellt sich vielmehr als sonstige stationäre Leistung dar, die dem Auftraggeber neben den Krankenhausentgelten gesondert in Rechnung gestellt werden kann. Handelt es sich um einen gerichtlichen Gutachtenauftrag, so bemisst sich das Entgelt nach dem Gesetz über die Entschädigung von Zeugen und Sachverständigen. Erfolgt auch bereits die Krankenhausaufnahme zum Zweck der Begutachtung, so können auch die Versorgungsleistungen seitens des Kran-

kenhauses dem Auftraggeber gesondert in Rechnung gestellt werden, da es sich in diesem Falle auch insoweit nicht um Leistungen zur medizinisch zweckmäßigen und notwendigen Krankenbehandlung handelt.

Abschnitt 2. Vergütung der Krankenhausleistungen

§ 3 Vereinbarung eines Gesamtbetrags für die Jahre 2003 und 2004

(1) Das Vergütungssystem nach § 17b des Krankenhausfinanzierungsgesetzes wird in den Jahren 2003 und 2004 für das Krankenhaus budgetneutral eingeführt. Zur Berücksichtigung von Leistungsveränderungen und zur Beurteilung der Höhe der nicht mit Fallpauschalen und Zusatzentgelten finanzierten Leistungen nach § 6 ist der Krankenhausvergleich nach § 5 der Bundespflegesatzverordnung anzuwenden. Für die Jahre 2003 und 2004 dürfen die nach § 11 Abs. 4 vorzulegenden Nachweise über Art und Anzahl der Fallpauschalen nur für die Ermittlung des krankenhausindividuellen Basisfallwerts nach den Vorgaben des Absatzes 4 und zur Erörterung der Leistungsstruktur verwendet werden. Für das Jahr 2003 gilt § 6 Abs. 3, § 6 Abs. 5 sowie § 7 Abs. 1 Satz 2 Nr. 4 und für das Jahr 2004 § 6 Abs. 2, § 6 Abs. 5 sowie § 7 Abs. 1 Satz 2 Nr. 4 der Bundespflegesatzverordnung entsprechend für den Gesamtbetrag.

(2) Für ein Krankenhaus, das nach § 17b Abs. 4 Satz 4 bis 7 des Krankenhausfinanzierungsgesetzes das Vergütungssystem für das Jahr 2003 anwendet, ist ein Gesamtbetrag in entsprechender Anwendung von § 6 Abs. 1 der Bundespflegesatzverordnung zu vereinbaren; dabei entscheidet im Falle des § 6 Abs. 1 Satz 4 Nr. 1 der Bundespflegesatzverordnung die Schiedsstelle nach § 13 nicht. Grundlage der Vereinbarung ist der für das Jahr 2002 vereinbarte Gesamtbetrag. Dieser wird entsprechend den Vorgaben des Absatzes 3 Satz 3 bis 5 verändert und aufgeteilt; dies gilt nicht für Satz 3 Nr. 1 Buchstabe b.

(3) Für das Jahr 2004 ist ein Gesamtbetrag in entsprechender Anwendung von § 6 Abs. 1 der Bundespflegesatzverordnung zu vereinbaren; dabei entscheidet im Falle des § 6 Abs. 1 der Bundespflegesatzverordnung die Schiedsstelle nach § 13 nicht. Grundlage der Vereinbarung ist der für das Jahr 2003 vereinbarte Gesamtbetrag. Dieser wird

1. vermindert um
   a) die Entgeltanteile, die auf die Leistungsbereiche entfallen, die nach § 17b Abs. 1 Satz 1 zweiter Halbsatz des Krankenhausfinanzierungsgesetzes nicht dem DRG-Vergütungssystem unterliegen.
   b) *(aufgehoben)*
   c) Finanzierungsbeträge nach § 18b des Krankenhausfinanzierungsgesetzes in der bis zum 31. Dezember 2003 geltenden Fassung, soweit deren Finanzierungsgrund entfallen ist,
   d) anteilige Kosten für Leistungen, die im Vereinbarungszeitraum in andere Versorgungsbereiche verlagert werden,
   e) Kosten für Leistungen, die im Vereinbarungszeitraum erstmals im Rahmen von Modellvorhaben nach § 63 des Fünften Buches Sozialgesetzbuch vergütet werden,
   f) darin enthaltene Kosten für Leistungen für ausländische Patienten, soweit diese nach Absatz 7 aus dem Gesamtbetrag ausgegliedert werden,
2. erhöht um die Abzüge nach Nummer 2 des Abschnitts K5 der Anlage 1 zur Bundespflegesatzverordnung, soweit die vor- und nachstationäre Behandlung bei Fallpauschalen nicht mehr abgerechnet werden kann,

3. bereinigt um darin enthaltene Ausgleiche sowie Ausgleichszahlungen auf Grund von Berichtigungen für Vorjahre.

Der für das Jahr 2004 vereinbarte Gesamtbetrag ist sachgerecht aufzuteilen auf

1. die Fallpauschalen und Zusatzentgelte nach § 17b des Krankenhausfinanzierungsgesetzes (Erlösbudget) einschließlich der noch nicht ausgegliederten sonstigen Zu- und Abschläge nach § 7 Satz 1 Nr. 4; zu den Fallpauschalen gehören auch die Entgelte bei Überschreitung der oberen Grenzverweildauer sowie die um Abschläge verminderten Fallpauschalen bei Unterschreitung der unteren Grenzverweildauer und bei Verlegungen,
2. *(aufgehoben)*
3. die voll- und teilstationären Leistungen, die nach dem Krankenhausfinanzierungsgesetz vergütet, jedoch noch nicht von den Fallpauschalen und Zusatzentgelten erfasst werden (§ 6 Abs. 1).

Der Gesamtbetrag und das Erlösbudget nach Satz 4 Nr. 1 sind um die Ausgleiche und Berichtigungen für Vorjahre zu verändern; bei einer Berichtigung ist zusätzlich zu der Berichtigung des bisherigen Budgets (Basisberichtigung) ein entsprechender Ausgleich durchzuführen. Für ein Krankenhaus, das nach Absatz 2 das Vergütungssystem für das Jahr 2003 angewendet hat, gilt Satz 3 Nr. 1 Buchstabe a und Nr. 2 im Jahr 2004 nicht.

(4) Für die Abrechnung der Fallpauschalen sind in den Jahren 2003 und 2004 krankenhausindividuelle Basisfallwerte zu ermitteln. Dazu wird von dem jeweiligen veränderten Erlösbudget nach Absatz 3 Satz 5 die Summe der Zusatzentgelte abgezogen und der sich ergebende Betrag durch die Summe der Bewertungsrelationen der vereinbarten Behandlungsfälle dividiert. Der für das jeweilige Jahr geltende Basisfallwert ist der Abrechnung der Fallpauschalen zu Grunde zu legen.

(5) Bei einem Krankenhaus oder Teilen eines Krankenhauses, dessen Investitionskosten weder nach dem Krankenhausfinanzierungsgesetz noch nach dem Hochschulbauförderungsgesetz gefördert werden und dessen krankenhausindividueller Basisfallwert niedriger ist als der geschätzte durchschnittliche Basisfallwert der Krankenhäuser im Land, sind auf Antrag des Krankenhauses für neue Investitionsmaßnahmen in dem Gesamtbetrag nach Absatz 2 Satz 1 oder Absatz 3 Satz 4 zusätzlich Investitionskosten nach § 17 Abs. 5 Satz 3 des Krankenhausfinanzierungsgesetzes in Verbindung mit § 8 der Bundespflegesatzverordnung zu berücksichtigen. Dies gilt entsprechend für Krankenhäuser oder Teile von Krankenhäusern, die auf Grund einer Vereinbarung nach § 8 Abs. 1 Satz 2 des Krankenhausfinanzierungsgesetzes nur teilweise gefördert wurden.

(6) Weicht im Jahr 2003 oder 2004 die Summe der auf das Kalenderjahr entfallenden Erlöse des Krankenhauses nach Absatz 3 Satz 4 Nr. 1 von dem veränderten Erlösbudget nach Absatz 3 Satz 5 ab, werden die Mehr- oder Mindererlöse nach Maßgabe der folgenden Sätze ausgeglichen. Mindererlöse werden im Jahr 2003 zu 95 vom Hundert und im Jahr 2004 zu 40 vom Hundert ausgeglichen. Mehrerlöse aus Fallpauschalen, die infolge einer veränderten Kodierung von Diagnosen und Prozeduren entstehen, werden vollständig ausgeglichen. Sonstige Mehrerlöse werden im Jahr 2003 zu 75 vom Hundert und im Jahr 2004 zu 65 vom Hundert ausgeglichen. Die Vertragsparteien können im Voraus einen von Satz 4 abweichenden Ausgleich vereinbaren, insbesondere für Leistungen mit einem sehr hohen Sachkostenanteil. Für den Bereich der Fallpauschalen werden die sonstigen Mehrerlöse nach Satz 4 vereinfacht ermittelt, indem folgende Faktoren miteinander multipliziert werden:

1. zusätzlich erbrachte Behandlungsfälle gegenüber den bei der Ermittlung des krankenhausindividuellen Basisfallwerts nach Absatz 4 Satz 1 zu Grunde gelegten Behandlungsfällen,

2. Mittelwert der vereinbarten Bewertungsrelationen je Fall; dieser wird ermittelt, indem die Summe der Bewertungsrelationen nach Absatz 4 Satz 2 durch die vereinbarten Behandlungsfälle im Fallpauschalenbereich dividiert wird, und
3. krankenhausindividueller Basisfallwert nach Absatz 4 Satz 1.

Soweit das Krankenhaus oder eine andere Vertragspartei nachweist, dass die sonstigen Mehrerlöse nach Satz 4 infolge von Veränderungen der Leistungsstruktur mit der vereinfachten Ermittlung nach Satz 6 zu niedrig oder zu hoch bemessen sind, ist der Betrag der sonstigen Mehrerlöse entsprechend anzupassen. Die Mehrerlöse nach Satz 3 infolge einer veränderten Kodierung von Diagnosen und Prozeduren werden ermittelt, indem von den insgesamt angefallenen Mehrerlösen im Fallpauschalenbereich die Mehrerlöse nach Satz 6 abgezogen werden. Mehr- oder Mindererlöse aus Zusatzentgelten für die Behandlung von Blutern sowie auf Grund von Abschlägen nach § 8 Abs. 4 werden nicht ausgeglichen. Zur Ermittlung der Mehr- oder Mindererlöse hat der Krankenhausträger eine vom Jahresabschlussprüfer bestätigte Aufstellung über die Erlöse nach Absatz 3 Satz 4 vorzulegen.

(7) Auf Verlangen des Krankenhauses werden Leistungen für ausländische Patienten, die mit dem Ziel einer Krankenhausbehandlung in die Bundesrepublik Deutschland einreisen, nicht im Rahmen des Gesamtbetrags vergütet.

(8) Die Vertragsparteien sind an den Gesamtbetrag gebunden. Auf Verlangen einer Vertragspartei ist bei wesentlichen Änderungen der der Vereinbarung des Gesamtbetrags zu Grunde gelegten Annahmen der Gesamtbetrag für das laufende Kalenderjahr neu zu vereinbaren. Die Vertragsparteien können im Voraus vereinbaren, dass in bestimmten Fällen der Gesamtbetrag nur teilweise neu vereinbart wird. Der Unterschiedsbetrag zum bisherigen Gesamtbetrag ist über den neu vereinbarten Gesamtbetrag abzurechnen; § 15 Abs. 2 Satz 2 gilt entsprechend.

Das DRG-Vergütungssystem wurde nach Maßgabe des § 3 KHEntgG für die Jahre 2003 und 2004 unter geschützten Bedingungen, die in § 3 KHEntgG detailliert umschrieben wurden, eingeführt. In dieser Zeit wurde die Höhe der Krankenhausbudgets noch nicht durch das neue Fallpauschalensystem bestimmt. Erst zum 1. Januar 2005 erfolgte ein erster Schritt der Anpassung an das neue landeseinheitlich konzipierte Preisniveau. § 3 Abs. 1 KHEntgG betrifft die budgetneutrale Einführung des Vergütungssystems nach § 17b KHG. Dies wurde durch eine Budget- und Pflegesatzvereinbarung nach „altem" Recht bewerkstelligt. Der zunächst weiterhin krankenhausindividuell vereinbarte Gesamtbetrag machte es erforderlich, dass die DRG-Fallpauschalen ebenfalls zunächst in einer krankenhausindividuellen Höhe eingeführt wurden. In den Sätzen 2 bis 4 des Abs. 1 der Regelungen finden sich weitere Detailregelungen zur Bedeutung des Krankenhausvergleichs, zur – eingeschränkten – Nutzung neuer Erkenntnisse aus den erstmals vorzulegenden Nachweisen über Art und Anzahl der DRG-Fallpauschalen und zur Berücksichtigung von höheren BAT-Tarifabschlüssen. In § 3 Abs. 2 KHEntgG findet sich eine Regelung für Krankenhäuser, die nicht die verbindliche Anwendung des DRG-Systems ab dem 1. Januar 2004 abgewartet, sondern bereits im Jahr 2003 für die Anwendung des DRG-Fallpauschalen-Systems gemäß § 17b Abs. 6 Satz 1 KHG optiert haben (sog. Frühumsteiger). In § 3 Abs. 3 KHEntgG finden sich sodann die Bestimmungen, nach denen der Gesamtbetrag für das Jahr 2004 festzulegen war. Grundlage der Ermittlung des Gesamtbetrages musste dabei der im Jahr 2003 vereinbarte Gesamtbetrag sein, wobei eine Steigerung nur bis zur maßgeblichen Veränderungsrate nach § 71 SGB V (sog. Grundlohnrate) möglich war, wenn im Übrigen keine Ausnahmetatbestände nach § 6 Abs. 1 Satz 4 BPflV vorgelegen haben. § 3 Abs. 4 KHEntgG schreibt vor, dass für die Abrechnung der Fallpauschalen in den Jahren 2003 und 2004 ein krankenhausindividueller Basisfallwert zu ermitteln war und wie dies zu geschehen hatte. Diese individuellen Basisfallwerte werden im Laufe der Konvergenzphase schrittweise an den auf Landesebene vereinbarten Basisfallwert herangeführt. In § 3 Abs. 5 KHEntgG findet sich eine Regelung, welche die Vorgabe des § 17 Abs. 5 KHG aufnimmt und für nicht staatlich voll geförderte Krankenhäuser, bei denen sich ein niedriger Basisfallwert ergibt, die zusätzliche Finanzierung von Investitionskosten über eine entsprechende Erhöhung des Gesamtbetrages nach § 3 Abs. 2 KHEntgG vorsieht. In § 3 Abs. 6 KHEntgG wird ein Mehr- und Mindererlösausgleich bei Abweichungen von einem bereinigten Gesamtbetrag vorgesehen und detailliert festgelegt. Des Weiteren ermöglicht § 3 Abs. 7 KHEntgG weiterhin – wie bisher § 3 Abs. 4 Satz 1 BPflV – für mit dem Ziel der Krankenhausbehandlung einreisende Patienten eine Herausnahme der diesen erbrachten Leistungen aus dem Gesamtbetrag, wenn das Krankenhaus dies verlangt. In § 3 Abs. 8 KHEntgG ist schließlich als weitere Sicherung für eine sachgerechte Anwendung des neuen Entgeltsystems vorgesehen, dass bei wesentlichen Änderungen eine Neuvereinbarung des Gesamtbetrages erfolgen kann. Diese Regelung entspricht der bisherigen Regelung in § 12 Abs. 7 BPflV und stellt einen gesetzlich geregelten Spezialfall des Wegfalls der Geschäftsgrundlage dar.

§ 4 Vereinbarung eins Erlösbudgets für die Jahre 2005 bis 2008

(1) Jeweils zum 1. Januar der Jahre 2005 bis 2009 werden der krankenhausindividuelle Basisfallwert und das Erlösbudget des Krankenhauses (§ 3 Abs. 3 Satz 4 Nr. 1) stufenweise an den landesweit geltenden Basisfallwert nach § 10 und das sich daraus ergebende DRG-Erlösvolumen angeglichen. Zur Berücksichtigung von Leistungsveränderungen bei der Vereinbarung des Erlösbudgets können Krankenhausvergleiche auf der Grundlage von DRG-Leistungsdaten herangezogen werden.

(2) Ausgangswert für die Ermittlung des Erlösbudgets für das Jahr 2005 ist das vereinbarte Erlösbudget nach § 3 Abs. 3 Satz 4 Nr. 1 für das Jahr 2004, das um eine Basisberichtigung nach § 3 Abs. 3 Satz 5 berichtigt ist; dieses wird

1. vermindert um
   a) die Kosten der ab dem 1. Januar 2005 über sonstige Zuschläge nach § 7 Satz 1 Nr. 4 zu finanzierenden Tatbestände,
   b) voraussichtliche Erlöse für neue Untersuchungs- und Behandlungsmethoden, soweit diese Leistungen in dem Erlösbudget 2004 enthalten sind und im Jahr 2005 nach § 6 Abs. 2 vergütet werden,
   c) Finanzierungsbeträge nach § 18b des Krankenhausfinanzierungsgesetzes in der bis zum 31. Dezember 2003 geltenden Fassung, soweit deren Finanzierungsgrund entfallen ist,
   d) anteilige Kosten für Leistungen, die im Vereinbarungszeitraum in andere Versorgungsbereiche verlagert werden,
   e) Kosten für Leistungen, die im Vereinbarungszeitraum erstmals im Rahmen von Modellvorhaben nach § 63 des Fünften Buches Sozialgesetzbuch vergütet werden,
   f) die nach Absatz 10 auszugliedernden Leistungen für ausländische Patienten, soweit diese in dem Gesamtbetrag für das Jahr 2004 enthalten sind,
   g) die Ausgliederung der Ausbildungsstätten und der Mehrkosten der Ausbildungsvergütungen nach Maßgabe des § 17a Abs. 4 Satz 3 des Krankenhausfinanzierungsgesetzes,
2. bereinigt um darin enthaltene Ausgleiche und Ausgleichszahlungen auf Grund von Berichtigungen für Vorjahre,
3. verändert um die Ausgliederung oder Wiedereingliederung von Leistungen nach § 6 Abs. 1.

(3) Ausgangswert für die Ermittlung der Erlösbudgets für die Jahre 2007 und 2008 ist jeweils das Erlösbudget des Vorjahres; die Vorgaben des Satzes 1 sind entsprechend anzuwenden.

(4) Der Ausgangswert nach Absatz 2 oder 3 wird verändert, indem für einen zukünftigen Zeitraum (Vereinbarungszeitraum nach § 11 Abs. 2) folgende Tatbestände berücksichtigt werden:

1. Veränderungen von Art und Menge der voraussichtlich zu erbringenden Fallpauschalen und Zusatzentgelte,
2. eine für die in Artikel 3 des Einigungsvertrages genannten Länder tarifvertraglich vereinbarte Angleichung der Höhe der Vergütung nach dem Bundes-Angestelltentarifvertrag an die im übrigen Bundesgebiet geltende Höhe,
3. die Veränderungsrate nach § 71 Abs. 3 Satz 1 in Verbindung mit Abs. 2 des Fünften Buches Sozialgesetzbuch.

Zusätzliche Leistungen nach Satz 1 Nr. 1 werden im Jahr 2005 zu 33 vom Hundert, im Jahr 2006 zu 50 vom Hundert und im Jahr 2008 zu 80 vom Hundert finanziert und deshalb zusätzlich zur Budgetanpassung nach Absatz 6 mit folgendem Anteil der Entgelthöhe, die sich bei Fallpauschalen unter Anwendung des landesweiten Basisfallwerts ergibt, im Ausgangswert berücksichtigt:

1. 21,2 vom Hundert im Jahr 2005,
2. 34,7 vom Hundert im Jahr 2006,
3. 49,4 vom Hundert im Jahr 2007 und
4. 64,0 vom Hundert im Jahr 2008;

mit den gleichen Anteilen werden wegfallende Leistungen berücksichtigt, wenn diese Leistungen nicht bereits nach den Vorgaben des Absatzes 2 Nr. 1 budgetmindernd zu berücksichtigen sind. Zur Vereinfachung der Verhandlungen sollen die Vertragsparteien die Vorgaben des Satzes 2 bei Fallpauschalen pauschaliert auf die entsprechende Veränderung der Summe der effektiven Bewertungsrelationen anwenden, soweit diese nicht auf Änderungen der Fallpauschalen-Kataloge, der Abrechnungsregeln oder der Kodierrichtlinien zurückzuführen sind. Soweit im Einzelfall die für zusätzliche Leistungen entstehenden zusätzlichen Kosten mit diesen Vomhundertsätzen nicht gedeckt werden können, zum Beispiel bei Transplantationen und anderen Fallpauschalen mit hohem Sachkostenanteil oder bei der Eröffnung einer größeren organisatorischen Einheit, vereinbaren die Vertragsparteien abweichend von den Sätzen 2 und 3 eine Berücksichtigung in Höhe der zusätzlich entstehenden Kosten; soweit größere organisatorische Einheiten geschlossen werden und Leistungen nicht mehr erbracht werden, ist der Ausgangswert in Höhe der entfallenden Kosten zu verringern. Zusatzentgelte für Arzneimittel und Medikalprodukte sind zu 100 vom Hundert zu berücksichtigen.

(5) Als Zielwert für die Angleichung nach Absatz 1 wird für die Jahre 2005 bis 2008 jeweils ein DRG-Erlösvolumen für das Krankenhaus vereinbart, indem Art und Menge der voraussichtlich zu erbringenden Fallpauschalen mit dem jeweils geltenden Basisfallwert nach § 10 bewertet werden und die ermittelte Erlössumme um die voraussichtliche Erlössumme aus Zusatzentgelten erhöht wird; Zusatzentgelte für die Behandlung von Blutern werden nicht einbezogen. Der Betrag nach Satz 1 ist um die Abschläge nach § 17b Abs. 1 Satz 4 des Krankenhausfinanzierungsgesetzes zu vermindern; solange die Vertragsparteien nach § 9 für die Nichtteilnahme von Krankenhäusern an der Notfallversorgung grundsätzlich einen Abschlag nach § 17b Abs. 1 des Krankenhausfinanzierungsgesetzes vereinbart, diesen jedoch in der Höhe nicht festgelegt haben, oder solange ein Zu- oder Abschlag durch Rechtsverordnung nach § 17b Abs. 7 des Krankenhausfinanzierungsgesetzes

nicht festgelegt wurde, ist ein Betrag in Höhe von 50 Euro je vollstationärem Fall abzuziehen.

(6) Der für die Angleichung nach Absatz 1 maßgebliche Angleichungsbetrag für die Jahre 2005 bis 2008 wird ermittelt, indem jeweils der veränderte Ausgangswert nach Absatz 4 von dem Zielwert nach Absatz 5 abgezogen und von diesem Zwischenergebnis

1. 15,0 vom Hundert im Jahr 2005,

2. 23,5 vom Hundert im Jahr 2006,

3. 30,8 vom Hundert im Jahr 2007 und

4. 44,4 vom Hundert im Jahr 2008

errechnet werden. Zur Ermittlung der Erlösbudgets für die Jahre 2005 bis 2008 werden der für das jeweilige Jahr maßgebliche veränderte Ausgangswert nach Absatz 4 und der für das gleiche Jahr ermittelte Angleichungsbetrag nach Satz 1 unter Beachtung des Vorzeichens addiert. Bei bisherigen besonderen Einrichtungen nach § 6 Abs. 1, die erstmals nach § 4 verhandeln, ist jeweils der nach Satz 1 für das jeweilige Jahr genannte Vomhundertsatz anzuwenden. Bei Krankenhäusern, deren Erlösbudget vermindert wird, wird die Angleichung nach den Sätzen 1 und 2 auf höchstens

1. 1,0 vom Hundert im Jahr 2005

2. 1,5 vom Hundert im Jahr 2006,

3. 2,0 vom Hundert im Jahr 2007,

4. 2,5 vom Hundert im Jahr 2008 und

5. 3,0 vom Hundert im Jahr 2009

vom veränderten Ausgangswert nach Absatz 4 begrenzt (Obergrenze).

(7) Zur Ermittlung der in den Jahren 2005 bis 2008 geltenden krankenhausindividuellen Basisfallwerte ist das Erlösbudget nach Absatz 6 Satz 2

1. zu vermindern um die voraussichtlichen Erlöse aus Zusatzentgelten und

2. zu verändern um noch durchzuführende vorgeschriebene Ausgleiche für Vorjahre, auch soweit diese Folge einer Berichtigung sind.

Das veränderte Erlösbudget nach Satz 1 wird durch die Summe der Bewertungsrelationen aller Behandlungsfälle dividiert. Der sich ergebende Basisfallwert ist der Abrechnung der Fallpauschale zu Grunde zu legen.

(8) Bei einem Krankenhaus oder Teilen eines Krankenhauses, dessen Investitionskosten weder nach dem Krankenhausfinanzierungsgesetz noch nach dem Hochschulbauförderungsgesetz gefördert werden und dessen krankenhausindividueller Basisfallwert niedriger ist als der Basisfallwert nach § 10, sind auf Antrag des Krankenhauses für neue Investitionsmaßnahmen in dem Erlösbudget zusätzlich Investitionskosten nach § 8 der Bundespflegesatzverordnung bis zur Höhe des festgelegten Basisfallwerts zu berücksichtigen. Dies gilt entsprechend für Krankenhäuser oder Teile von Krankenhäusern, die auf Grund einer Vereinbarung nach § 8 Abs. 1 Satz 2 des Krankenhausfinanzierungsgesetzes nur teilweise gefördert werden.

(9) Weicht die Summe der auf das Kalenderjahr entfallenden Erlöse des Krankenhauses aus Fallpauschalen und Zusatzentgelten nach § 7 Satz 1 Nr. 1 und 2 von dem Erlösbudget nach Absatz 6 Satz 2, das um Ausgleiche und Berichtigungen nach Absatz 7 Satz 1 Nr. 2 verändert worden ist, ab, werden die Mehr- oder Mindererlöse nach Maßgabe der folgenden Sätze ausgeglichen. Mindererlöse werden grundsätzlich zu 40 vom Hundert ausgeglichen; Mindererlöse aus Zusatzentgelten für Arzneimittel und Medikalprodukte werden nicht ausgeglichen. Mehrerlöse aus Fallpauschalen, die infolge einer veränderten Kodierung von Diagnosen und Proze-

duren entstehen, werden vollständig ausgeglichen. Mehrerlöse aus Zusatzentgelten für Arzneimittel und Medikalprodukte und aus Fallpauschalen für schwerverletzte, insbesondere polytraumatisierte oder schwer brandverletzte Patienten werden zu 25 vom Hundert, sonstige Mehrerlöse zu 65 vom Hundert ausgeglichen. Für Fallpauschalen mit einem sehr hohen Sachkostenanteil sowie für teure Fallpauschalen mit einer schwer planbaren Leistungsmenge, insbesondere bei Transplantationen oder Langzeitbeatmung, sollen die Vertragsparteien im Voraus einen von den Sätzen 2 und 4 abweichenden Ausgleich vereinbaren. Für den Bereich der Fallpauschalen werden die sonstigen Mehrerlöse nach Satz 4 vereinfacht ermittelt, indem folgende Faktoren miteinander multipliziert werden:

1. zusätzlich erbrachte Behandlungsfälle gegenüber den bei der Ermittlung des DRG-Erlösvolumens nach Absatz 5 Satz 1 zu Grunde gelegten Behandlungsfällen,
2. Mittelwert der vereinbarten Bewertungsrelationen je Fall; dieser wird ermittelt, indem die Summe der Bewertungsrelationen nach Absatz 7 Satz 2 durch die vereinbarten Behandlungsfälle im Fallpauschalenbereich dividiert wird, und
3. krankenhausindividueller Basisfallwert nach Absatz 7 Satz 3.

Soweit das Krankenhaus oder eine andere Vertragspartei nachweist, dass die sonstigen Mehrerlöse nach Satz 4 infolge von Veränderungen der Leistungsstruktur mit der vereinfachten Ermittlung nach Satz 6 zu niedrig oder zu hoch bemessen sind, ist der Betrag der sonstigen Mehrerlöse entsprechend anzupassen. Die Mehrerlöse nach Satz 3 infolge einer veränderten Kodierung von Diagnosen und Prozeduren werden ermittelt, indem von den insgesamt angefallenen Mehrerlösen im Fallpauschalenbereich die Mehrerlöse nach Satz 6 abgezogen werden. Mehr- und Mindererlöse aus Zusatzentgelten für die Behandlung von Blutern sowie auf Grund von Abschlägen nach § 8 Abs. 4 werden nicht ausgeglichen. Zur Ermittlung der Mehr- oder Mindererlöse hat der Krankenhausträger eine vom Jahresabschlussprüfer bestätigte Aufstellung über die Erlöse nach § 7 Satz 1 Nr. 1 und 2 vorzulegen.

(10) Auf Verlangen des Krankenhauses werden Leistungen für ausländische Patienten, die mit dem Ziel einer Krankenhausbehandlung in die Bundesrepublik Deutschland einreisen, nicht im Rahmen des Erlösbudgets vergütet.

(11) Die Vertragsparteien nach § 11 sind an das Erlösbudget gebunden. Auf Verlangen einer Vertragspartei ist bei wesentlichen Änderungen der der Vereinbarung des Erlösbudgets zu Grunde gelegten Annahmen das Erlösbudget für das laufende Kalenderjahr neu zu vereinbaren. Die Vertragsparteien können im Voraus vereinbaren, dass in bestimmten Fällen das Erlösbudget nur teilweise neu vereinbart wird. Der Unterschiedsbetrag zum bisherigen Erlösbudget ist über das neu vereinbarte Erlösbudget abzurechnen; § 15 Abs. 2 Satz 2 gilt entsprechend.

(12) Falls für den Zeitraum ab dem Jahr 2009 eine andere gesetzliche Regelung nicht in Kraft getreten ist, sind für die Ermittlung des Erlösbudgets Absatz 5 und für die Berücksichtigung von Ausgleichen und Berichtigungen für Vorjahre Absatz 7 Satz 1 entsprechend anzuwenden.

(13) Zur Verbesserung der Arbeitszeitbedingungen vereinbaren die Vertragsparteien für die Jahre 2003 bis 2009 jährlich einen zusätzlichen Betrag bis zur Höhe von 0,2 vom Hundert des Erlösbudgets und der Erlössumme nach § 6 Abs. 3 Satz 1. Wurde für ein Kalenderjahr ein Betrag nicht vereinbart, kann für das Folgejahr ein zusätzlicher Betrag bis zur Höhe von 0,4 vom Hundert vereinbart werden. Voraussetzung ist, dass das Krankenhaus nachweist, dass auf Grund einer schriftlichen Vereinbarung mit der Arbeitnehmervertretung, die eine Verbesserung der Arbeitszeitbedingungen zum Gegenstand hat, zusätzliche Personalkosten zur Einhaltung der Regelungen des Arbeitszeitrechts zu finanzieren sind. Ist bereits für ein Kalen-

KHEntgG § 4 2. Teil. Vergütung der stationären Krankenhausleistung

derjahr ein Betrag vereinbart worden, wird dieser um einen für das Folgejahr neu vereinbarten Betrag kumulativ erhöht. Der dem Krankenhaus nach den Sätzen 1 bis 4 insgesamt zustehende Betrag wird außerhalb des Erlösbudgets und der Erlössumme nach § 6 Abs. 3 durch einen Zuschlag auf die abgerechnete Höhe der DRG-Fallpauschalen und die Zusatzentgelte (§ 3 Abs. 3 Satz 4 Nr. 1) sowie auf die sonstigen Entgelte nach § 6 Abs. 1 Satz 1 finanziert und gesondert in der Rechnung ausgewiesen. Die Höhe des Zuschlags ist anhand eines Vomhundertsatzes zu berechnen, der aus dem Verhältnis der für die Verbesserung der Arbeitszeitbedingungen insgesamt vereinbarten Beträge einerseits sowie der Summe aus Erlösbudget und Erlössumme nach § 6 Abs. 3 andererseits zu ermitteln und von den Vertragsparteien zu vereinbaren ist. Soweit für die Jahre 2003 und 2004 entsprechende Beträge nach § 6 Abs. 5 der Bundespflegesatzverordnung vereinbart wurden, sind diese aus dem Erlösbudget auszugliedern und ab dem Jahr 2005 durch den Zuschlag nach Satz 5 zu finanzieren. Kommt eine Vereinbarung nicht zustande, entscheidet die Schiedsstelle nach § 13 auf Antrag einer Vertragspartei. Soweit die in der Betriebsvereinbarung festgelegten und mit dem zusätzlichen Betrag finanzierten Maßnahmen nicht umgesetzt werden, ist der Betrag ganz oder teilweise zurückzuzahlen.

(14) Mehrkosten infolge der Abschaffung des Arztes im Praktikum werden in den Jahren 2004 bis 2008 außerhalb des Erlösbudgets und der Erlössumme nach § 6 Abs. 3 durch einen Zuschlag auf die abgerechnete Höhe der DRG-Fallpauschalen und die Zusatzentgelte (§ 3 Abs. 3 Satz 4 Nr. 1) sowie auf die sonstigen Entgelte nach § 6 Abs. 1 Satz 1 finanziert. Die Höhe des Zuschlags ist anhand eines Vomhundertsatzes zu berechnen, der aus dem Verhältnis der Mehrkosten einerseits sowie der Summe aus Erlösbudget und Erlössumme nach § 6 Abs. 3 andererseits zu ermitteln und von den Vertragsparteien zu vereinbaren ist. Kommt eine Vereinbarung nicht zustande, entscheidet die Schiedsstelle nach § 13 auf Antrag einer Vertragspartei. Der Zuschlag ist in der Rechnung des Krankenhauses mit dem Zuschlag nach Absatz 13 zusammenzufassen. Soweit Mehrkosten für das Jahr 2004 nicht durch die Abrechnung eines Zuschlags gedeckt werden, sind diese Mehrkosten in die Berechnung der Zuschläge für das Jahr 2005 einzubeziehen.

1 In dieser sehr ausführlichen Regelung wird die Einführung eines Erlösbudgets für die Jahre 2005 bis 2008 festgelegt. Die sog. Konvergenzphase der Angleichung der krankenhausindividuellen Basisfallwerte an den landesweit geltenden Basisfallwert nach § 10 dauert von 2005 bis 2009, jedoch ist dann immer noch kein einheitliches DRG-Preisniveau erreicht, da mögliche Absenkungen des Erlösbudgets der einzelnen Krankenhäuser gemäß § 4 Abs. 6 KHEntgG auf – kumuliert – maximal 10 Prozent begrenzt werden. Die stufenweise Angleichung und die Möglichkeit der Heranziehung von Krankenhausvergleichen bei Leistungsveränderungen ist in § 4 Abs. 1 KHEntgG beschrieben. In § 4 Abs. 2 und 3 KHEntgG wird die Ermittlung der Ausgangswerte für die Erlösbudgets für die Jahre 2005 und 2006 näher festgelegt. In § 4 Abs. 4 KHEntgG werden zusätzliche Möglichkeiten der Veränderung der Ausgangswerte normiert. Es sind dies Veränderungen von Art und Menge der voraussichtlich zu erbringenden Fallpauschalen und Zusatzentgelte, Angleichungen der Höhe der Vergütung nach BAT in den neuen Bundesländern sowie die Veränderungsrate nach § 71 Abs. 3 Satz 1 in Verbindung mit Abs. 2 des SGB V. Sodann wird in § 4 Abs. 5 KHEntgG für die Jahre 2005 bis 2008 die Ermittlung eines Zielwerts für die Angleichung vorgegeben. Dieser wird im Grundsatz ermittelt, indem Art und Menge der voraussichtlich zu erbringenden Fallpauschalen mit dem jeweils landesweit geltenden Basisfallwert nach § 10 KHEntgG bewertet werden. In § 4 Abs. 6 KHEntgG findet sich sodann die Vorgabe für die Ermittlung des Angleichungsbetrags, mit dem Ausgangswert und Zielwert angeglichen werden. Dies geschieht indem ein von 15 Prozent im Jahr 2005 auf 44,4 Prozent im Jahr 2008 ansteigender Anteil der Differenz zu berücksichtigen ist. Allerdings ist bei einer daraufhin erfolgenden Budgetabsen-

kung eine Obergrenze für die Absenkung bestimmt worden, die von 1,0 Prozent im Jahr 2005 bis auf 3,0 Prozent im Jahr 2009 steigt. In § 4 Abs. 7 KHEntgG wird die Ermittlung der krankenhausindividuellen Basisfallwerte beschrieben. In § 4 Abs. 8 KHEntgG wird in Ergänzung des § 17 Abs. 5 KHG die Berücksichtigung von Investitionskosten für Krankenhäuser, deren Investitionskosten nicht öffentlich gefördert werden, ermöglicht, allerdings begrenzt auf Krankenhäuser mit einem Basisfallwert, der unter dem landeseinheitlichen Basisfallwert nach § 10 KHEntgG liegt. Im Einzelnen wird auf die Regelung in § 8 BPflV verwiesen. In § 4 Abs. 9 KHEntgG wird der Mehr- oder Mindererlösausgleich bei einer von dem Erlösbudget abweichender Summe der Erlöse im Einzelnen vorgegeben. § 4 Abs. 10 KHEntgG erlaubt die Herausnahme der Entgelte für Leistungen gegenüber ausländischen Patienten, die mit dem Ziel einer Krankenhausbehandlung nach Deutschland einreisen, aus dem Erlösbudget. § 4 Abs. 11 KHEntgG stellt sodann einen gesetzlich geregelten Fall des Wegfalls der Geschäftsgrundlage dar und sieht vor, dass bei wesentlichen Änderungen der der Vereinbarung des Erlösbudgets zugrunde liegenden Annahmen das Erlösbudget neu zu vereinbaren ist. Schließlich regelt § 4 Abs. 12 KHEntgG den Zeitraum ab 2009, falls keine anderweitige gesetzliche Regelung in Kraft getreten ist. Danach sind weiterhin Erlösbudgets nach § 4 Abs. 5 KHEntgG unter Berücksichtigung von Ausgleichen und Berichtigungen für Vorjahre nach § 4 Abs. 7 Satz 1 KHEntgG zu vereinbaren, wobei sodann weiterhin ein Mehr- und Mindererlösausgleich nach § 4 Abs. 9 KHEntgG stattzufinden hat. § 4 Abs. 13 und 14 KHEntgG betrifft die Berücksichtigung von Aufwendungen für die Verbesserung der Arbeitszeitbedingungen sowie Mehrkosten infolge der Abschaffung des Arztes im Praktikum.

§ 5 Vereinbarung von Zu- und Abschlägen

(1) Die nach § 9 Abs. 1 Satz 1 Nr. 3 vereinbarten Regelungen für bundeseinheitliche Zu- und Abschläge nach § 17b Abs. 1 Satz 4 und 5 des Krankenhausfinanzierungsgesetzes sind für die Vertragsparteien nach § 11 verbindlich. Auf Antrag einer Vertragspartei ist zu prüfen, ob bei dem Krankenhaus die Voraussetzungen für einen Zu- oder Abschlag vorliegen. Wurde für einen Tatbestand ein bundeseinheitlicher Zu- oder Abschlagsbetrag festgelegt, der für die Zwecke der Berechnung gegenüber den Patienten oder den Kostenträgern auf eine krankenhausindividuelle Bezugsgröße, beispielsweise die Fallzahl oder eine Erlössumme, umgerechnet werden muss, so vereinbaren die Vertragsparteien gemäß den bundeseinheitlichen Vereinbarungen den sich daraus ergebenden krankenhausindividuellen Abrechnungsbetrag oder -prozentsatz.

(2) Für die Vorhaltung von Leistungen, die auf Grund des genehmigten Versorgungsbedarfs mit den Fallpauschalen nicht kostendeckend finanzierbar und zur Sicherstellung der Versorgung der Bevölkerung bei einem Krankenhaus notwendig ist, vereinbaren die Vertragsparteien nach § 11 unter Anwendung der Maßstäbe und Einhaltung der Vorgaben nach § 17b Abs. 1 Satz 6 bis 8 des Krankenhausfinanzierungsgesetzes Sicherstellungszuschläge. Sie haben dabei zu prüfen, ob die Leistung durch ein anderes geeignetes Krankenhaus, das diese Leistungsart bereits erbringt, ohne Zuschlag erbracht werden kann. Kommt eine Einigung nicht zustande, entscheidet die für die Krankenhausplanung zuständige Landesbehörde. Die Vertragsparteien nach § 11 vereinbaren die Höhe des Zuschlags.

(3) Soweit für Zentren und Schwerpunkte nach § 2 Abs. 2 Satz 2 Nr. 4 bundesweite Regelungen zu Zuschlägen nach § 17b Abs. 1 Satz 4 des Krankenhausfinanzierungsgesetzes oder eine entsprechende Vorgabe des Bundesministeriums für Gesundheit und Soziale Sicherung nach § 17b Abs. 7 des Krankenhausfinanzierungsgesetzes nicht vorliegen, vereinbaren die Vertragsparteien nach § 11 die Zu- und Abschläge auf der Grundlage der Vorgaben dieses Gesetzes.

KHEntgG § 6 2. Teil. Vergütung der stationären Krankenhausleistung

1   Die Regelung betrifft Zuschläge für Zentren und Schwerpunkte sowie Sicherstellungszuschläge. Sie verweist in ihrem Abs. 3 zunächst darauf, dass bundesweite Regelungen zu Zuschlägen für Zentren und Schwerpunkte – insbesondere Tumorzentren und geriatrische Zentren und entsprechende Schwerpunkte – Vorrang genießen. Soweit derartige Regelungen nicht vorliegen, können krankenhausindividuelle Vereinbarungen nach § 11 KHEntgG getroffen werden. Je nach dem, wie detailliert die bundeseinheitlichen Regelungen erfolgt sind, verbleibt den örtlichen Vereinbarungspartnern entsprechender Spielraum. Wurde eine bundeseinheitliche Regelung getroffen, so ist nach § 4 Abs. 1 KHEntgG vor Ort zu prüfen, ob bei dem einzelnen Krankenhaus die Voraussetzungen für einen Zuschlag vorliegen. Ggf. ist, falls dies in der bundeseinheitlichen Regelung offen gelassen wurde, auch zu prüfen, wie hoch der krankenhausindividuelle Zuschlag liegen darf. In § 4 Abs. 2 KHEntgG wird vorgesehen, dass für bestimmte Leistungen, sofern und soweit sie im Rahmen des Grundsatzes der flächendeckenden Versorgung von einem Krankenhaus erbracht werden sollen, Sicherstellungszuschläge von den Vertragsparteien vereinbart werden können, wenn sie aufgrund geringen Versorgungsbedarfs mit den Fallpauschalen nicht kostendeckend finanzierbar, jedoch zur Versorgung der Bevölkerung notwendig sind.

§ 6 Vereinbarung sonstiger Entgelte

(1) Für Leistungen, die

1. in den Jahren 2003 und 2004 noch nicht von den DRG-Fallpauschalen und Zusatzentgelten erfasst werden oder
2. ab dem Jahr 2005 noch nicht mit den DRG-Fallpauschalen und Zusatzentgelten sachgerecht vergütet werde können,

und für besondere Einrichtungen nach § 17b Abs. 1 Satz 15 des Krankenhausfinanzierungsgesetzes vereinbaren die Vertragsparteien nach § 11 fall- oder tagesbezogene Entgelte oder in eng begrenzten Ausnahmefällen Zusatzentgelte, sofern die Leistungen oder besonderen Einrichtungen nach Feststellung der Vertragsparteien nach § 9 oder in einer Verordnung nach § 17b Abs. 7 Satz 1 Nr. 3 des Krankenhausfinanzierungsgesetzes von der Anwendung der DRG-Fallpauschalen und Zusatzentgelte ausgenommen sind. Die Entgelte sind sachgerecht zu kalkulieren; die Empfehlungen nach § 9 Abs. 1 Satz 1 Nr. 4 sind zu beachten.

(2) Für die Vergütung neuer Untersuchungs- und Behandlungsmethoden, die mit den Fallpauschalen und Zusatzentgelten nach § 7 Satz 1 Nr. 1 und 2 noch nicht sachgerecht vergütet werden können und die nicht gemäß § 137c des Fünften Buches Sozialgesetzbuch von der Finanzierung ausgeschlossen worden sind, sollen die Vertragsparteien nach § 11 erstmals für das Kalenderjahr 2005 zeitlich befristete, fallbezogene Entgelte oder Zusatzentgelte vereinbaren. Die Entgelte sind sachgerecht zu kalkulieren; die Empfehlungen nach § 9 Abs. 1 Satz 1 Nr. 4 sind zu beachten. Vor der Vereinbarung einer gesonderten Vergütung hat das Krankenhaus bis spätestens zum 31. Oktober von den Vertragsparteien nach § 9 eine Information einzuholen, ob die neue Methode mit den bereits vereinbarten Fallpauschalen und Zusatzentgelten sachgerecht abgerechnet werden kann. Die Vertragsparteien nach § 11 haben die Information bei ihrer Vereinbarung zu berücksichtigen. Liegt bei fristgerecht erfolgter Anfrage nach Satz 3 bis zur Budgetvereinbarung für das Krankenhaus eine Information nicht vor, kann die Vereinbarung ohne diese Information geschlossen werden; dies gilt nicht, wenn die Budgetvereinbarung für das Jahr 2005 vor dem 1. Februar 2005 und für die Folgejahre vor dem 1. Januar geschlossen wird. Wir ein Entgelt vereinbart, melden die an der Vereinbarung beteiligten gesetzlichen Krankenkassen Art und Höhe des Entgelts an die Vertragsparteien nach § 9;

dabei haben sie auch die der Vereinbarung zu Grunde liegenden Kalkulationsunterlagen und die vom Krankenhaus vorzulegende ausführliche Beschreibung der Methode zu übermitteln. Die Vertragsparteien nach § 9 könne eine Bewertung der Untersuchungs- und Behandlungsmethode nach § 137c des Fünften Buches Sozialgesetzbuch veranlassen; § 137c Abs. 1 Satz 1 des Fünften Buches Sozialgesetzbuch bleibt unberührt. Für das Schiedsstellenverfahren nach § 13 kann eine Stellungnahme des Gemeinsamen Bundesausschusses nach § 137c des Fünften Buches Sozialgesetzbuch eingeholt werden.

(2a) In eng begrenzten Ausnahmefällen können die Vertragsparteien nach § 11 für Leistungen, die den Fallpauschalen und Zusatzentgelten aus den Entgeltkatalogen nach § 7 Satz 1 Nr. 1 und 2 zwar zugeordnet, mit ihnen jedoch nicht sachgerecht vergütet werden, im Rahmen des Erlösbudgets nach § 4 ein gesondertes Zusatzentgelt vereinbaren, wenn

1. diese Leistungen auf Grund einer Spezialisierung nur von sehr wenigen Krankenhäusern in der Bundesrepublik Deutschland mit überregionalem Einzugsgebiet erbracht werden,
2. auf Grund der Komplexität der Behandlung die Behandlungskosten die Höhe der DRG-Vergütung einschließlich der Zusatzentgelte um mindestens 50 vom Hundert überschreiten und
3. das Krankenhaus sich an den Maßnahmen nach § 137 des Fünften Buches Sozialgesetzbuch beteiligt.

Nach Vereinbarung des Zusatzentgelts melden die an der Vereinbarung beteiligten gesetzlichen Krankenkassen Art und Höhe des Entgeltes an die Vertragsparteien nach § 9. Dabei haben sie auch die der Vereinbarung zu Grunde liegenden Kalkulationsunterlagen und die vom Krankenhaus vorzulegende ausführliche Begründung zu den Voraussetzungen nach Satz 1 zu übermitteln. Die Zusatzentgelte nach Satz 1 sind im DRG-Erlösvolumen nach § 4 Abs. 5 zu berücksichtigen.

(3) Werden krankenhausindividuelle Entgelte für Leistungen oder besondere Einrichtungen nach Absatz 1 Satz 1 vereinbart, ist für diese Entgelte eine Erlössumme zu bilden. Für die Vereinbarung dieser Erlössumme gilt die Bundespflegesatzverordnung nach Maßgabe der folgenden Sätze entsprechend. Für besondere Einrichtungen oder Einrichtungen, deren Leistungen weitgehend über krankenhausindividuell zu vereinbarende Entgelte abgerechnet werden, gelten insbesondere die Vorschriften zur Vereinbarung eines Gesamtbetrags nach § 6 und zu den vorzulegenden Unterlagen nach § 17 Abs. 4 in Verbindung mit den Anlagen 1 und 2 der Bundespflegesatzverordnung; dabei entscheidet im Falle des § 6 Abs. 1 Satz 4 Nr. 1 der Bundespflegesatzverordnung die Schiedsstelle nicht. Soweit für Leistungen nach Absatz 1 Satz 1 Nr. 2 krankenhausindividuelle Fallpauschalen, Zusatzentgelte oder tagesbezogene Entgelte vereinbart werden, ohne dass die Voraussetzungen nach Satz 3 vorliegen, sind für die Entgelte Kalkulationsunterlagen vorzulegen; Absatz 1 Satz 2 ist anzuwenden. Kalkulationsunterlagen nach Satz 4 für krankenhausindividuelle Fallpauschalen und Zusatzentgelte sind auch von Einrichtungen nach Satz 3 vorzulegen. Für tagesbezogene Entgelte gelten die Mehr- oder Mindererlösausgleiche nach § 12 der Bundespflegesatzverordnung, für krankenhausindividuelle Fallpauschalen und Zusatzentgelte die Mehr- oder Mindererlösausgleiche nach § 11 Abs. 8 der Bundespflegesatzverordnung in der bis zum 31. Dezember 2003 geltenden Fassung. Das Bundesministerium für Gesundheit und Soziale Sicherung kann in einer Rechtsverordnung nach § 17b Abs. 7 Satz 1 des Krankenhausfinanzierungsgesetzes abweichende Regelungen treffen.

(4) Sind Erlösanteile nach Absatz 3 bei der letzten Budgetvereinbarung noch in dem Erlösbudget nach § 3 Satz 4 Nr. 1 oder § 4 enthalten gewesen, ist das Erlös-

budget entsprechend zu vermindern. Werden Erlösanteile nach Absatz 3 bei der nächsten Budgetvereinbarung nicht mehr vereinbart, ist das Erlösbudget entsprechend zu erhöhen.

1 Diese Regelung betrifft den nicht als ausgeschlossen angesehenen Fall, dass in den Jahren 2003 und 2004 Leistungen noch nicht von den DRG-Fallpauschalen und Zusatzentgelten erfasst wurden bzw. in den Jahren 2005 und 2006 noch nicht mit den DRG-Fallpauschalen und Zusatzentgelten sachgerecht vergütet werden können bzw. die Vereinbarungspartner nach § 6 Abs. 1 KHEntgG für besondere Einrichtungen nach § 17b Abs. 1 Satz 15 KHG (Einrichtungen mit gehäuften Leistungen für schwerkranke Patienten oder versorgungsstrukturellen Problematiken) krankenhausindividuell fall- oder tagesbezogene Entgelte oder in eng begrenzten Ausnahmefällen Zusatzentgelte vereinbaren können. Ähnliches ist gemäß § 6 Abs. 2 KHEntgG für neue Untersuchungs- und Behandlungsmethoden, die mit Fallpauschalen und Zusatzentgelten nicht sachgerecht vergütet werden können, vorgesehen. In § 6 Abs. 2a KHEntgG wird diese Ausnahmeregelung erweitert auf Leistungen, die den Fallpauschalen- und Zusatzentgeltkatalogen zugeordnet werden können. Auch in diesen Fällen kann, wenn eine sachgerechte Vergütung nicht sichergestellt ist, ein gesondertes Zusatzentgelt vereinbart werden. Nach §§ 6 Abs. 3 und 4 KHEntgG wird für die vom neuen Vergütungssystem ausgenommenen Entgelte bestimmt, dass insoweit die BPflV weiter anzuwenden und eine Erlössumme zu bilden ist. D.h., dass in diesen Fällen zwei getrennte Budgetsummen zu vereinbaren sind. Aufgrund der jährlichen Weiterentwicklung der Entgeltkataloge ist zu erwarten, dass die Erlössumme für die sonstigen Entgelte mit der Zeit stetig fallen und immer mehr krankenhausindividuelle Entgelte durch DRG-Fallpauschalen ersetzt werden.

Abschnitt 3. Entgeltarten und Abrechnung

§ 7 Entgelte für allgemeine Krankenhausleistungen

Die allgemeinen Krankenhausleistungen werden gegenüber den Patienten oder ihren Kostenträgern mit folgenden Entgelten abgerechnet:

1. Fallpauschalen nach dem auf Bundesebene vereinbarten Entgeltkatalog (§ 9),
2. Zusatzentgelte nach dem auf Bundesebene vereinbarten Entgeltkatalog (§ 9),
3. ergänzende Entgelte bei Überschreitung der Grenzverweildauer der Fallpauschale oder Abschläge bei Unterschreitung der unteren Grenzverweildauer (§ 9 Abs. 1 Satz 1 Nr. 1),
4. der Zuschlag für Ausbildungsstätten und Ausbildungsvergütungen (§ 17a Abs. 6 des Krankenhausfinanzierungsgesetzes) und sonstige Zu- und Abschläge ab dem 1. Januar 2005 (§ 17b Abs. 1 Satz 4 und 6 des Krankenhausfinanzierungsgesetzes),
5. Entgelte für Leistungen, die noch nicht von dem auf Bundesebene vereinbarten Fallpauschalen oder Zusatzentgelten erfasst werden (§ 6 Abs. 1),
6. Entgelte für neue Untersuchungs- und Behandlungsmethoden, die noch nicht in die Entgeltkataloge nach § 9 Abs. 1 Satz 1 Nr. 1 und 2 aufgenommen worden sind (§ 6 Abs. 2),
7. Qualitätssicherungszuschläge nach § 17b Abs. 1 Satz 5 des Krankenhausfinanzierungsgesetzes sowie Qualitätssicherungsabschläge nach § 8 Abs. 4,
8. der DRG-Systemzuschlag nach § 17b Abs. 5 des Krankenhausfinanzierungsgesetzes.

Mit diesen Entgelten werden alle für die Versorgung des Patienten erforderlichen allgemeinen Krankenhausleistungen vergütet.

C. Krankenhausentgeltgesetz (KHEntgG) § 8 KHEntgG

1. Vergütungen für allgemeine Krankenhausleistungen

Im § 7 KHEntgG sind mögliche Entgeltformen für die stationären allgemeinen Krankenhausleistungen innerhalb des DRG-Systems zusammengefasst und unter Bezugnahme auf die jeweils zugrunde liegende Norm aufgezählt worden. Andere Entgelte als die acht hier genannten Entgelte dürfen mithin nicht dem Patienten oder dessen Kostenträger für allgemeine Krankenhausleistungen im Sinne des § 2 Abs. 2 KHEntgG nicht in Rechnung gestellt werden, selbst wenn sie mit dem Patienten vereinbart worden sein sollten. Allerdings ist die Auflistung der Entgelte nicht abschließend zu verstehen. So gibt es etwa noch Zu- und Abschläge nach § 12 Satz 3 KHEntgG etc. Allerdings müssen auch noch weitere Entgelte stets die Vorgaben des § 8 KHEntgG – Einheitlichkeit der Entgelte sowie Abrechnungsfähigkeit nur innerhalb des Vorsorgungsauftrages – erfüllen.

2. Vergütungen für Beleg- und Wahlleistungen

Neben den hier genannten Entgelten des Krankenhauses kommt die Vereinbarung und Abrechnung von zusätzlichen Entgelten für stationäre Leistungen nur bei Belegleistungen oder bei Wahlleistungen in Betracht. In beiden Fällen geht es stets um andere als die allgemeinen Krankenhausleistungen. Derartige Leistungen werden auch mit den hier genannten Entgelten nicht abgerechnet. Leistungen von Belegärzten, Beleghebammen oder Belegentbindungspflegern eines Krankenhauses gehören bereits nach § 2 Abs. 1 Satz 2 KHEntgG nicht zu den Krankenhausleistungen und werden daher von diesen gesondert abgerechnet. Wahlleistungen sind gemäß § 2 Abs. 1 Satz 1 KHEntgG Krankenhausleistungen, jedoch gemäß § 17 Abs. 1 Satz 1 KHEntgG „andere als die allgemeinen Krankenhausleistungen". Nur solche Leistungen – regelmäßig in Form von Unterkunftswahlleistungen (z. B. Unterbringung im Einbettzimmer) und in Form von wahlärztlichen Leistungen – können gesondert vom Krankenhaus bzw. bei Einräumung des Liquidationsrechts vom Wahlarzt abgerechnet werden, wenn eine entsprechende gesonderte Berechnung mit dem Patienten vereinbart worden ist.

§ 8 Berechnung der Entgelte

(1) Die Entgelte für allgemeine Krankenhausleistungen sind für alle Benutzer des Krankenhauses einheitlich zu berechnen; § 17 Abs. 5 des Krankenhausfinanzierungsgesetzes bleibt unberührt. Bei Patienten, die im Rahmen einer klinischen Studie behandelt werden, sind die Entgelte für allgemeine Krankenhausleistungen nach § 7 zu berechnen. Die Entgelte dürfen nur im Rahmen des Vorsorgungsauftrages berechnet werden; dies gilt nicht für die Behandlung von Notfallpatienten. Der Versorgungsauftrag des Krankenhauses ergibt sich

1. bei einem Plankrankenhaus aus den Festlegungen des Krankenhausplans in Verbindung mit den Bescheiden zu seiner Durchführung nach § 6 Abs. 1 in Verbindung mit § 8 Abs. 1 Satz 3 des Krankenhausfinanzierungsgesetzes sowie einer ergänzenden Vereinbarung nach § 109 Abs. 1 Satz 4 des Fünften Buches Sozialgesetzbuch,
2. bei einer Hochschulklinik aus der Aufnahme der Hochschule in das Hochschulverzeichnis nach § 4 des Hochschulbauförderungsgesetzes und dem Krankenhausplan nach § 6 Abs. 1 des Krankenhausfinanzierungsgesetzes sowie einer ergänzenden Vereinbarung nach § 109 Abs. 1 Satz 4 des Fünften Buches Sozialgesetzbuch,
3. bei anderen Krankenhäusern aus dem Versorgungsvertrag nach § 108 Nr. 3 des Fünften Buches Sozialgesetzbuch.

(2) Fallpauschalen werden für Behandlungsfälle berechnet, die in einem Fallpauschalen-Katalog nach § 9 Abs. 1 Nr. 1 bestimmt sind. Für die Patienten von Beleg-

ärzten werden gesonderte Fallpauschalen berechnet. Zusätzlich zu einer Fallpauschale dürfen berechnet werden:
1. Zusatzentgelte nach dem Katalog nach § 9 Abs. 1 Satz 1 Nr. 2, insbesondere für die Behandlung von Blutern mit Blutgerinnungsfaktoren sowie für eine Dialyse, wenn die Behandlung des Nierenversagens nicht die Hauptleistung ist.
2. Zu- und Abschläge nach § 5, ein Zuschlag nach § 4 Abs. 13 und 14 und ein Ausbildungszuschlag nach § 17a Abs. 6 des Krankenhausfinanzierungsgesetzes,
3. ein in dem Fallpauschalen-Katalog festgelegtes Entgelt für den Fall der Überschreitung der Grenzverweildauer,
4. eine nachstationäre Behandlung nach § 115a des Fünften Buches Sozialgesetzbuch, soweit die Summe aus den stationären Belegungstagen und den vor- und nachstationären Behandlungstagen die Grenzverweildauer der Fallpauschale übersteigt; eine vorstationäre Behandlung ist neben der Fallpauschale nicht gesondert berechenbar; dies gilt auch für eine entsprechende Behandlung von Privatpatienten als allgemeine Krankenhausleistung,
5. Zuschläge nach den §§ 139c und 91 Abs. 2 Satz 6 des Fünften Buches Sozialgesetzbuch.

(3) Krankenhäuser in dem in Artikel 3 des Einigungsvertrages genannten Gebiet berechnen bis zum 31. Dezember 2014 für jeden Tag des Krankenhausaufenthalts mit Ausnahme des Entlassungstags (Belegungstage) den Investitionskostenzuschlag nach Artikel 14 Abs. 3 des Gesundheitsstrukturgesetzes. Bei teilstationärer Behandlung wird der Zuschlag auch für den Entlassungstag berechnet.

(4) Hält das Krankenhaus seine Verpflichtungen zur Qualitätssicherung nicht ein, sind von den Fallpauschalen und Zusatzentgelten Abschläge nach § 137 Abs. 1 Satz 3 Nr. 5 des Fünften Buches Sozialgesetzbuch vorzunehmen.

(5) Werden Patientinnen oder Patienten, für die eine Fallpauschale abrechenbar ist, wegen einer Komplikation im Zusammenhang mit der durchgeführten Leistung innerhalb der oberen Grenzverweildauer wieder aufgenommen, hat das Krankenhaus eine Zusammenfassung der Falldaten zu einem Fall und eine Neueinstufung in eine Fallpauschale vorzunehmen. Näheres oder Abweichendes regeln die Vertragsparteien nach § 17b Abs. 2 Satz 1 des Krankenhausfinanzierungsgesetzes oder eine Rechtsverordnung nach § 17b Abs. 7 des Krankenhausfinanzierungsgesetzes.

(6) Werden die mit einer Fallpauschale vergüteten Leistungen ohne Verlegung des Patienten durch mehrere Krankenhäuser erbracht, wird die Fallpauschale durch das Krankenhaus berechnet, das den Patienten stationär aufgenommen hat.

(7) Das Krankenhaus kann eine angemessene Vorauszahlung verlangen, wenn und soweit ein Krankenversicherungsschutz nicht nachgewiesen wird. Ab dem achten Tag des Krankenhausaufenthalts kann das Krankenhaus eine angemessene Abschlagszahlung verlangen, deren Höhe sich an den bisher erbrachten Leistungen in Verbindung mit der Höhe der voraussichtlich zu zahlenden Entgelte zu orientieren hat. Die Sätze 1 und 2 gelten nicht, soweit andere Regelungen über eine zeitnahe Vergütung der allgemeinen Krankenhausleistungen in für das Krankenhaus verbindlichen Regelungen nach §§ 112 bis 114 des Fünften Buches Sozialgesetzbuch oder in der Vereinbarung nach § 11 Abs. 1 getroffen werden.

(8) Das Krankenhaus hat dem selbstzahlenden Patienten oder seinem gesetzlichen Vertreter die für ihn voraussichtlich maßgeblichen Entgelte so bald wie möglich schriftlich bekannt zu geben, es sei denn, der Patient ist in vollem Umfang für Krankenhausbehandlung versichert. Im Übrigen kann jeder Patient verlangen, dass ihm unverbindlich die voraussichtlich abzurechnende Fallpauschale und deren Höhe sowie voraussichtlich zu zahlende, ergänzende Entgelte mitgeteilt werden. Stehen bei der Aufnahme eines selbstzahlenden Patienten die Entgelte noch nicht endgültig

fest, ist hierauf hinzuweisen. Dabei ist mitzuteilen, dass das zu zahlende Entgelt sich erhöht, wenn das neue Entgelt während der stationären Behandlung des Patienten in Kraft tritt. Die voraussichtliche Erhöhung ist anzugeben.

1. Überblick

Zur Berechnung der Entgelte finden sich in § 8 KHEntgG eine ganze Reihe von Vorgaben. Zunächst wird in § 8 Abs. 1 Satz 1 die grundlegende Regelung zur Einheitlichkeit der Entgelte in § 17 Abs. 1 KHG in Bezug auf die allgemeinen Krankenhausleistungen wiederholt. Gleichzeitig wird klargestellt, dass § 17 Abs. 5 KHG unberührt bleibt, was bedeutet, dass bei nicht oder nicht vollständig geförderten Krankenhäusern eine Entgeltdifferenzierung unter den in § 17 Abs. 5 KHG genannten Voraussetzungen grundsätzlich möglich ist. Des Weiteren findet sich die Vorgabe, dass für die Behandlung von Patienten im Rahmen einer klinischen Studie Entgelte nach § 7 KHEntgG berechnet werden. Schließlich wird in § 8 Abs. 1 KHEntgG die Rückbindung des Krankenhausentgeltsystems zur Krankenhausplanung hergestellt, indem generell – von Notfällen abgesehen – angeordnet wird, dass Entgelte nur im Rahmen des Versorgungsauftrages des Krankenhauses abgerechnet werden dürfen. In den Abs. 2 bis 6 des § 8 KHEntgG finden sich sodann nähere Vorgaben zu den zulässigen Kombinationen der in § 7 KHEntgG bereits benannten Entgeltformen. In § 8 Abs. 7 KHEntgG findet sich eine Regelung zu Voraus- und Abschlagszahlungen. § 8 Abs. 8 KHEntgG beinhaltet Vorgaben für die notwendigen Informationen der Patienten über die maßgeblichen Entgelte.

1

2. Grundlegende Voraussetzungen der Abrechnung (§ 8 Abs. 1 KHEntgG)

2.1 Genehmigung der Entgelte. § 8 des KHEntgG setzt immer, auch wenn dies nicht ausdrücklich gefordert wird, voraus, dass eine Berechnung der Entgelte nur dann in Frage kommt, wenn sämtliche öffentlich-rechtlichen Voraussetzungen für die Wirksamkeit der Entgelte erfüllt sind. Soweit also eine Genehmigung von Entgelten – § 14 KHEntgG – erforderlich ist, dürfen nur genehmigte Entgelte abgerechnet werden. Die erforderlichen Genehmigungen entfalten eine privatrechtsgestaltende Wirkung. Erst durch die Genehmigung werden die Entgelte des Krankenhauses im Rahmen der Krankenhausbehandlungsverträge für die Krankenhausbenutzer rechtsverbindlich und können erst dadurch vom Krankenhaus abgerechnet werden.

2

2.2 Einheitlichkeit der Berechnung. § 8 Abs. 1 Satz 1 KHEntgG wiederholt den in § 17 Abs. 1 KHG normierten Grundsatz der Einheitlichkeit der Entgelte für allgemeine Krankenhausleistungen und bezieht ihn in Form eines strikten Rechtsbefehls auf die Entgelte für allgemeine Krankenhausleistungen nach dem KHEntgG. Abrechnungen wie auch Vertragsgestaltungen in Krankenhausverträgen, die dem widersprechen sind unwirksam. Inhaltlich wird sowohl eine Differenzierung der Entgelthöhe für allgemeine Krankenhausleistungen als auch eine Differenzierung des Leistungsinhalts bei nominell gleich hohen Entgelten für die allgemeinen Krankenhausleistungen ausgeschlossen. Sämtliche Patienten und ihre Kostenträger haben einen Anspruch darauf, die allgemeinen Krankenhausleistungen gegen Zahlung einheitlicher Entgelte zu erhalten.

3

2.3 Beachtung des Versorgungsauftrages. Sämtliche Entgelte eines Krankenhauses dürfen gemäß § 8 Abs. 1 Satz 3 und 4 KHEntgG nur dann abgerechnet werden, wenn die erbrachten Leistungen innerhalb des Versorgungsauftrages des Krankenhauses lagen, es sei denn es handelte sich um die Behandlung von Notfallpatienten. In Satz 4 wird nun erstmals – die Vorgängervorschrift in § 14 BPflV a.F. enthielt noch keine Abgrenzung – gesagt, woraus sich der Versorgungsauftrag des Krankenhauses ergibt. Wird der Versorgungsauftrag überschritten, ohne dass eine Notfallbehandlung vorliegt, so ist keinerlei Abrechnung möglich, auch wenn die Leistungen ordnungsgemäß erbracht worden sind. Dies gilt in gleicher Weise bei Kassenpatienten wie auch bei Selbstzahlern.

4

3. Fallpauschalen und andere Entgeltformen (§ 8 Abs. 2 bis 6 KHEntgG)

5   Nach welchen Vorgaben die bereits in § 7 KHEntgG genannten Entgeltformen abgerechnet werden dürfen, ist in § 8 Abs. 2 bis 6 KHEntgG näher geregelt. Eine konsistente Übersicht zu den Regularien und eine weitere Ausdifferenzierung ist in der Fallpauschalenvereinbarung 2005 (FPV 2005) erfolgt. Zweckmäßiger Weise beginnt eine Prüfung der Abrechnung mit den dort genannten Bestimmungen. Vorliegend wird auf die sich aus § 8 KHEntgG unmittelbar ergebenden Vorschriften eingegangen.

6   **3.1 Abrechnung von Fallpauschalen.** Die Abrechnung erfolgt primär über Fallpauschalen. Allerdings ergeben sich auch insoweit einige für die Abrechnung relevante Gesichtspunkte.

7   *a) Grundsatz: Jeder Krankenhausaufenthalt wird mit einer Fallpauschale abgerechnet.* Grundsätzlich ist eine Fallpauschale je Krankenhausaufenthalt abzurechnen, dabei ist der Fallpauschalen-Katalog nach § 9 Abs. 1 Satz 1 Nr. 1 KHEntgG heranzuziehen. Dieser findet sich als Anlage 1 zur Fallpauschalenvereinbarung 2005 (FPV 2005). Grundsätzlich wird die jeweilige Fallpauschale für den entsprechenden Behandlungsfall abgerechnet. Gleichwohl existieren insoweit noch Ausnahmen bzw. Klarstellungen.

8   *b) Ausnahme 1: Keine Fallpauschale bei Wiederaufnahme innerhalb der Grenzverweildauer.* § 8 Abs. 5 KHEntgG enthält Vorgaben, wie damit umzugehen ist, wenn ein Patient im Zeitraum von der Entlassung bis zur Grenzverweildauer der abgerechneten Fallpauschale wegen einer Komplikation im Zusammenhang mit der erbrachten Leistung wieder in dasselbe Krankenhaus aufgenommen wird. In diesem Falle darf nämlich die Fallpauschale nicht erneut abgerechnet werden. Vielmehr dürfen nach Überschreitung der oberen Grenzverweildauer lediglich die belegungstagbezogenen Entgelte abgerechnet werden.

9   *c) Ausnahme 2: Keine Fallpauschale bei in Kooperation erbrachten Leistungen.* Gemäß § 8 Abs. 6 KHEntgG kann nur das den Patienten aufnehmende Krankenhaus eine Fallpauschale abrechnen, wenn die Leistungen ohne Verlegung des Patienten von mehreren Krankenhäusern erbracht werden. In diesem Fall erhält der Patient nur die Rechnung des aufnehmenden Krankenhauses, jedoch keine weiteren Abrechnungen der an der Behandlung ohne Verlegung beteiligten Krankenhäuser. Insoweit findet ein Ausglich zwischen den Krankenhäusern statt.

10 **3.2 Abrechnung von Zu- und Abschlägen.** Die Abrechnung von zusätzlichen Entgelten bzw. von Abschlägen sollte eine Ausnahme im DRG-System sein. Allerdings existiert bereits derzeit eine größere Anzahl von Zu- und Abschlägen, die eigenen Regularien folgen und die Fallpauschalen-Abrechnung noch modifizieren.

11 *a) Zusatzentgelte nach Zusatzentgelte-Katalog.* Insoweit ist nach § 8 Abs. 2 Satz 3 Nr. 1 KHEntgG zunächst die Abrechnung von Zusatzentgelten nach dem entsprechenden Zusatzentgelte-Katalog gemäß § 9 Abs. 1 Satz 1 Nr. 2 vorgesehen, insbesondere für die Behandlung von Blutern mit Blutgerinnungsfaktoren und für Dialysen, wenn die Behandlung des Nierenversagens nicht Hauptleistung ist.

12 *b) Verschiedene weitere Zu- und Abschläge.* Des Weiteren ermöglicht § 8 Abs. 2 Satz 3 Nr. 2 KHEntgG die zusätzliche Abrechnung von Zu- und Abschlägen nach § 5 KHEntgG (Sicherstellungszuschläge, Zu- und Abschläge für Zentren und Schwerpunkte) und die Abrechnung eines Zuschlages nach § 4 Abs. 13 und 14 (Zuschläge für die Verbesserung der Arbeitszeitbedingungen und den Ausgleich von Mehrkosten wegen der Abschaffung des AiP) und die Abrechnung eines Ausbildungszuschlages nach § 17a Abs. 6 KHG.

13 *c) Zusätzliche Entgelte für Grenzverweildauerüberschreitung.* Des Weiteren sieht § 8 Abs. 2 Satz 3 Nr. 3 KHEntgG die zusätzliche Abrechnung eines im Fallpauschalen-

Katalog festgelegten Entgelts für den Fall der Überschreitung der Grenzverweildauer vor.

d) Abrechnung nachstationärer Behandlung. Schließlich stellt § 8 Abs. 2 Satz 3 Nr. 4 KHEntgG klar, dass eine nachstationäre Behandlung nach § 115 a SGB V zusätzlich abgerechnet werden kann, soweit die Summe aus den stationären Behandlungstagen mit den vor- und nachstationären Behandlungstagen die Grenzverweildauer der Fallpauschale übersteigt. Eine vorstationäre Behandlung ist neben der Fallpauschale nicht gesondert berechnungsfähig. Dies gilt ausdrücklich auch für eine entsprechende Behandlung von Privatpatienten.

e) weitere Zuschläge. Abschließend ermöglicht § 8 Abs. 2 Satz 3 Nr. 5 KHEntgG noch die Abrechnungen von Zuschlägen hinsichtlich der Kosten des Gemeinsamen Bundesausschusses nach § 91 SGB V und der Kosten des Institutes für Qualität und Wirtschaftlichkeit im Gesundheitswesen nach § 139 c SGB V.

f) Investitionskostenzuschlag Ost. In § 8 Abs. 3 KHEntgG wird die zusätzliche Berechnung eines Investitionskostenzuschlages für die Krankenhäuser in den neuen Bundesländern vorgesehen. Dieser beruht auf Artikel 14 Abs. 3 des Gesundheitsstrukturgesetzes aus dem Jahr 1992 und wird in der Rechnung des Krankenhauses gesondert ausgewiesen. Der Zuschlag wird für jeden Tag des Krankenhausaufenthaltes berechnet. Nur bei teilstationärer Behandlung kann allerdings auch der Entlassungstag abgerechnet werden.

g) Abschlag bei fehlender Qualitätssicherung. In § 8 Abs. 4 KHEntgG wird vorgeschrieben, dass Abschläge nach § 137 Abs. 1 Satz 3 Nr. 5 SGB V vorzunehmen sind, wenn das Krankenhaus die Verpflichtungen zur Qualitätssicherung nicht einhält.

h) Zuschläge für die Aufnahme von Begleitpersonen. Nicht in § 8 genannt wird die Abrechnung von Zuschlägen für die Aufnahme von Begleitpersonen. Diese Zuschläge beruhen auf den Regelungen in § 17b Abs. 1 Satz 4 KHG in Verbindung mit § 2 Abs. 2 Satz 2 Nr. 3 und § 7 Satz 1 Nr. 4 KHEntgG sowie einer entsprechenden Vereinbarung der Verbände. Ab dem 1. Januar 2005 beträgt der Zuschlag demnach 45 Euro pro Tag.

4. Vorauszahlungen und Abschlagszahlungen (§ 8 Abs. 7 KHEntgG)

Gemäß den subsidiären Regelungen in § 8 Abs. 7 KHEntgG kann das Krankenhaus Vorauszahlungen und Abschlagszahlungen beanspruchen, soweit nicht auf der Grundlage der §§ 112 bis 114 SGB V oder in der Vereinbarung für das einzelne Krankenhaus nach § 11 KHEntgG anderweitige Regelungen getroffen werden.

4.1 Anspruch auf Vorauszahlung. Grundsätzlich werden die vom Patienten oder bei Krankenkassenpatienten von der Krankenkasse zu bezahlenden Entgelte erst nach der Leistungserbringung und Rechnungsstellung fällig. Zum Ausgleich der damit für das Krankenhaus verbundenen Ausfallrisiken aufgrund fehlender versicherungsmäßiger Absicherung gibt § 8 Abs. 7 Satz 1 KHEntgG dem Krankenhausträger einen Anspruch auf eine angemessene Vorauszahlung, wenn und soweit ein Krankenversicherungsschutz des Patienten nicht nachgewiesen wird. Der Nachweis kann durch Versicherungskarten, Mitgliedsausweise oder im Zweifelsfalle auch durch entsprechende Versicherungsbestätigungen der Kostenträger im Einzelfall erbracht werden. Die geforderte Vorauszahlung muss angemessen sein. Dies bedeutet, dass regelmäßig nur ein Teilbetrag der zu erwartenden Kosten vom Patienten angefordert werden darf. Hinzuweisen ist noch darauf, dass der Nachweis eines Krankenversicherungsschutzes in diesem Sinne nicht bedeutet, dass Kostenübernahmeerklärungen für den Einzelfall vorgelegt werden müssen, wie dies noch bei der Vorgängerregelung in § 14 Abs. 9 BPflV a. F. vorgesehen war.

4.2 Anspruch auf Abschlagszahlung. Der Anspruch des Krankenhausträgers auf Vorauszahlung wird durch die Regelung des § 8 Abs. 7 Satz 3 KHEntgG ergänzt. Dadurch

KHEntgG § 8 2. Teil. Vergütung der stationären Krankenhausleistung

wird dem Krankenhausträger ab dem achten Tag des Krankenhausaufenthalts ein Anspruch auf eine angemessene Abschlagszahlung eingeräumt, damit dieses bei längeren Krankenhausaufenthalten vor Fälligkeit einen Teilbetrag der zu erwartenden Entgelte geltend machen kann. Dieser Anspruch ist grundsätzlich gerichtet gegen den hinsichtlich der Entgelte Zahlungsverpflichteten. D.h. bei gesetzlich versicherten Patienten ist der Anspruch gegen die jeweilige Krankenkasse gerichtet und bei Selbstzahlern gegen diese selbst. Letzteres ist bei Vorhandensein einer privaten Krankenversicherung dann jedoch anders, wenn der Patient, der Krankenversicherer und das Krankenhaus am Direktabrechnungsverfahren teilnehmen oder der Krankenversicherer grundsätzlich die Kostenübernahme erklärt.

22   **4.3 Abweichende Vertragsgestaltungen.** Fraglich ist, ob die Regelung über die Vorauszahlung einseitig für das Krankenhaus, d.h. außerhalb anderweitig vereinbarter Regelungen gemäß §§ 112 bis 114 SGB V bzw. § 11 Abs. 1 KHEntgG, disponibel ist. Hiergegen spricht zunächst der Schutzcharakter der Vorschrift zugunsten der Patienten. Unter dieser Annahme wären Verschärfungen in den Krankenhausbehandlungsverträgen grundsätzlich nicht möglich. Eine Ausnahme mag aber zumindest dann gelten, wenn Kostenträger die Bezahlung der Abrechnungen eines Krankenhauses planmäßig verzögern. In derartigen Fällen kann die Aufnahme von Patienten von entsprechenden Vorauszahlungen bzw. Abschlagszahlungen abhängig gemacht werden.

5. Patienteninformation (§ 8 Abs. 8 KHEntgG)

23   In § 8 Abs. 8 KHEntgG finden sich Vorschriften über die den Patienten zur Verfügung zu stellenden Informationen. § 8 Abs. 8 Satz 1 sowie Satz 3 bis 5 KHEntgG betreffen Selbstzahler. § 8 Abs. 8 Satz 2 KHEntgG betrifft alle Patienten.

24   **5.1 Inhalt der Regelung.** Dem selbstzahlenden Patienten oder seinem gesetzlichen Vertreter sind die voraussichtlich maßgeblichen Entgelte so bald wie möglich schriftlich bekannt zu geben, es sei denn, der Patient ist in vollem Umfang für Krankenhausbehandlung versichert. Stehen die Entgelte bei Aufnahme ins Krankenhaus noch nicht endgültig fest, so ist hierauf hinzuweisen und der Umfang der voraussichtlichen Erhöhungen anzugeben. Mit derart konkreten schriftlichen Angaben kann der Selbstzahler bei seiner privaten Krankenversicherung oder sonstigen Kostenträgern eine Kostendeckungsanfrage stellen und sich ein Bild über die Höhe der verbleibenden, von ihm selbst zu tragenden, Kosten der Krankenhausbehandlung machen. Eben dies ist unnötig, wenn eine vollumfängliche Versicherung besteht. Abgesehen von diesen besonderen Regelungen für selbstzahlende Patienten ohne vollumfängliche Versicherung kann jeder Patient eine unverbindliche Auskunft über die Höhe der in Ansatz kommenden Entgelte einholen.

25   **5.2 Folgen von Verstößen.** Fraglich ist, welche Rechtsfolge sich ergibt, falls dem selbstzahlenden und nicht in vollem Umfang versicherten, Patienten unrichtige Angaben über die voraussichtliche Höhe der Kosten der Krankenhausbehandlung gemacht wurden. Eine bloße Ordnungsvorschrift in der Regelung zu sehen (so *Tuschen/Trefz*, Krankenhausentgeltgesetz, S. 277), wird ihrer Zwecksetzung und dem objektiven Inhalt nicht gerecht. So ist nämlich jedes Krankenhaus bereits nach den Vorschriften über Preisangaben verpflichtet, die in Rechnung gestellten Entgelte detailliert anzugeben. Vor diesem Hintergrund enthält § 8 Abs. 8 KHEntgG eine weitergehende Regelung. Ähnlich wie bei der Bestimmung des § 17 Abs. 2 BPflV für die Unterrichtung über Wahlleistungen und Wahlleistungsentgelte, handelt es sich vorliegend um eine Schutzvorschrift zugunsten des Patienten. Unterlässt das Krankenhaus die vorgeschriebenen Information, so kann dies weitreichende rechtsgeschäftlich relevante Fehlvorstellungen des selbstzahlenden Patienten zur Höhe der Entgelte für die allgemeine Krankenhausleistung auslösen, woraus sich ein Ausschluss der Berechnung unerwartet hoher Entgelte, beispielsweise aus dem Ge-

sichtspunkt des Verschuldens bei Vertragsschluss oder positiver Vertragsverletzung etc., ergeben kann (BGH NJW 1990, 761, 766; vgl. für den Ausschluss der Nachberechnungsfähigkeit rückwirkend erhöhter Pflegesätze: LG Flensburg, Urteil vom 13. 9. 1993 – 8 O 36/96, 8 – und für den Fall der unterbliebenen Unterrichtung nach § 22 Abs. 2 BPflV a. F. – heute § 17 Abs. 2 KHEntgG: BGH NJW 1996, 781). Insbesondere wird man nicht davon ausgehen können, dass einem nicht nach den Vorgaben des § 8 Abs. 8 BPflV informierten Patienten die Tragung der nicht versicherungsmäßig abgedeckten (Rest-) Kosten allein aufgebürdet werden kann. Des weiteren spricht auch die Wortwahl der Regelung in § 8 Abs. 2 Satz 2 KHEntgG, die hinsichtlich der Unterrichtung aller Patienten von einer „unverbindlichen" Information spricht, dafür, dass im Umkehrschluss die Informationen für die nicht oder nicht vollumfänglich versicherten Patienten im übrigen doch eine gewisse Verbindlichkeit beanspruchen.

Abschnitt 4. Vereinbarungsverfahren

Vorbemerkung

Im Abschnitt 4 des KHEntgG wird das jeweilige Verfahren der Vereinbarung der Entgelte bzw. Entgeltbestandteile vorgegeben. Im Hinblick auf die Überprüfung der Abrechnung von Krankenhausleistungen ist das Verfahren des Zustandekommens der Entgelte nur von begrenzter Relevanz. Wichtig sind insoweit in erster Linie die Vorschriften über die Genehmigung der Entgelte in § 14 KHEntgG und über die Laufzeit bzw. die Weiterberechnung der Entgelte nach Ablauf des Vereinbarungszeitraumes in § 15 KHEntgG. Soweit genehmigte Entgelte zur Abrechnung gelangen, kann die Ordnungsmäßigkeit ihrer Vereinbarung bei der einzelnen Abrechnung gegenüber einem Selbstzahler aufgrund der privatrechtsgestaltenden Drittwirkung der zugrunde liegenden öffentlich-rechtlichen Verträge grundsätzlich nicht mehr beanstandet werden, es sei denn, die Entgeltgestaltung ist nichtig. Dies ist dann der Fall, wenn grundlegende Bestimmungen des Krankenhausrechts missachtet worden sind. 1

§ 9 Vereinbarung auf Bundesebene

(1) **Die Spitzenverbände der Krankenkassen und der Verband der privaten Krankenversicherung gemeinsam vereinbaren mit der Deutschen Krankenhausgesellschaft (Vertragsparteien auf Bundesebene) mit Wirkung für die Vertragsparteien nach § 11 insbesondere**

1. einen Fallpauschalen-Katalog nach § 17b Abs. 1 Satz 10 des Krankenhausfinanzierungsgesetzes einschließlich der Bewertungsrelationen sowie Regelungen zur Grenzverweildauer und der in Abhängigkeit von diesen zusätzlich zu zahlenden Entgelte oder vorzunehmenden Abschläge,
2. einen Katalog ergänzender Zusatzentgelte nach § 17b Abs. 1 Satz 12 des Krankenhausfinanzierungsgesetzes einschließlich der Vergütungshöhe,
3. die Abrechnungsbestimmungen für die Entgelte nach den Nummern 1 und 2 sowie die Regelungen über Zu- und Abschläge,
4. Empfehlungen für die Kalkulation und Vergütung neuer Untersuchungs- und Behandlungsmethoden, für die nach § 6 gesonderte Entgelte vereinbart werden können,
5. für das Jahr 2003 die Berichtigungsrate nach § 6 Abs. 3 Satz 1 der Bundespflegesatzverordnung und für das Jahr 2004 die Berichtigungsrate nach § 6 Abs. 2 Satz 1 der Bundespflegesatzverordnung,
6. bis zum 31. August 2003 den einheitlichen Aufbau der Datensätze und das Verfahren für die Übermittlung der Daten nach § 11 Abs. 4 Satz 1.

Die Vertragsparteien auf Bundesebene vereinbaren Empfehlungen an die Vertragsparteien auf Landesebene zur Vereinbarung der Basisfallwerte und geben vor, welche Tatbestände, die bei der Weiterentwicklung der Bewertungsrelationen nicht umgesetzt werden können und deshalb nach § 10 Abs. 3 Satz 1 Nr. 1 und Satz 3 bei der Vereinbarung des Basisfallwerts umzusetzen sind, in welcher Höhe zu berücksichtigen oder auszugleichen sind.

(2) Kommt eine Vereinbarung zu Absatz 1 Satz 1 Nr. 4 bis 6 und Satz 2 ganz oder teilweise nicht zustande, entscheidet auf Antrag einer Vertragspartei die Schiedsstelle nach § 18a Abs. 6 des Krankenhausfinanzierungsgesetzes; in den übrigen Fällen gilt § 17b Abs. 7 des Krankenhausfinanzierungsgesetzes.

1 Diese Regelung stellt die Vereinbarungen dar, die nach § 17b KHG von den Vertragsparteien auf Bundesebene zu treffen sind und ergänzt und konkretisiert diese noch. Im Wesentlichen geht es um einen Fallpauschalen-Katalog sowie um einen Katalog ergänzender Zusatzentgelte und Abrechnungsbestimmungen, welche inzwischen vorliegen. Bei Nichtzustandekommen von Vereinbarungen ist entweder eine Entscheidung der Schiedsstelle nach § 18a Abs. 6 KHG oder eine Ersatzvornahme durch Rechtsverordnung des BMGS vorgesehen.

§ 10 Vereinbarung auf Landesebene

(1) Zur Bestimmung der Höhe der Fallpauschalen nach § 9 Abs. 1 Satz 1 Nr. 1 vereinbaren die in § 18 Abs. 1 Satz 2 des Krankenhausfinanzierungsgesetzes genannten Beteiligten (Vertragsparteien auf Landesebene) mit Wirkung für die Vertragsparteien nach § 11 jährlich einen landesweit geltenden Basisfallwert für das folgende Kalenderjahr. Sie vereinbaren, dass Fehlschätzungen des Basisfallwerts für das Folgejahr berichtigt werden. Die Vertragsparteien haben in der Vereinbarung festzulegen, zu welchen Tatbeständen und unter welchen Voraussetzungen im Folgejahr eine Verhandlung über eine Berichtigung aufgenommen wird. Bei einer Berichtigung ist zusätzlich zu der Berichtigung des vereinbarten Erlösvolumens (Basisberichtigung) ein entsprechender Ausgleich durchzuführen. Die Berichtigung nach den Sätzen 2 bis 4 ist nur durchzuführen, soweit im Rahmen der Vorgaben zur Beitragssatzstabilität
1. nach Absatz 2 für das Jahr 2005 bezogen auf das Ausgabevolumen und
2. nach Absatz 4 jeweils für die Jahre ab 2006 bezogen auf den Basisfallwert
bei der zu ändernden Vereinbarung des Vorjahres auch ohne eine Fehlschätzung eine Berücksichtigung des Betrages der Basisberichtigung zulässig gewesen wäre.

(2) Bei der erstmaligen Vereinbarung für das Jahr 2005 haben die Vertragsparteien den Basisfallwert so festzulegen, dass Beitragserhöhungen ausgeschlossen werden, es sei denn, die notwendige medizinische Versorgung ist auch nach Ausschöpfung von Wirtschaftlichkeitsreserven ohne Beitragssatzerhöhungen nicht zu gewährleisten. Maßstab dafür ist die Veränderungsrate nach § 71 Abs. 3 Satz 1 in Verbindung mit Abs. 2 Satz 3 des Fünften Buches Sozialgesetzbuch. Die Vertragsparteien haben sich an dem voraussichtlichen Ausgabenvolumen für die mit dem Basisfallwert zu vergütenden Leistungen oder an den für das Jahr 2004 vereinbarten, gewichteten Basisfallwerten der Krankenhäuser im Lande zu orientieren. In diesem Rahmen sind die Vorgaben nach Absatz 3 zu berücksichtigen. Vor der Ermittlung des Basisfallwerts ist die Erlössumme, die voraussichtlich in diesem Jahr auf Grund der Obergrenze nach § 4 Abs. 6 Satz 4 bei Krankenhäusern im Land insgesamt nicht budgetmindernd wirksam wird, abzuziehen; die Summe der Abschläge für Notfallversorgung ist erhöhend zu berücksichtigen.

(3) In den Folgejahren sind bei der Vereinbarung insbesondere zu berücksichtigen:
1. der von den Vertragsparteien nach § 9 Abs. 1 Satz 2 vorgegebene Veränderungsbedarf auf Grund der jährlichen Kostenerhebung und Neukalkulation, der nicht mit den Bewertungsrelationen umgesetzt werden kann,
2. voraussichtliche allgemeine Kostenentwicklungen,
3. Möglichkeiten zur Ausschöpfung von Wirtschaftlichkeitsreserven, soweit diese nicht bereits durch die Weiterentwicklung der Bewertungsrelationen erfasst worden sind,
4. die allgemeine Kostendegression bei Fallzahlsteigerungen,
5. die Ausgabenentwicklung insgesamt bei den Leistungsbereichen, die nicht mit Fallpauschalen vergütet werden, soweit diese die Veränderungsrate nach § 71 Abs. 3 Satz 1 in Verbindung mit Abs. 2 des Fünften Buches Sozialgesetzbuch überschreiten; dabei werden die Zuschläge zur Finanzierung der Ausbildungsstätten und Ausbildungsvergütungen nicht einbezogen,
6. absenkend die Erlössumme, die voraussichtlich im jeweiligen Jahr auf Grund der Obergrenze nach § 4 Abs. 6 Satz 4 bei Krankenhäusern im Land insgesamt nicht budgetmindernd wirksam wird und deshalb für die Vergütung nicht zur Verfügung steht, sowie die sonstigen Zuschläge nach § 7 Satz 1 Nr. 4,
7. erhöhend die Summe der sonstigen Abschläge nach § 7 Satz 1 Nr. 4, insbesondere für die Nichtteilnahme von Krankenhäusern an der Notfallversorgung.

Bei der Anwendung von Satz 1 Nr. 4 ist sicherzustellen, dass zusätzliche Fälle bei der Vereinbarung des Basisfallwertes absenkend berücksichtigt werden. Soweit infolge einer veränderten Kodierung der Diagnosen und Prozeduren Ausgabenerhöhungen entstehen, sind diese vollständig durch eine entsprechende Absenkung des Basisfallwerts auszugleichen.

(4) Die nach Absatz 3 vereinbarte Veränderung des Basisfallwerts darf die sich bei Anwendung der Veränderungsrate nach § 71 Abs. 3 Satz 1 in Verbindung mit Abs. 2 Satz 3 des Fünften Buches Sozialgesetzbuch ergebende Veränderung des Basisfallwerts nicht überschreiten. Satz 1 gilt nicht, soweit eine Erhöhung des Basisfallwerts infolge der Weiterentwicklung des DRG-Vergütungssystems oder der Abrechnungsregeln lediglich technisch bedingt ist und nicht zu einer Erhöhung der Gesamtausgaben für Krankenhausleistungen führt oder soweit eine Berichtigung der Fehlschätzungen nach Absatz 1 durchzuführen ist.

(5) Soweit in dem in Artikel 3 des Einigungsvertrages genannten Gebiet die Höhe der Vergütung nach dem Bundes-Angestelltentarifvertrag unter der im übrigen Bundesgebiet geltenden Höhe liegt, ist dies bei der Vereinbarung des Basisfallwerts zu beachten. Die Veränderungsrate nach Absatz 4 darf überschritten werden, soweit eine Angleichung dieser Vergütung an die im übrigen Bundesgebiet geltende Höhe dies erforderlich macht.

(6) Die Vereinbarung ist bis zum 31. Oktober jeden Jahres zu schließen. Die Vertragsparteien auf Landesebene nehmen die Verhandlungen unverzüglich auf, nachdem eine Partei dazu schriftlich aufgefordert hat. Die Vereinbarung kommt durch Einigung zwischen den Parteien zustande, die an der Verhandlung teilgenommen haben; sie ist schriftlich abzuschließen. Kommt eine Vereinbarung bis zu diesem Zeitpunkt nicht zustande, setzt die Schiedsstelle nach § 13 den Basisfallwert auf Antrag einer Vertragspartei unverzüglich fest.

(7) In den ab dem 1. Januar 2009 geltenden Basisfallwert sind Mehrkosten infolge der Abschaffung des Arztes im Praktikum in Höhe der von den Krankenhäusern im Lande nach § 4 Abs. 14 insgesamt abgerechneten Zuschläge einzurechnen. In

KHEntgG § 11 2. Teil. Vergütung der stationären Krankenhausleistung

den ab dem 1. Januar 20010 geltenden Basisfallwert sind die Finanzierungsbeträge zur Verbesserung der Arbeitszeitbedingungen in Höhe der von den Krankenhäusern im Lande nach § 4 Abs. 13 insgesamt abgerechneten Zuschläge einzurechnen. Absatz 4 gilt insoweit nicht.

(8) Das Bundesministerium für Gesundheit und soziale Sicherung wird ermächtigt, für das Jahr 2005 durch Rechtsverordnung ohne Zustimmung des Bundesrates
1. für die einzelnen Länder jeweils einen vorläufigen Basisfallwert festzulegen, der bei der Berechnung des Zielwerts nach § 4 Abs. 5 hilfsweise eingesetzt wird, falls ein landeseinheitlicher Basisfallwert noch nicht vereinbart ist, und
2. Ausgleichsregeln vorzugeben, nach denen Abweichungen des vorläufigen Basisfallwerts von dem auf Landesebene vereinbarten Basisfallwert ausgeglichen werden.

Zur Vorbereitung der Rechtsverordnung nach Nummer 1 gilt § 17b Abs. 7 Satz 3 und 4 des Krankenhausfinanzierungsgesetzes entsprechend.

1 Mit dem Fallpauschalengesetz ist letztlich ein Einheitspreissystem beschlossen worden. Der abrechnungsfähige Betrag einer einzelnen DRG-Fallpauschale ergibt sich grundsätzlich aus der Multiplikation ihrer DRG-Bewertungsrelation nach dem bundeseinheitlichen Fallpauschalenkatalog mit dem auf Landesebene nach § 10 KHEntgG vereinbarten Basisfallwert. Dieser Betrag kommt jedoch für das einzelne Krankenhaus nur stufenweise zur Anwendung, da während der Einführungsphase des DRG-Abrechnungssystems auf der Grundlage der landesweiten Basisfallwerte noch krankenhausindividuelle Basisfallwerte gemäß § 11 KHEntgG festzulegen und sonstige Vereinbarungen zu treffen sind.

§ 11 Vereinbarung für das einzelne Krankenhaus

(1) Nach Maßgabe der §§ 3 bis 6 und unter Beachtung des Versorgungsauftrags des Krankenhauses (§ 8 Abs. 1 Satz 3 und 4) regeln die Vertragsparteien nach § 18 Abs. 2 des Krankenhausfinanzierungsgesetzes (Vertragsparteien) in der Vereinbarung den Gesamtbetrag, das Erlösbudget, die Summe der Bewertungsrelationen, den krankenhausindividuellen Basisfallwert, die Zu- und Abschläge, die sonstigen Entgelte und die Mehr- und Mindererlösausgleiche. Die Vereinbarung ist für einen zukünftigen Zeitraum (Vereinbarungszeitraum) zu schließen. Die Vereinbarung muss Bestimmungen enthalten, die eine zeitnahe Zahlung der Entgelte an das Krankenhaus gewährleisten; hierzu sollen besondere Regelungen über angemessene monatliche Teilzahlungen und Verzugszinsen bei verspäteter Zahlung getroffen werden. Die Vereinbarung kommt durch Einigung zwischen den Vertragsparteien zustande, die an der Verhandlung teilgenommen haben; sie ist schriftlich abzuschließen.

(2) Der Vereinbarungszeitraum beträgt ein Kalenderjahr, wenn das Krankenhaus ganzjährig betrieben wird. Ein Zeitraum, der mehrere Kalenderjahre umfasst, kann vereinbart werden.

(3) Die Vertragsparteien nehmen die Verhandlung unverzüglich auf, nachdem eine Vertragspartei dazu schriftlich aufgefordert hat. Die Verhandlung soll unter Berücksichtigung der Sechswochenfrist des § 18 Abs. 4 des Krankenhausfinanzierungsgesetzes so rechtzeitig abgeschlossen werden, dass das neue Erlösbudget und die neuen Entgelte mit Ablauf des laufenden Vereinbarungszeitraums in Kraft treten können.

(4) Der Krankenhausträger übermittelt zur Vorbereitung der Verhandlung den anderen Vertragsparteien, den in § 18 Abs. 1 Satz 2 des Krankenhausfinanzierungsgesetzes genannten Beteiligten und der zuständigen Landesbehörde

C. Krankenhausentgeltgesetz (KHEntgG) § 12 KHEntgG

1. für das Jahr 2003 die Leistungs- und Kalkulationsaufstellung nach den Anlagen 1 und 2 der Bundespflegesatzverordnung, mit Ausnahme der Bundeswehrkrankenhäuser und der Krankenhäuser der Träger der gesetzlichen Unfallversicherung, sowie die Abschnitte E1, E2 und B1 nach Anlage 1 diese Gesetzes,
2. für das Jahr 2004 die Abschnitte E1 bis E3 und B1 nach Anlage 1 dieses Gesetzes sowie mit Ausnahme der Bundeswehrkrankenhäuser und der Krankenhäuser der Träger der gesetzlichen Unfallversicherung die Leistungs- und Kalkulationsaufstellung nach den Anlagen 1 und 2 der Bundespflegesatzverordnung in der bis zum 31. Dezember 2003 geltenden Fassung mit Ausnahme von Anlage 1 Abschnitt V2 Spalten 3 bis 6, Abschnitt V3 Spalten 3 bis 8 und Abschnitt K7; Krankenhäuser, die bereits im Jahr 2003 das DRG-Vergütungssystem angewendet haben, brauchen auch die Abschnitte V1 bis V3, L4, L5 und K6 nicht vorzulegen,
3. für die Jahre ab 2005 die Abschnitte E1 bis E3 und B2 nach Anlage 1 dieses Gesetzes.

Die Daten sind auf maschinenlesbaren Datenträgern vorzulegen; soweit dazu noch keine Vereinbarungen nach § 9 Abs. 1 Satz 1 Nr. 6 getroffen worden sind, gelten die Vereinbarungen nach § 15 Abs. 2 der Bundespflegesatzverordnung in der bis zum 31. Dezember 2003 geltenden Fassung. Soweit dies zur Beurteilung des Krankenhauses im Rahmen seines Versorgungsauftrags im Einzelfall erforderlich ist, hat das Krankenhaus auf gemeinsames Verlangen der anderen Vertragsparteien nach § 18 Abs. 2 Nr. 1 und 2 des Krankenhausfinanzierungsgesetzes zusätzliche Unterlagen und Auskünfte zu erteilen. Bei dem Verlangen nach Satz 2 muss der zu erwartende Nutzen den verursachten Aufwand deutlich übersteigen.

(5) Die Vertragsparteien sind verpflichtet, wesentliche Fragen zum Versorgungsauftrag und zur Leistungsstruktur des Krankenhauses sowie zur Höhe der Zu- und Abschläge nach § 5 so frühzeitig gemeinsam vorzuklären, dass die Verhandlung zügig durchgeführt werden kann.

In § 11 KHEntgG werden die Gegenstände und das Verfahren hinsichtlich der für das einzelne Krankenhaus abzuschließenden Vereinbarungen im Einzelnen festgelegt. Die Vorgaben für das Pflegesatzverfahren in § 18 KHG werden hier weiter ausdifferenziert und konkretisiert. Der hier beschriebene Inhalt des Pflegesatzverfahrens entspricht in etwa den Vorgaben in § 17 BPflV für die nicht unter das DRG-Vergütungssystem fallenden Krankenhäuser. Das Verfahren ist mehrstufig ausgestaltet. Über die genannten entgeltbestimmenden Faktoren sind Verhandlungen zwischen den Vertragsparteien aufzunehmen. Kommt eine Vereinbarung nicht zustande, so entscheidet auf Antrag die Schiedsstelle. Vereinbarungen der Vertragsparteien bzw. Festsetzungen der Schiedsstelle bedürfen alsdann der Genehmigung nach § 14 KHEntgG. Nach § 11 KHEntgG werden die letztendlich maßgeblichen Vereinbarungen für das einzelne Krankenhaus getroffen, mit denen die Vorgaben der Bundes- und Landesebene gemäß §§ 9 und 10 KHEntgG auf das einzelne Krankenhaus angewandt werden. Die krankenhausindividuellen Vereinbarungen beziehen sich im Einzelnen auf den Gesamtbetrag, das Erlösbudget, die Summe der Bewertungsrelationen, den krankenhausindividuellen Basisfallwert, die Zu- und Abschläge, die sonstigen Entgelte und die Mehr- und Mindererlösausgleiche.

§ 12 Vorläufige Vereinbarung

Können sich die Vertragsparteien insbesondere über die Höhe des Gesamtbetrags, des Erlösbudgets, des krankenhausindividuellen Basisfallwerts oder über die Höhe sonstiger Entgelte nicht einigen und soll wegen der Gegenstände, über die keine Einigung erzielt werden konnte, die Schiedsstelle nach § 13 angerufen werden, schließen die Vertragsparteien eine Vereinbarung, soweit die Höhe unstrittig ist.

Die auf dieser Vereinbarung beruhenden Entgelte sind zu erheben, bis die endgültig maßgebenden Entgelte in Kraft treten. Mehr- oder Mindererlöse des Krankenhauses infolge der erhobenen vorläufigen Entgelte werden durch Zu- oder Abschläge auf die Entgelte des laufenden oder eines folgenden Vereinbarungszeitraums ausgeglichen.

1 Die Regelung des § 12 KHEntgG betrifft den Fall, dass sich die Vertragsparteien nach § 11 nicht einigen können. Dann soll eine vorläufige Vereinbarung über die Höhe des Gesamtbetrages, des Erlösbudgets, des krankenhausindividuellen Basisfallwerts oder über die Höhe sonstiger Entgelte geschlossen werden, soweit die Höhe der Entgelte unstreitig ist. Hierdurch soll verhindert werden, dass das Krankenhaus aufgrund der verzögerten Vereinbarung oder Festsetzung der Entgelte in Liquiditätsschwierigkeiten gerät. Gemäß Satz 3 der Bestimmung sind Mehr- oder Mindererlöse, die sich aufgrund der Abrechnung der vorläufigen Entgelte ergeben, durch Zu- oder Abschläge auf die Entgelte des laufenden oder eines folgenden Vereinbarungszeitraums auszugleichen.

§ 13 Schiedsstelle

(1) Kommt eine Vereinbarung nach § 10 oder § 11 ganz oder teilweise nicht zustande, entscheidet die Schiedsstelle nach § 18a Abs. 1 des Krankenhausfinanzierungsgesetzes auf Antrag einer der in § 10 oder § 11 genannten Vertragsparteien. Sie ist dabei an die für die Vertragsparteien geltenden Rechtsvorschriften gebunden.

(2) Die Schiedsstelle entscheidet innerhalb von sechs Wochen über die Gegenstände, über die keine Einigung erreicht werden konnte.

1 Im Falle des Scheiterns oder teilweisen Scheiterns der krankenhausindividuellen Vereinbarungen nach § 11 KHEntgG entscheidet die Schiedsstelle nach § 18a Abs. 1 KHG innerhalb von sechs Wochen auf Antrag einer der Vertragsparteien.

§ 14 Genehmigung

(1) Die Genehmigung des vereinbarten oder von der Schiedsstelle nach § 13 festgesetzten landesweit geltenden Basisfallwerts nach § 10 und der krankenhausindividuellen Basisfallwerte, der Entgelte nach § 6 und der Zuschläge nach § 5 ist von einer der Vertragsparteien bei der zuständigen Landesbehörde zu beantragen. Die zuständige Landesbehörde erteilt die Genehmigung, wenn die Vereinbarung oder Festsetzung den Vorschriften dieses Gesetzes sowie sonstigem Recht entspricht. Sie entscheidet über die Genehmigung des landesweit geltenden Basisfallwerts innerhalb von vier Wochen nach Eingang des Antrags.

(2) Die Vertragsparteien und die Schiedsstellen haben der zuständigen Landesbehörde die Unterlagen vorzulegen und die Auskünfte zu erteilen, die für die Prüfung der Rechtmäßigkeit erforderlich sind. Im Übrigen sind die für die Vertragsparteien bezüglich der Vereinbarung geltenden Rechtsvorschriften entsprechend anzuwenden. Die Genehmigung kann mit Nebenbestimmungen verbunden werden, soweit dies erforderlich ist, um rechtliche Hindernisse zu beseitigen, die einer uneingeschränkten Genehmigung entgegenstehen.

(3) Wird die Genehmigung eines Schiedsspruches versagt, ist die Schiedsstelle auf Antrag verpflichtet, unter Beachtung der Rechtsauffassung der Genehmigungsbehörde erneut zu entscheiden.

(4) Im Hinblick auf die Genehmigung des landesweit geltenden Basisfallwertes ist der Verwaltungsrechtsweg nur für die Vertragsparteien auf Landesebene gegeben. Ein Vorverfahren findet nicht statt; die Klage hat keine aufschiebende Wirkung.

1. Überblick

Die Vorschrift über die Genehmigung wurde auf der Grundlage der bisherigen Genehmigungsvorschrift in § 20 BPflV a.F. an das neue DRG-Abrechnungssystem angepasst. Genehmigt werden müssen nunmehr nicht nur Vereinbarungen der Vertragsparteien oder Festsetzungen der Schiedsstelle, die sich auf die Entgelte der Krankenhäuser als solche beziehen, sondern es sind auch der landesweit geltende Basisfallwert und die krankenhausindividuellen Basisfallwerte zu genehmigen, so der ausdrückliche Wortlaut des § 14 Abs. 1 KHEntgG. In § 14 Abs. 1 KHEntgG werden neben den bereits genannten Genehmigungsgegenständen auch die Voraussetzungen der Genehmigung – umfassende Rechtmäßigkeit der vereinbarten oder von der Schiedsstelle getroffenen Festlegungen – beschrieben. § 14 Abs. 2 KHEntgG betrifft die Verpflichtung zur Vorlage von Unterlagen für die Rechtmäßigkeitsprüfung und die Voraussetzungen für die Verbindung der Genehmigungen mit Nebenbestimmungen. In § 14 Abs. 3 KHEntgG wird das Verhältnis der Schiedsstelle zur Genehmigungsbehörde geklärt und die Rechtsauffassung der Genehmigungsbehörde als maßgeblich herausgestellt. § 14 Abs. 4 KHEntgG bringt eine Differenzierung hinsichtlich möglicher Klageverfahren.

2. Wirkung der Genehmigung nach § 14 KHEntgG

Die Genehmigung nach § 14 KHEntgG verschafft den Pflegesatzvereinbarungen bzw. Schiedsstellenentscheidungen zur Höhe der Pflegesätze oder landesweiten Entgelte erst die für die Abrechnung erforderliche allgemeine Verbindlichkeit. Die von den Pflegesatzparteien oder der Schiedsstelle getroffene materielle Festlegung der Entgelte für stationäre Leistungen wird durch die Genehmigung für die einzelnen Krankenhausaufnahmeverträge unmittelbar verbindlich. Eine abweichende Entgelthöhe kann nicht vereinbart werden. Bis zur Genehmigung sind die Pflegesatzvereinbarungen bzw. Schiedssprüche schwebend unwirksam. Eine Verpflichtung zur Zahlung nicht genehmigter aber genehmigungsbedürftiger Entgelte besteht nicht (BGH NJW 1988, 2951, 2952).

3. Anfechtung von Genehmigungen nach § 14 KHEntgG

Die Rechtswidrigkeit einer Genehmigung kann gemäß § 18 Abs. 5 KHG auf dem Verwaltungsrechtswege geltend gemacht werden. Klagebefugt sind hinsichtlich der materiellen Gestaltung der Entgelthöhe jedoch lediglich die Pflegesatzparteien und unter bestimmten Voraussetzungen die von der Drittwirkung der öffentlich-rechtlichen Pflegesatzgestaltung betroffenen Selbstzahler (BVerwG, Urteil vom 21.12.1995 – 3 C 34.94 –; OVG Lüneburg NJW 1978, 1211). Der Verband der privaten Krankenversicherung oder einzelne private Versicherungsunternehmen sind nicht klagebefugt (BVerwG NVwZ-RR 1996, 537 und BVerwG, Urteil vom 21.12.1995 – 3 C 34.94), was auch für die gesetzlichen Krankenkassen und ihre Verbände gilt, wenn sie nicht unmittelbar Partei der Pflegesatzvereinbarung (vgl. BVerwG NZS 2000, 244), sondern lediglich als Verbände an der Preisbildung beteiligt sind (BVerwG KRS 80.016; VG Frankfurt KRS 82.063; VG Frankfurt KRS 83.075; BVerwG KRS 83.095; Hessischer VGH KRS 84.113). Ein Vorgehen gegen die Höhe der Entgelte kommt auf dem Zivilrechtswege, wenn nicht ausnahmsweise eine zur Nichtigkeit führende Fehlerhaftigkeit gegeben ist, grundsätzlich nicht in Betracht (BGH NJW 1979, 597 und BGH NJW 1988, 2951, 2952). Im Hinblick auf die Genehmigung des landesweit geltenden Basisfallwerts enthält § 14 Abs. 4 KHEntgG eine Einschränkung von den durch § 18 Abs. 5 KHG gegebenen Anfechtungsmöglichkeiten, die vorstehend umschrieben wurden. § 14 Abs. 4 KHEntgG beschränkt die Anfechtungsmöglichkeiten gegen die Genehmigung des landesweit geltenden Basisfallwerts auf die Vertragsparteien auf Landesebene. Betroffene Krankenhäuser oder Zahlungsverpflichtete haben keine Anfechtungsmöglichkeit.

§ 15 Laufzeit

(1) Die für das Kalenderjahr vereinbarte krankenhausindividuelle Höhe der Fallpauschalen und sonstiger Entgelte sowie erstmals vereinbarte Entgelte nach § 6 werden vom Beginn des neuen Vereinbarungszeitraums an erhoben. Wird die Vereinbarung erst nach diesem Zeitpunkt genehmigt, sind die Entgelte ab dem ersten Tag des Monats zu erheben, der auf die Genehmigung folgt, soweit in der Vereinbarung oder Schiedsstellenentscheidung kein anderer zukünftiger Zeitpunkt bestimmt ist. Bis dahin sind die bisher geltenden Entgelte weiter zu erheben; dies gilt auch für die Einführung des DRG-Vergütungssystems im Jahr 2003 und 2004. Sie sind jedoch um die darin enthaltenen Ausgleichsbeträge zu bereinigen, wenn und soweit dies in der bisherigen Vereinbarung oder Festsetzung so bestimmt worden ist.

(2) Mehr- oder Mindererlöse in Folge der Weitergeltung der bisherigen Entgelte werden durch Zu- und Abschläge auf die im restlichen Vereinbarungszeitraum zu erhebenden neuen Entgelte ausgeglichen; wird der Ausgleichsbetrag durch die Erlöse aus diesen Zu- und Abschlägen im restlichen Vereinbarungszeitraum über- oder unterschritten, wird der abweichende Betrag über die Entgelte des nächsten Vereinbarungszeitraums ausgeglichen; es ist ein einfaches Ausgleichsverfahren zu vereinbaren. Würden die Entgelte durch diesen Ausgleich und einen Betrag nach § 3 Abs. 8 oder § 4 Abs. 11 insgesamt um mehr als 30 vom Hundert erhöht, sind übersteigende Beträge bis jeweils zu dieser Grenze in nachfolgenden Budgets auszugleichen. Ein Ausgleich von Mindererlösen entfällt, soweit die verspätete Genehmigung der Vereinbarung von dem Krankenhaus zu vertreten ist.

1. Überblick

1   Die Vorschrift zur Laufzeit der Fallpauschalen und sonstigen Entgelte entspricht dem bisherigen § 21 der BPflV a. F., sie wurde aber an das neue DRG-Abrechnungssystem angepasst. Die Regelungen ergänzen die Bestimmungen des § 8 KHEntgG, in denen die Berechnung der Entgelte geregelt worden ist, ohne aber die Problematik der Laufzeit bzw. krankenhausindividuellen Neuvereinbarung der Entgeltbeträge zu lösen. Die Regelungen zur Laufzeit sind in der Übergangsphase erforderlich, solange weiterhin Erlösbudgets für einzelne Krankenhäuser und entsprechende krankenhausindividuelle Basisfallwerte bzw. Entgelte vereinbart werden. Ist dies in Zukunft einmal nicht mehr der Fall, so ergibt sich die Laufzeit von Entgelten unabhängig von einer krankenhausindividuellen Vereinbarung aus den entsprechenden Entgeltregelungen selbst. Einer entsprechenden Vorschrift bedarf es dann nicht mehr.

2. Regelungen zur Laufzeit in § 15 Abs. 1 KHEntgG

2   Ist eine Abrechnung der Entgelte in der neu vereinbarten Höhe nicht ab dem Beginn des neuen Abrechnungszeitraums möglich, so sind die bisher geltenden Entgelte weiter zu erheben. Allerdings sind die „alten" Entgelte um die darin ggf. enthaltenen Ausgleichsbeträge zu bereinigen, wenn und soweit dies in der bisherigen Vereinbarung der Parteien oder der Festsetzung der Schiedsstelle so vorgesehen worden ist. Die neuen Entgeltbeträge sind sodann grundsätzlich ab dem ersten Tag des Monats zu erheben, der auf die Genehmigung folgt, wenn in der Vereinbarung oder in der Genehmigung kein anderer zukünftiger Zeitpunkt bestimmt worden ist. Ein rückwirkendes Inkrafttreten der Entgelte, das während der Geltung der BPflV a.F. zuerst relativ weitgehend, dann nur noch bei Schließung eines Krankenhauses zulässig war (vgl. BGH NJW 1988, 2951, 2952), ist nunmehr in keinem Falle mehr vorgesehen. Eine rückwirkende Genehmigung ist jetzt in jedem Falle als rechtswidrig anzusehen. Rückwirkende Genehmigungen stel-

len sich als nichtig und unbeachtlich dar (vgl. OLG Karlsruhe, Urteil vom 14. 11. 1996 – 11 U 14/96).

3. Regelungen zum Ausgleich von Erlösen in § 15 Abs. 2 KHEntgG

Mehr- oder Mindererlöse in Folge der Weitererhebung der bisherigen Entgelte werden durch Zu- und Abschläge auf die im restlichen Vereinbarungszeitraum zu erhebenden neuen Entgelte ausgeglichen. Wie in der Vorgängerregelung der BPflV a.F. erfolgt allerdings eine Beschränkung der Ausgleichsmöglichkeiten auf eine Erhöhung der Entgelte bis maximal 30 Prozent. Ein an sich erforderlicher weitergehender Ausgleich erfolgt in nachfolgenden Budgets und nachfolgenden Vereinbarungszeiträumen. Hat das Krankenhaus die verspätete Genehmigung der Vereinbarung zu vertreten – § 276 BGB: Vorsatz oder Fahrlässigkeit – so erfolgt kein Mindererlösausgleich, der sich zugunsten des Krankenhauses auswirken würde. 3

Abschnitt 5. Gesondert berechenbare ärztliche und andere Leistungen

§ 16 Gesondert berechenbare ärztliche und andere Leistungen

Bis zum 31. Dezember 2004 richten sich die Vereinbarung und Berechnung von Wahlleistungen und belegärztlichen Leistungen sowie die Kostenerstattung der Ärzte nach den §§ 22 bis 24 der Bundespflegesatzverordnung in der am 31. Dezember 2003 geltenden Fassung.

Bis zum 31. Dezember 2004 verweist das KHEntgG auf die Regelungen der BPflV. Ab dem 1. Januar 2005 werden diese Regelungen, nur teilweise – hinsichtlich des Wegfalls der Mindestpreisvorschriften für Unterkunftswahlleistungen – verändert in das KHEntgG übernommen. Ab dem 1. Januar 2005 finden sich die maßgeblichen Vorschriften hinsichtlich der Vereinbarung und Berechnung von Wahlleistungen und belegärztlichen Leistungen sowie zur Kostenerstattung in den §§ 17 bis 19 KHEntgG, auf die § 22 BPflV in seiner aktuellen Fassung nunmehr verweist. 1

§ 17 Wahlleistungen

(1) Neben den Entgelten für die voll- und teilstationäre Behandlung dürfen andere als die allgemeinen Krankenhausleistungen als Wahlleistungen gesondert berechnet werden, wenn die allgemeinen Krankenhausleistungen durch die Wahlleistungen nicht beeinträchtigt werden und die gesonderte Berechnung mit dem Krankenhaus vereinbart ist. Diagnostische und therapeutische Leistungen dürfen als Wahlleistungen nur gesondert berechnet werden, wenn die Voraussetzungen des Satzes 1 vorliegen und die Leistungen von einem Arzt erbracht werden. Die Entgelte für Wahlleistungen dürfen in keinem unangemessenen Verhältnis zu den Leistungen stehen. Die Deutsche Krankenhausgesellschaft und der Verband der privaten Krankenversicherung können Empfehlungen zur Bemessung der Entgelte für nichtärztliche Wahlleistungen abgeben. Verlangt ein Krankenhaus ein unangemessen hohes Entgelt für nichtärztliche Wahlleistungen, kann der Verband der privaten Krankenversicherung die Herabsetzung auf eine angemessene Höhe verlangen; gegen die Ablehnung einer Herabsetzung ist der Zivilrechtsweg gegeben.

(2) Wahlleistungen sind vor der Erbringung schriftlich zu vereinbaren; der Patient ist vor Abschluss der Vereinbarung schriftlich über die Entgelte der Wahlleistungen und deren Inhalt im Einzelnen zu unterrichten. Die Art der Wahlleistungen ist der zuständigen Landesbehörde zusammen mit dem Genehmigungsantrag nach § 14 mitzuteilen.

(3) Eine Vereinbarung über wahlärztliche Leistungen erstreckt sich auf alle an der Behandlung des Patienten beteiligten angestellten oder beamteten Ärzte des Krankenhauses, soweit diese zur gesonderten Berechnung ihrer Leistungen im Rahmen der vollstationären oder teilstationären sowie einer vor- und nachstationären Behandlung (§ 115a des Fünften Buches Sozialgesetzbuch) berechtigt sind, einschließlich der von diesen Ärzten veranlassten Leistungen von Ärzten und ärztlich geleiteten Einrichtungen außerhalb des Krankenhauses; darauf ist in der Vereinbarung hinzuweisen. Ein zu gesonderten Berechnung wahlärztlicher Leistungen berechtigter Arzt des Krankenhauses kann eine Abrechnungsstelle mit der Abrechnung der Vergütung für die wahlärztlichen Leistungen beauftragen oder die Abrechnung dem Krankenhausträger überlassen. Der Arzt oder eine von ihm beauftragte Abrechnungsstelle ist verpflichtet, dem Krankenhaus umgehend die zur Ermittlung der nach § 19 Abs. 2 zu erstattenden Kosten jeweils erforderlichen Unterlagen einschließlich einer Auflistung aller erbrachter Leistungen vollständig zur Verfügung zu stellen. Der Arzt ist verpflichtet, dem Krankenhaus die Möglichkeit einzuräumen, die Rechnungslegung zu überprüfen. Wird die Abrechnung vom Krankenhaus durchgeführt, leitet dieses die Vergütung nach Abzug der anteiligen Verwaltungskosten und der nach § 19 Abs. 2 zu erstattenden Kosten an den berechtigten Arzt weiter. Personenbezogene Daten dürfen an eine beauftragte Abrechnungsstelle außerhalb des Krankenhauses nur mit Einwilligung des Betroffenen, die jederzeit widerrufen werden kann, übermittelt werden. Für die Berechnung wahlärztlicher Leistungen finden die Vorschriften der Gebührenordnung für Ärzte oder der Gebührenordnung für Zahnärzte entsprechende Anwendung, soweit sich die Anwendung nicht bereits aus diesen Gebührenordnungen ergibt.

(4) Eine Vereinbarung über gesondert berechenbare Unterkunft darf nicht von einer Vereinbarung über sonstige Wahlleistungen abhängig gemacht werden.

(5) Bei Krankenhäusern, für die die Bundespflegesatzverordnung gilt, müssen die Wahlleistungsentgelte mindestens die dafür nach § 7 Abs. 2 Satz 2 Nr. 4, 5 und 7 der Bundespflegesatzverordnung abzuziehenden Kosten decken.

Übersicht

	Rn.
A. Überblick und Entwicklung der Regelungen für Wahlleistungen	1
B. Voraussetzungen für jede Berechnung von Wahlleistungsentgelten	3
I. Wahlleistungen als notwendiger Leistungsgegenstand	4
1. Abgrenzung von Wahlleistungen und Regelleistungen	5
2. Vorrang allgemeiner Krankenhausleistungen vor den Wahlleistungen	6
3. Besonderheiten bei diagnostischen und therapeutischen Wahlleistungen	7
4. „Garantie" ist keine Wahlleistung	8
II. Vereinbarung der gesonderten Berechnung mit dem Krankenhaus	13
1. Zum Begriff der „Wahlleistungsvereinbarung"	13
2. Vertragspartner und Vertragsgestaltung	14
3. Angebot und Versagung von Wahlleistungen	15
4. Einzelne Anforderungen an Wahlleistungsvereinbarungen	16
C. Schriftliche Vereinbarung und Information des Patienten	21
I. Schriftliche Vereinbarung vor der Leistungserbringung	22
1. Schriftform der Vereinbarung	22
2. Vereinbarung vor der Leistungserbringung	23
3. Folgen von Verstößen	24
II. Unterrichtung des Patienten vor dem Abschluss der Vereinbarung	25
1. Entwicklung und aktueller Regelungsgehalt	26
2. Anforderungen an die Unterrichtung	27
3. Folgen von Verstößen	31

	Rn.
D. Besonderheiten bei der Abrechnung der Wahlleistung Unterkunft	32
I. Wahlleistung Unterkunft als Unterfall nichtärztlicher Wahlleistungen	32
II. Möglichkeiten und Rechtfertigung der Angemessenheitskontrolle	33
1. Umfassende Anwendbarkeit der Angemessenheitskontrolle	33
2. Verfassungsrechtliche Aspekte (Schutzpflicht/Rechtfertigung)	34
3. Entstehungsgeschichte der Regelung	36
III. Angemessene Entgelte für die Wahlleistung Unterkunft	48
1. Wahlleistung Unterkunft	49
2. Angemessene Entgelte	54
3. Umsetzung in der Praxis	64
E. Besonderheiten bei der Abrechnung wahlärztlicher Leistungen	67
I. Vertragspartner und Vertragsgestaltung	68
II. Persönliche Leistungserbringung	69
1. Persönliche Leistung als Wahlleistung	70
2. Eingeschränkte Möglichkeit der Abdingung	71
3. Wahlarztkette	73
4. Abrechnung wahlärztlicher Leistungen nach der GOÄ	76

A. Überblick und Entwicklung der Regelungen für Wahlleistungen

Während die Entgelte für allgemeine Krankenhausleistungen nach Maßgabe des KHG, des KHEntgG und der BPflV ermittelt werden und nach den Vorgaben des § 17 Abs. 1 Satz 1 KHG, des § 8 Abs. 1 Satz 1 KHEntgG und des § 14 Abs. 1 Satz 1 BPflV auch für die Vereinbarungen der Krankenhäuser mit ihren Privatpatienten maßgeblich sind, verbleibt den Krankenhäusern lediglich beim Angebot von Wahlleistungen ein Bereich zur – aus Gesichtspunkten des Patientenschutzes – eingeschränkten privatautonomen Gestaltung. Mit den insoweit zu beachtenden Bestimmungen des Krankenhausrechts, insbesondere den Regelungen in § 17 KHEntgG, trägt der Gesetz- und Verordnungsgeber – derzeit kommt den einschlägigen Regelungen förmliche Gesetzesqualität zu – dem Umstand Rechnung, dass die Patienten nach der regelmäßig unter medizinischen Gesichtspunkten erfolgenden Auswahl eines Krankenhauses lediglich die Möglichkeit haben, die vom Krankenhaus angebotenen Wahlleistungen in Anspruch zu nehmen oder aber darauf zu verzichten. Verhandlungs- und Auswahlmöglichkeiten existieren wegen fehlender Anbieteralternativen nach der Krankenhausaufnahme für die Patienten nicht mehr. Der sich hieraus ergebenden Gefahr einer Benachteiligung des Wahlleistungspatienten ist der Gesetz- und Verordnungsgeber durch die Vorgabe und den stetigen Ausbau der Rahmenbedingungen für den Inhalt und den Abschluss von Wahlleistungsvereinbarungen begegnet. Nach der erstmaligen Einführung von Abrechnungsbestimmungen für den Bereich der Wahlleistungen in den §§ 6 und 8 der BPflV vom 25. 4. 1973 (BGBl. I, 333) erfolgte ein Ausbau der Regelungen durch die §§ 7 und 10 der zum 1. 1. 1986 in Kraft getretenen BPflV vom 21. 8. 1985 (BGBl. I, 1666) und deren Weiterentwicklung und Zusammenfassung in § 22 der zum 1. 1. 1995 in Kraft getretenen BPflV vom 26. 9. 1994 (BGBl. I, 2750). Durch Art. 11 des 2. GKV-NOG vom 23. 6. 1997 (BGBl. I, 1520, 1533) wurde das bereits zuvor normierte gesetzliche Verbot unangemessen hoher Entgelte für nichtärztliche Wahlleistungen mit Wirkung ab dem 1. 7. 1997 durch eine verneinende Formulierung bekräftigt und dem Verband der privaten Krankenversicherung gleichsam als Sachwalter der Patienten ein Verbandsklagerecht gegen überhöhte Entgelte für nichtärztliche Wahlleistungen eingeräumt. Mit der Einführung des DRG-Abrechnungssystems durch das Fallpauschalengesetz vom 23. 4. 2002 (BGBl. I, 1412) erfolgte eine Aufspaltung der Rechtsgrundlagen für die Preisbildung im Krankenhausbereich und eine dementsprechende Anpassung der Vorschriften über Wahlleistungen.

Für die dem durch Art. 5 des Fallpauschalengesetzes eingeführten KHEntgG unterliegenden Krankenhäuser gilt nunmehr – spätestens ab dem 1. 1. 2005 – die Regelung des

KHEntgG § 17 2. Teil. Vergütung der stationären Krankenhausleistung

§ 17 KHEntgG unmittelbar. Für die der BPflV in ihrer Neufassung des 2. Fallpauschalenänderungsgesetzes vom 15. 12. 2004 (BGBl. I, 3429, 3442) unterliegenden Krankenhäuser gilt § 17 KHEntgG aufgrund der Verweisung in § 22 Abs. 1 Satz 2 BPflV. In den heute maßgeblichen Regelungen des § 17 KHEntgG, die bis auf die für die dem KHEntgG unterliegenden Krankenhäuser entfallene Mindestpreisvorschrift in § 22 Abs. 1 Satz 3 Halbsatz 2 BPflV a. F. und die diesbezügliche jetzige Sonderregelung in § 17 Abs. 5 KHEntgG für die der „neuen" BPflV unterliegenden Krankenhäuser mit der vormaligen Regelung des § 22 BPflV identisch ist, finden sich weiterhin neben der Formulierung allgemeiner Anforderungen an die Vereinbarung und Abrechnung von Wahlleistungen auch spezifische Vorgaben für die Bereiche der nichtärztlichen Wahlleistungen einerseits und der wahlärztlichen Leistungen andererseits. Allgemein wird verlangt, dass es sich bei den als Wahlleistungen vereinbarten Leistungen um andere als die allgemeinen Krankenhausleistungen handeln und die gesonderte Berechnung mit dem Krankenhaus in einer den formalen und inhaltlichen Anforderungen des § 17 KHEntgG entsprechenden Weise vereinbart worden sein muss. Für die nichtärztlichen Wahlleistungen, insbesondere die Wahlleistung Unterkunft, enthält § 17 KHEntgG weitere Regelungen, deren Schwerpunkt auf der Frage der Angemessenheit der Zuschläge für Unterkunftswahlleistungen einschließlich des diesbezüglich im Jahr 1997 eingeführten Verbandsklagerechts gegen überhöhe Zuschläge liegt. Insoweit ist auch eine gesetzliche Grundlage für die Abgabe von Empfehlungen zur Bemessung der Entgelte für nichtärztliche Wahlleistungen eingeführt worden. Hiervon haben die Deutsche Krankenhausgesellschaft und der Verband der privaten Krankenversicherung im Jahr 2002 Gebrauch gemacht und eine „Gemeinsame Empfehlung" zur Bemessung der Entgelte für Unterkunftswahlleistungen mit Wirkung ab dem 1. 8. 2002 auf der Grundlage des § 22 Abs. 1 Satz 4 BPflV a. F. bzw. § 17 Abs. 1 Satz 4 KHEntgG abgegeben. Auch für die wahlärztlichen Leistungen ergeben sich eine Reihe von Sonderfragen, hier besonders mit dem Schwerpunkt der persönlichen Leistungserbringung, die unter den Vorgaben des § 17 KHEntgG grundlegend erfordert, dass auch die wahlärztliche Leistung immer eine andere Leistung als die allgemeine Krankenhausleistung darstellen muss. Zu den Abrechnungsbestimmungen über Wahlleistungen liegt bereits eine umfangreiche Judikatur des BGH vor, die in den nachfolgenden Erläuterungen weitestgehend nachgewiesen und wiedergegeben wird.

B. Voraussetzungen für jede Berechnung von Wahlleistungsentgelten

3   Die Abrechnung von Wahlleistungsentgelten erfordert stets, dass dem Patienten Wahlleistungen erbracht werden (I.) und die gesonderte Berechnung der Wahlleistungen zusätzlich in einer entsprechende Wahlleistungsvereinbarung, die ihrerseits bestimmten formellen Anforderungen genügen muss, mit ihm vereinbart wurde (II.).

I. Wahlleistungen als notwendiger Leistungsgegenstand

4   Ausschließlich Wahlleistungen im Sinne des § 17 Abs. 1 KHEntgG – andere als die allgemeinen Krankenhausleistungen – können die Grundlage für die Vereinbarung einer gesonderten Berechnung dieser Leistungen neben den Entgelten für die voll- und teilstationäre Behandlung sein. Der wirksame Abschluss derartiger Vereinbarungen über die gesonderte Berechnung von Wahlleistungen (Wahlleistungsvereinbarungen) setzt die Einhaltung weiterer Anforderungen voraus.

1. Abgrenzung von Wahlleistungen und Regelleistungen

5   Als Wahlleistungen dürfen nach § 17 Abs. 1 Satz 1 KHEntgG nur „andere als die allgemeinen Krankenhausleistungen", wie z. B. die Unterbringung im Einbett- oder Zwei-

bettzimmer anstelle der Unterbringung im Mehrbettzimmer oder die Chefarztbehandlung statt der Behandlung durch den allgemeinen ärztlichen Dienst des Krankenhauses sowie des Weiteren auch sonstige Wahlleistungen, die nicht in die Kategorien der Unterkunftswahlleistungen oder der wahlärztlichen Leistungen fallen, vereinbart und nach der Leistungserbringung berechnet werden. Diese Abgrenzung knüpft an die Definition der allgemeinen Krankenhausleistung in § 2 Abs. 2 KHEntgG und in § 2 Abs. 2 BPflV an. Nach diesen Bestimmungen sind solche Leistungen als allgemeine Krankenhausleistungen anzusehen, die zur medizinisch zweckmäßigen und ausreichenden Versorgung des Patienten unter Berücksichtigung der Leistungsfähigkeit des Krankenhauses einerseits und der Schwere der Krankheit andererseits notwendig sind. Die hierunter fallenden Leistungen sind mit der Zahlung der Pflegesätze abgegolten und dürfen, da es sich nicht um Wahlleistungen handelt, gemäß § 17 Abs. 1 Satz 1 KHEntgG auch nicht zum Gegenstand einer Wahlleistungsvereinbarung gemacht werden. Als Wahlleistungen kommen lediglich solche Leistungen in Betracht, die nicht bereits als allgemeine Krankenhausleistung gegen Zahlung der allgemeinen Entgelte zu erbringen sind. Es muss sich mithin zwingend um Leistungen handeln, die sich von den allgemeinen Krankenhausleistungen unterscheiden und entweder zusätzlich zu den allgemeinen Krankenhausleistungen erbracht werden (Zusatz-Leistung) oder an die Stelle der allgemeinen Krankenhausleistungen treten (Anstatt-Leistung). Dabei ist zu beachten, dass sowohl der Wahlleistung Unterkunft als auch den wahlärztlichen Leistungen Elemente von Zusatz- und Anstatt-Leistungen immanent sind, ohne dass sich aus diesen Begrifflichkeiten allein hinreichende Kriterien für die Abgrenzung der Wahlleistungen von den allgemeinen Krankenhausleistungen ergeben könnten. Maßgeblich und in der Regelung des § 17 Abs. 1 Satz 1 KHEntgG allein vorgegeben ist vielmehr folgendes: Erfolgt eine Leistung in ihrer konkreten Gestalt als eine medizinisch notwendige Leistung, kann sie nicht als Wahlleistung erbracht werden und eine Zahlungsverpflichtung des Patienten auslösen, selbst wenn die gesonderte Berechnung mit dem Patienten vereinbart worden sein sollte. Dies bringt bereits der Wortlaut zum Ausdruck, der die Berechnung von Wahlleistungsentgelten nur dann zulässt, wenn es sich um „andere als die allgemeinen Krankenhausleistungen" handelt „und die gesonderte Berechnung mit dem Krankenhaus vereinbart ist". Allein die Vereinbarung mit dem Krankenhaus kann den Wahlleistungscharakter einer Leistung demnach nicht begründen.

2. Vorrang allgemeiner Krankenhausleistungen vor den Wahlleistungen

Wahlleistungen müssen nicht nur andere als die allgemeinen Krankenhausleistungen beinhalten, sie dürfen die Erbringung der allgemeinen Krankenhausleistungen auch nicht beeinträchtigen. Hinter dieser Regelung des § 17 Abs. 1 Satz 1 Halbsatz 2 KHEntgG steht die grundlegende Überlegung, dass es vorrangige Aufgabe der Krankenhäuser ist, allgemeine Krankenhausleistungen zu erbringen und die bedarfsgerechte Versorgung der Bevölkerung auf dieser Basis zu gewährleisten. Nur solche Kapazitäten des Krankenhauses dürfen zur Erbringung von Wahlleistungen genutzt werden, deren Einsatz nicht zu einer Beeinträchtigung der medizinisch notwendigen allgemeinen Krankenhausleistungen führt. Die genannte Regelung konkretisiert den Vorrang allgemeiner Krankenhausleistungen vor den Wahlleistungen. Vertragsrechtlich kann der Vorrang der allgemeinen Krankenhausleistungen vor den Wahlleistungen durch entsprechende Aufnahmebedingungen zu den Behandlungsverträgen umgesetzt werden. Im Muster der DKG für Krankenhausaufnahmeverträge findet sich eine dem Vorrang allgemeiner Krankenhausleistung Rechnung tragende Bestimmung. Dort wird in Halbsatz 1 festgelegt, dass Wahlleistungen sofort eingestellt werden können, wenn dies für die Erbringung der allgemeinen Krankenhausleistungen für andere Patienten erforderlich wird. Im Übrigen ist auch ohne eine derartige oder dem entsprechende vertragliche Regelung eine fristlose Kündigung von Wahlleistungen auf der Grundlage der Regelung in § 17 Abs. 1 Satz 1

Halbsatz 2 KHEntgG aus wichtigem Grund zulässig, wenn und soweit die zur Wahlleistungserbringung genutzten Kapazitäten für die Erbringung allgemeiner Krankenhausleistungen benötigt werden. Werden Wahlleistungsvereinbarungen auf dieser Grundlage gekündigt und eingestellt, entfällt allerdings die Verpflichtung der Patienten zur Zahlung der Wahlleistungsentgelte, da ja keine andere als die allgemeinen Krankenhausleistungen erbracht worden sind. Wird die Erbringung der allgemeinen Krankenhausleistungen bei der Erbringung von Wahlleistungen beeinträchigt, so führt dies dem Wortlaut der Regelung entsprechend an sich dazu, dass eine gesonderte Berechnung ausscheidet. Hierauf kann sich jedoch der Wahlleistungspatient nicht berufen. Vielmehr ist diese Vorschrift insoweit allein als Schutzvorschrift zugunsten der Regelleistungspatienten zu verstehen.

3. Besonderheiten bei diagnostischen und therapeutischen Wahlleistungen

7   Diagnostische und therapeutische Leistungen dürfen nach § 17 Abs. 1 Satz 2 KHEntgG als Wahlleistungen nur dann gesondert berechnet werden, wenn die vorstehend behandelten Voraussetzungen des § 17 Abs. 1 Satz 1 KHEntgG erfüllt sind und die Leistungen zusätzlich auch von einem Arzt erbracht werden. Werden die Leistungen nicht von einem Arzt erbracht, kommt eine gesonderte Berechnung unter keinem Gesichtspunkt in Betracht. Dies gilt auch dann, wenn eine abweichende Vereinbarung abgeschlossen worden sein sollte. Die Vorschrift dient in erster Linie der Begrenzung der durch die Wahlarztkette in § 17 Abs. 3 KHEntgG wesentlich erweiterten Abrechnungsfähigkeit diagnostischer und therapeutischer Leistungen durch alle an der Behandlung des Patienten beteiligten liquidationsberechtigten Ärzte innerhalb und außerhalb des Krankenhauses. Die Delegation diagnostischer und therapeutischer Leistungen an nichtärztliches Personal führt demnach stets zum Verlust der Abrechnungsfähigkeit als wahlärztliche Leistung. Soweit sich die erbrachten Leistungen bei einer Delegation auf nichtärztliches Personal ohnehin nicht von den allgemeinen Krankenhausleistungen unterscheiden und bereits deswegen die Abrechnungsfähigkeit als Wahlleistungen gemäß § 17 Abs. 1 Satz 1 KHEntgG ausscheidet, hat die Vorschrift lediglich deklaratorischen Charakter. Mit ihr wird unter anderem klargestellt, dass die Leistung eines klinischen Chemikers oder Biologen als Leiter des Krankenhauslabors nicht als Wahlleistung abgerechnet werden kann. Ebensolches gilt für die Leistungen eines nichtärztlichen Psychotherapeuten. Werden diagnostische und therapeutische Leistungen von einem Arzt erbracht, so handelt es sich entweder um wahlärztliche Leistungen, für die die besonderen Anforderungen des § 17 Abs. 3 KHEntgG gelten (z.B. Abrechnung nach der GOÄ), oder aber um sonstige medizinische Wahlleistungen des Krankenhauses, die unter Beachtung der übrigen Voraussetzungen des § 17 KHEntgG vereinbart, erbracht und abgerechnet werden können (vgl. dazu: *Wagener/Nösser/Korthus,* dK 2005, 396).

4. „Garantie" ist keine Wahlleistung

8   Umstritten und bisher höchstrichterlich nicht geklärt ist die Behandlung von Fallgestaltungen, in denen z.B. die Ein- oder Zweibettzimmerunterbringung oder die Behandlung durch den Chefarzt wegen der individuellen Umstände des Behandlungsfalls bereits medizinisch notwendig sind und daher dem Patienten auch ohne Abschluss einer Wahlleistungsvereinbarung erbracht werden müssen bzw. erbracht worden wären. Dies führt nach der hier vertretenen Ansicht im Grundsatz dazu, dass die genannten Leistungen dem Patienten ohnehin als allgemeine Krankenhausleitungen erbracht werden müssen und Wahlleistungen insoweit nach § 17 Abs. 1 Satz 1 KHEntgG nicht gesondert in Rechnung gestellt werden dürfen (Ohnehin-Leistungen). Hiergegen wird, ohne die konkrete Ausgestaltung der Leistungen zu berücksichtigen, argumentiert, dass es wesentlicher Inhalt der Wahlleistungsvereinbarung sei, zu garantieren, dass die vereinbarten Wahlleistungen unabhängig davon, ob sie im Einzelfall erforderlich sind oder werden, dem Patienten auf jeden Fall erbracht werden (vgl. OLG Stuttgart MedR 1995, 320,

322). Diese Argumentation kann nicht überzeugen, da sie weder im Einklang mit den Vorgaben des Krankenhausrechts steht, noch die rechtsgeschäftlichen Vorstellungen der Patienten ausreichend berücksichtigt.

4.1 Unvereinbarkeit mit § 17 Abs. 1 Satz 1 KHEntgG. Die Abrechnung von Wahlleistungsentgelten ist nur möglich, wenn tatsächlich andere als die allgemeinen Krankenhausleistungen dem Patienten auch erbracht werden. Es müssen demnach tatsächlich andere als die allgemeinen Krankenhausleistungen vorliegen. Nur wenn dieses gegeben ist, kann eine gesonderte Abrechnung nach entsprechender Vereinbarung zwischen Krankenhaus und Patient, die unter Beachtung der weiteren Voraussetzungen des § 17 KHEntgG abzuschließen ist, erfolgen. Dieser tatsächlich im Bezug auf die einzelne Leistung erforderliche Unterschied kann nicht durch die Vereinbarung einer wie auch immer gearteten Garantie abgedungen werden, zumal eine Garantie von Wahlleistungen schon aufgrund des Vorrangs der allgemeinen Krankenhausleistungen nicht möglich ist. Vielmehr ist es ja Voraussetzung jeder Wahlleistungserbringung, dass die allgemeinen Krankenhausleistungen nicht durch die Wahlleistungen beeinträchtigt werden. Werden demnach Kapazitäten und Mittel für allgemeine Krankenhausleistungen benötigt, kann die Erbringung von Wahlleistungen eingestellt werden.

4.2 Unvereinbarkeit mit der Wahlleistungs-Definition. Es ist nach den maßgeblichen Bestimmungen zur Abgrenzung der Wahlleistungen von den allgemeinen Krankenhausleistungen (§ 2 Abs. 2 KHEntgG, § 2 Abs. 2 BPflV, § 17 Abs. 1 Satz 1 KHEntgG) stets davon auszugehen, dass letztlich die individuellen Verhältnisse des Krankenhauses und der Erkrankung des Patienten für die Qualifizierung einer Leistung als Wahlleistung maßgeblich sind. Dies ergibt sich ohne weiteres aus der Abgrenzung der Wahlleistungen von den allgemeinen Krankenhausleistungen in § 22 Abs. 1 Satz 1 KHEntgG und der danach maßgeblichen Definition der allgemeinen Krankenhausleistungen in § 2 Abs. 2 KHEntgG und in § 2 Abs. 2 BPflV. Letztgenannte Regelungen stellen unter Berücksichtigung der Leistungsfähigkeit des Krankenhauses vorrangig auf die „im Einzelfall nach Art und Schwere der Krankheit" für die zweckmäßige und ausreichende Versorgung des Patienten notwendigen Leistungen, mithin auf den individuellen Bedarf des Patienten ab. Mit diesen Vorgaben hat der Verordnungs- bzw. Gesetzgeber den Parteien der Wahlleistungsvereinbarung die Befugnis zur rechtsgeschäftlichen Definition des Inhalts von Wahlleistungen insoweit entzogen, als Leistungen in den Rahmen der individuell erforderlichen, zweckmäßigen und ausreichenden Versorgung im Rahmen der allgemeinen Krankenhausleistungen fallen. Die Parteien der Wahlleistungsvereinbarung „dürfen", so § 17 Abs. 1 Satz 1 KHEntgG ausdrücklich, mithin nur solche Leistungen zum Gegenstand von Wahlleistungsvereinbarungen machen, die nach der den Vorgaben des KHEntgG und der BPflV als Wahlleistung angesehen werden können. Ergibt sich aus dem Gesichtspunkt der Schwere der Krankheit des Patienten im Einzelfall die Notwendigkeit der Unterbringung im Einbett- oder Zweibettzimmer bzw. die Erforderlichkeit der persönlichen Behandlung durch den Chefarzt, etwa weil er allein über hinreichende Fähigkeiten zur Behandlung des Patienten verfügt, so handelt es sich auch bei den in diesem Rahmen erbrachten Leistungen – soweit sie sich nicht von den allgemeinen Krankenhausleistungen unterscheiden – um allgemeine Krankenhausleistungen und nicht um Wahlleistungen, die Gegenstand einer Wahlleistungsvereinbarung sein könnten.

4.3 Unvereinbarkeit mit dem Grundsatz der Einheitlichkeit der Entgelte. Des weiteren steht der hier kritisierten Sichtweise entgegen, dass nach § 8 Abs. 1 Satz 1 KHEntgG und § 14 Abs. 1 Satz 1 BPflV, welche die Regelung in § 17 Abs. 1 Satz 1 KHG wiederholen, allen Krankenhauspatienten die allgemeinen Krankenhausleistungen gegen Bezahlung der allgemeinen Pflegesätze/Entgelte erbracht werden müssen. Diese Regelungen verbieten jede Differenzierung nach den Kostenschuldnern bei der Berechnung der Pflegesätze. Gleiche Leistungen dürfen nur mit gleichen Entgelten abgerechnet werden (BGH NJW

1999, 868, 870 u. BGH NJW 2001, 892, 893). Wenn nun für Leistungen, die in ihrer konkreten Ausgestaltung individuell erforderlich sind und deshalb als allgemeine Krankenhausleistungen im Sinne des § 2 Abs. 2 KHEntgG und im Sinne des § 2 Abs. 2 BPflV anzusehen sind, nur wegen des Abschlusses einer Wahlleistungsvereinbarung den Wahlleistungspatienten eine zusätzliche Bezahlung über die Wahlleistungsentgelte abverlangt wird, während ein Allgemeinpatient in der vergleichbaren Lage erforderlichenfalls identische Leistungen bereits gegen Zahlung der Pflegesätze erhält, träte die Situation ein, dass Allgemeinpatienten dieselben allgemeinen Krankenhausleistungen zu günstigeren Kondition erhalten als die Wahlleistungspatienten, was gerade durch die vorgenannten Regelungen zur Einheitlichkeit der Entgelte vermieden werden soll. Im übrigen sieht weder § 2 Abs. 2 KHEntgG noch § 2 Abs. 2 BPflV eine Differenzierung des Umfangs der allgemeinen Krankenhausleistungen für Allgemeinpatienten und Wahlleistungspatienten vor und sowohl § 8 Abs. 1 KHEntgG als auch § 10 Abs. 1 BPflV ordnen auch im Hinblick auf Wahlleistungspatienten an, dass sämtliche allgemeinen Krankenhausleistungen ausschließlich mit den allgemeinen Pflegesätzen vergütet werden. Die mit den hier aufgezeigten Grundsätzen des Krankenhausrechts beabsichtigte Gleichbehandlung der Patienten ist nicht disponibel und kann auch durch die Vereinbarung von Wahlleistungen nicht außer Kraft gesetzt werden.

12   **4.4 Unvereinbarkeit mit der Erwartung des Patienten.** Des weiteren entspricht die Annahme, der Patient wolle sich mit dem Abschluss der Wahlleistungsvereinbarung die Erbringung der Wahlleistungen unabhängig davon sichern, ob sie im Einzelfall erforderlich sind oder werden und gleichzeitig in Kauf nehmen, dass er gegebenenfalls wesentliche Teil der ihm erbrachten Leistung auch dann bezahlen muss, wenn er sie auch ohne gesonderte Vergütung im Rahmen der allgemeinen Krankenhausleistungen erhalten hätte, nicht den berechtigten Erwartungen und der Interessenlage des Patienten und kann daher auch nicht für den Abschluss der Wahlleistungsvereinbarung unterstellt werden. Insoweit ist nicht ersichtlich, worin der Vorteil für den Patienten liegt, wenn er Leistungen, die als allgemeine Krankenhausleistungen bereits mit den Pflegesätzen bezahlt sind, noch als Wahlleistungen mit dem Krankenhaus vereinbart. Dies wäre im Hinblick auf die Verpflichtung zur Zahlung von zusätzlichen Wahlleistungsentgelten für bereits mit den Pflegesätzen vergütete Leistungen mehr als unverständlich. Vor diesem Hintergrund geht es dem Wahlleistungspatienten vielmehr ausschließlich darum, durch den Abschluss einer Wahlleistungsvereinbarung auch einen tatsächlichen Zusatznutzen zu erzielen, der nur in einer gegenüber den allgemeinen Krankenhausleistungen tatsächlich verbesserten Leistung und nicht in einer bloßen Leistungsgarantie liegen kann (LG Bremen NJW 1986, 785, 787; LG Fulda NJW 1988, 1519 f.; LG Hanau NJW 1989, 2335; LG Bremen NJW 1993, 3000 f.; OLG Düsseldorf NJW 1995, 2421 f.). Dies gilt umso mehr als eine „Garantie" der Erbringung von Wahlleistungen im Hinblick auf den ebenfalls in § 17 Abs. 1 Satz 1 KHEntgG enthaltenen Vorrang der allgemeinen Krankenhausleistungen vor den Wahlleistungen letztlich nicht möglich ist. Auch der BGH hat in seiner Entscheidung vom 19. 2. 1998 das Interesse des Patienten an Wahlleistungen dahingehend zutreffend umschrieben, dass er von „hinzukaufen" gesprochen hat (NJW 1998, 1778, 1779). Solches ist nur möglich, wenn tatsächliche Leistungsvorteile überhaupt denkbar sind, was bei ohnehin im Rahmen allgemeiner Krankenhausleistungen zu erbringenden Leistungen eben nicht gegeben ist.

II. Vereinbarung der gesonderten Berechnung mit dem Krankenhaus

1. Zum Begriff der „Wahlleistungsvereinbarung"

Im Allgemeinen wird vom Abschluss einer Wahlleistungsvereinbarung gesprochen, wenn die Vereinbarung der gesonderten Berechnung von Wahlleistungen gemeint ist. Es besteht die Gefahr, mit dem Begriff der Wahlleistungsvereinbarung darüber hinweg zu gehen, dass nicht Leistung und Gegenleistung im Rahmen der allgemeinen vertraglichen Möglichkeiten frei vereinbart werden können, sondern es vielmehr allein möglich ist, solche Leistungen, die sich auch tatsächliche als andere als die allgemeinen Krankenhausleistungen darstellen und mithin Wahlleistungen sind, zum Gegenstand einer gesonderten Berechnung durch den Abschluss einer entsprechenden Vereinbarung zu machen. Der Leistungsinhalt der Wahlleistungsvereinbarung ist mithin normativ vorgegeben und kann durch eine Wahlleistungsvereinbarung lediglich innerhalb der normativen Möglichkeiten des § 17 Abs. 1 Satz 1 KHEntgG ausgestaltet, nicht aber frei festgelegt werden. Dies hat z. B. zur Folge, dass eine Regelleistung nicht zur Wahlleistung „umdefiniert" werden kann, auch nicht wenn dies als „Garantie" umschrieben wird. Zu beachten ist mithin stets, dass es um eine Vereinbarung zur gesonderten Berechnung einer gesetzlich definierten, insoweit nicht zur vertraglichen Disposition stehenden Leistung geht.

13

2. Vertragspartner und Vertragsgestaltung

Hier muss zunächst berücksichtigt werden, dass sämtliche Wahlleistungen gemäß den zwingenden Regelungen in § 2 Abs. 1 Satz 1 KHEntgG und in § 2 Abs. 1 Satz 1 BPflV als Krankenhausleistungen anzusehen sind und nach § 17 Abs. 1 Satz 1 KHEntgG eine gesonderte Berechnung von Wahlleistungsentgelten nur dann in Betracht kommt, wenn die gesonderte Berechnung mit dem Krankenhaus vereinbart worden ist. Eine Wahlleistungsvereinbarung ist mithin stets zwischen Krankenhaus und Patient abzuschließen, was den im Sinne eines effektiven Patientenschutzes guten Sinn hat, dass der Patient mit dem Krankenhaus als einzigem Vertragspartner abschließend vertraglich klären kann, für welche zusätzlichen Leistungen eine gesonderte Abrechnung erfolgt. Als Vertragsgestaltungen kommen auf dieser Grundlage der Abschluss einer Wahlleistungsvereinbarung im Rahmen eines totalen Krankenhausvertrages und, insbesondere im Fall der Vereinbarung wahlärztlicher Leistungen, ein totaler Krankenhausvertrag mit Wahlleistungsvereinbarung und zusätzlichem Arzt-Zusatzvertrag zwischen Wahlarzt und Patient in Frage, wobei sich die Vereinbarung über wahlärztliche Leistungen gemäß § 17 Abs. 3 Satz 1 KHEntgG auf alle an der Behandlung des Patienten beteiligte Ärzte des Krankenhauses, soweit diese liquidationsberechtigt sind, erstreckt. Ein gespaltener Arzt-Krankenhaus-Vertrag ist im Anwendungsbereich des Krankenhausrechts des KHEntgG und der BPflV nur im Falle der belegärztlichen Behandlung zulässig. Kommt es zum Abschluss einer Wahlleistungsvereinbarung, so wird stets, auch wenn gesetzlich krankenversicherte Patienten Vertragspartner sind, ein zivilrechtliches Vertragsverhältnis begründet (BGH NJW 1984, 1820), dessen Rahmenbedingungen und Voraussetzungen sich aus dem allgemeinen Zivilrecht sowie den weiteren Vorgaben der einschlägigen Bestimmungen des KHG, des KHEntgG und der BPflV ergeben.

14

3. Angebot und Versagung von Wahlleistungen

Für die Vereinbarung von Wahlleistungen ist der Patient auf ein entsprechendes Angebot des Krankenhauses angewiesen. Eine Verpflichtung zum Angebot von Wahlleistungen überhaupt oder von besonderen Arten von Wahlleistungen besteht ebensowenig wie ein allgemeiner Kontrahierungszwang der Krankenhäuser hinsichtlich der von ihnen

15

angebotenen Wahlleistungen (BGH NJW 1990, 761, 762). Bietet ein Krankenhaus aber Wahlleistungen an, so ist es aufgrund des allgemeinen zivilrechtlichen Diskriminierungsverbots verpflichtet, einzelnen Patienten Wahlleistungen nicht willkürlich zu versagen. Eine begründete Versagung von Wahlleistungen ist allerdings nicht zu beanstanden. Ein Vertragsmuster, nach dem das Krankenhaus den Abschluss einer Wahlleistungsvereinbarung bei Patienten ablehnen kann, die Kosten einer früheren Krankenhausbehandlung nicht oder erheblich verspätet gezahlt haben, ist bereits Gegenstand eines gerichtlichen AGB-Klausel-Kontrollverfahrens gewesen und seitens des BGH unbeanstandet geblieben (NJW 1990, 761, 762). Ist allerdings unklar, in welcher Höhe die Entgelte für Unterkunftswahlleistungen (Zimmerzuschläge) angemessen sind und bezahlt werden müssen, kann nicht unter Hinweis auf bislang ausstehende Zahlungen der Abschluss von weiteren Wahlleistungsvereinbarungen versagt werden, jedenfalls dann, wenn insoweit ein Verbandsklage gemäß § 17 Abs. 1 Satz 5 KHEntgG anhängig und ein rechtskräftiges Urteil noch nicht ergangen ist.

4. Einzelne Anforderungen an Wahlleistungsvereinbarungen (Übersicht)

16 An die wirksame Vereinbarung der gesonderten Berechnung von Wahlleistungen stellt § 17 KHEntgG – zusätzlich zur Grundvoraussetzung, dass nur die gesonderte Abrechnung von Wahlleistungen vereinbart werden kann – eine Reihe von Anforderungen und gibt auch weitere Vertragsausgestaltungen vor. Es kann zwischen den allgemeinen Anforderungen an Wahlleistungsvereinbarungen und den besonderen Anforderungen für die Wahlleistung Unterkunft und die wahlärztlichen Leistungen unterschieden werden.

17 **4.1 Allgemeine Anforderungen an Wahlleistungsvereinbarungen.** Die nachfolgend aufgeführten allgemeinen Anforderungen an Wahlleistungsvereinbarungen müssen immer erfüllt werden. Sie erfahren für die in § 17 KHEntgG erwähnten besonderen Arten der Wahlleistungen – Unterkunftswahlleistungen einerseits und wahlärztliche Leistungen andererseits – jeweils noch besondere Ausprägungen in den entsprechenden Regelungen des § 17 KHEntgG sowie teilweise auch in der Rechtsprechung des BGH. Folgende Voraussetzungen müssen stets für die gesonderte Berechnung von Wahlleistungsentgelten nachgewiesen werden:
- Die Wahlleistungsvereinbarung muss sich auf andere als die allgemeinen Krankenhausleistungen beziehen (§ 17 Abs. 1 Satz 1 Halbsatz 1 KHEntgG). Dies gilt für sämtliche Wahlleistungen. Die Abgrenzung von allgemeinen Krankenhausleistungen und Wahlleistungen ist normativ vorgegeben und insoweit nicht Gegenstand der Wahlleistungsvereinbarung (s. o. B. I.).
- Die Erbringung der allgemeinen Krankenhausleistungen darf durch die Wahlleistungen nicht beeinträchtigt werden (§ 17 Abs. 1 Satz 1 Halbsatz 2 KHEntgG). Auch diese Voraussetzung für die gesonderte Berechnung wurde bereits erläutert. Die Erbringung allgemeiner Krankenhausleistungen genießt stets Vorrang vor der Erbringung von Wahlleistungen (s. o. B. I.).
- Diagnostische und therapeutische Leistungen dürfen als Wahlleistungen nur berechnet werden, wenn die Erbringung durch einen Arzt erfolgt (§ 17 Abs. 1 Satz 2 KHEntgG). Diagnostische und therapeutische Leistungen, die nicht von einem Arzt erbracht werden, können daher nicht gesondert als Wahlleistungen abgerechnet werden (s. o. B. I.).
- Die vereinbarten Entgelte für Wahlleistungen dürfen in keinem unangemessenen Verhältnis zu den Leistungen stehen (§ 17 Abs. 1 Satz 3 KHEntgG). Diese Regelung wirkt sich für Unterkunftswahlleistungen und sonstige Wahlleistungen des Krankenhauses aus, da die Berechnung wahlärztlicher Leistungen nach der GOÄ bzw. der GOZ erfolgt (§ 17 Abs. 3 Satz 7 KHEntgG).
- Die Wahlleistungen sind vor der Erbringung schriftlich zu vereinbaren (§ 17 Abs. 2 Satz 1 Halbsatz 1 KHEntgG). Es kommt mithin auf zweierlei an. Zum einen auf die Schriftform, deren nähere Anforderungen sich aus den Regelungen in den §§ 125, 126

C. Krankenhausentgeltgesetz (KHEntgG) § 17 KHEntgG

BGB ergeben. Zum anderen wird ein Zeitpunkt vor Abschluss der Vereinbarung vorgeschrieben (zu den Einzelheiten s. u. C.).
– Der Patient ist vor dem Abschluss der Vereinbarung schriftlich über die Entgelte der Wahlleistungen und deren Inhalt im Einzelnen zu unterrichten (§ 17 Abs. 2 Satz 1 Halbsatz 2 KHEntgG). Die Erfordernisse der diesbezüglichen Regelung sind insbesondere, was eine Unterrichtung „im Einzelnen" bedeutet, umstritten gewesen. Inzwischen liegt Rechtsprechung des BGH vor (s. u. C.).
– Die Art der Wahlleistungen ist der zuständigen Landesbehörde zusammen mit dem Genehmigungsantrag nach § 14 KHEntgG mitzuteilen (§ 17 Abs. 2 Satz 2 KHEntgG). Diese Vorschrift weist keinen Bezug zur Vereinbarung der gesonderten Berechnung von Wahlleistungen auf, sondern richtet sich losgelöst vom Abschluss einzelner Wahlleistungsvereinbarungen an den Krankenhausträger.

4.2 Besondere Anforderungen für die Wahlleistung Unterkunft. Auf die Vereinbarung 18 der gesonderten Berechnung der Wahlleistung Unterkunft finden die vorgenannten allgemeinen Anforderungen durchweg Anwendung. Die Regelung zur unter Angemessenheitsgesichtspunkten zulässigen Höhe der Entgelte (Zimmerzuschläge) ist hier jedoch inzwischen durch Empfehlungen und BGH-Rechtsprechung differenziert ausgestaltet worden. Folgende besondere Anforderungen sind zu beachten (zu den Einzelheiten s. u. D):
– Auch die Wahlleistung Unterkunft muss immer eine andere als die allgemeine Krankenhausleistung darstellen. Die diesbezüglich möglichen Erwägungen – insbesondere zur im Bezug auf die zulässige Höhe der Zuschläge relevanten Beurteilung der Unterbringung im Zweibettzimmer als Regel- oder Wahlleistung – werden nachfolgend noch vorgestellt.
– Die Angemessenheitsregelung in § 17 Abs. 1 Satz 3 KHEntgG findet eine Ergänzung in § 17 Abs. 1 Satz 4 KHEntgG, auf dessen Grundlage die DKG und der Verband der privaten Krankenversicherung eine „Gemeinsame Empfehlung" zur Bemessung der Entgelte für nichtärztliche Wahlleistungen ausgesprochen haben. Zu den sich daraus ergebenden Grenzen angemessener Zimmerzuschläge (s. u. D).
– Eine weitere Besonderheit, die sich auf die Höhe der Zimmerzuschläge und ihre Angemessenheit auswirkt, ist in § 17 Abs. 5 KHEntgG enthalten. Danach sind von den Krankenhäusern im Anwendungsbereich der BPflV Mindestwahlleistungsentgelte in Höhe der gemäß § 7 Abs. 2 Satz 2 Nr. 4, 5 und 7 BPflV abzuziehenden Kosten, zu erheben.
– Schließlich darf eine Vereinbarung über gesondert berechenbare Unterkunft nicht von einer Vereinbarung über sonstige Wahlleistungen abhängig gemacht werden (§ 17 Abs. 4 KHEntgG). Dieses sog. Koppelungsverbot soll sicherstellen, dass die Wahlleistung Unterkunft nicht durch weitere, nicht vom Patienten gewünschte Leistungen, verteuert wird.

4.3 Besondere Anforderungen für wahlärztliche Leistungen. Bei der Vereinbarung von 19 wahlärztlichen Leistungen sind die vorgenannten allgemeinen Anforderungen an die Vereinbarung der gesonderten Abrechnung einzuhalten, nachfolgende Eigenheiten sind von besonderer Bedeutung (zu den Einzelheiten s. u. E.).
– Auch wahlärztliche Leistungen müssen, sollen sie aufgrund entsprechender Vereinbarung gesondert abgerechnet werden, stets andere als die allgemeinen Krankenhausleistungen darstellen. Voraussetzung hierfür ist eine weithin persönliche Leistungserbringung durch den Wahlarzt, die im Rahmen der Regelleistungen des Krankenhauses regelmäßig nicht erfolgt.
– Die Angemessenheit der Entgelte für wahlärztliche Leistungen ist nicht am allgemeinen Maßstab der Angemessenheit gemäß § 17 Abs. 1 Satz 3 KHEntgG zu messen. Vielmehr erfolgt insoweit stets eine Anwendung der GOÄ oder der GOZ, wobei es

KHEntgG § 17   2. Teil. Vergütung der stationären Krankenhausleistung

keine Rolle spielt, ob der liquidationsberechtigte Arzt abrechnet oder ob das Krankenhaus selbst wahlärztliche Leistungen in Rechnung stellt.
– Es muss ein Hinweis darauf gegeben werden, dass sich eine Vereinbarung über wahlärztliche Leistungen auf alle an der Behandlung des Patienten beteiligten liquidationsberechtigten Ärzte des Krankenhauses einschließlich der von diesen Ärzten veranlassten Leistungen von Ärzten und ärztlich geleiteten Einrichtungen außerhalb des Krankenhauses erstreckt (§ 17 Abs. 3 KHEntgG).
– In den Krankenhausgesetzen der Länder ist das in § 17 Abs. 4 KHEntgG enthaltene Koppelungsverbot für Unterkunftswahlleistungen teilweise auf die Erbringung wahlärztlicher Leistungen erweitert worden. Ist dies der Fall, darf auch die Vereinbarung wahlärztlicher Leistungen nicht von einer Vereinbarung über sonstige Wahlleistungen abhängig gemacht werden.

20   **4.4 Folgen von Verstößen gegen Anforderungen des § 17 KHEntgG.** Verstöße gegen die Vorgaben des § 17 KHEntgG führen zu unterschiedlichen Rechtsfolgen. Die Verfehlung der „Voraussetzungen" – so ausdrücklich etwa § 17 Abs. 1 Satz 2 KHEntgG – führt grundsätzlich ohne weiteres zum Entfallen des Anspruchs des Krankenhauses auf ein gesondertes Wahlleistungsentgelt. Dies ist in der Rechtsprechung zum Teil auch anderweitig, so etwa unter Rückgriff auf das Leistungsstörungsrecht, die Qualifikation als gesetzliches Verbot im Sinne von § 134 BGB oder eine unzulässige Rechtsausübung im Sinne von § 242 BGB etc. begründet worden. Letztlich geht auch der BGH im Grundsatz – in Einzelfällen wurden Ausnahmen, etwa wegen widersprüchlichen, Verhaltens bei fehlenden Unterrichtungen in Detailfragen gemacht – von einem völligen Entfallen von Ansprüchen auf Wahlleistungsentgelte aus. Auch bereicherungsrechtliche Ausgleichsansprüche kommen diesbezüglich nicht in Betracht (NJW 1996, 781, 782) Dies hat der BGH in weiterer Rechtsprechung bestätigt und dabei darauf hingewiesen, dass die Unwirksamkeit der Wahlleistungsvereinbarung nach § 139 BGB auch zur Unwirksamkeit eines etwaigen Arzt-Zusatzvertrages des Patienten mit dem Wahlarzt führt (NJW 1998, 1778). Diese Rechtsprechung hat der BGH auch für die Erfordernisse der Unterrichtung des Patienten fortgeführt (NJW 2004, 684). Etwas anderes gilt grundsätzlich nur hinsichtlich des Verbots unangemessen hoher Wahlleistungsentgelte. Ist ein Wahlleistungsentgelt unangemessen hoch im Sinne des § 17 Abs. 1 Satz 3 KHEntgG, so bleibt der Vergütungsanspruch des Krankenhauses grundsätzlich in der gerade noch zulässigen Höhe erhalten (BGH NJW 2001, 892, 894). Wird ein Patient von mehreren Krankenhäusern behandelt, so sind auch im Falle der Verlegung für die Behandlung im dem aufnehmenden Krankenhaus erneut Wahlleistungsvereinbarungen abzuschließen, wobei die Anforderungen des § 17 KHEntgG wiederum einzuhalten sind. Die Wahlleistungsvereinbarung des erstaufnehmenden Krankenhauses erstreckt sich nicht auf das zweite Krankenhaus (OLG München, Urteil vom 12. 10. 1999 – 5 U 3314/99).

C. Schriftliche Vereinbarung und Information des Patienten

21   Nach § 17 Abs. 2 Satz 1 Halbsatz 1 KHEntgG sind Wahlleistungen vor der Erbringung schriftlich zu vereinbaren. Nach § 17 Abs. 2 Satz 1 Halbsatz 2 KHEntgG ist der Patient vor dem Abschluss der Vereinbarung schriftlich über die Entgelte der Wahlleistungen und deren Inhalt im Einzelnen zu unterrichten. Dies dient vor allem dem Schutz des Patienten. Dieser soll vor übereilten Entscheidungen und den für ihn regelmäßig nicht überschaubaren Kostenrisiken der Wahlleistungsvereinbarung geschützt werden. Darüber hinaus erleichtert die Regelung den Nachweis, mit welchem Inhalt die Wahlleistungsvereinbarung zustande gekommen ist (BGH NJW 1998, 1778). Diese Bestimmung gilt allerdings nur für die zwischen Krankenhaus und Patient zu treffende Wahlleistungsvereinbarung, nicht aber für den daran im Falle wahlärztlicher Leistungen

anknüpfenden Vertrag – Arztzusatzvertrag – mit dem Wahlarzt selbst. Letzterer hat jedoch gemäß § 139 BGB dann keinen Bestand, wenn die Wahlleistungsvereinbarung des Patienten mit dem Krankenhaus unwirksam ist.

I. Schriftliche Vereinbarung vor der Leistungserbringung

1. Schriftform der Vereinbarung

Die Wahrung der in § 17 Abs. 2 Satz 1 Halbsatz 1 KHEntgG gesetzlich vorgesehenen 22 Schriftform für Wahlleistungsvereinbarungen erfordert gemäß § 126 Abs. 1 BGB eine eigenhändige Unterzeichnung einer schriftlichen Vereinbarung mittels Namensunterschrift oder mittels notariell beglaubigten Handzeichens. Bei Verträgen, also auch bei Vereinbarung einer gesonderten Berechnung von Wahlleistungen, muss nach § 126 Abs. 2 BGB die Unterzeichnung der Parteien auf derselben Urkunde erfolgen, wenn nicht jede Partei eine für die andere Partei bestimmte Urkunde unterzeichnet. Die eigenhändige Unterzeichnung kann nicht durch Stempel, Maschinenschrift, Faksimile oder sonstige mechanische Hilfsmittel ersetzt werden. Auch die Abgabe eines schriftlichen Wahlleistungsantrags durch den Patienten und die Annahme dieses Angebots durch das Krankenhaus ist als nicht ausreichend anzusehen. Die zeitweise vertretene Gegenauffassung, die davon ausging, dass der Wahlleistungspatient keine Annahmeerklärung des Krankenhauses erwarte, sondern durch seine Unterschrift das Angebot des Krankenhauses annehmen wolle, wodurch dem Schutzzweck des Schriftformerfordernisses genüge getan werde (LG Flensburg MedR 1993, 200), steht schon der Wortlaut des § 17 KHEntgG entgegen, der ausdrücklich davon spricht, dass Wahlleistungen schriftlich „zu vereinbaren" sind. Sie hat sich letztlich nicht durchsetzen können. Die hier vertretene Auffassung ist inzwischen vom BGH bestätigt worden (NJW 1998, 1778; vgl. auch: OLG Düsseldorf VersR 1999, 496). In seiner vorgenannten Entscheidung hat der BGH auch darauf hingewiesen, dass das Schriftformerfordernis auf Arzt-Zusatzverträge zwischen Patient und Wahlarzt keine unmittelbare Anwendung findet, diese aber wirksame schriftliche Wahlleistungsvereinbarungen zwischen Patient und Krankenhaus voraussetzen (NJW 1998, 1778, 1780; vgl. auch: OLG Düsseldorf VersR 1999, 496, 498).

2. Vereinbarung vor der Leistungserbringung

Die Wahlleistungsvereinbarung muss vor der Erbringung der Wahlleistungen schrift- 23 lich abgeschlossen worden sein, sie kann sich demnach ausschließlich auf zukünftig zu erbringende Wahlleistungen beziehen. Ein rückwirkender Abschluss, etwa durch Unterzeichnung der Vereinbarung zeitlich nach einer Notaufnahme oder einer Notfallbehandlung, ist nach dem eindeutigen und abschließenden Wortlaut der Regelung unzulässig und kann die bereits vor dem Abschluss der Wahlleistungsvereinbarung erbrachten Leistungen nicht als Wahlleistungen nachträglich abrechnungsfähig machen. Zur korrekten Wiedergabe des Zeitpunktes des Abschlusses der Wahlleistungsvereinbarung ist darauf zu achten, dass das Datum und gegebenenfalls auch die Uhrzeit der Unterschrift des Patienten zutreffend angegeben werden. Hierfür sollten die von den Krankenhäusern vorbereiteten Formulare eine entsprechende Eintragungsmöglichkeit vorsehen. Im Übrigen ist auch inhaltlich davon auszugehen, dass Notfallbehandlungen in den Rahmen der allgemeinen Krankenhausleistungen fallen, so dass grundsätzlich auch keinerlei Bedürfnis dafür zu sehen ist, bei Notfalleinweisungen für die Behandlung nachträglich eine gesonderte Abrechnungsmöglichkeit als Wahlleistungen zu schaffen.

3. Folgen von Verstößen

Die Rechtsfolge eines Verstoßes gegen die sich aus § 126 BGB ergebenden Anforde- 24 rungen an die Schriftform ist nach § 125 Satz 1 BGB die Nichtigkeit der ohne Beachtung der Formerfordernisse abgeschlossenen Wahlleistungsvereinbarung in Gänze. Infolge der

Nichtigkeit der Wahlleistungsvereinbarung wegen eines Verstoßes gegen das Schriftformerfordernis sind sämtliche Vergütungsansprüche, einschließlich bereicherungsrechtlicher Ansprüche gegen den Patienten ausgeschlossen, auch wenn tatsächlich Wahlleistungen erbracht worden sein sollten. Dies gilt auch hinsichtlich der Anforderungen an den Zeitpunkt. Soweit die schriftliche Vereinbarung nicht rechtzeitig vor der Leistungserbringung abgeschlossen wird, zieht auch dies die Nichtigkeit einer verspäteten Vereinbarung nach sich (BGH NJW 1998, 1778, 1780). Von der Nichtigkeitsfolge sind in engen Grenzen Ausnahmen unter dem Gesichtspunkt von Treu und Glauben im Sinne von § 242 BGB möglich, in denen eine Berufung auf die Nichtigkeit der Wahlleistungsvereinbarung ausscheidet. Dies ist etwa dann der Fall, wenn der Patient deutlich, etwa durch einen schriftlichen Antrag, zu erkennen gegeben hat, dass er die Erbringung von Wahlleistungen unter allen Umständen wünscht oder wenn der Patient vor Eintritt eines Notfalls zu erkennen gegeben hat, dass er wahlärztlich behandelt werden will, ihm Wahlleistungen, die sich von den allgemeinen Krankenhausleistungen unterschieden haben, erbracht wurden und er anschließend eine, wenn auch rückwirkende, Wahlleistungsvereinbarung abschließt. Mit Rücksicht auf den Schutzcharakter der Vorschrift ist dabei allerdings immer zu verlangen, dass nicht bloße Billigkeitserwägungen herangezogen werden, sondern dass es unter Berücksichtigung der Beziehungen der Parteien der Wahlleistungsvereinbarung als schlechthin unerträglich erscheint, wenn die Nichtigkeit der Wahlleistungsvereinbarung vom Patienten schließlich doch noch geltend gemacht wird.

II. Unterrichtung des Patienten vor dem Abschluss der Vereinbarung

25   Nach § 17 Abs. 2 Satz 1 Halbsatz 2 KHEntgG ist der Patient noch vor dem Abschluss der Wahlleistungsvereinbarung über die Entgelte der Wahlleistungen und über deren Inhalt – schriftlich – im Einzelnen zu unterrichten. Ebenso wie die Anordnung der schriftlichen Vereinbarung von Wahlleistungen vor der Leistungserbringung gemäß § 17 Abs. 2 Satz 1 Halbsatz 1 KHEntgG dient auch diese Informationsverpflichtung des Krankenhauses vor allem dem Schutz des Patienten, der vor übereilten Entscheidungen und den für ihn regelmäßig nicht überschaubaren Kostenrisiken der Wahlleistungsvereinbarung geschützt werden soll. Auch die Informationspflichten des § 17 Abs. 2 Satz 1 Halbsatz 2 KHEntgG beziehen sich nicht auf den Arzt-Zusatzvertrag mit dem Wahlarzt, sondern gelten lediglich für die zwischen Krankenhaus und Patient zu treffende Wahlleistungsvereinbarung. Ist diese aber unwirksam, hat auch der Arzt-Zusatzvertrag gemäß § 139 BGB keinen Bestand.

1. Entwicklung und aktueller Regelungsgehalt

26   **1.1 Entwicklung.** Mit dem Inkrafttreten der Bestimmung des § 7 Abs. 2 der BPflV 1985 am 1. 1. 1986 ist in der BPflV zum Schutz des Patienten (vgl. Begründung der Änderungsverordnung zur BPflV vom 20. 12. 1984, BR-Drucks. 574/84) eine Unterrichtung über die „Entgelte der Wahlleistungen" vor dem Abschluss der Wahlleistungsvereinbarung vorgeschrieben worden. Es sollte dem Patienten damit verdeutlicht werden, welche finanziellen Konsequenzen der Abschluss der Wahlleistungsvereinbarung für ihn haben kann (vgl. Begründung zur Änderungsverordnung zur BPflV vom 20. 12. 1984, BR-Drucks. 574/84). Die durch diese Alt-Regelung des § 7 Abs. 2 BPflV 1985 gestellten Anforderungen an die Unterrichtung der Wahlleistungspatienten waren umstritten und sind mangels höchstrichterlicher Klärung umstritten geblieben (vgl. OLG Köln VersR 1999, 374, 375 und OLG Düsseldorf VersR 1999, 496, 497 jeweils zu § 7 Abs. 2 BPflV 1985). Soweit diesbezüglich vertreten wurde, dass es ausreiche, wenn der Patient über die Entgeltlichkeit der Wahlleistungen unterrichtet werde, ist der BGH dem entgegengetreten. Er hat insoweit bereits in seinem Urteil vom 19. 12. 1995 zu § 7 Abs. 2 BPflV 1985 verlangt, dass eine Unterrichtung des Patienten über tatsächlich zu zahlende

C. Krankenhausentgeltgesetz (KHEntgG) § 17 KHEntgG

"Vergütungssätze", bei wahlärztlichen Leistungen etwa durch Vorlage der GOÄ, erfolgt (NJW 1996, 781, 782). Dies gilt ohne weiteres auch für die aktuell gültige Bestimmung über die Unterrichtung des Patienten in § 17 Abs. 2 Satz 1 Halbsatz 2 KHEntgG, die insoweit der zum 1. 1. 1995 in Kraft getretenen Vorgängerregelung in § 22 Abs. 2 Satz 1 Halbsatz 2 BPflV a. F. entspricht. Nunmehr gilt spätestens ab dem 1. 1. 2005 § 17 Abs. 2 Satz 1 Halbsatz 2 KHEntgG, der erstmals verlangt, dass die Unterrichtung des Patienten auch schriftlich zu erfolgen hat, während bislang eine mündliche Unterrichtung ausreichte, wenn auch eine schriftliche Unterrichtung als zweckmäßig angesehen wurde (vgl. BGH NJW 2004, 684).

1.2 Aktueller Regelungsinhalt. Bereits die Fortentwicklung der Unterrichtungspflicht 27 des Krankenhauses in § 22 Abs. 2 Satz 1 Halbsatz 2 BPflV a. F. zum 1. 1. 1995 war wesentlich umfassender als die Altregelung in § 7 Abs. 2 BPflV 1985 und sah vor, dass die Patienten über die „Entgelte der Wahlleistungen und deren Inhalt im Einzelnen" zu unterrichten sind. Diese Bestimmung ist in § 17 Abs. 2 Satz 1 Halbsatz 2 KHEntgG unverändert übernommen worden. Hieraus ergibt sich eine Erweiterung gegenüber der früheren Regelung in doppelter Hinsicht. Zum einen werden auch die Wahlleistungen selbst und nicht nur die für sie zu zahlenden Entgelte zum Gegenstand der Unterrichtung des Patienten gemacht. Zum anderen wird festgelegt und beibehalten, dass die Unterrichtung über die Wahlleistungen und die Unterrichtung über die Wahlleistungsentgelte jeweils „im Einzelnen" zu erfolgen hat. Für die Unterrichtung über den Inhalt der Wahlleistungen ergibt sich: Dem Patienten sind die Unterschiede der Wahlleistungen zur Inanspruchnahme von Regelleistungen aufzuzeigen. Dabei ist zur Verdeutlichung des Inhalts der Wahlleistungen gegebenenfalls auch auf den Inhalt der allgemeinen Krankenhausleistung einzugehen, so dass die Leistungsgesichtspunkte, die den Unterschied zur allgemeinen Krankenhausleistung ausmachen, deutlich hervorgehoben werden müssen. Die insoweit im Urteil des BGH vom 19. 12. 1995 (NJW 1996, 781) abgehandelte Formulierung zur Abgrenzung des Wahlleistungsinhaltes von der allgemeinen Krankenhausleistung betraf die frühere Fassung der BPflV 1985 und erfüllt die heutigen – nunmehr seit 1995 geltenden – Anforderungen an eine Unterrichtung „im Einzelnen" nicht mehr. Hinsichtlich der Unterrichtung über die Wahlleistungsentgelte gilt folgendes: Leistungsinhalt und Entgelt müssen detailliert für den Patienten ersichtlich werden. Hinsichtlich der Entgelte ist ähnlich wie im Falle der Unterrichtung über die allgemeinen Krankenhausentgelte nach § 8 Abs. 8 KHEntgG bzw. nach § 14 Abs. 5 BPflV eine detaillierte und für den jeweiligen Einzelfall konkretisierte individuelle Angabe erforderlich. Der Patient muss aufgrund der Information nach § 17 Abs. 2 KHEntgG eine konkrete Vorstellung über die bei der Inanspruchnahme von Wahlleistungen anfallenden Kosten gewinnen können (OLG Düsseldorf, Urteil vom 9. 6. 1998 – 4 U 82/89). Nunmehr ist mit dem Inkrafttreten des KHEntgG eine schriftliche Unterrichtung erforderlich. Die bislang aufgrund § 22 Abs. 2 Satz 1 Halbsatz 2 BPflV a. F. noch ausreichende mündliche Unterrichtung des Patienten (BGH NJW 1996, 781, 782 und BGH NJW 1990, 761, 766), reicht nicht mehr aus.

2. Anforderungen an die Unterrichtung

Die konkreten Anforderungen an die schriftliche Unterrichtung des Patienten werden 28 nachfolgend für nichtärztliche und ärztliche Wahlleistungen dargestellt. Im Hinblick auf den möglichen Abschluss einer Wahlleistungsvereinbarung durch einen Vertreter gemäß §§ 164 ff. BGB sei noch voraus geschickt, dass es in solchen Fällen maßgeblich auf die Unterrichtung des Vertreters analog § 166 BGB ankommt (OLG Hamm, Urteil vom 22. 11. 1999 – 3 U 90/99).

2.1 Unterrichtung bei nichtärztlichen Wahlleistungen. Auf der Grundlage der Rege- 29 lung des § 17 Abs. 2 Satz 1 Halbsatz 2 KHEntgG sind im Bereich der nichtärztlichen Wahlleistungen Leistungen und Entgelte genau zu bezeichnen. Im Falle der Vereinbarung der Wahlleistung Unterkunft sind die Unterschiede zur Unterbringung im Rahmen der allgemeinen Krankenhausleistungen zu benennen. Diesbezüglich ist auf die Größe und die Ausstattung der Ein- und Zweibettzimmer sowie auf weitere Leistungsmerkmale, etwa Telefon und Fernseher, einzugehen, wenn es sich hierbei nicht bereits um allgemeine Krankenhausleistungen handelt (vgl. Einzelbegründung zu § 22 BPflV, BR-Drucks. 381/94 vom 28. 4. 1994). Nach Inkrafttreten der „Gemeinsamen Empfehlung" der DKG und des Verbandes der privaten Krankenversicherung zur Bemessung von Unterkunftsleistungen zum 1. 8. 2002 empfiehlt es sich nunmehr auf die in der Gemeinsamen Empfehlung benannten und definierten 30 Komfortelemente zurückzugreifen und diese auch in der Information der Patienten zu verwenden, wie dies auch in der Anlage 1 Nr. 8 zur „Gemeinsamen Empfehlung" vorgesehen und den Krankenhäusern empfohlen wird. Des Weiteren ist in Abgrenzung zu den allgemeinen Krankenhausleistungen insbesondere die Angabe zu machen, ob die Unterbringung im Zweibettzimmer bereits zur regelmäßigen oder überwiegenden Unterbringung im Rahmen der allgemeinen Krankenhausleistung gehört. Fehlen konkrete Angaben zum Leistungsinhalt der Wahlleistungen Ein- und Zweibettzimmer, ergibt sich hieraus ein im Rahmen der Überprüfung der Angemessenheit des verlangten Wahlleistungsentgeltes relevanter Anhaltspunkt dafür, dass weitere Ausstattungsmerkmale tatsächlich nicht vorhanden sind und zur Rechtfertigung der Höhe der Zimmerzuschläge auch nicht herangezogen werden können. Hinsichtlich der entgeltbezogenen Unterrichtung genügt die Angabe der für den Patienten einschlägigen Ein- und Zweibettzimmerzuschläge, die pro Tag anfallen bzw. die Angabe weiterer Entgelte für vom Patienten im Einzelfall gewählte Leistungen, die mit den Zimmerzuschlägen nicht abgegolten werden, weil die zugrunde liegenden Leistungen nicht zu den im Rahmen der Zimmerzuschläge abzurechnenden Leistungen gehören (z. B. Telefongebühr je Einheit etc.). Soweit vom Patienten nicht zu erwartende Besonderheiten zum Tragen kommen sollen, hat insoweit eine besonders intensive Information zu erfolgen. Dies hat der BGH bereits im Rahmen einer Entscheidung zur Frage der Möglichkeit einer Nachberechnungsklausel im Formular für den Abschluss einer Wahlleistungsvereinbarung ausgesprochen (NJW 1979, 2353, 2355).

30 **2.2 Unterrichtung bei ärztlichen Wahlleistungen.** Die diesbezüglichen Anforderungen an die Beschreibung des Leistungsinhalts und insbesondere der vom Patient zu entrichtenden Entgelte war lange Zeit umstritten. Insoweit wurde vor dem Hintergrund der Verschärfung der Unterrichtungspflicht in der Vorauflage im Interesse eines effektiven Patientenschutzes eine auf den einzelnen Patienten bezogene Unterrichtung über die Leistungen und eine Mitteilung der Arztkosten wie bei einem Kostanschlag nach § 650 BGB gefordert, während andererseits es für ausreichend gehalten wurde, dass der Patient lediglich darauf hingewiesen wird, dass die Abrechnung wahlärztlicher Leistungen nach der GOÄ erfolgt. Diesbezüglich liegen inzwischen vier Entscheidungen des III. Zivilsenats des BGH vor, in denen dieser eine vermittelnde Auffassung vertritt (Urteil vom 4. 11. 2004 – III ZR 201/04 –; Urteil vom 22. 7. 2004 – III ZR 335/03 – NJW RR 2004, 1428; Urteil vom 8. 1. 2004 – III ZR 375/02 – NJW 2004, 686; Urteil vom 27. 11. 2003 – III ZR 37/03 = NJW 2004, 684). Unter Würdigung der Handhabbarkeit und der Entstehungsgeschichte der Unterrichtungsverpflichtung hat der BGH die Haltung eingenommen, dass nicht der „Endpreis" dem Patienten anzugeben ist, sondern vielmehr nur die Art und Weise des Zustandekommens der Gebührenberechnung zu erläutern sei. Im Übrigen geht der BGH davon aus, dass aufgrund der relativ engen gesetzlichen Vorgabe der Honorierung der wahlärztlichen Leistungen in der GOÄ das Schutzbedürfnis der Patienten nicht so stark ausgeprägt ist, wie dies bei nichtärztlichen Wahlleistungen der Fall sei. Vor diesem Hintergrund ist es nach Auffassung des BGH für die Unterrichtung des Patienten im Sinne von § 17 Abs. 2 Satz 1 KHEntgG bei wahlärztlichen Leistungen in jedem Fall ausreichend, wenn die im Folgenden wiedergegebenen fünf Anforderungen erfüllt werden:

C. Krankenhausentgeltgesetz (KHEntgG) § 17 KHEntgG

- Eine kurze Charakterisierung des Inhalts wahlärztlicher Leistungen, wobei zum Ausdruck kommen muss, dass hierdurch ohne Rücksicht auf Art und Schwere der Erkrankung die persönliche Behandlung durch die liquidationsberechtigten Ärzte sichergestellt werden soll; verbunden mit dem Hinweis darauf, dass der Patient auch ohne Abschluss einer Wahlleistungsvereinbarung die medizinisch notwendige Versorgung durch hinreichend qualifizierte Ärzte erhält.
- Eine kurze Erläuterung der Preisermittlung für ärztliche Leistungen nach der GOÄ bzw. der GOZ (Leistungsbeschreibung anhand der Nummern des Gebührenverzeichnisses; Bedeutung von Punktzahl und Punktwert; Möglichkeit, den Gebührensatz je nach Schwierigkeit und Zeitaufwand zu erhöhen); Hinweis auf Gebührenminderung nach § 6a der GOÄ.
- Ein Hinweis darauf, dass die Vereinbarung wahlärztlicher Leistungen eine erhebliche finanzielle Mehrbelastung zur Folge haben kann.
- Ein Hinweis darauf, dass sich bei der Inanspruchnahme wahlärztlicher Leistungen die Vereinbarung zwingend auf alle an der Behandlung des Patienten beteiligten Ärzte erstreckt (vgl. § 17 Abs. 3 Satz 1 KHEntgG)
- und ein Hinweis darauf, dass die GOÄ/GOZ auf Wunsch eingesehen werden kann; die ungefragte Vorlage dieser „Gesetzestexte" erscheint dem BGH demgegenüber entbehrlich, da diesen für sich genommen kein besonderer Informationswert zukomme. Der durchschnittliche Wahlleistungspatient sei auch nicht annähernd in der Lage, sich selbst anhand des Studiums dieser umfänglichen komplizierten Regelungswerke einen Überblick über die Höhe der auf ihn zukommenden Arztkosten zu verschaffen.

3. Folgen von Verstößen

Die ordnungsgemäße Erfüllung der Unterrichtungspflicht hinsichtlich Inhalt und Zeitpunkt ist Wirksamkeitsvoraussetzung für die Wahlleistungsvereinbarung. Werden die diesbezüglichen Anforderungen nicht erfüllt, führt dies zur Unwirksamkeit der Vereinbarung mit der Folge, dass keinerlei Wahlleistungsentgelte, auch nicht auf bereicherungsrechtlicher Grundlage, vom Patienten geschuldet werden. Diese Rechtsprechung hat der BGH auch für die Erfordernisse der Unterrichtung des Patienten fortgeführt (NJW 2004, 684), jedoch insoweit auch darauf hingewiesen, dass sich Einschränkungen der Unwirksamkeitsfolgen aus dem Schutzzweck – Vermeidung von finanziellen Belastungen des Patienten, die möglicherweise nicht vom Krankenversicherungsschutz gedeckt sind – ergeben können. Insoweit hat er das Fehlen einer Unterrichtung über die Gebührenminderung bei stationären Leistungen bereits einmal als unschädlich angesehen (NJW 2004, 868). Abschließend ist noch darauf hinzuweisen, dass sich Informationspflichten des Wahlarztes gegenüber dem Patienten als Nebenpflichten aus dem Arztvertrag bzw. unmittelbar aus der GOÄ, z.B. aus § 4 Abs. 5 GOÄ, ergeben können. Vertragsklauseln in Krankenhausverträgen, mit denen die Unterrichtung nach § 17 Abs. 2 Satz 1 Halbsatz 2 BPflV bestätigt werden soll, sind regelmäßig nach § 309 Nr. 12b BGB unwirksam (BGH NJW 1990, 761, 766 sowie speziell für Wahlleistungen: OLG Düsseldorf VersR 1999, 496, 497, jeweils noch zur Altregelung in § 11 Nr. 15 AGBG). 31

D. Besonderheiten bei der Abrechnung der Wahlleistung Unterkunft

I. Wahlleistung Unterkunft als Unterfall nichtärztlicher Wahlleistungen

Die Wahlleistung Unterkunft – regelmäßig in Form der Unterbringung im Einbettzimmer oder Zweibettzimmer anstelle der Regelunterbringung im Mehrbettzimmer – stellt den in der Praxis bei weitem häufigsten Fall der nichtärztlichen Wahlleistungen im Krankenhaus dar. Für die Wahlleistung Unterkunft gelten mithin die allgemeinen Bestimmungen über Wahlleistungen (§ 17 Abs. 1 Satz 1 und 3 KHEntgG, § 17 Abs. 2 32

KHEntgG und § 17 Abs. 5 KHEntgG), die besonderen Bestimmungen über nichtärztliche Wahlleistungen (§ 17 Abs. 1 Satz 4 und 5 KHEntgG) sowie schließlich auch solche Bestimmungen, die sich ausdrücklich auf die Wahlleistung Unterkunft beziehen (§ 17 Abs. 4 KHEntgG und § 7 Abs. 2 Nr. 7 BPflV). Dabei wird der Begriff der Wahlleistung Unterkunft nirgends normativ abgegrenzt, vielmehr ist lediglich von „gesondert berechenbarer Unterkunft" die Rede. Hierunter wird die Unterbringung im Einbettzimmer und ggf. – soweit die Unterbringung im Zweibettzimmer nicht bereits zur allgemeinen Krankenhausleistung gehört – die Unterbringung im Zweibettzimmer – ggf. verbunden mit weiteren Komfortvorteilen in Ausstattung, Größe und Lage des Zimmers sowie der Verpflegung – verstanden. Von herausragender Bedeutung ist die ganz im Mittelpunkt der nachfolgenden Erläuterungen stehende Regelung zur zulässigen Höhe der Entgelte für die Wahlleistung Unterkunft im Ein- und Zweibettzimmer (Zimmerzuschläge). Die Bestimmungen finden sich in § 17 Abs. 1 Satz 3 bis 5 KHEntgG. Danach dürfen die Entgelte für nichtärztliche Wahlleistungen in keinem unangemessenen Verhältnis zu den Leistungen stehen. Die DKG und der Verband der privaten Krankenversicherung können Empfehlungen zur Bemessung der Entgelte für nichtärztliche Wahlleistungen abgeben – dies ist mit der zum 1. 8. 2002 in Kraft getretenen „Gemeinsamen Empfehlung" vom Juli 2002 geschehen – und der Verband der privaten Krankenversicherung kann die Herabsetzung unangemessen hoher Zimmerzuschläge von den Krankenhäusern verlangen und gegen die Ablehnung der Herabsetzung Verbandsklage erheben. Zu dieser Angemessenheitsregelung sind bereits zwei Entscheidungen des III. Zivilsenats des BGH ergangen, mit denen dieser bereits wesentliche Gesichtspunkte der angesprochenen Regelungen geklärt und die Regelung handhabbar ausgestaltet bzw. justiziabel gemacht hat. Im Urteil vom 4. 8. 2000 (NJW 2001, 892) ging es zunächst um grundlegende Fragen der Bedeutung der Angemessenheitsregelung und die Entwicklung der Grundzüge eines Systems der Preisbildung bzw. um einen Mechanismus zur Ermittlung von Angemessenheitsgrenzen. Werden die Grenzen angemessener Zimmerzuschläge überschritten, so schuldet der Patient die überschießenden Beträge nicht bzw. es hat eine generelle Reduzierung der Entgelte zu erfolgen. Beides ist gegebenenfalls gerichtlich zu überprüfen – entweder im Prozess des Krankenhauses gegen den Patienten oder im Wege der allgemeinen Herabsetzungsklage des Verbandes der privaten Krankenversicherung gemäß § 17 Abs. 1 Satz 5 KHEntgG. Im Beschluss vom 31. 10. 2002 (NJW 2003, 209) hat der III. Zivilsenat des BGH zu einer konkreten Entgeltgestaltung – volle Berechnung des Aufnahme- und des Entlassungstages – Stellung genommen und die Revision des von der Vorinstanz zur Unterlassung verurteilten Krankenhauses nicht zur Entscheidung angenommen, da die Sache in Anbetracht der „Gemeinsamen Empfehlung" von DKG und PKV-Verband keine grundsätzliche Bedeutung mehr habe, zumal die Entgeltregelung als unangemessen angesehen wurde. Im Übrigen hat der BGH Fragen des Verbandsklagerechts weiter geklärt und die Bedeutung der „Gemeinsamen Empfehlung" hervorgehoben, indem er ausgesprochen hat, dass die „Gemeinsame Empfehlung" im Rahmen der gerichtlichen Angemessenheitsprüfung eines Wahlleistungsentgelts eine „wesentliche Entscheidungshilfe" darstellt – diese Äußerung fand sich auch bereits im Urteil vom 4. 8. 2000 (NJW 2001, 892, 895), in dem der BGH im Übrigen seiner Erwartung Ausdruck verliehen hat, dass die Krankenhäuser zukünftig dieser „Gemeinsamen Empfehlung" bei der Festlegung ihrer Wahlleistungsentgelte Rechnung tragen.

II. Möglichkeit und Rechtfertigung einer besonderen Preiskontrolle (Angemessenheit)

1. Umfassende Anwendbarkeit der Angemessenheitskontrolle

33 Die in den Regelungen des § 17 Abs. 1 Satz 3 bis 5 KHEntgG verankerte gerichtliche Preiskontrolle für Wahlleistungsentgelte anhand des Maßstabes der Angemessenheit

kann von der Rechtsprechung ohne weiteres im Sinne eines effektiven Patientenschutzes durchgeführt werden. Dies hat der BGH im Urteil vom 4. 8. 2000 hervorgehoben, wenn er ausführt, dass die Gerichte den Problemen, die sich aus der relativen Unbestimmtheit des Tatbestandsmerkmals der Angemessenheit bei der gerichtlichen Überprüfung ergeben, dadurch zu begegnen haben, dass sie – nicht anders als dies bei der Anwendung ähnlich unscharfer Preisregelungen zu geschehen habe – handhabbare Kriterien zur Konkretisierung entwickeln und damit die Regelung justiziabel machen (NJW 2001, 892, 894). Dies gilt, nachdem nunmehr die „Gemeinsame Empfehlung" als „wesentliche Entscheidungshilfe" vorliegt, sogar noch in verstärktem Maße. Allerdings ist zu beachten, dass nachdem im Rahmen der „Gemeinsamen Empfehlung" insbesondere Kriterien für die Bemessung der Entgelte für weitere Komfortvorteile festgelegt wurden, nunmehr verstärkt die Preisbildung für das Allein- bzw. Zuzweitliegen als solches in das Zentrum gerichtlicher Klärung rücken wird, da im Geltungsbereich des KHEntgG nunmehr spätestens seit dem 1. 1. 2005 keine Mindestwahlleistungsentgelte wie zuvor in § 22 Abs. 1 Satz 3 Halbsatz 2 BPflV a. F. mehr vorgegeben werden, so dass die angemessenen Basispreise (= regelmäßige untere Angemessenheitsgrenzen im Sinne der Ausführungen des BGH im Urteil vom 4. 8. 2000) nicht mehr länger unter Rückgriff auf die Basispflegesätze bzw. die Bezugsgröße Unterkunft ermittelt werden können, sondern allein nach dem Kriterium der Angemessenheit und mithin wohl letztlich „unter Berücksichtigung der Kosten" (BGH NJW 2001, 892, 895) ermittelt werden müssen. Hier sind dann entsprechende handhabbare Kriterien von der Rechtsprechung neu zu entwickeln. Auf die diesbezüglich möglichen Gesichtspunkte wird nachfolgend noch gesondert eingegangen.

2. Verfassungsrechtliche Aspekte (Schutzpflicht/Rechtfertigung)

Die Kontrolle der Angemessenheit von Wahlleistungszuschlägen ist auch verfassungsrechtlich gerechtfertigt bzw. sogar – aus dem Gesichtspunkt einer staatlichen Schutzpflicht – geboten. Von Seiten der Krankenhäuser wurden insoweit insbesondere unter dem Aspekt des Eingriffs in die verfassungsrechtlich geschützte Vertragsfreiheit Bedenken vorgetragen. Diese erweisen sich als nicht gerechtfertigt. Im Gegenteil: Die Patienten begeben sich meist zur Behandlung einer schwerwiegenden Erkrankung in ein Krankenhaus und werden dort vor die Wahl gestellt, die angebotenen Wahlleistungen zu den einseitig vom Krankenhaus diktierten Bedingungen in Anspruch zu nehmen oder darauf zu verzichten. Das Krankenhaus erscheint somit als monopolistischer Anbieter von Wahlleistungen in einer für den Patienten bedrängten Situation. Eine echte Auswahl der „Anbieter" von Wahlleistungen kann durch den Patienten nicht erfolgen, da die Entscheidung für ein bestimmtes Krankenhaus in erster Linie aufgrund der medizinischen Leistungsfähigkeit und des Vertrauens in die Fähigkeiten der dort tätigen Ärzte getroffen wird. Ist vor diesem Hintergrund eine Entscheidung für ein bestimmtes Krankenhaus gefallen, ist der Patient mit der Behandlung in einem Krankenhaus auch hinsichtlich der Wahlleistungen an dieses gebunden. Der BGH führte insoweit im Urteil vom 4. 8. 2000 ausdrücklich aus (NJW 2001, 892, 893): *„Die höhenmäßige Begrenzung von Wahlleistungsentgelten dient dem Schutz des Krankenhauspatienten vor überhöhten Entgeltforderungen des Krankenhauses. Dieser befindet sich bei Abschluss eines Krankenhausvertrages im Allgemeinen in einer schwierigen persönlichen Situation, auf Grund derer es ihm nicht zuzumuten ist, sich bei mehreren Krankenhäusern über die Bedingungen zu informieren, unter denen diese zum Abschluss von Wahlleistungsvereinbarungen bereit sind, oder gar mit diesen eingehende Verhandlungen über den Inhalt einer Wahlleistungsabrede zu führen."*

In einer solchen von der „einseitigen Festlegung" der Wahlleistungsentgelte durch die Krankenhäuser geprägten Situation (vgl. BT-Drucks. 13/6087, 35) trifft den Gesetzgeber eine Schutzpflicht. Er muss Regelungen schaffen, die möglichen Missbräuchen durch eine Begrenzung der Vertragsfreiheit auf eine angemessene Gestaltungen der Wahlleistungsentgelte entgegenwirken und die strukturell ungleichen Verhandlungsstärken von Patient und Krankenhaus durch entsprechende Schutzvorschriften ausgleichen, da Privatautonomie und Vertragsfreiheit auf dem Prinzip der Selbstbestimmung beruhen und demgemäß voraussetzen, dass auch die Bedingungen freier Selbstbestimmung für beide Vertragspartner tatsächlich gegeben sind (vgl. *Leibholz/Rinck/Hesselberger*, Grundgesetz, vor Art. 1–19 GG, Rn. 12 u. 13 m.w.N.). Vor diesem Hintergrund erweisen sich die in § 17 Abs. 1 Satz 3 bis 5 KHEntgG normierten Regelungen zur Begrenzung von Wahlleistungsentgelten auf eine angemessene Höhe und deren effektive Durchsetzung auch über den Weg der Verbandsklage – der einzelne Patient wird dann von einer eigenen Prozessbeteiligung freigestellt – als verfassungsrechtlich ebenso unbedenklich, wie die Beschränkung der Liquidationsmöglichkeiten der Wahlärzte durch die GOÄ und GOZ (vgl. dazu: BGH NJW 1985, 2185). Wenn auch die Bestimmungen der GOÄ und GOZ zum Schutze der Wahlleistungspatienten eine detaillierte und damit letztlich noch weitergehende Beschränkung der Liquidation wahlärztlicher Leistungen vorsehen, die ebenfalls letztlich der Beschränkung der ärztlichen Abrechnung auf angemessene Entgelte dient, so ist es auch verfassungsrechtlich nicht geboten, die Wahlleistungsentgelte der Krankenhäuser besser zu stellen und hier lediglich eine Wucherkontrolle nach § 138 BGB zuzulassen. Dem hat auch der III. Zivilsenat des BGH bereits zweimal ausdrücklich beigepflichtet (NJW 1998, 1778, 1779 und NJW 2001, 892, 893). Dabei hat er noch im Hinblick auf eine Regelung durch Rechtsverordnung darauf abgestellt, dass das KHG – mit der Ermächtigungsvorschrift des § 16 – der Bundesregierung in „verfassungsrechtlich unbedenklicher Weise" die Möglichkeit gebe, zum Schutze des Patienten die Vertragsfreiheit des Krankenhauses auch und gerade hinsichtlich der zu entrichtenden Vergütung einzuschränken. Nachdem die heutige Regelung des § 17 Abs. 1 Satz 3 bis 5 KHEntgG und auch schon die durch das 2. GKV-NOG vom 23. 6. 1997 geschaffene im Wesentlichen wortgleiche Regelung des § 22 Abs. 1 Satz 3 bis 5 BPflV a.F. förmliches Gesetzesrecht darstellt, gilt erst recht, dass hier eine verfassungsrechtliche Unbedenklichkeit gegeben ist.

3. Entstehungsgeschichte der Regelung

36 Bei der Diskussion um die Bedeutung des Verbots unangemessener Wahlleistungsentgelte spielte auch die Entstehungsgeschichte der Regelung immer wieder eine wichtige Rolle. Daher sollen nachfolgend die wesentlichen Entwicklungsschritte dargestellt werden (vgl. auch BGH NJW 2001, 892, 893 f.).

37 **3.1 Entwicklung ab 1973.** In der ersten auf der Grundlage des KHG 1972 erlassenen BPflV des Jahres 1973 (BGBl. I, S. 333) war lediglich eine Regelung, dass die Wahlleistungsentgelte mindestens die dem Krankenhaus dafür entstehenden Kosten decken mussten, enthalten (§ 8 Abs. 1 Satz 1 BPflV 1973). Eine Begrenzung der Wahlleistungsentgelte nach oben war noch nicht vorgesehen. Hierzu kam es erst durch die Einführung der Angemessenheitsklausel in die BPflV 1985. Dies geschah vor dem Hintergrund des dem KHNG 1984 (BGBl. I, S. 1716) zugrunde liegenden Gedankens der Angemessenheit der Vergütungen für Krankenhausleistungen (§ 4 des KHG sollte nach dem Regierungsentwurf zum KHNG – BT-Drucks. 10/2095 – lauten: „Die Entgelte müssen die Leistungen der Krankenhäuser angemessen vergüten"), der heute in Form der Vorgabe leistungsgerechter Entgelte in § 17 Abs. 1 KHG verankert ist. Der Vorschlag der Bundesregierung sah folgende Fassung des § 10 BPflV 1985 vor:

§ 10 Wahlleistungsentgelte

Die Entgelte für Wahlleistungen nach § 7 müssen in einem angemessenen Verhältnis zu den Leistungen stehen; sie müssen mindestens die hierfür bei der Ermittlung der Selbstkosten des Krankenhauses abzuziehenden Kosten decken. Soweit das Krankenhaus für gesondert berechenbare Unterkunft Entgelte verlangt, die

1. *für Einbettzimmer mehr als 45 v. H.,*
2. *für Einbettzimmer in Krankenhäusern, bei denen die Unterbringung im Zweibettzimmer zu den allgemeinen Krankenhausleistungen gehört, mehr als 30 v. H.,*
3. *für Zweibettzimmer mehr als 25 v. H.*

des allgemeinen Pflegesatzes betragen, hat es die Angemessenheit der Entgelte in der Rechnung zu begründen.

Hierzu gab die Bundesregierung folgende Begründung (BR-Drucks. 224/85): „*Satz 1 greift für den Bereich der Wahlleistungen den dem Krankenhausneuordnungsgesetz zugrunde liegenden Gedanken auf, dass Leistungen und Entgelte im Krankenhaus in einem angemessenen Verhältnis zueinander stehen müssen (Halbsatz 1). Bei den wahlärztlichen Leistungen nach § 7 Abs. 3 ist das weitgehend durch die Anwendung der Gebührenordnung für Ärzte gewährleistet. Für die Vergütung der übrigen Wahlleistungen, insbesondere im Bereich der Unterkunft, bedeutet das Erfordernis der Angemessenheit einerseits, dass die geforderten Entgelte im Verhältnis zu den dafür angebotenen Leistungen nicht unangemessen hoch sein dürfen, andererseits aber zumindest die Selbstkosten für diese Leistungen decken müssen (Halbsatz 2). Letzteres ergibt sich aus dem unter anderem in § 11 Abs. 3 und § 13 Abs. 3 Nr. 6 und 8 konkretisierten Grundsatz, dass die Kosten der Wahlleistungen nicht die Selbstkosten der allgemeinen Krankenhausleistungen belasten dürfen. Satz 2 berücksichtigt diese grundsätzlichen Überlegungen. Die Vorschrift folgt dem Vorbild der inzwischen bewährten Bestimmung des § 12 Abs. 2 Satz 2 der Gebührenordnung für Ärzte zur Begründungspflicht bei ärztlichen Gebührenforderungen. In einem Wahlleistungsbereich, der wegen seines finanziellen Gewichts und der Häufigkeit seiner Inanspruchnahme besonders wichtig ist, dient die Vorschrift der praktischen Umsetzung der in Satz 1 enthaltenen Vorgabe, dass Leistung und Gegenleistung in einem angemessenen Verhältnis stehen müssen. Ein Überschreiten der in Satz 2 genannten Prozentsätze ist danach nur gerechtfertigt, wenn das gewählte Zimmer nach Ausstattung, Größe und Lage insgesamt überdurchschnittlichen Anforderungen entspricht. Die Vorschrift belässt dem Krankenhaus in jedem Fall eine ausreichende Interessenquote.*" **38**

Der Bundesrat hat am 5. 7. 1985 beschlossen, den Satz 2 in § 10 des Regierungsentwurfs zu streichen und dafür folgende Begründung (Plenarprotokoll 553, 387–389) gegeben: „*Durch § 10 Satz 1 wird festgelegt, dass Leistungen und Gegenleistung auch im Wahlleistungsbereich Unterkunft in einem angemessenen Verhältnis stehen müssen. Eine Vorgabe bestimmter Prozentsätze für diesen Wahlleistungsbereich hinsichtlich der Angemessenheit der Entgelte steht nicht im Einklang mit der neuen, wesentlichen Zielrichtung des Krankenhaus-Neuordnungsgesetzes, nämlich die wirtschaftliche Eigenverantwortung des einzelnen Krankenhauses zu stärken. Darüber hinaus würden durch solche Prozentvorgaben marktwirtschaftliche Elemente im Krankenhauswesen abgebaut statt ausgebaut. Auch besteht die Gefahr, dass vorgegebene Prozentsätze sich zu Regelsätzen entwickeln könnten.*" **39**

Aus diesem Ablauf ist ersichtlich, dass weder die Bundesregierung noch der Bundesrat in Zweifel gezogen haben, dass die Wahlleistungsentgelte zwingend angemessen gestaltet sein müssen. Dies ergibt sich vor dem Hintergrund der ganz allgemein vorgesehenen Begrenzung der Krankenhausentgelte auf eine angemessene Höhe sowohl aus dem einleitenden Satz der Begründung zum Regierungsentwurf als auch aus dem einleitenden Satz zum Änderungsvorschlag des Bundesrates. In beiden einleitenden Sätzen wird betont, dass Leistung und Gegenleistung auch im Bereich der Wahlleistungen in einem angemessenen Verhältnis stehen müssen. Differenzen bestanden lediglich hinsichtlich der Frage, ob ab einer gewissen Höhe des Wahlleistungsentgelts – entsprechend den Regelungen in § 5 GOÄ für die ärztliche Liquidation – Begründungsschwellen eingeführt werden sollten. Diesbezüglich hielt der Bundesrat lediglich die von der Bundesregierung vorgesehene Konkretisierung des Angemessenheitsgrundsatzes durch die „Vorgabe bestimmter Pro- **40** zentsätze" für schädlich. Der Änderungsvorschlag bezog sich demgegenüber erkennbar nicht auf die gewünschte Einführung der Angemessenheitsklausel selbst. Vielmehr betonte auch der Bundesrat, dass durch die Normierung der Angemessenheitsklausel festgelegt werde, *„dass Leistung und Gegenleistung auch im Wahlleistungsbereich Unterkunft in einem angemessenen Verhältnis stehen müssen."*

41 Die in der Literatur aufgestellte Behauptung, in der durch den Bundesrat angeregten Streichung der Begründungsschwelle aus dem Regierungsentwurf zur BPflV 1985 zeige sich, dass eine Preiskontrolle der Wahlleistungsentgelte durch den Maßstab der Angemessenheit nie vorgesehen gewesen sei, ist damit als widerlegt zu betrachten. Die zum 1. 1. 1986 in Kraft getretene BPflV vom 21. 8. 1985 (BGBl. I, 1666) enthielt in ihren §§ 7 und 10 Regelungen zur Berechnung von Wahlleistungszuschlägen. In § 10 wurde zur Höhe von Wahlleistungsentgelten bestimmt: *„Die Entgelte für Wahlleistungen nach § 7 müssen in einen angemessenen Verhältnis zu den Leistungen stehen; sie müssen mindestens die hierfür bei der Ermittlung der Selbstkosten des Krankenhauses abzuziehenden Kosten decken."*

42 Diese Regelung des § 10 der BPflV vom 21. 8. 1985 wurde zusammen mit den übrigen Regelungen der Wahlleistungen in ihrem § 7 durch die BPflV vom 26. 9. 1994 (BGBl. I, 2750) mit Wirkung vom 1. 1. 1995 in deren § 22 überführt. Die Angemessenheitsregelung fand sich dort in § 22 Abs. 1 Satz 3 BPflV, der in Bezug auf die Regelung der Obergrenze wortgleich ausfiel und insgesamt lautete: *„Die Entgelte für Wahlleistungen müssen in einem angemessenen Verhältnis zu den Leistungen stehen; sie müssen mindestens die hierfür nach § 7 Abs. 2 Satz 2 Nr. 4, 5 und 7 abzuziehenden Kosten decken."*

43 Im Hinblick auf die Regelung zur Angemessenheit ergeben sich aus den Materialien zur BPflV vom 26. 9. 1994 keine weiteren Aussagen. Insoweit wird lediglich in der Begründung darauf hingewiesen, dass die Vorschrift den Regelungen des früheren § 7 der BPflV vom 21. 8. 1985 entspreche (vgl. Begründung zu § 22 BPflV, BR-Drucks. 381/94 vom 28. 4. 1994). Jedoch ergibt sich aus den Erläuterungen des Bundesgesundheitsministeriums zur Bundespflegesatzverordnung vom August 1994 unter Ziffer I. 4. im Zusammenhang mit den durch eine Verminderung der Abführungsbeträge angestellten Überlegungen, dass auch das Ministerium hinsichtlich der zulässigen Höhe der Wahlleistungsentgelte von der Maßgeblichkeit der Angemessenheit ausgeht. Es führt insoweit in seinen Erläuterungen aus: *„Die verminderten Abführungsbeträge sollen von den Krankenhäusern dazu genutzt werden, überhöhte Zuschläge abzusenken. Für die Höhe der Zuschläge gilt jetzt die ausdrückliche Vorgabe, dass sie in einem angemessenen Verhältnis zu den Leistungen stehen müssen. Mit dem Übergang auf den niedrigeren Basispflegesatz ergibt sich für die Anwendung dieser Vorschrift eine neue Grundlage. Damit wird unangemessen überhöhten Ein- und Zweibettzimmerzuschlägen entgegengewirkt."*

44 Mithin ist festzuhalten, dass es sowohl bei der Einführung der Angemessenheits-Regelung in die BPflV zum 1. 1. 1986 als auch bei ihrer Übernahme in die Regelung des § 22 Abs. 1 Satz 3 BPflV zum 1. 1. 1995 feststand, dass die Wahlleistungsentgelte zwingend angemessen sein mussten und dem nicht entsprechende Entgeltgestaltungen unwirksam sein sollten. Dieser Befund wird durch die Fortentwicklung der Angemessenheits-Regelung durch das 2. GKV-NOG nochmals bestätigt.

45 **3.2 Entwicklung ab 1997.** Durch das 2. GKV-NOG vom 23. 6. 1997 erfolgte eine Umformulierung des § 22 Abs. 1 Satz 3 BPflV. Dieser erhielt folgende Fassung: *„Die Entgelte für Wahlleistungen dürfen in keinem unangemessenen Verhältnis zu den Leistungen stehen; sie müssen mindestens die hierfür nach § 7 Abs. 2 Satz 2 Nr. 4, 5 und 7 abzuziehenden Kosten decken."* Begründet wurde diese Umformulierung wie folgt (BT-Drucks. 13/6087 vom 12. 11. 1996, 35): *„Durch die Änderung wird das Gebot der Angemessenheit der Entgelte für Wahlleistungen, insbesondere bei Ein- und Zweibettzimmerzuschlägen, stärker betont."*

Damit hat der Gesetzgeber den früher nicht unumstrittenen Verbotscharakter der Regelung durch eine erstmals verneinende Fassung des Wortlauts bestätigt. Die Maßgeblichkeit der Angemessenheit als Begrenzung der Höhe der Wahlleistungsentgelte ergibt sich zusätzlich aus der mit dem 2. GKV-NOG erfolgten Einführung der Möglichkeit für die DKG und den Verband der privaten Krankenversicherung, Empfehlungen zur Höhe der nichtärztlichen Wahlleistungen abzugeben (§ 22 Abs. 1 Satz 4 BPflV) und insbesondere aus der Normierung des Rechts des Verbandes der privaten Krankenversicherung, von Krankenhäusern, die unangemessen hohe Entgelte für nichtärztliche Wahlleistungen verlangen, die Herabsetzung der Entgelte auf eine angemessene Höhe zu fordern (§ 22 Abs. 1 Satz 5 BPflV). Durch diese Regelungen wird die Bedeutung der Angemessenheit als Grenze für die Höhe von Wahlleistungsentgelten nochmals hervorgehoben. Die insoweit vom Gesetzgeber gegebene Begründung stellt ganz darauf ab, mit den Normierungen zur Angemessenheit von Wahlleistungsentgelten ein wirksames „Korrektiv" gegenüber der einseitigen Festlegung der Wahlleistungsentgelte durch die Krankenhäuser zu schaffen. Die Begründung für Satz 4 und 5 des § 22 Abs. 1 BPflV lautet (BT-Drucks. 13/6087 vom 12. 11. 1996, 35): *„Die Deutsche Krankenhausgesellschaft und der Verband der privaten Krankenversicherung können zur Bemessung der Entgelte für nichtärztliche Wahlleistungen gemeinsam Empfehlungen abgeben, um auf die Angemessenheit dieser Entgelte hinzuwirken. Der Verband der privaten Krankenversicherung erhält das Klagerecht als Korrektiv gegenüber der einseitigen Festlegung der Höhe der nichtärztlichen Wahlleistungsentgelte durch den Krankenhausträger."* 46

Es ist also davon auszugehen, dass die Entstehungsgeschichte und die Fortentwicklung der Angemessenheits-Regelung unzweifelhaft für eine Begrenzung auf eine angemessene Entgelthöhe sprechen. Die Angemessenheit von Wahlleistung und Wahlleistungsentgelt bildet mithin auch unter Berücksichtigung der Entstehungsgeschichte den Maßstab sowohl für die Kontrolle der individuellen Wahlleistungsvereinbarungen nach § 22 Abs. 1 Satz 3 BPflV als auch für die Empfehlungen zur Bemessung der Wahlleistungsentgelte gemäß § 22 Abs. 1 Satz 4 BPflV sowie für die Verbandsklage nach § 22 Abs. 1 Satz 5 BPflV. Dies gilt auch für die heutige Regelung in § 17 Abs. 1 Satz 3 bis 5 KHEntgG, der der vormaligen Regelung in § 22 Abs. 1 Satz 3 bis 5 BPflV a. F. – bis auf den Wegfall der bereits eingangs angesprochenen Mindestpreisvorschrift (zuletzt in § 22 Abs. 1 Satz 3 Halbsatz 2 BPflV a.F. enthalten) – wortgleich entspricht. In der amtlichen Begründung zu § 17 KHEntgG wird insoweit lediglich ausgeführt, dass die entsprechenden Vorschriften der Bundespflegesatzverordnung im Wesentlichen übernommen würden. Hinsichtlich der Mindestpreisvorschrift, die durchgängig bis Ende 2004 galt, ergibt sich nunmehr eine differenzierte Situation. Für Krankenhäuser (besondere Einrichtungen), die weiterhin der BPflV – in neuer Fassung – unterliegen, bestimmt § 17 Abs. 5 KHEntgG, dass eine Mindesthöhe der Wahlleistungsentgelte vorzusehen ist. Für Krankenhäuser im Anwendungsbereich des KHEntgG gilt dies nicht mehr. Hier ist nunmehr die zulässige Höhe der Basispreise (= regelmäßige untere Angemessenheitsgrenze im Sinne der Ausführungen des BGH im Urteil vom 4. 8. 2000) allein unter Angemessenheitsgesichtspunkten zu ermitteln. 47

III. Angemessene Entgelte für die Wahlleistung Unterkunft

Ein effektiver Schutz des Patienten vor überhöhten Entgelten für die Wahlleistung Unterkunft ist demnach vom Gesetz- und Verordnungsgeber intendiert und als verfassungsrechtlich geboten und gerechtfertigt anzusehen. Die konkreten Anforderungen ergeben sich aus den gesetzlichen Rahmenbedingungen des Krankenhausrechts (KHG, KHEntgG und BPflV), der „Gemeinsamen Empfehlung" sowie den Vorgaben der höchstrichterlichen Rechtsprechung. Dabei kann die Angemessenheit der Entgelte bzw. die Grenzen der Angemessenheit nie losgelöst von den im Rahmen der Wahlleistung Unterkunft ge- 48 botenen Leistungen gesehen werden. Vielmehr besteht hinsichtlich des Kriteriums der Angemessenheit ein enger Zusammenhang zwischen Leistung und Entgelt. Letztlich geht es um die Leistungsgerechtigkeit von Wahlleistungsentgelten, was der BGH in seinem Urteil vom 4. 8. 2000 – bereits in den Leitsätzen 1 und 2 sowie in den Urteilsgründen – deutlich hervorgehoben hat (NJW 2001, 892, 896). Dies bedeutet, dass einerseits die Wahlleistung Unterkunft abzugrenzen ist und andererseits leistungsbezogene Entgeltgrenzen zu ermitteln sind. Dafür ergeben sich auf der Grundlage der gesetzlichen Regelungen, der Rechtsprechung des BGH und der Gemeinsamen Empfehlung jeweils eine Reihe von Anhaltspunkten.

1. Wahlleistung Unterkunft

49   Die Wahlleistung Unterkunft im Ein- oder Zweibettzimmer wird mit darauf bezogenen Ein- und Zweibettzimmerzuschlägen vergütet. Das wirft verschiedene Fragen auf. Zunächst stellt sich die Frage, welche Leistungen als Unterkunftswahlleistungen in diesem Sinne angesehen werden können. Des Weiteren ist zu klären, ob und inwieweit die Krankenhäuser weitere nichtärztliche Wahlleistungen anbieten können und inwieweit die Unterkunftswahlleistungen von den Krankenhäusern zu Leistungspaketen, die mit den Zimmerzuschlägen insgesamt bezahlt werden, verknüpft werden können.

50   **1.1 Mögliche Leistungen.** Dass der Begriff der Wahlleistung Unterkunft nicht normativ abgegrenzt, sondern vielmehr vorausgesetzt wird, wurde bereits eingangs erwähnt. In § 17 Abs. 4 KHEntgG und § 7 Abs. 2 Nr. 7 BPflV wird lediglich von „gesondert berechenbarer Unterkunft" gesprochen. Hierunter ist vor dem Hintergrund der langjährigen Leistungspraxis der Krankenhäuser die Unterbringung im Einbettzimmer und ggf. – soweit die Unterbringung im Zweibettzimmer nicht bereits zur allgemeinen Krankenhausleistung gehört – die Unterbringung im Zweibettzimmer zu verstehen. Eine solche Unterbringung in einem Ein- oder Zweibettzimmer zeichnet sich oftmals dadurch aus, dass die Ein- und Zweibettzimmer dem Patienten weitere Komfortvorteile gegenüber der Unterbringung im Mehrbettzimmer bieten. Relevante Leistungsbereiche wurden diesbezüglich vor dem Inkrafttreten der „Gemeinsamen Empfehlung" seitens des BGH ausweislich des Leitsatzes 2 des Urteils vom 4. 8. 2000 in „Ausstattung, Lage und Größe des Zimmers" gesehen (NJW 2001, 892). Diese Leistungen als relevante Leistungen wurden auch in der Urteilsbegründung selbst angesprochen bzw. der BGH stellte weitergehend auf „Unterkunft und Verpflegung" bzw. „irgendwelche Komfortvorteile" und ein „höheres Unterkunftsniveau" ab (NJW 2001, 892, 895). An späterer Stelle der Entscheidung spricht der BGH wiederum einerseits allgemein von „Wahlleistungskomfort", aber andererseits auch konkret an, dass „etwa eine eigene Sanitärzone mit Dusche und WC" ein „deutliches zusätzliches Qualitätsmerkmal" darstellen kann (NJW 2001, 892, 896). Daraus ergibt sich, dass auch der BGH eine abschließende Abgrenzung nicht beabsichtigt hat, vielmehr einer Konkretisierung im Rahmen einer von ihm als wesentliche Entscheidungshilfe angesehenen – damals noch nicht vorliegenden – Empfehlung auf der Grundlage des § 17 Abs. 1 Satz 4 KHEntgG Raum gegeben hat. Auf dieser Grundlage ist unter Berücksichtigung der „Gemeinsamen Empfehlung" von folgenden möglichen Unterkunftswahlleistungen auszugehen, wobei immer vorausgesetzt wird, dass es sich im Vergleich zur allgemeinen Krankenhausleistung um Komfortvorteile handelt.
– Unterbringung im Einbettzimmer oder Zweibettzimmer außerhalb des medizinisch Notwendigen anstelle der Unterbringung im Mehrbettzimmer ohne zusätzliche Komfortvorteile. Dabei ist insbesondere zu beachten, ob die Unterbringung im Zweibettzimmer als Wahlleistung überhaupt möglich ist. Dies scheidet aus, falls die allgemeine Krankenhausleistung bereits die Unterbringung im Zweibettzimmer darstellt. Diesbezüglich existiert noch keine Rechtsprechung zur Abgrenzung im Einzelnen. Es kann auf verschiedene Gesichtspunkte abgestellt werden, z. B. Exklusivität (Unterbringung im Zweibettzimmer erfolgt nur für Wahlleistungspatienten), bestimmte Quoten der

Betten im Ein- und Zweibettzimmer gegenüber der Bettenzahl in den Mehrbettzimmern unter weiterer Berücksichtigung des Anteils der Wahlleistungspatienten, der Belegungsquote und der Belegungspraxis, jeweils bezogen auf die jeweilige Abteilung des Krankenhauses oder, bei interdisziplinärer Belegung, bezogen auf das Krankenhaus insgesamt. Der Einbettzimmerzuschlag bzw. Zweibettzimmerzuschlag besteht in diesem Falle lediglich aus dem jeweiligen Basispreis. Ein Komfortzuschlag kommt mangels zusätzlicher Leistungen nicht in Betracht.
- Unterbringung im Einbettzimmer oder Zweibettzimmer außerhalb des medizinisch Notwendigen anstelle der Unterbringung im Mehrbettzimmer verbunden mit weiteren Komfortvorteilen. Diesbezüglich sieht die „Gemeinsame Empfehlung" in ihrer Anlage 1 fünf Leistungsabschnitte mit insgesamt 30 definierten möglichen Komfortvorteilen vor. Im Abschnitt 1 (Sanitärzone) sind folgende Leistungen vorgesehen: „Separates WC", „Separate Dusche", „besondere Größe der Sanitärzone", „sonstige Sanitärausstattung" und „Zusatzartikel Sanitär". Im Abschnitt 2 (Sonstige Ausstattung) sind folgende Leistungen vorgesehen: „Komfortbetten", „Rollos", „Besucherecke", „Schreibtisch", „Schränke", „Safe", „Kühlschrank", „Dekoration", „Farbfernseher", „Videogerät", „Telefon", „Telefax- und Internetanschluss" und „Audioanlage". Entgeltbezeichnung: Einbettzimmerzuschlag/Zweibettzimmerzuschlag). Der Abschnitt 3 (Größe und Lage) bezieht sich auf eine „besondere Zimmergröße", „Balkon/Terrasse", „bevorzugte Lage" und die „organisatorische Einheit". Im Abschnitt 4 (Verpflegung) geht es um „Wahlverpflegung" und um „Zusatzverpflegung". Im Abschnitt 5 (Service) sind die Leistungen „Täglicher Hand- und Badetuchwechsel", „häufiger Bettwäschewechsel", „Tageszeitung/Programmzeitschrift", „Erledigung der Aufnahmeformalitäten auf dem Zimmer", „Persönlicher Service" und „Service für die persönliche Wäsche" vorgesehen. Der Einbettzimmerzuschlag bzw. Zweibettzimmerzuschlag besteht bei Vorhandensein dieser Leistungen aus dem jeweiligen Basispreis und einem zusätzlichen Komfortzuschlag.
- Sonderfall: Unterbringung im Zweibettzimmer als Regelleistung der jeweiligen Fachdisziplin. Werden dann jedoch über die Unterbringung im Zweibettzimmer hinaus aus dem vorstehend benannten Kreis möglicher zusätzlicher Komfortvorteile Leistungen erbracht, so kann eine besondere Form des Zweibettzimmerzuschlages allein bestehend aus einem entsprechenden Komfortzuschlag und als solcher bezeichnet ohne Berücksichtigung eines Basispreises abgerechnet werden (Anlage 1 Nr. 5 der „Gemeinsamen Empfehlung").

1.2 Fragen zum Angebot. Im Zusammenhang der vorstehend dargestellten möglichen Leistungspakete stellen sich weitere Fragen. 51

a) Zur Ausgestaltung des Ein- und Zweibettzimmerangebotes. Hier stellt sich die Frage, wie die Unterkunftswahlleistungen seitens der Krankenhäuser angeboten werden dürfen. Ist es etwa erforderlich, dass die Unterbringung allein im Einbettzimmer oder nur mit einem weiteren Patienten im Zweibettzimmer allein angeboten werden muss und die ggf. darüber hinausgehenden Wahlleistungen (Komfortvorteile) nur als Zuwahlmöglichkeit vorgesehen werden dürfen, wie dies etwa § 17 Abs. 4 KHEntgG nahezulegen scheint? Diese Frage ist jedoch zu verneinen, da § 17 Abs. 4 KHEntgG es nur untersagt, eine Vereinbarung über gesondert berechnungsfähige Unterkunft von einer Vereinbarung über sonstige Wahlleistungen abhängig zu machen, ohne jedoch die gesondert berechenbare Unterkunft zugleich als die bloße Unterbringung im Ein- oder Zweibettzimmer ohne weitere Komfortvorteile zu definieren. Vielmehr lässt es die Normlage auch nach dem Verständnis des BGH zu, dass in der „Gemeinsamen Empfehlung" die genauere Abgrenzung dessen, was unter gesondert berechenbarer Unterkunft zu verstehen ist, vorgenommen wird. Danach fallen die in den Abschnitten 1 bis 5 der Anlage 2 zur „Gemeinsamen Empfehlung" genannten möglichen Komfortvorteile in den Bereich der gesondert berechenbaren Unterkunft. Das Krankenhaus kann also selbst 52 festlegen, wie es die Wahlleistung Unterkunft im Ein- oder Zweibettzimmer näher ausgestaltet und kann insoweit nicht gezwungen werden, dem Patienten ein auf das Alleinoder Zuzweitliegen reduziertes Angebot zu unterbreiten. Dieses entspricht auch dem Fehlen eines allgemeinen Kontrahierungszwanges für Wahlleistungen (vgl. BGH NJW 1990, 761, 763).

53 *b) Zum Angebot von über die Gemeinsame Empfehlung hinausgehenden Komfortleistungen.* Diesbezüglich ist zu beachten, dass sich die „Gemeinsame Empfehlung" an dem herkömmlichen Wahlleistungsangebot der Unterbringung im Ein- und Zweibettzimmer orientiert und ein mehr oder weniger regelmäßig mit der Unterbringung im Ein- oder Zweibettzimmer als Wahlleistung verbundenes Angebot näher definiert. Dabei sind eine Reihe von Leistungen als der Wahlleistung Unterkunft zugehörig definiert worden, insbesondere mit den Abschnitten 4 (Verpflegung) und 5 (Service) der Anlage 2 der „Gemeinsamen Empfehlung", die nicht zwingend mit der der Unterkunft als solcher verbunden werden müssen, die aber im Interesse der Patienten und Krankenhäuser an einem abgerundeten Angebot der Wahlleistung Unterkunft zugerechnet worden sind. Dies ermöglicht den Krankenhäusern die generellen Voraussetzungen für derartige Leistungen mit der erforderlichen Planungssicherheit zu schaffen und macht die Vergütung nicht von der ggf. schwankenden individuellen Nachfrage abhängig, sondern erlaubt eine Berechnung der generell vorgehaltenen Leistungen über entsprechende Entgeltanteile der Zimmerzuschläge. Andererseits wird mit der „Gemeinsamen Empfehlung" aber auch eine Grenze dessen gesetzt, was noch in den Bereich der Unterkunftswahlleistungen fällt und damit von jedem Patienten mittels der Zuschläge bezahlt werden muss. Über die 30 möglichen Komfortvorteile der „Gemeinsamen Empfehlung" hinausgehende Leistungen, wie z.B. Parkplätze oder Zubringerdienste, Bürodienstleistungen etc., können gleichwohl – gegen gesonderte Vergütung außerhalb der Zimmerzuschläge – dem Patienten angeboten und mit ihm vereinbart werden. Insoweit ist allerdings ein Paketangebot mit Unterkunftswahlleistungen nach § 17 Abs. 4 KHEntgG unzulässig. Der Patient muss sich frei entscheiden können, ob er zur gewünschten Unterbringung im Ein- oder Zweibettzimmer mit den weiteren Unterkunftswahlleistungen nach der „Gemeinsamer Empfehlung" noch darüber hinausgehende Zusatzleistungen vereinbaren will oder nicht.

2. Angemessene Entgelte (Zimmerzuschläge)

54 **2.1 System der Preisbildung.** Auf der Grundlage der – damaligen – gesetzlichen Regelungen hat der BGH im Urteil vom 4. 8. 2000 die Grundlagen eines Systems der Preisbildung für angemessene Zimmerzuschläge der Krankenhäuser entwickelt, welches in der „Gemeinsamen Empfehlung" zugrunde gelegt und im Hinblick auf die Komfortzuschläge fortentwickelt worden ist. Entgeltgestaltungen, die dem nicht entsprechen, überschreiten die Angemessenheitsgrenze. Über diese hinausgehende Entgelte können mit dem Patienten nicht wirksam vereinbart werden. Im Verbandsklageverfahren kann insoweit eine generelle Herabsetzung auf angemessene Entgelte verlangt werden. Das System der Preisbildung beinhaltet entsprechend den möglichen Leistungen eine Komponente zur Vergütung der Unterbringung im Ein- oder Zweibettzimmer an sich. Diese bezieht sich allein auf die Leistung des Alleinliegens bzw. des Zuzweitliegens als Wahlleistung und wird in der „Gemeinsamen Empfehlung" als Basispreis bezeichnet. Dessen Höhe hat der BGH und ihm folgend die „Gemeinsame Empfehlung" auf der Grundlage der bisher – bis Ende des Jahres 2004 – umfassend gültigen Mindestpreisvorschrift in § 22 Abs. 1 Satz 3 Halbsatz 2 BPflV a. F. festgelegt. Darauf aufbauend haben die Vertragspartner in der „Gemeinsamen Empfehlung" Preisrahmen für zusätzliche der Wahlleistung Unterkunft zugeordnete Leistungsvorteile – Komfortvorteile – festgelegt. Zur zulässigen Höhe der Basispreise und der Komfortzuschläge wird nachfolgend noch näher ausgeführt. Allerdings ergeben sich Fragen der Angemessenheit und ihrer Grenzen

nicht nur zur Höhe der Basispreise und Komfortzuschläge, sondern auch hinsichtlich des Abrechnungsmodus bzw. hinsichtlich von Reservierungen.

2.2 Zur Höhe der Basispreise. Die erste Preiskomponente der Zimmerzuschläge sind 55 die sog. Basispreise zur Vergütung der Unterbringung im Einbettzimmer oder Zweibettzimmer als solche ohne Berücksichtigung ggf. vorhandener weiterer Komfortvorteile. Diesbezüglich ist zu unterscheiden nach Krankenhäusern, für die Mindestpreisvorschriften für Unterkunftswahlleistungen Anwendung finden – Krankenhäuser im Geltungsbereich der BPflV a. F. und n. F., siehe a) – und solchen Krankenhäusern, für die das – spätestens seit dem 1. 1. 2005 – nicht mehr der Fall ist – Krankenhäuser im Geltungsbereich des KHEntgG, siehe c). Allerdings finden sich bei Krankenhäusern, die weiterhin in den Geltungsbereich der BPflV fallen, manipulative Gestaltungen, die unter dem Aspekt der Angemessenheit nicht zu rechtfertigen sind – siehe b).

a) Berechnung unter Beachtung von Mindestpreisvorschriften. Zum Zeitpunkt des Ur- 56 teils des BGH vom 4. 8. 2000 galt für sämtliche in den Geltungsbereich des öffentlichrechtlichen Entgeltsystems fallende Krankenhäuser die BPflV a. F., die in § 22 Abs. 1 Satz 3 Halbsatz 2 vorsah, dass die Zimmerzuschläge die hierfür nach § 7 Abs. 2 Satz 2 Nr. 7 BPflV vom allgemeinen Krankenhausbudget abzuziehenden Kosten decken mussten. Unter Berücksichtigung dieser Mindestpreisvorschrift hat der BGH letztlich zugunsten der Krankenhäuser angenommen, dass diese Kosten zuzüglich eines „nicht unerheblichen Gestaltungsspielraums" von ca. 20 Prozent Aufschlag für die Leistung des Alleinoder Zuzweitliegens als angemessene Vergütung anzusehen waren und dass insoweit nicht auf ggf. niedrigere tatsächliche Kosten abgestellt werden durfte. Der konkret anzusetzende Betrag ergab sich dabei wie folgt: Nach § 7 Abs. 2 Satz 2 Nr. 7 BPflV war als fiktiver Kostensatz ein Betrag von 65 % bzw. 35 % bei Einbettzimmern bzw. von 25 % oder 0 % bei Zweibettzimmern (je nach dem ob das Zweibettzimmer Regel- oder Wahlleistung des Krankenhauses ist) des als „Basispflegesatz" bezeichneten Basiskostenbetrages/Bezugsgröße Unterkunft (lfd. Nr. 16 Spalte 4 des Abschnitts K6 der LKA gemäß § 17 Abs. 4 BPflV) anzunehmen. Dieser wurde zur Bestimmung der regelmäßigen unteren Angemessenheitsgrenze um ca. 20 % vom BGH auf 80 % bzw. 45 % beim Einbettzimmer und 30 % bzw. 0 % beim Zweibettzimmer erhöht (NJW 2001, 892, 895). Bei einer durchschnittsnahen Bezugsgröße Unterkunft von 70 Euro ergaben sich demnach Basispreise für Einbettzimmer von 56 Euro (bei Regelleistung Dreibettzimmer) bzw. 31,50 Euro (bei Regelleistung Zweibettzimmer) und für Zweibettzimmer von 21 Euro (bei Regelleistung Dreibettzimmer). Diese fiktive Basispreisberechung setzt entsprechende fiktiv ermittelte Kosten und Mindestpreise voraus, was ab dem 1. 1. 2005 für die dem KHEntgG unterliegenden Krankenhäuser nicht mehr der Fall ist. Für die der BPflV in ihrer aktuellen Gestaltung noch weiterhin unterliegenden Krankenhäuser (Krankenhäuser der Psychiatrie, der Psychotherapie und Psychosomatik nach § 1 BPflV sowie besondere Einrichtungen) ergibt sich die Mindestpreisregelung entsprechend der bisher in § 22 Abs. 1 Satz 3 Halbsatz 2 BPflV a. F. enthaltenen Regelung nunmehr aus § 22 Abs. 1 Satz 2 BPflV in Verbindung mit § 17 Abs. 5 KHEntgG.

b) Berechnung bei „Manipulationen" von Basispreisen. Allerdings hat der BGH auch 57 für die Krankenhäuser, die in der Vergangenheit ihre regelmäßigen unteren Angemessenheitsgrenzen/Basispreise nach dem vorstehend dargestellten Berechnungsmechanismus mittels Abschnitt K6 ihrer LKA nachgewiesen bzw. weiterhin als unter die BPflV n. F. fallende Einrichtungen nachzuweisen haben, nicht angenommen, dass die Rechenwerte ohne Ausnahme als Preisbestandteil oder Preisvorgabe für die Ermittlung der Angemessenheitsgrenzen der Zimmerzuschläge heranzuziehen waren, sondern er hat vielmehr lediglich eine Beweislastgrenze in Höhe der regelmäßigen unteren Angemessenheitsgrenze gesehen. Wird gleichwohl vom Patienten oder vom Verband der privaten Krankenversicherung die Unangemessenheit der Basispreise geltend gemacht, so muss dargelegt werden, warum dies der Fall ist. Insoweit führen Manipulationen an der Bezugsgröße Unterkunft als Ausgangswert zur Ermittlung der Basispreise zur Unangemessenheit der Rechenergebnisse. Diese können in einer fehlerhaften oder nicht nachvollziehbaren Kostenzuordnung zum Bereich der Basispflegesätze nach K6 der LKA oder einer nicht nachvollziehbaren sprunghaften Kostenerhöhung oder etwa in Abweichungen vom einschlägigen Pflegesatzrecht der BPflV – z. B. Unterlassen der zwingend vorgeschriebenen Kostenausgliederung – begründet liegen. Dass auch die Basispreise grundsätzlich der zivilgerichtlichen Überprüfung im Rahmen der Angemessenheitskontrolle unterliegen, kann nicht unter Hinweis auf öffentliche Entgeltgenehmigungen bestritten werden, da sich diese nie auf die Festlegung angemessener Basispreise bzw. die Durchführung der Angemessenheitskontrolle von Zimmerzuschlägen beziehen, vielmehr lediglich die Entgelte für die allgemeinen Krankenhausleistungen Gegenstand der Entgeltgenehmigung sind. Dass im Bereich der Berechnungsgrundlagen für die Basispflegesätze Nachlässigkeiten, Fehler oder gar Manipulationen der beteiligten Parteien (Krankenhaus einerseits und Sozialleistungsträger andererseits) vorkommen, liegt wesentlich darin begründet, dass es sich aus deren Sicht um Vereinbarungen handelt, die allein zu Lasten Dritter – der Patienten mit der Wahlleistung Unterkunft – abgeschlossen werden, da Sozialleistungsträger keine Kosten für Unterkunftswahlleistungen übernehmen.

58   c) *Berechnung bei Fehlen von Mindestpreisvorschriften (Krankenhäuser im Anwendungsbereich des KHEntgG).* Der vorstehend dargestellte Mechanismus zur Ermittlung der Grenzen angemessener Basispreise kann nur dann und insoweit Anwendung finden, als auch entsprechende Mindestpreisvorschriften vorhanden sind. Im Bezug auf die damals allgemein gültige Mindestpreisvorschrift des § 22 Abs. 1 Satz 3 Halbsatz 2 BPflV a. F. führte der BGH im Urteil vom 4. 8. 2000 ausdrücklich aus, dass bereits dadurch, dass die Vorschrift „auf fiktive und nicht auf die tatsächlichen Kosten abstellt" ein gewisser Subventionierungseffekt zugunsten der allgemeinen Krankenhausentgelte hingenommen werde. Diesen Effekt im Interesse der Wahlleistungspatienten zu begrenzen sei jedoch gerade das Anliegen der die Leistungsgerechtigkeit von Wahlleistungspreisen gewährleistenden Regelungen zur Angemessenheit (BGH NJW 2001, 892, 896). Daraus folgt: Sind fiktive Kostengrundlagen oder Berechnungsgrößen im Rahmen von Mindestpreisvorschriften für einen Abrechnungszeitraum nicht mehr normativ vorgegeben, so kann nicht mehr auf vormalige fiktive Werte abgestellt werden, sondern es muss zugunsten der Angemessenheit von Zimmerzuschlägen und im Interesse der Patienten ein anderer Berechnungsmechanismus gefunden werden. Vor dem Hintergrund der vorstehend wiedergegebenen Äußerungen des BGH kann dies letztlich nur durch ein Abstellen auf die tatsächlichen Kosten des Allein- oder Zuzweitliegens geschehen. Dass die tatsächlichen Kosten bei sonst fehlenden Anhaltspunkten für die Angemessenheit zu berücksichtigen sind, hat der BGH auch an anderer Stelle des Urteils vom 4. 8. 2000 ausgesprochen, wenn er hinsichtlich der Bewertung von weitergehenden Komfortvorteilen die Berücksichtigung der Kosten vorgegeben hat (NJW 2001, 892, 895). Konkret kann dies so geschehen, dass die Krankenhäuser die Differenzkosten/Zusatzkosten der Allein- oder Zuzweitunterbringung als Wahlleistung im Streitfall gegenüber der Unterbringung im Mehrbettzimmer nach Kostenarten getrennt – etwa in einer Ausdifferenzierung wie in K1 der LKA zu § 17 Abs. 4 BPflV (dort nur die nicht schraffierten Felder der lfd. Nrn. 5 bis 11, 13 bis 23) – darlegen. Auf die hernach ermittelten Differenzkosten könnte ein Aufschlag in Höhe von ca. 20 Prozent zur Ermittlung der Angemessenheitsgrenzen vorgenommen werden, wie ihn der BGH zur Ermittlung der regelmäßigen unteren Angemessenheitsgrenze auch bislang zugelassen hat.

59   **2.3 Zur Höhe der Komfortzuschläge.** Zum Basispreis hinzu tritt als zweite Preiskomponente noch der sog. Komfortzuschlag für weitere mit der Unterbringung im Ein- oder Zweibettzimmer verbundene Komfortvorteile. Wie hoch diese ausfallen dürfen, um nicht die Grenzen der Angemessenheit zu überschreiten, ergibt sich aus den gesetzlichen

Regelungen und ihrer Interpretation durch den BGH sowie in diesem Rahmen aus den Regelungen in der „Gemeinsamen Empfehlung". Berücksichtigt werden können immer nur solche Leistungen, die nicht bereits im Rahmen der allgemeinen Krankenhausleistungen gegen Zahlung der allgemeinen Entgelte erbracht werden (vgl. § 17 Abs. 1 Satz 1 KHEntgG; „Gemeinsame Empfehlung", Anlage 1 Nr. 4).

a) Vorgaben des § 17 KHEntgG. Die Regelungen zur Angemessenheit der Wahlleistungsentgelte dienen nach dem Urteil des BGH vom 4. 8. 2000 dem Zweck der Sicherung der Leistungsgerechtigkeit von Wahlleistungspreisen. Das bedeutet, dass unterschiedliche Quantitäten und Qualitäten von Komfortvorteilen zu entsprechend unterschiedlichen Komfortzuschlägen führen müssen. Wesentliche Leistungsunterschiede dürfen auch durch die Bestimmung von Angemessenheitsgrenzen nicht eingeebnet werden. Zur Frage der Einzelbeurteilung hat der BGH in seinem Urteil vom 4. 8. 2000 (NJW 2001, 892, 895 f.) sowie im Beschluss vom 31. 10. 2002 (NJW 2003, 209) wesentlich auf die durch die „Gemeinsame Empfehlung" erwartete Hilfe abgestellt und dabei allgemein die Beachtung von Leistungsunterschieden, auch unter „Berücksichtigung von Kosten" eingefordert. 60

b) Regelungen der „Gemeinsamen Empfehlung". In der „Gemeinsamen Empfehlung" findet sich die grundlegende Regelung in der Nr. 2 der Anlage 1. Dort ist im Hinblick auf die von den Krankenhäusern vorzunehmende Einstufung vorgesehen, dass die Krankenhäuser zunächst aufgrund der Leistungslegende der Anlage 2 der „Gemeinsamen Empfehlung" (5 Abschnitte mit insgesamt 30 möglichen Leistungen) ermitteln, welche Komfortelemente als Komfortvorteile in die Komfortzuschläge einfließen dürfen. Die einzelnen Leistungsabschnitte sind jeweils mit einer Preisspanne versehen, Preise oder Preisspannen für einzelne Leistungen sind jedoch nicht vorgesehen. Liegen alle Komfortelemente in hoher Qualität vor, so kann der jeweilige Höchstwert für einen Leistungsabschnitt in Ansatz gebracht werden. Im Regelfall ist ein mittleres Preisniveau angemessen. Auch diese Regelung der „Gemeinsamen Empfehlung" bedarf im Einzelfall noch der Ergänzung unter dem die Angemessenheit tragenden Gesichtspunkt der Leistungsgerechtigkeit, wenn es darum geht die Grenzen angemessener Zuschläge zu bestimmen. Die Anzahl der Leistungen und ihre Qualität spielt eine wesentliche Rolle. Des Weiteren auch Sub-Gesichtspunkte wie Kosten oder die durchschnittliche Inanspruchnahme der Leistungen durch die Patienten. Gerade letzteres zeigt, ob die im „Paket" angebotenen Leistungen einen Bedarf der Patienten treffen. Bei geringer Inanspruchnahme von Leistungen, wie etwa Wahlverpflegung oder Serviceleistungen, wird davon auszugehen sein, dass auch ein leistungsgerechtes Entgelt eher niedriger ausfallen muss als bei höherer durchschnittlicher Inanspruchnahme. Schließlich kann auch eine „Gegenprobe" hilfreich sein. Ist der vom Krankenhaus nicht beanspruchte Teil einer Preisspanne für einen Abschnitt noch so bemessen, dass die Erbringung der fehlenden Leistungen für das Krankenhaus grundsätzlich möglich und noch – auch unter Kostengesichtspunkten – attraktiv ist? Falls dies verneint werden sollte, spricht dies dafür, dass die Grenze des Angemessenen bereits überschritten ist. 61

c) Jährliche Anpassung an die Preisentwicklung. Gemäß § 2 der „Gemeinsamen Empfehlung" ist vorgesehen, dass die Preisrahmen für mögliche Komfortzuschläge jährlich der Preisentwicklung analog dem Gesamtindex Deutschland für Beherbergungs- und Gaststättendienstleistungen anzupassen sind. Diese Anpassung ist inzwischen für die Jahre 2004 (= + 3,6 %), 2005 (= + 0,9 %) und 2006 (= + 0,8 %) erfolgt. 62

2.4 Zum Berechnungsmodus (Berechnung von Entlassungs- und Verlegungstagen). Die Frage der Angemessenheit der Zimmerzuschläge stellt sich nicht allein im Hinblick auf die Höhe der Entgelte, sondern auch hinsichtlich des Berechnungsmodus. Insoweit wurde die Frage der Zulässigkeit der vollen Berechnung der Aufnahmetage einerseits und der Entlassungs- und Verlegungstage andererseits in der Vergangenheit streitig dis- 63 kutiert. Nachdem der III. Zivilsenat des BGH auf Klage des Verbandes der privaten Krankenversicherung eine derartige Abrechnungsweise in seinem Beschluss vom 24. 9. 1998 im Rahmen der allein streitgegenständlichen AGB-Überprüfung unbeanstandet gelassen, jedoch auf die Verbandsklagemöglichkeit nach § 22 Abs. 1 Satz 5 BPflV a. F. hingewiesen hatte (NJW 1999, 864), kam es im Rahmen eines derartigen Verbandsklageverfahrens am 31. 10. 2002 zu einer weiteren Entscheidung. In diesem Beschluss entschied der III. Zivilsenat, dass die Wahlleistungsentgeltregelung eines Krankenhausträgers, wonach bei Unterbringung in einem Ein- oder Zweibettzimmer sowohl für den Aufnahmetag als auch für den Entlassungs- und Verlegungstag das volle Zusatzentgelt zu zahlen ist, als unangemessen hoch im Sinne des § 22 Abs. 1 Satz 3 Halbsatz 1 BPflV a. F. anzusehen ist. Die entsprechenden Erwägungen erfolgten im Rahmen eines Beschlusses zur Nichtannahme einer Revision. Nachdem in der zwischenzeitlich abgeschlossenen „Gemeinsamen Empfehlung" (Anlage 1 Nr. 7) die Berechnung des Entlassungstages nicht mehr vorgesehen sei, habe die Rechtssache keine grundsätzliche Bedeutung mehr. Im Übrigen habe die Revision auch keine Aussicht auf Erfolg. Diesbezüglich stellte der BGH darauf ab, dass die Höhe der Vergütung in Beziehung zum objektiven Wert der Gegenleistung gesetzt werden muss. Teilleistungen rechtfertigen auch nur Teilentgelte. Dass das Krankenhaus ein frei werdendes Zimmer im Regelfall nicht am gleichen Tag wieder neu belegen könne, sah der BGH vor dem dargestellten Hintergrund leistungsgerechter Vergütung als rechtlich nicht relevant an (NJW 2003, 209).

3. Umsetzung in der Praxis

64 **3.1 Verschiedene Rechtsverhältnisse.** Das Verbot unangemessen hoher Entgelte für nichtärztliche Wahlleistungen, insbesondere entsprechender Zimmerzuschläge für Unterkunftswahlleistungen, wirkt sich in verschiedenen Rechtsverhältnissen aus. Die Abrechnung von Zimmerzuschlägen setzt zunächst stets voraus, dass das Krankenhaus Unterkunftswahlleistungen erbringt und die gesonderte Berechnung mit dem Patienten vereinbart. Erbringt das Krankenhaus die mit dem Patienten vereinbarte Wahlleistung nicht oder nur mangelhaft oder verlangt es unter Verstoß gegen § 17 Abs. 1 Satz 3 KHEntgG ein unangemessen hohes Entgelt, so werden dadurch vertragliche Rechte des Patienten verletzt. Bezahlt der Patient das versprochene – angemessene – Entgelt nicht, so verletzt er vertragliche Rechte des Krankenhauses. Die Klärung gegenseitiger vertraglicher Ansprüche erfolgt grundsätzlich im Individualprozess des Krankenhauses gegen den Patienten oder des Patienten gegen das Krankenhaus. Zusätzlich besteht die Möglichkeit, die mit der angemessenen Höhe der Entgelte verbundenen Rechtsfragen im Wege der Verbandsklage nach § 17 Abs. 1 Satz 5 KHEntgG generell zu klären und das Krankenhaus im Interesse eines effektiven und umfassenden Patientenschutzes auf die allgemeine Herabsetzung der Entgelte für nichtärztliche Wahlleistungen in Anspruch zu nehmen. Der Patient kann so wirksam entlastet werden. Ist es im Rahmen einer derartigen Verbandsklage zur allgemeinen Klärung der zulässigen Höhe der Zimmerzuschläge – sei es durch Urteil oder Vergleich der Beteiligten – gekommen, so wird der dort festgelegte Wert auch im Individualprozess regelmäßig als angemessen angesehen werden können. Denn insoweit gilt, dass im Individualprozess und Verbandsprozess hinsichtlich der Angemessenheit die gleichen Anforderungen zu stellen sind.

65 **3.2 Darlegungs- und Beweislast.** Zur Beurteilung der Angemessenheit bzw. zur Feststellung, ob die Grenzen des Angemessenen überschritten sind, bedarf es einer Tatsachengrundlage. Die entsprechenden Tatsachen können letztlich nur vom Krankenhaus dargelegt und ggf. unter Beweis gestellt werden. Im Urteil vom 4. 8. 2000 führt der BGH insoweit aus, dass an die Verteilung der Darlegungs- und Beweislast im Verbands- und Individualprozess die gleichen Anforderungen zu stellen sind und nimmt die Darlegungs- und Beweislastverteilung so vor, dass das Krankenhaus die Darlegungs- und Beweislast

insoweit zu tragen hat, als es die regelmäßige untere Angemessenheitsgrenze (Basispreise) überschreitet. Hält sich ein Krankenhaus im Rahmen der regelmäßigen unteren Angemessenheitsgrenze, so habe der Patient bzw. der klagebefugte Verband der privaten Krankenversicherung näher darzulegen, warum das verlangte Entgelt gleichwohl unangemessen sei (BGH NJW 2001, 892, 895). Letzteres kann etwa dadurch geschehen, dass Unregelmäßigkeiten bei der Ermittlung der Basispreise dargelegt werden und das Krankenhaus alsdann diese im Rahmen einer sekundären Beweislast nicht auszuräumen vermag. Im Hinblick auf diese vom BGH festgelegte Beweislastgrenze in Höhe der regelmäßigen unteren Angemessenheitsgrenze/Basispreise ist darauf hinzuweisen, dass der BGH hierbei besonders berücksichtigte, dass die BPflV normative Preiskriterien – Kostenausgliederungsbeträge und denen entsprechende Mindestwahlleistungsentgelte gemäß 22 Abs. 1 Satz 3 Halbsatz 2 in Verbindung mit § 7 Abs. 2 Nr. 7 BPflV a. F. – zugrunde legte. Derartige normative Preiskriterien existieren aber im Geltungsbereich des KHEntgG ab dem 1. 1. 2005 nicht mehr, so dass das Krankenhaus insoweit auch die Darlegungs- und Beweislast für die Angemessenheit der Basispreise zu tragen hat.

3.3 Verbandsklage nach § 17 Abs. 1 Satz 5 KHEntgG. Durch Art. 11 Nr. 8 b) des 2. GKV-NOG vom 23.6.1997 ist § 22 Abs. 1 BPflV a. F. u.a. um einen Satz 5 ergänzt worden, der dem Verband der privaten Krankenversicherung die Möglichkeit einräumt, von den Krankenhäusern die Herabsetzung unangemessen hoher Entgelte für nichtärztliche Wahlleistungen auf eine angemessene Höhe zu verlangen. Regelmäßiger Anwendungsfall dieser Verbandsklagemöglichkeit sind die Zimmerzuschläge der Krankenhäuser. Lehnt ein Krankenhaus eine Herabsetzung ab, kann der Verband der privaten Krankenversicherung vor den Zivilgerichten die Anpassung der Entgelte auf eine angemessene Höhe verlangen. Die Einzelheiten dieses Verbandsklagerechts waren zunächst stark umstritten. Inzwischen hat der BGH im Urteil vom 4. 8 2000 (NJW 2001, 892) und im Beschluss vom 31. 10. 2002 (NJW 2003, 209) die wesentlichen Grundlinien geklärt. Die Bestimmung gibt dem Verband der privaten Krankenversicherung einen materiell-rechtlichen Anspruch auf Entgeltherabsetzung, der sich sowohl auf die Höhe der Entgelte beziehen als auch auf Unterlassung einer Entgeltabrechnung gerichtet sein kann. Zur Wirkung einer Verurteilung hat der BGH ausgeführt, dass aus Gründen der Rechtssicherheit und Rechtsklarheit der Zugang eines eindeutigen Herabsetzungsverlangens – dieses ist spätestens mit der Zustellung einer entsprechenden Klage gegeben – den frühesten möglichen Zeitpunkt darstellt, ab dem im Wege einer Verbandsklage eine Preiskorrektur verlangt werden könne. Ein rückwirkendes Herabsetzungsverlangen komme nicht in Frage. Andererseits wäre es wenig sinnvoll anzunehmen, dass ein Herabsetzungsverlangen erst ab dem Zeitpunkt der Urteilsverkündung für die Zukunft Rechtswirkungen entfalten könne, da ansonsten der Krankenhausträger sich dazu veranlasst sehen könnte, sich auch einem offensichtlich berechtigten Herabsetzungsverlangen zu widersetzen und sich auf eine Klage einzulassen, um durch eine hinhaltende Prozessführung den Eintritt der bei einer Herabsetzung der Wahlleistungsentgelte zu erwartenden Einnahmeverluste so weit wie möglich herauszuzögern.

E. Besonderheiten bei der Abrechnung wahlärztlicher Leistungen

In § 17 Abs. 3 KHEntgG sind die (zusätzlichen) Bedingungen zur Vereinbarung und Erbringung wahlärztlicher Leistungen geregelt. Zunächst ist auf die Vertragspartner und die Vertragsgestaltung des Wahlarztvertrages einzugehen. Daran schließt sich die Behandlung des Erfordernisses der persönlichen Leistungserbringung und der Bedeutung der Wahlarztkette an. Schließlich ist die Abrechnung auf der Grundlage der GOÄ zu behandeln.

I. Vertragspartner und Vertragsgestaltung

68 Der Wahlarztvertrag ist ein Dienstvertrag auf den die Regelungen der §§ 611 ff. BGB Anwendung finden. Seit dem Inkrafttreten der BPflV 1985 im Jahr 1986 muss bei der Vereinbarung wahlärztlicher Leistungen zumindest auch das Krankenhaus Vertragspartner sein, da seitdem auch die wahlärztliche Leistung als Krankenhausleistung definiert wird und der Patient davon ausgeht, dass das Krankenhaus auch für die Erbringung der wahlärztlichen Leistungen zumindest mitverantwortlich sein soll. In der Regel dürfte daher ein totaler Krankenhausaufnahmevertrag zustande kommen, der sich sowohl auf die allgemeinen Krankenhausleistungen als auch auf die Wahlleistungen bezieht. Zusätzlich hierzu kann mit dem jeweiligen Wahlarzt eine ausdrückliche oder stillschweigende Vereinbarung über die Erbringung wahlärztlicher Leistungen abgeschlossen werden. Dann liegt ein totaler Krankenhausaufnahmevertrag mit Arzt-Zusatzvertrag, der die Grundlage des Honoraranspruchs des Wahlarztes bildet, vor. Auch der Arzt-Zusatzvertrag kann unmittelbar zwischen dem Patienten und dem Krankenhaus als Stellvertreter für den jeweiligen Wahlarzt abgeschlossen werden (OLG Düsseldorf VersR 1988, 91 und BGH NJW 1998, 1778, 1779). Die Rechtsprechung des BGH, die bei entsprechender Deutlichkeit der Vereinbarung abweichend vom Regelfall eines totalen Krankenhausaufnahmevertrages mit Arzt-Zusatzvertrag auch einen gespaltenen Krankenhausaufnahmevertrag in Betracht zog (NJW 1985, 2189, 2190 und NJW 1993, 779), betraf ausschließlich Fallgestaltungen, auf die noch das vor 1986 geltende Pflegesatzrecht anzuwenden war. Für die Rechtslage seit 1986 – auch die Entscheidung BGH NJW 1993, 779 bezog sich noch auf einen Fall vor Inkrafttreten der BPflV 1985 (!) – ergibt sich jedoch, dass ein gespaltener Krankenhausaufnahmevertrag im Hinblick auf den Regelungsgehalt der §§ 2 Abs. 1 und 22 Abs. 1 BPflV a. F. – jetzt § 2 Abs. 1 KHEntgG bzw. § 2 Abs. 1 BPflV einerseits und § 17 Abs. 1 KHEntgG andererseits – nur noch für den Fall der Belegbehandlung und in Krankenhäusern, die dem KHEntgG und der BPflV nicht unterliegen, möglich ist. Gleichwohl geht der BGH in einer neueren Entscheidung zwar noch von der rechtlichen Möglichkeit eines gespaltenen Arzt-Krankenhaus-Vertrages aus, gelangt dann aber ohne weitere Erörterung des Leitbildes der BPflV zur Annahme eines totalen Krankenhausaufnahmevertrages mit Arzt-Zusatzvertrag (NJW 1998, 1778, 1779).

II. Persönliche Leistungserbringung

69 Die persönliche Leistung des vom Patienten gewählten Arztes ist die einzig denkbare Rechtfertigung für die damit verbundenen erheblichen Zusatzaufwendungen des Patienten. Die persönliche Leistungserbringung durch den Wahlarzt erfordert, dass dieser sich persönlich mit dem Patienten befassen muss und insbesondere die bedeutenden und für den Patienten wesentlichen Hauptleistungen – wie z. B. Geburt, Operation, Narkose – selbst erbringen muss. Wegen der diesbezüglichen weiteren Einzelheiten sei neben den nachfolgenden Ausführungen auf die Erläuterungen zu § 4 GOÄ verwiesen. Höchstrichterliche Rechtsprechung zu dieser wichtigen Thematik liegt bislang noch nicht vor.

1. Persönliche Leistung als Wahlleistung

70 Bleibt die persönliche Leistung des Wahlarztes aus, so entfällt insoweit auch jede Begründung für eine gesonderte Vergütung. Dies gilt unabhängig davon, ob das Ausbleiben der persönlichen Leistungen vorhersehbar oder unvorhersehbar erfolgt, von dem Wahlarzt zu vertreten oder nicht zu vertreten ist. Denn ohne persönliche Leistung des Wahlarztes bekommt der Patient letztlich eine allgemeine Krankenhausleistung und

keine Wahlleistung, so dass gemäß § 17 Abs. 1 Satz 1 KHEntgG sodann auch eine gesonderte Berechnung wahlärztlicher Leistungen ausscheiden muss. Dies ergibt sich unter Berücksichtigung verschiedener Gesichtspunkte. Bereits der Begriff „wahlärztliche Leistungen" stellt klar, dass die Person des die ärztlichen Leistungen ausführenden Arztes den entscheidenden Unterschied zu den im Rahmen der allgemeinen Krankenhausleistungen zu erbringenden ärztlichen Leistungen ausmacht. Der Patient erkauft sich mit den wahlärztlichen Leistungen ein persönliches Tätigwerden des Wahlarztes. Die Leistung durch den Vertragspartner in Person auf der einen und der höhere Preis auf der anderen Seite stehen sich für beide Vertragspartner erkennbar und gewollt als Äquivalent gegenüber. Dieser grundlegenden Interessenverteilung entspricht die Regelung des § 613 BGB, nach der der zur Dienstleistung Verpflichtete die Dienste im Hinblick auf den persönlichen Charakter des Dienstvertrages im Zweifel in Person zu leisten hat.

2. Eingeschränkte Möglichkeiten der Abdingung

2.1 Individualvertragliche Abdingung der persönlichen Leistung. Eine individualvertragliche Abdingung der persönlichen Leistung kommt im Ausnahmefall in Betracht (OLG Celle NJW 1982, 2129), wenn der Wahlarzt den Patienten rechtzeitig darauf hinweist, dass er selbst die Hauptleistung nicht wird erbringen können und die Leistung an einen bestimmten Vertreter, der für die Behandlung des Patienten besonders instruiert wird bzw. über besondere Kenntnisse oder Fähigkeiten verfügt, delegieren möchte. Erklärt sich der Patient für einen derartigen Fall individualvertraglich mit der Abrechnung durch den Wahlarzt einverstanden, ist hiergegen nichts einzuwenden, sofern sich die Leistung insgesamt noch deutlich als Wahlleistung darstellt und nicht eine Identität mit der Erbringung ärztlicher Leistungen im Rahmen der allgemeinen Krankenhausleistungen gegeben ist. Ist diese Voraussetzung erfüllt, kann der Patient im Rahmen einer ausdrücklichen individuellen vertraglichen Vereinbarung zu verstehen geben, dass er die Vertragsparität trotz der Vertretung des Wahlarztes durch einen anderen Arzt als gewahrt ansieht. Dies gilt jedoch keinesfalls für ein bloßes Hinnehmen der Behandlung durch einen anderen als den Wahlarzt (vgl. LG Bonn MedR 1997, 81, 82). Einer gegenteiligen Annahme (LG Flensburg NJW 1978, 2342) steht bereits entgegen, dass bloßes Schweigen in der Regel keine Willenserklärung darstellt. Eine Verpflichtung des Patienten, einen gegenteiligen Willen zum Ausdruck zu bringen, besteht ebenfalls nicht. Auch eine Erklärung durch schlüssiges Verhalten scheidet aus, da hierfür ein positives Tun erforderlich wäre und bloßes Erdulden nicht ausreicht (LG Fulda NJW 1988, 1519; OLG Celle NJW 1982, 2129; OLG Karlsruhe NJW 1987, 1489).

2.2 Formularvertragliche Abdingung der persönlichen Leistung. Vielfach wird bereits im Antrag zum Wahlarztvertrag eine Stellvertreterregelung formularvertraglich vereinbart und so die Verpflichtung zur persönlichen Leistungserbringung durch den Wahlarzt eingeschränkt. Inwieweit dies rechtlich zulässig ist, ist sehr umstritten. Abgesehen von den Fragen der wirksamen Einbeziehung der Vertragsklauseln im allgemeinen gemäß § 305 BGB (vormals § 2 AGBG) und überraschender Klauseln im besonderen gemäß § 305c BGB (vormals § 3 AGBG), die insbesondere in den ersten gerichtlichen Auseinandersetzungen eine Rolle spielten (OLG Karlsruhe NJW 1987, 1489; AG Hamburg NJW 1987, 716; LG Fulda NJW 1988, 1519; OLG Düsseldorf NJW 1995, 2421), ergibt sich die materielle Unwirksamkeit derartiger Abdingungsklauseln aus den Klauselverboten nach §§ 308 und 309 BGB (vormals §§ 10 und 11 AGBG) bzw. aus der Generalklausel des § 307 BGB (vormals § 9 AGBG). Demnach ist eine Unwirksamkeit wegen einer einem verbotenen Wechsels des Vertragspartner nach dem Klauselverbot ohne Wertungsmöglichkeit des § 309 Nr. 10 BGB (vormals § 11 Nr. 13 AGBG) gleichkommenden Gestaltung anzunehmen. Auch eine Unwirksamkeit wegen verbotenen Änderungsvorbehalts nach dem Klauselverbot mit Wertungsmöglichkeit des § 308 Nr. 4 BGB (vormals § 10 Nr. 4 AGBG) ist regelmäßig anzunehmen, da eine vorformulierte Vertreterklausel zumindest eine Leistungsänderung, wenn nicht gar die Vereinbarung, auch im Falle der Nichtleistung liquidieren zu dürfen, enthält (vgl. OLG Hamm NJW 1995, 794 und LG Bonn MedR 1997, 81). Hält man die speziellen Regelungen der §§ 308 und 309 BGB gleichwohl nicht für einschlägig, dann ist in Betracht zu ziehen, dass sich die Unwirksamkeit von Vertreterklauseln aufgrund der damit verbundenen unangemessenen Benachteiligung aus § 307 BGB ergibt. So hat etwa der BGH bei vorformulierter Umkehrung des gesetzlich vorgesehenen Verlusts des Gegenleistungsanspruchs bei Nichtleistung einen Verstoß gegen ein gesetzliches Leitbild nach § 307 Abs. 2 Nr. 1 BGB (vormals § 9 Abs. 2 Nr. 1 AGBG) angenommen (NJW 1982, 181). Des Weiteren wird in der Rechtsprechung auch auf eine unangemessene Benachteiligung durch Vertreterklauseln aus dem Gesichtspunkt der Unvereinbarkeit mit dem Grundgedanken der persönlichen Leistungserbringung (§ 613 BGB) abgestellt (OLG Düsseldorf NJW 1995, 2421; LG Fulda NJW 1988, 1519; im Ergebnis auch: OLG Karlsruhe NJW 1987, 1489).

3. Wahlarztkette

73 **3.1 Allgemeines.** Durch die Bestimmung des § 17 Abs. 3 Satz 1 KHEntgG wird die Vereinbarung wahlärztlicher Leistungen auf sämtliche an der Behandlung des Patienten beteiligten liquidationsberechtigten Ärzte des Krankenhauses ausgedehnt. Hierin liegt eine Erstreckung der Wahlleistungsvereinbarung, die das Interesse des Patienten an der persönlichen Behandlung durch einen oder mehrere bestimmte Ärzte ignoriert und statt dessen den finanziellen Interessen der liquidationsberechtigten Ärzte des Krankenhauses Vorrang einräumt und Vertragsbeziehungen zu jedem liquidationsberechtigten Arzt fingiert, soweit er an der Behandlung des Patienten beteiligt ist. Eine Beschränkung der Wahlleistungsvereinbarung entsprechend den Wünschen der Wahlleistungspatienten auf bestimmte Ärzte oder auch nur eine bestimmte Gruppe von Ärzten ist nicht möglich. Der rechtsgeschäftliche Wille der Patienten ist insoweit nicht maßgeblich. Der Patient ist lediglich darauf hinzuweisen, dass er mit Abschluss einer Wahlleistungsvereinbarung bzw. eines Arzt-Zusatzvertrages mit einem Arzt eine Vereinbarung über die gesonderte Berechnung mit sämtlichen liquidationsberechtigten Ärzten abschließt. Dies ist ein für die Patienten schwer erträglicher Rechtszustand, der vor dem Hintergrund der grundgesetzlich geschützten Vertragsfreiheit des Patienten kritisch zu sehen ist. Zudem besteht die große Gefahr, dass das Gebot der persönlichen Leistungserbringung nach § 613 BGB unterlaufen wird. Schließlich besteht auch keinerlei praktisches Bedürfnis an einer derartigen Regelung. Will der Patient Rechtsbeziehungen zu mehreren Wahlärzten begründen, so könnte dies ohne weiteres mit den gegebenen vertragsrechtlichen Möglichkeiten etwa durch den Krankenhausträger in Vertretung mehrerer potentieller Wahlärzte geschehen. Allerdings sieht der BGH die gesetzlichen Vorgaben zur Wahlarztkette wohl als unkritisch an (vgl. dazu: NJW 1999, 2731, 2732f. sowie NJW 2004, 684 und NJW 2004, 686 – jeweils zum Hinweis auf die Wahlarztkette).

74 **3.2 Einbeziehung externer Ärzte.** Nach § 17 Abs. 3 Satz 1 KHEntgG werden auch externe Ärzte in die Liquidationskette einbezogen. Vertragliche Beziehungen zwischen dem Wahlleistungspatienten und den externen Ärzten werden dann auch insoweit fingiert. Dies ist, über die vorgenannten Bedenken zur Wahlarztkette hinaus, besonders kritisch zu sehen, da hier der Charakter der externen Leistungen als Wahlleistungen in keiner Weise mehr erkennbar ist. Die externen Leistungen werden nämlich regelmäßig sowohl für Regelleistungspatienten als auch für Wahlleistungspatienten identisch erbracht. Der häufigste Fall ist hier die Untersuchung von Material durch externe Laborärzte oder Pathologen. Die erbrachte Leistung ist für Regelleistungspatienten und für Wahlleistungspatienten dieselbe. Allein die Veranlassung der Leistung durch den Wahlarzt, während § 2 Abs. 2 Nr. 2 KHEntgG bzw. § 2 Abs. 2 Nr. 2 BPflV bei Drittleistungen als Krankenhausleistungen auf die Veranlassung durch das Krankenhaus abstellt, macht diese Leistung nicht zu einer anderen als einer allgemeinen Krankenhausleistung im Sinne des

§ 17 Abs. 1 KHEntgG. Gleichwohl soll der Wahlleistungspatient hier ohne jede erkennbare Mehrleistung eine zusätzliche Vergütung bezahlen. Dies ist mit dem Grundsatz der Einheitlichkeit der Entgelte nicht mehr zu vereinbaren. Bei vom Krankenhaus veranlassten externen Leistungen werden diese vom Krankenhaus bezahlt. Bei Wahlleistungspatienten erfolgt dies nicht, obwohl die Leistungen im Rahmen der Krankenhausbehandlung erforderlich sind und allgemeine Krankenhausleistungen darstellen, die mit der Bezahlung der allgemeinen Krankenhausentgelte abschließend und einheitlich vergütet werden (§ 17 Abs. 1 KHG, § 8 Abs. 1 KHEntgG, § 14 Abs. 1 BPflV).

3.3 Anwendung des § 6a GOÄ. Die Einschaltung externer Ärzte durch die Wahlärzte 75 des Krankenhauses hat, wenn die stationäre Behandlung dadurch nicht unterbrochen wird und die stationären Entgelte zu entrichten sind, zur Folge, dass die dem Wahlleistungspatienten erbrachten Leistungen, da im Zusammenhang mit der stationären Behandlung erbracht, grundsätzlich als stationäre Leistungen im Sinne des § 6a GOÄ anzusehen sind. Die Arztrechnungen sind dann je nach Status des die Behandlung durchführenden Arztes um 15 (Belegärzte und andere niedergelassene Ärzte) bzw. 25 Prozent (Krankenhausärzte) zu mindern. Dieses Verständnis der Minderungsverpflichtung nach § 6a GOÄ ergibt sich aufgrund einer Auslegung, die den gerade aus Sicht des Wahlleistungspatienten gegebenen Zusammenhang zwischen BPflV und GOÄ als maßgeblich anerkennt. Die Rechtsprechung des BGH gelangt inzwischen zu entsprechenden Ergebnissen (siehe Erläuterung zu § 6a GOÄ).

4. Abrechnung wahlärztlicher Leistungen nach der GOÄ

4.1 Verbleibende Bedeutung der Angemessenheitsregelung. Die Angemessenheitsklau- 76 sel in § 17 Abs. 1 KHEntgG gilt generell für sämtliche Wahlleistungen, auch für die wahlärztlichen Leistungen nach § 17 Abs. 3 KHEntgG. Bei letzteren wird die Angemessenheit allerdings regelmäßig konkretisiert durch die in § 17 Abs. 3 Satz 7 KHEntgG vorgeschriebene Anwendung der Gebührenordnung für Ärzte oder der Gebührenordnung für Zahnärzte. Soweit ein Krankenhausaufnahmevertrag mit Arzt-Zusatzvertrag vorliegt, sind, was den Arzt-Zusatzvertrag anbetrifft, bereits GOÄ und GOZ nach ihrem § 1 unmittelbar anwendbar. Das sich aus diesen Gebührenordnungen ergebende Wahlleistungsentgelt ist das angemessene Entgelt im Sinne des § 17 Abs. 1 Satz 3 KHEntgG. Aus dieser Regelung ergibt sich aber zugleich, dass die wahlärztliche Leistung nicht generell vom Abschluss einer Honorarvereinbarungen abhängig gemacht werden darf. Die dann geforderten Entgelte wären nicht mehr angemessen im Sinne des § 17 Abs. 1 KHEntgG.

4.2 Liquidationsrecht der Krankenhausärzte. Voraussetzung der Abrechenbarkeit von 77 wahlärztlichen Leistungen ist nach der Gestaltung des § 17 Abs. 3 KHEntgG das Liquidationsrecht des jeweiligen Arztes. Das Liquidationsrecht ist, sofern die Abrechnung seitens des behandelnden Arztes erfolgt, von diesem nachzuweisen. Ein originäres Liquidationsrecht der Ärzte ist nämlich nach derzeitiger Rechtslage, nach der sämtliche Wahlleistungen gemäß § 2 Abs. 1 KHEntgG bzw. § 2 Abs. 1 BPflV als Krankenhausleistungen definiert sind, nicht gegeben. Vielmehr liegt das Liquidationsrecht auch für wahlärztliche Leistungen grundsätzlich beim Krankenhaus. Dieses kann die wahlärztlichen Leistungen entweder selbst durch angestellte Ärzte (Chefärzte) erbringen lassen oder einzelnen Ärzten das Liquidationsrecht einräumen bzw. übertragen. Im Zusammenhang mit der Frage des Nachweises eines Liquidationsrechts ist noch auf die missbräuchliche Einräumung des Liquidationsrechts an nachgeordnete Ärzte (z. B. an Assistenzärzte zur Ermöglichung der Liquidation der Assistenzgebühr nach Nr. 61 des Gebührenverzeichnisses der GOÄ) hinzuweisen. Die Liquidation ist in diesen Fällen nicht möglich, da die von nachgeordneten Ärzten erbrachte Leistung keine Wahlleistung, sondern die allgemeine Krankenhausleistung darstellt.

78 4.3 Regelung des § 4 Abs. 2 GOÄ. Eine weitere Einschränkung der Berechnungsfähigkeit bei wahlärztlichen Leistungen ergibt sich aus den Regelungen des § 4 Abs. 2 GOÄ. Danach kann der Arzt Gebühren nur für selbständige ärztliche Leistungen berechnen, die er selbst erbracht hat oder die unter seiner Aufsicht nach fachlicher Weisung erbracht worden sind. In Satz 3 des § 4 Abs. 2 GOÄ findet sich für wahlärztliche Leistungen im Rahmen einer stationären, teilstationären, vor- oder nachstationären Behandlung eine Einschränkung der Berechnungsfähigkeit für Leistungen, die nicht persönlich vom Wahlarzt oder dessen dem Patienten vor Abschluss des Wahlarztvertrages benannten ständigen ärztlichen Vertreter erbracht werden. Diese Einschränkung nimmt auf den persönlichen Charakter der wahlärztlichen Leistung Bezug und nimmt folgende Leistungen des Gebührenverzeichnisses der GOÄ von der Berechnungsfähigkeit aus, wenn nicht die persönliche Leistungserbringung durch den Wahlarzt oder den vorher benannten ständigen ärztlichen Vertreter erfolgt (§ 4 Abs. 2 Satz 3 Nrn. 1 bis 3): Grundleistungen bzw. allgemeine Leistungen der Nrn. 1 bis 62 (Beratungen, Untersuchungen etc.) im Zeitraum von 24 Stunden nach der Aufnahme und 24 Stunden vor der Entlassung, die Visiten nach den Nrn. 45 und 46 (Visite und Zweitvisite im Krankenhaus) und die Leistungen nach den Nrn. 56 (Verweilen), 200 (Verband), 250 (Blutentnahme aus der Vene), 250 a (Kapilarblutentnahme bei Kindern), 252 (bestimmte Injektionen), 271 und 272 (intravenöse Infusionen) des Gebührenverzeichnisses während der gesamten Dauer des Krankenhausaufenthaltes (vgl. Erläuterung zu § 4 GOÄ).

79 4.4 Abrechnung durch das Krankenhaus oder durch den Wahlarzt. Die Regelung in § 17 Abs. 3 Satz 5 und Satz 6 KHEntgG lässt erkennen, dass die Abrechnung wahlärztlicher Leistungen entweder durch den Wahlarzt oder durch das Krankenhaus erfolgen kann und dass auch externe Abrechnungsstellen in die Abrechnung einbezogen werden dürfen, sofern die Einwilligung des Patienten hinsichtlich der damit verbundenen Übermittlung personenbezogener Daten vorliegt. Eine ohne Einwilligung erfolgte Weitergabe von personenbezogenen Daten nach außen macht eine Inkassozession oder Einziehungsermächtigung hinsichtlich der Honorarforderung nach § 134 BGB in Verbindung mit § 203 StGB nichtig (BGH NJW 1992, 2348). Dies gilt allerdings nicht, soweit lediglich innerhalb des Krankenhauses vom Wahlarzt Unterlagen an die Verwaltung zum Zwecke der Abrechnung weitergeben werden (LG Bonn NJW 1995, 2419, 2420). Insgesamt ergeben sich vier Abrechnungswege: Abrechnung durch den oder die Wahlärzte, Abrechnung durch eine von dem oder den Wahlärzten beauftragte externe Abrechnungsstelle, Abrechnung durch das Krankenhaus und Abrechnung durch eine vom Krankenhaus beauftragte externe Abrechnungsstelle. Da der Krankenhausträger über die Wahlarztabgaben an der Liquidation partizipiert, ist er auch im Falle einer Einziehungsermächtigung zur gerichtlichen Geltendmachung der Honorarforderung im Wege der Prozess-Standschaft befugt (OLG Stuttgart MedR 1995, 320, 321).

§ 18 Belegärzte

(1) Belegärzte im Sinne diese Gesetzes sind nicht am Krankenhaus angestellte Vertragsärzte, die berechtigt sind, ihre Patienten (Belegpatienten) im Krankenhaus unter Inanspruchnahme der hierfür bereitgestellten Dienste, Einrichtungen und Mittel stationär oder teilstationär zu behandeln, ohne hierfür vom Krankenhaus eine Vergütung zu erhalten. Leistungen des Belegarztes sind

1. seine persönlichen Leistungen,
2. der ärztliche Bereitschaftsdienst für Belegpatienten,
3. die von ihm veranlassten Leistungen nachgeordneter Ärzte des Krankenhauses, die bei der Behandlung seiner Belegpatienten in demselben Fachgebiet wie der Belegarzt tätig werden,

4. die von ihm veranlassten Leistungen von Ärzten und ärztlich geleiteten Einrichtung außerhalb des Krankenhauses.

(2) Für Belegpatienten werden gesonderte Fallpauschalen und Zusatzentgelte nach § 17b des Krankenhausfinanzierungsgesetzes vereinbart. Bei Krankenhäusern, für die die Bundespflegesatzverordnung gilt und die tagesgleiche Pflegesätze berechnen, werden gesonderte Belegpflegesätze vereinbart.

1. Vertragsverhältnisse

Im Unterschied zum Normalfall der stationären Versorgung, in dem sämtliche notwendigen Leistungen vom Krankenhaus als Krankenhausleistung erbracht werden, erhält der Patient die Leistungen bei belegärztlicher Versorgung von zwei Seiten. Die vertraglichen Beziehungen zum Krankenhaus beziehen sich auf Pflege, Unterbringung, Verpflegung, sonstige Versorgung und die Bereitstellung der Behandlungsräume und Behandlungseinrichtungen, während die vertraglichen Beziehungen zum Belegarzt die ärztlichen Leistungen abdecken. Der Belegarzt ist seinen Patienten und dem Krankenhaus gegenüber zur durchgehenden ärztlichen Versorgung verpflichtet. Vor dem Hintergrund des § 2 Abs. 1 Satz 2 KHEntgG, der die Leistungen der Belegärzte, der Beleghebammen und der -entbindungspfleger ausdrücklich aus den Krankenhausleistungen herausnimmt, stellt die Beleg-Versorgung den einzigen noch zulässigen Fall eines in Krankenhausbehandlungsvertrag einerseits und Belegbehandlungsvertrag mit einem Arzt oder einer Hebamme andererseits gespaltenen Krankenhausbehandlungsvertrages dar.

2. Belegarztdefinition

Der Belegarzt ist nicht Angestellter des Krankenhauses und erhält vom Krankenhaus für seine Tätigkeit keine Vergütung. Seine vertraglichen Beziehungen zum Krankenhaus beruhen auf einem Belegarztvertrag, der besonders Elemente des Dienstvertrags- und des Mietrechts enthält (BGH NJW 1972, 1128; BGH NJW 1982, 2603; *Franzki*, NJW 1990, 737). Die Neufassung der Belegarztdefinition in § 18 Abs. 1 KHEntgG geht auf § 23 Abs. 1 BPflV a. F. zurück und übernimmt die Definition aus § 121 Abs. 2 SGB V. Danach sind Belegärzte im Sinne der BPflV Vertragsärzte, die berechtigt sind, ihre Patienten im Krankenhaus unter Inanspruchnahme der vom Krankenhaus hierfür bereitgestellten Dienste, Einrichtungen und Mittel stationär oder teilstationär zu behandeln, ohne hierfür eine Vergütung vom Krankenhaus zu erhalten. Auf der Grundlage dieser Definition kann der ärztliche Leiter einer Klinik unter keinen Umständen als Belegarzt angesehen werden (BVerwG MedR 1987, 252; AG Rosenheim RuS 1999, 123). Das gilt auch für einen an der die Klinik betreibenden GmbH beteiligten Arzt (AG Köln, Urteil vom 18. 5. 2000 – 115 C 36/00 –; AG Wiesbaden, Urteil vom 22. 3. 2000 – 93 C 5342/99-20 –; anders: OLG München, Urteil vom 7. 3. 2001 – 3 U 4869/00). Im übrigen sind Belegärzte stets niedergelassene Ärzte (vgl. dazu: BGH NJW 1978, 589; OLG Düsseldorf VersR 1994, 207; OLG Karlsruhe VersR 1994, 1459), die ihnen zur Verfügung gestellte Betten einer Belegabteilung eines Krankenhauses mit den von ihnen ambulant betreuten Patienten im Falle der stationären Behandlungsbedürftigkeit „belegen". Wenn die Definition des Belegarztes in § 18 Abs. 1 BPflV des weiteren von Vertragsärzten spricht, so bezieht sich dies nicht auf den Vertragsarztstatus der gesetzlichen Krankenversicherung, sondern stellt auf die der Tätigkeit des Belegarztes im Belgkrankenhaus zu Grunde liegende Vereinbarung ab, was keine Auswirkungen auf die Abrechnung ärztlicher Leistungen gegenüber Privatpatienten hat. Diesen werden die Krankenhausleistungen vom Krankenhaus nach den Bestimmungen des KHG und des KHEntgG und die ärztlichen Leistungen von den Belegärzten nach der GOÄ bzw. GOZ in Rechnung gestellt.

3. Abrechnung der Leistungen des Belegarztes

3   Der belegärztliche Leistungsumfang wird in § 18 Abs. 1 Satz 2 KHEntgG näher bestimmt. Die detaillierte Beschreibung des Leistungsumfanges der belegärztlichen Leistung ist durch das gespaltene Vertragsverhältnis bedingt. Die vom Belegarzt geschuldete Leistung muss zur Abgrenzung der Verantwortungsbereiche relativ genau abgesteckt werden. Behandelt der Belegarzt nicht die Patienten seiner Belegabteilung, sondern Patienten anderer Abteilungen des Krankenhauses, so handelt es sich um vom Krankenhaus bzw. bei wahlärztlicher Behandlung um von den Wahlärzten veranlasste Leistungen Dritter. Die Leistungen des Belegarztes werden Privatpatienten gegenüber gemäß der GOÄ bzw. GOZ in Rechnung gestellt. Die Gebühren sind nach § 6a GOÄ bzw. § 7 GOZ um 15 Prozent zu mindern.

4. Abrechnung der Leistungen des Krankenhauses

4   § 18 Abs. 2 KHEntgG enthält eine zusammenfassende Regelung zu den vom Krankenhaus zu erhebenden Entgelten bei belegärztlicher Behandlung. In der Vergangenheit hatte die belegärztliche Versorgung die Auswirkung auf die allgemeinen Krankenhausentgelte, dass eine Minderung um 5 Prozent nach § 8 BPflV 1985 (Belegarztabschlag) erfolgen musste. Die um die ärztlichen Leistungen reduzierte Krankenhausleistung sollte durch den Abschlag zutreffend erfasst werden. Nunmehr ist vorgesehen, dass für die belegärztliche Behandlung gesonderte Entgelte vereinbart werden. Nach § 18 Abs. 2 Satz 1 KHEntgG werden gesonderte Fallpauschalen und Zusatzentgelte nach § 17b KHG vereinbart. Gemäß § 18 Abs. 2 Satz 2 KHEntgG werden gesonderte Belegpflegesätze bei Krankenhäusern vereinbart, für die die BPflV gilt und die tagesgleiche Pflegesätze abrechnen. Diese Bestimmung ist deswegen in das KHEntgG aufgenommen worden, weil in § 22 BPflV n.F. für die Abrechnung der Belegärzte auf die Bestimmungen des KHEntgG verwiesen wird.

§ 19 Kostenerstattung der Ärzte

(1) Soweit Belegärzte zur Erbringung ihrer Leistungen nach § 18 Ärzte des Krankenhauses in Anspruch nehmen, sind sie verpflichtet, dem Krankenhaus die entstehenden Kosten zu erstatten. Die Kostenerstattung kann pauschaliert werden. Soweit vertragliche Regelungen der Vorschrift des Satzes 1 entgegenstehen, sind sie anzupassen.

(2) Soweit ein Arzt des Krankenhauses wahlärztliche Leistungen nach § 17 Abs. 3 gesondert berechnen kann, ist er, soweit in Satz 2 nichts Abweichendes bestimmt ist, verpflichtet, dem Krankenhaus in den Jahren 2005 und 2006 die auf diese Wahlleistungen entfallenden, nach § 7 Abs. 2 Satz 2 Nr. 4 der Bundespflegesatzverordnung nicht pflegesatzfähigen Kosten zu erstatten. Beruht die Berechtigung des Arztes, wahlärztliche Leistungen nach § 17 Abs. 3 gesondert zu berechnen, auf einem mit dem Krankenhausträger vor dem 1. Januar 1993 geschlossenen Vertrag oder einer vor dem 1. Januar 1993 auf Grund von beamtenrechtlichen Vorschriften genehmigten Nebentätigkeit, ist der Arzt abweichend von Satz 1 verpflichtet, dem Krankenhaus in den Jahren 2005 und 2006 die auf diese Wahlleistungen entfallenden, nach § 7 Abs. 2 Satz 2 Nr. 5 der Bundespflegesatzverordnung nicht pflegesatzfähigen Kosten zu erstatten.

(3) Soweit Ärzte zur Erbringung sonstiger vollstationärer oder teilstationärer ärztlicher Leistungen, die sie selbst berechnen können, Personen, Einrichtungen oder Mittel des Krankenhauses in Anspruch nehmen, sind sie verpflichtet, dem Krankenhaus die auf diese Leistungen entfallenden Kosten zu erstatten. Absatz 1 Satz 2 und 3 gilt entsprechend.

(4) Soweit ein Krankenhaus weder nach dem Krankenhausfinanzierungsgesetz noch nach dem Hochschulbauförderungsgesetz gefördert wird, umfasst die Kostenerstattung nach den Absätzen 1 bis 3 auch die auf diese Leistungen entfallenden Investitionskosten.

(5) Beamtenrechtliche oder vertragliche Regelungen über die Entrichtung eines Entgelts bei der Inanspruchnahme von Einrichtungen, Personal und Material des Krankenhauses, soweit sie ein über die Kostenerstattung hinaus gehendes Nutzungsentgelt festlegen, und sonstige Abgaben der Ärzte werden durch die Vorschriften der Absätze 1 bis 4 nicht berührt.

1. Verpflichtung zur Kostenerstattung

Nehmen Ärzte Einrichtungen und Personal des Krankenhauses im Rahmen einer gesondert von ihnen berechnungsfähigen Tätigkeit in Anspruch, so werden sie durch § 19 KHEntgG im Einzelnen verpflichtet, hierfür dem Krankenhaus „Kosten" zu erstatten. Dieser Grundsatz ist in § 19 KHEntgG für die verschiedenen denkbaren Fallgestaltungen, in denen die Ärzte selbst zur Abrechnung ärztlicher Leistungen im Rahmen stationärer Leistungserbringung berechtigt sind, ausdifferenziert worden. In § 19 Abs. 1 KHEntgG wird die Kostenerstattung der Belegärzte, in § 19 Abs. 2 KHEntgG wird die Kostenerstattung der Wahlärzte und in § 19 Abs. 3 KHEntgG werden im Sinne einer Auffangvorschrift sämtliche weitere Fälle von durch Ärzte selbst abrechnungsfähigen voll- oder teilstationärer Leistungen erfasst. In § 19 Abs. 4 KHEntgG wird festgelegt, dass bei nicht nach dem KHG und dem Hochschulbauförderungsgesetz geförderten Krankenhäusern die Kostenerstattung auch die auf diese Leistungen entfallenden Investitionskosten erfasst. Schließlich wird in § 19 Abs. 5 KHEntgG festgehalten, dass die Regelungen des § 19 KHEntgG beamtenrechtliche oder vertragliche Regelungen über die Entrichtung eines Entgelts bei der Inanspruchnahme von Einrichtungen, Personal oder Material des Krankenhauses, soweit sie ein über die Kostenerstattung hinausgehendes Nutzungsentgelt festlegen, sowie sonstige Entgelte der Ärzte unberührt lassen. Die Regelungen des § 19 KHEntgG enthalten mithin einen Mindestausgleichsanspruch der Krankenhäuser gegen Belegärzte, Wahlärzte und sonstige Ärzte, die für ihre selbst abrechnungsfähigen Leistungen ihrerseits Leistungen des Krankenhauses in Anspruchnehmen. Dieser gesetzlich normierte Mindestausgleichsanspruch bezieht sich auf die dem Krankenhaus entstehenden Kosten; durch ihn wird einer möglichen „Verschleuderung" von Liquidationsrechten gegenüber Wahlärzten bzw. einer ruinösen Gestaltung der Belegarztverhältnisse zwischen Krankenhaus und Belegarzt entgegengewirkt. Weitergehende Vergütungen, etwa im Sinne eines Nutzungsentgeltes, das über die Kostenerstattung hinausgeht, sind jedoch zulässig und können vertraglich mit den Ärzten vereinbart werden.

2. Kostenerstattung der Belegärzte

Nach § 19 Abs. 1 KHEntgG sind die Belegärzte verpflichtet, dem Krankenhaus die für die Inanspruchnahme von Ärzten des Krankenhauses bei ihren Leistungen nach § 18 KHEntgG entstehenden Kosten zu erstatten. Die Vorschrift geht von einer Erstattung der tatsächlichen Kosten aus, die allerdings pauschaliert vereinbart werden kann. Nach § 19 Abs. 1 Satz 3 KHEntgG sind entgegenstehende Vereinbarungen anzupassen. Nehmen die Belegärzte sonstige Personen, Einrichtungen oder Mittel des Krankenhauses in Anspruch, so sind sie auch insoweit zur einer Kostenerstattung, die ebenfalls pauschaliert werden darf, bzw. ggf. zu einer Anpassung entgegenstehender Verträge verpflichtet, was sich aus § 19 Abs. 3 KHEntgG ergibt.

3. Kostenerstattung für wahlärztliche Leistungen

3   Die Kostenerstattung für wahlärztliche Leistungen ist in § 19 Abs. 2 KHEntgG geregelt. Die Regelungen verweisen auf die bisherigen Kostenerstattungsvorschriften des § 7 BPflV und schreiben eine Kostenerstattung nach dessen Vorgaben noch für die Jahre 2005 und 2006 vor. Danach gilt die Auffangregelung des § 19 Abs. 3 KHEntgG, wonach eine Kostenerstattung weiterhin stattzufinden hat, jedoch ohne strikte Vorgabe ihres Umfanges. Die jetzige Regelung für die Jahre 2005 und 2006 greift die historische Differenzierung in § 7 BPflV auf und unterscheidet also weiterhin zwischen Ärzten, denen das Liquidationsrecht für wahlärztliche Leistungen vor dem 1. Januar 1993 eingeräumt worden ist (Altverträge), und solchen, die es danach erhalten haben (Neuverträge). Für Altverträge verweist § 19 Abs. 2 Satz 1 KHEntgG auf die nach § 7 Abs. 2 Satz 2 Nr. 4 BPflV nicht pflegesatzfähigen Kosten als Gegenstand der Kostenerstattungsverpflichtung. Für Neuverträge wird hingegen auf die nach § 7 Abs. 2 Satz 2 Nr. 5 BPflV nicht pflegesatzfähigen Kosten verwiesen.

Abschnitt 6. Sonstige Vorschriften

§ 20 Zuständigkeit der Krankenkassen auf Landesebene

Die in diesem Gesetz den Landesverbänden der Krankenkassen zugewiesenen Aufgaben nehmen für die Ersatzkassen die nach § 212 Abs. 5 des Fünften Buches Sozialgesetzbuch gebildeten Verbände, für die knappschaftliche Krankenversicherung die Deutsche Rentenversicherung Knappschaft-Bahn-See und für die Krankenversicherung der Landwirte die örtlich zuständigen landwirtschaftlichen Krankenkassen wahr.

1   Im KHEntgG wird den Landesverbänden der Krankenkassen eine Reihe von Aufgaben zugewiesen. Da die hier genannten Krankenkassen jedoch anderweitig kraft Gesetzes noch keinem Landesverband der Krankenkassen zugehören, wird in der vorliegenden Regelung für Zwecke des KHEntgG bestimmt, wer die den Landesverbänden der Krankenkassen zugewiesenen Aufgaben insoweit übernimmt.

§ 21 Übermittlung und Nutzung von DRG-Daten

(1) Das Krankenhaus übermittelt auf einem maschinenlesbaren Datenträger jeweils zum 31. März für das jeweils vorangegangene Kalenderjahr die Daten nach Absatz 2 an eine von den Vertragsparteien nach § 17b Abs. 2 Satz 1 des Krankenhausfinanzierungsgesetzes zu benennende Stelle auf Bundesebene (DRG-Datenstelle). Erstmals sind zum 1. August 2002 Daten nach Absatz 2 Satz 1 Nr. 1 Buchstabe a bis c sowie Nr. 2 Buchstabe a bis f für alle entlassenen vollstationären und teilstationären Krankenhausfälle des ersten Halbjahres 2002 zu übermitteln.

(2) Zu übermitteln sind folgende Daten:
1. je Übermittlung einen Datensatz mit folgenden Strukturdaten
    a) Institutionskennzeichen des Krankenhauses, Art des Krankenhauses und der Trägerschaft sowie Anzahl der aufgestellten Betten,
    b) Merkmale für die Vereinbarung von Zu- und Abschlägen nach § 17b Abs. 1 Satz 4 und 9 des Krankenhausfinanzierungsgesetzes, einschließlich der Angabe, ob eine Teilnahme an der stationären Notfallversorgung erfolgt,
    c) Anzahl der Ausbildungsplätze, Höhe der Personal- und Gehaltskosten sowie Anzahl der Ausbildenden und Auszubildenden, jeweils gegliedert nach Berufsbezeichnung nach § 2 Nr. 1a des Krankenhausfinanzierungsgesetzes; die Anzahl der Auszubildenden nach Berufsbezeichnungen zusätzlich gegliedert nach jeweiligem Ausbildungsjahr,

d) Summe der vereinbarten und abgerechneten DRG-Fälle, der vereinbarten und abgerechneten Summe der Bewertungsrelationen sowie der Ausgleichsbeträge nach § 3 Abs. 6 oder § 4 Abs. 9, jeweils für das vorangegangene Kalenderjahr;
2. je Krankenhausfall einen Datensatz mit folgenden Leistungsdaten
   a) krankenhausinternes Kennzeichen des Behandlungsfalles,
   b) Institutionskennzeichen des Krankenhauses, bei einer nach Standorten differenzierten Festlegung des Versorgungsauftrags zusätzlich Kennzeichen für den entlassenden Standort,
   c) Institutionskennzeichen der Krankenkasse,
   d) Geburtsjahr und Geschlecht des Patienten sowie die Postleitzahl des Wohnorts des Patienten, bei Kindern bis zur Vollendung des ersten Lebensjahres außerdem der Geburtsmonat,
   e) Aufnahmedatum, Aufnahmegrund und -anlass, aufnehmende Fachabteilung, bei Verlegung die der weiterbehandelnden Fachabteilungen, Entlassungs- oder Verlegungsdatum, Entlassungs- oder Verlegungsgrund, bei Kindern bis zur Vollendung des ersten Lebensjahres außerdem das Aufnahmegewicht in Gramm,
   f) Haupt- und Nebendiagnosen sowie Datum und Art der durchgeführten Operationen und Prozeduren nach den jeweils gültigen Fassungen der Schlüssel nach § 301 Abs. 2 Satz 1 und 2 des Fünften Buches Sozialgesetzbuch, einschließlich der Angabe der jeweiligen Versionen, bei Beatmungsfällen die Beatmungszeit in Stunden entsprechend der Kodierregeln nach § 17b Abs. 5 Nr. 1 des Krankenhausfinanzierungsgesetzes und Angabe, ob durch Belegoperateur, -anästhesist oder Beleghebamme erbracht,
   g) Art der im einzelnen Behandlungsfall insgesamt abgerechneten Entgelte, der DRG-Fallpauschale, der Zusatzentgelte, der Zu- und Abschläge, der sonstigen Entgelte nach § 6,
   h) Höhe der im einzelnen Behandlungsfall insgesamt abgerechneten Entgelte, der DRG-Fallpauschale, der Zusatzentgelte, der Zu- und Abschläge, der sonstigen Entgelte nach § 6.

(3) Die DRG-Datenstelle prüft die Daten auf Plausibilität und übermittelt jeweils zum 1. Juli die

1. Daten nach Absatz 2 Nr. 1 und Nr. 2 Buchstabe b bis h zur Weiterentwicklung des DRG-Vergütungssystems an die Vertragsparteien nach § 17b Abs. 2 Satz 1 des Krankenhausfinanzierungsgesetzes,
2. landesbezogenen Daten nach Absatz 2 Nr. 1 Buchstabe c und d und Nr. 2 Buchstabe g und h zur Vereinbarung des Basisfallwerts nach § 10 Abs. 1 an die Vertragsparteien auf Landesebene,
3. landesbezogenen Daten nach Absatz 2 Nr. 1 Buchstabe a bis c und Nr. 2 Buchstabe b und d bis g für Zwecke der Krankenhausplanung an die zuständigen Landesbehörden,
4. Daten nach Absatz 2 Nr. 1 Buchstabe a und c und Nr. 2 Buchstabe b und d bis g für Zwecke der amtlichen Krankenhausstatistik an das Statistische Bundesamt; dieses kann landesbezogene Daten an die Statistischen Landesämter übermitteln.

Nach Abschluss der Plausibilitätsprüfung darf die Herstellung eines Personenbezugs nicht mehr möglich sein. Die DRG-Datenstelle veröffentlicht zusammengefasste Daten jeweils zum 1. Juli, gegliedert nach bundes- und landesweiten Ergebnissen. Bei der erstmaligen Datenübermittlung nach Absatz 1 Satz 2 werden abweichend von den Sätzen 1 und 3 die Daten zum 1. Oktober 2002 übermittelt und veröffentlicht; die Übermittlung nach Satz 1 Nr. 2 erfolgt erstmals zum 1. Juli 2004. Dem Bundesministerium für Gesundheit und Soziale Sicherung sind auf Anforderung unverzüglich Auswertungen zur Verfügung zu stellen; diese Auswertungen übermittelt das Bundesministerium auch den für die Krankenhausplanung zuständigen Landesbehörden. Die Länder können dem Bundesministerium zusätzliche Auswertungen empfehlen. Die DRG-Datenstelle übermittelt und veröffentlicht Daten nach diesem Absatz nur, wenn ein Bezug zu einzelnen Personen nicht hergestellt werden kann. Die Datenempfänger nach Satz 1 Nr. 3 und 4 dürfen die Postleitzahl nur für die Erstellung von Einzugsgebietsstatistiken für ein Krankenhaus oder bei nach Standorten differenziertem Versorgungsauftrag für einen Standort verwenden; dabei dürfen nur folgende Daten verbunden werden: Postleitzahl, Patientenzahl und Fachabteilung in Verbindung mit DRG-Fallpauschalen oder Hauptdiagnose oder Prozedur. Andere als die in diesem Absatz genannten Verarbeitungen und Nutzungen der Daten sind unzulässig.

(4) Die Vertragsparteien nach § 17b Abs. 2 Satz 1 des Krankenhausfinanzierungsgesetzes vereinbaren im Benehmen mit dem Bundesbeauftragten für den Datenschutz und dem Bundesamt für die Sicherheit in der Informationstechnik die weiteren Einzelheiten der Datenübermittlung.

(5) Die Vertragsparteien nach § 17b Abs. 2 Satz 1 vereinbaren einen Abschlag von den Fallpauschalen für die Krankenhäuser, die ihre Verpflichtung zur Übermittlung der Daten nach Absatz 1 nicht, nicht vollständig oder nicht rechtzeitig erfüllen. Die DRG-Datenstelle unterrichtet jeweils die Vertragsparteien nach § 11 über Verstöße. Die Vertragsparteien nach § 11 berücksichtigen den Abschlag in den Jahren 2003 bis 2008 bei der Vereinbarung des krankenhausindividuellen Basisfallwerts.

(6) Kommt eine Vereinbarung nach den Absätzen 4 und 5 ganz oder teilweise nicht zustande, entscheidet auf Antrag einer Vertragspartei die Schiedsstelle nach § 18a Abs. 6 des Krankenhausfinanzierungsgesetzes. Das Benehmen nach Absatz 4 ist entsprechend herzustellen.

1 In § 21 KHEntgG ist die Verpflichtung der in das DRG-Vergütungssystem einbezogenen Krankenhäuser zur Übermittlung von bestimmten in § 21 Abs. 2 KHEntgG definierten Daten an eine von den Vertragsparteien nach § 17b Abs. 2 Satz 1 KHG zu benennende Stelle – Institut für das Entgeltsystem im Krankenhaus (InEK) bzw. die DRG-Datenstelle – geregelt. Die Datenübermittlung und Auswertung nach § 21 KHEntgG dient dem Zweck, für die Weiterentwicklung des DRG-Systems die notwendige Datenbasis bereitzustellen. Zu übermitteln sind krankenhausbezogene und fallbezogene bzw. Abrechnungsdaten nach näherer Maßgabe des § 21 Abs. 2 KHEntgG. Gemäß § 21 Abs. 3 KHEntgG sind die gelieferten Daten von der DRG-Datenstelle auf Plausibilität zu überprüfen. Zum 1. Juli eines jeden Jahres übermittelt die DRG-Datenstelle sodann Daten an die Vertragsparteien auf Bundesebene zur Weiterentwicklung des DRG-Vergütungssystems, an die Vertragsparteien auf Landesebene zur Vereinbarung des Landesbasisfallwertes, an die zuständigen Landesbehörden für Zwecke der Krankenhausplanung sowie an das Statistische Bundesamt. Des Weiteren sind zusammengefasste Daten zu übermitteln, dem BMGS sind auf Anforderung unverzüglich Auswertungen zur Verfügung zu stellen. Die weiteren Einzelheiten der Datenübermittlung sind von den Vertragsparteien nach § 17b Abs. 2 Satz 1 KHG im Benehmen mit dem Bundesbeauftragten für Datenschutz gemäß § 21 Abs. 4 KHEntgG zu vereinbaren. Des Weiteren vereinbaren die Vertragsparteien nach § 17b Abs. 2 Satz 1 KHG einen Abschlag von den Fallpauschalen für die Krankenhäuser, die ihre Verpflichtung zur Datenlieferung nicht erfüllen. Schließlich ist, falls und soweit die in den Absätzen 4 und 5 vorgesehenen Vereinbarungen nicht zu Stande kommen, in § 21 Abs. 6 KHEntgG vorgesehen, dass die Schiedsstelle nach § 18a Abs. 6 KHG entscheidet.

3. Teil. Praxishilfen

A. Gebührenordnung für Ärzte (GOÄ) 273
B. Bundespflegesatzverordnung (BPflV) 413
C. Fallpauschalenvereinbarung 2006 – FPV 2006 425
D. Gemeinsame Empfehlung zur Bemessung der Entgelte
   für eine Wahlleistung Unterkunft 555

A. Gebührenordnung für Ärzte (GOÄ)

In der Fassung der Bekanntmachung vom 9. Februar 1996 (BGBl. I S. 210)

Zuletzt geändert durch Art. 17 G v. 4. 12. 2001 (BGBl. I S. 3320)

BGBl. III/FNA 2122-4

Inhaltsübersicht

§ 1 Anwendungsbereich
§ 2 Abweichende Vereinbarung
§ 3 Vergütungen
§ 4 Gebühren
§ 5 Bemessung der Gebühren für Leistungen des Gebührenverzeichnisses
§ 5a Bemessung der Gebühren in besonderen Fällen
§ 5b Bemessung der Gebühren bei Versicherten des Standardtarifes der privaten Krankenversicherung
§ 6 Gebühren für andere Leistungen
§ 6a Gebühren bei stationärer Behandlung
§ 7 Entschädigungen
§ 8 Wegegeld
§ 9 Reiseentschädigung
§ 10 Ersatz von Auslagen
§ 11 Zahlung durch öffentliche Leistungsträger
§ 12 Fälligkeit und Abrechnung der Vergütung; Rechnung
§ 13 (weggefallen)
§ 14 Inkrafttreten und Übergangsvorschrift

Gebührenverzeichnis für ärztliche Leistungen (Anlage)

§ 1 Anwendungsbereich. (1) Die Vergütungen für die beruflichen Leistungen der Ärzte bestimmen sich nach dieser Verordnung, soweit nicht durch Bundesgesetz etwas anderes bestimmt ist.

(2) Vergütungen darf der Arzt nur für Leistungen berechnen, die nach den Regeln der ärztlichen Kunst für eine medizinisch notwendige ärztliche Versorgung erforderlich sind. Leistungen, die über das Maß einer medizinisch notwendigen ärztlichen Versorgung hinausgehen, darf er nur berechnen, wenn sie auf Verlangen des Zahlungspflichtigen erbracht worden sind.

§ 2 Abweichende Vereinbarung. (1) Durch Vereinbarung kann eine von dieser Verordnung abweichende Gebührenhöhe festgelegt werden. Für Leistungen nach § 5a ist eine Vereinbarung nach Satz 1 ausgeschlossen. Die Vereinbarung einer abweichenden Punktzahl (§ 5 Abs. 1 Satz 2) oder eines abweichenden Punktwerts (§ 5 Abs. 1 Satz 3) ist nicht zulässig. Notfall- und akute Schmerzbehandlungen dürfen nicht von einer Vereinbarung nach Satz 1 abhängig gemacht werden.

(2) Eine Vereinbarung nach Absatz 1 Satz 1 ist nach persönlicher Absprache im Einzelfall zwischen Arzt und Zahlungspflichtigem vor Erbringung der Leistung des Arztes in einem Schriftstück zu treffen. Dieses muß neben der Nummer und der Bezeichnung der Leistung, dem Steigerungssatz und dem vereinbarten Betrag auch die Feststellung enthalten, daß eine Erstattung der Vergütung durch Erstattungsstellen möglicherweise nicht in vollem Umfang gewährleistet ist. Weitere Erklärungen darf die Vereinbarung nicht enthalten. Der Arzt hat dem Zahlungspflichtigen einen Abdruck der Vereinbarung auszuhändigen.

(3) Für Leistungen nach den Abschnitten A, E, M und O ist eine Vereinbarung nach Absatz 1 Satz 1 unzulässig. Im übrigen ist bei vollstationären, teilstationären sowie vor- und nachstationären wahlärztlichen Leistungen eine Vereinbarung nach Absatz 1 Satz 1 nur für vom Wahlarzt höchstpersönlich erbrachte Leistungen zulässig.

§ 3 Vergütungen. Als Vergütungen stehen dem Arzt Gebühren, Entschädigungen und Ersatz von Auslagen zu.

§ 4 Gebühren. (1) Gebühren sind Vergütungen für die im Gebührenverzeichnis (Anlage) genannten ärztlichen Leistungen.

(2) Der Arzt kann Gebühren nur für selbständige ärztliche Leistungen berechnen, die er selbst erbracht hat oder die unter seiner Aufsicht nach fachlicher Weisung erbracht wurden (eigene Leistungen). Als eigene Leistungen gelten auch von ihm berechnete Laborleistungen des Abschnitts M II des Gebührenverzeichnisses (Basislabor), die nach fachlicher Weisung unter der Aufsicht eines anderen Arztes in Laborgemeinschaften oder in von Ärzten ohne eigene Liquidationsberechtigung geleiteten Krankenhauslabors erbracht werden. Als eigene Leistungen im Rahmen einer wahlärztlichen stationären, teilstationären oder vor- und nachstationären Krankenhausbehandlung gelten nicht

1. Leistungen nach den Nummern 1 bis 62 des Gebührenverzeichnisses innerhalb von 24 Stunden nach der Aufnahme und innerhalb von 24 Stunden vor der Entlassung,
2. Visiten nach den Nummern 45 und 46 des Gebührenverzeichnisses während der gesamten Dauer der stationären Behandlung sowie
3. Leistungen nach den Nummern 56, 200, 250, 250 a, 252, 271 und 272 des Gebührenverzeichnisses während der gesamten Dauer der stationären Behandlung,

wenn diese nicht durch den Wahlarzt oder dessen vor Abschluß des Wahlarztvertrages dem Patienten benannten ständigen ärztlichen Vertreter persönlich erbracht werden; der ständige ärztliche Vertreter muß Facharzt desselben Gebiets sein. Nicht persönlich durch den Wahlarzt oder dessen ständigen ärztlichen Vertreter erbrachte Leistungen nach Abschnitt E des Gebührenverzeichnisses gelten nur dann als eigene wahlärztliche Leistungen, wenn der Wahlarzt oder dessen ständiger ärztlicher Vertreter durch die Zusatzbezeichnung „Physikalische Therapie" oder durch die Gebietsbezeichnung „Facharzt für Physikalische und Rehabilitative Medizin" qualifiziert ist und die Leistungen nach fachlicher Weisung unter deren Aufsicht erbracht werden.

(2 a) Für eine Leistung, die Bestandteil oder eine besondere Ausführung einer anderen Leistung nach dem Gebührenverzeichnis ist, kann der Arzt eine Gebühr nicht berechnen, wenn er für die andere Leistung eine Gebühr berechnet. Dies gilt auch für die zur Erbringung der im Gebührenverzeichnis aufgeführten operativen Leistungen methodisch notwendigen operativen Einzelschritte. Die Rufbereitschaft sowie das Bereitstehen eines Arztes oder Arztteams sind nicht berechnungsfähig.

(3) Mit den Gebühren sind die Praxiskosten einschließlich der Kosten für den Sprechstundenbedarf sowie die Kosten für die Anwendung von Instrumenten und Apparaten abgegolten, soweit nicht in dieser Verordnung etwas anderes bestimmt ist. Hat der Arzt ärztliche Leistungen unter Inanspruchnahme Dritter, die nach dieser Verordnung selbst nicht liquidationsberechtigt sind, erbracht, so sind die hierdurch entstandenen Kosten ebenfalls mit der Gebühr abgegolten.

(4) Kosten, die nach Absatz 3 mit den Gebühren abgegolten sind, dürfen nicht gesondert berechnet werden. Eine Abtretung des Vergütungsanspruchs in Höhe solcher Kosten ist gegenüber dem Zahlungspflichtigen unwirksam.

(5) Sollen Leistungen durch Dritte erbracht werden, die diese dem Zahlungspflichtigen unmittelbar berechnen, so hat der Arzt ihn darüber zu unterrichten.

§ 5 Bemessung der Gebühren für Leistungen des Gebührenverzeichnisses. (1) Die Höhe der einzelnen Gebühr bemißt sich, soweit in den Absätzen 3 bis 5 nichts anderes bestimmt ist, nach dem Einfachen bis Dreieinhalbfachen des Gebührensatzes. Gebührensatz ist der Betrag, der sich ergibt, wenn die Punktzahl der einzelnen Leistung des Gebührenverzeichnisses mit dem Punktwert vervielfacht wird. Der Punktwert beträgt 5,82873 Cent. Bei der Bemessung von Gebühren sind sich ergebende Bruchteile eines Pfennigs unter 0,5 abzurunden und Bruchteile von 0,5 und mehr aufzurunden.

(2) Innerhalb des Gebührenrahmens sind die Gebühren unter Berücksichtigung der Schwierigkeit und des Zeitaufwandes der einzelnen Leistung sowie der Umstände bei der Ausführung nach billigem Ermessen zu bestimmen. Die Schwierigkeit der einzelnen Leistung kann auch durch die Schwierigkeit des Krankheitsfalles begründet sein; dies gilt nicht für die in Absatz 3 genannten Leistungen. Bemessungskriterien, die bereits in der Leistungsbeschreibung berücksichtigt worden sind, haben hierbei außer Betracht zu bleiben. In der Regel darf eine Gebühr nur zwischen dem Einfachen und dem 2,3fachen des Gebührensatzes bemessen werden; ein Überschreiten des 2,3fachen des Gebührensatzes ist nur zulässig, wenn Besonderheiten der in Satz 1 genannten Bemessungskriterien dies rechtfertigen.

A. Gebührenordnung für Ärzte

(3) Gebühren für die in den Abschnitten A, E und O des Gebührenverzeichnisses genannten Leistungen bemessen sich nach dem Einfachen bis Zweieinhalbfachen des Gebührensatzes. Absatz 2 Satz 4 gilt mit der Maßgabe, daß an die Stelle des 2,3fachen des Gebührensatzes das 1,8fache des Gebührensatzes tritt.

(4) Gebühren für die Leistung nach Nummer 437 des Gebührenverzeichnisses sowie für die in Abschnitt M des Gebührenverzeichnisses genannten Leistungen bemessen sich nach dem Einfachen bis 1,3fachen des Gebührensatzes. Absatz 2 Satz 4 gilt mit der Maßgabe, daß an die Stelle des 2,3fachen des Gebührensatzes das 1,15fache des Gebührensatzes tritt.

(5) Bei wahlärztlichen Leistungen, die weder von dem Wahlarzt noch von dessen vor Abschluß des Wahlarztvertrages dem Patienten benannten ständigen ärztlichen Vertreter persönlich erbracht werden, tritt an die Stelle des Dreieinhalbfachen des Gebührensatzes nach § 5 Abs. 1 Satz 1 das 2,3fache des Gebührensatzes und an die Stelle des Zweieinhalbfachen des Gebührensatzes nach § 5 Abs. 3 Satz 1 das 1,8fache des Gebührensatzes.

§ 5a Bemessung der Gebühren in besonderen Fällen. Im Falle eines unter den Voraussetzungen des § 218a Abs. 1 des Strafgesetzbuches vorgenommenen Abbruchs einer Schwangerschaft dürfen Gebühren für die in § 24b Abs. 4 des Fünften Buches Sozialgesetzbuch genannten Leistungen nur bis zum 1,8fachen des Gebührensatzes nach § 5 Abs. 1 Satz 2 berechnet werden.

§ 5b Bemessung der Gebühren bei Versicherten des Standardtarifes der privaten Krankenversicherung. Für Leistungen, die in einem brancheneinheitlichen Standardtarif nach § 257 Abs. 2a des Fünften Buches Sozialgesetzbuch versichert sind, dürfen Gebühren nur bis zum 1,7fachen des Gebührensatzes nach § 5 Abs. 1 Satz 2 berechnet werden. Bei Gebühren für die in den Abschnitten A, E und O des Gebührenverzeichnisses genannten Leistungen gilt Satz 1 mit der Maßgabe, dass an die Stelle des 1,7fachen des Gebührensatzes das 1,3fache des Gebührensatzes tritt. Bei Gebühren für die in Abschnitt M des Gebührenverzeichnisses genannten Leistungen gilt Satz 1 mit der Maßgabe, dass an die Stelle des 1,7fachen des Gebührensatzes das 1,1fache des Gebührensatzes tritt.

§ 6 Gebühren für andere Leistungen. (1) Erbringen Mund-Kiefer-Gesichtschirurgen, Hals-Nasen-Ohrenärzte oder Chirurgen Leistungen, die im Gebührenverzeichnis für zahnärztliche Leistungen – Anlage zur Gebührenordnung für Zahnärzte vom 22. Oktober 1987 (BGBl. I S. 2316) – aufgeführt sind, sind die Vergütungen für diese Leistungen nach den Vorschriften der Gebührenordnung für Zahnärzte in der jeweils geltenden Fassung zu berechnen.

(2) Selbständige ärztliche Leistungen, die in das Gebührenverzeichnis nicht aufgenommen sind, können entsprechend einer nach Art, Kosten- und Zeitaufwand gleichwertigen Leistung des Gebührenverzeichnisses berechnet werden.

§ 6a Gebühren bei stationärer Behandlung. (1) Bei vollstationären, teilstationären sowie vor- und nachstationären privatärztlichen Leistungen sind die nach dieser Verordnung berechneten Gebühren einschließlich der darauf entfallenden Zuschläge um 25 vom Hundert zu mindern. Abweichend davon beträgt die Minderung für Leistungen und Zuschläge nach Satz 1 von Belegärzten oder niedergelassenen anderen Ärzten 15 vom Hundert. Ausgenommen von der Minderungspflicht ist der Zuschlag nach Buchstabe J in Abschnitt B V des Gebührenverzeichnisses.

(2) Neben den nach Absatz 1 geminderten Gebühren darf der Arzt Kosten nicht berechnen; die §§ 7 bis 10 bleiben unberührt.

§ 7 Entschädigungen. Als Entschädigungen für Besuche erhält der Arzt Wegegeld und Reiseentschädigung; hierdurch sind Zeitversäumnisse und die durch den Besuch bedingten Mehrkosten abgegolten.

§ 8 Wegegeld. (1) Der Arzt kann für jeden Besuch ein Wegegeld berechnen. Das Wegegeld beträgt für einen Besuch innerhalb eines Radius um die Praxisstelle des Arztes von

1. bis zu zwei Kilometern 7,– Deutsche Mark, bei Nacht (zwischen 20 und 8 Uhr) 14,– Deutsche Mark,
2. mehr als zwei Kilometern bis zu fünf Kilometern 13,– Deutsche Mark, bei Nacht 20,– Deutsche Mark,

3. mehr als fünf Kilometern bis zu zehn Kilometern 20,– Deutsche Mark, bei Nacht 30,– Deutsche Mark,

4. mehr als zehn Kilometern bis zu 25 Kilometern 30,– Deutsche Mark, bei Nacht 50,– Deutsche Mark.

(2) Erfolgt der Besuch von der Wohnung des Arztes aus, so tritt bei der Berechnung des Radius die Wohnung des Arztes an die Stelle der Praxisstelle.

(3) Werden mehrere Patienten in derselben häuslichen Gemeinschaft oder in einem Heim, insbesondere in einem Alten- oder Pflegeheim besucht, darf der Arzt das Wegegeld unabhängig von der Anzahl der besuchten Patienten und deren Versichertenstatus insgesamt nur einmal und nur anteilig berechnen.

§ 9 Reiseentschädigung. (1) Bei Besuchen über eine Entfernung von mehr als 25 Kilometern zwischen Praxisstelle des Arztes und Besuchsstelle tritt an die Stelle des Wegegeldes eine Reiseentschädigung.

(2) Als Reiseentschädigung erhält der Arzt

1. 50 Deutsche Pfennige für jeden zurückgelegten Kilometer, wenn er einen eigenen Kraftwagen benutzt, bei Benutzung anderer Verkehrsmittel die tatsächlichen Aufwendungen,

2. bei Abwesenheit bis zu 8 Stunden 100,– Deutsche Mark, bei Abwesenheit von mehr als 8 Stunden 200,– Deutsche Mark je Tag,

3. Ersatz der Kosten für notwendige Übernachtungen.

(3) § 8 Abs. 2 und 3 gilt entsprechend.

§ 10 Ersatz von Auslagen. (1) Neben den für die einzelnen ärztlichen Leistungen vorgesehenen Gebühren können als Auslagen nur berechnet werden

1. die Kosten für diejenigen Arzneimittel, Verbandmittel und sonstigen Materialien, die der Patient zur weiteren Verwendung behält oder die mit einer einmaligen Anwendung verbraucht sind, soweit in Absatz 2 nichts anderes bestimmt ist,

2. Versand- und Portokosten, soweit deren Berechnung nach Absatz 3 nicht ausgeschlossen ist,

3. die im Zusammenhang mit Leistungen nach Abschnitt O bei der Anwendung radioaktiver Stoffe durch deren Verbrauch entstandenen Kosten sowie

4. die nach den Vorschriften des Gebührenverzeichnisses als gesondert berechnungsfähig ausgewiesenen Kosten.

Die Berechnung von Pauschalen ist nicht zulässig.

(2) Nicht berechnet werden können die Kosten für

1. Kleinmaterialien wie Zellstoff, Mulltupfer, Schnellverbandmaterial, Verbandspray, Gewebeklebstoff auf Histoacrylbasis, Mullkompressen, Holzspatel, Holzstäbchen, Wattestäbchen, Gummifingerlinge,

2. Reagenzien und Narkosemittel zur Oberflächenanästhesie,

3. Desinfektions- und Reinigungsmittel,

4. Augen-, Ohren-, Nasentropfen, Puder, Salben und geringwertige Arzneimittel zur sofortigen Anwendung sowie für

5. folgende Einmalartikel: Einmalspritzen, Einmalkanülen, Einmalhandschuhe, Einmalharnblasenkatheder, Einmalskalpelle, Einmalproktoskope, Einmaldarmrohre, Einmalspekula.

(3) Versand- und Portokosten können nur vom dem Arzt berechnet werden, dem die gesamten Kosten für Versandmaterial, Versandgefäße sowie für den Versand oder Transport entstanden sind. Kosten für Versandmaterial, für den Versand des Untersuchungsmaterials und die Übermittlung des Untersuchungsergebnisses innerhalb einer Laborgemeinschaft oder innerhalb eines Krankenhausgeländes sind nicht berechnungsfähig; dies gilt auch, wenn Material oder ein Teil davon unter Nutzung der Transportmittel oder des Versandweges oder der Versandgefäße einer Laborgemeinschaft zur Untersuchung einem zur Erbringung von Leistungen beauftragten Arzt zugeleitet wird. Werden aus demselben Körpermaterial sowohl in einer Laborgemeinschaft als auch von einem Laborarzt Leistungen aus Abschnitt M oder N ausgeführt, so kann der Laborarzt bei Benutzung desselben Transportweges Versandkosten nicht berechnen; dies gilt auch dann, wenn ein Arzt eines anderen Gebiets Auftragsleistungen aus Abschnitt M oder N er-

bringt. Für die Versendung der Arztrechnung dürfen Versand- und Portokosten nicht berechnet werden.

§ 11 Zahlung durch öffentliche Leistungsträger. (1) Wenn ein Leistungsträger im Sinne des § 12 des Ersten Buches Sozialgesetzbuch oder ein sonstiger öffentlich-rechtlicher Kostenträger die Zahlung leistet, sind die ärztlichen Leistungen nach den Gebührensätzen des Gebührenverzeichnisses (§ 5 Abs. 1 Satz 2) zu berechnen.

(2) Absatz 1 findet nur Anwendung, wenn dem Arzt vor der Inanspruchnahme eine von dem die Zahlung Leistenden ausgestellte Bescheinigung vorgelegt wird. In dringenden Fällen kann die Bescheinigung auch nachgereicht werden.

§ 12 Fälligkeit und Abrechnung der Vergütung; Rechnung. (1) Die Vergütung wird fällig, wenn dem Zahlungspflichtigen eine dieser Verordnung entsprechende Rechnung erteilt worden ist.

(2) Die Rechnung muß insbesondere enthalten:

1. das Datum der Erbringung der Leistung,
2. bei Gebühren die Nummer und die Bezeichnung der einzelnen berechneten Leistung einschließlich einer in der Leistungsbeschreibung gegebenenfalls genannten Mindestdauer sowie den jeweiligen Betrag und den Steigerungssatz,
3. bei Gebühren für stationäre, teilstationäre sowie vor- und nachstationäre privatärztliche Leistungen zusätzlich den Minderungsbetrag nach § 6a,
4. bei Entschädigungen nach den §§ 7 bis 9 den Betrag, die Art der Entschädigung und die Berechnung,
5. bei Ersatz von Auslagen nach § 10 den Betrag und die Art der Auslage; übersteigt der Betrag der einzelnen Auslage 50,– Deutsche Mark, ist der Beleg oder ein sonstiger Nachweis beizufügen.

(3) Überschreitet eine berechnete Gebühr nach Absatz 2 Nr. 2 das 2,3fache des Gebührensatzes, ist dies auf die einzelne Leistung bezogen für den Zahlungspflichtigen verständlich und nachvollziehbar schriftlich zu begründen; das gleiche gilt bei den in § 5 Abs. 3 genannten Leistungen, wenn das 1,8fache des Gebührensatzes überschritten wird, sowie bei den in § 5 Abs. 4 genannten Leistungen, wenn das 1,15fache des Gebührensatzes überschritten wird. Auf Verlangen ist die Begründung näher zu erläutern. Soweit im Falle einer abweichenden Vereinbarung nach § 2 auch ohne die getroffene Vereinbarung ein Überschreiten der in Satz 1 genannten Steigerungssätze gerechtfertigt gewesen wäre, ist das Überschreiten auf Verlangen des Zahlungspflichtigen zu begründen; die Sätze 1 und 2 gelten entsprechend. Die Bezeichnung der Leistung nach Absatz 2 Nr. 2 kann entfallen, wenn der Rechnung eine Zusammenstellung beigefügt wird, der die Bezeichnung für die abgerechnete Leistungsnummer entnommen werden kann. Leistungen, die auf Verlangen erbracht worden sind (§ 1 Abs. 2 Satz 2), sind als solche zu bezeichnen.

(4) Wird eine Leistung nach § 6 Abs. 2 berechnet, ist die entsprechend bewertete Leistung für den Zahlungspflichtigen verständlich zu beschreiben und mit dem Hinweis „entsprechend„ sowie der Nummer und der Bezeichnung der als gleichwertig erachteten Leistung zu versehen.

(5) Durch Vereinbarung mit den in § 11 Abs. 1 genannten Leistungs- und Kostenträgern kann eine von den Vorschriften der Absätze 1 bis 4 abweichende Regelung getroffen werden.

§ 13 *(weggefallen)*

§ 14 (Inkrafttreten und Übergangsvorschrift)

Anhang A

3. Teil. Praxishilfen

Redaktioneller Hinweis des Verlages

Das auf den nachfolgenden Seiten abgedruckte Gebührenverzeichnis ist bis auf die in den rechten Spalten angegebenen €-Beträge und die **2,3- bzw. 1,8- und 1,15fachen Gebühren** mit dem amtlichen Wortlaut, wie er im Bundesgesetzblatt Teil I abgedruckt ist, identisch. Die 2,3- bzw. 1,8- und 1,15-fachen Sätze sind lediglich zum leichteren Gebrauch für die Benutzer aufgenommen.

Gebührenverzeichnis für ärztliche Leistungen
(Anlage zur Gebührenordnung für Ärzte)
Anlageband zum Bundesgesetzblatt Teil 1 Nr. 10 vom 22. Februar 1996

Nummer	Übersicht	Seite
	A. Gebühren in besonderen Fällen	280
1 bis 107	B. Grundleistungen und allgemeine Leistungen	280
1 bis 15	I. Allgemeine Beratungen und Untersuchungen	280
A bis K 1	II. Zuschläge zu Beratungen und Untersuchungen nach Nummer 1, 3, 4, 5, 6, 7 oder 8	282
20 bis 34	III. Spezielle Beratungen und Untersuchungen	283
45 bis 62	IV. Visiten, Konsiliartätigkeit, Besuche, Assistenz	285
E bis K 2	V. Zuschläge zu den Leistungen nach den Nummern 45 bis 62	287
70 bis 96	VI. Berichte, Briefe	288
100 bis 107	VII. Todesfeststellung	289
200 bis 449	C. Nichtgebietsbezogene Sonderleistungen	289
200 bis 247	I. Anlegen von Verbänden	289
250 bis 298	II. Blutentnahmen, Injektionen, Infiltrationen, Infusionen, Transfusionen, Implantation, Abstrichentnahmen	290
300 bis 321	III. Punktionen	293
340 bis 374	IV. Kontrastmitteleinbringungen	293
375 bis 399	V. Impfungen und Testungen	295
401 bis 424	VI. Sonographische Leistungen	296
427 bis 437	VII. Intensivmedizinische und sonstige Leistungen	297
440 bis 449	VIII. Zuschläge zu ambulanten Operations- und Anästhesieleistungen	298
450 bis 498	D. Anästhesieleistungen	300
500 bis 569	E. Physikalisch-medizinische Leistungen	302
500 bis 501	I. Inhalationen	302
505 bis 518	II. Krankengymnastik und Übungsbehandlungen	302
520 bis 527	III. Massagen	302
530 bis 533	IV. Hydrotherapie und Packungen	303
535 bis 539	V. Wärmebehandlung	303
548 bis 558	VI. Elektrotherapie	303
560 bis 569	VII. Lichttherapie	303
600 bis 793	F. Innere Medizin, Kinderheilkunde, Dermatologie	304
800 bis 887	G. Neurologie, Psychiatrie und Psychotherapie	311
1001 bis 1168	H. Geburtshilfe und Gynäkologie	314
1200 bis 1386	I. Augenheilkunde	318
1400 bis 1639	J. Hals-, Nasen-, Ohrenheilkunde	322
1700 bis 1860	K. Urologie	328

A. Gebührenordnung für Ärzte   Anhang A

Nummer	Übersicht	Seite
2000 bis 3321	**L. Chirurgie, Orthopädie**	333
2000 bis 2015	I. Wundversorgung, Fremdkörperentfernung	333
2029 bis 2093	II. Extremitätenchirurgie	333
2100 bis 2196	III. Gelenkchirurgie	335
2203 bis 2241	IV. Gelenkluxationen	338
2250 bis 2297	V. Knochenchirurgie	339
2320 bis 2358	VI. Frakturbehandlung	340
2380 bis 2454	VII. Chirurgie der Körperoberfläche	342
2500 bis 2604	VIII. Neurochirurgie	343
2620 bis 2732	IX. Mund-, Kiefer- und Gesichtschirurgie	346
2750 bis 2760	X. Halschirurgie	348
2800 bis 2921	XI. Gefäßchirurgie	348
2950 bis 3013	XII. Thoraxchirurgie	350
3050 bis 3097	XIII. Herzchirurgie	351
3120 bis 3241	XIV. Ösophaguschirurgie, Abdominalchirurgie	352
3280 bis 3288	XV. Hernienchirurgie	355
3300 bis 3321	XVI. Orthopädisch-chirurgische konservative Leistungen	355
3500 bis 4787	**M. Laboratoriumsuntersuchungen**	356
3500 bis 3532	I. Vorhalteleistungen in der eigenen, niedergelassenen Praxis	357
3541 bis 3621	II. Basislabor	358
3630 bis 4469	III. Untersuchungen von körpereigenen oder körperfremden Substanzen und körpereigenen Zellen	360
4500 bis 4787	IV. Untersuchungen zum Nachweis und zur Charakterisierung von Krankheitserregern	385
4800 bis 4873	**N. Histologie, Zytologie und Zytogenetik**	394
4800 bis 4816	I. Histologie	394
4850 bis 4860	II. Zytologie	395
4870 bis 4873	III. Zytogenetik	395
5000 bis 5855	**O. Strahlendiagnostik, Nuklearmedizin, Magnetresonanztomographie und Strahlentherapie**	395
5000 bis 5380	I. Strahlendiagnostik	395
5400 bis 5607	II. Nuklearmedizin	403
5700 bis 5735	III. Magnetresonanztomographie	408
5800 bis 5855	IV. Strahlentherapie	409
6000 bis 6018	**P. Sektionsleistungen**	411

Anhang A

3. Teil. Praxishilfen

A. Gebühren in besonderen Fällen

Für die nachfolgend genannten Leistungen dürfen Gebühren nach Maßgabe des § 5 nur bis zum Zweieinhalbfachen des Vergütungssatzes bemessen werden: Nummern 2 und 56 in Abschnitt B, Nummern 250, 250 a, 402 und 403 in Abschnitt C, Nummern 602, 605 bis 617, 620 bis 624, 635 bis 647, 650, 651, 653, 654, 657 bis 661, 665 bis 666, 725, 726, 759 bis 761 in Abschnitt F, Nummern 855 bis 857 in Abschnitt G, Nummern 1001 und 1002 in Abschnitt H, Nummern 1255 bis 1257, 1259, 1260, 1262, 1263, 1268 bis 1270 in Abschnitt I, Nummern 1401, 1403 bis 1406, 1558 bis 1560 in Abschnitt J, Nummern 4850 bis 4873 in Abschnitt N.

B. Grundleistungen und allgemeine Leistungen

Allgemeine Bestimmungen

1. Als Behandlungsfall gilt für die Behandlung derselben Erkrankung der Zeitraum eines Monats nach der jeweils ersten Inspruchnahme des Arztes.
2. Die Leistungen nach den Nummern 1 und/oder 5 sind neben Leistungen nach den Abschnitten C bis O im Behandlungsfall nur einmal berechnungsfähig.
3. Die Leistungen nach den Nummern 1, 3, 5, 6, 7 und/oder 8 können an demselben Tag nur dann mehr als einmal berechnet werden, wenn dies durch die Beschaffenheit des Krankheitsfalls geboten war. Bei mehrmaliger Berechnung ist die jeweilige Uhrzeit der Leistungserbringung in der Rechnung anzugeben. Bei den Leistungen nach den Nummern 1, 5, 6, 7 und/oder 8 ist eine mehrmalige Berechnung an demselben Tag auf Verlangen, bei der Leistung nach Nummer 3 generell zu begründen.
4. Die Leistungen nach den Nummern 1, 3, 22, 30 und/oder 34 sind neben den Leistungen nach den Nummern 804 bis 812, 817, 835, 849, 861 bis 864, 870, 871, 886 sowie 887 nicht berechnungsfähig.
5. Mehr als zwei Visiten an demselben Tag können nur berechnet werden, wenn sie durch die Beschaffenheit des Krankheitsfalls geboten waren. Bei der Berechnung von mehr als zwei Visiten an demselben Tag ist die jeweilige Uhrzeit der Visiten in der Rechnung anzugeben. Auf Verlangen ist die mehr als zweimalige Berechnung einer Visite an demselben Tag zu begründen.
Anstelle oder neben der Visite im Krankenhaus sind die Leistungen nach den Nummern 1, 3, 4, 5, 6, 7, 8 und/oder 15 nicht berechnungsfähig.
6. Besuchsgebühren nach den Nummern 48, 50 und/oder 51 sind für Besuche von Krankenhaus- und Belegärzten im Krankenhaus nicht berechnungsfähig.
7. Terminvereinbarungen sind nicht berechnungsfähig.
8. Neben einer Leistung nach Nummer 5, 6, 7 oder 8 sind die Leistungen nach den Nummern 600, 601, 1203, 1204, 1228, 1240, 1400, 1401 und 1414 nicht berechnungsfähig.

I. Allgemeine Beratungen und Untersuchungen

Nummer	Leistung	Punktzahl	Gebühr in DM – einfach –	Gebühr in Euro – einfach –	Gebühr in Euro – 2,3-fach – – *1,8-fach – – **1,15-fach –
1	Beratung – auch mittels Fernsprecher	80	9,12	4,66	10,72
2	Ausstellung von Wiederholungsrezepten und/oder Überweisungen und/oder Übermittlung von Befunden oder ärztlichen Anordnungen – auch mittels Fernsprecher – durch die Arzthelferin und/oder Messung von Körperzuständen (z. B. Blutdruck, Temperatur) ohne Beratung, bei einer Inanspruchnahme des Arztes .... *Die Leistung nach Nummer 2 darf anläßlich einer Inanspruchnahme des Arztes nicht zusammen mit anderen Gebühren berechnet werden.*	30	3,42	1,75	*3,15
3	Eingehende, das gewöhnliche Maß übersteigende Beratung – auch mittels Fernsprecher .... *Die Leistung nach Nummer 3 (Dauer mindestens 10 Minuten) ist nur berechnungsfähig als einzige Leistung oder im Zusammenhang mit einer Untersuchung nach Nummer 5, 6, 7, 8, 800 oder 801. Eine mehr als einmalige Berechnung im Behandlungsfall bedarf einer besonderen Begründung.*	1500	17,10	8,74	20,11
4	Erhebung der Fremdanamnese über einen Kranken und/oder Unterweisung und Führung der Bezugsperson(en) – im Zusammenhang mit der Behandlung eines Kranken – *Die Leistung nach Nummer 4 ist im Behandlungsfall nur einmal berechnungsfähig.* *Die Leistung nach Nummer 4 ist neben den Leistungen nach den Nummern 30, 34, 801, 806, 807, 816, 817 und/oder 835 nicht berechnungsfähig.*	220	25,08	12,82	

A. Gebührenordnung für Ärzte

Anhang A

Nummer	Leistung	Punktzahl	Gebühr in DM – einfach –	Gebühr in Euro – einfach –	Gebühr in Euro – 2,3-fach – – *1,8-fach – – **1,15-fach –
5	Symptom bezogene Untersuchung	80	9,12	4,66	10,72
	Die Leistung nach Nummer 5 ist neben den Leistungen nach den Nummern 6 bis 8 nicht berechnungsfähig.				
6	Vollständige körperliche Untersuchung mindestens eines der folgenden Organsysteme: alle Augenabschnitte, der gesamte HNO-Bereich, das stomatognathe System, die Nieren und ableitenden Harnwege (bei Männern auch gegebenenfalls einschließlich der männlichen Geschlechtsorgane) oder Untersuchung zur Erhebung eines vollständigen Gefäßstatus – gegebenenfalls einschließlich Dokumentation –	100	11,40	5,83	13,41
	Die vollständige körperliche Untersuchung eines Organsystems nach der Leistung nach Nummer 6 beinhaltet insbesondere:				
	– bei den Augen: beidseitige Inspektion des äußeren Auges, beidseitige Untersuchung der vorderen und mittleren Augenabschnitte sowie des Augenhintergrunds;				
	– bei dem HNO-Bereich: Inspektion der Nase, des Naseninnern, des Rachens, beider Ohren, beider äußerer Gehörgänge und beider Trommelfelle, Spiegelung des Kehlkopfs;				
	– bei dem stomatognathen System: Inspektion der Mundhöhle, Inspektion und Palpation der Zunge und beider Kiefergelenke sowie vollständiger Zahnstatus;				
	– bei den Nieren und ableitenden Harnwegen: Palpation der Nierenlager und des Unterbauchs, Inspektion des äußeren Genitale sowie Digitaluntersuchung des Enddarms, bei Männern zusätzlich Digitaluntersuchung der Prostata. Prüfung der Bruchpforten sowie Inspektion und Palpation der Hoden und Nebenhoden;				
	– bei dem Gefäßstatus: Palpation und gegebenenfalls Auskultation der Arterien an beiden Handgelenken, Ellenbeugen, Achseln, Fußrücken, Sprunggelenken, Kniekehlen, Leisten sowie der tastbaren Arterien an Hals und Kopf, Inspektion und gegebenenfalls Palpation der oberflächlichen Bein- und Halsvenen.				
	Die Leistung nach Nummer 6 ist neben den Leistungen nach den Nummern 5, 7 und/oder 8 nicht berechnungsfähig.				
7	Vollständige körperliche Untersuchung mindestens eines der folgenden Organsysteme: das gesamte Hautorgan, die Stütz- und Bewegungsorgane, alle Brustorgane, alle Bauchorgane, der gesamte weibliche Genitaltrakt (gegebenenfalls einschließlich Nieren und ableitende Harnwege) – gegebenenfalls einschließlich Dokumentation –	160	18,24	9,33	21,45
	Die vollständige körperliche Untersuchung eines Organsystems nach der Leistung nach Nummer 7 beinhaltet insbesondere:				
	– bei dem Hautorgan: Inspektion der gesamten Haut, Hautanhangsgebilde und sichtbaren Schleimhäute, gegebenenfalls einschließlich Prüfung des Dermographismus und Untersuchung mittels Glasspatel;				
	– bei den Stütz- und Bewegungsorganen: Inspektion, Palpation und orientierende Funktionsprüfung der Gelenke und der Wirbelsäule einschließlich Prüfung der Reflexe;				
	– bei den Brustorganen: Auskultation und Perkussion von Herz und Lunge sowie Blutdruckmessung;				
	– bei den Bauchorganen: Patpation, Perkussion und Auskultation der Bauchorgane einschließlich palpatorischer Prüfung der Bruchpforten und der Nierenlager;				
	– bei dem weiblichen Genitaltrakt: bimanuelle Untersuchung der Gebärmutter und der Adnexe, Inspektion des				

Anhang A

3. Teil. Praxishilfen

Nummer	Leistung	Punktzahl	Gebühr in DM – einfach –	Gebühr in Euro – einfach –	Gebühr in Euro – 2,3-fach – – *1,8-fach – – **1,15-fach –
	äußeren Genitale, der Vagina und der Portio uteri. Digitaluntersuchung des Enddarms, gegebenenfalls Palpation der Nierenlager und des Unterbauchs.				
	Die Leistung nach Nummer 7 ist neben den Leistungen nach den Nummern 5, 6 und/oder 8 nicht berechnungsfähig.				
8	Untersuchung zur Erhebung des Ganzkörperstatus, gegebenenfalls einschließlich Dokumentation	260	29,64	15,15	34,86
	Der Ganzkörperstatus beinhaltet die Untersuchung der Haut, der sichtbaren Schleimhäute, der Brust- und Bauchorgane, der Stütz- und Bewegungsorgane, sowie eine orientierende neurologische Untersuchung.				
	Die Leistung nach Nummer 8 ist neben den Leistungen nach den Nummern 5, 6, 7 und/oder 800 nicht berechnungsfähig.				
11	Digitaluntersuchung des Mastdarms und/oder der Prostata	60	6,84	3,50	8,04
15	Einleitung und Koordination flankierender therapeutischer und sozialer Maßnahmen während der kontinuierlichen ambulanten Betreuung eines chronisch Kranken	300	34,20	17,49	40,22
	Die Leistung nach Nummer 15 darf nur einmal im Kalenderjahr berechnet werden.				
	Neben der Leistung nach Nummer 15 ist die Leistung nach Nummer 4 im Behandlungsfall nicht berechnungsfähig.				

II. Zuschläge zu Beratungen und Untersuchungen nach Nummer 1, 3, 4, 5, 6, 7 oder 8

Allgemeine Bestimmungen

Die Zuschläge nach den Buchstaben A bis D sowie K 1 sind nur mit dem einfachen Gebührensatz berechnungsfähig. Sie dürfen unabhängig von der Anzahl und Kombination der erbrachten Leistungen je Inanspruchnahme des Arztes nur einmal berechnet werden. Neben den Zuschlägen nach den Buchstaben A bis D sowie K 1 dürfen die Zuschläge nach den Buchstaben E bis J sowie K 2 nicht berechnet werden. Die Zuschläge nach den Buchstaben B bis D dürfen von Krankenhausärzten nicht berechnet werden, es sei denn, die Leistungen werden durch den liquidationsberechtigten Arzt oder seinen Vertreter nach § 4 Abs. 2 Satz 3 erbracht.
Die Zuschläge sind in der Rechnung unmittelbar im Anschluß an die zugrundeliegende Leistung aufzuführen.

A	Zuschlag für außerhalb der Sprechstunde erbrachte Leistungen	70	7,98	4,08	
	Der Zuschlag nach Buchstabe A ist neben den Zuschlägen nach den Buchstaben B, C und/oder D nicht berechnungsfähig. Der Zuschlag nach Buchstabe A ist für Krankenhausärzte nicht berechnungsfähig.				
B	Zuschlag für in der Zeit zwischen 20 und 22 Uhr oder 6 und 8 Uhr außerhalb der Sprechstunde erbrachte Leistungen	180	20,52	10,49	
C	Zuschlag für in der Zeit zwischen 22 und 6 Uhr erbrachte Leistungen	320	36,48	18,65	
	Neben dem Zuschlag nach Buchstabe C ist der Zuschlag nach Buchstabe B nicht berechnungsfähig.				
D	Zuschlag für an Samstagen, Sonn- oder Feiertagen erbrachte Leistungen	220	25,08	12,82	
	Werden Leistungen innerhalb einer Sprechstunde an Samstagen erbracht, so ist der Zuschlag nach Buchstabe D nur mit dem halben Gebührensatz berechnungsfähig.				
	Werden Leistungen an Samstagen, Sonn- oder Feiertagen zwischen 20 und 8 Uhr erbracht, ist neben dem Zuschlag nach Buchstabe D ein Zuschlag nach Buchstabe B oder C berechnungsfähig.				
	Der Zuschlag nach Buchstabe D ist für Krankenhausärzte im Zusammenhang mit zwischen 8 und 20 Uhr erbrachten Leistungen nicht berechnungsfähig.				
K1	Zuschlag zu Untersuchungen nach Nummer 5, 6, 7 oder 8 bei Kindern bis zum vollendeten 4. Lebensjahr	120	13,68	6,99	

A. Gebührenordnung für Ärzte Anhang A

Nummer	Leistung	Punktzahl	Gebühr in DM – einfach –	Gebühr in Euro – einfach –	Gebühr in Euro – 2,3-fach – – *1,8-fach – – **1,15-fach –

III. Spezielle Beratungen und Untersuchungen

Nr.	Leistung	Punkte	DM	€ einfach	€ fach
20	Beratungsgespräch in Gruppen von 4 bis 12 Teilnehmern im Rahmen der Behandlung von chronischen Krankheiten, je Teilnehmer und Sitzung (Dauer mindestens 50 Minuten).	120	13,68	6,99	16,09
	Neben der Leistung nach Nummer 20 sind die Leistungen nach den Nummern 847, 862,864,871 und/oder 887 nicht berechnungsfähig.				
21	Eingehende humangenetische Beratung, je angefangene halbe Stunde und Sitzung	360	41,04	20,98	48,26
	Die Leistung nach Nummer 21 darf nur berechnet werden, wenn die Beratung in der Sitzung mindestens eine halbe Stunde dauert.				
	Die Leistung nach Nummer 21 ist innerhalb eines halben Jahres nach Beginn des Beratungsfalls nicht mehr als viermal berechnungsfähig.				
	Neben der Leistung nach Nummer 21 sind die Leistungen nach den Nummern 1, 3, 4, 22 und 34 nicht berechnungsfähig.				
22	Eingehende Beratung einer Schwangeren im Konfliktfall über die Erhaltung oder den Abbruch der Schwangerschaft – auch einschließlich Beratung über soziale Hilfen, gegebenenfalls auch einschließlich Beurteilung über das Vorliegen einer Indikation für einen nicht rechtswidrigen Schwangerschaftsabbruch –	300	34,20	17,49	40,22
	Neben der Leistung nach Nummer 22 sind die Leistungen nach Nummer 1,3,21 oder 34 nicht berechnungsfähig.				
23	Erste Vorsorgeuntersuchung in der Schwangerschaft mit Bestimmung des Geburtstermins – einschließlich Erhebung der Anamnese und Anlegen des Mutterpasses sowie Beratung der Schwangeren über die Mutterschaftsvorsorge, einschließlich Hämoglobinbestimmung –	300	34,20	17,49	40,22
	Neben der Leistung nach Nummer 23 sind die Leistungen nach den Nummern 1, 3, 5, 7 und/oder 3550 nicht berechnungsfähig.				
24	Untersuchung im Schwangerschaftsverlauf – einschließlich Beratung und Bewertung der Befunde, gegebenenfalls auch im Hinblick auf Schwangerschaftsrisiken –	200	22,80	11,66	26,81
	Neben der Leistung nach Nummer 24 sind die Leistungen nach den Nummern 1, 3, 5 und/oder 7 nicht berechnungsfähig.				
25	Neugeborenen-Erstuntersuchung – gegebenenfalls einschließlich Beratung der Bezugsperson(en) –	200	22,80	11,66	26,81
	Neben der Leistung nach Nummer 25 sind die Leistungen nach den Nummern 1, 3, 4, 5, 6, 7 und/oder 8 nicht berechnungsfähig.				
26	Untersuchung zur Früherkennung von Krankheiten bei einem Kind bis zum vollendeten 14. Lebensjahr (Erhebung der Anamnese, Feststellung der Körpermaße, Untersuchung von Nervensystem, Sinnesorganen, Skelettsystem, Haut, Brust-, Bauch- und Geschlechtsorganen) – gegebenenfalls einschließlich Beratung der Bezugsperson(en) –	450	51,30	26,23	60,33
	Die Leistung nach Nummer 26 ist ab dem vollendeten 2. Lebensjahr je Kalenderjahr höchstens einmal berechnungsfähig.				
	Neben der Leistung nach Nummer 26 sind die Leistungen nach den Nummern 1, 3, 4, 5, 6, 7 und/oder 8 nicht berechnungsfähig.				

Anhang A

3. Teil. Praxishilfen

Nummer	Leistung	Punkt-zahl	Gebühr in DM – einfach –	Gebühr in Euro – einfach –	Gebühr in Euro – 2,3-fach – – *1,8-fach – – **1,15-fach –
27	Untersuchung einer Frau zur Früherkennung von Krebserkrankungen der Brust, des Genitales, des Rektums und der Haut – einschließlich Erhebung der Anamnese, Abstrichentnahme zur zytologischen Untersuchung, Untersuchung auf Blut im Stuhl und Urinuntersuchung auf Eiweiß, Zucker und Erythrozyten, einschließlich Beratung – .... *Mit der Gebühr sind die Kosten für Untersuchungsmaterialien abgegolten.* *Neben der Leistung nach Nummer 27 sind die Leistungen nach den Nummern 1, 3, 5, 6, 7, 8, 297, 3500, 3511, 3650 und/oder 3652 nicht berechnungsfähig.*	320	36,48	18,65	42,90
28	Untersuchung eines Mannes zur Früherkennung von Krebserkrankungen des Rektums, der Prostata, des äußeren Genitales und der Haut – einschließlich Erhebung der Anamnese, Urinuntersuchung auf Eiweiß, Zucker und Erythrozyten sowie Untersuchung auf Blut im Stuhl, einschließlich Beratung – .... *Mit der Gebühr sind die Kosten für Untersuchungsmaterialien abgegolten.* *Neben der Leistung nach Nummer 28 sind die Leistungen nach den Nummern 1, 3, 5, 6, 7, 8, 11, 3500, 3511, 3650 und/oder 3652 nicht berechnungsfähig.*	280	31,92	16,32	37,54
29	Gesundheitsuntersuchung zur Früherkennung von Krankheiten bei einem Erwachsenen – einschließlich Untersuchung zur Erhebung des vollständigen Status (Ganzkörperstatus), Erörterung des individuellen Risikoprofils und verhaltensmedizinisch orientierter Beratung – .... *Neben der Leistung nach Nummer 29 sind die Leistungen nach den Nummern 1, 3, 5, 6, 7 und/oder 8 nicht berechnungsfähig.*	440	50,16	25,65	58,99
30	Erhebung der homöopathischen Erstanamnese mit einer Mindestdauer von einer Stunde nach biographischen und homöopathisch-individuellen Gesichtspunkten mit schriftlicher Aufzeichnung zur Einleitung einer homöopathischen Behandlung – einschließlich homöopathischer Repertorisation und Gewichtung der charakteristischen psychischen, allgemeinen und lokalen Zeichen und Symptome des jeweiligen Krankheitsfalls, unter Berücksichtigung der Modalitäten, Altemanzen, Kausal- und Begleitsymptome, zur Auffindung des homöopathischen Einzelmittels, einschließlich Anwendung und Auswertung standardisierter Fragebogen – .... *Dauert die Erhebung einer homöopathischen Erstanamnese bei einem Kind bis zum vollendeten 14. Lebensjahr weniger als eine Stunde, mindestens aber eine halbe Stunde, kann die Leistung nach Nummer 30 bei entsprechender Begründung mit der Hälfte der Gebühr berechnet werden.* *Die Leistung nach Nummer 30 ist innerhalb von einem Jahr nur einmal berechnungsfähig.* *Neben der Leistung nach Nummer 30 sind die Leistungen nach den Nummern 1, 3 und/oder 34 nicht berechnungsfähig.*	900	102,60	52,46	120,65
31	Homöopathische Folgeanamnese mit einer Mindestdauer von 30 Minuten unter laufender Behandlung nach den Regeln der Einzelmittelhomöopathie zur Beurteilung des Verlaufs und Feststellung der weiteren Vorgehens – einschließlich schriftlicher Aufzeichnungen – .... *Die Leistung nach Nummer 31 ist innerhalb von sechs Monaten höchstens dreimal berechnungsfähig.* *Neben der Leistung nach Nummer 31 sind die Leistungen nach den Nummern 1, 3, 4, 30 und/oder 34 nicht berechnungsfähig.*	450	51,30	26,23	60,33

A. Gebührenordnung für Ärzte　　　　　　　　　　　　　　　　　　　　　　　　　　**Anhang A**

Nummer	Leistung	Punktzahl	Gebühr in DM – einfach –	Gebühr in Euro – einfach –	Gebühr in Euro – 2,3-fach – – *1,8-fach – – **1,15-fach –
32	Untersuchung nach den §§ 32 bis 35 und 42 des Jugendarbeitsschutzgesetzes (Eingehende, das gewöhnliche Maß übersteigende Untersuchung – einschließlich einfacher Seh-, Hör- und Farbsinnprüfung –; Urinuntersuchung auf Eiweiß, Zucker und Erythrozyten; Beratung des Jugendlichen; schriftliche gutachtliche Äußerung; Mitteilung für die Personensorgeberechtigten; Bescheinigung für den Arbeitgeber).	400	45,60	23,31	53,62
33	Strukturierte Schulung einer Einzelperson mit einer Mindestdauer von 20 Minuten (bei Diabetes, Gestationsdiabetes oder Zustand nach Pankreatektomie) – einschließlich Evaluation zur Qualitätssicherung unter diabetologischen Gesichtspunkten zum Erlernen und Umsetzen des Behandlungsmanagements, einschließlich der Auswertung eines standardisierten Fragebogens –	300	34,20	17,49	40,22
	Die Leistung nach Nummer 33 ist innerhalb von einem Jahr höchstens dreimal berechnungsfähig.				
	Neben der Leistung nach Nummer 33 sind die Leistungen nach den Nummern 1, 3, 15, 20, 847, 862, 864, 871 und/oder 887 nicht berechnungsfähig.				
34	Erörterung (Dauer mindestens 20 Minuten) der Auswirkungen einer Krankheit auf die Lebensgestaltung in unmittelbarem Zusammenhang mit der Feststellung oder erheblichen Verschlimmerung einer nachhaltig lebensverändernden oder lebensbedrohenden Erkrankung – gegebenenfalls einschließlich Planung eines operativen Eingriffs und Abwägung seiner Konsequenzen und Risiken –, einschließlich Beratung – gegebenenfalls unter Einbeziehung von Bezugspersonen –	300	34,20	17,49	40,22
	Die Leistung nach Nummer 34 ist innerhalb von 6 Monaten höchstens zweimal berechnungsfähig.				
	Neben der Leistung nach Nummer 34 sind die Leistungen nach den Nummern 1, 3, 4, 15 und/oder 30 nicht berechnungsfähig.				

IV. Visiten, Konsiliartätigkeit, Besuche, Assistenz

Nummer	Leistung	Punktzahl	Gebühr in DM – einfach –	Gebühr in Euro – einfach –	Gebühr in Euro – 2,3-fach – – *1,8-fach – – **1,15-fach –
45	Visite im Krankenhaus	70	7,98	4,08	9,38
	Die Leistung nach Nummer 45 ist neben anderen Leistungen des Abschnitts B nicht berechnungsfähig.				
	Werden zu einem anderen Zeitpunkt an demselben Tag andere Leistungen des Abschnitts B erbracht, so können diese mit Angabe der Uhrzeit für die Visite und die anderen Leistungen aus Abschnitt B berechnet werden.				
	Anstelle oder neben der Visite im Krankenhaus sind die Leistungen nach den Nummern 1, 3, 4, 5, 6, 7, 8, 15, 48, 50 und/oder 51 nicht berechnungsfähig.				
	Wird mehr als eine Visite an demselben Tag erbracht, kann für die über die erste Visite hinausgehenden Visiten nur die Leistung nach Nummer 46 berechnet werden.				
	Die Leistung nach Nummer 45 ist nur berechnungsfähig, wenn diese durch einen liquidationsberechtigten Arzt des Krankenhauses oder dessen ständigen ärztlichen Vertreter persönlich erbracht wird.				
46	Zweitvisite im Krankenhaus	50	5,70	2,91	6,70
	Die Leistung nach Nummer 46 ist neben anderen Leistungen des Abschnitts B nicht berechnungsfähig.				
	Werden zu einem anderen Zeitpunkt an demselben Tag andere Leistungen des Abschnitts B erbracht, so können diese mit Angabe der Uhrzeit für die Visite und die anderen Leistungen aus Abschnitt B berechnet werden.				

Anhang A
3. Teil. Praxishilfen

Nummer	Leistung	Punktzahl	Gebühr in DM – einfach –	Gebühr in Euro – einfach –	Gebühr in Euro – 2,3-fach – – *1,8-fach – – **1,15-fach –
	Anstelle oder neben der Zweitvisite im Krankenhaus sind die Leistungen nach den Nummern 1, 3, 4, 5, 6, 7, 8, 15, 45, 48, 50 und/oder 51 nicht berechnungsfähig.				
	Mehr als zwei Visiten dürfen nur berechnet werden, wenn sie durch die Beschaffenheit des Krankheitsfalls geboten waren oder verlangt wurden. Wurde die Visite verlangt, muß dies in der Rechnung angegeben werden.				
	Die Leistung nach Nummer 46 ist nur berechnungsfähig, wenn diese durch einen liquidationsberechtigten Arzt des Krankenhauses oder dessen ständigen ärztlichen Vertreter persönlich erbracht wird.				
48	Besuch eines Patienten auf einer Pflegestation (z. B. in Alten- oder Pflegeheimen) – bei regelmäßiger Tätigkeit des Arztes auf der Pflegestation zu vorher vereinbarten Zeiten – ..	120	13,68	6,99	16,09
	Die Leistung nach Nummer 48 ist neben den Leistungen nach den Nummern 1, 50, 51 und/oder 52 nicht berechnungsfähig.				
50	Besuch, einschließlich Beratung und symptombezogene Untersuchung –	320	36,48	18,65	42,90
	Die Leistung nach Nummer 50 darf anstelle oder neben einer Leistung nach Nummer 45 oder 46 nicht berechnet werden.				
	Neben der Leistung nach Nummer 50 sind die Leistungen nach den Nummern 1, 5, 48 und/oder 52 nicht berechnungsfähig.				
51	Besuch eines weiteren Kranken in derselben häuslichen Gemeinschaft in unmittelbarem zeitlichen Zusammenhang mit der Leistung nach Nummer 50 – einschließlich Beratung und symptombezogener Untersuchung –	250	28,50	14,57	33,52
	Die Leistung nach Nummer 51 darf anstelle oder neben einer Leistung nach Nummer 45 oder 46 nicht berechnet werden.				
	Neben der Leistung nach Nummer 51 sind die Leistungen nach den Nummern 1, 5, 48 und/oder 52 nicht berechnungsfähig.				
52	Aufsuchen eines Patienten außerhalb der Praxisräume oder des Krankenhauses durch nichtärztliches Personal im Auftrag des niedergelassenen Arztes (z. B. zur Durchführung von kapillaren oder venösen Blutentnahmen, Wundbehandlungen, Verbandwechsel, Katheterwechsel)	100	11,40	5,83	
	Die Pauschalgebühr nach Nummer 52 ist nur mit dem einfachen Gebührensatz berechnungsfähig. Sie ist nicht berechnungsfähig, wenn das nicht ärztliche Personal den Arzt begleitet. Wegegeld ist daneben nicht berechnungsfähig.				
55	Begleitung eines Patienten durch den behandelnden Arzt zur unmittelbar notwendigen stationären Behandlung – gegebenenfalls einschließlich organisatorischer Vorbereitung der Krankenhausaufnahme –	500	57,00	29,14	67,03
	Neben der Leistung nach Nummer 55 sind die Leistungen nach den Nummern 56, 60 und/oder 833 nicht berechnungsfähig,				
56	Verweilen, ohne Unterbrechung und ohne Erbringung anderer ärztlicher Leistungen – wegen Erkrankung erforderlich –, je angefangene halbe Stunde	180	20,52	10,49	*18,89
	Die Verweilgebühr darf nur berechnet werden, wenn der Arzt nach der Beschaffenheit des Krankheitsfalls mindestens eine halbe Stunde verweilen muß und während dieser Zeit keine ärztliche(n) Leistungen erbringt. Im Zusammenhang mit dem Beistand bei einer Geburt darf die Verweilgebühr nur für ein nach Ablauf von zwei Stunden notwendiges weiteres Verweilen berechnet werden.				

A. Gebührenordnung für Ärzte

Anhang A

Nummer	Leistung	Punktzahl	Gebühr in DM – einfach –	Gebühr in Euro – einfach –	Gebühr in Euro – 2,3-fach – – *1,8-fach – – **1,15-fach –
60	Konsiliarische Erörterung zwischen zwei oder mehr liquidationsberechtigten Ärzten, für jeden Arzt	120	13,68	6,99	*16,09*
	Die Leistung nach Nummer 60 darf nur berechnet werden, wenn sich der liquidierende Arzt zuvor oder in unmittelbarem zeitlichen Zusammenhang mit der konsularischen Erörterung persönlich mit dem Patienten und dessen Erkrankung befaßt hat.				
	Die Leistung nach Nummer 60 darf auch dann berechnet werden, wenn die Erörterung zwischen einem liquidationsberechtigten Arzt und dem ständigen persönlichen ärztlichen Vertreter eines anderen liquidationsberechtigten Arztes erfolgt.				
	Die Leistung nach Nummer 60 ist nicht berechnungsfähig, wenn die Ärzte Mitglieder derselben Krankenhausabteilung oder derselben Gemeinschaftspraxis oder einer Praxisgemeinschaft von Ärzten gleicher oder ähnlicher Fachrichtung (z. B. praktischer Arzt und Allgemeinarzt, Internist und praktischer Arzt) sind. Sie ist nicht berechnungsfähig für routinemäßige Besprechungen (z. B. Röntgenbesprechung, Klinik- oder Abteilungskonferenz, Team- oder Mitarbeiterbesprechung, Patientenübergabe).				
61	Beistand bei der ärztlichen Leistung eines anderen Arztes (Assistenz), je angefangene halbe Stunde	130	14,82	7,58	*17,43*
	Die Leistung nach Nummer 61 ist neben anderen Leistungen nicht berechnungsfähig.				
	Die Nummer 61 gilt nicht für Ärzte, die zur Ausführung einer Narkose hinzugezogen werden.				
	Die Leistung nach Nummer 61 darf nicht berechnet werden, wenn die Assistenz durch nicht liquidationsberechtigte Ärzte erfolgt.				
62	Zuziehung eines Assistenten bei operativen belegärztlichen Leistungen oder bei ambulanter Operation durch niedergelassene Ärzte, je angefangene halbe Stunde	150	17,10	8,74	*20,11*
	Wird die Leistung nach Nummer 62 berechnet, kann der assistierende Arzt die Leistung nach Nummer 61 nicht berechnen.				

V. Zuschläge zu den Leistungen nach den Nummern 45 bis 62

Allgemeine Bestimmungen

Die Zuschläge nach den Buchstaben E bis J sowie K 2 sind nur mit dem einfachen Gebührensatz berechnungsfähig. Abweichend hiervon sind die Zuschläge nach den Buchstaben E bis H neben der Leistung nach Nummer 51 nur mit dem halben Gebührensatz berechnungsfähig. Im Zusammenhang mit Leistungen nach den Nummern 45 bis 55 und 60 dürfen die Zuschläge unabhängig von der Anzahl und Kombination der erbrachten Leistungen je Inanspruchnahme des Arztes nur einmal berechnet werden. Neben den Zuschlägen nach den Buchstaben E bis J sowie K 2 dürfen die Zuschläge nach den Buchstaben A bis D sowie K 1 nicht berechnet werden.
Die Zuschläge sind in der Rechnung unmittelbar im Anschluß an die zugrundeliegende Leistung aufzuführen.

E	Zuschlag für dringend angeforderte und unverzüglich erfolgte Ausführung	160	18,24	9,33	
	Der Zuschlag nach Buchstabe E ist neben Leistungen nach den Nummern 45 und/oder 46 nicht berechnungsfähig, es sei denn, die Visite wird durch einen Belegarzt durchgeführt. Der Zuschlag nach Buchstabe E ist neben Zuschlägen nach den Buchstaben F, G und/oder H nicht berechnungsfähig.				
F	Zuschlag für in der Zeit von 20 bis 22 Uhr oder 6 bis 8 Uhr erbrachte Leistungen	260	29,64	15,15	
	Der Zuschlag nach Buchstabe F ist neben den Leistungen nach den Nummern 45,46,48 und 52 nicht berechnungsfähig.				

Anhang A

3. Teil. Praxishilfen

Nummer	Leistung	Punktzahl	Gebühr in DM – einfach –	Gebühr in Euro – einfach –	Gebühr in Euro – 2,3-fach – – *1,8-fach – – **1,15-fach –
G	Zuschlag für in der Zeit zwischen 22 und 6 Uhr erbrachte Leistungen	450	51,30	26,23	
	Der Zuschlag nach Buchstabe G ist neben den Leistungen nach den Nummern 45, 46, 48 und 52 nicht berechnungsfähig.				
	Neben dem Zuschlag nach Buchstabe G ist der Zuschlag nach Buchstabe F nicht berechnungsfähig.				
H	Zuschlag für an Samstagen, Sonn- oder Feiertagen erbrachte Leistungen	340	38,76	19,82	
	Werden Leistungen an Samstagen, Sonn- oder Feiertagen zwischen 20 und 8 Uhr erbracht, darf neben dem Zuschlag nach Buchstabe H ein Zuschlag nach Buchstabe F oder G berechnet werden.				
	Der Zuschlag nach Buchstabe H ist neben den Leistungen nach den Nummern 45, 46, 48 und 52 nicht berechnungsfähig.				
J	Zuschlag zur Visite bei Vorhalten eines vom Belegarzt zu vergütenden ärztlichen Bereitschaftsdienstes, je Tag	80	9,12	4,66	
K2	Zuschlag zu den Leistungen nach Nummer 45, 46, 48, 50, 51, 55 oder 56 bei Kindern bis zum vollendeten 4. Lebensjahr	120	13,68	6,99	

VI. Berichte, Briefe

Nummer	Leistung	Punktzahl	Gebühr in DM – einfach –	Gebühr in Euro – einfach –	Gebühr in Euro – 2,3-fach – – *1,8-fach – – **1,15-fach –
70	Kurze Bescheinigung oder kurzes Zeugnis, Arbeitsunfähigkeitsbescheinigung	40	4,56	2,33	*5,36*
75	Ausführlicher schriftlicher Krankheits- und Befundbericht (einschließlich Angaben zur Anamnese, zu dem(n) Befund(en), zur epikritischen Bewertung und gegebenenfalls zur Therapie).	130	14,82	7,58	*17,43*
	Die Befundmitteilung oder der einfache Befundbericht ist mit der Gebühr für die zugrunde liegende Leistung abgegolten.				
76	Schriftlicher Diätplan, individuell für den einzelnen Patienten aufgestellt	70	7,98	4,08	*9,38*
77	Schriftliche, individuelle Planung und Leitung einer Kur mit diätetischen, balneologischen und/oder klimatherapeutischen Maßnahmen unter Einbeziehung gesundheitserzieherischer Aspekte.	150	17,10	8,74	*20,11*
	Die Leistung nach Nummer 77 ist für eine im zeitlichen Zusammenhang durchgeführte Kur unabhängig von deren Dauer nur einmal berechnungsfähig.				
78	Behandlungsplan für die Chemotherapie und/oder schriftlicher Nachsorgeplan für einen tumorkranken Patienten, individuell für den einzelnen Patienten aufgestellt	180	20,52	10,49	*24,13*
80	Schriftliche gutachtliche Äußerung	300	34,20	17,49	*40,21*
85	Schriftliche gutachtliche Äußerung mit einem das gewöhnliche Maß übersteigenden Aufwand – gegebenenfalls mit wissenschaftlicher Begründung –, je angefangene Stunde Arbeitszeit	500	57,00	29,14	*67,03*
90	Schriftliche Feststellung über das Vorliegen oder Nichtvorliegen einer Indikation für einen Schwangerschaftsabbruch	120	13,68	6,99	*16,09*
95	Schreibgebühr, je angefangene DIN A4-Seite	60	6,84	3,50	
96	Schreibgebühr, je Kopie	3	0,34	0,17	
	Die Schreibgebühren nach den Nummern 95 und 96 sind nur neben den Leistungen nach den Nummern 80, 85 und 90 und nur mit dem einfachen Gebührensatz berechnungsfähig.				

A. Gebührenordnung für Ärzte **Anhang A**

Nummer	Leistung	Punktzahl	Gebühr in DM – einfach –	Gebühr in Euro – einfach –	Gebühr in Euro – 2,3-fach – – *1,8-fach – – **1,15-fach –

VII. Todesfeststellung

Allgemeine Bestimmung

Begibt sich der Arzt zur Erbringung einer oder mehrerer Leistungen nach den Nummern 100 bis 107 außerhalb seiner Arbeitsstätte (Praxis oder Krankenhaus) oder seiner Wohnung, kann er für die zurückgelegte Wegstrecke Wegegeld nach § 8 berechnen.

Nr.	Leistung	Punkte	DM	€	€-fach
100	Untersuchung eines Toten – einschließlich Feststellung des Todes und Ausstellung des Leichenschauscheines –	250	28,50	14,57	33,52
102	Entnahme einer Körperflüssigkeit bei einem Toten	150	17,10	8,74	20,11
104	Bulbusentnahme bei einem Toten	250	28,50	14,57	33,52
105	Hornhautentnahme aus einem Auge bei einem Toten	230	26,22	13,41	30,83
107	Entnahme eines Herzschrittmachers bei einem Toten	220	25,08	12,82	29,49

C. Nichtgebietsbezogene Sonderleistungen

I. Anlegen von Verbänden

Allgemeine Bestimmung

Wundverbände nach Nummer 200, die im Zusammenhang mit einer operativen Leistung (auch Ätzung, Fremdkörperentfernung), Punktion, Infusion, Transfusion oder Injektion durchgeführt werden, sind Bestandteil dieser Leistung.

Nr.	Leistung	Punkte	DM	€	€-fach
200	Verband – ausgenommen Schneit- und Sprühverbände, Augen-, Ohrenklappen oder Dreiecktücher –	45	5,13	2,62	6,03
201	Redressierender Klebeverband des Brustkorbs oder dachziegelförmiger Klebeverband – ausgenommen Nabelverband –	65	7,41	3,79	8,71
204	Zirkulärer Verband des Kopfes oder des Rumpfes (auch als Wundverband); stabilisierender Verband des Halses, des Schulter- oder Hüftgelenks oder einer Extremität über mindestens zwei große Gelenke; Schanz'scher Halskrawattenverband; Kompressionsverband	95	10,83	5,54	12,74
206	Tape-Verband eines kleinen Gelenks	70	7,98	4,08	9,38
207	Tape-Verband eines großen Gelenks oder Zinkleimverband	100	11,40	5,83	13,41
208	Stärke- oder Gipsfixation, zusätzlich zu einem Verband	30	3,42	1,75	4,02
209	Großflächiges Auftragen von Externa (z. B. Salben, Cremes, Puder, Lotionen, Lösungen) zur Behandlung von Hautkrankheiten mindestens einer Körperregion (Extremität, Kopf, Brust, Bauch, Rücken), je Sitzung	150	17,10	8,74	20,11
210	Kleiner Schienenverband – auch als Notverband bei Frakturen –	75	8,55	4,37	10,05
211	Kleiner Schienenverband – bei Wiederanlegung derselben, gegebenenfalls auch veränderten Schiene –	60	6,84	3,50	8,04
212	Schienenverband mit Einschluß von mindestens zwei großen Gelenken (Schulter-, Ellenbogen-, Hand-, Knie-, Fußgelenk) – auch als Notverband bei Frakturen –	160	18,24	9,33	21,45
213	Schienenverband mit Einschluß von mindestens zwei großen Gelenken (Schulter-, Ellenbogen-, Hand-, Knie-, Fußgelenk) – bei Wiederanlegung derselben, gegebenenfalls auch veränderten Schiene –	100	11,40	5,83	13,41
214	Abduktionsschienenverband – auch mit Stärke- oder Gipsfixation –	240	27,36	13,99	32,17
217	Streckverband	230	26,22	13,41	30,83
218	Streckverband mit Nagel- oder Drahtextension	660	75,24	38,47	88,48
225	Gipsfingerling	70	7,98	4,08	9,38
227	Gipshülse mit Gelenkschienen	300	34,20	17,49	40,22
228	Gipsschienenverband oder Gipspantoffel	190	21,66	11,07	25,47
229	Gipsschienenverband – bei Wiederanlegung derselben, gegebenenfalls auch veränderten Schiene –	130	14,82	7,58	17,43

Anhang A

3. Teil. Praxishilfen

Nummer	Leistung	Punkt-zahl	Gebühr in DM – einfach –	Gebühr in Euro – einfach –	Gebühr in Euro – 2,3-fach – – *1,8-fach – – **1,15-fach –
230	Zirkulärer Gipsverband – gegebenenfalls als Gipstutor –	300	34,20	17,49	40,22
231	Zirkulärer Gehgipsverband des Unterschenkels	360	41,04	20,98	48,26
232	Zirkulärer Gipsverband mit Einschluß von mindestens zwei großen Gelenken (Schulter-, Ellenbogen-, Hand-, Knie-, Sprunggelenk)	430	49,02	25,06	57,65
235	Zirkulärer Gipsverband des Halses einschließlich Kopfstütze – auch mit Schultergürtel –	750	85,50	43,72	100,55
236	Zirkulärer Gipsverband des Rumpfes	940	107,16	54,79	126,02
237	Gips- oder Gipsschienenverband mit Einschluß von mindestens zwei großen Gelenken (Schulter-, Ellenbogen-, Hand-, Knie-, Fußgelenk)	370	42,18	21,57	49,60
238	Gipsschienenverband mit Einschluß von mindestens zwei großen Gelenken (Schulter-, Ellenbogen-, Hand-, Knie-, Fußgelenk) – bei Wiederanlegung derselben, gegebenenfalls auch veränderten Schiene –	200	22,80	11,66	26,81
239	Gipsverband für Arm mit Schulter oder Bein mit Beckengürtel	750	85,50	43,72	100,55
240	Gipsbett oder Nachtschale für den Rumpf	940	107,16	54,79	126,02
245	Quengelverband zusätzlich zum jeweiligen Gipsverband	110	12,54	6,41	14,75
246	Abnahme des zirkulären Gipsverbands	150	17,10	8,74	20,11
247	Fensterung, Spaltung, Schieneneinsetzung, Anlegung eines Gehbügels oder einer Abrollsohle bei einem nicht an demselben Tag angelegten Gipsverband	110	12,54	6,41	14,75

II. Blutentnahmen, Injektionen, Infiltrationen, Infusionen, Transfusionen, Implantation, Abstrichentnahmen

Allgemeine Bestimmungen

Die Leistungen nach den Nummern 252 bis 258 und 261 sind nicht mehrfach berechnungsfähig, wenn anstelle einer Mischung mehrere Arzneimittel bei liegender Kanüle im zeitlichen Zusammenhang nacheinander verabreicht werden.
Die Leistungen nach den Nummern 270, 273 bis 281, 283, 286 sowie 287 können jeweils nur einmal je Behandlungstag berechnet werden. Die Leistungen nach Nummer 271 oder 272 sind je Gefäßzugang einmal, insgesamt jedoch nicht mehr als zweimal je Behandlungstag berechnungsfähig. Die zweimalige Berechnung der Leistungen nach den Nummern 271 oder 272 setzt gesonderte Punktionen verschiedener Blutgefäße voraus. Gegebenenfalls erforderliche Gefäßpunktionen sind Bestandteil der Leistungen nach den Nummern 270 bis 287 und mit den Gebühren abgegolten.
Die Leistungen nach den Nummern 271 bis 276 sind nicht nebeneinander berechnungsfähig.

250	Blutentnahme mittels Spritze, Kanüle oder Katheter aus der Vene	40	4,56	2,33	*4,20
250a	Kapillarblutentnahme bei Kindern bis zum vollendeten 8. Lebensjahr	40	4,56	2,33	*4,20
251	Blutentnahme mittels Spritze oder Kanüle aus der Arterie ..	60	6,84	3,50	8,04
252	Injektion, subkutan, submukös, intrakutan oder intramuskulär	40	4,56	2,33	5,36
253	Injektion, intravenös	70	7,98	4,08	9,38
254	Injektion, intraarteriell	80	9,12	4,66	10,72
255	Injektion, intraartikulär oder perineural	95	10,83	5,54	12,74
256	Injektion in den Periduralraum	185	21,09	10,78	24,80
257	Injektion in den Subarachnoidalraum	400	45,60	23,31	53,62
258	Injektion, intraortal oder intrakardial – ausgenommen bei liegendem Aorten- oder Herzkatheter –	180	20,52	10,49	24,13
259	Legen eines Periduralkatheters – in Verbindung mit der Anlage eines subkutanen Medikamentenreservoirs –	600	68,40	34,97	80,44
260	Legen eines arteriellen Katheters oder eines zentralen Venenkatheters – einschließlich Fixation –	200	22,80	11,66	26,81
	Die Leistung nach Nummer 260 ist neben Leistungen nach den Nummern 355 bis 361, 626 bis 632 und/oder 648 nicht berechnungsfähig.				

A. Gebührenordnung für Ärzte **Anhang A**

Nummer	Leistung	Punktzahl	Gebühr in DM – einfach –	Gebühr in Euro – einfach –	Gebühr in Euro – 2,3-fach – – *1,8-fach – – **1,15-fach –
261	Einbringung von Arzneimitteln in einen parenteralen Katheter	30	3,42	1,75	4,02
	Die Leistung nach Nummer 261 ist im Zusammenhang mit einer Anästhesie/Narkose nicht berechnungsfähig für die Einbringung von Anästhetika, Anästhesieadjuvantien und Anästhesieantidoten.				
	Wird die Leistung nach Nummer 261 im Zusammenhang mit einer Anästhesie/Narkose berechnet, ist das Medikament in der Rechnung anzugeben.				
262	Transfemorale Blutentnahme mittels Katheter aus dem Bereich der Nierenvene(n)	450	51,30	26,23	60,33
263	Subkutane Hyposensibilisierungsbehandlung (Desensibilisierung), je Sitzung	90	10,26	5,25	12,07
264	Injektions- und/oder Infiltrationsbehandlung der Prostata, je Sitzung	120	13,68	6,99	16,09
265	Auffüllung eines subkutanen Medikamentenreservoirs oder Spülung eines Ports, je Sitzung	60	6,84	3,50	8,04
265a	Auffüllung eines Hautexpanders, je Sitzung	90	10,26	5,25	12,07
266	Intrakutane Reiztherapie (Quaddelbehandlung), je Sitzung .	60	6,84	3,50	8,04
267	Medikamentöse Infiltrationsbehandlung im Bereich einer Körperregion, auch paravertebrale oder perineurale oder perikapsuläre oder retrobulbäre Injektion und/oder Infiltration, je Sitzung	80	9,12	4,66	10,72
268	Medikamentöse Infiltrationsbehandlung im Bereich mehrerer Körperregionen (auch eine Körperregion beidseitig), je Sitzung	130	14,82	7,58	17,43
269	Akupunktur (Nadelstich-Technik) zur Behandlung von Schmerzen, je Sitzung	200	22,80	11,66	26,81
269a	Akupunktur (Nadelstich-Technik) mit einer Mindestdauer von 20 Minuten zur Behandlung von Schmerzen, je Sitzung	350	39,90	20,40	46,92
	Neben der Leistung nach Nummer 269a ist die Leistung nach Nummer 269 nicht berechnungsfähig.				
270	Infusion, subkutan	80	9,12	4,66	10,72
271	Infusion, intravenös, bis zu 30 Minuten Dauer	120	13,68	6,99	16,09
272	Infusion, intravenös, von mehr als 30 Minuten Dauer	180	20,52	10,49	24,13
273	Infusion, intravenös – gegebenenfalls mittels Nabelvenenkatheter oder in die Kopfvene –, bei einem Kind bis zum vollendeten 4. Lebensjahr	180	20,52	10,49	24,13
	Die Leistungen nach den Nummern 271, 272 und 273 sind im Zusammenhang mit einer Anästhesie/Narkose nicht berechnungsfähig für die Einbringung von Anästhetika, Anästhesieadjuvantien und Anästhesieantidoten. Werden die Leistungen nach Nummer 271, 272 oder 273 im Zusammenhang mit einer Anästhesie/Narkose berechnet, ist das Medikament in der Rechnung anzugeben.				
274	Dauertropfinfusion, intravenös, von mehr als 6 Stunden Dauer – gegebenenfalls einschließlich Infusionsplan und Bilanzierung –	320	36,48	18,65	42,90
	Neben der Leistung nach Nummer 274 sind die Leistungen nach den Nummern 271 bis 273, 275 und/oder 276 nicht berechnungsfähig,				
275	Dauertropfinfusion von Zytostatika, von mehr als 90 Minuten Dauer	360	41,04	20,98	48,26
276	Dauertropfinfusion von Zytostatika, von mehr als 6 Stunden Dauer	540	61,56	31,48	72,39
277	Infusion, intraarteriell, bis zu 30 Minuten Dauer	180	20,52	10,49	24,13
278	Infusion, intraarteriell, von mehr als 30 Minuten Dauer	240	27,36	13,99	32,17
279	Infusion in das Knochenmark	180	20,52	10,49	24,13

Anhang A

3. Teil. Praxishilfen

Nummer	Leistung	Punktzahl	Gebühr in DM – einfach –	Gebühr in Euro – einfach –	Gebühr in Euro – 2,3-fach – – *1,8-fach – – **1,15-fach –
280	Transfusion der ersten Blutkonserve (auch Frischblut) oder des ersten Blutbestandteilpräparats – einschließlich Identitätssicherung im AB0-System (bedside-test) und Dokumentation der Konserven- bzw. Chargen-Nummer –	330	37,62	19,23	44,24
	Die Infusion von Albumin oder von Präparaten, die als einzigen Blutbestandteil Albumin enthalten, ist nicht nach der Leistung nach Nummer 280 berechnungsfähig.				
281	Transfusion der ersten Blutkonserve (auch Frischblut) oder des ersten Blutbestandteilpräparats bei einem Neugeborenen – einschließlich Nabelvenenkatheterismus, Identitätssicherung im AB0-System (bedside-test) und Dokumentation der Konserven- bzw. Chargen-Nummer –	450	51,30	26,23	60,33
	Die Infusion von Albumin oder von Präparaten, die als einzigen Blutbestandteil Albumin enthalten, ist nicht nach der Leistung nach Nummer 281 berechnungsfähig.				
282	Transfusion jeder weiteren Blutkonserve (auch Frischblut) oder jedes weiteren Blutbestandteilpräparats im Anschluß an die Leistungen nach Nummer 280 oder 281 – einschließlich Identitätssicherung im AB0-System (bedside-test) und Dokumentation der Konserven- bzw. Chargen-Nummer –	150	17,10	8,74	20,11
	Die Infusion von Albumin oder von Präparaten, die als einzigen Blutbestandteil Albumin enthalten, ist nicht nach der Leistung nach Nummer 282 berechnungsfähig.				
283	Infusion in die Aorta bei einem Neugeborenen mittels transumbilikalem Aortenkatheter – einschließlich der Anlage des Katheters –	500	57,00	29,14	67,03
284	Eigenbluteinspritzung – einschließlich Blutentnahme –	90	10,26	5,25	12,07
285	Aderlaß aus der Vene oder Arterie mit Entnahme von mindestens 200 Milliliter Blut – gegebenenfalls einschließlich Ver-band –	110	12,54	6,41	14,75
286	Reinfusion der ersten Einheit (mindestens 200 Milliliter) Eigenblut oder Eigenplasma – einschließlich Identitätssicherung im AB0-System (bedside-test) –	220	25,08	12,82	29,49
286a	Reinfusion jeder weiteren Einheit (mindestens 200 Milliliter) Eigenblut oder Eigenplasma im Anschluß an die Leistung nach der Nummer 286 – einschließlich Identitätssicherung im AB0-System (bedside-test) –	100	11,40	5,83	13,41
287	Blutaustauschtransfusion (z. B. bei schwerster Intoxikation)	800	91,20	46,63	107,25
288	Präoperative Entnahme einer Einheit Eigenblut (mindestens 400 Milliliter) zur späteren Retransfusion bei Aufbewahrung als Vollblutkonserve – gegebenenfalls einschließlich Konservierung –	230	26,22	13,41	30,83
289	Präoperative Entnahme einer Einheit Eigenblut (mindestens 400 Milliliter) zur späteren Retransfusion – einschließlich Auftrennung des Patientenblutes in ein Erythrozytenkonzentrat und eine Frischplasmakonserve, Versetzen des Erythrozytenkonzentrats mit additiver Lösung und anschließender Aufbewahrung bei + 2 °C bis + 6 °C sowie Schockgefrieren des Frischplasmas und anschließender Aufbewahrung bei – 30 °C oder darunter –	350	39,90	20,40	46,92
290	Infiltration gewebehärtender Mittel	120	13,68	6,99	16,09
291	Implantation von Hormonpreßlingen	70	7,98	4,08	9,38
297	Entnahme und Aufbereitung von Abstrichmaterial zur zytologischen Untersuchung – gegebenenfalls einschließlich Fixierung –	45	5,13	2,62	6,03
	Mit der Gebühr sind die Kosten abgegolten.				
298	Entnahme und gegebenenfalls Aufbereitung von Abstrichmaterial zur mikrobiologischen Untersuchung – gegebenenfalls einschließlich Fixierung –	40	4,56	2,33	5,36
	Mit der Gebühr sind die Kosten abgegolten.				

A. Gebührenordnung für Ärzte Anhang A

Nummer	Leistung	Punktzahl	Gebühr in DM – einfach –	Gebühr in Euro – einfach –	Gebühr in Euro – 2,3-fach – – *1,8-fach – – **1,15-fach –

III. Punktionen

Allgemeine Bestimmung

Zum Inhalt der Leistungen für Punktionen gehören die damit im Zusammenhang stehenden Injektionen, Instillationen, Spülungen sowie Entnahmen z. B. von Blut, Liquor, Gewebe.

Nummer	Leistung	Punktzahl	DM	€ einfach	€ fach
300	Punktion eines Gelenks	120	13,68	6,99	16,09
301	Punktion eines Ellenbogen-, Knie- oder Wirbelgelenks	160	18,24	9,33	21,45
302	Punktion eines Schulter- oder Hüftgelenks	250	28,50	14,57	33,52
303	Punktion einer Drüse, eines Schleimbeutels, Ganglions, Seroms, Hygroms, Hämatoms oder Abszesses oder oberflächiger Körperteile	80	9,12	4,66	10,72
304	Punktion der Augenhöhle	160	18,24	9,33	21,45
305	Punktion der Liquorräume (Subokzipital- oder Lumbalpunktion).	350	39,90	20,40	46,92
305a	Punktion der Liquorräume durch die Fontanelle	250	28,50	14,57	33,52
306	Punktion der Lunge – auch Abszeß- oder Kavernenpunktion in der Lunge – oder Punktion des Gehirns bei vorhandener Trepanationsöffnung –	500	57,00	29,14	67,03
307	Punktion des Pleuraraums oder der Bauchhöhle	250	28,50	14,57	33,52
308	Gewebeentnahme aus der Pleura – gegebenenfalls einschließlich Punktion –	350	39,90	20,40	46,92
310	Punktion des Herzbeutels	350	39,90	20,40	46,92
311	Punktion des Knochenmarks – auch Sternalpunktion –	200	22,80	11,66	26,81
312	Knochenstanze – gegebenenfalls einschließlich Entnahme von Knochenmark –	300	34,20	17,49	40,22
314	Punktion der Mamma oder Punktion eines Lymphknotens	120	13,68	6,99	16,09
315	Punktion eines Organs (z. B. Leber, Milz, Niere, Hoden)	250	28,50	14,57	33,52
316	Punktion des Douglasraums	250	28,50	14,57	33,52
317	Punktion eines Adnextumors – auch einschließlich Douglaspunktion –	350	39,90	20,40	46,92
318	Punktion der Harnblase oder eines Wasserbruchs	120	13,68	6,99	16,09
319	Punktion der Prostata oder Punktion der Schilddrüse	200	22,80	11,66	26,81
321	Untersuchung von natürlichen Gängen oder Fisteln mittels Sonde oder Einführung eines Fistelkatheters – gegebenenfalls einschließlich anschließender Injektion oder Instillation –	50	5,70	2,91	6,70

IV. Kontrastmitteleinbringungen

Allgemeine Bestimmungen

Die zur Einbringung des Kontrastmittels erforderlichen Maßnahmen wie Sondierungen, Injektionen, Punktionen, Gefäßkatheterismus oder Probeinjektionen und gegebenenfalls, anschließende Wundnähte und Entfernung(en) des Kontrastmittels sind Bestandteile der Leistungen und nicht gesondert berechnungsfähig. Dies gilt auch für gegebenenfalls notwendige Durchleuchtungen zur Kontrolle der Lage eines Katheters oder einer Punktionsnadel.

Nummer	Leistung	Punktzahl	DM	€ einfach	€ fach
340	Einbringung des Kontrastmittels in die zerebralen und spinalen Liquorräume	400	45,60	23,31	53,62
344	Intravenöse Einbringung des Kontrastmittels mittels Injektion oder Infusion, bis zu 10 Minuten Dauer	100	11,40	5,83	13,41
345	Intravenöse Einbringung des Kontrastmittels mittels Injektion oder Infusion, von mehr als 10 Minuten Dauer	130	14,82	7,58	17,43
346	Intravenöse Einbringung des Kontrastmittels mittels Hochdruckinjektion	300	34,20	17,49	40,22
347	Ergänzung für jede weitere intravenöse Kontrastmitteleinbringung mittels Hochdruckinjektion bei bestehendem Zugang – im Zusammenhang mit der Leistung nach Nummer 346 –	150	17,10	8,74	20,11

Anhang A

3. Teil. Praxishilfen

Nummer	Leistung	Punktzahl	Gebühr in DM – einfach –	Gebühr in Euro – einfach –	Gebühr in Euro – 2,3-fach – – *1,8-fach – – **1,15-fach –
350	Intraarterielle Einbringung des Kontrastmittels	150	17,10	8,74	*20,11*
351	Einbringung des Kontrastmittels zur Angiographie von Gehirnarterien, je Halsschlagader	500	57,00	29,14	*67,03*
	Die Leistung nach Nummer 351 ist je Sitzung nicht mehr als zweimal berechnungsfähig.				
355	Herzkatheter-Einbringung(en) und anschließende intrakardiale bzw. intraarterielle Einbringung(en) des Kontrastmittels mittels Hochdruckinjektion zur Darstellung des Herzens und der herznahen Gefäße (Aorta ascendens, Arteria pulmonalis) – einschließlich Röntgenkontrolle und fortlaufender EKG-Kontrolle –, je Sitzung	400	68,40	34,97	*80,44*
	Die Leistung nach Nummer 355 ist neben den Leistungen nach den Nummern 626 und/oder 627 nicht berechnungsfähig.				
	Wird die Leistung nach Nummer 355 im zeitlichen Zusammenhang mit der Leistung nach Nummer 360 erbracht, ist die Leistung nach Nummer 355 nur mit dem einfachen Gebührensatz berechnungsfähig.				
356	Zuschlag zu der Leistung nach Nummer 355 bei Herzkatheter-Einbringung(en) zur Untersuchung sowohl des linken als auch des rechten Herzens über jeweils gesonderte Gefäßzugänge während einer Sitzung	400	45,60	23,31	*53,62*
	Die Leistung nach Nummer 356 ist neben den Leistungen nach den Nummern 626 und/oder 627 nicht berechnungsfähig.				
	Wird die Leistung nach Nummer 356 im zeitlichen Zusammenhang mit der Leistung nach Nummer 360 erbracht, ist die Leistung nach Nummer 356 nur mit dem einfachen Gebührensatz berechnungsfähig.				
357	Intraarterielle Einbringung(en) des Kontrastmittels über einen Katheter mittels Hochdruckinjektion zur Übersichtsangiographie der Brust- und/oder Bauchaorta – einschließlich Röntgenkontrolle und gegebenenfalls einschließlich fortlaufender EKG-Kontrolle –, je Sitzung	500	57,00	29,14	*67,03*
	Wird die Leistung nach Nummer 357 im Zusammenhang mit der Leistung nach Nummer 351 erbracht, ist die Leistung nach Nummer 357 nur mit dem einfachen Gebührensatz berechnungsfähig.				
360	Herzkatheter-Einbringung(en) und anschließende intraarterielle Einbringung(en) des Kontrastmittels nach selektiver arterieller Katheterplazierung zur selektiven Koronarangiographie – einschließlich Röntgenkontrolle und fortlaufender EKG-Kontrolle –, je Sitzung	1000	114,00	58,29	*134,06*
	Die Leistung nach Nummer 360 kann je Sitzung nur einmal berechnet werden.				
	Die Leistung nach Nummer 360 ist neben den Leistungen nach den Nummern 626 und/oder 627 nicht berechnungsfähig.				
361	Intraarterielle Einbringung(en) des Kontrastmittels nach erneuter Einbringung eines Herzkatheters zur Sondierung eines weiteren Gefäßes – im Anschluß an die Leistung nach Nummer 360 –	600	68,40	34,97	*80,44*
	Die Leistung nach Nummer 361 ist je Sitzung nicht mehr als zweimal berechnungsfähig.				
365	Einbringung des Kontrastmittels zur Lymphographie, je Extremität	400	45,60	23,31	*53,62*
368	Einbringung des Kontrastmittels zur Bronchographie	400	45,60	23,31	*53,62*
370	Einbringung des Kontrastmittels zur Darstellung natürlicher, künstlicher oder krankhaft entstandener Gänge, Gangsysteme, Hohlräume oder Fisteln – gegebenenfalls intraoperativ –	200	22,80	11,66	*26,81*

A. Gebührenordnung für Ärzte

Anhang A

Nummer	Leistung	Punktzahl	Gebühr in DM – einfach –	Gebühr in Euro – einfach –	Gebühr in Euro – 2,3-fach – – *1,8-fach – – **1,15-fach –
179	Einbringung des Kontrastmittels in einen Zwischenwirbelraum	280	31,92	16,32	37,54
373	Einbringung des Kontrastmittels in ein Gelenk	250	28,50	14,57	33,52
374	Einbringung des Kontrastmittels in den Dünndarm mittels im Dünndarm endender Sonde	150	17,10	8,74	20,11

V. Impfungen und Testungen

Allgemeine Bestimmungen

1. Als Behandlungsfall gilt für die Behandlung derselben Erkrankung der Zeitraum eines Monats nach der jeweils ersten Inanspruchnahme des Arztes.
2. Erforderliche Nachbeobachtungen am Tag der Impfung oder Testung sind in den Leistungsansätzen enthalten und nicht gesondert berechnungsfähig.
3. Neben den Leistungen nach den Nummern 376 bis 378 sind die Leistungen nach den Nummern 1 und 2 und die gegebenenfalls erforderliche Eintragung in den Impfpaß nicht berechnungsfähig.
4. Mit den Gebühren für die Leistungen nach den Nummern 380 bis 382, 385 bis 391 sowie 395 und 396 sind die Kosten abgegolten.
5. Mit den Gebühren für die Leistungen nach den Nummern 393, 394, 397 und 398 sind die Kosten für serienmäßig lieferbare Testmittel abgegolten.

375	Schutzimpfung (intramuskulär, subkutan) – gegebenenfalls einschließlich Eintragung in den Impfpaß –	80	9,12	4,66	10,72
376	Schutzimpfung (oral) – einschließlich beratendem Gespräch –	80	9,12	4,66	10,72
377	Zusatzinjektion bei Parallelimpfung	50	5,70	2,91	6,70
378	Simultanimpfung (gleichzeitige passive und aktive Impfung gegen Wundstarrkrampf)	120	13,68	6,99	16,09
380	Epikutantest, je Test (1. bis 30. Test je Behandlungsfall)	30	3,42	1,75	4,02
381	Epikutantest, je Test (31. bis 50. Test je Behandlungsfall) ...	20	2,28	1,17	2,68
382	Epikutantest, je Test (51. bis 100. Test je Behandlungsfall) .	15	1,71	0,87	2,01
	Mehr als 100 Epikutantests sind je Behandlungsfall nicht berechnungsfähig.				
383	Kutane Testung (z. B. von Pirquet, Moro)	30	3,42	1,75	4,02
384	Tuberkulinstempeltest, Mendel-Mantoux-Test oder Stempeltest mit mehreren Antigenen (sog. Batterietests)	40	4,56	2,33	5,36
385	Pricktest, je Test (1. bis 20. Test je Behandlungsfall)	45	5,13	2,62	6,03
386	Pricktest, je Test (21. bis 40. Test je Behandlungsfall)	30	3,42	1,75	4,02
387	Pricktest, je Test (41. bis 80. Test je Behandlungsfall)	20	2,28	1,17	2,68
	Mehr als 80 Pricktests sind je Behandlungsfall nicht berechnungsfähig				
388	Reib-, Scratch- oder Skarifikationstest, je Test (bis zu 10 Tests je Behandlungsfall)	35	3,99	2,04	4,69
389	Reib-, Scratch- oder Skarifikationstest, jeder weitere Test ..	25	2,85	1,46	3,35
390	Intrakutantest, je Test (1. bis 20. Test je Behandlungsfall) ...	60	6,84	3,50	8,04
391	Intrakutantest, jeder weitere Test	40	4,56	2,33	5,36
	Mehr als 80 Intrakutantests sind je Behandlungsfall nicht berechnungsfähig.				
393	Beidseitiger nasaler oder konjunktivaler Provokationstest zur Ermittlung eines oder mehrerer auslösender Allergene mit Einzel- oder Gruppenextrakt, je Test	100	11,40	5,83	13,41
394	Höchstwert für Leistungen nach Nummer 393, je Tag	300	34,20	17,49	40,22
395	Nasaler Schleimhautprovokationstest (auch beidseitig) mit mindestens dreimaliger apparativer Registrierung zur Ermittlung eines oder mehrerer auslösender Allergene mit Einzel- oder Gruppenextrakt, je Test	280	31,92	16,32	37,54
396	Höchstwert für Leistungen nach Nummer 395, je Tag	560	63,84	32,64	75,07
397	Bronchialer Provokationstest zur Ermittlung eines oder mehrerer auslösender Allergene mit Einzel- oder Gruppenextrakt mit apparativer Registrierung, je Test	380	43,32	22,15	50,94

Anhang A

3. Teil. Praxishilfen

Nummer	Leistung	Punktzahl	Gebühr in DM – einfach –	Gebühr in Euro – einfach –	Gebühr in Euro – 2,3-fach – – *1,8-fach – – **1,15-fach –
398	Höchstwert für Leistungen nach Nummer 397, je Tag	760	86,64	44,30	101,89
399	Oraler Provokationstest, auch Expositionstest bei Nahrungsmittel- oder Medikamentenallergien – einschließlich Überwachung zur Erkennung von Schockreaktionen –	200	22,80	11,66	26,81

VI. Sonographische Leistungen

Allgemeine Bestimmungen

1. Die Zuschläge nach den Nummern 401 sowie 404 bis 406 sind nur mit dem einfachen Gebührensatz berechnungsfähig.
2. Die Zuschläge bzw. Leistungen nach den Nummern 401 bis 418 sowie 422 bis 424 sind je Sitzung jeweils nur einmal berechnungsfähig.
3. Die Zuschläge bzw. Leistungen nach den Nummern 410 bis 418 sind nicht nebeneinander berechnungsfähig.
4. Die Leistungen nach den Nummern 422 bis 424 sind nicht nebeneinander berechnungsfähig.
5. Mit den Gebühren für die Zuschläge bzw. Leistungen nach den Nummern 401 bis 424 ist die erforderliche Bilddokumentation abgegolten.
6. Als Organe im Sinne der Leistungen nach den Nummern 410 und 420 gelten neben den anatomisch definierten Organen auch der Darm, Gelenke als Funktionseinheiten sowie Muskelgruppen, Lymphknoten und/oder Gefäße einer Körperregion.
   Als Organ gilt die jeweils untersuchte Körperregion unabhängig davon, ob nur Gefäße oder nur Lymphknoten oder Gefäße und Lymphknoten bzw. Weichteile untersucht werden.
   Die Darstellung des Darms gilt als eine Organuntersuchung unabhängig davon, ob der gesamte Darm, mehrere Darmabschnitte oder nur ein einziger Darmabschnitt untersucht werden.
7. Die sonographische Untersuchung eines Organs erfordert die Differenzierung der Organstrukturen in mindestens zwei Ebenen und schließt gegebenenfalls die Untersuchung unterschiedlicher Funktionszustände und die mit der gezielten Organuntersuchung verbundene Darstellung von Nachbarorganen mit ein.

401	Zuschlag zu den sonographischen Leistungen nach den Nummern 410 bis 418 bei zusätzlicher Anwendung des Duptex-Verfahrens – gegebenenfalls einschließlich Farbkodierung –	400	45,60	23,31	
	Der Zuschlag nach Nummer 401 ist neben den Leistungen nach den Nummern 406, 422 bis 424, 644, 645, 649 und/oder 1754 nicht berechnungsfähig.				
402	Zuschlag zu den sonographischen Leistungen bei transösophagealer Untersuchung	250	28,50	14,57	*26,23
	Der Zuschlag nach Nummer 402 ist neben den Leistungen nach den Nummern 403 sowie 676 bis 692 nicht berechnungsfähig.				
403	Zuschlag zu den sonographischen Leistungen bei transkavitärer Untersuchung	150	17,10	8,74	*15,74
	Der Zuschlag nach Nummer 403 ist neben den Leistungen nach den Nummern 402 sowie 676 bis 692 nicht berechnungsfähig.				
404	Zuschlag zu doppler-sonographischen Leistungen bei zusätzlicher Frequenzspektrumanalyse – einschließlich graphischer oder Bilddokumentation –	250	28,50	14,57	
	Der Zuschlag nach Nummer 404 ist neben den Leistungen nach den Nummern 422, 423, 644, 645, 649 und/oder 1754 nicht berechnungsfähig.				
405	Zuschlag zu den Leistungen nach Nummer 415 oder 424 – bei zusätzlicher Untersuchung mit cw-Doppler –	200	22,80	11,66	
406	Zuschlag zu der Leistung nach Nummer 424 – bei zusätzlicher Farbkodierung –	200	22,80	11,66	
408	Transluminale Sonographie von einem oder mehreren Blutgefäß(en) nach Einbringung eines Gefäßkatheters, je Sitzung	200	22,80	11,66	26,81
410	Ultraschalluntersuchung eines Organs	200	22,80	11,66	26,81
	Das untersuchte Organ ist in der Rechnung anzugeben.				

A. Gebührenordnung für Ärzte Anhang A

Nummer	Leistung	Punktzahl	Gebühr in DM – einfach –	Gebühr in Euro – einfach –	Gebühr in Euro – 2,3-fach – – *1,8-fach – – **1,15-fach –
412	Ultraschalluntersuchung des Schädels bei einem Säugling oder Kleinkind bis zum vollendeten 2. Lebensjahr	280	31,92	16,32	37,54
413	Ultraschalluntersuchung der Hüftgelenke bei einem Säugling oder Kleinkind bis zum vollendeten 2. Lebensjahr	280	31,92	16,32	37,54
415	Ultraschalluntersuchung im Rahmen der Mutterschaftsvorsorge – gegebenenfalls einschließlich Biometrie und Beurteilung der Organentwicklung –	300	34,20	17,49	40,22
417	Ultraschalluntersuchung der Schilddrüse	210	23,94	12,24	28,15
418	Ultraschalluntersuchung einer Brustdrüse – gegebenenfalls einschließlich der regionalen Lymphknoten –	210	23,94	12,24	28,15
420	Ultraschalluntersuchung von bis zu drei weiteren Organen im Anschluß an eine der Leistungen nach den Nummern 410 bis 418, je Organ	80	9,12	4,66	10,72
	Die untersuchten Organe sind in der Rechnung anzugeben.				
	Die Leistung nach Nummer 420 kann je Sitzung höchstens dreimal berechnet werden.				
422	Eindimensionale echokardiographische Untersuchung mittels Time-Motion-Diagramm, mit Bilddokumentation – gegebenenfalls einschließlich gleichzeitiger EKG-Kontrolle –	200	22,80	11,66	26,81
423	Zweidimensionale echokardiographische Untersuchung mittels Real-Time-Verfahren (B-Mode), mit Bilddokumentation – einschließlich der Leistung nach Nummer 422 –	500	57,00	29,14	67,03
424	Zweidimensionale doppler-echokardiographische Untersuchung mit Bilddokumentation – einschließlich der Leistung nach Nummer 423 – (Duplex-Verfahren)	700	79,80	40,80	93,84

VII. Intensivmedizinische und sonstige Leistungen

427	Assistierte und/oder kontrollierte apparative Beatmung durch Saug-Druck-Verfahren bei vitaler Indikation, bis zu 12 Stunden Dauer	150	17,10	8,74	20,11
428	Assistierte und/oder kontrollierte apparative Beatmung durch Saug-Druck-Verfahren bei vitaler Indikation, bei mehr als 12 Stunden Dauer, je Tag	220	25,08	12,82	29,49
	Neben den Leistungen nach den Nummern 427 und 428 sind die Leistungen nach den Nummern 462, 463 und/oder 501 nicht berechnungsfähig.				
429	Wiederbelebungsversuch – einschließlich künstlicher Beatmung und extrathorakaler indirekter Herzmassage, gegebenenfalls einschließlich Intubation –	400	45,60	23,31	53,62
430	Extra- oder intrathorakale Elektro-Defibrillation und/oder -Stimulation des Herzens	400	45,60	23,31	53,62
	Die Leistung nach Nummer 430 ist auch bei mehrfacher Verabfolgung von Stromstößen in engem zeitlichen Zusammenhang zur Erreichung der Defibrillation nur einmal berechnungsfähig.				
431	Elektrokardioskopie im Notfall	100	11,40	5,83	13,41
433	Ausspülung des Magens – auch mit Sondierung der Speiseröhre und des Magens und/oder Spülung des Duodenums –	140	15,96	8,16	18,77
435	Stationäre intensivmedizinische Überwachung und Behandlung eines Patienten auf einer dafür eingerichteten gesonderten Betteneinheit eines Krankenhauses mit spezieller Personal- und Geräteausstattung – einschließlich aller im Rahmen der Intensivbehandlung erbrachten Leistungen, soweit deren Berechnungsfähigkeit nachfolgend ausgeschlossen ist –, bis zu 24 Stunden Dauer	900	102,60	52,46	120,65

297

Anhang A 3. Teil. Praxishilfen

Nummer	Leistung	Punktzahl	Gebühr in DM – einfach –	Gebühr in Euro – einfach –	Gebühr in Euro – 2,3-fach – – *1,8-fach – – **1,15-fach –
	Neben der Leistung nach Nummer 435 sind für die Dauer der stationären intensivmedizinischen Überwachung und Behandlung Leistungen nach den Abschnitten C III und M sowie die Leistungen nach den Nummern 1 bis 56, 61 bis 96, 200 bis 211, 247, 250 bis 268, 270 bis 286a, 288 bis 298, 407 bis 424, 427 bis 433, 483 bis 485, 488 bis 490, 500, 501, 505, 600 bis 609, 634 bis 648, 650 bis 657, 659 bis 661, 665 bis 672, 1529 bis 1532, 1728 bis 1733 und 3055 nicht berechnungsfähig. Diese Leistungen dürfen auch nicht anstelle der Leistung nach Nummer 435 berechnet werden.				
	Teilleistungen sind auch dann mit der Gebühr abgegolten, wenn sie von verschiedenen Ärzten erbracht werden. Die Leistung nach Nummer 60 kann nur von dem Arzt berechnet werden, der die Leistung nach Nummer 435 nicht berechnet.				
	Mit der Gebühr für die Leistung nach Nummer 435 sind Leistungen zur Untersuchung und/oder Behandlung von Störungen der Vitalfunktionen, der zugrunde liegenden Erkrankung und/oder sonstiger Erkrankungen abgegolten.				
437	Laboratoriumsuntersuchungen im Rahmen einer Intensivbehandlung nach Nummer 435, bis zu 24 Stunden Dauer ..	500	57,00	29,14	**33,52
	Neben der Leistung nach Nummer 437 sind Leistungen nach Abschnitt M – mit Ausnahme von Leistungen nach den Abschnitten M III 13 (Blutgruppenmerkmale, HLA-System) und M IV (Untersuchungen zum Nachweis und zur Charakterisierung von Krankheitserregern) – nicht berechnungsfähig.				

VIII. Zuschläge zu ambulanten Operations- und Anästhesieleistungen

Allgemeine Bestimmungen

1. Bei ambulanter Durchführung von Operations- und Anästhesieleistungen in der Praxis niedergelassener Ärzte oder in Krankenhäusern können für die erforderliche Bereitstellung von Operationseinrichtungen und Einrichtungen zur Vor- und Nachsorge (z. B. Kosten für Operations- oder Aufwachräume oder Gebühren bzw. Kosten für wiederverwendbare Operationsmaterialien bzw. -geräte) Zuschläge berechnet werden.
Für die Anwendung eines Operationsmikroskops oder eines Lasers im Zusammenhang mit einer ambulanten operativen Leistung können Zuschläge berechnet werden, wenn die Anwendung eines Operationsmikroskops oder eines Lasers in der Leistungsbeschreibung der Gebührennummer für die operative Leistung nicht beinhaltet ist.

2. Die Zuschläge nach den Nummern 440 bis 449 sind nur mit dem einfachen Gebührensatz berechnungsfähig.

3. Die Zuschläge nach den Nummern 440, 441, 442, 443, 444 und 445 sind operativen Leistungen
   – nach den Nummern 679, 695, 700 , 701, 765 in Abschnitt F,
   – nach den Nummern 1011, 1014, 1041, 1043 bis 1045, 1048, 1052, 1055, 1056, 1060, 1085, 1086, 1089, 1097 bis 1099, 1104, 1111 bis 1113, 1120 bis 1122, 1125, 1126, 1129, 1131, 1135 bis 1137, 1140, 1141, 1145, 1155, 1156, 1159, 1160 in Abschnitt H,
   – nach den Nummern 1283 bis 1285, 1292, 1299, 1301, 1302, 1304 bis 1306, 1310, 1311, 1321, 1326, 1330 bis 1333, 1341, 1345, 1346, 1348 bis 1361, 1365, 1366, 1367, 1369 bis 1371, 1374, 1375, 1377, 1382,1384,1386 in Abschnitt I,
   – nach den Nummern 1428, 1438, 1441, 1445 bis 1448, 1455, 1457, 1467 bis 1472, 1485, 1486, 1493, 1497, 1513, 1519, 1520, 1527, 1528, 1534, 1535, 1576, 1586, 1588, 1595, 1597, 1598, 1601, 1610 bis 1614, 1622, 1628, 1635 bis 1637 in Abschnitt J,
   – nach den Nummern 1713, 1738, 1740, 1741, 1753, 1755, 1756, 1760, 1761, 1763 bis 1769, 1782, 1797, 1800, 1802, 1815, 1816, 1827, 1851 in Abschnitt K,
   – oder nach den Nummern 2010, 2040, 2041, 2042 bis 2045, 2050 bis 2052, 2062, 2064 bis 2067, 2070, 2072 bis 2076, 2080 bis 2084, 2087 bis 2089, 2091, 2092, 2100 bis 2102, 2105, 2106, 2110 bis 2112, 2117 bis 2122, 2130, 2131, 2133 bis 2137, 2140, 2141, 2156 bis 2158, 2170 bis 2172, 2189 bis 2191, 2193, 2210, 2213, 2216, 2219, 2220, 2222, 2223 bis 2225, 2230, 2235, 2250, 2253, 2254, 2256, 2257, 2260, 2263, 2268, 2269, 2273, 2279, 2281 bis 2283, 2291, 2293 bis 2297, 2325, 2339, 2340, 2344, 2345, 2347 bis 2350, 2354 bis 2356, 2380 bis 2386, 2390, 2392 bis 2394, 2396, 2397, 2402, 2404, 2405, 2407, 2408, 2410 bis 2412, 2414 bis 2421, 2427, 2430 bis 2432, 2440 bis 2442, 2454, 2540, 2541, 2570, 2580, 2581, 2583, 2584, 2586 bis 2589, 2597, 2598, 2620, 2621, 2625, 2627, 2640, 2642, 2650, 2651, 2655 bis 2658,

A. Gebührenordnung für Ärzte Anhang A

Nummer	Leistung	Punktzahl	Gebühr in DM – einfach –	Gebühr in Euro – einfach –	Gebühr in Euro – 2,3-fach – – *1,8-fach – – **1,15-fach –

2660, 2670, 2671, 2675 bis 2677, 2682, 2687, 2688, 2690, 2692 bis 2695, 2698, 2699, 2701, 2705, 2706, 2710, 2711, 2730, 2732, 2751 bis 2754, 2800, 2801, 2803, 2809, 2823, 2881 bis 2883, 2887, 2890, 2891, 2895 bis 2897, 2950 bis 2952, 2970, 2990 bis 2993, 3095 bis 3097, 3120, 3156, 3173, 3200, 3208, 3219 bis 3224, 3237, 3240, 3241, 3283 bis 3286, 3300 in Abschnitt L zuzuordnen.

Die Zuschläge nach den Nummern 446 und 447 sind anästhesiologischen Leistungen des Abschnitts D zuzuordnen.

Die Zuschläge nach den Nummern 448 und 449 dürfen nur im Zusammenhang mit einer an einen Zuschlag nach den Nummern 442 bis 445 gebundenen ambulanten Operation und mit einer an einen Zuschlag nach den Nummern 446 bis 447 gebundenen Anästhesie bzw. Narkose berechnet werden.

Die Zuschläge sind in der Rechnung unmittelbar im Anschluß an die zugeordnete operative bzw. anästhesiologische Leistung aufzuführen.

4. Maßgeblich für den Ansatz eines Zuschlages nach den Nummern 442 bis 445 sowie 446 oder 447 ist die erbrachte Operations- bzw. Anästhesieleistung mit der höchsten Punktzahl. Eine Zuordnung des Zuschlags nach den Nummern 442 bis 445 sowie 446 bis 447 zu der Summe der jeweils ambulant erbrachten einzelnen Operations- bzw. Anästhesieleistungen ist nicht möglich.

5. Die Leistungen nach den Nummern 448 und 449 sind im Zusammenhang mit derselben Operation nur von einem der an dem Eingriff beteiligten Ärzte und nur entweder neben den Leistungen nach den Nummern 442 bis 445 oder den Leistungen nach den Nummern 446 bis 447 berechnungsfähig. Neben den Leistungen nach Nummer 448 oder 449 darf die Leistung nach Nummer 56 nicht berechnet werden.

6. Die Zuschläge nach den Nummern 442 bis 449 sind nicht berechnungsfähig, wenn der Patient an demselben Tag wegen derselben Erkrankung in stationäre Krankenhausbehandlung aufgenommen wird; das gilt nicht, wenn die stationäre Behandlung wegen unvorhersehbarer Komplikationen während oder nach der ambulanten Operation notwendig und entsprechend begründet wird.

440	Zuschlag für die Anwendung eines Operationsmikroskops bei ambulanten operativen Leistungen	400	45,60	23,31
	Der Zuschlag nach Nummer 440 ist je Behandlungstag nur einmal berechnungsfähig.			
441	Zuschlag für die Anwendung eines Lasers bei ambulanten operativen Leistungen, je Sitzung			
	Der Zuschlag nach Nummer 441 beträgt 100 v. H. des einfachen Gebührensatzes der betreffenden Leistung, jedoch nicht mehr als 132,– Deutsche Mark (67,49 Euro).			
	Der Zuschlag nach Nummer 441 ist je Behandlungstag nur einmal berechnungsfähig.			
442	Zuschlag bei ambulanter Durchführung von operativen Leistungen, die mit Punktzahlen von 250 bis 499 Punkten bewertet sind	400	45,60	23,31
	Der Zuschlag nach Nummer 442 ist je Behandlungstag nur einmal berechnungsfähig. Der Zuschlag nach Nummer 442 ist neben den Zuschlägen nach den Nummern 443 bis 445 nicht berechnungsfähig.			
443	Zuschlag bei ambulanter Durchführung von operativen Leistungen, die mit Punktzahlen von 500 bis 799 Punkten bewertet sind	750	85,50	43,72
	Der Zuschlag nach Nummer 443 ist je Behandlungstag nur einmal berechnungsfähig. Der Zuschlag nach Nummer 443 ist neben den Zuschlägen nach den Nummern 442, 444 und/oder 445 nicht berechnungsfähig.			
444	Zuschlag bei ambulanter Durchführung von operativen Leistungen, die mit Punktzahlen von 800 bis 1199 Punkten bewertet sind	1300	148,20	75,77
	Der Zuschlag nach Nummer 444 ist je Behandlungstag nur einmal berechnungsfähig. Der Zuschlag nach Nummer 444 ist neben den Zuschlägen nach den Nummern 442, 443 und/oder 445 nicht berechnungsfähig.			
445	Zuschlag bei ambulanter Durchführung von operativen Leistungen, die mit Punktzahlen von 1200 und mehr Punkten bewertet sind	2200	250,80	128,23
	Der Zuschlag nach Nummer 445 ist je Behandlungstag nur einmal berechnungsfähig. Der Zuschlag nach Nummer 445 ist neben den Zuschlägen nach den Nummern 442 bis 444 nicht berechnungsfähig.			

Anhang A
3. Teil. Praxishilfen

Nummer	Leistung	Punktzahl	Gebühr in DM – einfach –	Gebühr in Euro – einfach –	Gebühr in Euro – 2,3-fach – – *1,8-fach – – **1,15-fach –
446	Zuschlag bei ambulanter Durchführung von Anästhesieleistungen, die mit Punktzahlen von 200 bis 399 Punkten bewertet sind	300	34,20	17,49	
	Der Zuschlag nach Nummer 446 ist je Behandlungstag nur einmal berechnungsfähig. Der Zuschlag nach Nummer 446 ist neben dem Zuschlag nach Nummer 447 nicht berechnungsfähig.				
447	Zuschlag bei ambulanter Durchführung von Anästhesieleistungen, die mit 400 und mehr Punkten bewertet sind	650	74,10	37,89	
	Der Zuschlag nach Nummer 447 ist je Behandlungstag nur einmal berechnungsfähig. Der Zuschlag nach Nummer 447 ist neben dem Zuschlag nach Nummer 446 nicht berechnungsfähig.				
448	Beobachtung und Betreuung eines Kranken über mehr als zwei Stunden während der Aufwach- und/oder Erholungszeit bis zum Eintritt der Transportfähigkeit nach zuschlagsberechtigten ambulanten operativen Leistungen bei Durchführung unter zuschlagsberechtigten ambulanten Anästhesien bzw. Narkosen	600	68,40	34,97	
	Der Zuschlag nach Nummer 448 ist je Behandlungstag nur einmal berechnungsfähig. Der Zuschlag nach Nummer 448 ist neben den Leistungen nach den Nummern 1 bis 8 und 56 sowie dem Zuschlag nach Nummer 449 nicht berechnungsfähig.				
449	Beobachtung und Betreuung eines Kranken über mehr als vier Stunden während der Aufwach- und/oder Erholungszeit bis zum Eintritt der Transportfähigkeit nach zuschlagsberechtigten ambulanten operativen Leistungen bei Durchführung unter zuschlagsberechtigten ambulanten Anästhesien bzw. Narkosen	900	102,60	52,46	
	Der Zuschlag nach Nummer 449 ist je Behandlungstag nur einmal berechnungsfähig. Der Zuschlag nach Nummer 449 ist neben den Leistungen nach den Nummern 1 bis 8 und 56 sowie dem Zuschlag nach Nummer 448 nicht berechnungsfähig.				

D. Anästhesieleistungen

Allgemeine Bestimmungen

Bei der Anwendung mehrerer Narkose- oder Anästhesieverfahren nebeneinander ist nur die jeweils höchstbewertete dieser Leistungen berechnungsfähig; eine erforderliche Prämedikation ist Bestandteil dieser Leistung. Als Narkosedauer gilt die Dauer von zehn Minuten vor Operationsbeginn bis zehn Minuten nach Operationsende.

450	Rauschnarkose – auch mit Lachgas –	76	8,66	4,43	*10,18*
451	Intravenöse Kurznarkose	121	13,79	7,05	*16,22*
452	Intravenöse Narkose (mehrmalige Verabreichung des Narkotikums)	190	21,66	11,07	*25,47*
453	Vollnarkose	210	23,94	12,24	*28,15*
460	Kombinationsnarkose mit Maske, Gerät – auch Insufflationsnarkose –, bis zu einer Stunde	404	46,06	23,55	*54,17*
461	Kombinationsnarkose mit Maske, Gerät – auch Insufflationsnarkose –, jede weitere angefangene halbe Stunde	202	23,03	11,78	*27,08*
462	Kombinationsnarkose mit endotrachealer Intubation, bis zu einer Stunde	510	58,14	29,73	*68,37*
463	Kombinationsnarkose mit endotrachealer Intubation, jede weitere angefangene halbe Stunde	348	39,67	20,28	*46,65*
469	Kaudalanästhesie	250	28,50	14,57	*33,52*
470	Einleitung und Überwachung einer einzeitigen subarachnoidalen Spinalanästhesie (Lumbalanästhesie) oder einzeitigen periduralen (epiduralen) Anästhesie, bis zu einer Stunde Dauer	400	45,60	23,31	*53,62*

A. Gebührenordnung für Ärzte   Anhang A

Nummer	Leistung	Punktzahl	Gebühr in DM – einfach –	Gebühr in Euro – einfach –	Gebühr in Euro – 2,3-fach – – *1,8-fach – – **1,15-fach –
471	Einleitung und Überwachung einer einzeitigen subarachnoidalen Spinalanästhesie (Lumbalanästhesie) oder einzeitigen periduralen (epiduralen) Anästhesie, bis zu zwei Stunden Dauer	600	68,40	34,97	80,44
472	Einleitung und Überwachung einer einzeitigen subarachnoidalen Spinalanästhesie (Lumbalanästhesie) oder einzeitigen periduralen (epiduralen) Anästhesie, bei mehr als zwei Stunden Dauer	800	91,20	46,63	107,25
473	Einleitung und Überwachung einer kontinuierlichen subarachnoidalen Spinalanästhesie (Lumbalanästhesie) oder periduralen (epiduralen) Anästhesie mit Katheter, bis zu fünf Stunden Dauer	600	68,40	34,97	80,44
474	Einleitung und Überwachung einer kontinuierlichen subarachnoidalen Spinalanästhesie (Lumbalanästhesie) oder periduralen (epiduralen) Anästhesie mit Katheter, bei mehr als fünf Stunden Dauer	900	102,60	52,46	120,65
475	Überwachung einer kontinuierlichen subarachnoidalen Spinalanästhesie (Lumbalanästhesie) oder periduralen (epiduralen) Anästhesie mit Katheter, zusätzlich zur Leistung nach Nummer 474 für den zweiten und jeden weiteren Tag, je Tag	450	51,30	26,23	60,33
476	Einleitung und Überwachung einer supraklavikulären oder axillären Armplexus- oder Paravertebralanästhesie, bis zu einer Stunde Dauer	380	43,32	22,15	50,94
477	Überwachung einer supraklavikulären oder axillären Armplexus- oder Paravertebralanästhesie, jede weitere angefangene Stunde	190	21,66	11,07	25,47
478	Intravenöse Anästhesie einer Extremität, bis zu einer Stunde Dauer	230	26,22	13,41	30,83
479	Intravenöse Anästhesie einer Extremität, jede weitere angefangene Stunde	115	13,11	6,70	15,42
480	Kontrollierte Blutdrucksenkung während der Narkose	222	25,31	12,94	29,76
481	Kontrollierte Hypothermie während der Narkose	475	54,15	27,69	63,68
483	Lokalanästhesie der tieferen Nasenabschnitte – gegebenenfalls einschließlich des Rachens –, auch beidseitig	46	5,24	2,68	6,16
484	Lokalanästhesie des Kehlkopfes	46	5,24	2,68	6,16
485	Lokalanästhesie des Trommelfells und/oder der Paukenhöhle	46	5,24	2,68	6,16
488	Lokalanästhesie der Harnröhre und/oder Harnblase	46	5,24	2,68	6,16
489	Lokalanästhesie des Bronchialgebietes – gegebenenfalls einschließlich des Kehlkopfes und des Rachens –	145	16,53	8,45	19,44
490	Infiltrationsanästhesie kleiner Bezirke	61	6,95	3,55	8,17
491	Infiltrationsanästhesie großer Bezirke – auch Parazervikalanästhesie –	121	13,79	7,05	16,22
493	Leitungsanästhesie, perineural – auch nach Oberst –	61	6,95	3,55	8,17
494	Leitungsanästhesie, endoneural – auch Pudendusanästhesie –	121	13,79	7,05	16,22
495	Leitungsanästhesie, retrobulbär	121	13,79	7,05	16,22
497	Blockade des Truncus sympathicus (lumbaler Grenzstrang oder Ganglion stellatum) mittels Anästhetika	220	25,08	12,82	29,49
498	Blockade des Truncus sympathicus (thorakaler Grenzstrang oder Plexus solaris) mittels Anästhetika	300	34,20	17,49	40,22

Anhang A   3. Teil. Praxishilfen

Nummer	Leistung	Punktzahl	Gebühr in DM – einfach –	Gebühr in Euro – einfach –	Gebühr in Euro – 2,3-fach – – *1,8-fach – – **1,15-fach –

E. Physikalisch-medizinische Leistungen

Allgemeine Bestimmungen

In den Leistungen des Abschnitts E sind alle Kosten enthalten mit Ausnahme der für Inhalationen sowie für die Photochemotherapie erforderlichen Arzneimittel.

I. Inhalationen

Nr.	Leistung	Punkte	DM	€	€ fach
500	Inhalationstherapie – auch mittels Ultraschallvernebelung –	38	4,33	2,21	*3,99
501	Inhalationstherapie mit intermittierender Überdruckbeatmung (z. B. Bird-Respirator)	86	9,80	5,01	*9,02
	Neben der Leistung nach Nummer 501 sind die Leistungen nach den Nummern 500 und 505 nicht berechnungsfähig.				

II. Krankengymnastik und Übungsbehandlungen

Nr.	Leistung	Punkte	DM	€	€ fach
505	Atmungsbehandlung – einschließlich aller unterstützenden Maßnahmen –	85	9,69	4,95	*8,92
506	Krankengymnastische Ganzbehandlung als Einzelbehandlung – einschließlich der erforderlichen Massage(n) –	120	13,68	6,99	*12,59
507	Krankengymnastische Teilbehandlung als Einzelbehandlung – einschließlich der erforderlichen Massage(n) –	80	9,12	4,66	*8,39
508	Krankengymnastische Ganzbehandlung als Einzelbehandlung im Bewegungsbad	110	12,54	6,41	*11,54
509	Krankengymnastik in Gruppen (Orthopädisches Turnen) – auch im Bewegungsbad –, bei mehr als drei bis acht Teilnehmern, je Teilnehmer	38	4,33	2,21	*3,99
510	Übungsbehandlung auch mit Anwendung mediko-mechanischer Apparate, je Sitzung	70	7,98	4,08	*7,34
	Neben der Leistung nach Nummer 510 ist die Leistung nach Nummer 521 nicht berechnungsfähig.				
514	Extensionsbehandlung kombiniert mit Wärmetherapie und Massage mittels Gerät	105	11,97	6,12	*11,02
515	Extensionsbehandlung (z. B. Glissonschlinge)	38	4,33	2,21	*3,99
516	Extensionsbehandlung mit Schrägbett, Extensionstisch, Perlgerät	65	7,41	3,79	*6,82
518	Prothesengebrauchsschulung des Patienten – gegebenenfalls einschließlich seiner Betreuungsperson –, auch Fremdkraftprothesenschulung, Mindestdauer 20 Minuten, je Sitzung	120	13,68	6,99	*12,59

III. Massagen

Nr.	Leistung	Punkte	DM	€	€ fach
520	Teilmassage (Massage einzelner Körperteile)	45	5,13	2,62	*4,72
521	Großmassage (z. B. Massage beider Beine, beider Arme, einer Körperseite, des Schultergürtels, eines Armes und eines Beines, des Rückens und eines Beines, des Rückens und eines Armes, beider Füße, beider Hände, beider Knie, beider Schultergelenke und ähnliche Massagen mehrerer Körperteile), je Sitzung	65	7,41	3,79	*6,82
523	Massage im extramuskulären Bereich (z. B. Bindegewebsmassage, Periostmassage, manuelle Lymphdrainage)	65	7,41	3,79	*6,82
525	Intermittierende apparative Kompressionstherapie an einer Extremität, je Sitzung	35	3,99	2,04	*3,67
526	Intermittierende apparative Kompressionstherapie an mehreren Extremitäten, je Sitzung	55	6,27	3,21	*5,77
527	Unterwasserdruckstrahlmassage (Wanneninhalt mindestens 400 Liter, Leistung der Apparatur mindestens 4 bar) ...	94	10,72	5,48	*9,87

A. Gebührenordnung für Ärzte Anhang A

Nummer	Leistung	Punktzahl	Gebühr in DM – einfach –	Gebühr in Euro – einfach –	Gebühr in Euro – 2,3-fach – – *1,8-fach – – **1,15-fach –
	IV. Hydrotherapie und Packungen				
530	Kalt- oder Heißpackung(en) oder heiße Rolle, je Sitzung	35	3,99	2,04	*3,67
531	Leitung eines ansteigenden Teilbades	46	5,24	2,68	*4,82
532	Leitung eines ansteigenden Vollbades (Überwärmungsbad)	76	8,66	4,43	*7,97
533	Subaquales Darmbad	150	17,10	8,74	*15,74
	V. Wärmebehandlung				
535	Heißluftbehandlung eines Körperteils (z. B. Kopf oder Arm)	33	3,76	1,92	*3,46
536	Heißluftbehandlung mehrerer Körperteile (z. B. Rumpf oder Beine)	51	5,81	2,97	*5,35
538	Infrarotbehandlung, je Sitzung	40	4,56	2,33	*4,20
539	Ultraschallbehandlung	44	5,02	2,57	*4,62
	VI. Elektrotherapie				
548	Kurzwellen-, Mikrowellenbehandlung (Anwendung hochfrequenter Ströme)	37	4,22	2,16	*3,88
549	Kurzwellen-, Mikrowellenbehandlung (Anwendung hochrequenter Ströme) bei Behandlung verschiedener Körperregionen in einer Sitzung	55	6,27	3,21	*5,77
551	Reizstrombehandlung (Anwendung niederfrequenter Ströme) – auch bei wechselweiser Anwendung verschiedener Impuls- oder Stromformen und gegebenenfalls unter Anwendung von Saugelektroden –	48	5,47	2,80	*5,03
	Wird Reizstrombehandlung nach Nummer 551 gleichzeitig neben einer Leistung nach Nummer 535, 536, 538, 539, 548, 549, 552 oder 747 an demselben Körperteil oder an denselben Körperteilen verabreicht, so ist nur die höherbewertete Leistung berechnungsfähig; dies gilt auch bei Verwendung eines Apparatesystems an mehreren Körperteilen.				
552	Iontophorese	44	5,02	2,57	*4,62
553	Vierzellenbad	46	5,24	2,68	*4,82
554	Hydroelektrisches Vollbad (Kataphoretisches Bad, Stanger-Bad)	91	10,37	5,30	*9,54
555	Gezielte Niederfrequenzbehandlung bei spastischen und/oder schlaffen Lähmungen, je Sitzung	120	13,68	6,99	*12,59
558	Apparative isokinetische Muskelfunktionstherapie, je Sitzung	120	13,68	6,99	*12,59
	VII. Lichttherapie				
560	Behandlung mit Ultraviolettlicht in einer Sitzung	31	3,53	1,80	*3,25
	Werden mehrere Kranke gleichzeitig mit Ultraviolettlicht behandelt, so darf die Nummer 560 nur einmal berechnet werden.				
561	Reizbehandlung eines umschriebenen Hautbezirkes mit Ultraviolettlicht	31	3,53	1,80	*3,25
562	Reizbehandlung mehrerer umschriebener Hautbezirke mit Ultraviolettlicht in einer Sitzung	46	5,24	2,68	6,16
	Die Leistungen nach den Nummern 538, 560, 561 und 562 sind nicht nebeneinander berechnungsfähig.				
563	Quarzlampendruckbestrahlung eines Feldes	46	5,24	2,68	*4,82
564	Quarzlampendruckbestrahlung mehrerer Felder in einer Sitzung	91	10,37	5,30	*9,54
565	Photochemotherapie, je Sitzung	120	13,68	6,99	*12,59
566	Phototherapie eines Neugeborenen, je Tag	500	57,00	29,14	*52,46
567	Phototherapie mit selektivem UV-Spektrum, je Sitzung	91	10,37	5,30	*9,54
569	Photo-Patch-Test (belichteter Läppchentest), bis zu drei Tests je Sitzung, je Test	30	3,42	1,75	*3,15

Anhang A

3. Teil. Praxishilfen

Nummer	Leistung	Punktzahl	Gebühr in DM – einfach –	Gebühr in Euro – einfach –	Gebühr in Euro – 2,3-fach – – *1,8-fach – – **1,15-fach –
	F. Innere Medizin, Kinderheilkunde, Dermatologie				
600	Herzfunktionsprüfung nach Schellong einschließlich graphischer Darstellung.	73	8,32	4,25	9,78
601	Hyperventilationsprüfung	44	5,02	2,57	5,90
602	Oxymetrische Untersuchung(en) (Bestimmung der prozentualen Sauerstoffsättigung im Blut) – gegebenenfalls einschließlich Bestimmung(en) nach Belastung –	152	17,33	8,86	*15,95
603	Bestimmung des Atemwegwiderstandes (Resistance) nach der Oszillationsmethode oder der Verschlußdruckmethode – gegebenenfalls einschließlich fortlaufender Registrierung –	90	10,26	5,25	12,07
	Neben der Leistung nach Nummer 603 ist die Leistung nach Nummer 608 nicht berechnungsfähig.				
604	Bestimmung des Atemwegwiderstandes (Resistance) nach der Oszillationsmethode oder der Verschlußdruckmethode vor und nach Applikation pharmakodynamisch wirksamer Substanzen – gegebenenfalls einschließlich Phasenwinkelbestimmung und gegebenenfalls einschließlich fortlaufender Registrierung –	160	18,24	9,33	21,45
	Mit der Gebühr sind die Kosten abgegolten. Neben der Leistung nach der Nummer 604 sind die Leistungen nach den Nummern 603 und 608 nicht berechnungsfähig.				
605	Ruhespirographische Untersuchung (im geschlossenen oder offenen System) mit fortlaufend registrierenden Methoden	242	27,59	14,11	*25,39
605a	Darstellung der Flußvolumenkurve bei spirographischen Untersuchungen – einschließlich graphischer Registrierung und Dokumentation –	140	15,96	8,16	*14,69
606	Spiroergometrische Untersuchung – einschließlich vorausgegangener Ruhespirographie und gegebenenfalls einschließlich Oxymetrie –	379	43,21	22,09	*39,77
607	Residualvolumenbestimmung (Fremdgasmethode)	242	27,59	14,11	*25,39
608	Ruhespirographische Teiluntersuchung (z. B. Bestimmung des Atemgrenzwertes, Atemstoßtest), insgesamt	76	8,66	4,43	*7,97
609	Bestimmung der absoluten und relativen Sekundenkapazität vor und nach Inhalation pharmakodynamisch wirksamer Substanzen	182	20,75	10,61	*19,10
	Mit der Gebühr sind die Kosten abgegolten.				
610	Ganzkörperplethysmographische Untersuchung (Bestimmung des intrathorakalen Gasvolumens und des Atemwegwiderstandes) – gegebenenfalls mit Bestimmung der Lungendurchblutung –	605	68,97	35,26	*63,47
	Neben der Leistung nach Nummer 610 sind die Leistungen nach den Nummern 605 und 608 nicht berechnungsfähig.				
611	Bestimmung der Lungendehnbarkeit (Compliance) – einschließlich Einführung des Ösophaguskatheters –	605	68,97	35,26	*63,47
612	Ganzkörperplethysmographische Bestimmung der absoluten und relativen Sekundenkapazität und des Atemwegwiderstandes vor und nach Applikation pharmakodynamisch wirksamer Substanzen	757	86,30	44,12	*79,42
	Mit der Gebühr sind die Kosten abgegolten.				
	Neben der Leistung nach Nummer 612 sind die Leistungen nach den Nummern 605, 608, 609 und 610 nicht berechnungsfähig.				
614	Transkutane Messung(en) des Sauerstoffpartialdrucks	150	17,10	8,74	*15,74
615	Untersuchung der CO-Diffusionskapazität mittels Ein-Atemzugmethode (single-breath)	227	25,88	13,23	*23,82

A. Gebührenordnung für Ärzte Anhang A

Nummer	Leistung	Punkt-zahl	Gebühr in DM – einfach –	Gebühr in Euro – einfach –	Gebühr in Euro – 2,3-fach – – *1,8-fach – – **1,15-fach –
616	Untersuchung der CO-Diffusionskapazität als fortlaufende Bestimmung (steady state) in Ruhe oder unter Belastung ...	303	34,54	17,66	*31,79
	Neben der Leistung nach Nummer 616 ist die Leistung nach Nummer 615 nicht berechnungsfähig.				
617	Gasanalyse in der Exspirationsluft mittels kontinuierlicher Bestimmung mehrerer Gase	341	38,87	19,87	*35,77
620	Rheographische Untersuchung der Extremitäten	152	17,33	8,86	*15,95
	Mit der Gebühr sind die Kosten abgegolten.				
621	Mechanisch-oszillographische Untersuchung (Gesenius-Keller)	127	14,48	7,40	*13,33
622	Akrale infraton-oszillographische Untersuchung	182	20,75	10,61	*19,10
623	Temperaturmessung(en) an der Hautoberfläche (z. B. der Brustdrüse) mittels Flüssig-Kristall-Thermographie (Plattentermographie) einschließlich der notwendigen Aufnahmen	140	15,96	8,16	*14,69
	Die Leistung nach Nummer 623 zur Temperaturmessung an der Hautoberfläche der Brustdrüse ist nur bei Vorliegen eines abklärungsbedürftigen mammographischen Röntgenbefundes berechnungsfähig.				
624	Termographische Untersuchung mittels elektronischer Infrarotmessung mit Schwarzweiß-Wiedergabe und Farbthermogramm einschließlich der notwendigen Aufnahmen, je Sitzung	330	37,62	19,23	*34,62
	Neben der Leistung nach Nummer 624 ist die Leistung nach Nummer 623 nicht berechnungsfähig.				
626	Rechtsherzkatheterismus – einschließlich Druckmessungen und oxymetrischer Untersuchungen sowie fortlaufender EKG- und Röntgenkontrolle –	1000	114,00	58,29	134,06
	Die Leistung nach Nummer 626 ist je Sitzung nur einmal berechnungsfähig.				
	Neben der Leistung nach Nummer 626 sind die Leistungen nach den Nummern 355, 356, 360, 361, 602, 648, 650, 651, 3710 und 5295 nicht berechnungsfähig.				
627	Linksherzkatheterismus – einschließlich Druckmessungen und oxymetrischer Untersuchungen sowie fortlaufender EKG- und Röntgenkontrolle –	1500	171,00	87,43	201,09
	Die Leistung nach Nummer 627 ist je Sitzung nur einmal berechnungsfähig.				
	Neben der Leistung nach Nummer 627 sind die Leistungen nach den Nummern 355, 356, 360, 361, 602, 648, 650, 651, 3710 und 5295 nicht berechnungsfähig.				
628	Herzkatheterismus mit Druckmessungen und oxymetrischen Untersuchungen – einschließlich fortlaufender EKG- und Röntgenkontrolle – im zeitlichen Zusammenhang mit Leistungen nach den Nummern 355 und/oder 360	800	91,20	46,63	107,25
	Die Leistung nach Nummer 628 ist je Sitzung nur einmal berechnungsfähig.				
	Neben der Leistung nach Nummer 628 sind die Leistungen nach den Nummern 602, 648, 650, 651, 3710 und 5295 nicht berechnungsfähig.				
629	Transseptaler Linksherzkatheterismus – einschließlich Druckmessungen und oxymetrischer Untersuchungen sowie fortlaufender EKG- und Röntgenkontrolle –	2000	228,00	116,57	268,12
	Die Leistung nach Nummer 629 ist je Sitzung nur einmal berechnungsfähig.				
	Neben der Leistung nach Nummer 629 sind die Leistungen nach den Nummern 355, 356, 602, 648, 650, 651, 3710 und 5295 nicht berechnungsfähig.				

Anhang A

3. Teil. Praxishilfen

Nummer	Leistung	Punktzahl	Gebühr in DM – einfach –	Gebühr in Euro – einfach –	Gebühr in Euro – 2,3-fach – – *1,8-fach – – **1,15-fach –
630	Mikro-Herzkatheterismus unter Verwendung eines Einschwemmkatheters – einschließlich Druckmessungen nebst fortlaufender EKG-Kontrolle –	908	103,51	52,92	121,72
	Die Kosten für den Einschwemmkatheter sind mit der Gebühr abgegolten.				
	Neben der Leistung nach Nummer 630 sind die Leistungen nach den Nummern 355, 356, 360, 361, 602, 648, 650, 651, 3710 und 5295 nicht berechnungsfähig.				
631	Anlegung eines transvenösen temporären Schrittmachers – einschließlich Venenpunktion, Elektrodeneinführung, Röntgendurchleuchtung des Brustkorbs und fortlaufender EKG-Kontrolle –	1110	126,54	64,70	148,81
632	Mikro-Herzkatheterismus unter Verwendung eines Einschwemmkatheters – einschließlich Druckmessungen und oxymetrischer Untersuchungen nebst fortlaufender EKG-Kontrolle – gegebenenfalls auch unter Röntgen-Kontrolle –	1210	137,94	70,53	162,21
	Die Kosten für den Einschwemmkatheter sind mit der Gebühr abgegolten.				
	Neben der Leistung nach Nummer 632 sind die Leistungen nach den Nummern 355, 356, 360, 361, 602, 648, 650, 651, 3710 und 5295 nicht berechnungsfähig.				
634	Lichtreflex-Rheographie	120	13,68	6,99	16,09
635	Photoelektrische Volumenpulsschreibung an mindestens vier Punkten	227	25,88	13,23	30,43
636	Photoelektrische Volumenpulsschreibung mit Kontrolle des reaktiven Verhaltens der peripheren Arterien nach Belastung (z. B. mit Temperaturreizen)	379	43,21	22,09	*39,77
637	Pulswellenlaufzeitbestimmung – gegebenenfalls einschließlich einer elektrokardiographischen Kontrollableitung –	227	25,88	13,23	*23,82
638	Punktuelle Arterien- und/oder Venenpulsschreibung	121	13,79	7,05	*12,69
639	Prüfung der spontanen und reaktiven Vasomotorik (photoplethysmographische Registrierung der Blutfüllung und photoplethysmographische Simultanregistrierung der Füllungsschwankungen peripherer Arterien an mindestens vier peripheren Gefäßabschnitten sowie gleichzeitige Registrierung des Volumenpulsbandes)	454	51,76	26,46	*47,64
640	Phlebodynametrie	650	74,10	37,89	*68,20
641	Venenverschluß-plethysmographische Untersuchung	413	47,08	24,07	*43,33
642	Venenverschluß-plethysmographische Untersuchung mit reaktiver Hyperämiebelastung	554	63,16	32,29	*58,13
643	Periphere Arterien- bzw. Venendruck- und/oder Strömungsmessung	120	13,68	6,99	*12,59
644	Untersuchung der Strömungsverhältnisse in den Extremitätenarterien bzw -venen mit direktionaler Ultraschall-Doppler-Technik – einschließlich graphischer Registrierung –	180	20,52	10,49	*18,89
645	Untersuchung der Strömungsverhältnisse in den hirnversorgenden Arterien und den Periorbitalarterien mit direktionaler Ultraschall-Doppler-Technik – einschließlich graphischer Registrierung –	650	74,10	37,89	*68,20
646	Hypoxietest (Simultanregistrierung des Atemvolumens und des Gasaustausches, der Arterialisation sowie der peripheren Vasomotorik mit gasanalytischen und photoelektrischen Verfahren)	605	68,97	35,26	*63,47
647	Kardiologische und/oder hepatologische Kreislaufzeitmessung(en) mittels Indikatorverdünnungsmethoden – einschließlich Kurvenschreibung an verschiedenen Körperstellen mit Auswertung und einschließlich Applikation der Testsubstanz –	220	25,08	12,82	*23,08

A. Gebührenordnung für Ärzte **Anhang A**

Nummer	Leistung	Punktzahl	Gebühr in DM – einfach –	Gebühr in Euro – einfach –	Gebühr in Euro – 2,3-fach – – *1,8-fach – – **1,15-fach –
648	Messung(en) des zentralen Venen- oder Arteriendrucks, auch unter Belastung, – einschließlich Venen- oder Arterienpunktion, Kathetereinführung(en) und gegebenenfalls Röntgenkontrolle –	605	68,97	35,26	81,11
649	Transkranielle, doppler-sonographische Untersuchung – einschließlich graphischer Registrierung –	650	74,10	37,89	87,14
650	Elektrokardiographische Untersuchung zur Feststellung einer Rhythmusstörung und/oder zur Verlaufskontrolle – gegebenenfalls als Notfall-EKG –	152	17,33	8,86	*15,95
651	Elektrokardiographische Untersuchung in Ruhe – auch gegebenenfalls nach Belastung – mit Extremitäten- und Brustwandableitungen (mindestens neun Ableitungen)	253	28,84	14,75	*26,54
652	Elektrokardiographische Untersuchung unter fortschreibender Registrierung (mindestens neun Ableitungen) in Ruhe und bei physikalisch definierter und reproduzierbarer Belastung (Ergometrie) – gegebenenfalls auch Belastungsänderung –	445	50,73	25,94	59,66
653	Elektrokardiographische Untersuchung auf telemetrischem Wege .... *Die Leistungen nach den Nummern 650 bis 653 sind nicht nebeneinander berechnungsfähig.*	253	28,84	14,75	*26,54
654	Langzeitblutdruckmessung von mindestens 18 Stunden Dauer – einschließlich Aufzeichnung und Auswertung –	150	17,10	8,74	*15,74
655	Elektrokardiographische Untersuchung mittels Ösophagusableitung – einschließlich Einführen der Elektrode – zusätzlich zu den Nummern 651 oder 652	152	17,33	8,86	20,38
656	Elektrokardiographische Untersuchung mittels intrakavitärer Ableitung am Hisschen Bündel einschließlich Röntgenkontrolle	1820	207,48	106,08	243,99
657	Vektorkardiographische Untersuchung	253	28,84	14,75	*26,54
659	Elektrokardiographische Untersuchung über mindestens 18 Stunden (Langzeit-EKG) – gegebenenfalls einschließlich gleichzeitiger Registrierung von Puls und Atmung –, mit Auswertung	400	45,60	23,31	*41,97
660	Phonokardiographische Untersuchung mit mindestens zwei verschiedenen Ableitpunkten in mehreren Frequenzbereichen – einschließlich einer elektrokardiographischen Kontrollableitung sowie gegebenenfalls mit Karotispulskurve und/oder apexkardiographischer Untersuchung –	303	34,54	17,66	*31,79
661	Impulsanalyse und EKG zur Überwachung eines implantierten Schrittmachers – gegebenenfalls mit Magnettest – ..	530	60,42	30,89	*55,61
665	Grundumsatzbestimmung mittels Stoffwechselapparatur ohne Kohlensäurebestimmung	121	13,79	7,05	*12,69
666	Grundumsatzbestimmung mittels Stoffwechselapparatur mit Kohlensäurebestimmung	227	25,88	13,23	*23,82
669	Ultraschallechographie des Gehirns (Echoenzephalographie)	212	24,17	12,36	28,42
670	Einführung einer Magenverweilsonde zur enteralen Ernährung oder zur Druckentlastung	120	13,68	6,99	16,09
671	Fraktionierte Aushebung des Magensaftes – auch nach Probefrühstück oder Probemahlzeit –	120	13,68	6,99	16,09
672	Aushebung des Duodenalsaftes – auch mit Gallenreflex oder Duodenalspülung, gegebenenfalls fraktioniert –	120	13,68	6,99	16,09
674	Anlage eines Pneumothorax – gegebenenfalls einschließlich Röntgendurchleuchtungen vor und nach der Füllung – .	370	42,18	21,57	49,60
675	Pneumothoraxfüllung – gegebenenfalls einschließlich Röntgendurchleuchtungen vor und nach der Füllung –	275	31,35	16,03	36,87
676	Magenuntersuchung unter Sichtkontrolle (Gastroskopie) mittels endogastral anzuwendender Kamera einschließlich Aufnahmen .... *Mit der Gebühr sind die Kosten abgegolten.*	800	91,20	46,63	107,25

Anhang A

3. Teil. Praxishilfen

Nummer	Leistung	Punktzahl	Gebühr in DM – einfach –	Gebühr in Euro – einfach –	Gebühr in Euro – 2,3-fach – – *1,8-fach – – **1,15-fach –
677	Bronchoskopie oder Thorakoskopie	600	68,40	34,97	80,44
678	Bronchoskopie mit zusätzlichem operativem Eingriff (z. B. Probeexzision, Katheterbiopsie, periphere Lungenbiopsie, Segmentsondierungen) – gegebenenfalls einschließlich Lavage –	900	102,60	52,46	120,65
679	Mediastinoskopie – gegebenenfalls einschließlich Skalenoskopie und/oder Probeexzision und/oder Probepunktion – .	1100	125,40	64,12	147,47
680	Ösophagoskopie – gegebenenfalls einschließlich Probeexzision und/oder Probepunktion –	550	62,70	32,06	73,73
681	Ösophagoskopie mit zusätzlichem operativem Eingriff (z. B. Fremdkörperentfernung) – gegebenenfalls einschließlich Probeexzision und/oder Probepunktion –	825	94,05	48,09	110,60
682	Gastroskopie unter Einsatz vollflexibler optischer Instrumente – gegebenenfalls einschließlich Probeexzision und/oder Probepunktion –	850	96,90	49,54	113,95
683	Gastroskopie einschließlich Ösophagoskopie unter Einsatz vollflexibler optischer Instrumente – gegebenenfalls einschließlich Probeexzision und/oder Probepunktion –	1000	114,00	58,29	134,06
684	Bulboskopie – gegebenenfalls einschließlich Ösophago- und Gastroskopie, Probeexzision und/oder Probepunktion –	1200	136,80	69,94	160,87
685	Duodeno-/Jejunoskopie – gegebenenfalls einschließlich einer vorausgegangenen Ösophago-/Gastro-/Bulboskopie, Probeexzision und/oder Probepunktion –	1350	153,90	78,69	180,98
686	Duodenoskopie mit Sondierung der Papilla Vateri zwecks Einbringung von Kontrastmittel und/oder Entnahme von Sekret – gegebenenfalls einschließlich Probeexzision und/oder Probepunktion –	1500	171,00	87,43	201,09
687	Hohe Koloskopie bis zum Coecum – gegebenenfalls einschließlich Probeexzision und/oder Probepunktion –	1500	171,00	87,43	201,09
688	Partielle Koloskopie – gegebenenfalls einschließlich Rektoskopie, Probeexzision und/oder Probepunktion –	900	102,60	52,46	120,65
689	Sigmoidoskopie unter Einsatz vollflexibler optischer Instrumente – einschließlich Rektoskopie sowie gegebenenfalls einschließlich Probeexzision und/oder Probepunktion –	700	79,80	40,80	93,84
690	Rektoskopie – gegebenenfalls einschließlich Probeexzision und/oder Probepunktion –	350	39,90	20,40	46,92
691	Ösophago-/Gastro-/Bulboskopie mit nachfolgender Sklerosierung von Ösophagusvarizen – gegebenenfalls einschließlich Probeexzision und/ oder Probepunktion –	1400	159,60	81,60	187,69
692	Duodenoskopie mit Sondierung der Papilla Vateri zwecks Einbringung von Kontrastmittel und/oder Entnahme von Sekret – gegebenenfalls einschließlich Probeexzision und/oder Probepunktion mit Papillotomie (Hochfrequenzelektroschlinge) und Steinentfernung	1900	216,60	110,75	254,72
692a	Plazierung einer Drainage in den Gallen- oder Pankreasgang – zusätzlich zu einer Leistung nach Nummer 685, 686 oder 692 –	400	45,60	23,31	53,62
693	Langzeit-pH-metrie des Ösophagus – einschließlich Sondeneinführung –	300	34,20	17,49	40,22
694	Manometrische Untersuchung des Ösophagus	500	57,00	29,14	67,03
695	Entfernung eines oder mehrerer Polypen oder Schlingenbiopsie mittels Hochfrequenzelektroschlinge – gegebenenfalls einschließlich Probeexzision und/oder Probepunktion – zusätzlich zu den Nummern 682 bis 685 und 687 bis 689	400	45,60	23,31	53,62
696	Entfernung eines oder mehrerer Polypen oder Schlingenbiopsie mittels Hochfrequenzelektroschlinge – gegebenenfalls einschließlich Probeexzision und/oder Probepunktion – zusätzlich zu Nummer 690 –	200	22,80	11,66	26,81
697	Saugbiopsie des Dünndarms – gegebenenfalls einschließlich Röntgenkontrolle, Probeexzision und/oder Probepunktion –	400	45,60	23,31	53,62

A. Gebührenordnung für Ärzte

Anhang A

Nummer	Leistung	Punktzahl	Gebühr in DM – einfach –	Gebühr in Euro – einfach –	Gebühr in Euro – 2,3-fach – – *1,8-fach – – **1,15-fach –
698	Kryochirurgischer Eingriff im Enddarmbereich	200	22,80	11,66	26,81
699	Infrarotkoagulation im Enddarmbereich, je Sitzung	120	13,68	6,99	16,09
700	Laparoskopie (mit Anlegung eines Pneumoperitoneums) oder Nephroskopie – gegebenenfalls einschließlich Probeexzision und/oder Probepunktion –	800	91,20	46,63	107,25
701	Laparoskopie (mit Anlegung eines Pneumoperitoneums) mit intraabdominalem Eingriff – gegebenenfalls einschließlich Probeexzision und/oder Probepunktion –	1050	119,70	61,20	140,76
703	Ballonsondentamponade bei blutenden Ösophagus- und/oder Fundusvarizen	500	57,00	29,14	67,03
705	Proktoskopie	152	17,33	8,86	20,38
706	Licht- oder Laserkoagulation(en) zur Beseitigung von Stenosen oder zur Blutstillung bei endoskopischen Eingriffen, je Sitzung	600	68,40	34,97	80,44
714	Neurokinesiologische Diagnostik nach Vojta (Lagereflexe) sowie Prüfung des zerebellaren Gleichgewichts und der Statomotorik	180	20,52	10,49	24,13
715	Prüfung der kindlichen Entwicklung bezüglich der Grobmotorik, der Feinmotorik, der Sprache und des sozialen Verhaltens nach standardisierten Skalen mit Dokumentation des entsprechenden Entwicklungsstandes	220	25,08	12,82	29,49
	Neben der Leistung nach Nummer 715 sind die Leistungen nach den Nummern 8 und 26 nicht berechnungsfähig.				
716	Prüfung der funktionellen Entwicklung bei einem Säugling oder Kleinkind (z. B. Bewegungs- und Wahrnehmungsvermögen) nach standardisierten Methoden mit Dokumentation des entsprechenden Entwicklungsstandes, je Untersuchungsgang	69	7,87	4,02	9,25
717	Prüfung der funktionellen Entwicklung bei einem Kleinkind (z. B. Sprechvermögen, Sprachverständnis, Sozialverhalten) nach standardisierten Methoden mit Dokumentation des entsprechenden Entwicklungsstandes, je Untersuchungsgang	110	12,54	6,41	14,75
718	Höchstwert bei den Untersuchungen nach den Nummern 716 und 717, auch bei deren Nebeneinanderberechnung ...	251	28,61	14,63	33,64
	Bei Berechnung des Höchstwertes sind die Arten der Untersuchungen anzugeben.				
719	Funktionelle Entwicklungstherapie bei Ausfallerscheinungen in der Motorik, im Sprachbereich und/oder Sozialverhalten, als Einzelbehandlung, Dauer mindestens 45 Minuten	251	28,61	14,63	33,64
725	Systematische sensomotorische Entwicklungs- und Übungsbehandlung von Ausfallerscheinungen am Zentralnervensystem als zeitaufwendige Einzelbehandlung – gegebenenfalls einschließlich individueller Beratung der Betreuungsperson –, Dauer mindestens 45 Minuten	300	34,20	17,49	*31,48
	Neben der Leistung nach Nummer 725 sind die Leistungen nach den Nummern 505 bis 527, 535 bis 555, 719, 806, 846, 847, 849, 1559 und 1560 nicht berechnungsfähig.				
726	Systematische sensomotorische Behandlung von zentralbedingten Sprachstörungen – einschließlich aller dazugehörender psychotherapeutischer, atemgymnastischer, physikalischer und sedierender Maßnahmen sowie gegebenenfalls auch Dämmerschlaf – als zeitaufwendige Einzelbehandlung, Dauer mindestens 45 Minuten	300	34,20	17,49	*31,48
	Neben der Leistung nach Nummer 726 sind die Leistungen nach den Nummern 719, 849, 1559 und 1560 nicht berechnungsfähig.				
	Die Leistung nach Nummer 726 ist neben der Leistung nach Nummer 725 an demselben Tage nur berechnungsfähig, wenn beide Behandlungen zeitlich getrennt voneinander mit einer Dauer von jeweils mindestens 45 Minuten erbracht werden.				

Anhang A

3. Teil. Praxishilfen

Nummer	Leistung	Punktzahl	Gebühr in DM – einfach –	Gebühr in Euro – einfach –	Gebühr in Euro – 2,3-fach – – *1,8-fach – – **1,15-fach –
740	Kryotherapie der Haut, je Sitzung	71	8,09	4,14	9,51
741	Verschorfung mit heißer Luft oder heißen Dämpfen, je Sitzung	76	8,66	4,43	10,18
742	Epilation von Haaren im Gesicht durch Elektrokoagulation bei generalisiertem krankhaften Haarwuchs infolge Endokrinopathie (z. B. Hirsutismus), je Sitzung	165	18,81	9,62	22,12
743	Schleifen und Schmirgeln und/oder Fräsen von Bezirken der Haut oder der Nägel, je Sitzung	75	8,55	4,37	10,05
744	Stanzen der Haut, je Sitzung	80	9,12	4,66	10,72
745	Auskratzen von Wundgranulationen oder Entfernung von jeweils bis zu drei Warzen mit dem scharfen Löffel	46	5,24	2,68	6,16
746	Elektrolyse oder Kauterisation, als selbständige Leistung ...	46	5,24	2,68	6,16
747	Setzen von Schröpfköpfen, Blutegeln oder Anwendung von Saugapparaten, je Sitzung	44	5,02	2,57	5,90
748	Hautdrainage	76	8,66	4,43	10,18
750	Auflichtmikroskopie der Haut (Dermatoskopie), je Sitzung ..	120	13,68	6,99	16,09
752	Bestimmung des Elektrolytgehalts im Schweiß durch Widerstandsmessung – einschließlich Stimulation der Schweißsekretion –	150	17,10	8,74	20,11
755	Hochtouriges Schleifen von Bezirken der Haut bei schweren Entstellungen durch Naevi, narbigen Restzuständen nach Akne vulgaris und ähnlichen Indikationen, je Sitzung .	240	27,36	13,99	32,17
756	Chemochirurgische Behandlung spitzer Kondylome, auch in mehreren Sitzungen	121	13,79	7,05	16,22
757	Chemochirurgische Behandlung einer Präkanzerose – gegebenenfalls in mehreren Sitzungen –	150	17,10	8,74	20,11
758	Sticheln oder öffnen und Ausquetschen von Aknepusteln, je Sitzung	75	8,55	4,37	10,05
759	Bestimmung der Alkalineutralisationszeit	76	8,66	4,43	*7,97
760	Alkaliresistenzbestimmung (Tropfmethode)	121	13,79	7,05	*12,69
761	UV-Erythemschwellenwertbestimmung – einschließlich Nachschau –	76	8,66	4,43	*7,97
762	Entleerung des Lymphödems an Arm oder Bein durch Abwicklung mit Gummischlauch	130	14,82	7,58	17,43
763	Spaltung oberflächlich gelegener Venen an einer Extremität oder von Hämorrhoidalknoten mit Thrombus-Expressionen – gegebenenfalls einschließlich Naht –	148	16,87	8,63	19,84
764	Verödung (Sklerosierung) von Krampfadern oder Hämorrhoidalknoten, je Sitzung	190	21,66	11,07	25,47
765	Operative Entfernung hypertropher zirkumanaler Hautfalten (Marisquen)	280	31,92	16,32	37,54
766	Ligaturbehandlung von Hämorrhoiden einschließlich Proktoskopie, je Sitzung	225	25,65	13,11	30,16
768	Ätzung im Enddarmbereich, als selbständige Leistung	50	5,70	2,91	6,70
770	Ausräumung des Mastdarms mit der Hand	140	15,96	8,16	18,77
780	Apparative Dehnung (Sprengung) eines Kardiospasmus	242	27,59	14,11	32,44
781	Bougierung der Speiseröhre, je Sitzung	76	8,66	4,43	10,18
784	Erstanlegen einer externen Medikamentenpumpe – einschließlich Einstellung sowie Beratung und Schulung des Patienten – gegebenenfalls in mehreren Sitzungen –	275	31,35	16,03	36,87
785	Anlage und Überwachung einer Peritonealdialyse einschließlich der ersten Sitzung	330	37,62	19,23	44,24
786	Peritonealdialyse bei liegendem Katheter einschließlich Überwachung, jede (weitere) Spülung	55	6,27	3,21	7,37
790	Ärztliche Betreuung bei Hämodialyse als Training des Patienten und gegebenenfalls seines Dialysepartners zur Vorbereitung auf Heim- oder Limited-Care-Dialysen, auch als Hämofiltration, je Dialyse	500	57,00	29,14	67,03

A. Gebührenordnung für Ärzte

Anhang A

Nummer	Leistung	Punktzahl	Gebühr in DM – einfach –	Gebühr in Euro – einfach –	Gebühr in Euro – 2,3-fach – – *1,8-fach – – **1,15-fach –
791	Ärztliche Betreuung eines Patienten bei Hämodialyse als Heimdialyse oder Limited-Care-Dialyse, auch als Hämofiltration, je Dialyse	320	36,48	18,65	*42,90*
792	Ärztliche Betreuung eines Patienten bei Hämodialyse als Zentrums- oder Praxisdialyse (auch als Feriendialyse) – auch als Hämofiltration oder bei Plasmapherese –, je Dialyse bzw. Sitzung	440	50,16	25,65	*58,99*
793	Ärztliche Betreuung eines Patienten bei kontinuierlicher ambulanter Peritonealdialyse (CAPD), je Tag *Der Leistungsinhalt der Nummern 790 bis 793 umfaßt insbesondere die ständige Bereitschaft von Arzt und gegebenenfalls Dialysehilfspersonal, die regelmäßigen Beratungen und Untersuchungen des Patienten, die Anfertigung und Auswertung der Dialyseprotokolle sowie die regelmäßige Besuche bei Heimdialyse-Patienten mit Gerätekontrollen im Abstand von mindestens drei Monaten.* *Bei der Zentrums- und Praxisdialyse ist darüber hinaus die ständige Anwesenheit des Arztes während der Dialyse erforderlich.* *Leistungen nach den Abschnitten B und C (mit Ausnahme der Leistung nach Nummer 50 in Verbindung mit einem Zuschlag nach den Buchstaben E, F, G und/oder H) sowie die Leistungen nach den Nummern 3550, 3555, 3557, 3558, 3562.H1, 3565.H1, 3574, 3580.H1, 3584.H1, 3585.H1, 3587.H1, 3592.H1, 3594.H1, 3595.H1, 3620, 3680, 3761 und 4381, die in ursächlichem Zusammenhang mit der Dialysebehandlung erbracht werden, sind nicht gesondert berechnungsfähig. Dies gilt auch für Auftragsleistungen. ....*	115	13,11	6,70	*15,42*

G. Neurologie, Psychiatrie und Psychotherapie

Nummer	Leistung	Punktzahl	Gebühr in DM – einfach –	Gebühr in Euro – einfach –	Gebühr in Euro – 2,3-fach – – *1,8-fach – – **1,15-fach –
800	Eingehende neurologische Untersuchung – gegebenenfalls einschließlich der Untersuchung des Augenhintergrundes – *Neben der Leistung nach Nummer 800 sind die Leistungen nach den Nummern 8, 26, 825, 826, 830 und 1400 nicht berechnungsfähig.*	195	22,23	11,37	*26,14*
801	Eingehende psychiatrische Untersuchung – gegebenenfalls unter Einschaltung der Bezugs- und/oder Kontaktperson – *Neben der Leistung nach Nummer 801 sind die Leistungen nach den Nummern 4, 8, 715 bis 718, 825, 826, 830 und 1400 nicht berechnungsfähig.*	250	28,50	14,57	*33,52*
804	Psychiatrische Behandlung durch eingehendes therapeutisches Gespräch – auch mit gezielter Exploration –	150	17,10	8,74	*20,11*
806	Psychiatrische Behandlung durch gezielte Exploration und eingehendes therapeutisches Gespräch, auch in akuter Konfliktsituation – gegebenenfalls unter Einschluß eines eingehenden situationsregulierenden Kontaktgesprächs mit Dritten –, Mindestdauer 20 Minuten	250	28,50	14,57	*33,52*
807	Erhebung einer biographischen psychiatrischen Anamnese bei Kindern oder Jugendlichen unter Einschaltung der Bezugs- und Kontaktpersonen mit schriftlicher Aufzeichnung, auch in mehreren Sitzungen .... *Die Leistung nach Nummer 807 ist im Behandlungsfall nur einmal berechnungsfähig.*	400	45,60	23,31	*53,62*
808	Einleitung oder Verlängerung der tiefenpsychologisch fundierten oder der analytischen Psychotherapie – einschließlich Antrag auf Feststellung der Leistungspflicht im Rahmen des Gutachterverfahrens, gegebenenfalls einschließlich Besprechung mit dem nichtärztlichen Psychotherapeuten –	400	45,60	23,31	*53,62*

Anhang A

3. Teil. Praxishilfen

Nummer	Leistung	Punktzahl	Gebühr in DM – einfach –	Gebühr in Euro – einfach –	Gebühr in Euro – 2,3-fach – – *1,8-fach – – **1,15-fach –
812	Psychiatrische Notfallbehandlung bei Suizidversuch und anderer psychischer Dekompensation durch sofortige Intervention und eingehendes therapeutisches Gespräch	500	57,00	29,14	67,03
816	Neuropsychiatrische Behandlung eines Anfallkranken mit Kontrolle der Anfallaufzeichnung – gegebenenfalls mit medikamentöser Ein- oder Umstellung und auch mit Einschaltung von Kontaktpersonen –	180	20,52	10,49	24,13
817	Eingehende psychiatrische Beratung der Bezugsperson psychisch gestörter Kinder oder Jugendlicher anhand erhobener Befunde und Erläuterung geplanter therapeutischer Maßnahmen	180	20,52	10,49	24,13
825	Genaue Geruchs- und/oder Geschmacksprüfung zur Differenzierung von Störungen der Hirnnerven, als selbständige Leistung	83	9,46	4,84	11,12
826	Gezielte neurologische Gleichgewichts- und Koordinationsprüfung – gegebenenfalls einschließlich kalorisch-otologischer Prüfung –	99	11,29	5,77	13,28
	Neben der Leistung nach Nummer 826 ist die Leistung nach Nummer 1412 nicht berechnungsfähig.				
827	Elektroenzephalographische Untersuchung – auch mit Standardprovokationen.	605	68,97	35,26	81,11
827a	Langzeit-elektroenzephalographische Untersuchung von mindestens 18 Stunden Dauer – einschließlich Aufzeichnung und Auswertung –	950	108,30	55,37	127,36
828	Messung visuell, akustisch oder somatosensorisch evozierter Hirnpotentiale (VEP, AEP, SSP).	605	68,97	35,26	81,11
829	Sensible Elektroneurographie mit Oberflächenelektroden – gegebenenfalls einschließlich Bestimmung der Rheobase und der Chronaxie –	160	18,24	9,33	21,45
830	Eingehende Prüfung auf Aphasie, Apraxie, Alexie, Agraphie, Agnosie und Körperschemastörungen	80	9,12	4,66	10,72
831	Vegetative Funktionsdiagnostik – auch unter Anwendung pharmakologischer Testmethoden (z. B. Minor) einschließlich Wärmeanwendung und/oder Injektionen –	80	9,12	4,66	10,72
832	Befunderhebung am Nervensystem durch Faradisation und/oder Galvanisation	158	18,01	9,21	21,18
833	Begleitung eines psychisch Kranken bei Überführung in die Klinik – einschließlich Ausstellung der notwendigen Bescheinigungen –	285	32,49	16,61	38,21
	Verweilgebühren sind nach Ablauf einer halben Stunde zusätzlich berechnungsfähig.				
835	Einmalige, nicht in zeitlichem Zusammenhang mit einer eingehenden Untersuchung durchgeführte Erhebung der Fremdanamnese über einen psychisch Kranken oder über ein verhaltensgestörtes Kind	64	7,30	3,73	8,58
836	Intravenöse Konvulsionstherapie	190	21,66	11,07	25,47
837	Elektrische Konvulsionstherapie	273	31,12	15,91	36,60
838	Elektromyographische Untersuchung zur Feststellung peripherer Funktionsstörungen der Nerven und Muskeln	550	62,70	32,06	73,73
839	Elektromyographische Untersuchung zur Feststellung peripherer Punktionsstörungen der Nerven und Muskeln mit Untersuchung der Nervenleitungsgeschwindigkeit	700	79,80	40,80	93,84
840	Sensible Elektroneurographie mit Nadelelektroden – gegebenenfalls einschließlich Bestimmung der Rheobase und der Chronaxie –	700	79,80	40,80	93,84
842	Apparative isokinetische Muskelfunktionsdiagnostik	500	57,00	29,14	67,03
	Die Leistung nach Nummer 842 ist im Behandlungsfall nur einmal berechnungsfähig.				
845	Behandlung einer Einzelperson durch Hypnose	150	17,10	8,74	20,11

A. Gebührenordnung für Ärzte   Anhang A

Nummer	Leistung	Punktzahl	Gebühr in DM – einfach –	Gebühr in Euro – einfach –	Gebühr in Euro – 2,3-fach – – *1,8-fach – – **1,15-fach –
846	Übende Verfahren (z. B. autogenes Training) in Einzelbehandlung, Dauer mindestens 20 Minuten	150	17,10	8,74	20,11
847	Übende Verfahren (z. B. autogenes Training) in Gruppenbehandlung mit höchstens zwölf Teilnehmern, Dauer mindestens 20 Minuten, je Teilnehmer	45	5,13	2,62	6,03
849	Psychotherapeutische Behandlung bei psychoreaktiven, psychosomatischen oder neurotischen Störungen, Dauer mindestens 20 Minuten	230	26,22	13,41	30,83
855	Anwendung und Auswertung projektiver Testverfahren (z. B. Rorschach-Test, TAT) mit schriftlicher Aufzeichnung, insgesamt	722	82,31	42,08	*75,75
856	Anwendung und Auswertung standardisierter Intelligenz- und Entwicklungstests (Staffeltests oder HAWIE(K), IST/ Amthauer, Bühler-Hetzer, Binet-Simon, Kramer) mit schriftlicher Aufzeichnung, insgesamt	361	41,15	21,04	48,39
	Neben der Leistung nach Nummer 856 sind die Leistungen nach den Nummern 715 bis 718 nicht berechnungsfähig.				
857	Anwendung und Auswertung orientierender Testuntersuchungen (z. B. Fragebogentest nach Eysenck, MPQ oder MPI, Raven-Test, Sceno-Test, Wartegg-Zeichentest, Haus-Baum-Mensch, mit Ausnahme des sogenannten Lüscher-Tests), insgesamt	116	13,22	6,76	*12,17
	Neben der Leistung nach Nummer 857 sind die Leistungen nach den Nummern 716 und 717 nicht berechnungsfähig.				
860	Erhebung einer biographischen Anamnese unter neurosenpsychologischen Gesichtspunkten mit schriftlicher Aufzeichnung zur Einleitung und Indikationsstellung für tiefenpsychologisch fundierter und analytischer Psychotherapie, auch in mehreren Sitzungen	920	104,88	53,62	123,34
	Die Nummer 860 ist im Behandlungsfall nur einmal berechnungsfähig. Neben der Leistung nach Nummer 860 sind die Leistungen nach den Nummern 807 und 835 nicht berechnungsfähig.				
861	Tiefenpsychologisch fundierte Psychotherapie, Einzelbehandlung, Dauer mindestens 50 Minuten	690	78,66	40,22	92,50
862	Tiefenpsychologisch fundierte Psychotherapie, Gruppenbehandlung mit einer Teilnehmerzahl von höchstens acht Personen, Dauer mindestens 100 Minuten, je Teilnehmer ...	345	39,33	20,11	46,25
863	Analytische Psychotherapie, Einzelbehandlung, Dauer mindestens 50 Minuten	690	78,66	40,22	92,50
864	Analytische Psychotherapie, Gruppenbehandlung mit einer Teilnehmerzahl von höchstens acht Personen, Dauer mindestens 100 Minuten, je Teilnehmer	345	39,33	20,11	46,25
865	Besprechung mit dem nichtärztlichen Psychotherapeuten über die Fortsetzung der Behandlung	345	39,33	20,11	46,25
870	Verhaltenstherapie, Einzelbehandlung, Dauer mindestens 50 Minuten – gegebenenfalls Unterteilung in zwei Einheiten von jeweils mindestens 25 Minuten	750	85,50	43,72	100,55
871	Verhaltenstherapie, Gruppenbehandlung mit einer Teilnehmerzahl von höchstens 8 Personen, Dauer mindestens 50 Minuten, je Teilnehmer	150	17,10	8,74	20,11
	Bei einer Sitzungsdauer von mindestens 100 Minuten kann die Leistung nach Nummer 871 zweimal berechnet werden.				
885	Eingehende psychiatrische Untersuchung bei Kindern oder Jugendlichen unter auch mehrfacher Einschaltung der Bezugs- und/oder Kontaktperson(en) unter Berücksichtigung familienmedizinischer und entwicklungspsychologischer Bezüge	500	57,00	29,14	67,03

Anhang A

Nummer	Leistung	Punktzahl	Gebühr in DM – einfach –	Gebühr in Euro – einfach –	Gebühr in Euro – 2,3-fach – – *1,8-fach – – **1,15-fach –
886	Psychiatrische Behandlung bei Kindern und/oder Jugendlichen unter Einschaltung der Bezugs- und/oder Kontaktpersonen) unter Berücksichtigung familienmedizinischer und entwicklungspsychologischer Bezüge, Dauer mindestens 40 Minuten	700	79,80	40,80	93,84
887	Psychiatrische Behandlung in Gruppen bei Kindern und/oder Jugendlichen, Dauer mindestens 60 Minuten, bei einer Teilnehmerzahl von höchstens zehn Personen, je Teilnehmer	200	22,80	11,66	26,81

H. Geburtshilfe und Gynäkologie

Allgemeine Bestimmungen

Werden mehrere Eingriffe in der Bauchhöhle in zeitlichem Zusammenhang durchgeführt, die jeweils in der Leistung die Eröffnung der Bauchhöhle enthalten, so darf diese nur einmal berechnet werden; die Vergütungssätze der weiteren Eingriffe sind deshalb um den Vergütungssatz nach Nummer 3135 zu kürzen.

Nummer	Leistung	Punktzahl	Gebühr in DM – einfach –	Gebühr in Euro – einfach –	Gebühr in Euro – 2,3-fach – – *1,8-fach – – **1,15-fach –
1001	Tokographische Untersuchung	120	13,68	6,99	*12,59
1002	Externe kardiotokographische Untersuchung	200	22,80	11,66	*20,98
1003	Interne kardiotokographische Untersuchung – gegebenenfalls einschließlich einer im zeitlichen Zusammenhang des Geburtsvorganges vorausgegangenen externen Kardiotokographie –	379	43,21	22,09	50,81
	Neben den Leistungen nach den Nummern 1002 und 1003 ist die Leistung nach Nummer 1001 nicht berechnungsfähig.				
1010	Amnioskopie	148	16,87	8,63	19,84
1011	Amniozentese – einschließlich Fruchtwasserentnahme –	266	30,32	15,50	35,66
1012	Blutentnahme beim Fetus	74	8,44	4,32	9,93
1013	Blutentnahme beim Fetus – einschließlich pH-Messung(en) im Blut –	178	20,29	10,37	23,86
1014	Blutentnahme beim Fetus mittels Amnioskopie – einschließlich pH-Messung(en) im Blut –	296	33,74	17,25	39,68
1020	Erweiterung des Gebärmutterhalses durch Dehnung im Zusammenhang mit einer Geburt – gegebenenfalls einschließlich Eipollösung –	148	16,87	8,63	19,84
1021	Beistand von mindestens zwei Stunden Dauer bei einer Geburt, die auf natürlichem Wege nicht beendet werden kann, ausschließlich Kunsthilfe	266	30,32	15,50	35,66
1022	Beistand bei einer Geburt, auch Risikogeburt, regelwidriger Kindslage, Mehrlingsgeburt, ausschließlich Kunsthilfe, sofern der Arzt die Geburt auf natürlichem Wege bis zur Beendigung geleitet hat	1300	148,20	75,77	174,28
1025	Entbindung durch Manualextraktion am Beckenende	554	63,16	32,29	74,27
1026	Entbindung durch Vakuumextraktion	832	94,85	48,50	111,54
1027	Entbindung durch Zange	832	94,85	48,50	111,54
1028	Äußere Wendung	370	42,18	21,57	49,60
1029	Innere oder kombinierte Wendung – auch mit Extraktion –	1110	126,54	64,70	148,81
1030	Entbindung bei vorliegendem Mutterkuchen, zusätzlich	370	42,18	21,57	49,60
	Neben den Leistungen nach den Nummern 1025 bis 1030 kann jeweils eine Leistung nach der Nummer 1021 oder 1022 zusätzlich berechnet werden.				
1031	Entbindung durch Perforation oder Embryotomie, mit Extraktion	1950	222,30	113,66	261,42
1032	Schnittentbindung von der Scheide oder von den Bauchdecken aus	2310	263,34	134,64	309,68
1035	Operation der Uterusruptur ohne Uterusexstirpation	2030	231,42	118,32	272,14
1036	Operation der Uterusruptur mit Uterusexstirpation	2770	315,78	161,46	371,35

A. Gebührenordnung für Ärzte **Anhang A**

Nummer	Leistung	Punktzahl	Gebühr in DM – einfach –	Gebühr in Euro – einfach –	Gebühr in Euro – 2,3-fach – – *1,8-fach – – **1,15-fach –
1040	Reanimation eines asphyktischen Neugeborenen durch apparative Beatmung – auch mit Intubation und gegebenenfalls einschließlich extrathorakaler indirekter Herzmassage –	350	39,90	20,40	46,92
1041	Entfernung der Nachgeburt oder von Resten durch inneren Eingriff mit oder ohne Kürettement	824	93,94	48,03	110,47
1042	Behandlung einer Blutung nach der Geburt durch innere Eingriffe	554	63,16	32,29	74,27
1043	Naht des Gebärmutterhalses – einschließlich der vorangegangenen Erweiterung durch Schnitt oder Naht eines frischen Mutterhalsrisses –	620	70,68	36,14	83,12
1044	Naht der weichen Geburtswege – auch nach vorangegangener künstlicher Erweiterung – und/oder Naht eines Dammrisses I. oder II. Grades und/oder Naht eines Scheidenrisses – .... Neben der Leistung nach Nummer 1044 ist die Leistung nach Nummer 1096 nicht berechnungsfähig.	420	47,88	24,48	56,31
1045	Naht eines vollkommenen Dammrisses (III. Grades) .... Neben der Leistung nach Nummer 1045 ist die Leistung nach Nummer 1044 nicht berechnungsfähig.	924	105,34	53,86	123,88
1048	Operation einer Extrauterinschwangerschaft	2310	263,34	134,64	309,68
1049	Aufrichtung der eingeklemmten Gebärmutter einer Schwangeren – auch mit Einlage eines Ringes –	296	33,74	17,25	39,68
1050	Instrumentale Einleitung einer Geburt oder Fehlgeburt, als selbständige Leistung	296	33,74	17,25	39,68
1051	Beistand bei einer Fehlgeburt ohne operative Hilfe	185	21,09	10,78	24,80
1052	Beistand bei einer Fehlgeburt und deren Beendigung durch inneren Eingriff	739	84,25	43,08	99,08
1055	Abbruch einer Schwangerschaft bis einschließlich 12. Schwangerschaftswoche – gegebenenfalls einschließlich Erweiterung des Gebärmutterhalskanals –	800	91,20	46,63	107,25
1056	Abbruch einer Schwangerschaft ab der 13. Schwangerschaftswoche – gegebenenfalls einschließlich Erweiterung des Gebärmutterhalskanals – .... Neben den Leistungen nach den Nummern 1055 und 1056 ist die intravaginale oder intrazervikale Applikation von Prostaglandin-Gel nicht gesondert berechnungsfähig.	1200	136,80	69,94	160,87
1060	Ausräumung einer Blasenmole oder einer missed abortion .	924	105,34	53,86	123,88
1061	Abtragung des Hymens oder Eröffnung eines Hämatokolpos	185	21,09	10,78	24,80
1062	Vaginoskopie bei einer Virgo	178	20,29	10,37	23,86
1063	Vaginoskopie bei einem Kind bis zum vollendeten 10. Lebensjahr	240	27,36	13,99	32,17
1070	Kolposkopie	73	8,32	4,25	9,78
1075	Vaginale Behandlung – auch einschließlich Einbringung von Arzneimitteln in die Gebärmutter, Ätzung des Gebärmutterhalses und/oder Behandlung von Portioerosionen – .	45	5,13	2,62	6,03
1080	Entfernung eines Fremdkörpers aus der Scheide eines Kindes	106	12,08	6,18	14,21
1081	Ausstopfung der Scheide zur Blutstillung, als selbständige Leistung	59	6,73	3,44	7,91
1082	Ausstopfung der Gebärmutter – gegebenenfalls einschließlich Scheide – zur Blutstillung, als selbständige Leistung	178	20,29	10,37	23,86
1083	Kauterisation an der Portio und/oder der Zervix, als selbständige Leistung	70	7,98	4,08	9,38
1084	Thermokoagulation an der Portio und/oder der Zervix, als selbständige Leistung	118	13,45	6,88	15,82
1085	Kryochirurgischer Eingriff im Vaginalbereich, als selbständige Leistung	296	33,74	17,25	39,68

Anhang A

3. Teil. Praxishilfen

Nummer	Leistung	Punktzahl	Gebühr in DM – einfach –	Gebühr in Euro – einfach –	Gebühr in Euro – 2,3-fach – – *1,8-fach – – **1,15-fach –
1086	Konisation der Portio	296	33,74	17,25	39,68
1087	Einlegen oder Wechseln eines Ringes oder Anlegen eines Portio-Adapters	55	6,27	3,21	7,37
1088	Lageverbesserung der Gebärmutter mit Einlegen eines Ringes	93	10,60	5,42	12,47
1089	Operative Entfernung eines eingewachsenen Ringes aus der Scheide	463	52,78	26,99	62,07
1090	Einlegen oder Wechseln eines Okklusivpessars	52	5,93	3,03	6,97
1091	Einlegen oder Wechseln eines Intrauterinpessars	106	12,08	6,18	14,21
1092	Entfernung eines Intrauterinpessars	52	5,93	3,03	6,97
1095	Operative Reposition der umgestülpten Gebärmutter	2310	263,34	134,64	309,68
1096	Erweiterung des Gebärmutterhalses durch Dehnung	148	16,87	8,63	19,84
1097	Erweiterung des Gebärmutterhalses durch Schnitt – gegebenenfalls einschließlich Naht –	296	33,74	17,25	39,68
1098	Durchtrennung oder Sprengung eines stenosierenden Narbenstranges der Scheide	296	33,74	17,25	39,68
1099	Operative Behandlung der Hämato- oder Pyometra	647	73,76	37,71	86,74
1102	Entfernung eines oder mehrerer Polypen und/oder Abrasio aus dem Gebärmutterhals oder dem Muttermund	148	16,87	8,63	19,84
1103	Probeexzision aus dem Gebärmutterhals und/oder dem Muttermund und/oder der Vaginalwand – gegebenenfalls einschließlich Abrasio und auch einschließlich Entfernung eines oder mehrerer Polypen –	185	21,09	10,78	24,80
1104	Ausschabung und/oder Absaugung der Gebärmutterhöhle einschließlich Ausschabung des Gebärmutterhalses – gegebenenfalls auch mit Probeexzision aus Gebärmutterhals und/oder Muttermund und/oder Vaginalwand sowie gegebenenfalls einschließlich Entfernung eines oder mehrerer Polypen –	647	73,76	37,71	86,74
1105	Gewinnung von Zellmaterial aus der Gebärmutterhöhle und Aufbereitung zur zytologischen Untersuchung – einschließlich Kosten –	180	20,52	10,49	24,13
1110	Hysteroskopie	444	50,62	25,88	59,53
1111	Hysteroskopie mit zusätzlichem(n) operativem(n) Eingriff(en)	739	84,25	43,08	99,08
1112	Tubendurchblasung	296	33,74	17,25	39,68
1113	Tubendurchblasung mit Druckschreibung	420	47,88	24,48	56,31
1114	Insemination – auch einschließlich Konservierung und Aufbereitung des Samens –	370	42,18	21,57	49,60
1120	Operation eines alten unvollkommenen Dammrisses – auch einschließlich Naht von Einrissen der Vulva und/oder Vagina –	647	73,76	37,71	86,74
1121	Operation eines alten vollkommenen Dammrisses	1660	189,24	96,76	222,54
	Neben der Leistung nach Nummer 1121 ist die Leistung nach Nummer 1126 nicht berechnungsfähig.				
1122	Operation eines alten Gebärmutterhalsrisses	739	84,25	43,08	99,08
1123	Plastische Operation bei teilweisem Verschluß der Scheide	2770	315,78	161,46	371,35
1123a	Plastische Operation zur Öffnung der Scheide bei anogenitaler Fehlbildung im Kindesalter	2270	258,78	132,31	304,32
1124	Plastische Operation bei gänzlichem Fehlen der Scheide	3700	421,80	215,66	496,02
1125	Vordere Scheidenplastik	924	105,34	53,86	123,88
1126	Hintere Scheidenplastik mit Beckenbodenplastik	1290	147,06	75,19	172,94
1127	Vordere und hintere Scheidenplastik mit Beckenbodenplastik	1660	189,24	96,76	222,54
1128	Scheiden- und Portioplastik – gegebenenfalls auch mit Zervixamputation mit Elevation des Uterus auf vaginalem Wege (z. B. Manchester-Fothergill, Interposition), auch mit Beckenbodenplastik –	2220	253,08	129,40	297,61

A. Gebührenordnung für Ärzte

Anhang A

Nummer	Leistung	Punktzahl	Gebühr in DM – einfach –	Gebühr in Euro – einfach –	Gebühr in Euro – 2,3-fach – – *1,8-fach – – **1,15-fach –
1129	Plastische Operation am Gebärmutterhals und/oder operative Korrektur einer Isthmusinsuffizienz des Uterus (z. B. nach Shirodkar)	739	84,25	43,08	99,08
1131	Operative Entfernung eines Stützbandes oder einer Metallnaht nach Isthmusinsuffizienzoperation	379	43,21	22,09	50,81
1135	Zervixamputation	554	63,16	32,29	74,27
1136	Vordere und/oder hintere Kolpozöliotomie – auch Eröffnung eines Douglas-Abszesses –, als selbständige Leistung	379	43,21	22,09	50,81
1137	Vaginale Myomenukleation	1290	147,06	75,19	172,94
1138	Vaginale oder abdominale Totalexstirpation des Uterus ohne Adnexentfernung	2770	315,78	161,46	371,35
1139	Vaginale oder abdominale Totalexstirpation des Uterus mit Adnexentfernung	3330	379,62	194,10	446,42
1140	Operative Behandlung einer konservativ unstillbaren Nachblutung nach vaginaler Uterusoperation	333	37,96	19,41	44,64
1141	Operation im Vaginal- oder Vulvabereich (z. B. Exstirpation von Vaginalzysten oder Bartholinischen Zysten oder eines Scheidenseptums)	554	63,16	32,29	74,27
1145	Ovarektomie, Ovariotomie, Salpingektomie, Salpingotomie, Salpingolyse und/oder Neoostomie durch vaginale oder abdominale Eröffnung der Bauchhöhle, einseitig	1660	189,24	96,76	222,54
1146	Ovarektomie, Ovariotomie, Salpingektomie, Salpingotomie, Salpingolyse und/oder Neoostomie durch vaginale oder abdominale Eröffnung der Bauchhöhle, beidseitig	2220	253,08	129,40	297,61
1147	Antefixierende Operation des Uterus mit Eröffnung der Bauchhöhle	1480	168,72	86,27	198,41
1148	Plastische Operation bei Tubensterilität (z. B. Implantation, Anastomose), einseitig	2500	285,00	145,72	335,15
1149	Plastische Operation bei Tubensterilität (z. B. Implantation, Anastomose), beidseitig	3500	399,00	204,01	469,21
1155	Pelviskopie mit Anlegen eines druckkontrollierten Pneumoperitoneums und Anlegen eines Portioadapters – gegebenenfalls einschließlich Probeexzision und/oder Probepunktion –	800	91,20	46,63	107,25
1156	Pelviskopie mit Anlegen einer druckkontrollierten Pneumoperitoneums und Anlegen eines Portioadapters einschließlich Durchführung intraabdominaler Eingriffe – gegebenenfalls einschließlich Probeexzision und/oder Probepunktion –	1050	119,70	61,20	140,76
1158	Kuldoskopie – auch mit operativen Eingriffen –	739	84,25	43,08	99,08
1159	Abtragung großer Geschwülste der äußeren Geschlechtsteile – auch Vulvektomie –	1660	189,24	96,76	222,54
1160	Operative Beseitigung von Uterusmißbildungen (z. B. Uterus bicornis, Uterus subseptus)	2770	315,78	161,46	371,35
1161	Uterusamputation, supravaginal	1480	168,72	86,27	198,41
1162	Abdominale Myomenukleation	1850	210,90	107,83	248,01
1163	Fisteloperation an den Geschlechtsteilen – gegebenenfalls einschließlich der Harnblase und/oder Operation einer Darmscheiden- oder Darmharnröhrenfistel auch mit hinterer Scheidenplastik und Beckenbodenplastik	2770	315,78	161,46	371,35
1165	Radikaloperation des Scheiden- und Vulvakrebses	3140	357,96	183,02	420,95
1166	Radikaloperation des Zervixkrebses, vaginal oder abdominal, mit Entfernung der regionären Lymphknoten	4620	526,68	269,29	619,36
1167	Radikaloperation des Zervixkrebses, abdominal, mit Entfernung der Lymphstromgebiete, auch paraaortal	4900	558,60	285,61	656,90
1168	Exenteration des kleinen Beckens	5900	672,60	343,89	790,96

Anhang A
3. Teil. Praxishilfen

Nummer	Leistung	Punktzahl	Gebühr in DM – einfach –	Gebühr in Euro – einfach –	Gebühr in Euro – 2,3-fach – – *1,8-fach – – **1,15-fach –
	I. Augenheilkunde				
1200	Subjektive Refraktionsbestimmung mit sphärischen Gläsern	59	6,73	3,44	7,91
1201	Subjektive Refraktionsbestimmung mit sphärisch-zylindrischen Gläsern	89	10,15	5,19	11,94
1202	Objektive Refraktionsbestimmung mittels Skiaskopie oder Anwendung eines Refraktometers	74	8,44	4,32	9,93
1203	Messung der Maximal- oder Gebrauchsakkommodation mittels Akkomodometer oder Optometer	60	6,84	3,50	8,04
1204	Messung der Hornhautkrümmungsradien	45	5,13	2,62	6,03
1207	Prüfung von Mehrstärken- oder Prismenbrillen mit Bestimmung der Fern- und Nahpunkte bei subjektiver Brillenunverträglichkeit	70	7,98	4,08	9,38
1209	Nachweis der Tränensekretionsmenge (z. B. Schirmer-Test)	20	2,28	1,17	2,68
	Mit der Gebühr sind die Kosten abgegolten.				
1210	Erstanpassung und Auswahl der Kontaktlinse (Haftschale) für ein Auge zum Zwecke der Verordnung – einschließlich objektiver Refraktionsbestimmung, Messung der Hornhautradien und der Spaltlampenmikroskopie –	228	25,99	13,29	30,56
1211	Erstanpassung und Auswahl der Kontaktlinsen (Haftschalen) für beide Augen zum Zwecke der Verordnung – einschließlich objektiver Refraktionsbestimmung, Messung der Hornhautradien und der Spaltlampenmikroskopie –	300	34,20	17,49	40,22
1212	Prüfung auf Sitz und Funktion der verordneten Kontaktlinse (Haftschale) für ein Auge und gegebenenfalls Anpassung einer anderen Kontaktlinse (Haftschale) – einschließlich objektiver Refraktionsbestimmung, Messung der Hornhautradien und der Spaltlampenmikroskopie –	132	15,05	7,69	17,70
1213	Prüfung auf Sitz und Funktion der verordneten Kontaktlinsen (Haftschalen) für beide Augen und gegebenenfalls Anpassung anderer Kontaktlinsen (Haftschalen) – einschließlich objektiver Refraktionsbestimmung, Messung der Hornhautradien und der Spaltlampenmikroskopie –	198	22,57	11,54	26,54
	Neben den Leistungen nach den Nummern 1210 bis 1213 sind die Leistungen nach den Nummern 5 und/oder 6 nicht berechnungsfähig.				
	Wurden harte Kontaktlinsen (Haftschalen) nicht vertragen und müssen deshalb weiche Kontaktlinsen angepaßt werden, sind die Leistungen nach der Nummer 1210 oder 1211 nicht erneut, sondern lediglich die Leistungen nach der Nummer 1212 oder 1213 berechnungsfähig.				
1215	Bestimmung von Fernrohrbrillen oder Lupenbrillen, je Sitzung	121	13,79	7,05	16,22
1216	Untersuchung auf Heterophorie bzw. Strabismus – gegebenenfalls einschließlich qualitativer Untersuchung des binokularen Sehaktes –	91	10,37	5,30	12,19
1217	Qualitative und quantitative Untersuchung des binokularen Sehaktes	242	27,59	14,11	32,44
	Neben der Leistung nach Nummer 1217 sind die Leistungen nach den Nummern 5 und/oder 6 nicht berechnungsfähig.				
1218	Differenzierende Analyse und graphische Darstellung des Bewegungsablaufs bei Augen bei Augenmuskelstörungen, mindestens 36 Blickrichtungen pro Auge	700	79,80	40,80	93,84
1225	Kampimetrie (z. B. Bjerrum) – auch Perimetrie nach Förster –	121	13,79	7,05	16,22
1226	Projektionsperimetrie mit Marken verschiedener Reizwerte	182	20,75	10,61	24,40
1227	Quantitativ abgestufte (statische) Profilperimetrie	248	28,27	14,45	33,24

A. Gebührenordnung für Ärzte Anhang A

Nummer	Leistung	Punktzahl	Gebühr in DM – einfach –	Gebühr in Euro – einfach –	Gebühr in Euro – 2,3-fach – – *1,8-fach – – **1,15-fach –
1228	Farbsinnprüfung mit Pigmentproben (z. B. Farbtafeln)	61	6,95	3,55	8,17
1229	Farbsinnprüfung mit Anomaloskop	182	20,75	10,61	24,40
1233	Vollständige Untersuchung des zeitlichen Ablaufs der Adaptation	484	55,18	28,21	64,89
	Neben der Leistung nach Nummer 1233 ist die Leistung nach Nummer 1234 nicht berechnungsfähig.				
1234	Untersuchung des Dämmerungssehens ohne Blendung	91	10,37	5,30	12,19
1235	Untersuchung des Dämmerungssehens während der Blendung	91	10,37	5,30	12,19
1236	Untersuchung des Dämmerungssehens nach der Blendung (Readaptation)	91	10,37	5,30	12,19
1237	Elektroretinographische Untersuchung (ERG) und/oder elektrookulographische Untersuchung (EOG)	600	68,40	34,97	80,44
1240	Spaltlampenmikroskopie der vorderen und mittleren Augenabschnitte – gegebenenfalls einschließlich der binokularen Untersuchung des hinteren Poles (z. B. Hruby-Linse) –	74	8,44	4,32	9,93
1241	Gonioskopie	152	17,33	8,86	20,38
1242	Binokulare Untersuchung des Augenhintergrundes einschließlich der äußeren Peripherie (z. B. Dreispiegelkontaktglas, Schaepens) – gegebenenfalls einschließlich der Spaltlampenmikroskopie der vorderen und mittleren Augenabschnitte und/oder diasklerale Durchleuchtung –	152	17,33	8,86	20,38
1243	Diasklerale Durchleuchtung	61	6,95	3,55	8,17
1244	Exophthalmometrie	50	5,70	2,91	6,70
1248	Fluoreszenzuntersuchung der terminalen Strombahn am Augenhintergrund – einschließlich Applikation des Teststoffes –	242	27,59	14,11	32,44
1249	Fluoreszenzangiographische Untersuchung der terminalen Strombahn am Augenhintergrund – einschließlich Aufnahmen und Applikation des Teststoffes –	484	55,18	28,21	64,89
	Mit den Gebühren für die Leistungen nach den Nummern 1248 und 1249 sind die Kosten abgegolten.				
1250	Lokalisation eines Fremdkörpers nach Comberg oder Vogt	273	31,12	15,91	36,60
1251	Lokalisation einer Netzhautveränderung als Voraussetzung für einen gezielten intraokularen Eingriff	273	31,12	15,91	36,60
1252	Fotographische Verlaufskontrolle intraokularer Veränderungen mittels Spaltlampenfotographie	100	11,40	5,83	13,41
1253	Fotographische Verlaufskontrolle von Veränderungen des Augenhintergrunds mittels Fundusfotographie	150	17,10	8,74	20,11
1255	Tonometrische Untersuchung mit Anwendung des Impressionsstonometers	70	7,98	4,08	*7,34
1256	Tonometrische Untersuchung mit Anwendung des Applanationstonometers	100	11,40	5,83	*10,49
1257	Tonometrische Untersuchung (mehrfach in zeitlichem Zusammenhang zur Anfertigung tonometrischer Kurven, mindestens vier Messungen) – auch fortlaufende Tonometrie zur Ermittlung des Abflusswiderstandes –	242	27,59	14,11	*25,39
1259	Pupillographie	242	27,59	14,11	*25,39
1260	Elektromyographie der äußeren Augenmuskeln	560	63,84	32,64	*58,75
1262	Ophthalmodynamometrie – gegebenenfalls einschließlich Tonometrie –, erste Messung	242	27,59	14,11	*25,39
1263	Ophthalmodynamometrie – gegebenenfalls einschließlich Tonometrie –, jede weitere Messung	152	17,33	8,86	*15,95
1268	Aktive Behandlung der Schwachsichtigkeit (Pleoptik) mittels Spezial-Ophthalmoskop, Mindestdauer 20 Minuten	152	17,33	8,86	*15,95
1269	Behandlung der gestörten Binokularfunktion (Orthoptik) mit Geräten nach dem Prinzip des Haploskops (z. B. Synoptophor, Amblyoskop), Mindestdauer 20 Minuten	152	17,33	8,86	*15,95

Anhang A
3. Teil. Praxishilfen

Nummer	Leistung	Punktzahl	Gebühr in DM – einfach –	Gebühr in Euro – einfach –	Gebühr in Euro – 2,3-fach – – *1,8-fach – – **1,15-fach –
1270	Unterstützende oder ergänzende pleoptische oder orthoptische Behandlung an optischen Zusatz- oder Übungsgeräten, Mindestdauer 20 Minuten	54	6,16	3,15	*5,67
1271	Auswahl und Einprobieren eines künstlichen Auges	46	5,24	2,68	6,16
1275	Entfernung von oberflächlichen Fremdkörpern von der Bindehaut und/oder der Hornhaut	37	4,22	2,16	4,96
1276	Instrumentelle Entfernung von Fremdkörpern von der Hornhautoberfläche, aus der Lederhaut und/oder von eingebrannten Fremdkörpern aus der Bindehaut und/oder der Hornhaut	74	8,44	4,32	9,93
1277	Entfernung von eisenhaltigen eingebrannten Fremdkörpern aus der Hornhaut mit Ausfräsen des Rostringes	152	17,33	8,86	20,38
1278	Entfernung von eingespießten Fremdkörpern aus der Hornhaut mittels Präparation	278	31,69	16,20	37,27
1279	Entfernung von Korneoskleralfäden	100	11,40	5,83	13,41
1280	Entfernung von eisenhaltigen Fremdkörpern aus dem Augeninnern mit Hilfe des Magneten – einschließlich Eröffnung des Augapfels –	1290	147,06	75,19	172,94
1281	Entfernung von nichtmagnetischen Fremdkörpern oder einer Geschwulst aus dem Augeninnern	2220	253,08	129,40	297,61
1282	Entfernung einer Geschwulst oder von Kalkinfarkten aus den Lidern eines Auges oder aus der Augapfelbindehaut	152	17,33	8,86	20,38
1283	Entfernung von Fremdkörpern oder einer Geschwulst aus der Augenhöhle ohne Resektion der Orbitalwand und ohne Muskelablösung	554	63,16	32,29	74,27
1284	Entfernung von Fremdkörpern oder einer Geschwulst aus der Augenhöhle ohne Resektion der Orbitalwand mit Muskelablösung	924	105,34	53,86	123,88
1285	Entfernung von Fremdkörpern oder einer Geschwulst aus der Augenhöhle mit Resektion der Orbitalwand	1480	168,72	86,27	198,41
1290	Vorbereitende operative Maßnahmen zur Rekonstruktion einer Orbita unter Verwendung örtlichen Materials, ausgenommen das knöcherne Gerüst	1500	171,00	87,43	201,09
1291	Wiederherstellungsoperation an der knöchernen Augenhöhle (z. B. nach Fraktur)	1850	210,90	107,83	248,01
1292	Operation der Augenhöhlen- oder Tränensackphlegmone	278	31,69	16,20	37,27
1293	Dehnung, Durchspülung, Sondierung, Salbenfüllung oder Kaustik der Tränenwege, auch beidseitig	74	8,44	4,32	9,93
1294	Sondierung des Tränennasengangs bei Säuglingen und Kleinkindern, auch beidseitig	130	14,82	7,58	17,43
1297	Operation des evertierten Tränenpünktchens	152	17,33	8,86	20,38
1298	Spaltung von Strikturen des Tränennasenkanals	132	15,05	7,69	17,70
1299	Tränensackexstirpation	554	63,16	32,29	74,27
1300	Tränensackoperation zur Wiederherstellung des Tränenabflusses zur Nase mit Knochenfensterung	1220	139,08	71,11	163,55
1301	Exstirpation oder Verödung der Tränendrüse	463	52,78	26,99	62,07
1302	Plastische Korrektur der verengten oder erweiterten Lidspalte oder des Epikanthus	924	105,34	53,86	123,88
1303	Vorübergehende Spaltung der verengten Lidspalte	230	26,22	13,41	30,83
1304	Plastische Korrektur des Ektropiums oder Entropiums, der Trichiasis oder Distichiasis	924	105,34	53,86	123,88
1305	Operation der Lidsenkung (Ptosis)	739	84,25	43,08	99,08
1306	Operation der Lidsenkung (Ptosis) mit direkter Lidheberverkürzung	1110	126,54	64,70	148,81
1310	Augenlidplastik mittels freien Hauttransplantates	1480	168,72	86,27	198,41
1311	Augenlidplastik mittels Hautlappenverschiebung aus der Umgebung	1110	126,54	64,70	148,81

A. Gebührenordnung für Ärzte

Anhang A

Nummer	Leistung	Punktzahl	Gebühr in DM – einfach –	Gebühr in Euro – einfach –	Gebühr in Euro – 2,3-fach – – *1,8-fach – – **1,15-fach –
1312	Augenlidplastik mittels Hautlappenverschiebung aus der Umgebung und freier Transplantation	1850	210,90	107,83	248,01
1313	Abreiben, Skarifizieren oder chemische Ätzung der Bindehaut, auch beidseitig	30	3,42	1,75	4,02
1318	Ausrollen oder Ausquetschen der Übergangsfalte	74	8,44	4,32	9,93
1319	Plastische Wiederherstellung des Bindehautsackes durch Transplantation von Lippenschleimhaut und/oder Bindehaut bei erhaltenem Augapfel – einschließlich Entnahme des Transplantates und gegebenenfalls einschließlich Maßnahmen am Lidknorpel –	1850	210,90	107,83	248,01
1320	Einspritzung unter die Bindehaut	52	5,93	3,03	6,97
1321	Operation des Flügelfells	296	33,74	17,25	39,68
1322	Operation des Flügelfells mit lamellierender Keratoplastik ..	1660	189,24	96,76	222,54
1323	Elektrolytische Epilation von Wimpernhaaren, je Sitzung	67	7,64	3,91	8,98
1325	Naht einer Bindehaut – oder nicht perforierenden Hornhaut – oder nicht perforierenden Lederhautwunde	230	26,22	13,41	30,83
1326	Direkte Naht einer perforierenden Hornhaut- oder Lederhautwunde – auch mit Reposition oder Abtragung der Regenbogenhaut und gegebenenfalls mit Bindehautdeckung –	1110	126,54	64,70	148,81
1327	Wiederherstellungsoperation bei perforierender Hornhaut- oder Lederhautverletzung mit Versorgung von Regenbogenhaut und Linse	1850	210,90	107,83	248,01
1328	Wiederherstellungsoperation bei schwerverletztem Augapfel, Zerschneidung von Hornhaut und Lederhaut, Beteiligung der Iris, der Linse, des Glaskörpers und der Netzhaut	3230	368,22	188,27	433,02
1330	Korrektur einer Schielstellung durch Eingriff an einem geraden Augenmuskel	739	84,25	43,08	99,08
1331	Korrektur einer Schielstellung durch Eingriff an jedem weiteren geraden Augenmuskel, zusätzlich zu Nummer 1330 ..	554	63,16	32,29	74,27
1332	Korrektur einer Schielstellung durch Eingriff an einem schrägen Augenmuskel	1110	126,54	64,70	148,81
1333	Korrektur einer Schielstellung durch Eingriff an jedem weiteren schrägen Augenmuskel, zusätzlich zu Nummer 1332	739	84,25	43,08	99,08
1338	Chemische Ätzung der Hornhaut	56	6,38	3,26	7,50
1339	Abschabung der Hornhaut	148	16,87	8,63	19,84
1340	Thermo- oder Kryotherapie von Hornhauterkrankungen (z. B. Herpes ulcus) mit Epithelentfernung	185	21,09	10,78	24,80
1341	Tätowierung der Hornhaut	333	37,96	19,41	44,64
1345	Hornhautplastik	1660	189,24	96,76	222,54
1346	Hornhauttransplantation	2770	315,78	161,46	371,35
1347	Einpflanzung einer optischen Kunststoffprothese in die Hornhaut (Keratoprothesis)	3030	345,42	176,61	406,20
1348	Diszision der klaren oder getrübten Linse oder des Nachstars	832	94,85	48,50	111,54
1349	Operation des weichen Stars (Saug-Spül-Vorgang) – gegebenenfalls mit Extraktion zurückgebliebener Linsenteile ..	1850	210,90	107,83	248,01
1350	Staroperation – gegebenenfalls mit Iridektomie – einschließlich Nahttechnik	2370	270,18	138,14	317,72
1351	Staroperation mit Iridektomie und Einpflanzung einer intraokularen Kunststofflinse	2770	315,78	161,46	371,35
1352	Einpflanzung einer intraokularen Linse, als selbständige Leistung	1800	205,20	104,92	241,31
1353	Extraktion einer eingepflanzten Linse	832	94,85	48,50	111,54
1354	Extraktion der luxierten Linse	2220	253,08	129,40	297,61
1355	Partielle oder totale Extraktion des Nachstars	1110	126,54	64,70	148,81
1356	Eröffnung (Parazentese), Spülung oder Wiederherstellung der Augenvorderkammer, als selbständige Leistung	370	42,18	21,57	49,60

Anhang A

3. Teil. Praxishilfen

Nummer	Leistung	Punktzahl	Gebühr in DM – einfach –	Gebühr in Euro – einfach –	Gebühr in Euro – 2,3-fach – – *1,8-fach – – **1,15-fach –
1357	Hintere Sklerotomie	370	42,18	21,57	*49,60*
1358	Zyklodialyse, Iridektomie	1000	114,00	58,29	*134,06*
1359	Zyklodiathermie-Operation oder Kryozyklothermie-Operation	500	57,00	29,14	*67,03*
1360	Laseroperation am Trabekelwerk des Auges bei Glaukom (Lasertrabekuloplastik)	1000	114,00	58,29	*134,06*
1361	Fistelbildende Operation und Eingriff an den kammerwasserabführenden Wegen bei Glaukom	1850	210,90	107,83	*248,01*
1362	Kombinierte Operation des Grauen Stars und bei Glaukom	3030	345,42	176,61	*406,20*
1365	Lichtkoagulation zur Verhinderung einer Netzhautablösung und/oder Netzhautblutung, je Sitzung	924	105,34	53,86	*123,88*
1366	Vorbeugende Operation zur Verhinderung einer Netzhautablösung oder operativer Eingriff bei vaskulären Netzhauterkrankungen	1110	126,54	64,70	*148,81*
1367	Operation einer Netzhautablösung mit eindellenden Maßnahmen	2220	253,08	129,40	*297,61*
1368	Operation einer Netzhautablösung mit eindellenden Maßnahmen und Glaskörperchirurgie	3030	345,42	176,61	*406,20*
1369	Koagulation oder Lichtkaustik eines Netz- oder Aderhauttumors	1850	210,90	107,83	*248,01*
1370	Operative Entfernung des Augapfels	924	105,34	53,86	*123,88*
1371	Operative Entfernung des Augapfels mit Einsetzung einer Plombe	1290	147,06	75,19	*172,94*
1372	Wiederherstellung eines prothesenfähigen Bindehautsackes mittels Transplantation	1850	210,90	107,83	*248,01*
1373	Operative Ausräumung der Augenhöhle	1110	126,54	64,70	*148,81*
1374	Extrakapsuläre Operation des Grauen Stars mittels gesteuerten Saug-Spül-Verfahrens oder Linsenkernverflüssigung (Phakoemulsifikation) – gegebenenfalls einschließlich Iridektomie –	3050	347,70	177,78	*408,89*
1375	Extrakapsuläre Operation des Grauen Stars mittels gesteuerten Saug-Spül-Verfahrens oder Linsenkernverflüssigung (Phakoemulsifikation) – gegebenenfalls einschließlich Iridektomie –, mit Implantation einer intraokularen Linse	3500	399,00	204,01	*469,21*
1376	Rekonstruktion eines abgerissenen Tränenröhrchens	1480	168,72	86,27	*198,41*
1377	Entfernung einer Silikon-/Silastik-/ Rutheniumplombe	280	31,92	16,32	*37,54*
1380	Operative Entfernung eines Iristumors	2000	228,00	116,57	*268,12*
1381	Operative Entfernung eines Iris-Ziliar-Aderhauttumors (Zyklektomie)	2770	315,78	161,46	*371,35*
1382	Goniotrepanation oder Trabekulektomie oder Trabekulotomie bei Glaukom	2500	285,00	145,72	*335,15*
1383	Vitrektomie, Glaskörperstrangdurchtrennung, als selbständige Leistung	2500	285,00	145,72	*335,15*
1384	Vordere Vitrektomie (Glaskörperentfernung aus der Augenvorderkammer), als selbständige Leistung	830	94,62	48,38	*111,27*
1386	Aufnähen einer Rutheniumplombe auf die Lederhaut	1290	147,06	75,19	*172,94*

J. Hals-, Nasen-, Ohrenheilkunde

1400	Genaue Hörprüfung mit Einschluß des Tongehöres (Umgangs- und Flüstersprache, Luft- und Knochenleitung)	76	8,66	4,43	*10,18*
1401	Hörprüfung mittels einfacher audiologischer Testverfahren (mindestens fünf Frequenzen)	60	6,84	3,50	*6,29*
1403	Tonschwellenaudiometrische Untersuchung, auch beidseitig, (Bestimmung der Hörschwelle mit 8 bis 12 Prüffrequenzen oder mittels kontinuierlicher Frequenzänderung im Hauptfrequenzbereich des menschlichen Gehöres, in Luft- und in Knochenleitung, auch mit Vertäubung) – auch mit Bestimmung der Intensitätsbreite und gegebenenfalls einschließlich überschwelliger audiometrischer Untersuchung –	158	18,01	9,21	*16,58*

A. Gebührenordnung für Ärzte **Anhang A**

Nummer	Leistung	Punktzahl	Gebühr in DM – einfach –	Gebühr in Euro – einfach –	Gebühr in Euro – 2,3-fach – – *1,8-fach – – **1,15-fach –
1404	Sprachaudiometrische Untersuchung, auch beidseitig, (Ermittlung des Hörverlustes für Sprache und des Diskriminationsverlustes nach DIN-Norm, getrennt für das rechte und linke Ohr über Kopfhörer, erforderlichenfalls auch über Knochenleitung, gegebenenfalls einschließlich Prüfung des beidohrigen Satzverständnisses über Lautsprecher)	158	18,01	9,21	*16,58
	Neben den Leistungen nach den Nummern 1403 und 1404 sind die Leistungen nach den Nummern 1400 und 1401 nicht berechnungsfähig.				
1405	Sprachaudiometrische Untersuchung zur Kontrolle angepaßter Hörgeräte im freien Schallfeld	63	7,18	3,67	*6,61
1406	Kinderaudiometrie (in der Regel bis zur Vollendung des 7. Lebensjahres) zur Ermittlung des Schwellengehörs (Knochen- und Luftleitung) mit Hilfe von bedingten und/oder Orientierungsreflexen – gegebenenfalls einschließlich überschwelliger audiometrischer Untersuchung und Messungen zur Hörgeräteanpassung –	182	20,75	10,61	*19,10
	Neben der Leistung nach Nummer 1406 sind die Leistungen nach den Nummern 1400, 1401, 1403 und 1404 nicht berechnungsfähig.				
1407	Impedanzmessung am Trommelfell und/oder an den Binnenohrmuskeln (z. B. Stapedius-Lautheitstest), auch beidseitig	182	20,75	10,61	24,40
1408	Audioelektroenzephalographische Untersuchung	888	101,23	51,76	119,04
1409	Messung otoakustischer Emissionen	400	45,60	23,31	53,62
	Die Leistung nach Nummer 1409 ist neben den Leistungen nach den Nummern 827 bis 829 nicht berechnungsfähig.				
1412	Experimentelle Prüfung des statischen Gleichgewichts (Drehversuch, kalorische Prüfung und Lagenystagmus)	91	10,37	5,30	12,19
1413	Elektronystagmographische Untersuchung	265	30,21	15,45	35,53
1414	Diaphanoskopie der Nebenhöhlen der Nase	42	4,79	2,45	5,63
1415	Binokularmikroskopische Untersuchung des Trommelfells und/ oder der Paukenhöhle zwecks diagnostischer Abklärung, als selbständige Leistung	91	10,37	5,30	12,19
1416	Stroboskopische Untersuchung der Stimmbänder	121	13,79	7,05	16,22
1417	Rhinomanometrische Untersuchung	100	11,40	5,83	13,41
1418	Endoskopische Untersuchung der Nasenhaupthöhlen und/oder des Nasenrachenraums – gegebenenfalls einschließlich der Stimmbänder –	180	20,52	10,49	24,13
	Neben der Leistung nach Nummer 1418 ist die Leistung nach Nummer 1466 nicht berechnungsfähig.				
1425	Ausstopfung der Nase von vorn, als selbständige Leistung	50	5,70	2,91	6,70
1426	Ausstopfung der Nase von vorn und hinten, als selbständige Leistung	100	11,40	5,83	13,41
1427	Entfernung von Fremdkörpern aus dem Naseninnern, als selbständige Leistung	95	10,83	5,54	12,74
1428	Operativer Eingriff zur Entfernung festsitzender Fremdkörper aus der Nase	370	42,18	21,57	49,60
1429	Kauterisation im Naseninnern, je Sitzung	76	8,66	4,43	10,18
1430	Operativer Eingriff in der Nase, wie Muschelfrakturierung, Muschelquetschung, Kaltkaustik der Muscheln, Synechielösung und/oder Probeexzision	119	13,57	6,94	15,96
1435	Stillung von Nasenbluten mittels Ätzung und/oder Tamponade und/oder Kauterisation, auch beidseitig	91	10,37	5,30	12,19
1436	Gezielte Anbringung von Ätzmitteln im hinteren Nasenraum unter Spiegelbeleuchtung oder Ätzung des Seitenstranges, auch beidseitig	36	4,10	2,10	4,82
1438	Teilweise oder vollständige Abtragung einer Nasenmuschel	370	42,18	21,57	49,60
1439	Teilweise oder vollständige Abtragung von Auswüchsen der Nasenscheidewand einer Seite	370	42,18	21,57	49,60

Anhang A

3. Teil. Praxishilfen

Nummer	Leistung	Punktzahl	Gebühr in DM – einfach –	Gebühr in Euro – einfach –	Gebühr in Euro – 2,3-fach – – *1,8-fach – – **1,15-fach –
1440	Operative Entfernung einzelner Nasenpolypen oder anderer Neubildungen einer Nasenseite	130	14,82	7,58	17,43
1441	Operative Entfernung mehrerer Nasenpolypen oder schwieriger zu operierender Neubildungen einer Nasenseite, auch in mehreren Sitzungen	296	33,74	17,25	39,68
1445	Submuköse Resektion an der Nasenscheidewand	463	52,78	26,99	62,07
1446	Submuköse Resektion an der Nasenscheidewand mit Resektion der ausgedehnten knöchernen Leiste	739	84,25	43,08	99,08
1447	Plastische Korrektur am Nasenseptum und an den Weichteilen zur funktionellen Wiederherstellung der Nasenatmung – gegebenenfalls einschließlich der Leistungen nach den Nummern 1439, 1445, 1446 und 1456 –, auch in mehreren Sitzungen	1660	189,24	96,76	222,54
1448	Plastische Korrektur am Nasenseptum und an den Weichteilen und am knöchernen Nasengerüst zur funktionellen Wiederherstellung der Nasenatmung – gegebenenfalls einschließlich der Leistungen nach den Nummern 1439, 1445, 1446 und 1456 –, auch in mehreren Sitzungen	2370	270,18	138,14	317,72
1449	Plastische Operation bei rekonstruierender Teilplastik der äußeren Nase, auch in mehreren Sitzungen	3700	421,80	215,66	496,02
1450	Rekonstruierende Totalplastik der äußeren Nase, auch in mehreren Sitzungen	7400	843,60	431,33	992,05
1452	Umfangreiche operative Teilentfernung der äußeren Nase ..	800	91,20	46,63	107,25
1453	Operative Entfernung der gesamten Nase	1100	125,40	64,12	147,47
1455	Plastische Operation zum Verschluß einer Nasenscheidewandperforation	550	62,70	32,06	73,73
1456	Operative Verschmälerung des Nasensteges	232	26,45	13,52	31,10
1457	Operative Korrektur eines Nasenflügels	370	42,18	21,57	49,60
1458	Beseitigung eines knöchernen Choanenverschlusses	1290	147,06	75,19	172,94
1459	Eröffnung eines Abszesses der Nasenscheidewand	74	8,44	4,32	9,93
1465	Punktion einer Kieferhöhle – gegebenenfalls einschließlich Spülung und/oder Instillation von Medikamenten –	119	13,57	6,94	15,96
1466	Endoskopische Untersuchung der Kieferhöhle (Antroskopie) – gegebenenfalls einschließlich der Leistung nach Nummer 1465 –	178	20,29	10,37	23,86
1467	Operative Eröffnung einer Kieferhöhle vom Mundvorhof aus – einschließlich Fensterung –	407	46,40	23,72	54,56
1468	Operative Eröffnung einer Kieferhöhle von der Nase aus ...	296	33,74	17,25	39,68
1469	Keilbeinhöhlenoperation oder Ausräumung der Siebbeinzellen von der Nase aus	554	63,16	32,29	74,27
1470	Keilbeinhöhlenoperation oder Ausräumung der Siebbeinzellen von der Nase aus – einschließlich teilweiser oder vollständiger Abtragung einer Nasenmuschel oder von Auswüchsen der Nasenscheidewand –	739	84,25	43,08	99,08
1471	Operative Eröffnung der Stirnhöhle – gegebenenfalls auch der Siebbeinzellen – vom Naseninnern aus	1480	168,72	86,27	198,41
1472	Anbohrung der Stirnhöhle von außen	222	25,31	12,94	29,76
1473	Plastische Rekonstruktion der Stirnhöhlenvorderwand, auch in mehreren Sitzungen	2220	253,08	129,40	297,61
	Neben der Leistung nach Nummer 1473 ist die Nummer 1485 nicht berechnungsfähig.				
1478	Sondierung und/oder Bougierung der Stirnhöhle vom Naseninnern aus – gegebenenfalls einschließlich Spülung und/oder Instillation von Arzneimitteln –	178	20,29	10,37	23,86
1479	Ausspülung der Kiefer-, Keilbein-, Stirnhöhle von der natürlichen oder künstlichen Öffnung aus – auch Spülung mehrerer dieser Höhlen, auch einschließlich Instillation von Arzneimitteln –	59	6,73	3,44	7,91
1480	Absaugen der Nebenhöhlen	45	5,13	2,62	6,03

A. Gebührenordnung für Ärzte   Anhang A

Nummer	Leistung	Punktzahl	Gebühr in DM – einfach –	Gebühr in Euro – einfach –	Gebühr in Euro – 2,3-fach – – *1,8-fach – – **1,15-fach –
1485	Operative Eröffnung und Ausräumung der Stirnhöhle oder der Kieferhöhle oder der Siebbeinzellen von außen	924	105,34	53,86	123,88
1486	Radikaloperation der Kieferhöhle	1110	126,54	64,70	148,81
1487	Radikaloperation einer Stirnhöhle einschließlich der Siebbeinzellen von außen	1480	168,72	86,27	198,41
1488	Radikaloperation sämtlicher Nebenhöhlen einer Seite	1850	210,90	107,83	248,01
1492	Osteoplastische Operation zur Verengung der Nase bei Ozaena	1290	147,06	75,19	172,94
1493	Entfernung der vergrößerten Rachenmandel (Adenotomie)	296	33,74	17,25	39,68
1495	Entfernung eines Nasenrachenfibroms	1110	126,54	64,70	148,81
1496	Eröffnung des Türkensattels vom Naseninnern aus	2220	253,08	129,40	297,61
1497	Tränensackoperation vom Naseninnern aus	1110	126,54	64,70	148,81
1498	Konservative Behandlung der Gaumenmandeln (z. B. Schlitzung, Saugung)	44	5,02	2,57	5,90
1499	Ausschälung und Resektion einer Gaumenmandel mit der Kapsel (Tonsillektomie)	463	52,78	26,99	62,07
1500	Ausschälung und Resektion beider Gaumenmandeln mit den Kapseln (Tonsillektomie)	739	84,25	43,08	99,08
1501	Operative Behandlung einer konservativ unstillbaren Nachblutung nach Tonsillektomie	333	37,96	19,41	44,64
1505	Eröffnung eines peritonsillären Abszesses	148	16,87	8,63	19,84
1506	Eröffnung eines retropharyngealen Abszesses	185	21,09	10,78	24,80
1507	Wiedereröffnung eines peritonsillären Abszesses	56	6,38	3,26	7,50
1508	Entfernung von eingespießten Fremdkörpern aus dem Rachen oder Mund	93	10,60	5,42	12,47
1509	Operative Behandlung einer Mundbodenphlegmone	463	52,78	26,99	62,07
1510	Schlitzung des Parotis- oder Submandibularis-Ausführungsganges – gegebenenfalls einschließlich Entfernung von Stenosen –	190	21,66	11,07	25,47
1511	Eröffnung eines Zungenabszesses	185	21,09	10,78	24,80
1512	Teilweise Entfernung der Zunge – gegebenenfalls einschließlich Unterbindung der Arteria lingualis –	1110	126,54	64,70	148,81
1513	Keilexzision aus der Zunge	370	42,18	21,57	49,60
1514	Entfernung der Zunge mit Unterbindung der Arteriae linguales	2220	253,08	129,40	297,61
1518	Operation einer Speichelfistel	739	84,25	43,08	99,08
1519	Operative Entfernung von Speichelstein(en)	554	63,16	32,29	74,27
1520	Exstirpation der Unterkiefer- und/oder Unterzungenspeicheldrüse(n)	900	102,60	52,46	120,65
1521	Speicheldrüsentumorexstirpation einschließlich Ausräumung des regionären Lymphstromgebietes	1850	210,90	107,83	248,01
1522	Parotisexstirpation mit Präparation des Nervus facialis – gegebenenfalls einschließlich Ausräumung des regionären Lymphstromgebietes –	2000	228,00	116,57	268,12
1525	Einbringung von Arzneimitteln in den Kehlkopf unter Spiegelbeleuchtung	46	5,24	2,68	6,16
1526	Chemische Ätzung im Kehlkopf	76	8,66	4,43	10,18
1527	Galvanokaustik oder Elektrolyse oder Kürettement im Kehlkopf	370	42,18	21,57	49,60
1528	Fremdkörperentfernung aus dem Kehlkopf	554	63,16	32,29	74,27
1529	Intubation oder Einführung von Dehnungsinstrumenten in den Kehlkopf, als selbständige Leistung	152	17,33	8,86	20,38
1530	Untersuchung des Kehlkopfes mit dem Laryngoskop	182	20,75	10,61	24,40
1532	Endobronchiale Behandlung mit weichem Rohr	182	20,75	10,61	24,40
	Die Leistung nach Nummer 1532 ist im Zusammenhang mit einer Intubationsnarkose nicht berechnungsfähig.				

Anhang A

3. Teil. Praxishilfen

Nummer	Leistung	Punktzahl	Gebühr in DM – einfach –	Gebühr in Euro – einfach –	Gebühr in Euro – 2,3-fach – – *1,8-fach – – **1,15-fach –
1533	Schwebe- oder Stützlaryngoskopie, jeweils als selbständige Leistung	500	57,00	29,14	67,03
1534	Probeexzision aus dem Kehlkopf	463	52,78	26,99	62,07
1535	Entfernung von Polypen oder anderen Geschwülsten aus dem Kehlkopf	647	73,76	37,71	86,74
1540	Endolaryngeale Resektion oder frontolaterale Teilresektion eines Stimmbandes	1850	210,90	107,83	248,01
1541	Operative Beseitigung einer Stenose im Glottisbereich	1390	158,46	81,02	186,34
1542	Kehlkopfplastik mit Stimmbandverlagerung	1850	210,90	107,83	248,01
1543	Teilweise Entfernung des Kehlkopfes	1650	188,10	96,17	221,20
1544	Teilweise Entfernung des Kehlkopfes – einschließlich Zungenbeinresektion und Pharynxplastik –	1850	210,90	107,83	248,01
1545	Totalexstirpation des Kehlkopfes	2220	253,08	129,40	297,61
1546	Totalexstirpation des Kehlkopfes – einschließlich Ausräumung des regionären Lymphstromgebietes und gegebenenfalls von benachbarten Organen –	3700	421,80	215,66	496,02
1547	Kehlkopfstenosenoperation mit Thyreochondrotomie – einschließlich plastischer Versorgung und gegebenenfalls Verlagerung eines Aryknorpels –	2770	315,78	161,46	371,35
1548	Einführung einer Silastikendoprothese im Larynxbereich	2060	234,84	120,07	276,17
1549	Fensterung des Schildknorpels zur Spickung mit Radionukliden	1200	136,80	69,94	160,87
1550	Spickung des Kehlkopfes mit Radionukliden bei vorhandener Fensterung des Schildknorpels	300	34,20	17,49	40,22
1551	Operative Versorgung einer Trümmerverletzung des Kehlkopfes und/oder der Trachea – gegebenenfalls mit Haut- und/ oder Schleimhautplastik, auch mit Sternotomie –	3000	342,00	174,86	402,18
1555	Untersuchung der Sprache nach standardisierten Verfahren (Prüfung der Sprachentwicklung, der Artikulation, der Satzstruktur, des Sprachverständnisses, der zentralen Sprachverarbeitung und des Redeflusses)	119	13,57	6,94	15,96
	Neben der Leistung nach Nummer 1555 sind die Leistungen nach den Nummern 715 und 717 nicht berechnungsfähig.				
1556	Untersuchung der Stimme nach standardisierten Verfahren (Prüfung der Atmung, des Stimmklanges, des Stimmeinsatzes, der Tonhaltedauer, des Stimmumfanges und der Sprachstimmlage, gegebenenfalls auch mit Prüfung der Stimme nach Belastung)	119	13,57	6,94	15,96
1557	Elektroglottographische Untersuchung	106	12,08	6,18	14,21
1558	Stimmtherapie bei Kehlkopflosen (Speiseröhrenersatzstimme oder elektronische Ersatzstimme), je Sitzung	148	16,87	8,63	*15,53
1559	Sprachübungsbehandlung – einschließlich aller dazu gehörender Maßnahmen (z. B. Artikulationsübung, Ausbildung fehlender Laute, Satzstrukturübung, Redeflußübung, gegebenenfalls auch mit Atemtherapie und physikalischen Maßnahmen) –, als Einzelbehandlung, Dauer mindestens 30 Minuten	207	23,60	12,07	*21,72
1560	Stimmübungsbehandlung – einschließlich aller dazu gehörender Maßnahmen (z. B. Stimmeinsatz, Stimmhalteübungen und -entspannungsübungen, gegebenenfalls auch mit Atemtherapie und physikalischen Maßnahmen) –, als Einzelbehandlung, Dauer mindestens 30 Minuten	207	23,60	12,07	*21,72
1565	Entfernung von obturierenden Ohrenschmalzpfröpfen, auch beidseitig	45	5,13	2,62	6,03
1566	Ausspülung des Kuppelraumes	45	5,13	2,62	6,03
1567	Spaltung von Furunkeln im äußeren Gehörgang	74	8,44	4,32	9,93
1568	Operation im äußeren Gehörgang (z. B. Entfernung gutartiger Hautneubildungen)	185	21,09	10,78	24,80

A. Gebührenordnung für Ärzte   **Anhang A**

Nummer	Leistung	Punkt-zahl	Gebühr in DM – einfach –	Gebühr in Euro – einfach –	Gebühr in Euro – 2,3-fach – – *1,8-fach – – **1,15-fach –
1569	Entfernung eines nicht festsitzenden Fremdkörpers aus dem Gehörgang oder der Paukenhöhle	74	8,44	4,32	9,93
1570	Entfernung eines festsitzenden Fremdkörpers aus dem Gehörgang oder der Paukenhöhle	148	16,87	8,63	19,84
1575	Inzision des Trommelfells (Parazentese)	130	14,82	7,58	17,43
1576	Anlage einer Paukenhöhlendauerdrainage (Inzision des Trommelfells mit Entleerung der Paukenhöhle und Einlegen eines Verweilröhrchens)	320	36,48	18,65	42,90
1577	Einsetzen oder Auswechseln einer Trommelfellprothese oder Wiedereinlegen eines Verweilröhrchens	45	5,13	2,62	6,03
1578	Gezielte chemische Ätzung im Gehörgang unter Spiegelbeleuchtung, auch beidseitig	40	4,56	2,33	5,36
1579	Chemische Ätzung in der Paukenhöhle – gegebenenfalls einschließlich der Ätzung im Gehörgang –	70	7,98	4,08	9,38
1580	Galvanokaustik im Gehörgang oder in der Paukenhöhle	89	10,15	5,19	11,94
1585	Entfernung einzelner Granulationen vom Trommelfell und/oder aus der Paukenhöhle unter Anwendung des scharfen Löffels oder ähnliche kleinere Eingriffe	130	14,82	7,58	17,43
1586	Entfernung eines oder mehrerer größerer Polypen oder ähnlicher Gebilde aus dem Gehörgang oder der Paukenhöhle, auch in mehreren Sitzungen	296	33,74	17,25	39,68
1588	Hammer-Amboß-Extraktion oder ähnliche schwierige Eingriffe am Mittelohr vom Gehörgang aus (z. B. operative Deckung eines Trommelfelldefektes)	554	63,16	32,29	74,27
1589	Dosierte luftdruck-kontrollierte Insufflation der Eustachischen Röhre unter Verwendung eines manometerbestückten Druckkompressors	30	3,42	1,75	4,02
1590	Katheterismus der Ohrtrompete – auch mit Bougierung und/oder Einbringung von Arzneimitteln und gegebenenfalls einschließlich Luftdusche –, auch beidseitig	74	8,44	4,32	9,93
1591	Vibrationsmassage des Trommelfells oder Anwendung der Drucksonde, auch beidseitig	40	4,56	2,33	5,36
1595	Operative Beseitigung einer Stenose im äußeren Gehörgang	1850	210,90	107,83	248,01
1596	Plastische Herstellung des äußeren Gehörganges bei Atresie	1480	168,72	86,27	198,41
1597	Operative Eröffnung des Warzenfortsatzes	1110	126,54	64,70	148,81
1598	Aufmeißelung des Warzenfortsatzes mit Freilegung sämtlicher Mittelohrräume (Radikaloperation)	1660	189,24	96,76	222,54
1600	Eröffnung der Schädelhöhle mit Operation einer Sinus- oder Bulbusthrombose, des Labyrinthes oder eines Hirnabszesses – gegebenenfalls mit Aufmeißelung des Warzenfortsatzes und Freilegung sämtlicher Mittelohrräume – .	2770	315,78	161,46	371,35
1601	Operation eines gutartigen Mittelohrtumors, auch Cholesteatom – gegebenenfalls einschließlich der Leistungen nach Nummer 1597 oder Nummer 1598 –	1660	189,24	96,76	222,54
1602	Operation eines destruktiv wachsenden Mittelohrtumors – gegebenenfalls einschließlich der Leistungen nach Nummer 1597, Nummer 1598 oder Nummer 1600 –	2770	315,78	161,46	371,35
1610	Tympanoplastik mit Interposition, zusätzlich zu den Leistungen nach den Nummern 1598,1600 bis 1602	1480	168,72	86,27	198,41
1611	Myringoplastik vom Gehörgang aus	1480	168,72	86,27	198,41
1612	Eröffnung der Paukenhöhle durch temporäre Trommelfellaufklappung, als selbständige Leistung	1110	126,54	64,70	148,81
1613	Tympanoplastik mit Interposition, als selbständige Leistung	2350	267,90	136,98	315,04
1614	Tympanoplastik – einschließlich Interposition und Aufbau der Gehörknöchelchenkette –	3140	357,96	183,02	420,95
1620	Fensterungsoperation – einschließlich Eröffnung des Warzenfortsatzes –	2350	267,90	136,98	315,04

Anhang A

3. Teil. Praxishilfen

Nummer	Leistung	Punktzahl	Gebühr in DM – einfach –	Gebühr in Euro – einfach –	Gebühr in Euro – 2,3-fach – – *1,8-fach – – **1,15-fach –
1621	Plastische Rekonstruktion der hinteren Gehörgangswand, als selbständige Leistung	1110	126,54	64,70	148,81
1622	Plastische Rekonstruktion der hinteren Gehörgangswand im Zusammenhang mit anderen Operationen	700	79,80	40,80	93,84
1623	Otoskleroseoperation vom Gehörgang aus (Fußplattenresektion) – gegebenenfalls einschließlich Interposition –	2350	267,90	136,98	315,04
1624	Dekompression des Saccus endolymphaticus oder des Innenohres mit Eröffnung des Sacculus	2350	267,90	136,98	315,04
1625	Fazialisdekompression, als selbständige Leistung	2220	253,08	129,40	297,61
1626	Fazialisdekompression, im Zusammenhang mit anderen operativen Leistungen	1330	151,62	77,52	178,30
1628	Plastischer Verschluß einer retroaurikulären Öffnung oder einer Kieferhöhlenfistel	739	84,25	43,08	99,08
1629	Extraduraler oder transtympanaler operativer Eingriff im Bereich des inneren Gehörganges	3700	421,80	215,66	496,02
1635	Operative Korrektur eines abstehenden Ohres (z. B. durch einfache Ohrmuschelanlegeplastik mit Knorpelexzision)	739	84,25	43,08	99,08
1636	Plastische Operation zur Korrektur der Ohrmuschelform ...	887	101,12	51,70	118,91
1637	Plastische Operation zur Korrektur von Form, Größe und Stellung der Ohrmuschel	1400	159,60	81,60	187,69
1638	Plastische Operation zum Aufbau einer Ohrmuschel bei Aplasie oder Ohrmuschelverlust, auch in mehreren Sitzungen	4500	513,00	262,29	603,27
1639	Unterbindung der Vena jugularis	554	63,16	32,29	74,27

K. Urologie

Allgemeine Bestimmungen

Werden mehrere Eingriffe in der Brust- oder Bauchhöhle in zeitlichem Zusammenhang durchgeführt, die jeweils in der Leistung die Eröffnung dieser Körperhöhlen enthalten, so darf diese nur einmal berechnet werden; die Vergütungssätze der weiteren Eingriffe sind deshalb um den Vergütungssatz nach Nummer 2990 oder 3135 zu kürzen.

1700	Spülung der männlichen Harnröhre und/oder Instillation von Arzneimitteln.	45	5,13	2,62	6,03
1701	Dehnung der männlichen Harnröhre – auch einschließlich Spülung und/oder Instillation von Arzneimitteln –, je Sitzung	74	8,44	4,32	9,93
1702	Dehnung der männlichen Harnröhre mit filiformen Bougies und/oder Bougies mit Leitsonde – auch einschließlich Spülung und/oder Instillation von Arzneimitteln –, erste Sitzung	178	20,29	10,37	23,86
1703	Unblutige Fremdkörperentfernung aus der männlichen Harnröhre	148	16,87	8,63	19,84
1704	Operative Fremdkörperentfernung aus der männlichen Harnröhre	554	63,16	32,29	74,27
1708	Kalibrierung der männlichen Harnröhre	75	8,55	4,37	10,05
1709	Kalibrierung der weiblichen Harnröhre	60	6,84	3,50	8,04
1710	Dehnung der weiblichen Harnröhre – auch einschließlich Spülung und/oder Instillation von Arzneimitteln –, je Sitzung	59	6,73	3,44	7,91
1711	Unblutige Fremdkörperentfernung aus der weiblichen Harnröhre	74	8,44	4,32	9,93
1712	Endoskopie der Harnröhre (Urethroskopie)	119	13,57	6,94	15,96
1713	Endoskopie der Harnröhre (Urethroskopie) mit operativem Eingriff (z. B. Papillomkoagulation, Erstbougierung und/oder Spaltung einer Striktur)	296	33,74	17,25	39,68
1714	Entfernung einer oder mehrerer Geschwülste an der Harnröhrenmündung	230	26,22	13,41	30,83
1715	Spaltung einer Harnröhrenstriktur nach Otis	300	34,20	17,49	40,22

A. Gebührenordnung für Ärzte **Anhang A**

Nummer	Leistung	Punktzahl	Gebühr in DM – einfach –	Gebühr in Euro – einfach –	Gebühr in Euro – 2,3-fach – – *1,8-fach – – **1,15-fach –
1720	Anlegen einer Harnröhrenfistel am Damm	554	63,16	32,29	*74,27*
1721	Verschluß einer Harnröhrenfistel durch Naht	554	63,16	32,29	*74,27*
1722	Verschluß einer Harnröhrenfistel durch plastische Operation	1110	126,54	64,70	*148,81*
1723	Operative Versorgung einer Harnröhren und/oder Harnblasenverletzung	1660	189,24	96,76	*222,54*
1724	Plastische Operation zur Beseitigung einer Striktur der Harnröhre oder eines Harnröhrendivertikels, je Sitzung	1660	189,24	96,76	*222,54*
1728	Katheterisierung der Harnblase beim Mann	59	6,73	3,44	*7,91*
1729	Spülung der Harnblase beim Mann und/oder Instillation von Arzneimitteln – einschließlich Katheterisierung und gegebenenfalls auch Ausspülung von Blutkoagula –	104	11,86	6,06	*13,95*
1730	Katheterisierung der Harnblase bei der Frau	37	4,22	2,16	*4,96*
	Wird eine Harnblasenkatheterisierung lediglich ausgeführt, um eine gynäkologische Untersuchung nach Nummer 7 zu erleichtern, so ist sie neben der Leistung nach Nummer 7 nicht berechnungsfähig.				
1731	Spülung der Harnblase bei der Frau und/oder Instillation von Medikamenten – einschließlich Katheterisierung und gegebenenfalls auch Ausspülung von Blutkoagula –	74	8,44	4,32	*9,93*
1732	Einlegung eines Verweilkatheters – gegebenenfalls einschließlich der Leistungen nach Nummer 1728 oder Nummer 1730 –	74	8,44	4,32	*9,93*
	Neben der Leistung nach Nummer 1732 ist die Leistung nach Nummer 1733 nicht berechnungsfähig.				
1733	Spülung der Harnblase und/oder Instillation bei liegendem Verweilkatheter	40	4,56	2,33	*5,36*
1737	Meatomie	74	8,44	4,32	*9,93*
1738	Plastische Versorgung einer Meatusstriktur	554	63,16	32,29	*74,27*
1739	Unblutige Beseitigung einer Paraphimose und/oder Lösung einer Vorhautverklebung	60	6,84	3,50	*8,04*
1740	Operative Beseitigung einer Paraphimose	296	33,74	17,25	*39,68*
1741	Phimoseoperation	370	42,18	21,57	*49,60*
1742	Operative Durchtrennung des Frenulum praeputii	85	9,69	4,95	*11,40*
1745	Operative Aufrichtung des Penis als Voroperation zu Nummer 1746	554	63,16	32,29	*74,27*
1746	Operation einer Epispadie oder Hypospadie	1110	126,54	64,70	*148,81*
1747	Penisamputation	554	63,16	32,29	*74,27*
1748	Penisamputation mit Skrotumentfernung und Ausräumung der Leistendrüsen – einschließlich Verlagerung der Harnröhre –	2220	253,08	129,40	*297,61*
1749	Anlage einer einseitigen Gefäßanastomose bei Priapismus	2500	285,00	145,72	*335,15*
1750	Anlage einer beidseitigen Gefäßanastomose bei Priapismus	3200	364,80	186,52	*428,99*
1751	Transkutane Fistelbildung durch Punktionen und Stanzungen der Glans penis und Corpora cavernosa bei Priapismus	924	105,34	53,86	*123,88*
1752	Operative Implantation einer hydraulisch regulierbaren Penis-Stützprothese	2500	285,00	145,72	*335,15*
1753	Entfernen einer Penisprothese	550	62,70	32,06	*73,73*
1754	Direktionale doppler-sonographische Untersuchung der Strömungsverhältnisse in den Penisgefäßen und/oder Skrotalfächern – einschließlich graphischer Registrierung –	180	20,52	10,49	*24,13*
1755	Unterbindung eines Samenleiters – auch mit Teilresektion –, als selbständige Leistung	463	52,78	26,99	*62,07*
1756	Unterbindung beider Samenleiter – auch mit Teilresektion(en) –, als selbständige Leistung	832	94,85	48,50	*111,54*
1757	Unterbindung beider Samenleiter, in Verbindung mit einer anderen Operation	554	63,16	32,29	*74,27*

Anhang A

3. Teil. Praxishilfen

Nummer	Leistung	Punktzahl	Gebühr in DM – einfach –	Gebühr in Euro – einfach –	Gebühr in Euro – 2,3-fach – – *1,8-fach – – **1,15-fach –
1758	Operative Wiederherstellung der Durchgängigkeit eines Samenleiters	1110	126,54	64,70	148,81
1759	Transpenile oder transskrotale Venenembolisation	2800	319,20	163,20	375,37
1760	Varikozelenoperation mit hoher Unterbindung der Vena spermatica (Bauchschnitt)	1480	168,72	86,27	198,41
1761	Operation eines Wasserbruchs	739	84,25	43,08	99,08
1762	Inguinale Lymphknotenausräumung, als selbständige Leistung	1200	136,80	69,94	160,87
1763	Einlegen einer Hodenprothese	740	84,36	43,13	99,20
1764	Entfernen einer Hodenprothese	460	52,44	26,81	61,67
1765	Hodenentfernung – gegebenenfalls einschließlich Nebenhodenentfernung derselben Seite –, einseitig	739	84,25	43,08	99,08
1766	Hodenentfernung – gegebenenfalls einschließlich Nebenhodenentfernung(en) –, beidseitig	1200	136,80	69,94	160,87
1767	Operative Freilegung eines Hodens mit Entnahme von Gewebematerial	463	52,78	26,99	62,07
1768	Operation eines Leistenhodens, einseitig	1200	136,80	69,94	160,87
1769	Operation eines Leistenhodens, beidseitig	1480	168,72	86,27	198,41
1771	Entfernung eines Nebenhodens, als selbständige Leistung	924	105,34	53,86	123,88
1772	Entfernung beider Nebenhoden, als selbständige Leistung	1480	168,72	86,27	198,41
1775	Behandlung der Prostata mittels physikalischer Heilmethoden (auch Massage) – gegebenenfalls mit Gewinnung von Prostata-Exprimat –	45	5,13	2,62	6,03
1776	Eröffnung eines Prostataabzesses vom Damm aus	370	42,18	21,57	49,60
1777	Elektro- oder Kryo-(Teil-)resektion der Prostata	924	105,34	53,86	123,88
1778	Operative Entfernung eines Prostataadenoms, auch transurethral	1850	210,90	107,83	248,01
1779	Totale Entfernung der Prostata einschließlich der Samenblasen	2590	295,26	150,96	347,22
1780	Plastische Operation zur Behebung der Harninkontinenz	1850	210,90	107,83	248,01
1781	Operative Behandlung der Harninkontinenz mittels Implantation eines künstlichen Schließmuskels	2770	315,78	161,46	371,35
1782	Transurethrale Resektion des Harnblasenhalses bei der Frau	1110	126,54	64,70	148,81
1783	Pelvine Lymphknotenausräumung, als selbständige Leistung	1850	210,90	107,83	248,01
1784	Totale Entfernung der Prostata und der Samenblasen einschließlich pelviner Lymphknotenentfernung	3500	399,00	204,01	469,21
1785	Zystoskopie	207	23,60	12,07	27,75
1786	Zystoskopie einschließlich Entnahme von Gewebematerial	355	40,47	20,69	47,59
1787	Kombinierte Zystourethroskopie	252	28,73	14,69	33,79
1788	Zystoskopie mit Harnleitersondierung	296	33,74	17,25	39,68
1789	Chromozystoskopie – einschließlich intravenöser Injektion	325	37,05	18,94	43,57
1790	Zystoskopie mit Harnleitersondierung(en) – einschließlich Einbringung von Medikamenten und/oder Kontrastmitteln in das Nierenbecken –	370	42,18	21,57	49,60
1791	Tonographische Untersuchung der Harnblase und/oder Funktionsprüfung des Schließmuskels einschließlich Katheterisierung	148	16,87	8,63	19,84
1792	Uroflowmetrie einschließlich Registrierung	212	24,17	12,36	28,42
1793	Manometrische Untersuchung der Harnblase mit fortlaufender Registrierung – einschließlich physikalischer Provokationstests – *Die Injektion von pharmakodynamisch wirksamen Substanzen ist gesondert berechnungsfähig.*	400	45,60	23,31	53,62

A. Gebührenordnung für Ärzte

Anhang A

Nummer	Leistung	Punktzahl	Gebühr in DM – einfach –	Gebühr in Euro – einfach –	Gebühr in Euro – 2,3-fach – – *1,8-fach – – **1,15-fach –
1794	Simultane, elektromanometrische Blasen- und Abdominaldruckmessung mit fortlaufender Registrierung – einschließlich physikalischer Provokationstests –	680	77,52	39,64	91,16
	Die Injektion von pharmakodynamisch wirksamen Substanzen ist gesondert berechnungsfähig.				
	Neben der Leistung nach Nummer 1794 ist die Leistung nach Nummer 1793 nicht berechnungsfähig.				
1795	Anlegung einer perkutanen Harnblasenfistel durch Punktion einschließlich Kathetereinlegung	273	31,12	15,91	36,60
1796	Anlegung einer Harnblasenfistel durch Operation	739	84,25	43,08	99,08
1797	Ausräumung einer Bluttamponade der Harnblase, als selbständige Leistung	355	40,47	20,69	47,59
1798	Urethradruckprofilmessung mit fortlaufender Registrierung – einschließlich physikalischer Provokationstests –	550	62,70	32,06	73,73
	Neben den Leistungen nach den Nummern 1793, 1794 und 1798 sind die Leistungen nach den Nummern 1700, 1701, 1710, 1728, 1729, 1730, 1731, 1732 und 1733 nicht berechnungsfähig.				
1799	Nierenbeckendruckmessung	150	17,10	8,74	20,11
1800	Zertrümmerung und Entfernung von Blasensteinen unter endoskopischer Kontrolle, je Sitzung	1480	168,72	86,27	198,41
1801	Operative Eröffnung der Harnblase zur Entfernung von Steinen und/ oder Fremdkörpern und/oder Koagulation von Geschwülsten – gegebenenfalls einschließlich Anlegung eines Fistelkatheters –	1480	168,72	86,27	198,41
1802	Transurethrale Eingriffe in der Harnblase (z. B. Koagulation kleiner Geschwülste und/oder Blutungsherde und/oder Fremdkörperentfernung) unter endoskopischer Kontrolle – auch einschließlich Probeexzision –	739	84,25	43,08	99,08
1803	Transurethrale Resektion von großen Harnblasengeschwülsten unter endoskopischer Kontrolle, je Sitzung	1110	126,54	64,70	148,81
	Neben der Leistung nach Nummer 1803 ist die Leistung nach Nummer 1802 nicht berechnungsfähig.				
1804	Operation von Harnblasendivertikel(n), als selbständige Leistung	1850	210,90	107,83	248,01
1805	Operation einer Harnblasengeschwulst mit Teilresektion ...	1850	210,90	107,83	248,01
1806	Operation einer Harnblasengeschwulst mit Teilresektion und Verpflanzung eines Harnleiters	2220	253,08	129,40	297,61
1807	Operative Bildung einer Harnblase aus Ileum oder Kolon ..	4070	463,98	237,23	545,63
1808	Totale Exstirpation der Harnblase mit Verpflanzung der Harnleiter – gegebenenfalls einschließlich Prostata-, Harnröhren- und/oder Samenblasenentfernung –	4800	547,20	279,78	643,49
1809	Totale retroperitoneale Lymphadenektomie –	4610	525,54	268,70	618,02
1812	Anlegen einer Ureterverweilschiene bzw. eines Ureterkatheters	340	38,76	19,82	45,58
	Die Kosten für die Schiene bzw. den Katheter sind gesondert berechnungsfähig.				
1814	Harnleiterbougierung	900	102,60	52,46	120,65
1815	Schlingenextraktion oder Versuch der Extraktion von Harnleitersteinen – gegebenenfalls einschließlich Schlitzung des Harnleiterostiums –	1110	126,54	64,70	148,81
	Die Kosten für die Schlinge sind nicht gesondert berechnungsfähig.				
1816	Schlitzung des Harnleiterostiums, als selbständige Leistung	481	54,83	28,03	64,48
1817	Operative Entfernung eines oder mehrerer Harnleiterstein(e)	2220	253,08	129,40	297,61
1818	Ureterektomie – gegebenenfalls einschließlich Blasenmanschette –	2770	315,78	161,46	371,35

Anhang A
3. Teil. Praxishilfen

Nummer	Leistung	Punktzahl	Gebühr in DM – einfach –	Gebühr in Euro – einfach –	Gebühr in Euro – 2,3-fach – – *1,8-fach – – **1,15-fach –
1819	Resektion eines Harnleitersegments mit End-zu-End-Anastomose	3750	427,50	218,58	*502,73*
1823	Verpflanzung eines Harnleiters in Harnblase oder Darm oder Haut einschließlich Antirefluxplastik, einseitig	2590	295,26	150,96	*347,22*
1824	Verpflanzung beider Harnleiter in Harnblase oder Darm oder Haut einschließlich Antirefluxplastik, beidseitig	3330	379,62	194,10	*446,42*
1825	Harnleiterplastik (z. B. durch Harnblasenlappen) einschließlich Antirefluxplastik	2770	315,78	161,46	*371,35*
1826	Eröffnung eines paranephritischen Abszesses	463	52,78	26,99	*62,07*
1827	Ureterorenoskopie mit Harnleiterbougierung – gegebenenfalls einschließlich Stein- und/oder Tumorentfernung –, zusätzlich zu den Leistungen nach Nummer 1785, 1786 oder 1787	1500	171,00	87,43	*201,09*
1828	Ureterpyeloskopie – gegebenenfalls einschließlich Gewebeentnahme/Steinentfernung –	1500	171,00	87,43	*201,09*
1829	Harnleiterfreilegung (Ureterolyse bei retroperitonealer Fibröse und gegebenenfalls intraperitonealen Verwachsungen des Harnleiters)	2590	295,26	150,96	*347,22*
1829a	Ureterolyse, als selbständige Leistung.	1110	126,54	64,70	*148,81*
	Die Leistungen nach den Nummern 1829 und 1829a sind nicht nebeneinander berechnungsfähig				
1830	Operative Freilegung einer Niere – gegebenenfalls mit Gewebeentnahme, Punktion und/oder Eröffnung eines paranephritischen Abszesses –	1110	126,54	64,70	*148,81*
1831	Dekapsulation einer Niere und/oder Senknierenoperation (Nephropexie), als selbständige Leistung	1480	168,72	86,27	*198,41*
1832	Anlage einer Nierenfistel, als selbständige operative Leistung	1660	189,24	96,76	*222,54*
1833	Wechsel eines Nierenfistelkatheters einschließlich Spülung und Verband	237	27,02	13,82	*31,77*
1834	Operation eines aberrierenden Nierengefäßes – ohne Eröffnung des Nierenbeckens –, als selbständige Leistung ..	1480	168,72	86,27	*198,41*
1835	Trennung der Hufeisenniere	3230	368,22	188,27	*433,02*
1836	Nierenpolresektion, als selbständige Leistung	2770	315,78	161,46	*371,35*
1837	Nierenpolresektion in Verbindung mit einer anderen Operation	1660	189,24	96,76	*222,54*
1838	Nierensteinentfernung durch Pyelotomie	2220	253,08	129,40	*297,61*
1839	Nierenausgußsteinentfernung durch Nephrotomie	2770	315,78	161,46	*371,35*
1840	Nierenbeckenplastik	2770	315,78	161,46	*371,35*
1841	Nephrektomie	2220	253,08	129,40	*297,61*
1842	Nephrektomie – einschließlich Entfernung eines infiltrativ wachsenden Tumors (auch transabdominal oder transthorakal) –	3230	368,22	188,27	*433,02*
1843	Nephrektomie – einschließlich Entfernung eines infiltrativ wachsenden Tumors mit Entfernung des regionären Lymphstromgebietes (auch transabdominal oder transthorakal) –	4160	474,24	242,48	*557,69*
1845	Implantation einer Niere	4990	568,86	290,85	*668,96*
1846	Doppelseitige Nephrektomie bei einem Lebenden	4160	474,24	242,48	*557,69*
1847	Explantation einer Niere bei einem Lebenden zur Transplantation	3230	368,22	188,27	*433,02*
1848	Explantation einer Niere an einem Toten zur Transplantation	2220	253,08	129,40	*297,61*
1849	Explantation beider Nieren an einem Toten zur Transplantation	3500	399,00	204,01	*469,21*
1850	Explantation, plastische Versorgung und Replantation einer Niere	6500	741,00	378,87	*871,39*
1851	Perkutane Anlage einer Nierenfistel – gegebenenfalls einschließlich Spülung, Katheterfixation und Verband –	1250	142,50	72,86	*167,58*

A. Gebührenordnung für Ärzte　　　　　　　　　　　　　　　　　　　　　　　　**Anhang A**

Nummer	Leistung	Punktzahl	Gebühr in DM – einfach –	Gebühr in Euro – einfach –	Gebühr in Euro – 2,3-fach – – *1,8-fach – – **1,15-fach –
1852	Transkutane Pyeloskopie – einschließlich Bougierung der Nierenfistel –	700	79,80	40,80	*93,84*
1853	Transkutane pyeloskopische Stein- bzw Tumorentfernung .	1200	136,80	69,94	*160,87*
	Neben der Leistung nach Nummern 1853 ist die Leistung nach Nummer 1852 nicht berechnungsfähig.				
1858	Operative Entfernung einer Nebenniere	3230	368,22	188,27	*433,02*
1859	Operative Entfernung beider Nebennieren	4160	474,24	242,48	*557,69*
1860	Extrakorporale Stoßwellenlithotripsie – einschließlich Probeortung, Grob- und/oder Feineinstellung, Dokumentation und Röntgenkontrolle –, je Sitzung	6000	684,00	349,72	*804,36*

L. Chirurgie, Orthopädie

Allgemeine Bestimmungen

Zur Erbringung der in Abschnitt L aufgeführten typischen operativen Leistungen sind in der Regel mehrere operative Einzelschritte erforderlich. Sind diese Einzelschritte methodisch notwendige Bestandteile der in der jeweiligen Leistungsbeschreibung genannten Zielleistung, so können sie nicht gesondert berechnet werden. Werden mehrere Eingriffe in der Brust- oder Bauchhöhle in zeitlichem Zusammenhang durchgeführt, die jeweils in der Leistung die Eröffnung dieser Körperhöhlen enthalten, so darf diese nur einmal berechnet werden; die Vergütungssätze der weiteren Eingriffe sind deshalb um den Vergütungssatz nach Nummer 2990 oder 3135 zu kürzen.

I. Wundversorgung, Fremdkörperentfernung

2000	Erstversorgung einer kleinen Wunde	70	7,98	4,08	*9,38*
2001	Versorgung einer kleinen Wunde einschließlich Naht	130	14,82	7,58	*17,43*
2002	Versorgung einer kleinen Wunde einschließlich Umschneidung und Naht	160	18,24	9,33	*21,45*
2003	Erstversorgung einer großen und/oder stark verunreinigten Wunde	130	14,82	7,58	*17,43*
2004	Versorgung einer großen Wunde einschließlich Naht	240	27,36	13,99	*32,17*
2005	Versorgung einer großen und/oder stark verunreinigten Wunde einschließlich Umschneidung und Naht	400	45,60	23,31	*53,62*
	Neben den Leistungen nach den Nummern 2000 bis 2005 ist die Leistung nach Nummer 2033 nicht berechnungsfähig, wenn die Extraktion des Nagels Bestandteil der Wundversorgung ist.				
2006	Behandlung einer Wunde, die nicht primär heilt oder Entzündungserscheinungen oder Eiterungen aufweist – auch Abtragung von Nekrosen an einer Wunde –	63	7,18	3,67	*8,44*
2007	Entfernung von Fäden oder Klammern	40	4,56	2,33	*5,36*
2008	Wund- oder Fistelspaltung	90	10,26	5,25	*12,07*
2009	Entfernung eines unter der Oberfläche der Haut oder der Schleimhaut gelegenen fühlbaren Fremdkörpers	100	11,40	5,83	*13,41*
2010	Entfernung eines tiefsitzenden Fremdkörpers auf operativem Wege aus Weichteilen und/oder Knochen	379	43,21	22,09	*50,81*
2015	Anlegen einer oder mehrerer Redondrainage(n) in Gelenke, Weichteile oder Knochen über einen gesonderten Zugang – gegebenenfalls einschließlich Spülung –	60	6,84	3,50	*8,04*

II. Extremitätenchirurgie

2029	Anlegen einer pneumatischen Blutleere oder Blutsperre an einer Extremität	50	5,70	2,91	*6,70*
2030	Eröffnung eines subkutanen Panaritiums oder der Paronychie – gegebenenfalls einschließlich Extraktion eines Finger- oder Zehennagels –	130	14,82	7,58	*17,43*
2031	Eröffnung eines ossalen oder Sehnenscheidenpanaritiums einschließlich örtlicher Drainage	189	21,55	11,02	*25,34*
2032	Anlage einer proximal gelegenen Spül- und/oder Saugdrainage	250	28,50	14,57	*33,52*

Anhang A

3. Teil. Praxishilfen

Nummer	Leistung	Punktzahl	Gebühr in DM – einfach –	Gebühr in Euro – einfach –	Gebühr in Euro – 2,3-fach – – *1,8-fach – – **1,15-fach –
2033	Extraktion eines Finger- oder Zehennagels	57	6,50	3,32	7,64
2034	Ausrottung eines Finger- oder Zehennagels mit Exzision der Nagelwurzel	114	13,00	6,65	15,29
2035	Plastische Operation am Nagelwall eines Fingers oder einer Zehe – auch mit Defektdeckung –	180	20,52	10,49	24,13
2036	Anlegen einer Finger- oder Zehennagelspange	45	5,13	2,62	6,03
2040	Exstirpation eines Tumors der Fingerweichteile (z. B. Hämangiom)	554	63,16	32,29	74,27
2041	Operative Beseitigung einer Schnürfurche an einem Finger mit Z-Plastik	700	79,80	40,80	93,84
2042	Kreuzlappenplastik an einem Finger einschließlich Trennung	1100	125,40	64,12	147,47
2043	Operation der Syndaktylie mit Vollhautdeckung ohne Osteotomie	1450	165,30	84,52	194,39
2044	Operation der Syndaktylie mit Vollhautdeckung einschließlich Osteotomie	1700	193,80	99,09	227,90
2045	Operation der Doppelbildung an einem Fingergelenk	600	68,40	34,97	80,44
2050	Fingerverlängerung mittels Knochentransplantation einschließlich Fernlappenplastik	1800	205,20	104,92	241,31
2051	Operation eines Ganglions (Hygroms) an einem Hand- oder Fußgelenk	600	68,40	34,97	80,44
2052	Operation eines Ganglions an einem Fingergelenk	554	63,16	32,29	74,27
2053	Replantation eines Fingers einschließlich Gefäß-, Muskel-, Sehnen- und Knochenversorgung	2400	273,60	139,89	321,75
2054	Plastischer Daumenersatz durch Fingertransplantation einschließlich aller Maßnahmen oder Daumen-Zeigefingerbildung bei Daumenhypoplasie	2400	273,60	139,89	321,75
2055	Replantation einer Hand im Mittelhandbereich, Handwurzelbereich oder Unterarmbereich	7000	798,00	408,01	938,43
2056	Replantation eines Armes oder eines Beines	8000	912,00	466,30	1.072,49
2060	Drahtstiftung zur Fixierung eines kleinen Gelenks (Finger-, Zehengelenk)	230	26,22	13,41	30,83
2061	Entfernung einer Drahtstiftung nach Nummer 2060	74	8,44	4,32	9,93
2062	Drahtstiftung zur Fixierung von mehreren kleinen Gelenken, Drahtstiftung an der Daumenbasis oder an der Mittelhand oder am Mittelfuß mittels gekreuzter Drähte	370	42,18	21,57	49,60
2063	Entfernung einer Drahtstiftung nach Nummer 2062	126	14,36	7,34	16,89
2064	Sehnen-, Faszien- oder Muskelverlängerung oder plastische Ausschneidung	924	105,34	53,86	123,88
2065	Abtragung ausgedehnter Nekrosen im Hand- oder Fußbereich, je Sitzung	250	28,50	14,57	33,52
2066	Eröffnung der Hohlhandphlegmone	450	51,30	26,23	60,33
2067	Operation einer Hand- oder Fußmißbildung (gleichzeitig an Knochen, Sehnen und/oder Bändern)	1660	189,24	96,76	222,54
2070	Muskelkanalbildung(en) oder Operation des Karpal- oder Tarsaltunnelsyndroms mit Dekompression von Nerven	1660	189,24	96,76	222,54
2071	Umbildung des Unterarmstumpfes zum Greifapparat	1850	210,90	107,83	248,01
2072	Offene Sehnen- oder Muskeldurchschneidung	463	52,78	26,99	62,07
2073	Sehnen-, Muskel- und/oder Fasziennaht – gegebenenfalls einschließlich Versorgung einer frischen Wunde –	650	74,10	37,89	87,14
2074	Verpflanzung einer Sehne oder eines Muskels	1100	125,40	64,12	147,47
2075	Sehnenverkürzung oder -raffung	924	105,34	53,86	123,88
2076	Operative Lösung von Verwachsungen um eine Sehne, als selbständige Leistung	950	108,30	55,37	127,36
2080	Stellungskorrektur der Hammerzehe mittels Sehnendurchschneidung	463	52,78	26,99	62,07

A. Gebührenordnung für Ärzte Anhang A

Nummer	Leistung	Punktzahl	Gebühr in DM – einfach –	Gebühr in Euro – einfach –	Gebühr in Euro – 2,3-fach – – *1,8-fach – – **1,15-fach –
2081	Stellungskorrektur der Hammerzehe mit Sehnenverpflanzung und/oder plastischer Sehnenoperation – gegebenenfalls mit Osteotomie und/ oder Resektion eines Knochenteils –	924	105,34	53,86	*123,88*
2082	Operative Herstellung eines Sehnenbettes – einschließlich einer alloplastischen Einlage an der Hand –	1650	188,10	96,17	*221,20*
2083	Freie Sehnentransplantation	1650	188,10	96,17	*221,20*
2084	Sehnenscheidenstenosenoperation – gegebenenfalls einschließlich Probeexzision –	407	46,40	23,72	*54,56*
2087	Operation einer Dupuytren'schen Kontraktur mit teilweiser Entfernung der Palmaraponeurose	924	105,34	53,86	*123,88*
2088	Operation einer Dupuytren'schen Kontraktur mit vollständiger Entfernung der Palmaraponeurose	1100	125,40	64,12	*147,47*
2089	Operation der Dupuytren'schen Kontraktur mit vollständiger Entfernung der Palmaraponeurose und mit Strangresektion an einzelnen Fingern – gegebenenfalls einschließlich Z- und/oder Zickzackplastiken –	1800	205,20	104,92	*241,31*
2090	Spülung bei eröffnetem Sehnenscheidenpanaritium, je Sitzung	63	7,18	3,67	*8,44*
2091	Sehnenscheidenradikaloperation (Tendosynovektomie) – gegebenenfalls mit Entfernung von vorspringenden Knochenteilen und Sehnenverlagerung –	924	105,34	53,86	*123,88*
2092	Operation der Tendosynovitis im Bereich eines Handgelenks oder der Anularsegmente eines Fingers	750	85,50	43,72	*100,55*
2093	Spülung bei liegender Drainage	50	5,70	2,91	*6,70*

III. Gelenkchirurgie
Allgemeine Bestimmungen
Werden Leistungen nach den Nummern 2102, 2104, 2112, 2113, 2117, 2119, 2136, 2189, 2190, 2191 und/oder 2193 an demselben Gelenk im Rahmen derselben Sitzung erbracht, so sind diese Leistungen nicht mehrfach und nicht nebeneinander berechnungsfähig.
Neben den Leistungen nach den Nummern 2189 bis 2196 sind die Leistungen nach den Nummern 300 bis 302 sowie 3300 nicht berechnungsfähig.
Die Leistungen nach den Nummern 2192, 2195 und/oder 2196 sind für operative Eingriffe an demselben Gelenk im Rahmen derselben Sitzung jeweils nur einmal berechnungsfähig.

2100	Naht der Gelenkkapsel eines Finger- oder Zehengelenks ...	278	31,69	16,20	*37,27*
2101	Naht der Gelenkkapsel eines Kiefer-, Hand- oder Fußgelenks	554	63,16	32,29	*74,27*
2102	Naht der Gelenkkapsel eines Schulter-, Ellenbogen-, Hüft- oder Kniegelenks oder eines Wirbelgelenks	1110	126,54	64,70	*148,81*
2103	Muskelentspannungsoperation am Hüftgelenk – gegebenenfalls einschließlich Abtragung oder Verpflanzung von Sehnenansatzstellen am Knochen –	1850	210,90	107,83	*248,01*
2104	Bandplastik des Kniegelenks (plastischer Ersatz von Kreuz- und/oder Seitenbändern)	2310	263,34	134,64	*309,68*
2105	Primäre Naht eines Bandes oder Bandplastik eines Finger- oder Zehengelenks	550	62,70	32,06	*73,73*
2106	Primäre Naht eines Bandes oder Bandplastik des Sprunggelenks oder Syndesmose	1110	126,54	64,70	*148,81*
2110	Synovektomie in einem Finger- oder Zehengelenk	750	85,50	43,72	*100,55*
2111	Synovektomie in einem Hand- oder Fußgelenk	1110	126,54	64,70	*148,81*
2112	Synovektomie in einem Schulter-, Ellenbogen- oder Kniegelenk	1480	168,72	86,27	*198,41*
2113	Synovektomie in einem Hüftgelenk	1850	210,90	107,83	*248,01*
2117	Meniskusoperation	1480	168,72	86,27	*198,41*
2118	Operative Fremdkörperentfernung aus einem Kiefer-, Finger-, Hand-, Zehen- oder Fußgelenk	463	52,78	26,99	*62,07*
2119	Operative Entfernung freier Gelenkkörper oder Fremdkörperentfernung aus dem Schulter-, Ellenbogen- oder Kniegelenk	1480	168,72	86,27	*198,41*

Anhang A 3. Teil. Praxishilfen

Nummer	Leistung	Punktzahl	Gebühr in DM – einfach –	Gebühr in Euro – einfach –	Gebühr in Euro – 2,3-fach – – *1,8-fach – – **1,15-fach –
2120	Denervation eines Finger- oder Zehengelenks	650	74,10	37,89	87,14
2121	Denervation eines Hand-, Ellenbogen-, Fuß- oder Kniegelenks	1300	148,20	75,77	174,28
2122	Resektion eines Finger- oder Zehengelenks	407	46,40	23,72	54,56
2123	Resektion eines Kiefer-, Hand- oder Fußgelenks	1110	126,54	64,70	148,81
2124	Resektion eines Ellenbogen-, Schulter-, Hüft- oder Kniegelenks	1850	210,90	107,83	248,01
2125	Kopf-Halsresektion am Hüftgelenk	2220	253,08	129,40	297,61
2126	Kopf-Halsresektion am Hüftgelenk mit Osteotomie am koxalen Femurende – gegebenenfalls mit Osteosynthese –	2770	315,78	161,46	371,35
2130	Operative Versteifung eines Finger- oder Zehengelenks	650	74,10	37,89	87,14
2131	Operative Versteifung eines Hand- oder Fußgelenks	1300	148,20	75,77	174,28
2132	Operative Versteifung eines Hüftgelenks – auch einschließlich Fixation durch Knochenspäne oder alloplastisches Material –	2770	315,78	161,46	371,35
2133	Operative Versteifung eines Kniegelenks	2100	239,40	122,40	281,53
2134	Arthroplastik eines Finger- oder Zehengelenks	924	105,34	53,86	123,88
2135	Arthroplastik eines Kiefer-, Hand- oder Fußgelenks	1400	159,60	81,60	187,69
2136	Arthroplastik eines Ellenbogen- oder Kniegelenks	1660	189,24	96,76	222,54
2137	Arthroplastik eines Schultergelenks	2100	239,40	122,40	281,53
2140	Operativer Einbau eines künstlichen Finger- oder Zehengelenks oder einer Fingerprothese	1000	114,00	58,29	134,06
2141	Entfernung und erneuter operativer Einbau eines künstlichen Finger oder Zehengelenks oder einer Fingerprothese	1800	205,20	104,92	241,31
2142	Operativer Einbau eines künstlichen Hand- oder Fußgelenks	2700	307,80	157,38	361,96
2143	Entfernung und erneuter operativer Einbau eines künstlichen Hand- oder Fußgelenks	4860	554,04	283,28	651,54
2144	Operativer Einbau eines künstlichen Ellenbogen- oder Kniegelenks	3600	410,40	209,83	482,62
2145	Entfernung und erneuter operativer Einbau eines künstlichen Ellenbogen- oder Kniegelenks	6480	738,72	377,70	868,71
2146	Operativer Einbau eines künstlichen Schultergelenks	1800	205,20	104,92	241,31
2147	Entfernung und erneuter operativer Einbau eines künstlichen Schultergelenks	3240	369,36	188,85	434,36
2148	Neubildung eines Hüftpfannendaches durch Beckenosteotomie – auch Pfannendachplastik –	2100	239,40	122,40	281,53
2149	Ersatz eines Hüftkopfes oder einer Hüftpfanne durch biologische oder alloplastische Transplantate	2770	315,78	161,46	371,35
2150	Entfernung und erneuter operativer Einbau eines künstlichen Hüftkopfes oder einer künstlichen Hüftpfanne	4980	567,72	290,27	667,62
2151	Endoprothetischer Totalersatz von Hüftpfanne und Hüftkopf (Alloarthroplastik)	3700	421,80	215,66	496,02
2152	Entfernung und erneuter operativer Einbau eines endoprothetischen Totalersatzes von Hüftpfanne und Hüftkopf (Alloarthroplastik)	6660	759,24	388,19	892,84
2153	Endoprothetischer Totalersatz eines Kniegelenks (Alloarthroplastik)	3700	421,80	215,66	496,02
2154	Entfernung und erneuter operativer Einbau eines endoprothetischen Totalersatzes eines Kniegelenks (Alloarthroplastik)	6660	759,24	388,19	892,84
2155	Eröffnung eines vereiterten Finger- oder Zehengelenks	148	16,87	8,63	19,84
2156	Eröffnung eines vereiterten Kiefer-, Hand- oder Fußgelenks	463	52,78	26,99	62,07
2157	Eröffnung eines vereiterten Schulter- oder Ellenbogen- oder Hüft- oder Kniegelenks oder von Gelenken benachbarter Wirbel	924	105,34	53,86	123,88
2158	Exartikulation eines Fingers oder einer Zehe	370	42,18	21,57	49,60

A. Gebührenordnung für Ärzte **Anhang A**

Nummer	Leistung	Punktzahl	Gebühr in DM – einfach –	Gebühr in Euro – einfach –	Gebühr in Euro – 2,3-fach – – *1,8-fach – – **1,15-fach –
2159	Exartikulation einer Hand oder eines Fußes	924	105,34	53,86	*123,88*
2160	Exartikulation in einem Ellenbogen- oder Kniegelenk	1110	126,54	64,70	*148,81*
2161	Exartikulation in einem Schultergelenk	1290	147,06	75,19	*172,94*
2162	Exartikulation in einem Hüftgelenk	1480	168,72	86,27	*198,41*
2163	Operative Entfernung einer Schultergürtelhälfte	1850	210,90	107,83	*248,01*
2164	Operative Entfernung einer Beckenhälfte einschließlich plastischer Deckung, auch in mehreren Sitzungen	3700	421,80	215,66	*496,02*
2165	Beckenosteotomie einschließlich Osteosynthese und/oder Spanverpflanzung einschließlich Entnahme des Spanmaterials – gegebenenfalls auch mit Reposition einer Hüftluxation –	6000	684,00	349,72	*804,36*
2167	Ersatzlose Entfernung eines künstlichen Hüftgelenkes mit Ausräumung von nekrotischem Gewebe und Knochenzement	3200	364,80	186,52	*428,99*
2168	Operative Entfernung einer Kniegelenksendoprothese – einschließlich operativer Versteifung des Gelenks –	3200	364,80	186,52	*428,99*
2170	Amputation eines Fingers oder einer Zehe oder eines Finger- oder Zehengliedteils – einschließlich plastischer Deckung –	463	52,78	26,99	*62,07*
2171	Amputation eines Fingerstrahles in der Mittelhand oder eines Zehenstrahles im Mittelfuß oder Amputation nach Pirogow oder Gritti – einschließlich plastischer Deckung –	1110	126,54	64,70	*148,81*
2172	Amputation eines Mittelhand- oder Mittelfußknochens – einschließlich plastischer Deckung –	924	105,34	53,86	*123,88*
2173	Amputation im Unterarm-, Unterschenkel- oder Oberarmbereich – einschließlich plastischer Deckung –	1110	126,54	64,70	*148,81*
2174	Amputation im Oberschenkelbereich – einschließlich plastischer Deckung –	1290	147,06	75,19	*172,94*
2181	Gewaltsame Lockerung oder Streckung eines Kiefer-, Hand- oder Fußgelenks	227	25,88	13,23	*30,43*
2182	Gewaltsame Lockerung oder Streckung eines Schulter-, Ellenbogen-, Hüft- oder Kniegelenks	379	43,21	22,09	*50,81*
2183	Operatives Anlegen einer Extension am Schädel bei Behandlung von Halswirbelverletzungen/-instabilitäten (z. B. Crutchfieldzange)	740	84,36	43,13	*99,20*
2184	Anlegen von Halo-Extensionen zur Vorbereitung der operativen Behandlung von Skoliosen und Kyphosen	1000	114,00	58,29	*134,06*
2189	Arthroskopische Operation mit Entfernung oder Teilresektion eines Meniskus im Kniegelenk – gegebenenfalls einschließlich Plicateilresektion, Teilresektion des Hoffa'schen Fettkörpers und/oder Entfernung freier Gelenkkörper –	1500	171,00	87,43	*201,09*
2190	Arthroskopische erhaltende Operation an einem Meniskus (z. B. Meniskusnaht, Refixation) in einem Kniegelenk	1800	205,20	104,92	*241,31*
2191	Arthroskopische Operation mit primärer Naht, Reinsertion, Rekonstruktion oder plastischem Ersatz eines Kreuz- oder Seitenbands an einem Kniegelenk – einschließlich Kapselnaht –	2000	228,00	116,57	*268,12*
2192	Zuschlag zu der Leistung nach Nummer 2191 für die primäre Naht, Reinsertion, Rekonstruktion oder den plastischen Ersatz eines weiteren Bands in demselben Kniegelenk im Rahmen derselben Sitzung	500	57,00	29,14	*67,03*
2193	Arthroskopische Operation mit Synovektomie an einem Knie- oder Hüftgelenk bei chronischer Gelenkentzündung – gegebenenfalls einschließlich Abtragung von Osteophyten –	1800	205,20	104,92	*241,31*
2195	Zuschlag für weitere operative Eingriffe an demselben Gelenk – zusätzlich zu den Leistungen nach den Nummern 2102, 2104, 2112, 2117, 2119, 2136, 2189 bis 2191 oder 2193 –	300	34,20	17,49	*40,22*

Anhang A

3. Teil. Praxishilfen

Nummer	Leistung	Punktzahl	Gebühr in DM – einfach –	Gebühr in Euro – einfach –	Gebühr in Euro – 2,3-fach – – *1,8-fach – – **1,15-fach –
2196	Diagnostische Arthroskopie im direkten zeitlichen Zusammenhang mit arthroskopischen Operationen nach den Nummern 2189 bis 2191 sowie 2193	250	28,50	14,57	33,52

IV. Gelenkluxationen

Allgemeine Bestimmungen

Bei Einrenkung von Luxationen sind Verbände Bestandteil der Leistung.

Nummer	Leistung	Punktzahl	Gebühr in DM	Gebühr in Euro	Gebühr in Euro
2203	Einrenkung der Luxationen von Wirbelgelenken im Durchhang	739	84,25	43,08	99,08
2204	Einrenkung alter Luxationen von Wirbelgelenken im Durchhang	1110	126,54	64,70	148,81
2205	Einrenkung der Luxation eines Finger- oder Zehengelenks .	93	10,60	5,42	12,47
2206	Einrenkung der alten Luxation eines Finger- oder Zehengelenks	140	15,96	8,16	18,77
2207	Einrenkung der Luxation eines Daumengelenks	148	16,87	8,63	19,84
2208	Einrenkung der alten Luxation eines Daumengelenks	220	25,08	12,82	29,49
2209	Einrenkung der Luxation eines Daumengelenks mit Anlegen eines Drahtzuges	370	42,18	21,57	49,60
2210	Operative Einrenkung der Luxation eines Finger- oder Zehengelenks	407	46,40	23,72	54,56
2211	Einrenkung der Luxation eines Hand- oder Fußgelenks	278	31,69	16,20	37,27
2212	Einrenkung der alten Luxation eines Hand- oder Fußgelenks	420	47,88	24,48	56,31
2213	Operative Einrenkung der Luxation eines Hand- oder Fußgelenks	1110	126,54	64,70	148,81
2214	Einrenkung der Luxation eines Ellenbogen- oder Kniegelenks	370	42,18	21,57	49,60
2215	Einrenkung der alten Luxation eines Ellenbogen- oder Kniegelenks	540	61,56	31,48	72,39
2216	Operative Einrenkung der Luxation eines Ellenbogen- oder Kniegelenks	1850	210,90	107,83	248,01
2217	Einrenkung der Luxation eines Schultergelenks	370	42,18	21,57	49,60
2218	Einrenkung der alten Luxation eines Schultergelenks	540	61,56	31,48	72,39
2219	Operative Einrenkung der Luxation eines Schultergelenks ..	1850	210,90	107,83	248,01
2220	Operation der habituellen Luxation eines Schultergelenks mit Spanübertragung	2250	256,50	131,15	301,64
2221	Einrenkung der Luxation eines Schlüsselbeingelenks oder einer Kniescheibe	111	12,65	6,47	14,88
2222	Einrenkung der alten Luxation eines Schlüsselbeingelenks oder einer Kniescheibe	170	19,38	9,91	22,79
2223	Operative Einrenkung eines luxierten Schlüsselbeingelenks	400	45,60	23,31	53,62
2224	Operative Einrenkung eines luxierten Schlüsselbeingelenks mit Osteosynthese	800	91,20	46,63	107,25
2225	Operative Einrenkung eines luxierten Schlüsselbeingelenks mit Osteosynthese und Rekonstruktion des Bandapparates	1000	114,00	58,29	134,06
2226	Einrenkung eines eingeklemmten Meniskus, der Subluxation eines Radiusköpfchens (Chassaignac) oder der Luxation eines Sternoklavikulargelenks	120	13,68	6,99	16,09
2230	Operation der Luxation einer Kniescheibe	900	102,60	52,46	120,65
2231	Einrenkung der Luxation eines Hüftgelenks	739	84,25	43,08	99,08
2232	Einrenkung der alten Luxation eines Hüftgelenks	1110	126,54	64,70	148,81
2233	Einrenkung der angeborenen Luxation eines Hüftgelenks ...	550	62,70	32,06	73,73
2234	Stellungsänderung oder zweite und folgende einrenkende Behandlung im Verlauf der Therapie nach Nummer 2233 ...	473	53,92	27,57	63,41
2235	Operation der habituellen Luxation eines Kniegelenks	1660	189,24	96,76	222,54
2236	Operative Einrichtung einer traumatischen Hüftgelenksluxation – einschließlich Rekonstruktion des Kapselbandapparates –	1850	210,90	107,83	248,01

A. Gebührenordnung für Ärzte　　　　　　　　　　　　　　　　　　　　　**Anhang A**

Nummer	Leistung	Punktzahl	Gebühr in DM – einfach –	Gebühr in Euro – einfach –	Gebühr in Euro – 2,3-fach – – *1,8-fach – – **1,15-fach –
2237	Operative Einrichtung einer traumatischen Hüftgelenksluxation mit Rekonstruktion des Kopfes und/oder der Hüftpfanne – einschließlich Osteosynthese und Rekonstruktion des Kapselbandapparates –	2770	315,78	161,46	*371,35*
2238	Operative Einrichtung einer traumatischen Hüftgelenksluxation nach Nummer 2237 – einschließlich Revision des Nervus ischiadicus und gegebenenfalls mit Naht desselben –	3230	368,22	188,27	*433,02*
2239	Operative Einrichtung einer angeborenen Hüftgelenksluxation	1480	168,72	86,27	*198,41*
2240	Operative Einrichtung einer angeborenen Hüftgelenksluxation mit Pfannendachplastik – auch mit Knocheneinpflanzung oder Beckenosteotomie –	2770	315,78	161,46	*371,35*
2241	Operative Einrichtung einer angeborenen Hüftgelenksluxation mit Pfannendachplastik oder Beckenosteotomie und/oder Umstellungsosteotomie einschließlich Osteosynthese	4500	513,00	262,29	*603,27*

V. Knochenchirurgie

Nummer	Leistung	Punktzahl	Gebühr in DM	Gebühr in Euro	Gebühr in Euro 2,3-fach
2250	Keilförmige oder lineare Osteotomie eines kleinen Knochens (Finger-, Zehen-, Mittelhand-, Mittelfußknochen) oder Probeausmeißelung aus einem Knochen	463	52,78	26,99	*62,07*
2251	Umstellungsosteotomie eines großen Knochens (Röhrenknochen des Oberarms, Unterarms, Oberschenkels, Unterschenkels) ohne Osteosynthese	1290	147,06	75,19	*172,94*
2252	Umstellungsosteotomie eines großen Knochens mit Osteosynthese	1850	210,90	107,83	*248,01*
2253	Knochenspanentnahme	647	73,76	37,71	*86,74*
2254	Implantation von Knochen	739	84,25	43,08	*99,08*
2255	Freie Verpflanzung eines Knochens oder von Knochenteilen (Knochenspäne)	1480	168,72	86,27	*198,41*
2256	Knochenaufmeißelung oder Nekrotomie bei kleinen Knochen	463	52,78	26,99	*62,07*
2257	Knochenaufmeißelung oder Nekrotomie an einem großen Röhrenknochen	800	91,20	46,63	*107,25*
2258	Knochenaufmeißelung oder Nekrotomie am Becken	1200	136,80	69,94	*160,87*
2259	Knochenaufmeißelung oder Nekrotomie am Schädeldach ..	1500	171,00	87,43	*201,09*
2260	Osteotomie eines kleinen Röhrenknochens – einschließlich Osteosynthese –	1850	210,90	107,83	*248,01*
2263	Resektion eines kleinen Knochens – auch einschließlich eines benachbarten Gelenkanteils – mit Knochen- oder Spanverpflanzung (z. B. bei Tumorexstirpation)	1660	189,24	96,76	*222,54*
2265	Resektion eines großen Knochens – auch einschließlich eines benachbarten Gelenks mit Knochen- oder Spanverpflanzung (z. B. bei Tumorexstirpation) –	2770	315,78	161,46	*371,35*
2266	Resektion eines Darmbeinknochens	1850	210,90	107,83	*248,01*
2267	Knochenzerbrechung	463	52,78	26,99	*62,07*
2268	Operativer Ersatz des Os lunatum durch Implantat	1800	205,20	104,92	*241,31*
2269	Operation der Pseudarthrose des Os naviculare mit Spanentnahme vom Beckenkamm oder Verschraubung	1800	205,20	104,92	*241,31*
2273	Osteotomie eines kleinen Röhrenknochens – einschließlich Anbringens eines Distraktors –	924	105,34	53,86	*123,88*
2274	Osteotomie eines großen Röhrenknochens – einschließlich Anbringens eines Distraktors –	1850	210,90	107,83	*248,01*
2275	Inter- oder subtrochantere Umstellungsosteotomie	2310	263,34	134,64	*309,68*
2276	Inter- oder subtrochantere Umstellungsosteotomie mit Osteosynthese	2770	315,78	161,46	*371,35*
2277	Redressement einer Beinverkrümmung	567	64,64	33,05	*76,01*

Anhang A

Nummer	Leistung	Punktzahl	Gebühr in DM – einfach –	Gebühr in Euro – einfach –	Gebühr in Euro – 2,3-fach – – *1,8-fach – – **1,15-fach –
2278	Autologe Tabula-externa-Osteoplastik mit Deckung eines Schädel- oder Stirnbeindefektes (Kranioplastik)	3500	399,00	204,01	469,21
2279	Chemonukleolyse	600	68,40	34,97	80,44
2280	Redressement des Rumpfes bei schweren Wirbelsäulenverkrümmungen	1135	129,39	66,16	152,16
2281	Perkutane Nukleotomie (z. B. Absaugen des Bandscheibengewebes im Hochdruckverfahren)	1400	159,60	81,60	187,69
2282	Operative Behandlung des Bandscheibenvorfalles mit einseitiger Wirbelbogenresektion oder -Fensterung in einem Segment, Nervenwurzellösung, Prolapsabtragung und Bandscheibenausräumung	1480	168,72	86,27	198,41
2283	Operative Behandlung des Bandscheibenvorfalles in zwei oder drei Segmenten, ein- oder beidseitig, auch mit Resektion des ganzen Bogens (totale Laminektomie)	1850	210,90	107,83	248,01
2284	Stabilisierende operative Maßnahmen (z. B. Knochenspaneinpflanzung, Einpflanzung alloplastischen Materials), zusätzlich zu Nummer 2282 oder Nummer 2283	554	63,16	32,29	74,27
2285	Operative Versteifung eines Wirbelsäulenabschnittes – einschließlich Einpflanzung von Knochen oder alloplastischem Material, als alleinige Leistung –	1480	168,72	86,27	198,41
2286	Operative Behandlung von Wirbelsäulenverkrümmungen durch Spondylodese – einschließlich Implantation von autologem oder alloplastischem Material –	2500	285,00	145,72	335,15
2287	Operative Behandlung von Wirbelsäulenverkrümmungen nach Nummer 2286 mit zusätzlicher Implantation einer metallischen Aufspreiz- und Abstützvorrichtung	3700	421,80	215,66	496,02
2288	Osteotomien am Rippenbuckel, zusätzlich zu Nummer 2286 oder Nummer 2287	550	62,70	32,06	73,73
2289	Neueinpflanzung einer Aufspreiz- oder Abstützvorrichtung an der Wirbelsäule – einschließlich Entfernung der alten Vorrichtung –	4000	456,00	233,15	536,24
2290	Stellungskorrektur und Fusion eines oder mehrerer Wirbelsegmente an Brustwirbelsäule und/oder Lendenwirbelsäule bei ventralem Zugang – auch mit Knocheneinpflanzung – ..	2770	315,78	161,46	371,35
2291	Implantation eines Elektrostimulators zur Behandlung der Skoliose oder einer Pseudarthrose	920	104,88	53,62	123,34
2292	Eröffnung von Brust- oder Bauchhöhle bei vorderem Zugang, nur im Zusammenhang mit Leistungen nach den Nummern 2285, 2286, 2287, 2332 und 2333	1110	126,54	64,70	148,81
2293	Operation einer Steißbeinfistel	370	42,18	21,57	49,60
2294	Steißbeinresektion	554	63,16	32,29	74,27
2295	Exostosenabmeißelung bei Hallux valgus	463	52,78	26,99	62,07
2296	Exostosenabmeißelung bei Hallux valgus einschließlich Sehnenverpflanzung	924	105,34	53,86	123,88
2297	Operation des Hallux valgus mit Gelenkkopfresektion und anschließender Gelenkplastik und/oder Mittelfußosteotomie einschließlich der Leistungen nach den Nummern 2295 und 2296	1180	134,52	68,78	158,19

VI. Frakturbehandlung

Nummer	Leistung	Punktzahl	Gebühr in DM – einfach –	Gebühr in Euro – einfach –	Gebühr in Euro – 2,3-fach – – *1,8-fach – – **1,15-fach –
2320	Einrichtung der gebrochenen knöchernen Nase einschließlich Tamponade – gegebenenfalls einschließlich Wundverband –	189	21,55	11,02	25,34
2321	Einrichtung eines gebrochenen Gesichtsknochens – gegebenenfalls einschließlich Wundverband –	227	25,88	13,23	30,43
2322	Aufrichtung gebrochener Wirbel im Durchhang	757	86,30	44,12	101,49
2323	Halswirbelbruchbehandlung durch Zugverband mit Klammer	757	86,30	44,12	101,49
2324	Einrichtung des gebrochenen Schlüsselbeins	152	17,33	8,86	20,38
2325	Einrichtung des gebrochenen Schlüsselbeins – einschließlich Nagelung und/oder Drahtung –	567	64,64	33,05	76,01

A. Gebührenordnung für Ärzte **Anhang A**

Nummer	Leistung	Punktzahl	Gebühr in DM – einfach –	Gebühr in Euro – einfach –	Gebühr in Euro – 2,3-fach – – *1,8-fach – – **1,15-fach –
2326	Einrichtung eines gebrochenen Schulterblattes oder des Brustbeins	227	25,88	13,23	30,43
2327	Einrichtung eines gebrochenen Oberarmknochens	473	53,92	27,57	63,41
2328	Einrichtung gebrochener Unterarmknochen	341	38,87	19,87	45,71
2329	Einrichtung des gebrochenen Beckens	473	53,92	27,57	63,41
2330	Einrichtung eines gebrochenen Oberschenkelknochens	757	86,30	44,12	101,49
2331	Einrichtung gebrochener Knochen der Handwurzel oder der Mittelhand, der Fußwurzel oder des Mittelfußes	227	25,88	13,23	30,43
2332	Operative Aufrichtung eines gebrochenen Wirbelkörpers und/oder operative Einrenkung einer Luxation eines Wirbelgelenkes mit stabilisierenden Maßnahmen	2500	285,00	145,72	335,15
2333	Operative Aufrichtung von zwei oder mehr gebrochenen Wirbelkörpern und/oder operative Einrenkung von zwei oder mehr Luxationen von Wirbelgelenken mit stabilisierenden Maßnahmen	3700	421,80	215,66	496,02
2334	Operative Stabilisierung einer Brustwandseite	2800	319,20	163,20	375,37
2335	Einrichtung einer gebrochenen Kniescheibe oder gebrochener Unterschenkelknochen	473	53,92	27,57	63,41
2336	Operative Einrichtung der gebrochenen Kniescheibe – auch mit Fremdmaterial –	650	74,10	37,89	87,14
2337	Einrichtung gebrochener Endgliedknochen von Fingern oder von gebrochenen Zehenknochen	76	8,66	4,43	10,18
2338	Einrichtung des gebrochenen Großzehenknochens oder von Frakturen an Grund- oder Mittelgliedern der Fingerknochen	152	17,33	8,86	20,38
2338a	Operative Einrichtung des gebrochenen Endgliedknochens eines Fingers – einschließlich Fixation durch Osteosynthese –	185	21,09	10,78	24,80
2339	Einrichtung des gebrochenen Großzehenknochens oder von Frakturen an Grund- oder Mittelgliedknochen der Finger mit Osteosynthese	379	43,21	22,09	50,81
2340	Olekranonverschraubung oder Verschraubung des Innen- oder Außenknöchelbruches	554	63,16	32,29	74,27
2344	Osteosynthese der gebrochenen Kniescheibe bzw Exstirpation der Kniescheibe oder Teilexstirpation	1110	126,54	64,70	148,81
2345	Tibiakopfverschraubung oder Verschraubung des Fersenbeinbruches	924	105,34	53,86	123,88
2346	Beck'sche Bohrung	278	31,69	16,20	37,27
2347	Nagelung und/oder Drahtung eines gebrochenen kleinen Röhrenknochens (z. B. Mittelhand, Mittelfuß)	370	42,18	21,57	49,60
2348	Nagelung und/oder Drahtung eines kleinen Röhrenknochens (z. B. Mittelhand, Mittelfuß) bei offenem Knochenbruch	555	63,27	32,35	74,40
2349	Nagelung und/oder Drahtung und/oder Verschraubung (mit Metallplatten) eines gebrochenen großen Röhrenknochens	1110	126,54	64,70	148,81
2350	Nagelung und/oder Drahtung und/oder Verschraubung (mit Metallplatten) eines großen Röhrenknochens bei offenem Knochenbruch	1660	189,24	96,76	222,54
2351	Nagelung und/oder Verschraubung (mit Metallplatten) eines gebrochenen Schenkelhalses	1480	168,72	86,27	198,41
2352	Nagelung und/oder Verschraubung (mit Metallplatten) eines Schenkelhalses bei offenem Knochenbruch	2220	253,08	129,40	297,61
2353	Entfernung einer Nagelung und/oder Drahtung und/ oder Verschraubung aus kleinen Röhrenknochen	185	21,09	10,78	24,80
2354	Entfernung einer Nagelung und/oder Drahtung und/oder Verschraubung (mit Metallplatten) aus großen Röhrenknochen	370	42,18	21,57	49,60

Anhang A

3. Teil. Praxishilfen

Nummer	Leistung	Punktzahl	Gebühr in DM – einfach –	Gebühr in Euro – einfach –	Gebühr in Euro – 2,3-fach – – *1,8-fach – – **1,15-fach –
2355	Operative Stabilisierung einer Pseudarthrose oder operative Korrektur eines in Fehlstellung verheilten Knochenbruchs	1110	126,54	64,70	148,81
2356	Operative Stabilisierung einer Pseudarthrose oder operative Korrektur eines in Fehlstellung verheilten Knochenbruchs nach Osteotomie mittels Nagelung, Verschraubung und/oder Metallplatten und/oder äußerem Spanner – auch zusätzliches Einpflanzen von Knochenspan –	1480	168,72	86,27	198,41
2357	Operative Wiederherstellung einer gebrochenen Hüftpfanne einschließlich Fragmentfixation	2770	315,78	161,46	371,35
2358	Osteosynthese gebrochener Beckenringknochen, der gesprengten Symphyse oder einer gesprengten Kreuzdarmbeinfuge	2100	239,40	122,40	281,53
VII. Chirurgie der Körperoberfläche					
2380	Überpflanzung von Epidermisstücken	310	35,34	18,07	41,56
2381	Einfache Hautlappenplastik	370	42,18	21,57	49,60
2382	Schwierige Hautlappenplastik oder Spalthauttransplantation	739	84,25	43,08	99,08
2383	Vollhauttransplantation – auch einschließlich plastischer Versorgung der Entnahmestelle –	1000	114,00	58,29	134,06
2384	Knorpeltransplantation (z. B. aus einem Ohr oder aus einer Rippe)	739	84,25	43,08	99,08
2385	Transplantation eines haartragenden Hautimplantates oder eines Demnafett-Transplantates – auch einschließlich plastischer Versorgung der Entnahmestelle –	1200	136,80	69,94	160,87
2386	Schleimhauttransplantation – einschließlich operativer Unterminierung der Entnahmestelle und plastischer Deckung –	688	78,43	40,10	92,23
2390	Deckung eines überhandflächengroßen, zusammenhängenden Hautdefektes mit speziell aufbereiteten freien Hauttransplantaten	1330	151,62	77,52	178,30
2391	Freie Verpflanzung eines Hautlappens mittels zwischenzeitlicher Stielbildung, in mehreren Sitzungen	1500	171,00	87,43	201,09
2392	Anlage eines Rundstiellappens	900	102,60	52,46	120,65
2392a	Exzision einer großen, kontrakten und funktionsbehinderten Narbe – einschließlich plastischer Deckung –	1000	114,00	58,29	134,06
2393	Interimistische Implantation eines Rundstiellappens (Zwischentransport)	739	84,25	43,08	99,08
2394	Implantation eines Rundstiellappens – einschließlich Modellierung am Ort –	2200	250,80	128,23	294,93
2395	Gekreuzte Beinlappenplastik	2500	285,00	145,72	335,15
2396	Implantation eines Hautexpanders	900	102,60	52,46	120,65
2397	Operative Ausräumung eines ausgedehnten Hämatoms, als selbständige Leistung	600	68,40	34,97	80,44
2400	Öffnung eines Körperkanalverschlusses an der Körperoberfläche	111	12,65	6,47	14,88
2401	Probeexzision aus oberflächlich gelegenem Körpergewebe (z. B. Haut, Schleimhaut, Lippe)	133	15,16	7,75	17,83
2402	Probeexzision aus tiefliegendem Körpergewebe (z. B. Fettgewebe, Faszie, Muskulatur) oder aus einem Organ ohne Eröffnung einer Körperhöhle (z. B. Zunge)	370	42,18	21,57	49,60
2403	Exzision einer in oder unter der Haut oder Schleimhaut liegenden kleinen Geschwulst	133	15,16	7,75	17,83
2404	Exzision einer größeren Geschwulst (z. B. Ganglion, Fasziengeschwulst, Fettgeschwulst, Lymphdrüse, Neurom)	554	63,16	32,29	74,27
2405	Entfernung eines Schleimbeutels	370	42,18	21,57	49,60
2407	Exzision einer ausgedehnten, auch blutreichen Geschwulst – gegebenenfalls einschließlich ganzer Muskeln – und Ausräumung des regionären Lymphstromgebietes	2310	263,34	134,64	309,68
2408	Ausräumung des Lymphstromgebiets einer Axilla	1100	125,40	64,12	147,47

A. Gebührenordnung für Ärzte   **Anhang A**

Nummer	Leistung	Punktzahl	Gebühr in DM – einfach –	Gebühr in Euro – einfach –	Gebühr in Euro – 2,3-fach – – *1,8-fach – – **1,15-fach –
2410	Operation eines Mammatumors	739	84,25	43,08	99,08
2411	Absetzen einer Brustdrüse	924	105,34	53,86	123,88
2412	Absetzen einer Brustdrüse einschließlich Brustmuskulatur	1400	159,60	81,60	187,69
2413	Absetzen einer Brustdrüse mit Ausräumung der regionären Lymphstromgebiete (Radikaloperation)	2310	263,34	134,64	309,68
2414	Reduktionsplastik der Mamma	2800	319,20	163,20	375,37
2415	Aufbauplastik der Mamma einschließlich Verschiebeplastik – gegebenenfalls einschließlich Inkorporation einer Mammaprothese –	2000	228,00	116,57	268,12
2416	Aufbauplastik nach Mammaamputation – gegebenenfalls einschließlich Inkorporation einer Mammaprothese –	3000	342,00	174,86	402,18
2417	Operative Entnahme einer Mamille und interimistische Implantation an anderer Körperstelle	800	91,20	46,63	107,25
2418	Replantation einer verpflanzten Mamille	800	91,20	46,63	107,25
2419	Rekonstruktion einer Mamille aus einer großen Labte oder aus der Mamma der gesunden Seite, auch zusätzlich zur Aufbauplastik	1200	136,80	69,94	160,87
2420	Implantation oder operativer Austausch einer Mammaprothese, als selbständige Leistung	1100	125,40	64,12	147,47
2421	Implantation eines subkutanen, auffüllbaren Medikamentenreservoirs	600	68,40	34,97	80,44
2427	Tiefreichende, die Faszie und die darunter liegenden Körperschichten durchtrennende Entlastungsinzision(en) – auch mit Drainage(n) –	400	45,60	23,31	53,62
2428	Eröffnung eines oberflächlich unter der Haut oder Schleimhaut liegenden Abszesses oder eines Furunkels	80	9,12	4,66	10,72
2429	Eröffnungen disseminierter Abszeßbildungen der Haut (z. B. bei einem Säugling)	220	25,08	12,82	29,49
2430	Eröffnung eines tiefliegenden Abszesses	303	34,54	17,66	40,62
2431	Eröffnung eines Karbunkels – auch mit Exzision –	379	43,21	22,09	50,81
2432	Eröffnung einer Phlegmone	473	53,92	27,57	63,41
2440	Operative Entfernung eines Naevus flammeus, je Sitzung	800	91,20	46,63	107,25
2441	Operative Korrektur einer entstellenden Gesichtsnarbe	400	45,60	23,31	53,62
2442	Implantation alloplastischen Materials zur Weichteilunterfütterung, als selbständige Leistung	900	102,60	52,46	120,65
2443	Totale Entfernung des Narbengewebes im ehemaligen Augenlidgebiet als vorbereitende operative Maßnahme zur Rekonstruktion eines Augenlides	800	91,20	46,63	107,25
2444	Implantation eines Magnetkörpers in ein Augenlid	300	34,20	17,49	40,22
2450	Operation des Rhinophyms	600	68,40	34,97	80,44
2451	Wiederherstellungsoperation bei Fazialislähmung – einschließlich Muskelplastiken und/oder Aufhängung mittels Faszie –	2500	285,00	145,72	335,15
2452	Exstirpation einer Fettschürze – einschließlich plastischer Deckung des Grundes –	1400	159,60	81,60	187,69
2453	Operation des Lymphödems einer Extremität	2000	228,00	116,57	268,12
2454	Operative Entfernung von überstehendem Fettgewebe an einer Extremität	924	105,34	53,86	123,88

VIII. Neurochirurgie

2500	Hebung einer gedeckten Impressionsfraktur des Schädels	1850	210,90	107,83	248,01
2501	Operation einer offenen Impressions- oder Splitterfraktur des Schädels – einschließlich Reimplantation von Knochenstücken –	3100	353,40	180,69	415,59
2502	Operation eines epiduralen Hämatoms	2750	313,50	160,29	368,67
2503	Operation einer frischen Hirnverletzung mit akutem subduralem und/oder intrazerebralem Hämatom	5250	598,50	306,01	703,82

Anhang A   3. Teil. Praxishilfen

Nummer	Leistung	Punktzahl	Gebühr in DM – einfach –	Gebühr in Euro – einfach –	Gebühr in Euro – 2,3-fach – – *1,8-fach – – **1,15-fach –
2504	Operation einer offenen Hirnverletzung mit Dura- und/oder Kopfschwartenplastik	4500	513,00	262,29	603,27
2505	Operation des akuten subduralen Hygroms oder Hämatoms beim Säugling oder Kleinkind	3000	342,00	174,86	402,18
2506	Exstirpation eines chronischen subduralen Hämatoms einschließlich Kapselentfernung	3750	427,50	218,58	502,73
2507	Entleerung eines chronischen subduralen Hämatoms mittels Bohrlochtrepanation(en) – gegebenenfalls einschließlich Drainage –	1800	205,20	104,92	241,31
2508	Operative Versorgung einer frischen frontobasalen Schädelhirnverletzung	4500	513,00	262,29	603,27
2509	Totalexstirpation eines Hirnabszesses	3750	427,50	218,58	502,73
2510	Operation eines intrazerebralen, nicht traumatisch bedingten Hämatoms	4000	456,00	233,15	536,24
2515	Bohrlochtrepanation des Schädels	1000	114,00	58,29	134,06
2516	Osteoklastische Trepanation des Schädels über dem Großhirn	1500	171,00	87,43	201,09
2517	Osteoklastische Trepanation des Schädels über dem Großhirn – einschließlich Wiedereinpassung des Knochendeckels –	2250	256,50	131,15	301,64
2519	Eröffnung der hinteren Schädelgrube	2700	307,80	157,38	361,96
2518	Trepanation bei Kraniostenose	2250	256,50	131,15	301,64
2525	Operation der prämaturen Schädelnahtsynostose (Kraniostenose) mit Einfassung der Knochenränder oder mit Duraschichtresektion beim Säugling oder Kleinkind	4000	456,00	233,15	536,24
2526	Exstirpation eines Konvexitätstumors des Großhirns	3750	427,50	218,58	502,73
2527	Exstirpation eines Großhirntumors mit Hirnlappenresektion	5250	598,50	306,01	703,82
2528	Exstirpation eines Tumors der Mittellinie (Kraniopharyngeom, intraventrikulärer Tumor, Hypophysentumor) oder eines Schädelbasistumors	7500	855,00	437,15	1.005,46
2529	Operation einer intrakranialen Gefäßmißbildung (Aneurysma oder arteriovenöses Angiom)	8000	912,00	466,30	1.072,49
2530	Intrakraniale Embolektomie	7500	855,00	437,15	1.005,46
2531	Intrakraniale Gefäßanastomose oder Gefäßtransplantation .	7500	855,00	437,15	1.005,46
2535	Resektion einer Gehirnhemisphäre	6000	684,00	349,72	804,36
2536	Resektion eines Gehirnlappens	4500	513,00	262,29	603,27
2537	Durchschneidung von Nervenbahnen im Gehirn oder in der Medulla oblongata	6250	712,50	364,30	837,88
2538	Operation einer Enzephalozele der Konvexität	3750	427,50	218,58	502,73
2539	Operation einer frontobasal gelegenen Enzephalozele	6250	712,50	364,30	837,88
2540	Ventrikuläre intrakorporale Liquorableitung mittels Ventilsystem	4500	513,00	262,29	603,27
2541	Ventrikulozisternostomie	4500	513,00	262,29	603,27
2542	Ventrikuläre extrakorporale Liquorableitung	1800	205,20	104,92	241,31
2550	Exstirpation eines Kleinhirntumors	5000	570,00	291,44	670,30
2551	Exstirpation eines Kleinhirnbrückenwinkel- oder Stammhirntumors	7500	855,00	437,15	1.005,46
2552	Exstirpation eines retrobulbären Tumors auf transfrontaltransorbitalem Zugangsweg	6250	712,50	364,30	837,88
2553	Intrakraniale Operation einer basalen Liquorfistel mit plastischem Verschluß	6000	684,00	349,72	804,36
2554	Plastischer Verschluß eines Knochendefekts im Bereich des Hirnschädels, als selbständige Leistung	1800	205,20	104,92	241,31
2555	Eröffnung des Spinalkanals durch einseitige Hemilaminektomie eines Wirbels/mehrerer Wirbel	1480	168,72	86,27	198,41
2556	Eröffnung des Spinalkanals durch Laminektomie eines Wirbels/mehrerer Wirbel	1850	210,90	107,83	248,01

A. Gebührenordnung für Ärzte Anhang A

Nummer	Leistung	Punkt-zahl	Gebühr in DM – einfach –	Gebühr in Euro – einfach –	Gebühr in Euro – 2,3-fach – – *1,8-fach – – **1,15-fach –
2557	Eröffnung des Spinalkanals durch Laminektomie eines Wirbels/mehrerer Wirbel – einschließlich Wiedereinpflanzung von Knochenteilen –	2400	273,60	139,89	321,75
2560	Stereotaktische Ausschaltung(en) am Zentralnervensystem	3750	427,50	218,58	502,73
2561	Stereotaktische Ausschaltung(en) am Zentralnervensystem oder Implantation von Reizelektroden zur Dauerstimulation im Zentralnervensystem mit Trepanation	4620	526,68	269,29	619,36
2562	Anatomische Vorausberechnungen (Zielpunktbestimmungen) zu den Leistungen nach den Nummern 2560 und 2561 – gegebenenfalls einschließlich erforderlicher Ultraschallmessungen im Schädelinnern –	2250	256,50	131,15	301,64
2563	Durchschneidung und/oder Zerstörung eines Nerven an der Schädelbasis	2310	263,34	134,64	309,68
2564	Offene Durchtrennung eines oder mehrerer Nerven am Rückenmark	4800	547,20	279,78	643,49
2565	Operativer Eingriff zur Dekompression einer oder mehrerer Nervenwurzel(n) im Zervikalbereich – einschließlich Foraminotomie – gegebenenfalls einschließlich der Leistungen nach Nummer 2282 oder Nummer 2283 –	4100	467,40	238,98	549,65
2566	Operativer Eingriff zur Dekompression einer oder mehrerer Nervenwurzel(n) im thorakalen oder lumbalen Bereich – gegebenenfalls einschließlich Foraminotomie und/oder der Leistungen nach Nummer 2282 oder Nummer 2283 –	3000	342,00	174,86	402,18
2570	Implantation von Reizelektroden zur Dauerstimulation des Rückenmarks – gegebenenfalls einschließlich Implantation des Empfangsgerätes –	4500	513,00	262,29	603,27
2571	Operation einer Mißbildung am Rückenmark oder an der Cauda equina oder Verschluß einer Myelomeningozele beim Neugeborenen oder Operation einer Meningozele	2650	302,10	154,46	355,26
2572	Operation einer Mißbildung am Rückenmark oder an der Cauda equina mit plastischer Rekonstruktion des Wirbelkanals und/oder Faszienplastik	3230	368,22	188,27	433,02
2573	Verschiebeplastik, zusätzlich zu den Leistungen nach den Nummern 2571, 2572 und 2584	500	57,00	29,14	67,03
2574	Entfernung eines raumbeengenden extraduralen Prozesses im Wirbelkanal	2750	313,50	160,29	368,67
2575	Entfernung eines raumbeengenden intraduralen Prozesses im Wirbelkanal	3500	399,00	204,01	469,21
2576	Mikrochirurgische Entfernung einer spinalen Gefäßmißbildung oder eines Tumors	4500	513,00	262,29	603,27
2577	Entfernung eines raumbeengenden intra- oder extraspinalen Prozesses	4000	456,00	233,15	536,24
2580	Freilegung und Durchtrennung oder Exhairese eines Nerven	554	63,16	32,29	74,27
2581	Freilegung und Exhairese eines pheripheren Trigeminusastes	924	105,34	53,86	123,88
2582	Freilegung und Entnahme eines autologen peripheren Nerven zwecks Transplantation einschließlich Aufbereitung	1800	205,20	104,92	241,31
2583	Neurolyse, als selbständige Leistung	924	105,34	53,86	123,88
2584	Neurolyse mit Nervenverlagerung und Neueinbettung	1480	168,72	86,27	198,41
2585	Nervenersatzplastik durch Implantation eines peripheren Nerven im Hand-/Armbereich	2600	296,40	151,55	348,56
2586	End-zu-End-Naht eines Nerven im Zusammenhang mit einer frischen Verletzung – einschließlich Wundversorgung –	1350	153,90	78,69	180,98
2587	Frühe Sekundärnaht eines peripheren Nerven	1850	210,90	107,83	248,01
2588	Interfaszikuläre mikrochirurgische Nervennaht ohne Verwendung eines autologen Transplantats	2100	239,40	122,40	281,53
2589	Interfaszikuläre mikrochirurgische Nervennaht mit Defektüberbrückung durch autologes Transplantat (ohne die Leistung nach Nummer 2582)	2400	273,60	139,89	321,75

Anhang A

3. Teil. Praxishilfen

Nummer	Leistung	Punktzahl	Gebühr in DM – einfach –	Gebühr in Euro – einfach –	Gebühr in Euro – 2,3-fach – – *1,8-fach – – **1,15-fach –
2590	Naht eines Nervenplexus nach vollständiger Präparation und Neurolyse – auch einschließlich der etwa erforderlichen Foraminotomie oder Hemilaminektomie –	3000	342,00	174,86	402,18
2591	Interfaszikuläre Defektüberbrückung eines Nervenplexus nach vollständiger Präparation desselben mit autologen Transplantaten und perineuraler mikrochirurgischer Naht ...	6000	684,00	349,72	804,36
2592	Mikrochirurgische interfaszikuläre Neurolyse, als selbständige Leistung	1800	205,20	104,92	241,31
2593	Mikrochirurgische interfaszikuläre Neurolyse mit Nervenverlagerung und Neueinbettung, als selbständige Leistung	2770	315,78	161,46	371,35
2594	Transposition eines Nerven mit interfaszikulärer mikrochirurgischer Nervennaht	3000	342,00	174,86	402,18
2595	Nervenpfropfung	1600	182,40	93,26	214,50
2596	Hirnnervenersatzplastik durch Implantation eines autologen peripheren Nerven	2400	273,60	139,89	321,75
2597	Verödung oder Verkochung des Ganglion Gasseri	700	79,80	40,80	93,84
2598	Stereotaktische Thermokoagulation des Ganglion Gasseri .	1400	159,60	81,60	187,69
2599	Blockade eines Nerven im Bereich der Schädelbasis	225	25,65	13,11	30,16
2600	Exstirpation eines Ganglions im Bereich der Schädelbasis .	1500	171,00	87,43	201,09
2601	Grenzstrangresektion im zervikalen Bereich	1000	114,00	58,29	134,06
2602	Abdomino-retroperitoneale lumbale Grenzstrangresektion .	1480	168,72	86,27	198,41
2603	Kombinierte thorakolumbale Grenzstrangresektion	3000	342,00	174,86	402,18
2604	Splanchnikusdurchtrennung, peritoneal oder retroperitoneal	1480	168,72	86,27	198,41
	IX. Mund-, Kiefer- und Gesichtschirurgie				
2620	Operation der isolierten Lippenspalte	750	85,50	43,72	100,55
2621	Operation der breiten Lippen-Kieferspalte mit Naseneingangsplastik	1500	171,00	87,43	201,09
2622	Plastisch-chirurgische Behandlung einer kompletten Gesichtsspalte – einschließlich Osteotomien und Osteoplastiken –	9000	1.026,00	524,59	1.206,55
2625	Verschluß des weichen oder harten Gaumens oder Verschluß von perforierenden Defekten im Bereich von Gaumen oder Vestibulum	1250	142,50	72,86	167,58
2626	Velopharyngoplastik	2500	285,00	145,72	335,15
2627	Verschluß des harten und weichen Gaumens	2000	228,00	116,57	268,12
2630	Operative Rekonstruktion eines Mittelgesichts – einschließlich Osteotomie und/oder Osteoplastik –	6000	684,00	349,72	804,36
2640	Operative Verlagerung des Oberkiefers bei Dysgnathie, je Kieferhälfte	1200	136,80	69,94	160,87
2642	Operative Verlagerung des Unterkiefers bei Dysgnathie, je Kieferhälfte	1850	210,90	107,83	248,01
2650	Entfernung eines extrem verlagerten oder retinierten Zahnes durch umfangreiche Osteotomie bei gefährdeten anatomischen Nachbarstrukturen	740	84,36	43,13	99,20
2651	Entfernung tiefliegender Fremdkörper oder Sequestrotomie durch Osteotomie aus dem Kiefer	550	62,70	32,06	73,73
2655	Operation einer ausgedehnten Kieferzyste – über mehr als drei Zähne oder vergleichbarer Größe im unbezahnten Bereich – durch Zystektomie	950	108,30	55,37	127,36
2656	Operation einer ausgedehnten Kieferzyste – über mehr als drei Zähne oder vergleichbarer Größe im unbezahnten Bereich – durch Zystektomie in Verbindung mit der Entfernung retinierter oder verlagerter Zähne und/oder Wurzelspitzenresektion	620	70,68	36,14	83,12

A. Gebührenordnung für Ärzte

Anhang A

Nummer	Leistung	Punktzahl	Gebühr in DM – einfach –	Gebühr in Euro – einfach –	Gebühr in Euro – 2,3-fach – – *1,8-fach – – **1,15-fach –
2657	Operation einer ausgedehnten Kieferzyste – über mehr als drei Zähne oder vergleichbarer Größe im unbezahnten Bereich – durch Zystostomie	760	86,64	44,30	101,89
2658	Operation einer ausgedehnten Kieferzyste – über mehr als drei Zähne oder vergleichbarer Größe im unbezahnten Bereich – durch Zystostomie in Verbindung mit der Entfernung retinierter oder verlagerter Zähne und/oder Wurzelspitzenresektion	500	57,00	29,14	67,03
2660	Operative Behandlung einer konservativ unstillbaren Blutung im Mund-Kieferbereich durch Freilegung und Abbinden oder Umstechung des Gefäßes oder durch Knochenbolzung, als selbständige Leistung	400	45,60	23,31	53,62
2670	Operative Entfernung eines Schlotterkammes oder einer Fibromatose, je Kieferhälfte oder Frontzahnbereich, als selbständige Leistung	500	57,00	29,14	67,03
2671	Operative Entfernung eines Schlotterkammes oder einer Fibromatose, je Kieferhälfte oder Frontzahnbereich, in Verbindung mit den Leistungen nach Numme 2675 oder 2676	300	34,20	17,49	40,22
2675	Partielle Vestibulum- oder Mundbodenplastik oder große Tuberplastik, je Kieferhälfte oder Frontzahnbereich	850	96,90	49,54	113,95
2676	Totale Mundboden- oder Vestibulumplastik zur Formung des Prothesenlagers mit partieller Ablösung der Mundbodenmuskulatur, je Kiefer	2200	250,80	128,23	294,93
2677	Submuköse Vestibulumplastik, je Kieferhälfte oder Frontzahnbereich, als selbständige Leistung	700	79,80	40,80	93,84
2680	Einrenkung der Luxation des Unterkiefers	100	11,40	5,83	13,41
2681	Einrenkung der alten Luxation des Unterkiefers	400	45,60	23,31	53,62
2682	Operative Einrenkung der Luxation eines Kiefergelenks	1400	159,60	81,60	187,69
2685	Reposition eines Zahnes	200	22,80	11,66	26,81
2686	Reposition eines zahntragenden Bruchstücks des Alveolarfortsatzes	300	34,20	17,49	40,22
2687	Allmähliche Reposition des gebrochenen Ober- oder Unterkiefers oder eines schwer einstellbaren oder verkeilten Bruchstücks des Alveolarfortsatzes	1300	148,20	75,77	174,28
2688	Fixation bei nicht dislozierter Kieferfraktur durch Osteosynthese oder Aufhängung	750	85,50	43,72	100,55
2690	Operative Reposition und Fixation durch Osteosynthese bei Unterkieferbruch, je Kieferhälfte	1000	114,00	58,29	134,06
2691	Operative Reposition und Fixation durch Osteosynthese bei Aussprengung des Oberkiefers an der Schädelbasis	3600	410,40	209,83	482,62
2692	Operative Reposition und Fixation durch Osteosynthese bei Kieferbruch im Mittelgesichtsbereich – gegebenenfalls einschließlich Jochbeinbruch und/oder Nasenbeinbruch –, je Kieferhälfte	1500	171,00	87,43	201,09
2693	Operative Reposition und Fixation einer isolierten Orbitaboden-, Jochbein- oder Jochbogenfraktur	1200	136,80	69,94	160,87
2694	Operative Entfernung von Osteosynthesematerial aus einem Kiefer- oder Gesichtsknochen, je Fraktur	450	51,30	26,23	60,33
2695	Einrichtung und Fixation eines gebrochenen Kiefers außerhalb der Zahnreihen durch intra- und extraorale Schienenverbände und Stützapparate	2700	307,80	157,38	361,96
2696	Drahtumschlingung des Unterkiefers oder oro-faziale Drahtaufhängung, auch beidseitig	500	57,00	29,14	67,03
2697	Anlegen von Drahtligaturen, Drahthäkchen oder dergleichen, je Kieferhälfte oder Frontzahnbereich, als selbständige Leistung	350	39,90	20,40	46,92
2698	Anlegen und Fixation einer Schiene am unverletzten Ober- oder Unterkiefer	1500	171,00	87,43	201,09
2699	Anlegen und Fixation einer Schiene am gebrochenen Ober- oder Unterkiefer	2200	250,80	128,23	294,93

Anhang A

3. Teil. Praxishilfen

Nummer	Leistung	Punktzahl	Gebühr in DM – einfach –	Gebühr in Euro – einfach –	Gebühr in Euro – 2,3-fach – – *1,8-fach – – **1,15-fach –
2700	Anlegen von Stütz-, Halte- oder Hilfsvorrichtungen (z. B. Verbandsplatte, Pelotte) am Ober- oder Unterkiefer oder bei Kieferklemme	350	39,90	20,40	46,92
2701	Anlegen von extraoralen Stütz-, Halte- oder Hilfsvorrichtungen, einer Verbands- oder Verschlußplatte, Pelotte oder dergleichen – im Zusammenhang mit plastischen Operationen oder zur Verhütung oder Behandlung von Narbenkontrakturen –	1800	205,20	104,92	241,31
2702	Wiederanbringung einer gelösten Apparatur oder kleine Änderungen, teilweise Erneuerung von Schienen oder Stützapparaten – auch Entfernung von Schienen oder Stützapparaten –, je Kiefer	300	34,20	17,49	40,22
2705	Osteotomie nach disloziert verheilter Fraktur im Mittelgesicht – einschließlich Osteosynthese –	1700	193,80	99,09	227,90
2706	Osteotomie nach disloziert verheilter Fraktur im Unterkiefer – einschließlich Osteosynthese –	1300	148,20	75,77	174,28
2710	Partielle Resektion des Ober- oder Unterkiefers – auch Segmentosteotomie –, als selbständige Leistung	1100	125,40	64,12	147,47
2711	Partielle Resektion des Ober- oder Unterkiefers – auch Segmentosteotomie –, in Verbindung mit den Leistungen nach Nummer 2640 oder 2642	750	85,50	43,72	100,55
2712	Halbseitenresektion des Ober- oder Unterkiefers	3000	342,00	174,86	402,18
2715	Suprahyoidale Lymphknotenausräumung einer Seite – einschließlich Darstellung und gegebenenfalls Entfernung von Muskeln, Nerven und Gefäßen –	2000	228,00	116,57	268,12
2716	Radikale Halslymphknotenausräumung einer Seite – einschließlich Darstellung und gegebenenfalls Entfernung von Muskeln, Nerven und Gefäßen –	5000	570,00	291,44	670,30
2720	Osteotomie im Zusammenhang mit operativen Eingriffen am Mundboden – einschließlich Osteosynthese –	800	91,20	46,63	107,25
2730	Operative Maßnahmen zur Lagerbildung beim Aufbau des Alveolarfortsatzes, je Kieferhälfte oder Frontzahnbereich	500	57,00	29,14	67,03
2732	Operation zur Lagerbildung für Knochen oder Knorpel bei ausgedehnten Kieferdefekten	2000	228,00	116,57	268,12

X. Halschirurgie

2750	Eröffnung des Schlundes durch Schnitt	1110	126,54	64,70	148,81
2751	Tracheotomie	554	63,16	32,29	74,27
2752	Exstirpation eines Ductus thyreoglossus oder einer medialen Halszyste – gegebenenfalls einschließlich Teilresektion des Zungenbeins –	1350	153,90	78,69	180,98
2753	Divertikelresektion im Halsbereich	1660	189,24	96,76	222,54
2754	Operation einer Kiemengangfistel	1660	189,24	96,76	222,54
2755	Entfernung der Kropfgeschwulst oder Teilresektion der Schilddrüse	1850	210,90	107,83	248,01
2756	Ausschälung der Nebenschilddrüse (Parathyreoektomie) ...	2200	250,80	128,23	294,93
2757	Radikaloperation der bösartigen Schilddrüsengeschwulst – einschließlich Ausräumung der regionären Lymphstromgebiete und gegebenenfalls der Nachbarorgane –	3700	421,80	215,66	496,02
2760	Ausräumung des regionären Lymphstromgebietes einer Halsseite, als selbständige Leistung	1200	136,80	69,94	160,87

XI. Gefäßchirurgie
1. Allgemeine Verrichtungen

2800	Venaesectio	275	31,35	16,03	36,87
2801	Freilegung und/oder Unterbindung eines Blutgefäßes an den Gliedmaßen, als selbständige Leistung	463	52,78	26,99	62,07
2802	Freilegung und/oder Unterbindung eines Blutgefäßes in der Brust- oder Bauchhöhle, als selbständige Leistung	2220	253,08	129,40	297,61

A. Gebührenordnung für Ärzte   **Anhang A**

Nummer	Leistung	Punktzahl	Gebühr in DM – einfach –	Gebühr in Euro – einfach –	Gebühr in Euro – 2,3-fach – – *1,8-fach – – **1,15-fach –
2803	Freilegung und/oder Unterbindung eines Blutgefäßes am Hals, als selbständige Leistung	1480	168,72	86,27	198,41
2804	Druckmessung(en) am freigelegten Blutgefäß	253	28,84	14,75	33,92
2805	Flußmessung(en) am freigelegten Blutgefäß	350	39,90	20,40	46,92
2807	Operative Entnahme einer Arterie zum Gefäßersatz	739	84,25	43,08	99,08
2808	Operative Entnahme einer Vene zum Gefäßersatz	400	45,60	23,31	53,62
2809	Naht eines verletzten Blutgefäßes (traumatisch) an den Gliedmaßen – einschließlich Wundversorgung –	740	84,36	43,13	99,20
2810	Rekonstruktiver Eingriff an der Vena cava superior oder inferior (z. B. bei erweiterter Tumorchirurgie mit Cavaresektion und Ersatz durch eine Venenprothese) – gegebenenfalls einschließlich Anlegen einer temporären arteriovenösen Fistel –	5000	570,00	291,44	670,30
	2. Arterienchirurgie				
2820	Rekonstruktive Operation einer extrakranialen Hirnarterie ...	3140	357,96	183,02	420,95
2821	Rekonstruktive Operation einer extrakranialen Hirnarterie mit Anlegen eines Shunts	4200	478,80	244,81	563,06
2822	Rekonstruktive Operation einer Armarterie	2300	262,20	134,06	308,34
2823	Rekonstruktive Operation einer Finger- oder Zehenarterie ..	1850	210,90	107,83	248,01
2824	Operation des offenen Ductus Botalli oder einer anderen abnormen Gefäßmißbildung im Thorax durch Verschluß	3000	342,00	174,86	402,18
2825	Operation einer abnormen Gefäßmißbildung im Thorax durch Rekonstruktion	6500	741,00	378,87	871,39
2826	Operative Beseitigung einer erworbenen Stenose oder eines Verschlusses an den großen Gefäßen im Thorax durch Rekonstruktion	6500	741,00	378,87	871,39
2827	Operation eines Aneurysmas an einem großen Gefäß im Thorax	7500	855,00	437,15	1.005,46
2828	Operative Versorgung einer intrathorakalen Gefäßverletzung durch direkte Naht	3000	342,00	174,86	402,18
2829	Operative Versorgung einer intrathorakalen Gefäßverletzung durch Gefäßersatz	5200	592,80	303,09	697,12
2834	Operative(r) Eingriff(e) an einem oder mehreren Gefäß(en) der Nieren, als selbständige Leistung	1480	168,72	86,27	198,41
2835	Rekonstruktive Operation an der Aorta abdominalis bei Stenose oder Verschluß	4500	513,00	262,29	603,27
2836	Rekonstruktive Operation an der Aorta abdominalis bei Aneurysma	5000	570,00	291,44	670,30
2837	Rekonstruktive Operation an einem Viszeralgefäß	5000	570,00	291,44	670,30
2838	Rekonstruktive Operation einer Nierenarterie	4300	490,20	250,64	576,46
2839	Rekonstruktive Operation an den Beckenarterien, einseitig	3000	342,00	174,86	402,18
2840	Rekonstruktive Operation an den Arterien eines Oberschenkels – auch Anlegung einer Gefäßprothese oder axillo-femorale Umleitung oder femoro-femorale Umleitung –	3000	342,00	174,86	402,18
2841	Rekonstruktive Operation einer Kniekehlenarterie	2000	228,00	116,57	268,12
2842	Rekonstruktive Operation der Arterien des Unterschenkels	3700	421,80	215,66	496,02
2843	Rekonstruktive Operation einer arteriovenösen Fistel an den Extremitäten oder im Halsbereich	3700	421,80	215,66	496,02
2844	Rekonstruktive Operation einer arteriovenösen Fistel im Brust- oder Bauchraum	5500	627,00	320,58	737,33
	3. Venenchirurgie				
2880	Inzision eines Varixknotens	148	16,87	8,63	19,84
2881	Varizenexhairese, einseitig	1110	126,54	64,70	148,81
2882	Varizenexhairese mit Unterbrechung der Vv. perforantes, einseitig	1850	210,90	107,83	248,01

Anhang A

3. Teil. Praxishilfen

Nummer	Leistung	Punktzahl	Gebühr in DM – einfach –	Gebühr in Euro – einfach –	Gebühr in Euro – 2,3-fach – – *1,8-fach – – **1,15-fach –
2883	Crossektomie der Vena saphena magna oder parva und Exstirpation mehrerer Seitenäste	1200	136,80	69,94	160,87
2885	Entfernung einer kleinen Blutadergeschwulst	1110	126,54	64,70	148,81
2886	Entfernung einer großen Blutadergeschwulst	2770	315,78	161,46	371,35
2887	Thrombektomie	2000	228,00	116,57	268,12
2888	Veno-venöse Umleitung (z. B. nach Palma) ohne Anlage eines arteriovenösen Shunts	3140	357,96	183,02	420,95
2889	Veno-venöse Umleitung (z. B. nach Palma) mit Anlage eines arteriovenösen Shunts	3700	421,80	215,66	496,02
2890	Isolierte Seitenastexstirpation und/oder Perforansdissektion und/oder Perforansligatur	350	39,90	20,40	46,92
2891	Rekonstruktive Operation an den Körpervenen unter Ausschluß der Hohlvenen (Thrombektomie, Transplantatersatz, Bypassoperation) – gegebenenfalls einschließlich Anlegen einer temporären arteriovenösen Fistel –	3000	342,00	174,86	402,18
2895	Anlage eines arteriovenösen Shunts zur Hämodialyse	1480	168,72	86,27	198,41
2896	Anlage eines arteriovenösen Shunts zur Hämodialyse mit freiem Transplantat	2100	239,40	122,40	281,53
2897	Beseitigung eines arteriovenösen Shunts	1200	136,80	69,94	160,87
2898	Unterbrechung der Vena cava caudalis durch Filterimplantation	1500	171,00	87,43	201,09
2899	Unterbrechung der Vena cava caudalis nach Freilegung	2220	253,08	129,40	297,61
2900	Operation bei portalem Hochdruck durch Dissektion	3140	357,96	183,02	420,95
2901	Operation bei portalem Hochdruck durch venöse Anastomose	3700	421,80	215,66	496,02
2902	Operation bei portalem Hochdruck durch venöse Anastomose und Arterialisation	4620	526,68	269,29	619,36
	4. Sympathikuschirurgie				
2920	Thorakale Sympathektomie	2000	228,00	116,57	268,12
2921	Lumbale Sympathektomie	1480	168,72	86,27	198,41
	XII. Thoraxchirurgie				
2950	Resektion einer Rippe, als selbständige Leistung	739	84,25	43,08	99,08
2951	Resektion mehrerer benachbarter Rippen, als selbständige Leistung	1110	126,54	64,70	148,81
2952	Resektion einer Halsrippe oder der 1. Rippe	1110	126,54	64,70	148,81
2953	Thorakoplastik	3140	357,96	183,02	420,95
2954	Thorakoplastik mit Höhleneröffnung – auch Jalousieplastik –	4620	526,68	269,29	619,36
2955	Thorakoplastik mit Entschwartung – gegebenenfalls einschließlich Muskelimplantation und Entnahme des Implantates –	5000	570,00	291,44	670,30
2956	Brustwandteilresektion	2100	239,40	122,40	281,53
2957	Brustwandteilresektion mit plastischer Deckung	3000	342,00	174,86	402,18
2959	Korrekturthorakoplastik mit Entschwartung – gegebenenfalls einschließlich Muskelimplantation und Entnahme des Implantates –	5100	581,40	297,27	683,71
2960	Operation einer Brustkorbdeformität (z. B. Trichterbrust)	3000	342,00	174,86	402,18
2970	Anlage einer Pleuradrainage (z. B. Bülau'sche Heberdrainage)	554	63,16	32,29	74,27
2971	Spülung des Pleuraraumes bei liegender Drainage – gegebenenfalls einschließlich Einbringung von Arzneimitteln – ...	148	16,87	8,63	19,84
2972	Entnahme von Pleuragewebe nach operativer Freilegung der Pleura, als selbständige Leistung	666	75,92	38,82	89,28
2973	Pleurektomie, einseitig, als selbständige Leistung	2220	253,08	129,40	297,61
2974	Pleurektomie mit Resektionen) am Perikard und/oder Zwerchfell	3140	357,96	183,02	420,95

A. Gebührenordnung für Ärzte **Anhang A**

Nummer	Leistung	Punktzahl	Gebühr in DM – einfach –	Gebühr in Euro – einfach –	Gebühr in Euro – 2,3-fach – – *1,8-fach – – **1,15-fach –
2975	Dekortikation der Lunge	4800	547,20	279,78	643,49
2976	Ausräumung eines Hämatothorax	2000	228,00	116,57	268,12
2977	Thorakokaustik bei Spontanpneumothorax	739	84,25	43,08	99,08
2979	Operative Entfernung eines Pleuraempyems – gegebenenfalls einschließlich Rippenresektion(en) –	1110	126,54	64,70	148,81
2985	Thorakaler Eingriff am Zwerchfell	2220	253,08	129,40	297,61
2990	Thorakotomie zu diagnostischen Zwecken	1110	126,54	64,70	148,81
2991	Thorakotomie mit Herzmassage	1480	168,72	86,27	198,41
2992	Thorakotomie mit Entnahme von Pleura- und/oder Lungengewebe für die histologische und/oder bakteriologische Untersuchung, als selbständige Leistung	1290	147,06	75,19	172,94
2993	Thorakotomie mit Gewebsentnahme und intrathorakalen Präparationen	1480	168,72	86,27	198,41
2994	Operative Eingriffe an der Lunge (z. B. Keilexzision, Herdenukleation, Ausschälung von Zysten)	2770	315,78	161,46	371,35
2995	Lob- oder Pneumonektomie	3140	357,96	183,02	420,95
2996	Lungensegmentresektion(en)	4000	456,00	233,15	536,24
2997	Lobektomie und Lungensegmentresektion(en)	5100	581,40	297,27	683,71
2998	Bilobektomie	4800	547,20	279,78	643,49
2999	Pneumonektomie mit intraperikardialer Gefäßversorgung und/ oder Ausräumung mediastinaler Lymphknoten	5600	638,40	326,41	750,74
3000	Bronchotomie zur Entfernung von Fremdkörpern oder Tumoren	2770	315,78	161,46	371,35
3001	Thorakale Eingriffe am Tracheobronchialsystem wie Resektion und/oder Anastomose und/oder Versteifung und/oder plastischer Ersatz	5800	661,20	338,07	777,55
3002	Operative Kavernen- oder Lungenabszeßeröffnung	4800	547,20	279,78	643,49
3010	Sternotomie, als selbständige Leistung	1110	126,54	64,70	148,81
3011	Entfernung eines Mediastinaltumors, transpleural oder transsternal	4000	456,00	233,15	536,24
3012	Drainage des Mediastinums	554	63,16	32,29	74,27
3013	Intrathorakaler Eingriff am Lymphgefäßsystem	4000	456,00	233,15	536,24
	XIII. Herzchirurgie				
3050	Operative Maßnahmen in Verbindung mit der Herz-Lungen-Maschine zur Herstellung einer extrakorporalen Zirkulation	1850	210,90	107,83	248,01
3051	Perfusion der Hirnarterien, zusätzlich zur Leistung nach Nummer 3050	1290	147,06	75,19	172,94
3052	Perfusion der Koronararterien, zusätzlich zur Leistung nach Nummer 3050	1110	126,54	64,70	148,81
3053	Perfusion von Arterien eines anderen Organs, zusätzlich zur Leistung nach Nummer 3050	1110	126,54	64,70	148,81
3054	Operative extrathorakale Anlage einer assistierenden Zirkulation	1850	210,90	107,83	248,01
3055	Überwachung einer assistierenden Zirkulation, je angefangene Stunde Die Leistung nach Nummer 3055 ist nur während einer Operation berechnungsfähig.	554	63,16	32,29	74,27
3060	Intraoperative Funktionsmessungen am und/oder im Herzen	554	63,16	32,29	74,27
3065	Operation am Perikard, als selbständige Leistung	2000	228,00	116,57	268,12
3066	Operation der Pericarditis constrictiva	3140	357,96	183,02	420,95
3067	Myokardbiopsie unter Freilegung des Herzens, als selbständige Leistung	1480	168,72	86,27	198,41
3068	Anlage einer künstlichen Pulmonalisstammstenose	3140	357,96	183,02	420,95
3069	Shuntoperation an herznahen Gefäßen	3000	342,00	174,86	402,18

Anhang A

3. Teil. Praxishilfen

Nummer	Leistung	Punktzahl	Gebühr in DM – einfach –	Gebühr in Euro – einfach –	Gebühr in Euro – 2,3-fach – – *1,8-fach – – **1,15-fach –
3070	Operative Anlage eines Vorhofseptumdefektes	3000	342,00	174,86	*402,18*
3071	Naht einer Myokardverletzung	3000	342,00	174,86	*402,18*
3072	Operativer Verschluß des Vorhofseptumdefektes vom Sekundum-Typ	3000	342,00	174,86	*402,18*
3073	Operativer Verschluß von Vorhofseptumdefekten anderen Typs (z. B. Sinus venosus) – auch Korrektur einer isolierten Lungenvenenfehlmündung –	4000	456,00	233,15	*536,24*
3074	Komplette intraatriale Blutumleitung (totale Lungenvenenfehlmündung oder unkomplizierte Transposition der großen Arterien)	6500	741,00	378,87	*871,39*
3075	Entfernung eines Fremdkörpers aus dem Herzen oder aus einem herznahen Gefäß – auch Thromb- oder Embolektomie –	3000	342,00	174,86	*402,18*
3076	Operative Entfernung eines Herztumors oder eines Herzwandaneurysmas oder eines Herzdivertikels	4800	547,20	279,78	*643,49*
3077	Operativer Verschluß eines Herzkammerscheidewanddefektes mittels direkter Naht	3000	342,00	174,86	*402,18*
3078	Operativer Verschluß eines Herzkammerscheidewanddefektes mittels Prothese	4000	456,00	233,15	*536,24*
3079	Resektion intrakardial stenosierender Muskulatur	3000	342,00	174,86	*402,18*
3084	Valvuloplastik einer Herzklappe	3300	376,20	192,35	*442,40*
3085	Operative Korrektur einer Herzklappe	3140	357,96	183,02	*420,95*
3086	Operativer Ersatz einer Herzklappe	5600	638,40	326,41	*750,74*
3087	Operative Korrektur und/oder Ersatz mehrerer Herzklappen	7500	855,00	437,15	*1.005,46*
3088	Operation zur direkten myokardialen Revaskularisation eines Versorgungsabschnittes	5600	638,40	326,41	*750,74*
3089	Operation zur direkten myokardialen Revaskularisation mehrerer Versorgungsabschnitte	7500	855,00	437,15	*1.005,46*
3090	Operation von Anomalien der Koronararterien	4000	456,00	233,15	*536,24*
3091	Operation am Reizleitungssystem (Korrektur von Rhythmusstörungen – ausschließlich der Schrittmacherbehandlung –)	4500	513,00	262,29	*603,27*
3095	Schrittmacher-Erstimplantation	2770	315,78	161,46	*371,35*
3096	Schrittmacher-Aggregatwechsel	1110	126,54	64,70	*148,81*
3097	Schrittmacher-Korrektureingriff – auch Implantation von myokardialen Elektroden –	2770	315,78	161,46	*371,35*

XIV. Ösophaguschirurgie, Abdominalchirurgie

Nummer	Leistung	Punktzahl	Gebühr in DM	Gebühr in Euro	Gebühr in Euro
3120	Diagnostische Peritonealspülung, als selbständige Leistung.	300	34,20	17,49	*40,22*
3121	Choledochoskopie während einer intraabdominalen Operation	500	57,00	29,14	*67,03*
3122	Intraoperative Manometrie an den Gallenwegen (Prüfung des Papillenwiderstandes)	375	42,75	21,86	*50,27*
3125	Eröffnung des Ösophagus vom Halsgebiet aus	1110	126,54	64,70	*148,81*
3126	Intrathorakaler Eingriff am Ösophagus	4000	456,00	233,15	*536,24*
3127	Extrapleurale Operation der Ösophagusatresie beim Kleinkind	5000	570,00	291,44	*670,30*
3128	Operative Beseitigung einer angeborenen ösophagotrachealen Fistel	3000	342,00	174,86	*402,18*
3129	Operativer Eingriff am terminalen Ösophagus bei abdominalem Zugang	3000	342,00	174,86	*402,18*
3130	Operativer Eingriff am Ösophagus bei abdominalthorakalem Zugang	5000	570,00	291,44	*670,30*
3135	Eröffnung der Bauchhöhle zu diagnostischen Zwecken – gegebenenfalls einschließlich Gewebeentnahme –	1110	126,54	64,70	*148,81*
3136	Eröffnung eines subphrenischen Abszesses	1110	126,54	64,70	*148,81*
3137	Eröffnung von Abszessen im Bauchraum	1110	126,54	64,70	*148,81*

A. Gebührenordnung für Ärzte Anhang A

Nummer	Leistung	Punktzahl	Gebühr in DM – einfach –	Gebühr in Euro – einfach –	Gebühr in Euro – 2,3-fach – – *1,8-fach – – **1,15-fach –
3138	Anlage einer Magenfistel mit oder ohne Schrägkanalbildung	1600	182,40	93,26	214,50
3139	Eröffnung des Bauchraums bei Peritonitis mit ausgedehnter Revision, Spülung und Drainage	2770	315,78	161,46	371,35
3144	Naht der Magen- und/oder Darmwand nach Perforation oder nach Verletzung – einschließlich Spülung des Bauchraumes –	1900	216,60	110,75	254,72
3145	Teilresektion des Magens	2770	315,78	161,46	371,35
3146	Kardiaresektion	4000	456,00	233,15	536,24
3147	Totale Magenentfernung	4800	547,20	279,78	643,49
3148	Resektion des Ulcus pepticum	4000	456,00	233,15	536,24
3149	Umwandlungsoperation am Magen (z. B. Billroth II in Billroth I, Interposition)	5250	598,50	306,01	703,82
3150	Gastrotomie	1600	182,40	93,26	214,50
3151	Operative Einbringung eines Tubus in Ösophagus und/oder Magen als Notoperation	2700	307,80	157,38	361,96
3152	Spaltung des Pylorus (z. B. bei Pylorospasmus)	1900	216,60	110,75	254,72
3153	Pyloroplastik	3000	342,00	174,86	402,18
3154	Vagotomie am Magen	3000	342,00	174,86	402,18
3155	Vagotomie am Magen mit zusätzlichen Drainageverfahren (z. B. Anastomose, Pyloruserweiterung einschließlich Plastik)	4500	513,00	262,29	603,27
3156	Endoskopische Entfernung von Fäden nach Magenoperation oder von Fremdkörpern, zusätzlich zur Gastroskopie	450	51,30	26,23	60,33
3157	Magenteilresektion mit Dickdarmteilresektion	4620	526,68	269,29	619,36
3158	Gastroenterostomie	2220	253,08	129,40	297,61
3165	Operative Beseitigung von Atresien, Stenosen (Septen) und/oder Divertikeln des Duodenums	4000	456,00	233,15	536,24
3166	Operative Beseitigung der Atresien, Stenosen (Septen) und/oder Divertikeln des Jejunums oder des Ileums	3000	342,00	174,86	402,18
3167	Anastomose im Dünndarmgebiet – auch mit Teilresektion –	2220	253,08	129,40	297,61
3168	Jejuno-Zökostomie	2600	296,40	151,55	348,56
3169	Teilresektion des Kolons – auch mit Anastomose –	3750	427,50	218,58	502,73
3170	Kolektomie, auch subtotal – mit Ileostomie –	5250	598,50	306,01	703,82
3171	Operative Beseitigung von Lageanomalien innerhalb des Magen-Darmtraktes oder des Volvulus (auch im Säuglings- und Kleinkindalter) oder der Darminvagination	2500	285,00	145,72	335,15
3172	Operative Darmmobilisation bei Verwachsungen, als selbständige Leistung	1600	182,40	93,26	214,50
3173	Operative Entfernung des Meckel'schen Divertikels	1480	168,72	86,27	198,41
3174	Operative Beseitigung einer Darmduplikatur	2700	307,80	157,38	361,96
3175	Operation des Mekoniumileus	2700	307,80	157,38	361,96
3176	Transposition eines Darmteils innerhalb des Abdomens	3500	399,00	204,01	469,21
3177	Transposition eines Darmteils und/oder des Magens aus dem Abdomen heraus	5000	570,00	291,44	670,30
3179	Faltung sämtlicher Dünndarmschlingen bei rezidivierendem Ileus	4000	456,00	233,15	536,24
3181	Langstreckige Resektion, auch ganzer Konvolute, vom Dünndarm – gegebenenfalls einschließlich vom Dickdarm – mit Anastomose	3500	399,00	204,01	469,21
3183	Kombinierte Entfernung des gesamten Dick- und Mastdarmes mit Ileostoma	6500	741,00	378,87	871,39
3184	Lebertransplantation	7500	855,00	437,15	1.005,46
3185	Operation an der Leber (z. B. Teilresektion oder Exzision eines Tumors)	3000	342,00	174,86	402,18
3186	Exstirpation der Gallenblase	2500	285,00	145,72	335,15
3187	Operation an den Gallengängen – gegebenenfalls einschließlich Exstirpation der Gallenblase –	3250	370,50	189,43	435,70

Anhang A

3. Teil. Praxishilfen

Nummer	Leistung	Punktzahl	Gebühr in DM – einfach –	Gebühr in Euro – einfach –	Gebühr in Euro – 2,3-fach – – *1,8-fach – – **1,15-fach –
3188	Biliodigestive Anastomose mit Interposition eines Darmabschnittes	4200	478,80	244,81	563,06
3189	Operative Beseitigung von Atresien und/oder Stenosen der Gallengänge beim Säugling oder Kleinkind	4000	456,00	233,15	536,24
3190	Papillenexstirpation oder -Spaltung mit Eröffnung des Duodenums	2700	307,80	157,38	361,96
3192	Milzrevision, als selbständige Leistung	2000	228,00	116,57	268,12
3194	Präparation einer Pankreaszyste und Drainage derselben durch Interposition eines Darmabschnittes	3700	421,80	215,66	496,02
3195	Resektion des Kopfteils vom Pankreas	4620	526,68	269,29	619,36
3196	Resektion des Schwanzteils vom Pankreas	2220	253,08	129,40	297,61
3197	Resektion des ganzen Pankreas	4620	526,68	269,29	619,36
3198	Pankreoduodenektomie (z. B. nach Whipple)	5000	570,00	291,44	670,30
3199	Milzexstirpation	2220	253,08	129,40	297,61
3200	Appendektomie	1480	168,72	86,27	198,41
3202	Operation einer persistierenden Fistel am Magen-Darmtrakt – gegebenenfalls einschließlich Resektion und Anastomose –	3000	342,00	174,86	402,18
3205	Anlage einer Endodrainage (z. B. Duodenum-Dünndarm-Leberpforte-Bauchhaut), zusätzlich zu anderen intraabdominalen Operationen	2250	256,50	131,15	301,64
3206	Enterostomie – auch einschließlich Katheterfistelung (Kolostomie, Transversumfistel) –	2250	256,50	131,15	301,64
3207	Anlegen eines Anus praeter	1480	168,72	86,27	198,41
3208	Verschlußoperation für einen Anus praeter mit Darmnaht	1250	142,50	72,86	167,58
3209	Verschlußoperation für einen Anus praeter mit Darmresektion	1750	199,50	102,00	234,61
3210	Anlegen eines Anus praeter duplex transversalis	2000	228,00	116,57	268,12
3211	Unterweisung eines Anus-praeter-Patienten in der Irrigator-Methode zur Darmentleerung	120	13,68	6,99	16,09
3215	Eröffnung eines kongenitalen oberflächlichen Afterverschlusses	150	17,10	8,74	20,11
3216	Operation eines kongenitalen tiefreichenden Mastdarmverschlusses vom Damm aus oder der Analatresie	1200	136,80	69,94	160,87
3217	Operation der Anal- und Rektumatresie einschließlich Kolondurchzugsoperation	3750	427,50	218,58	502,73
3218	Radikaloperation eines tiefreichenden Mastdarmverschlusses mit Eröffnung der Bauchhöhle	2700	307,80	157,38	361,96
3219	Operation eines Afterrisses oder Mastdarmrisses	278	31,69	16,20	37,27
3220	Operation submuköser Mastdarmfisteln	300	34,20	17,49	40,22
3221	Operation intramuskulärer Mastdarmfisteln	370	42,18	21,57	49,60
3222	Operation einer transsphinkterischen Mastdarmfistel – auch ihres verzweigten Gangsystems –	700	79,80	40,80	93,84
3223	Operation einer extrasphinkterischen Fistel oder Rundbogenfistel – auch jeweils ihres verzweigten Gangsystems –	850	96,90	49,54	113,95
3224	Peranale operative Entfernung von Mastdarmpolypen oder Mastdarmgeschwülsten – einschließlich Schleimhautnaht –	1150	131,10	67,03	154,17
3226	Peranale operative Entfernung einer Mastdarmgeschwulst mit Durchtrennung der Schließmuskulatur (Rectostomia posterior) – einschließlich Naht –	3500	399,00	204,01	469,21
3230	Manuelles Zurückbringen des Mastdarmvorfalles	120	13,68	6,99	16,09
3231	Operation des Mastdarmvorfalles bei Zugang vom After aus oder perineal	1150	131,10	67,03	154,17
3232	Operation des Mastdarmvorfalles mit Eröffnung der Bauchhöhle	2220	253,08	129,40	297,61
3233	Rektumexstirpation bei Zugang vom After aus – auch mit Kreuzbeinschnitt –	2800	319,20	163,20	375,37
3234	Rektale Myektomie (z. B. bei Megacolon congenitum) – auch mit Kolostomie –	3500	399,00	204,01	469,21

A. Gebührenordnung für Ärzte

Anhang A

Nummer	Leistung	Punktzahl	Gebühr in DM – einfach –	Gebühr in Euro – einfach –	Gebühr in Euro – 2,3-fach – – *1,8-fach – – **1,15-fach –
3235	Kombinierte Rektumexstirpation mit Laparotomie	5000	570,00	291,44	670,30
3236	Unblutige Erweiterung des Mastdarmschließmuskels	111	12,65	6,47	14,88
3237	Blutige Erweiterung des Mastdarmschließmuskels, als selbständige Leistung	370	42,18	21,57	49,60
3238	Entfernung von Fremdkörpern aus dem Mastdarm .... Eine neben der Leistung nach Nummer 3238 erforderliche Rektoskopie ist nach Nummer 690 zusätzlich berechnungsfähig.	185	21,09	10,78	24,80
3239	Muskelplastik bei Insuffizienz des Mastdarmschließmuskels	1800	205,20	104,92	241,31
3240	Operation der Hämorrhoidalknoten	554	63,16	32,29	74,27
3241	Hohe intraanale Exzision von Hämorrhoidalknoten (z. B. nach Miligan/Morgan) – auch mit Analplastik –	924	105,34	53,86	123,88
	XV. Hernienchirurgie				
3280	Operation einer Diaphragmahernie	2770	315,78	161,46	371,35
3281	Operation der Zwerchfellrelaxation	2250	256,50	131,15	301,64
3282	Zurückbringen oder Versuch des Zurückbringens eines eingeklemmten Bruches	222	25,31	12,94	29,76
3283	Operation eines Nabel- oder Mittellinien- oder Bauchnarbenbruches	1110	126,54	64,70	148,81
3284	Operation eines Nabel- oder Mittellinien- oder Bauchnarbenbruches mit Muskel- und Faszienverschiebeplastik – auch mit Darmresektion –	2500	285,00	145,72	335,15
3285	Operation eines Leisten- oder Schenkelbruches	1290	147,06	75,19	172,94
3286	Operation eines eingeklemmten Leisten- oder Schenkelbruches – gegebenenfalls mit Darmresektion –	2000	228,00	116,57	268,12
3287	Operation der Omphalozele (Nabelschnurhemie) oder der Gastroschisis beim Neugeborenen oder Kleinkind	2500	285,00	145,72	335,15
3288	Operative Beseitigung eines Ductus omphaloentericus persistens oder einer Urachusfistel	2250	256,50	131,15	301,64
	XVI. Orthopädisch-chirurgische konservative Leistungen				
3300	Arthrosekopie – gegebenenfalls mit Probeexzision –	500	57,00	29,14	67,03
3301	Modellierendes Redressement einer schweren Hand- oder Fußverbildung	473	53,92	27,57	63,41
3302	Stellungsänderung oder zweites und folgendes Redressement im Verlaufe der Behandlung nach Nummer 3301	227	25,88	13,23	30,43
3305	Chiropraktische Wirbelsäulenmobilisierung	37	4,22	2,16	4,96
3306	Chirotherapeutischer Eingriff an der Wirbelsäule	148	16,87	8,63	19,84
3310	Abdrücke oder Modellherstellung durch Gips oder andere Werkstoffe für eine Hand oder für einen Fuß mit oder ohne Positiv	76	8,66	4,43	10,18
3311	Abdrücke oder Modellherstellung durch Gips oder andere Werkstoffe für einen Unterarm einschließlich Hand oder für einen Unterschenkel einschließlich Fuß oder für Ober- oder Unterarm oder Unterschenkelstumpf	152	17,33	8,86	20,38
3312	Abdrücke oder Modellherstellung durch Gips oder andere Werkstoffe für einen Oberschenkelstumpf mit Tubersitzausarbeitung	189	21,55	11,02	25,34
3313	Abdrücke oder Modellherstellung durch Gips oder andere Werkstoffe für den ganzen Arm oder für das ganze Bein	303	34,54	17,66	40,62
3314	Abdrücke oder Modellherstellung durch Gips oder andere Werkstoffe für den Arm mit Schulter	379	43,21	22,09	50,81
3315	Abdrücke oder Modellherstellung durch Gips oder andere Werkstoffe für das Bein mit Becken	473	53,92	27,57	63,41
3316	Abdrücke oder Modellherstellung durch Gips oder andere Werkstoffe für den Rumpf	757	86,30	44,12	101,49

Anhang A

3. Teil. Praxishilfen

Nummer	Leistung	Punktzahl	Gebühr in DM – einfach –	Gebühr in Euro – einfach –	Gebühr in Euro – 2,3-fach – – *1,8-fach – – **1,15-fach –
3317	Abdrücke oder Modellherstellung durch Gips oder andere Werkstoffe für Rumpf und Kopf oder Rumpf und Arm oder Rumpf, Kopf und Arm	946	107,84	55,14	*126,82*
3320	Anpassen von Kunstgliedern oder eines großen orthopädischen Hilfsmittels	95	10,83	5,54	*12,74*
	Unter „Große orthopädische Hilfsmittel" sind solche orthopädischen Hilfsmittel zu verstehen, deren Anpassen dem von Kunstgliedern vergleichbar ist. Unter „Anpassen" ist die durch den Arzt bewirkte Korrektur von bereits vorhandenen, anderweitig angefertigten Kunstgliedern oder großen orthopädischen Hilfsmitteln zu verstehen.				
3321	Erstellen eines Konstruktionsplanes für ein großes orthopädisches Hilfsmittel (z. B. Kunstglied)	152	17,33	8,86	*20,38*

M. Laboratoriumsuntersuchungen

Allgemeine Bestimmungen

1. Die Gebühren für Laboratoriumsuntersuchungen des Abschnitts M umfassen die Eingangsbegutachtung des Probenmaterials, die Probenvorbereitung, die Durchführung der Untersuchung (einschließlich der erforderlichen Qualitätssicherungsmaßnahmen) sowie die Erstellung des daraus resultierenden ärztlichen Befunds.
Mit den Gebühren für die berechnungsfähigen Leistungen sind außer den Kosten – mit Ausnahme der Versand- und Portokosten sowie der Kosten für Pharmaka im Zusammenhang mit Funktionstesten – auch die Beurteilung, die obligatorische Befunddokumentation, die Befundmitteilung sowie der einfache Befundbericht abgegolten. Die Verwendung radioaktiven Materials kann nicht gesondert berechnet werden.
Kosten für den Versand des Untersuchungsmaterials und die Übermittlung des Untersuchungsergebnisses innerhalb einer Laborgemeinschaft sind nicht berechnungsfähig
2. Stehen dem Arzt für die Erbringung bestimmter Laboruntersuchungen mehrere in ihrer klinischen Aussagefähigkeit und analytischen Qualität gleichwertige Verfahren zur Verfügung, so kann er nur das niedriger bewertete Verfahren abrechnen.
3. Bei Weiterversand von Untersuchungsmaterial durch einen Arzt an einen anderen Arzt wegen der Durchführung von Laboratoriumsuntersuchungen der Abschnitte M III und/oder M IV hat die Rechnungsstellung durch den Arzt zu erfolgen, der die Laborleistung selbst erbracht hat.
4. Mehrmalige Blutentnahmen an einem Kalendertag (z. B. im Zusammenhang mit Funktionsprüfungen) sind entsprechend mehrfach berechnungsfähig. Anstelle der Blutentnahme kann die intravenöse Einbringung von Testsubstanzen berechnet werden, wenn beide Leistungen bei liegender Kanüle nacheinander erbracht werden.
Entnahmen aus liegender Kanüle oder liegendem Katheter sind nicht gesondert berechnungsfähig.
5. Die rechnerische Ermittlung von Ergebnissen aus einzelnen Maßgrößen ist nicht berechnungsfähig (z. B. Clearance-Berechnungen, mittlerer korpuskulärer Hämoglobingehalt).
6. Die in Abschnitt M enthaltenen Höchstwerte umfassen alle Untersuchungen aus einer Art von Körpermaterial (z. B. Blut einschließlich seiner Bestandteile Serum, Plasma und Blutzellen), das an einem Kalendertag gewonnen wurde, auch wenn dieses an mehreren Tagen untersucht wurde.
Sind aus medizinischen Gründen an einem Kalendertag mehrere Untersuchungen einer Maßgröße aus einer Materialart zu verschiedenen Tageszeiten erforderlich, so können diese entsprechend mehrfach berechnet werden. Bestehen für diese Bestimmungen Höchstwerte, so gehen sie in den Höchstwert mit ein.
Die unter Höchstwerte fallenden Untersuchungen sind in der 5. und 6. Stelle der Gebührennummer durch H1 bis H4 gekennzeichnet. Diese Kennzeichnung ist Bestandteil der Gebührennummer und muß in der Rechnung angegeben werden.
Die erbrachten Einzelleistungen sind auch dann in der Rechnung aufzuführen, wenn für diese ein Höchstwert berechnet wird.
7. Werden Untersuchungen, die Bestandteil eines Leistungskomplexes sind (z. B. Spermiogramm), als selbständige Einzelleistungen durchgeführt, so darf die Summe der Vergütungen für diese Einzelleistungen die für den Leistungskomplex festgelegte Vergütung nicht überschreiten.
8. Für die analoge Abrechnung einer nicht aufgeführten selbständigen Laboruntersuchung ist die nach Art, Kosten- und Zeitaufwand zutreffendste Gebührennummer aus den Abschnitten M II bis M IV zu verwenden. In der Rechnung ist diese Gebührennummer durch Voranstellen des Buchstabens „A" als Analogabrechnung zu kennzeichnen.
9. Sofern erforderlich, sind in den Katalogen zu den Maßgrößen die zur Untersuchung verwendeten Methoden in Kurzbezeichnung aufgeführt. In den folgenden Fällen werden verschiedene Methoden unter einem gemeinsamen Oberbegriff zusammengefaßt:
Agglutination: Agglutinationsreaktionen (z. B. Hämagglutination, Hämagglutinationshemmung, Latexagglutination, Bakterienagglutination);

A. Gebührenordnung für Ärzte   **Anhang A**

Nummer	Leistung	Punktzahl	Gebühr in DM – einfach –	Gebühr in Euro – einfach –	Gebühr in Euro – 2,3-fach – – *1,8-fach – – **1,15-fach –

Immundiffusion: Immundiffusions- (radiale), Elektroimmundiffusions-, nephelometrische oder turbidimetrische Untersuchungen;
Immunfluoreszenz oder ähnliche Untersuchungsmethoden: Lichtmikroskopische Untersuchungen mit Fluoreszenz-, Enzym- oder anderer Markierung zum Nachweis von Antigenen oder Antikörpern;
Ligandenassay: Enzym-, Chemolumineszenz-, Fluoreszenz-, Radioimmunoassay und ihre Varianten.
Die Gebühren für Untersuchungen mittels Ligandenassay beinhaften grundsätzlich eine Durchführung in Doppelbestimmung einschließlich aktueller Bezugskurve. Bei der Formulierung „– gegebenenfalls einschließlich Doppelbestimmung und aktueller Bezugskurve –" ist die Durchführung fakultativ, bei der Formulierung „– einschließlich Doppelbestimmung und aktueller Bezugskurve –" ist die Durchführung obligatorisch zur Berechnung der Gebühr. Wird eine Untersuchung mittels Ligandenassay, die obligatorisch eine Doppelbestimmung beinhaltet, als Einfachbestimmung durchgeführt, so dürfen nur zwei Drittel der Gebühr berechnet werden.

10. Sofern nicht gesondert gekennzeichnet, handelt es sich bei den aufgeführten Untersuchungen um quantitative oder semiquantitative Bestimmungen.
11. Laboratoriumsuntersuchungen der Abschnitte M I, M II und M III (mit Ausnahme der Leistungen nach den Nummern 3980 bis 4014) im Rahmen einer Intensivbehandlung nach Nummer 435 sind nur nach Nummer 437 berechnungsfähig.

I. Vorhalteleistungen in der eigenen, niedergelassenen Praxis

Allgemeine Bestimmungen

Leistungen nach den Nummern 3500 bis 3532 sind nur berechnungsfähig, wenn die Laboruntersuchung direkt beim Patienten (z. B. auch bei Hausbesuch) oder in den eigenen Praxisräumen innerhalb von vier Stunden nach der Probennahme bzw. Probenübergabe an den Arzt erfolgt.
Die Leistungen nach den Nummern 3500 bis 3532 sind nicht berechnungsfähig, wenn sie in einem Krankenhaus, einer krankenhausähnlichen Einrichtung, einer Laborgemeinschaft oder in einer laborärztlichen Praxis erbracht werden.

3500	Blut im Stuhl, dreimalige Untersuchung	90	10,26	5,25	**6,03
	Die Kosten für ausgegebenes Testmaterial sind anstelle der Leistung nach Nummer 3500 berechnungsfähig, wenn die Auswertung aus Gründen unterbleibt, die der Arzt nicht zu vertreten hat.				
3501	Blutkörperchensenkungsgeschwindigkeit (BKS, BSG)	60	6,84	3,50	**4,02
3502	Differenzierung des Blutausstrichs, mikroskopisch	120	13,68	6,99	**8,04
3503	Hämatokrit	70	7,98	4,08	**4,69
Mikroskopische Einzelbestimmung, je Meßgröße		60	6,84	3,50	**4,02
Katalog					
3504	Erythrozyten				
3505	Leukozyten				
3506	Thrombozyten				
3508	Mikroskopische Untersuchung eines Nativpräparats, gegebenenfalls nach einfacher Aufbereitung (z. B. Zentrifugation) im Durchlicht- oder Phasenkontrastverfahren, je Material (z. B. Punktate, Sekrete, Stuhl)	80	9,12	4,66	**5,36
3509	Mikroskopische Untersuchung nach einfacher Färbung (z. B. Methylenblau, Lugol), je Material	100	11,40	5,83	**6,70
3510	Mikroskopische Untersuchung nach differenzierender Färbung (z. B. Gramfärbung), je Präparat	120	13,68	6,99	**8,04
3511	Untersuchung eines Körpermaterials mit vorgefertigten Reagenzträgern oder Reagenzzubereitungen und visueller Auswertung (z. B. Glukose, Harnstoff, Urinteststreifen), qualitative oder semiquantitative Bestimmung, auch bei Verwendung eines Mehrfachreagenzträgers, je Untersuchung ...	50	5,70	2,91	**3,35
	Können mehrere Meßgrößen durch Verwendung eines Mehrfachreagenzträgers erfaßt werden, so ist die Leistung nach Nummer 3511 auch dann nur einmal berechnungsfähig, wenn mehrere Einfachreagenzträger verwandt wurden.				
	Bei mehrfacher Berechnung der Leistung nach Nummer 3511 ist die Art der Untersuchung in der Rechnung anzugeben.				

Anhang A

3. Teil. Praxishilfen

Nummer	Leistung	Punktzahl	Gebühr in DM – einfach –	Gebühr in Euro – einfach –	Gebühr in Euro – 2,3-fach – – *1,8-fach – – **1,15-fach –
	Untersuchung folgender Meßgrößen unabhängig vom Meßverfahren, je Meßgröße	70	7,98	4,08	**4,69
	Katalog				
3512	Alpha-Amylase				
3513	Gamma-Glutamyltranspeptidase (Gamma-Glutamyltransferase, Gamma-T)				
3514	Glukose				
3515	Glutamatoxalazetattransaminase (GOT, Aspartataminotransferase, ASAT, AST)				
3516	Glutamatpyruvattransaminase (GPT, Alaninaminotransferase, ALAT, ALT)				
3517	Hämoglobin				
3518	Harnsäure				
3519	Kalium				
3520	Kreatinin				
3521	Lipase				
	Untersuchung folgender Meßgrößen unabhängig vom Meßverfahren, je Meßgröße	100	11,40	5,83	**6,70
	Katalog				
3523	Antistreptolysin (ASL)				
3524	C-reaktives Protein (CRP)				
3525	Mononukleosetest				
3526	Rheumafaktor (RF)				
3528	Schwangerschaftstest (Nachweisgrenze des Tests kleiner als 500 U/l)	130	14,82	7,58	**8,71
3529	Schwangerschaftstest (Nachweisgrenze des Tests kleiner als 50 U/l)	150	17,10	8,74	**10,05
3530	Thromboplastinzeit (TPZ, Quickwert)	120	13,68	6,99	**8,04
3531	Urinsediment	70	7,98	4,08	**4,69
3532	Phasenkontrastmikroskopische Untersuchung des Urinsediments – einschließlich morphologischer Beurteilung der Erythrozyten	90	10,26	5,25	**6,03

II. Basislabor

Allgemeine Bestimmungen

Die aufgeführten Laborleistungen dürfen auch dann als eigene Leistungen berechnet werden, wenn diese nach fachlicher Weisung unter der Aufsicht eines anderen Arztes in Laborgemeinschaften oder in von Ärzten ohne eigene Liquidationsberechtigung geleiteten Krankenhauslabors erbracht werden. Für die mit H1 gekennzeichneten Untersuchungen ist der Höchstwert nach Nummer 3541.H zu beachten.

Höchstwerte

Nummer	Leistung	Punktzahl	Gebühr in DM	Gebühr in Euro	Gebühr in Euro
3541.H	Höchstwert für die mit H1 gekennzeichneten Untersuchungen des Abschnitts M II	480	54,72	27,98	**32,17

1. Körperzellen und deren Bestandteile, Zellfunktionsuntersuchungen

Nummer	Leistung	Punktzahl	Gebühr in DM	Gebühr in Euro	Gebühr in Euro
3550	Blutbild und Blutbildbestandteile	60	6,84	3,50	**4,02
	Die Leistung nach Nummer 3550 beinhaltet die Erbringung mindestens eines der folgenden Parameter, darf jedoch unabhängig von der Zahl der erbrachten Parameter aus demselben Probenmaterial nur einmal berechnet werden.				
	Erythrozytenzahl und/oder Hämatokrit und/oder Hämoglobin und/oder mittleres Zellvolumen (MCV) und die errechneten Kenngrößen (z.B. MCH, MCHC) und die Erythrozytenverteilungskurve und/oder Leukozytenzahl und/oder Thrombozytenzahl.				

A. Gebührenordnung für Ärzte

Anhang A

Nummer	Leistung	Punktzahl	Gebühr in DM – einfach –	Gebühr in Euro – einfach –	Gebühr in Euro – 2,3-fach – – *1,8-fach – – **1,15-fach –
3551	Differenzierung der Leukozyten, elektronisch-zytometrisch, zytochemisch-zytometrisch oder mittels mechanisierter Mustererkennung (Bildanalyse), zusätzlich zu der Leistung nach Nummer 3550	20	2,28	1,17	**1,34
3552	Retikulozytenzahl	70	7,98	4,08	**4,69

2. Elektrolyte, Wasserhaushalt

3555	Calcium	40	4,56	2,33	**2,68
3556	Chlorid	30	3,42	1,75	**2,01
3557	Kalium	30	3,42	1,75	**2,01
3558	Natrium	30	3,42	1,75	**2,01

3. Kohlehydrat- und Lipidstoffwechsel

Allgemeine Bestimmung
Für die mit H1 gekennzeichneten Untersuchungen ist der Höchstwert nach Nummer 3541.H zu beachten

3560	Glukose	40	4,56	2,33	**2,68
3561	Glykierte Hämoglobine (HbA1, HbA1c)	200	22,80	11,66	**13,41
3562.H1	Cholesterin	40	4,56	2,33	**2,68
3563.H1	HDL-Cholesterin	40	4,56	2,33	**2,68
3564.H1	LDL-Cholesterin	40	4,56	2,33	**2,68
3565.H1	Triglyzeride	40	4,56	2,33	**2,68

4. Proteine, Elektrophoreseverfahren

Allgemeine Bestimmung
Für die mit H1 gekennzeichneten Untersuchungen ist der Höchstwert nach Nummer 3541.H zu beachten.

3570.H1	Albumin, photometrisch	30	3,42	1,75	**2,01
3571	Immunglobulin (IgA, IgG, IgM). Ligandenassay – gegebenenfalls einschließlich Doppelbestimmung und aktueller Bezugskurve –, Immundiffusion oder ähnliche Untersuchungsmethoden, je Immunglobulin	150	17,10	8,74	**10,05
3572	Immunglobulin E (IgE), Ligandenassay – gegebenenfalls einschließlich Doppelbestimmung und aktueller Bezugskure –, Immundiffusion oder ähnliche Untersuchungsmethoden	250	28,50	14,57	**16,76
3573.H1	Gesamt-Protein im Serum oder Plasma	30	3,42	1,75	**2,01
3574	Proteinelektrophorese im Serum	200	22,80	11,66	**13,41
3575	Transferrin, Immundiffusion oder ähnliche Untersuchungsmethoden	100	11,40	5,83	**6,70

5. Substrate, Metabolite, Enzyme

Allgemeine Bestimmung
Für die mit H1 gekennzeichneten Untersuchungen ist der Höchstwert nach Nummer 3541.H zu beachten.

3580.H1	Anorganisches Phosphat	40	4,56	2,33	**2,68
3581.H1	Bilirubin, gesamt	40	4,56	2,33	**2,68
3582	Bilirubin, direkt	70	7,98	4,08	**4,69
3583.H1	Harnsäure	40	4,56	2,33	**2,68
3584.H1	Harnstoff (Harnstoff-N, BUN)	40	4,56	2,33	**2,68
3585.H1	Kreatinin	40	4,56	2,33	**2,68
3587.H1	Alkalische Phosphatase	40	4,56	2,33	**2,68
3588.H1	Alpha-Amylase (auch immuninhibitorische Bestimmung der Pankreas-Amylase)	50	5,70	2,91	**3,35
3589.H1	Cholinesterase (Pseudocholinesterase, CHE, PCHE)	40	4,56	2,33	**2,68
3590.H1	Creatinkinase (CK)	40	4,56	2,33	**2,68

Anhang A

3. Teil. Praxishilfen

Nummer	Leistung	Punktzahl	Gebühr in DM – einfach –	Gebühr in Euro – einfach –	Gebühr in Euro – 2,3-fach – – *1,8-fach – – **1,15-fach –
3591.H1	Creatinkinase MB (CK-MB), Immuninhibitionsmethode ..	50	5,70	2,91	**3,35
3592.H1	Gamma-Glutamyltranspeptidase (Gamma-Glutamyltransferase, Gamma-GT	40	4,56	2,33	**2,68
3593.H1	Glutamatdehydrogenase (GLDH)	50	5,70	2,91	**3,35
3594.H1	Glutamatoxalazetattransaminase (GOT, Aspartataminotransferase, ASAT, AST)	40	4,56	2,33	**2,68
3595.H1	Glutamatpyruvattransaminase (GPT, Alaninaminotransferase, ALAT, ALT)	40	4,56	2,33	**2,68
3596.H1	Hydroxybutyratdehydrogenase (HDBH)	40	4,56	2,33	**2,68
3597.H1	Laktatdehydrogenase (LDH)	40	4,56	2,33	**2,68
3598.H1	Lipase	50	5,70	2,91	**3,35
3599	Saure Phosphatase (sP), photometrisch	70	7,98	4,08	**4,69

6. Gerinnungssystem

3605	Partielle Thromboplastinzeit (PTT, aPTT), Einfachbestimmung	50	5,70	2,91	**3,35
3606	Plasmathrombinzeit (PTZ, TZ), Doppelbestimmung	70	7,98	4,08	**4,69
3607	Thromboplastinzeit (Prothrombinzeit, TPZ, Quickwert), Einfachbestimmung	50	5,70	2,91	**3,35

7. Funktionsteste

Allgemeine Bestimmungen

Wird eine vom jeweils genannten Leistungsumfang abweichende geringere Anzahl von Bestimmungen durchgeführt, so ist nur die Zahl der tatsächlich durchgeführten Einzelleistungen berechnungsfähig.
Sind aus medizinischen Gründen über den jeweils genannten Leistungsumfang hinaus weitere Bestimmungen einzelner Meßgrößen erforderlich, so können diese mit entsprechender Begründung als Einzelleistungen gesondert berechnet werden.

3610	Amylase-Clearance (Zweimalige Bestimmung von Amylase)	100	11,40	5,83	**6,70
3611	Blutzuckertagesprofil (Viermalige Bestimmung von Glukose)	160	18,24	9,33	**10,72
3612	Glukosetoleranztest, intravenös (Siebenmalige Bestimmung von Glukose)	280	31,92	16,32	**18,77
3613	Glukosetoleranztest, oral (Viermalige Bestimmung von Glukose)	160	18,24	9,33	**10,72
3615	Kreatinin-Clearance (Zweimalige Bestimmung von Kreatinin)	60	6,84	3,50	**4,02

8. Spurenelemente

3620	Eisen im Serum oder Plasma	40	4,56	2,33	**2,68
3621	Magnesium	40	4,56	2,33	**2,68

III. Untersuchungen von körpereigenen oder körperfremden Substanzen und körpereigenen Zellen

Allgemeine Bestimmung

Für die mit H2, H3 und H4 gekennzeichneten Untersuchungen sind die Höchstwerte nach den Nummern 3630.H, 3631.H und 3633.H zu beachten

Höchstwerte

3630.H	Höchstwert für die mit H2 gekennzeichneten Untersuchungen aus Abschnitt M III 8	870	99,18	50,71	**58,32
3631.H	Höchstwert für die mit H3 gekennzeichneten Untersuchungen aus Abschnitt M III 10	1400	159,60	81,60	**93,84
3633.H	Höchstwert für die mit H4 gekennzeichneten Untersuchungen aus Abschnitt M III 14	550	62,70	32,06	**36,87

A. Gebührenordnung für Ärzte **Anhang A**

Nummer	Leistung	Punktzahl	Gebühr in DM – einfach –	Gebühr in Euro – einfach –	Gebühr in Euro – 2,3-fach – – *1,8-fach – – **1,15-fach –
	1. Ausscheidungen (Urin, Stuhl)				
3650	Blut im Stuhl, dreimalige Untersuchung	60	6,84	3,50	**4,02
	Die Kosten für ausgegebenes Testmaterial sind anstelle der Leistung nach Nummer 3650 berechnungsfähig, wenn die Auswertung aus Gründen unterbleibt, die der Arzt nicht zu vertreten hat.				
3651	Phasenkontrastmikroskopische Untersuchung des Urinsediments – einschließlich morphologischer Beurteilung der Erythrozyten –	70	7,98	4,08	**4,69
3652	Streifentest im Urin, auch bei Verwendung eines Mehrfachreagenzträgers, je Untersuchung	35	3,99	2,04	**2,35
3653	Urinsediment, mikroskopisch	50	5,70	2,91	**3,35
3654	Zellzählung im Urin (Addis-Count), mikroskopisch	80	9,12	4,66	**5,36
	2. Sekrete, Liquor, Konkremente				
3660	Sekret (Magen, Duodenum, Cervix uteri), mikroskopische Beurteilung	40	4,56	2,33	**2,68
3661	Gallensediment, mikroskopisch	40	4,56	2,33	**2,68
3662	HCl, titrimetrisch	70	7,98	4,08	**4,69
3663	Morphologische Differenzierung des Spermas, mikroskopisch	160	18,24	9,33	**10,72
3664	Spermienagglutination, mikroskopisch	120	13,68	6,99	**8,04
3665	Spermien-Mucus-Penetrationstest, je Ansatz	150	17,10	8,74	**10,05
3667	Spermienzahl und Motilitätsbeurteilung, mikroskopisch .	70	7,98	4,08	**4,69
3668	Physikalisch-morphologische Untersuchung des Spermas (Menge, Viskosität, pH-Wert, Nativpräparat(e), Differenzierung der Beweglichkeit, Bestimmung der Spermienzahl, Vitalitätsprüfung, morphologische Differenzierung nach Ausstrichfärbung)	400	45,60	23,31	**26,81
	Neben der Leistung nach Nummer 3668 sind die Leistungen nach den Nummern 3663, 3664 und/oder 3667 nicht berechnungsfähig.				
3669	Erythrozytenzahl (Liquor), mikroskopisch	60	6,84	3,50	**4,02
3670	Leukozytenzahl (Liquor), mikroskopisch	60	6,84	3,50	**4,02
3671	Morphologische Differenzierung des Liquorzellausstrichs, mikroskopisch	160	18,24	9,33	**10,72
3672	Steinanalyse (Gallensteine, Harnsteine), mittels Infrarotspektrometrie oder mikroskopisch – einschließlich chemischer Reaktionen –	250	28,50	14,57	**16,76
3673	Steinanalyse (Gallensteine, Harnsteine), Röntgendiffraktion	570	64,98	33,22	**38,21
	3. Körperzellen und deren Bestandteile, Zeltfunktionsuntersuchungen				
3680	Differenzierung des Blutausstrichs, mikroskopisch	90	10,26	5,25	**6,03
3681	Morphologische Differenzierung des Knochenmarkausstrichs, mikroskopisch	570	64,98	33,22	**38,21
3682	Eisenfärbung eines Blut-oder Knochenmarkausstrichs ...	120	13,68	6,99	**8,04
3683	Färbung eines Blut- oder Knochenmarkausstrichs (z. B. Nachweis der alkalischen Leukozytenphosphatase, Leukozytenesterase, Leukozytenperoxidase oder PAS), je Färbung	250	28,50	14,57	**16,76
3686	Eosinophile, segmentkernige Granulozyten (absolute Eosinophilenzahl), mikroskopisch	70	7,98	4,08	**4,69
3688	Osmotische Resistenz der Erythrozyten	90	10,26	5,25	**6,03
3689	Fetales Hämoglobin (HbF), mikroskopisch	160	18,24	9,33	**10,72
3690	Freies Hämoglobin, spektralphotometrisch	180	20,52	10,49	**12,07

Anhang A

3. Teil. Praxishilfen

Nummer	Leistung	Punktzahl	Gebühr in DM – einfach –	Gebühr in Euro – einfach –	Gebühr in Euro – 2,3-fach – – *1,8-fach – – **1,15-fach –
3691	Hämoglobinelektrophorese	570	64,98	33,22	**38,21
3692	Methämoglobin und/oder Carboxyhämoglobin und/oder Sauerstoffsättigung, cooxymetrisch	60	6,84	3,50	**4,02
3693	Granulozytenfunktionstest (Adhäsivität, Chemotaxis (bis zu drei Stimulatoren), Sauerstoffaufnahme (bis zu drei Stimulatoren), Luminiszenz (O_2-Radikale), Degranulierung), je Funktionstest	570	64,98	33,22	**38,21
3694	Lymphozytentransformationstest	570	64,98	33,22	**38,21
3695	Phagozytäre Funktion neutrophiler Granulozyten (Nitrotetrazolblautest, NBT-Test)	120	13,68	6,99	**8,04
3696	Phänotypisierung von Zellen oder Rezeptornachweis auf Zellen mit bis zu drei verschiedenen, primären Antiseren (Einfach- oder Mehrfachmarkierung), Durchflußzytometrie, je Antiserum	570	64,98	33,22	**38,21
3697	Phänotypisierung von Zellen oder Rezeptornachweis auf Zellen mit weiteren Antiseren (Einfach- oder Mehrfachmarkierung), Durchfluß-zytometrie, je Antiserum	250	28,50	14,57	**16,76
	Die Leistung nach Nummer 3697 kann nur im Zusammenhang mit der Leistung nach Nummer 3696 berechnet werden.				
3698	Phänotypisierung von Zellen oder Rezeptornachweis auf Zellen mit dem ersten, primären Antiserum, Immunfluoreszenz oder ähnliche Untersuchungsmethoden	450	51,30	26,23	**30,16
3699	Phänotypisierung von Zellen oder Rezeptornachweis auf Zellen mit weiteren Antiseren, Immunfluoreszenz oder ähnliche Untersuchungsmethoden, je Antiserum	360	41,04	20,98	**24,13
	Die Leistung nach Nummer 3699 kann nur im Zusammenhang mit der Leistung nach Nummer 3698 berechnet werden.				
3700	Tumorstammzellenassay – gegebenenfalls auch von Zellanteilen – zur Prüfung der Zytostatikasensibilität	2000	228,00	116,57	**134,06
4. Elektrolyte, Wasserhaushalt, physikalische Eigenschaften von Körperflüssigkeiten					
3710	Blutgasanalyse (pH und/oder PCO_2 und/oder PO_2 und/oder Hb)	90	10,26	5,25	**6,03
3711	Blutkörperchensenkungsgeschwindigkeit (BKS, BSG)	40	4,56	2,33	**2,68
3712	Viskosität (z. B. Blut, Serum, Plasma), viskosimetrisch	250	28,50	14,57	**16,76
3714	Wasserstoffionenkonzentration (pH), potentiometrisch, jedoch nicht aus Blut oder Urin	40	4,56	2,33	**2,68
3715	Bikarbonat	60	6,84	3,50	**4,02
3716	Osmolalität	50	5,70	2,91	**3,35
5. Kohlehydrat- und Lipidstoffwechsel					
3721	Glykierte Proteine	250	28,50	14,57	**16,76
3722	Fructosamin, photometrisch	70	7,98	4,08	**4,69
3723	Fruktose, photometrisch	200	22,80	11,66	**13,41
3724	D-Xylose, photometrisch	200	22,80	11,66	**13,41
3725	Apolipoprotein (A1, A2, B), Ligandenassay – gegebenenfalls einschließlich Doppelbestimmung und aktueller Bezugskurve –, Immundiffusion oder ähnliche Untersuchungsmethoden, je Bestimmung	200	22,80	11,66	**13,41
3726	Fettsäuren, Gaschromatographie	410	46,74	23,90	**27,48
3727	Fraktionierung der Lipoproteine, Ultrazentrifugation	680	77,52	39,64	**45,58
3728	Lipidelektrophorese, qualitativ	180	20,52	10,49	**12,07
3729	Lipidelektrophorese, quantitativ	300	34,20	17,49	**20,11
3730	Lipoprotein (a) (Lp(a)), Ligandenassay – gegebenenfalls einschließlich Doppelbestimmung und aktueller Bezugskurve –, Elektroimmundiffusion	300	34,20	17,49	**20,11

A. Gebührenordnung für Ärzte　　　　　　　　　　　　　　　　　　　　　　　　　　**Anhang A**

Nummer	Leistung	Punktzahl	Gebühr in DM – einfach –	Gebühr in Euro – einfach –	Gebühr in Euro – 2,3-fach – – *1,8-fach – – **1,15-fach –
	6. Proteine, Aminosäuren, Elektrophoreseverfahren				
	Allgemeine Bestimmung Für die mit H4 gekennzeichnete Untersuchung ist der Höchstwert nach Nummer 3633.H zu beachten.				
3735	Albumin, Ligandenassay – gegebenenfalls einschließlich Doppelbestimmung und aktueller Bezugskurve –, Immundiffusion oder ähnliche Untersuchungsmethoden	150	17,10	8,74	**10,05
3736	Albumin mit vorgefertigten Reagenzträgern, zur Diagnose einer Mikroalbuminurie	120	13,68	6,99	**8,04
3737	Aminosäuren, Hochdruckflüssigkeitschromatographie ...	570	64,98	33,22	**38,21
3738	Aminosäuren, qualitativ, Dünnschichtchromatographie ..	250	28,50	14,57	**16,76
3739	Alpha$_1$-Antitrypsin, Immundiffusion oder ähnliche Untersuchungsmethoden	180	20,52	10,49	**12,07
3740	Coeruloplasmin, Immundiffusion oder ähnliche Untersuchungsmethoden	180	20,52	10,49	**12,07
3741	C-reaktives Protein (CRP), Ligandenassay – gegebenenfalls einschließlich Doppelbestimmung und aktueller Bezugskurve –, Immundiffusion oder ähnliche Untersuchungsmethoden	200	22,80	11,66	**13,41
3742	Ferritin, Ligandenassay – gegebenenfalls einschließlich Doppelbestimmung und aktueller Bezugskurve –	250	28,50	14,57	**16,76
3743	Alpha-Fetoprotein (AFP), Ligandenassay – gegebenenfalls einschließlich Doppelbestimmung und aktueller Bezugskurve –	250	28,50	14,57	**16,76
3744	Fibronectin, Ligandenassay – einschließlich Doppelbestimmung und aktueller Bezugskurve –	450	51,30	26,23	**30,16
3745	Beta$_2$-Glykoprotein II (C$_3$-Proaktivator), Immundiffusion oder ähnliche Untersuchungsmethoden	180	20,52	10,49	**12,07
3746	Hämopexin, Immundiffusion oder ähnliche Untersuchungsmethoden	180	20,52	10,49	**12,07
3747	Haptoglobin, Immundiffusion oder ähnliche Untersuchungsmethoden	180	20,52	10,49	**12,07
3748	Immunelektrophorese, bis zu sieben Ansätze, je Ansatz .	200	22,80	11,66	**13,41
3749	Immunfixation, bis zu fünf Antiseren, je Antiserum	200	22,80	11,66	**13,41
3750	Isoelektrische Fokussierung (z. B. Oligoklonale Banden) .	570	64,98	33,22	**38,21
3751	Kryoglobuline, qualitativ, visuell	40	4,56	2,33	**2,68
3752	Kryoglobuline (Bestimmung von je zweimal IgA, IgG und IgM), Immundiffusion oder ähnliche Untersuchungsmethoden, je Globulinbestimmung	120	13,68	6,99	**8,04
3753	Alpha$_2$-Makroglobulin, Immundiffusion oder ähnliche Untersuchungsmethoden	180	20,52	10,49	**12,07
3754	Mikroglobuline (Alpha$_1$, Beta$_2$), Ligandenassay – gegebenenfalls einschließlich Doppelbestimmung und aktueller Bezugskurve –, Immundiffusion oder ähnliche Untersuchungsmethoden, je Mikroglobulinbestimmung	200	22,80	11,66	**13,41
3755	Myoglobin, Agglutination, qualitativ	60	6,84	3,50	**4,02
3756	Myoglobin, Ligandenassay – gegebenenfalls einschließlich Doppelbestimmung und aktueller Bezugskurve –, Immundiffusion oder ähnliche Untersuchungsmethoden	200	22,80	11,66	**13,41
3758	Phenylalanin (Guthrie-Test), Bakterienwachstumstest	60	6,84	3,50	**4,02
3759	Präalbumin, Immundiffusion oder ähnliche Untersuchungsmethoden	180	20,52	10,49	**12,07
3760	Protein im Urin, photometrisch	70	7,98	4,08	**4,69
3761	Proteinelektrophorese im Urin	250	28,50	14,57	**16,76
3762	Schwefelhaltige Aminosäuren (Cystin, Cystein, Homocystin), Farbreaktion und visuell, qualitativ, je Aminosäurenbestimmung	40	4,56	2,33	**2,68
3763	SDS-Elektrophorese mit anschließender Immunreaktion (z. B. Westernblot)	570	64,98	33,22	**38,21

Anhang A 3. Teil. Praxishilfen

Nummer	Leistung	Punktzahl	Gebühr in DM – einfach –	Gebühr in Euro – einfach –	Gebühr in Euro – 2,3-fach – – *1,8-fach – – **1,15-fach –
3764	SDS-Polyacrylamidgel-Elektrophorese	250	28,50	14,57	**16,76
3765	Sexualhormonbindendes Globulin (SHBG), Ligandenassay – einschließlich Doppelbestimmung und aktueller Bezugskurve –	450	51,30	26,23	**30,16
3766.H4	Thyroxin-bindendes Globulin (TBG), Ligandenassay – gegebenenfalls einschließlich Doppelbestimmung und aktueller Bezugskurve –	250	28,50	14,57	**16,76
3767	Tumornekrosefaktor (TNF), Ligandenassay – einschließlich Doppelbestimmung und aktueller Bezugskurve –	450	51,30	26,23	**30,16
3768	Isolierung von Immunglobulin M mit chromatographischen Untersuchungsverfahren	360	41,04	20,98	**24,13

7. Substrate, Metabolite, Enzyme

Nummer	Leistung	Punktzahl	Gebühr in DM – einfach –	Gebühr in Euro – einfach –	Gebühr in Euro – 2,3-fach – – *1,8-fach – – **1,15-fach –
3774	Ammoniak (NH_4)	220	25,08	12,82	**14,75
3775	Bilirubin im Fruchtwasser (E450), spektralphotometrisch	180	20,52	10,49	**12,07
3776	Citrat, photometrisch	300	34,20	17,49	**20,11
3777	Gallensäuren, Ligandenassay – einschließlich Doppelbestimmung und aktueller Bezugskurve –	290	33,06	16,90	**19,44
3778	Glutamatdehydrogenase (GLDH), manuell, photometrisch	120	13,68	6,99	**8,04
3779	Homogentisinsäure, Farbreaktion und visuell, qualitativ .	40	4,56	2,33	**2,68
3780	Kreatin	120	13,68	6,99	**8,04
3781	Laktat, photometrisch	220	25,08	12,82	**14,75
3782	Lecithin/Sphingomyelin-Quotient (L/S-Quotient)	200	22,80	11,66	**13,41
3783	Organisches Säurenprofil, Gaschromatographie oder Gaschromatographie-Massenspektromie	570	64,98	33,22	**38,21
3784	Isoenzyme (z. B. Alkalische Phosphatase, Alpha-Amylase), chemische oder thermische Hemmung oder Fällung, je Ansatz	150	17,10	8,74	**10,05
3785	Isoenzyme (z. B. Alkalische Phosphatase, Alpha-Amylase, Creatinkinase, LDH), Elektrophorese oder Immunpräzipitation, je Ansatz	300	34,20	17,49	**20,11
3786	Angiotensin I Converting Enzyme (Angiotensin I-Convertase, ACE)	220	25,08	12,82	**14,75
3787	Chymotrypsin (Stuhl)	120	13,68	6,99	**8,04
3788	Creatinkinase-MB-Konzentration (CK-MB), Ligandenassay – gegebenenfalls einschließlich Doppelbestimmung und aktueller Bezugskurve –	200	22,80	11,66	**13,41
3789	Enzyme der Hämsynthese (Delta-Aminolaevulinsäure-Dehydratase, Uroporphyrinsynthase und ähnliche), je Enzym	120	13,68	6,99	**8,04
3790	Erythrozytenenzyme (Glukose-6-Phosphat-Dehydrogenase, Pyruvatkinase und ähnliche), je Enzym	120	13,68	6,99	**8,04
3791	Granulozyten-Elastase, Ligandenassay – einschließlich Doppelbestimmung und aktueller Bezugskurve –	290	33,06	16,90	**19,44
3792	Granulozyten-Elastase, Immundiffusion oder ähnliche Untersuchungsmethoden	180	20,52	10,49	**12,07
3793	Lysozym	120	13,68	6,99	**8,04
3794	Prostataspezifische saure Phosphatase (PAP), Ligandenassay – gegebenenfalls einschließlich Doppelbestimmung und aktueller Bezugskurve –	200	22,80	11,66	**13,41
3795	Tartrathemmbare saure Phosphatase (PSP)	110	12,54	6,41	**7,37
3796	Trypsin, Ligandenassay – gegebenenfalls einschließlich Doppelbestimmung und aktueller Bezugskurve –	200	22,80	11,66	**13,41

A. Gebührenordnung für Ärzte Anhang A

Nummer	Leistung	Punktzahl	Gebühr in DM – einfach –	Gebühr in Euro – einfach –	Gebühr in Euro – 2,3-fach – – *1,8-fach – – **1,15-fach –

8. Antikörper gegen körpereigene Antigene oder Haptene

Allgemeine Bestimmungen

Die Berechnung einer Gebühr für die qualitative Immunfluoreszenzuntersuchung (bis zu zwei Titerstufen) neben einer Gebühr für die quantitative Immunfluoreszenzuntersuchung (mehr als zwei Titerstufen) oder eine ähnliche Untersuchungsmethode ist nicht zulässig.

Für die mit H2 gekennzeichneten Untersuchungen ist der Höchstwert nach Nummer 3630.H zu beachten.

Nummer	Leistung	Punktzahl	Gebühr DM	Gebühr Euro	Gebühr 2,3/1,8/1,15
	Untersuchung auf Antikörper mittels qualitativer Immunfluoreszenzuntersuchung (bis zu zwei Titerstufen) oder ähnlicher Untersuchungsmethoden	290	33,06	16,90	*19,44
	Katalog				
	Antikörper gegen				
3805.H2	Basalmembran (GBM)				
3806.H2	Centromerregion				
3807.H2	Endomysium				
3808.H2	Extrahierbare, nukleare Antigene (ENA)				
3809.H2	Glatte Muskulatur (SMA)				
3811.H2	Haut (AHA, BMA und ICS)				
3812.H2	Herzmuskulatur (HMA)				
3813.H2	Kerne (ANA)				
3814.H2	Kollagen				
3815.H2	Langerhans-Inseln (ICA)				
3816.H2	Mikrosomen (Thyroperoxidase)				
3817.H2	Mikrosomen (Leber, Niere)				
3818.H2	Mitochondrien (AMA)				
3819.H2	nDNA				
3820.H2	Nebenniere				
3821.H2	Parietalzellen (PCA)				
3822.H2	Skelettmuskulatur (SkMA)				
3823.H2	Speichelgangepithel				
3824.H2	Spermien				
3825.H2	Thyreoglobulin				
3826.H2	zytoplasmatische Antigene in neutrophilen Granulozyten (P-ANCA, C-ANCA)				
3827.H2	Untersuchungen mit ähnlichem methodischem Aufwand *Die untersuchten Parameter sind in der Rechnung anzugeben.*				
	Untersuchung auf Antikörper mittels quantitativer Immunfluoreszenzuntersuchung (mehr als zwei Titerstufen) oder ähnlicher Untersuchungsmethoden	510	58,14	29,73	**34,19
	Katalog				
	Antikörper gegen				
3832	Basalmembran (GBM)				
3833	Centromerregion				
3834	Endomysium				
3835	Extrahierbare, nukleare Antigene (ENA)				
3836	Glatte Muskulatur (SMA)				
3838	Haut (AHA, BMA und ICS)				
3839	Herzmuskulatur (HMA)				
3840	Kerne (ANA)				
3841	Kollagen				
3842	Langerhans-Insein (ICA)				
3843	Mikrosomen (Thyroperoxidase)				
3844	Mikrosomen (Leber, Niere)				
3845	Mitochondrien (AMA)				
3846	nDNA				
3847	Parietalzellen (PCA)				
3848	Skelettmuskulatur (SkMA)				

Anhang A

3. Teil. Praxishilfen

Nummer	Leistung	Punktzahl	Gebühr in DM – einfach –	Gebühr in Euro – einfach –	Gebühr in Euro – 2,3-fach – – *1,8-fach – – **1,15-fach –
3849	Speichelgangepithel				
3850	Spermien				
3852	Thyreoglobulin				
3853	zytoplasmatische Antigene in neutrophilen Granulozyten (P-ANCA, C-ANCA)				
3854	Untersuchungen mit ähnlichem methodischem Aufwand *Die untersuchten Parameter sind in der Rechnung anzugeben.*				
	Untersuchung auf Subformen antinukleärer und zytoplasmatischer Antikörper mittels Ligandenassay – gegebenenfalls einschließlich Doppelbestimmung und aktueller Bezugskurve –, Immunoblot oder Überwanderungselektrophorese	300	34,20	17,49	**20,11
Katalog					
	Antikörper gegen				
3857	dDNS				
3858	Histone				
3859	Ribonukleoprotein (RNP)				
3860	Sm-Antigen				
3861	SS-A-Antigen				
3862	SS-B-Antigen				
3863	Scl-70-Antigen				
3864	Untersuchungen mit ähnlichem methodischem Aufwand *Die untersuchten Parameter sind in der Rechnung anzugeben.*				
	Untersuchung auf Antikörper mittels Ligandenassay – gegebenenfalls einschließlich Doppelbestimmung und aktueller Bezugskurve –	450	51,30	26,23	**30,16
Katalog					
	Antikörper gegen				
3868	Azetylcholinrezeptoren				
3869	Cardiolipin (IgG- oder IgM-Fraktion), je Fraktion				
3870	Interferon alpha				
3871	Mikrosomen (Thyroperoxydase)				
3872	Mitochondriale Subformen (AMA-Subformen)				
3873	Myeloperoxydase (P-ANCA)				
3874	Proteinase 3 (C-ANCA)				
3875	Spermien				
3876	Thyreoglobulin				
3877	Untersuchungen mit ähnlichem methodischem Aufwand *Die untersuchten Parameter sind in der Rechnung anzugeben.*				
3879	Untersuchung auf Antikörper gegen TSH-Rezeptor (TRAK) mittels Ligandenassay – einschließlich Doppelbestimmung und aktueller Bezugskurve –	550	62,70	32,06	**36,87
3881	Zirkulierende Immunkomplexe, Ligandenassay – einschließlich Doppelbestimmung und aktueller Bezugskurve –	290	33,06	16,90	**19,44
	Qualitativer Nachweis von Antikörpern mittels Agglutination	90	10,26	5,25	**6,03
Katalog					
	Antikörper gegen				
3884	Fc von IgM (Rheumafaktor)				
3885	Thyreoglobulin (Boydentest)				
	Quantitative Bestimmung von Antikörpern mittels Immundiffusion oder ähnlicher Untersuchungsmethoden	180	20,52	10,49	**12,07
Katalog					
	Antikörper gegen				
3886	Fc von IgM (Rheumafaktor)				
3889	Mixed-Antiglobulin-Reaction (MAR-Test) zum Nachweis von Spermien-Antikörpern	200	22,80	11,66	**13,41

A. Gebührenordnung für Ärzte   Anhang A

Nummer	Leistung	Punktzahl	Gebühr in DM – einfach –	Gebühr in Euro – einfach –	Gebühr in Euro – 2,3-fach – – *1,8-fach – – **1,15-fach –

9. Antikörper gegen körperfremde Antigene

Allgemeine Bestimmung

Neben den Leistungen nach den Nummern 3892, 3893 und/oder 3894 sind die Leistungen nach den Nummern 3572, 3890 und/oder 3891 nicht berechnungsfähig.

Nr.	Leistung	Punkte	DM	Euro	Euro (Faktor)
3890	Allergenspezifisches Immunglobulin (z. B. IgE), Mischallergentest (z. B. RAST), im Einzelansatz, Ligandenassay – gegebenenfalls einschließlich Doppelbestimmung und aktueller Bezugskurve –, qualitativ, bis zu vier Mischallergenen, je Mischallergen	250	28,50	14,57	**16,76
3891	Allergenspezifisches Immunglobulin (z. B. IgE), Einzelallergentest (z. B. RAST), im Einzelansatz, Ligandenassay – gegebenenfalls einschließlich Doppelbestimmung und aktueller Bezugskurve –, bis zu zehn Einzelallergenen, je Allergen	250	28,50	14,57	**16,76
3892	Bestimmung von allergenspezifischem Immunglobulin (z. B. IgE), Einzel- oder Mischallergentest mit mindestens vier deklarierten Allergenen oder Mischallergenen auf einem Träger, je Träger	200	22,80	11,66	**13,41
3893	Bestimmung von allergenspezifischem Immunglobulin (z. B. IgE), Einzelallergentest mit mindestens neun deklarierten Allergenen auf einem Träger und Differenzierung nach Einzelallergenen – gegebenenfalls einschließlich semiquantitativer Bestimmung des Gesamt-IgE –, insgesamt	500	57,00	29,14	**33,52
3894	Bestimmung von allergenspezifischem Immunglobulin (z. B. IgE), Einzelallergentest mit mindestens zwanzig deklarierten Allergenen auf einem Träger und Differenzierung nach Einzelallergenen – gegebenenfalls einschließlich semiquantitativer Bestimmung des Gesamt-IgE –, insgesamt	900	102,60	52,46	**60,33
3895	Heterophile Antikörper (IgG- oder IgM-Fraktion), Ligandenassay – einschließlich Doppelbestimmung und aktueller Bezugskurve –, je Fraktion	1100	125,40	64,12	**73,73
3896	Untersuchung auf Antikörper gegen Gliadin mittels qualitativer Immunfluoreszenzuntersuchung (bis zu zwei Titerstufen) oder ähnlicher Untersuchungsmethoden	290	33,06	16,90	**19,44
3897	Untersuchung auf Antikörper gegen Gliadin mittels quantitativer Immunfluoreszenzuntersuchung (mehr als zwei Titerstufen) oder ähnlicher Untersuchungsmethoden	510	58,14	29,73	**34,19
3898	Antikörper gegen Insulin, Ligandenassay – einschließlich Doppelbestimmung und aktueller Bezugskurve –	450	51,30	26,23	**30,16

10. Tumormarker

Allgemeine Bestimmung

Für die mit H3 gekennzeichneten Untersuchungen ist der Höchstwert nach Nummer 3631.H zu beachten

Nr.	Leistung	Punkte	DM	Euro	Euro (Faktor)
3900.H3	Ca 125, Ligandenassay – gegebenenfalls einschließlich Doppelbestimmung und aktueller Bezugskurve –	300	34,20	17,49	**20,11
3901.H3	Ca 15-3, Ligandenassay – gegebenenfalls einschließlich Doppelbestimmung und aktueller Bezugskurve –	450	51,30	26,23	**30,16
3902.H3	Ca 19-9, Ligandenassay – gegebenenfalls einschließlich Doppelbestimmung und aktueller Bezugskurve –	300	34,20	17,49	**20,11
3903.H3	Ca 50, Ligandenassay – gegebenenfalls einschließlich Doppelbestimmung und aktueller Bezugskurve –	450	51,30	26,23	**30,16
3904.H3	Ca 72-4, Ligandenassay – gegebenenfalls einschließlich Doppelbestimmung und aktueller Bezugskurve –	450	51,30	26,23	**30,16
3905.H3	Carcinoembryonales Antigen (CEA), Ligandenassay – gegebenenfalls einschließlich Doppelbestimmung und aktueller Bezugskurve –	250	28,50	14,57	**16,76

Anhang A
3. Teil. Praxishilfen

Nummer	Leistung	Punktzahl	Gebühr in DM – einfach –	Gebühr in Euro – einfach –	Gebühr in Euro – 2,3-fach – – *1,8-fach – – **1,15-fach –
3906.H3	Cyfra 21-1, Ligandenassay – gegebenenfalls einschließlich Doppelbestimmung und aktueller Bezugskurve –	450	51,30	26,23	**30,16
3907.H3	Neuronenspezifische Enolase (NSE), Ligandenassay – einschließlich Doppelbestimmung und aktueller Bezugskurve –	450	51,30	26,23	**30,16
3908.H3	Prostataspezifisches Antigen (PSA), Ligandenassay – gegebenenfalls einschließlich Doppelbestimmung und aktueller Bezugskurve –	300	34,20	17,49	**20,11
3909.H3	Squamous cell carcinoma-Antigen (SCC), Ligandenassay – gegebenenfalls einschließlich Doppelbestimmung und aktueller Bezugskurve –	450	51,30	26,23	**30,16
3910.H3	Thymidinkinase, Ligandenassay – einschließlich Doppelbestimmung und aktueller Bezugskurve –	450	51,30	26,23	**30,16
3911.H3	Tissue-polypeptide-Antigen fTPA), Ligandenassay – gegebenenfalls einschließlich Doppelbestimmung und aktueller Bezugskurve –	450	51,30	26,23	**30,16

11. Nukleinsäuren und ihre Metabolite

3920	Isolierung von humanen Nukleinsäuren aus Untersuchungsmaterial	900	102,60	52,46	**60,33
3921	Verdau (Spaltung) isolierter humaner Nukleinsäuren mit Restriktionsenzymen, je Enzym	150	17,10	8,74	**10,05
3922	Amplifikation von humanen Nukleinsäuren oder Nukleinsäurefragmenten mit Polymerasekettenreaktion (PCR)	500	57,00	29,14	**33,52
3923	Amplifikation von humanen Nukleinsäuren oder Nukleinsäurefragmenten mit geschachtelter Polymerasekettenreaktion (nested PCR)	1000	114,00	58,29	**67,03
3924	Identifizierung von humanen Nukleinsäurefragmenten durch Hybridisierung mit radioaktiv oder nichtradioaktiv markierten Sonden und nachfolgender Detektion, je Sonde	300	34,20	17,49	**20,11
3925	Trennung von humanen Nukleinsäurefragmenten mittels elektrophoretischer Methoden und anschließendem Transfer auf Trägermaterialien (z. B. Dot-Blot, Slot-Blot)	600	68,40	34,97	**40,22
3926	Identifizierung von humanen Nukleinsäurefragmenten durch Sequenzermittlung	2000	228,00	116,57	**134,06

12. Gerinnungs-, Fibrinolyse-, Komplementsystem

3930	Antithrombin III, chromogenes Substrat	110	12,54	6,41	**7,37
3931	Antithrombin III, Immundiffusion oder ähnliche Untersuchungsmethoden	180	20,52	10,49	**12,07
3932	Blutungszeit	60	6,84	3,50	**4,02
3933	Fibrinogen nach Clauss, koagulometrisch	100	11,40	5,83	**6,70
3934	Fibrinogen, Immundiffusion oder ähnliche Untersuchungsmethoden	180	20,52	10,49	**12,07
3935	Fibrinogenspaltprodukte, qualitativ	120	13,68	6,99	**8,04
3936	Fibrinogenspaltprodukte, quantitativ	250	28,50	14,57	**16,76
3937	Fibrinspaltprodukte, quervernetzt (Dimertest), qualitativ	180	20,52	10,49	**12,07
3938	Fibrinspaltprodukte, quervernetzt (Dimertest), quantitativ	360	41,04	20,98	**24,13
3939	Gerinnungsfaktor (II, V, VIII, IX, X), je Faktor	460	52,44	26,81	**30,83
3940	Gerinnungsfaktor (VII, XI, XII), je Faktor	720	82,08	41,97	**48,26
3941	Gerinnungsfaktor VIII Ag, Immundiffusion oder ähnliche Untersuchungsmethoden	250	28,50	14,57	**16,76
3942	Gerinnungsfaktor XIII, Untersuchung mittels Monochloressigsäure oder ähnliche Untersuchungsmethoden	180	20,52	10,49	**12,07
3943	Gerinnungsfaktor XIII, Immundiffusion oder ähnliche Untersuchungsmethoden	250	28,50	14,57	**16,76
3944	Gewebsplasminogenaktivator (t-PA), chromogenes Substrat	300	34,20	17,49	**20,11

A. Gebührenordnung für Ärzte **Anhang A**

Nummer	Leistung	Punktzahl	Gebühr in DM – einfach –	Gebühr in Euro – einfach –	Gebühr in Euro – 2,3-fach – – **1,8-fach – – **1,15-fach –
3945	Heparin, chromogenes Substrat	140	15,96	8,16	**9,38
3946	Partielle Thromboplastinzeit (PTT, aPTT), Doppelbestimmung	70	7,98	4,08	**4,69
3947	Plasmatauschversuch	460	52,44	26,81	**30,83
3948	Plasminogen, chromogenes Substrat	140	15,96	8,16	**9,38
3949	Plasminogenaktivatorinhibitor (PAI), chromogenes Substrat	410	46,74	23,90	**27,48
3950	Plättchenfaktor (3, 4), Ligandenassay – einschließlich Doppelbestimmung und aktueller Bezugskurve –, je Faktor	480	54,72	27,98	**32,17
3951	Protein C-Aktivität	450	51,30	26,23	**30,16
3952	Protein C-Konzentration, Ligandenassay – einschließlich Doppelbestimmung und aktueller Bezugskurve –	450	51,30	26,23	**30,16
3953	Protein S-Aktivität	450	51,30	26,23	**30,16
3954	Protein S-Konzentration, Ligandenassay – einschließlich Doppelbestimmung und aktueller Bezugskurve –	450	51,30	26,23	**30,16
3955	Reptilasezeit	100	11,40	5,83	**6,70
3956	Ristocetin-Cofaktor (F VIII Rcof), Agglutination	200	22,80	11,66	**13,41
3957	Thrombelastogramm oder Resonanzthrombogramm	180	20,52	10,49	**12,07
3958	Thrombin-Antithrombin-Komplex (TAT-Komplex), Ligandenassay – einschließlich Doppelbestimmung und aktueller Bezugskurve –	480	54,72	27,98	**32,17
3959	Thrombinkoagulasezeit	100	11,40	5,83	**6,70
3960	Thromboplastinzeit (Prothrombinzeit, TPZ, Quickwert), Doppelbestimmung	70	7,98	4,08	**4,69
3961	Thrombozytenaggregationstest mit mindestens drei Stimulatoren	900	102,60	52,46	**60,33
3962	Thrombozytenausbreitung, mikroskopisch	60	6,84	3,50	**4,02
3963	Von Willebrand-Faktor (vWF), Ligandenassay – einschließlich Doppelbestimmung und aktueller Bezugskurve –	480	54,72	27,98	**32,17
3964	C1-Esteraseinhibitor-Aktivität, chromogenes Substrat	360	41,04	20,98	**24,13
3965	C1-Esteraseinhibitor-Konzentration, Immundiffusion oder ähnliche Untersuchungsmethoden	260	29,64	15,15	***17,43
3966	Gesamtkomplement AH 50	600	68,40	34,97	**40,22
3967	Gesamtkomplement CH 50	500	57,00	29,14	**33,52
	Untersuchungen von Einzelfaktoren des Komplementsystems Katalog	250	28,70	14,57	***16,76
3968	Komplementfaktor C3-Aktivität, Lysis				
3969	Komplementfaktor C3, Immundiffusion oder ähnliche Untersuchungsmethoden				
3970	Komplementfaktor C4-Aktivität, Lysis				
3971	Komplementfaktor C4, Immundiffusion oder ähnliche Untersuchungsmethoden				

13. Blutgruppenmerkmale, HLA-System

Nummer	Leistung	Punktzahl	Gebühr in DM	Gebühr in Euro	Gebühr in Euro
3980	AB0-Merkmale	100	11,40	5,83	**6,70
3981	AB0-Merkmale und Isoagglutinine	180	20,52	10,49	**12,07
3982	AB0-Merkmale, Isoagglutinine und Rhesusfaktor D (D und CDE)	300	34,20	17,49	**20,11
3983	AB0-Merkmale, Isoagglutinine und Rhesusformel (C, c, D, E und e)	500	57,00	29,14	**33,52
	Bestimmung weiterer Blutgruppenmerkmale Katalog				
3984	im NaCl- oder Albumin-Milieu (z. B. P, Lewis, MNS), je Merkmal	120	13,68	6,99	**8,04
3985	im indirekten Anti-Humanglobulin-Test (indirekter Coombstest) (z. B. Cw, Kell, Du, Duffy), je Merkmal	200	22,80	11,66	**13,41

Anhang A
3. Teil. Praxishilfen

Nummer	Leistung	Punkt-zahl	Gebühr in DM – einfach –	Gebühr in Euro – einfach –	Gebühr in Euro – 2,3-fach – – *1,8-fach – – **1,15-fach –
3986	im indirekten Anti-Humanglobulin-Test (indirekter Coombstest) (z. B. Kidd, Lutheran), je Merkmal	360	41,04	20,98	**24,13
	Bei den Leistungen nach den Nummern 3984 bis 3986 sind die jeweils untersuchten Merkmale in der Rechnung anzugeben.				
3987	Antikörpersuchtest (Antikörper gegen Erythrozytenantigene) mit zwei verschiedenen Test-Erythrozyten-Präparationen im indirekten Anti-Humanglobulin-Test (indirekter Coombstest)	140	15,96	8,16	**9,38
3988	Antikörpersuchtest (Antikörper gegen Erythrozytenantigene) mit drei und mehr verschiedenen Test-Erythrozyten-Präparationen im indirekten Anti-Humanglobulin-Test (indirekter Coombstest)	200	22,80	11,66	**13,41
3989	Antikörperdifferenzierung (Antikörper gegen Erythrozytenantigene) mit mindestens acht, jedoch nicht mehr als zwölf verschiedenen Test-Erythrozyten-Präparationen im indirekten Anti-Humanglobulin-Test (indirekter Coombstest) im Anschluß an die Leistung nach Nummer 3987 oder 3988, je Test-Erythrozyten-Präparation	60	6,84	3,50	**4,02
3990	Antikörpersuchtest (Antikörper gegen Erythrozytenantigene) mit zwei verschiedenen Test-Erythrozyten-Präparationen im NaCl- oder Enzymmilieu	70	7,98	4,08	**4,69
3991	Antikörpersuchtest (Antikörper gegen Erythrozytenantigene) mit drei und mehr verschiedenen Test-Erythrozyten-Präparationen im NaCl- oder Enzymmilieu	100	11,40	5,83	**6,70
3992	Antikörperdifferenzierung (Antikörper gegen Erythrozytenantigene) mit mindestens acht, jedoch höchstens zwölf verschiedenen Test-Erythrozyten-Präparationen im NaCl- oder Enzymmilieu im Anschluß an die Leistung nach Nummer 3990 oder 3991, je Test-Erythrozyten-Präparation	30	3,42	1,75	**2,01
3993	Bestimmung des Antikörpertiters bei positivem Ausfall eines Antikörpersuchtests (Antikörper gegen Erythrozytenantigene) im Anschluß an eine der Leistungen nach Nummer 3989 oder 3992	400	45,60	23,31	**26,81
3994	Quantitative Bestimmung (Titration) von Antikörpern gegen Erythrozytenantigene (z. B. Kälteagglutinine, Hämolysine) mittels Agglutination, Präzipitation oder Lyse (mit jeweils mindestens vier Titerstufen)	140	15,96	8,16	**9,38
3995	Qualitativer Nachweis von Antikörpern gegen Leukozyten- oder Thrombozytenantigene mittels Fluoreszenzimmunoassay (bis zu zwei Titerstufen) oder ähnlicher Untersuchungsmethoden	350	39,90	20,40	**23,46
3996	Quantitative Bestimmung von Antikörpern gegen Leukozyten- oder Thrombozytenantigene mittels Fluoreszenzimmunoassay (mehr als zwei Titerstufen) oder ähnlicher Untersuchungsmethoden	600	68,40	34,97	**40,22
3997	Direkter Anti-Humanglobulin-Test (direkter Coombstest), mit mindestens zwei Antiseren	120	13,68	6,99	**8,04
3998	Anti-Humanglobulin-Test zur Ermittlung der Antikörperklasse mit monovalenten Antiseren im Anschluß an die Leistung nach Nummer 3989 oder 3997, je Antiserum	90	10,26	5,25	**6,03
3999	Antikörper-Elution, Antikörper-Absorption, Untersuchung auf biphasische Kältehämolysine, Säure-Serum-Test oder ähnlich aufwendige Untersuchungen, je Untersuchung	360	41,04	20,98	**24,13
	Die Art der Untersuchung ist in der Rechnung anzugeben.				
4000	Serologische Verträglichkeitsprobe (Kreuzprobe) im NaCl-Milieu und im Anti-Humanglobulintest	200	22,80	11,66	**13,41

A. Gebührenordnung für Ärzte   Anhang A

Nummer	Leistung	Punktzahl	Gebühr in DM – einfach –	Gebühr in Euro – einfach –	Gebühr in Euro – 2,3-fach – – *1,8-fach – – **1,15-fach –
4001	Serologische Verträglichkeitsprobe (Kreuzprobe) im NaCl-Milieu und im Anti-Humanglobulintest sowie laborinterne Identitätssicherung im AB0-System	300	34,20	17,49	**20,11
	Die Leistung nach Nummer 4001 ist für die Identitätssicherung im AB0-System am Krankenbett (bedside-test) nicht berechnungsfähig.				
4002	Serologische Verträglichkeitsprobe (Kreuzprobe) im NaCl- oder Enzym-Milieu als Kälteansatz unter Einschluß einer Eigenkontrolle	100	11,40	5,83	**6,70
4003	Dichtegradientenisolierung von Zellen, Organellen oder Proteinen, je Isolierung	400	45,60	23,31	**26,81
4004	Nachweis eines HLA-Antigens der Klasse I mittels Lymphozytotoxizitätstest nach Isolierung der Zellen	750	85,50	43,72	**50,27
4005	Höchstwert für die Leistung nach Nummer 4004	3000	342,00	174,86	**201,09
4006	Gesamttypisierung der HLA-Antigene der Klasse I mittels Lymphozytotoxizitätstest mit mindestens 60 Antiseren nach Isolierung der Zellen, je Antiserum	30	3,42	1,75	**2,01
4007	Höchstwert für die Leistung nach Nummer 4006	3600	410,40	209,83	**241,31
4008	Gesamttypisierung der HLA-Antigene der Klasse II mittels molekularbiologischer Methoden (bis zu 15 Sonden), insgesamt	2500	285,00	145,72	**167,58
4009	Subtypisierung der HLA-Antigene der Klasse II mittels molekularbiologischer Methoden (bis zu 40 Sonden), insgesamt	2700	307,80	157,38	**180,98
4010	HLA-Isoantikörpernachweis	800	91,20	46,63	**53,62
4011	Spezifizierung der HLA-Isoantikörper, insgesamt	1600	182,40	93,26	**107,25
4012	Serologische Verträglichkeitsprobe im Gewebe-HLA-System nach Isolierung von Zellen und Organellen	750	85,50	43,72	**50,27
4013	Lymphozytenmischkultur (MLC) bei Empfänger und Spender – einschließlich Kontrollen –	4600	524,40	268,12	**308,34
4014	Lymphozytenmischkultur (MLC) für jede weitere getestete Person	2300	262,20	134,06	**154,17

14. Hormone und ihre Metabolite, biogene Amine, Rezeptoren

Allgemeine Bestimmung
Für die mit H4 gekennzeichneten Untersuchungen ist der Höchstwert nach Nummer 3633.H zu beachten.

	Hormonbestimmung mittels Ligandenassay – gegebenenfalls einschließlich Doppelbestimmung und aktueller Bezugskurve –	250	28,50	14,57	**16,76
	Katalog				
4020	Cortisol				
4021	Follitropin (FSH, follikelstimulierendes Hormon)				
4022.H4	Freies Trijodthyronin (fT3)				
4023.H4	Freies Thyroxin (fT4)				
4024	Humanes Choriongonadotropin (HCG)				
4025	Insulin				
4026	Luteotropin (LH, luteinisierendes Hormon)				
4027	Östriol				
4028	Plazentalaktogen (HPL)				
4029.H4	T3-Uptake-Test (TBI, TBK)				
4030	Thyreoidea stimulierendes Hormon (TSH)				
4031.H4	Thyroxin				
4032.H4	Trijodthyronin				
4033	Untersuchungen mit ähnlichem methodischem Aufwand				
	Die untersuchten Parameter sind in der Rechnung anzugeben.				

Anhang A

3. Teil. Praxishilfen

Nummer	Leistung	Punktzahl	Gebühr in DM – einfach –	Gebühr in Euro – einfach –	Gebühr in Euro – 2,3-fach – – *1,8-fach – – **1,15-fach –
	Hormonbestimmung mittels Ligandenassay – einschließlich Doppelbestimmung und aktueller Bezugskurve –	350	39,90	20,40	**23,46
	Katalog				
4035	17-Alpha-Hydroxyprogesteron				
4036	Androstendion				
4037	Dehydroepiandrosteron (DHEA)				
4038	Dehydroepiandrosteronsulfat (DHEAS)				
4039	Östradiol				
4040	Progesteron				
4041	Prolaktin				
4042	Testosteron				
4043	Wachstumshormon (HGH)				
4044	Untersuchungen mit ähnlichem methodischem Aufwand				
	Die untersuchten Parameter sind in der Rechnung anzugeben.				
	Hormonbestimmung mittels Ligandenassay – einschließlich Doppelbestimmung und aktueller Bezugskurve –	480	54,72	27,98	**32,17
	Katalog				
4045	Aldosteron				
4046	C-Peptid				
4047	Caicitonin				
4048	cAMP				
4049	Corticotropin (ACTH)				
4050	Erythropoetin				
4051	Gastrin				
4052	Glukagon				
4053	Humanes Choriongonadotropin (HCG), zum Ausschluß einer Extrauteringravidität				
4054	Osteocaicin				
4055	Oxytocin				
4056	Parathormon				
4057	Reninaktivität (PRÄ), kinetische Bestimmung mit mindestens drei Meßpunkten				
4058	Reninkonzentration				
4060	Somatomedin				
4061	Vasopressin (Adiuretin, ADH)				
4062	Untersuchungen mit ähnlichem methodischem Aufwand				
	Die untersuchten Parameter sind in der Rechnung anzugeben.				
	Hormonbestimmung mittels Ligandenassay – einschließlich Doppelbestimmung und aktueller Bezugskurve –	750	85,50	43,72	**50,27
	Katalog				
4064	Gastric inhibitory Polypeptid (GIP)				
4065	Gonadotropin-releasing-Hormon (GnRH)				
4066	Pankreatisches Polypeptid (PP)				
4067	Parathyroid hormone related peptide				
4068	Vasoaktives intestinales Polypeptid (VIP)				
4069	Untersuchungen mit ähnlichem methodischem Aufwand				
	Die untersuchten Parameter sind in der Rechnung anzugeben.				
4070	Thyreoglobulin, Ligandenassay – einschließlich Doppelbestimmung und aktueller Bezugskurve sowie Kontrollansatz für Anti-Thyreoglobulin-Antikörper –	900	102,60	52,46	**60,33

A. Gebührenordnung für Ärzte Anhang A

Nummer	Leistung	Punktzahl	Gebühr in DM – einfach –	Gebühr in Euro – einfach –	Gebühr in Euro – 2,3-fach – – *1,8-fach – – **1,15-fach –
	Hormonbestimmung mittels Hochdruckflüssigkeitschromatographie, Gaschromatographie oder Säulenchromatographie und Photometrie	570	64,98	33,22	**38,21
	Katalog				
4071	5-Hydroxyindolessigsäure (5-HIES)				
4072	Adrenalin und/oder Noradrenalin und/oder Dopamin im Plasma oder Urin				
4073	Homovanillinsäure im Urin (HVA)				
4074	Metanephrine				
4075	Serotonin				
4076	Steroidprofil				
4077	Vanillinmandelsäure (VMA)				
4078	Untersuchungen mit ähnlichem methodischem Aufwand *Die untersuchten Parameter sind in der Rechnung anzugeben.*				
4079	Zuschlag zu den Leistungen nach den Nummern 4071 bis 4078 bei Anwendung der Gaschromatographie-Massenspektrometrie	350	39,90	20,40	**23,46
4080	5-Hydroxyindolessigsäure (5-HIES), Farbreaktion und visuell, qualitativ	120	13,68	6,99	**8,04
4081	Humanes Choriongonadotropin im Urin, Schwangerschaftstest (Nachweisgrenze des Tests kleiner als 500 U/l)	120	13,68	6,99	**8,04
4082	Humanes Choriongonadotropin im Urin (HCG), Schwangerschaftstest (Nachweisgrenze des Tests kleiner als 50 U/l), Ligandenassay – gegebenenfalls einschließlich Doppelbestimmung und aktueller Bezugskurve –	140	15,96	8,16	**9,38
4083	Luteotropin (LH) im Urin, Agglutination, im Rahmen einer In-vitro-Fertilisation, je Bestimmung	570	64,98	33,22	**38,21
4084	Gesamt-Östrogene im Urin, photometrisch	570	64,98	33,22	**38,21
4085	Vanillinmandelsäure im Urin (VMA), Dünnschichtchromatographie, semiquantitativ	250	28,50	14,57	**16,76
4086	Östrogenrezeptoren – einschließlich Aufbereitung –	1200	136,80	69,94	**80,44
4087	Progesteronrezeptoren – einschließlich Aufbereitung – ...	1200	136,80	69,94	**80,44
4088	Andere Hormonrezeptoren (z. B. Androgenrezeptoren) – einschließlich Aufbereitung –	1200	136,80	69,94	**80,44
4089	Tumornekrosefaktorrezeptor (p55), Ligandenassay – einschließlich Doppelbestimmung und aktueller Bezugskurve –	450	51,30	26,23	**30,16

15. Funktionsteste

Allgemeine Bestimmungen

Wird eine vom jeweils genannten Leistungsumfang abweichende geringere Anzahl von Bestimmungen durchgeführt, so ist nur die Zahl der tatsächlich durchgeführten Einzelleistungen berechnungsfähig.
Sind aus medizinischen Gründen über den jeweils genannten Leistungsumfang hinaus weitere Bestimmungen einzelner Meßgrößen erforderlich, so können diese mit entsprechender Begründung als Einzelleistungen gesondert berechnet werden.

4090	ACTH-Infusionstest (Zweimalige Bestimmung von Cortisol)	500	57,00	29,14	**33,52
4091	ACTH-Kurztest (Zweimalige Bestimmung von Cortisol) ..	500	57,00	29,14	**33,52
4092	Clonidintest (Zweimalige Bestimmung von Adrenalin/ Noradrenalin im Plasma)	1140	129,96	66,45	**76,41
4093	Cortisoltagesprofil (Viermalige Bestimmung von Cortisol)	1000	114,00	58,29	**67,03
4094	CRF-Test (Dreimalige Bestimmung von Corticotropin und Cortisol)	2190	249,66	127,65	**146,80
4095	D-Xylosetest (Einmalige Bestimmung von Xylose)	200	22,80	11,66	**13,41
4096	Desferioxamintest (Einmalige Bestimmung von Eisen im Urin)	120	13,68	6,99	**8,04

Anhang A

3. Teil. Praxishilfen

Nummer	Leistung	Punktzahl	Gebühr in DM – einfach –	Gebühr in Euro – einfach –	Gebühr in Euro – 2,3-fach – – *1,8-fach – – **1,15-fach –
4097	Dexamethasonhemmtest, Kurztest (Zweimalige Bestimmung von Cortisol)	500	57,00	29,14	**33,52
4098	Dexamethasonhemmtest, Verabreichung von jeweils 3 mg Dexamethason an drei aufeinander folgenden Tagen (Zweimalige Bestimmung von Cortisol)	500	57,00	29,14	**33,52
4099	Dexamethasonhemmtest, Verabreichung von jeweils 9 mg Dexamethason an drei aufeinander folgenden Tagen (Zweimalige Bestimmung von Cortisol)	500	57,00	29,14	**33,52
4100	Fraktionierte Magensekretionsanalyse mit Pentagastrinstimulation (Viermalige Titration von HCl)	280	31,92	16,32	**18,77
4101	Glukosesuppressionstest (Sechsmalige Bestimmung von Glukose, Wachstumshormon und Insulin)	3840	437,76	223,82	**257,40
4102	GHRH-Test (Sechsmalige Bestimmung von Wachstumshormon)	2100	239,40	122,40	**140,76
4103	HCG-Test (Zweimalige Bestimmung von Testosteron)	700	79,80	40,80	**46,92
4104	Hungerversuch (Zweimalige Bestimmung von C-Peptid)	960	109,44	55,96	**64,35
4105	Hungerversuch (Zweimalige Bestimmung von Insulin)	500	57,00	29,14	**33,52
4106	Insulinhypoglykämietest (Sechsmalige Bestimmung von Glukose, Wachstumshormon und Cortisol)	3840	437,76	223,82	**257,40
4107	Laktat-Ischämietest (Fünfmalige Bestimmung von Laktat)	900	102,60	52,46	**60,33
4108	Laktose-Toleranztest (Fünfmalige Bestimmung von Glukose)	200	22,80	11,66	**13,41
4109	LH-RH-Test (Zweimalige Bestimmung von LH und FSH)	1000	114,00	58,29	**67,03
4110	MEGX-Test (Monoethylglycinxylidid) (Zweimalige Bestimmung von MEGX)	500	57,00	29,14	**33,52
4111	Metoclopramidtest (Zweimalige Bestimmung von Prolaktin)	700	79,80	40,80	**46,92
4112	Pentagastrintest (Sechsmalige Bestimmung von Calcitonin)	2880	328,32	167,87	**193,05
4113	Renin-Aldosteron-Stimulationstest (Zweimalige Bestimmung von Renin und Aldosteron)	1920	218,88	111,91	**128,70
4114	Renin-Aldosteron-Suppressionstest (Zweimalige Bestimmung von Renin und Aldosteron)	1920	218,88	111,91	**128,70
4115	Seitengetrennte Reninbestimmung (Viermalige Bestimmung von Renin)	1920	218,88	111,91	**128,70
4116	Sekretin-Pankreozymin-Evokationstest (Dreimalige Bestimmung von Amylase, Lipase, Trypsin und Bikarbonat)	1080	123,12	62,95	**72,39
4117	TRH-Test (Zweimalige Bestimmung von TSH)	500	57,00	29,14	**33,52
4118	Vitamin A-Resorptionstest (Zweimalige Bestimmung von Vitamin A)	720	82,08	41,97	**48,26

16. Porphyrine und ihre Vorläufer

Nummer	Leistung	Punktzahl	Gebühr in DM	Gebühr in Euro	Gebühr in Euro
4120	Delta-Aminolaevulinsäure (Delta-ALS, Delta-ALA), photometrisch und säulenchromatographisch	570	64,98	33,22	**38,21
4121	Gesamt-Porphyrine, photometrisch	250	28,50	14,57	**16,76
4122	Gesamt-Porphyrine, qualitativ	120	13,68	6,99	**8,04
4123	Porphobilinogen (PBG, Hösch-Test, Schwarz-Watson-Test) mit Rückextraktion, Farbreaktion und visuell, qualitativ	60	6,84	3,50	**4,02
4124	Porphobilinogen (PBG), photometrisch und säulenchromatographisch	570	64,98	33,22	**38,21
4125	Porphyrinprofil (Urin, Stuhl, Erythrozyten), Hochdruckflüssigkeitschromatographie, je Material	570	64,98	33,22	**38,21
4126	Porphyrinprofil (Urin, Stuhl, Erythrozyten), Dünnschichtchromatographie, je Material	460	52,44	26,81	**30,83

A. Gebührenordnung für Ärzte

Anhang A

Nummer	Leistung	Punktzahl	Gebühr in DM – einfach –	Gebühr in Euro – einfach –	Gebühr in Euro – 2,3-fach – – *1,8-fach – – **1,15-fach –
	17. Spurenelemente, Vitamine				
4130	Eisen im Urin, Atomabsorption	120	13,68	6,99	**8,04
4131	Kupfer im Serum oder Plasma	40	4,56	2,33	**2,68
4132	Kupfer im Urin, Atomabsorption	410	46,74	23,90	**27,48
4133	Mangan, Atomabsorption, flammenlos	410	46,74	23,90	**27,48
4134	Selen, Atomabsorption, flammenlos	410	46,74	23,90	**27,48
4135	Zink, Atomabsorption	90	10,26	5,25	**6,03
4138	25-Hydroxy-Vitamin D (25-OH-D, D$_2$), Ligandenassay – einschließlich Doppelbestimmung und aktueller Bezugskurve –	480	54,72	27,98	**32,17
4139	1,25-Dihydroxy-Vitamin D (1,25-(OH)$_2$-D$_3$, Calcitriol), Ligandenassay – einschließlich Doppelbestimmung und aktueller Bezugskurve –	750	85,50	43,72	**50,27
4140	Folsäure und/oder Vitamin B12, Ligandenassay – gegebenenfalls einschließlich Doppelbestimmung und aktueller Bezugskurve –	250	28,50	14,57	**16,76
	Untersuchung von Vitaminen mittels Hochdruckflüssigkeitschromatographie	360	41,04	20,98	**24,13
	Katalog				
4141	Vitamin A				
4142	Vitamin E				
	Untersuchung von Vitaminen mittels Hochdruckflüssigkeitschromatographie	570	64,98	33,22	**38,21
	Katalog				
4144	25-Hydroxy-Vitamin D (25-OH-D, D$_2$)				
4145	Vitamin B1				
4146	Vitamin B6				
4147	Vitamin K				
	18. Arzneimittelkonzentrationen, exogene Gifte, Drogen				
	Untersuchung mittels Ligandenassay – gegebenenfalls einschließlich Doppelbestimmung und aktueller Bezugskurve –	250	28,50	14,57	**16,76
	Katalog				
4150	Amikacin				
4151	Amphetamin				
4152	Azetaminophen				
4153	Barbiturate				
4154	Benzodiazepine				
4155	Cannabinoide				
4156	Carbamazepin				
4157	Chinidin				
4158	Cocainmetabolite				
4160	Desipramin				
4161	Digitoxin				
4162	Digoxin				
4163	Disopyramid				
4164	Ethosuximid				
4165	Flecainid				
4166	Gentamicin				
4167	Lidocain				
4168	Methadon				
4169	Methotrexat				
4170	N-Azetylprocainamid				
4171	Netilmicin				
4172	Opiate				
4173	Phenobarbital				

Anhang A

3. Teil. Praxishilfen

Nummer	Leistung	Punktzahl	Gebühr in DM – einfach –	Gebühr in Euro – einfach –	Gebühr in Euro – 2,3-fach – – *1,8-fach – – **1,15-fach –
4174	Phenytoin				
4175	Primidon				
4176	Propaphenon				
4177	Salizylat				
4178	Streptomycin				
4179	Theophyllin				
4180	Tobramicin				
4181	Valproinsäure				
4182	Untersuchungen mit ähnlichem methodischem Aufwand *Die untersuchten Parameter sind in der Rechnung anzugeben.*				
4185	Cyclosporin (mono- oder polyspezifisch), Ligandenassay – gegebenenfalls einschließlich Doppelbestimmung und aktueller Bezugskurve –	300	34,20	17,49	**20,11
	Untersuchung mittels Ligandenassay – einschließlich vorhergehender Säulentrennung, gegebenenfalls einschließlich Doppelbestimmung und aktueller Bezugskurve –	700	79,80	40,80	**46,92
	Katalog				
4186	Amitryptilin				
4187	Imipramin				
4188	Nortriptylin				
	Untersuchung mittels Atomabsorption, flammenlos	410	46,74	23,90	**27,48
	Katalog				
4190	Aluminium				
4191	Arsen				
4192	Blei				
4193	Cadmium				
4194	Chrom				
4195	Gold				
4196	Quecksilber				
4197	Thallium				
4198	Untersuchungen mit ähnlichem methodischem Aufwand *Die untersuchten Parameter sind in der Rechnung anzugeben.*				
	Untersuchung mittels Hochdruckflüssigkeitschromatographie, je Untersuchung	360	41,04	20,98	**24,13
	Katalog				
4199	Amiodarone				
4200	Antiepileptika (Ethosuximid und/oder Phenobarbital und/oder Phenytoin und/oder Primidon)				
4201	Chinidin				
4202	Untersuchungen mit ähnlichem methodischem Aufwand *Die untersuchten Parameter sind in der Rechnung anzugeben.*				
	Untersuchung mittels Hochdruckflüssigkeitschromatographie, je Untersuchung	450	51,30	26,23	**30,16
	Katalog				
4203	Antibiotika				
4204	Antimykotika				
	Untersuchung mittels Gaschromatographie, je Untersuchung	410	46,74	23,90	**27,48
	Katalog				
4206	Valproinsäure				
4207	Ethanol				
4208	Untersuchungen mit ähnlichem methodischem Aufwand *Die untersuchten Parameter sind in der Rechnung anzugeben.*				

A. Gebührenordnung für Ärzte Anhang A

Nummer	Leistung	Punktzahl	Gebühr in DM – einfach –	Gebühr in Euro – einfach –	Gebühr in Euro – 2,3-fach – – *1,8-fach – – **1,15-fach –
4209	Untersuchung mittels Gaschromatographie nach Säulenextraktion und Derivatisierung zum Nachweis von exogenen Giften, je Untersuchung	480	54,72	27,98	**32,17
4210	Untersuchung von exogenen Giften mittels Gaschromatographie-Massenspektrometrie, Bestätigungsanalyse, je Untersuchung	900	102,60	52,46	**60,33
4211	Ethanol, photometrisch	150	17,10	8,74	**10,05
4212	Exogene Gifte, dünnschichtchromatographisches Screening, qualitativ oder semiquantitativ	250	28,50	14,57	**16,76
4213	Identifikation von exogenen Giften mittels aufwendiger Dünnschichtchromatographie mit standardkorrigierten Rf-Werten, je Untersuchung	360	41,04	20,98	**24,13
4214	Lithium	60	6,84	3,50	**4,02

19. Antikörper gegen Bakterienantigene

Allgemeine Bestimmung

Die Berechnung einer Gebühr für eine qualitative Untersuchung mittels Agglutinations- oder Fällungsreaktion bzw. Immunfluoreszenzuntersuchung (bis zu zwei Titerstufen) neben einer Gebühr für eine quantitative Untersuchung mittels Agglutinations- oder Fällungsreaktion bzw. Immunfluoreszenzuntersuchung (mehr als zwei Titerstufen) oder einer ähnlichen Untersuchungsmethode ist nicht zulässig.

Nummer	Leistung	Punktzahl	Gebühr in DM	Gebühr in Euro	Gebühr in Euro
	Qualitativer Nachweis von Antikörpern mittels Agglutinations- oder Fällungsreaktion (z. B. Hämagglutination, Hämagglutinationshemmung, Latex-Agglutination)	90	10,26	5,25	**6,03
	Katalog				
	Antikörper gegen				
4220	Borrelia burgdorferi				
4221	Brucellen				
4222	Campylobacter				
4223	Francisellen				
4224	Legionella pneumophila bis zu fünf Typen, je Typ				
4225	Leptospiren				
4226	Listerien, je Typ				
4227	Rickettsien (Weil-Felix-Reaktion)				
4228	Salmonellen-H-Antigene				
4229	Salmonellen-O-Antigene				
4230	Staphylolysin				
4231	Streptolysin				
4232	Treponema pallidum (TPHA, Cardiolipinmikroflockungstest, VDRL-Test)				
4233	Yersinien bis zu zwei Typen, je Typ				
4234	Untersuchungen mit ähnlichem methodischem Aufwand *Die untersuchten Parameter sind in der Rechnung anzugeben.*				
	Quantitative Bestimmung von Antikörpern mittels Agglutinations- oder Fällungsreaktion (z. B. Hämagglutination, Hämagglutinationshemmung, Latex-Agglutination)	230	26,22	13,41	**15,42
	Katalog				
	Antikörper gegen				
4235	Agglutinierende Antikörper (WIDAL-Reaktion)				
4236	Borrelia burgdorferi				
4237	Brucellen				
4238	Campylobacter				
4239	Francisellen				
4240	Legionellen bis zu zwei Typen, je Typ				
4241	Leptospiren				
4242	Listerien, je Typ				
4243	Rickettsien				
4244	Salmonellen-H-Antigene, bis zu zwei Antigenen, je Antigen				

Anhang A

3. Teil. Praxishilfen

Nummer	Leistung	Punktzahl	Gebühr in DM – einfach –	Gebühr in Euro – einfach –	Gebühr in Euro – 2,3-fach – – *1,8-fach – – **1,15-fach –
4245	Salmonellen-O-Antigene, bis zu vier Antigenen, je Antigen				
4246	Staphylolysin				
4247	Streptolysin				
4248	Treponema pallidum (TPHA, Cardiolipinmikroflockungstest, VDRL-Test)				
4249	Yersinien, bis zu zwei Typen, je Typ				
4250	Untersuchungen mit ähnlichem methodischem Aufwand *Die untersuchten Parameter sind in der Rechnung anzugeben.*				
	Qualitativer Nachweis von Antikörpern mittels Immunfluoreszenz oder ähnlicher Untersuchungsmethoden	290	33,06	16,90	**19,44
Katalog					
	Antikörper gegen				
4251	Bordetella pertussis				
4252	Borrelia burgdorferi				
4253	Chlamydia trachomatis				
4254	Coxiella burneti				
4255	Legionella pneumophila				
4256	Leptospiren (IgA, IgG oder IgM)				
4257	Mycoplasma pneumoniae				
4258	Rickettsien				
4259	Treponema pallidum (IgG und IgM) (FTA-ABS-Test)				
4260	Treponema pallidum (IgM) (IgM-FTA-ABS-Test)				
4261	Untersuchungen mit ähnlichem methodischem Aufwand *Die untersuchten Parameter sind in der Rechnung anzugeben.*				
	Quantitative Bestimmung von Antikörpern mittels Immunfluoreszenz oder ähnlicher Untersuchungsmethoden	510	58,14	29,73	**34,19
Katalog					
	Antikörper gegen				
4263	Bordetella pertussis				
4264	Borrelia burgdorferi				
4265	Chlamydia trachomatis				
4266	Coxiella burneti				
4267	Legionella pneumophila				
4268	Mycoplasma pneumoniae				
4269	Rickettsien				
4270	Treponema pallidum (IgG und IgM) (FTA-ABS-Test)				
4271	Treponema pallidum (IgM) (IgM-FTA-ABS-Test)				
4272	Untersuchungen mit ähnlichem methodischem Aufwand *Die untersuchten Parameter sind in der Rechnung anzugeben.*				
	Quantitative Bestimmung von Antikörpern mittels Immunfluoreszenz oder ähnlicher Untersuchungsmethoden	800	91,20	46,63	**53,62
Katalog					
	Antikörper gegen				
4273	Treponema pallidum (IgM) (19S-IgM-FTA-ABS-Test)				
	Quantitative Bestimmung von Antikörpern mittels Komplementbindungsreaktion (KBR)	250	28,50	14,57	**16,76
Katalog					
	Antikörper gegen				
4275	Campylobacter				
4276	Chlamydia psittaci (Ornithosegruppe)				
4277	Chlamydia trachomatis				
4278	Coxiella burneti				
4279	Gonokokken				

A. Gebührenordnung für Ärzte Anhang A

Nummer	Leistung	Punktzahl	Gebühr in DM – einfach –	Gebühr in Euro – einfach –	Gebühr in Euro – 2,3-fach – – *1,8-fach – – **1,15-fach –
4280	Leptospiren				
4281	Listerien				
4282	Mycoplasma pneumoniae				
4283	Treponema pallidum (Cardiolipinreaktion)				
4284	Yersinien				
4285	Untersuchungen mit ähnlichem methodischem Aufwand *Die untersuchten Parameter sind in der Rechnung anzugeben.*				
	Bestimmung von Antikörpern mittels Ligandenassay – gegebenenfalls einschließlich Doppelbestimmung und aktueller Bezugskurve –	350	39,90	20,40	**23,46
Katalog					
	Antikörper gegen				
4286	Borrelia burgdorferi				
4287	Campylobacter				
4288	Coxiella burneti				
4289	Leptospiren (IgA, IgG oder IgM)				
4290	Mycoplasma pneumoniae				
4291	Untersuchungen mit ähnlichem methodischem Aufwand *Die untersuchten Parameter sind in der Rechnung anzugeben.*				
	Bestimmung von Antikörpern mit sonstigen Methoden				
Katalog					
4293	Streptolysin, Immundiffusion oder ähnliche Untersuchungsmethoden	180	20,52	10,49	**12,07
4294	Streptolysin, Hämolysehemmung	230	26,22	13,41	**15,42
4295	Streptokokken-Desoxyribonuklease (Antistreptodomase, ADNAse B), Immundiffusion oder ähnliche Untersuchungsmethoden	180	20,52	10,49	**12,07
4296	Streptokokken-Desoxyribonuklease (Antistreptodomase, ADNAse B), Farbreaktion und visuell	120	13,68	6,99	**8,04
4297	Hyaluronidase, Farbreaktion und visuell, qualitativ	120	13,68	6,99	**8,04

20. Antikörper gegen Virusantigene

Allgemeine Bestimmung
Die Berechnung einer Gebühr für eine qualitative Untersuchung mittels Agglutinations- oder Fällungsreaktion bzw. Immunfluoreszenzuntersuchung (bis zu zwei Titerstufen) neben einer Gebühr für eine quantitative Untersuchung mittels Agglutinations- oder Fällungsreaktion bzw. Immunfluoreszenzuntersuchung (mehr als zwei Titerstufen) oder einer ähnlichen Untersuchungsmethode ist nicht zulässig.

	Qualitativer Nachweis von Antikörpern mittels Agglutinationsreaktion (z. B. Hämagglutination, Hämagglutinationshemmung, Latex-Agglutination)	90	10,26	5,25	**6,03
Katalog					
	Antikörper gegen				
4300	Epstein-Barr-Virus, heterophile Antikörper (Paul-Bunnel-Test)				
4301	Röteln-Virus				
4302	Untersuchungen mit ähnlichem methodischem Aufwand *Die untersuchten Parameter sind in der Rechnung anzugeben.*				
	Quantitative Bestimmung von Antikörpern mittels Agglutinationsreaktion (z. B. Hämagglutination, Hämagglutinationshemmung, Latex-Agglutination)	240	27,36	13,99	**16,09
Katalog					
	Antikörper gegen				
4305	Epstein-Barr-Virus, heterophile Antikörper (Paul-Bunnel-Test)				

Anhang A
3. Teil. Praxishilfen

Nummer	Leistung	Punktzahl	Gebühr in DM – einfach –	Gebühr in Euro – einfach –	Gebühr in Euro – 2,3-fach – – *1,8-fach – – **1,15-fach –
4306	Röteln-Virus				
4307	Untersuchungen mit ähnlichem methodischem Aufwand *Die untersuchten Viren sind in der Rechnung anzugeben.*				
	Qualitativer Nachweis von Antikörpern mittels Immunfluoreszenz oder ähnlicher Untersuchungsmethoden	290	33,06	16,90	**19,44
	Katalog				
	Antikörper gegen				
4310	Adenoviren				
4311	Epstein-Barr-Virus Capsid (IgA)				
4312	Epstein-Barr-Virus Capsid (IgG)				
4313	Epstein-Barr-Virus Capsid (IgM)				
4314	Epstein-Barr-Virus Early Antigen diffus				
4315	Epstein-Barr-Virus Early Antigen restricted				
4316	Epstein-Barr-Virus Nukleares Antigen (EBNA)				
4317	FSME-Virus				
4318	Herpes simplex-Virus 1 (IgG)				
4319	Herpes simplex-Virus 1 (IgM)				
4320	Herpes simplex-Virus 2 (IgG)				
4321	Herpes simplex-Virus 2 (IgM)				
4322	HIV 1				
4323	HIV 2				
4324	Influenza A-Virus				
4325	Influenza B-Virus				
4327	Masern-Virus				
4328	Mumps-Virus				
4329	Parainfluenza-Virus 1				
4330	Parainfluenza-Virus 2				
4331	Parainfluenza-Virus 3				
4332	Respiratory syncytial virus				
4333	Tollwut-Virus				
4334	Varizella-Zoster-Virus				
4335	Untersuchungen mit ähnlichem methodischem Aufwand *Die untersuchten Parameter sind in der Rechnung anzugeben.*				
	Quantitative Bestimmung von Antikörpern mittels Immunfluoreszenz oder ähnlicher Untersuchungsmethoden	510	58,14	29,73	**34,19
	Katalog				
	Antikörper gegen				
4337	Adenoviren				
4338	Epstein-Barr-Virus Capsid (IgA)				
4339	Epstein-Barr-Virus Capsid (IgG)				
4340	Epstein-Barr-Virus Capsid (IgM)				
4341	Epstein-Barr-Virus Early Antigen diffus				
4342	Epstein-Barr-Virus Early Antigen restricted				
4343	Epstein-Barr-Virus Nukleares Antigen (EBNA)				
4344	FSME-Virus				
4345	Herpes simplex-Virus 1 (IgG)				
4346	Herpes simplex-Virus 1 (IgM)				
4347	Herpes simplex-Virus 2 (IgG)				
4348	Herpes simplex-Virus 2 (IgM)				
4349	HIV 1				
4350	HIV 2				
4351	Influenza A-Virus				
4352	Influenza B-Virus				
4353	Lymphozytäres Choriomeningitis-Virus				
4354	Masern-Virus				
4355	Mumps-Virus				

A. Gebührenordnung für Ärzte Anhang A

Nummer	Leistung	Punkt-zahl	Gebühr in DM – einfach –	Gebühr in Euro – einfach –	Gebühr in Euro – 2,3-fach – – *1,8-fach – – **1,15-fach –
4356	Parainfluenza-Virus 1				
4357	Parainfluenza-Virus 2				
4358	Parainfluenza-Virus 3				
4359	Respiratory syncytial virus				
4360	Röteln-Virus				
4361	Tollwut-Virus				
4362	Varizella-Zoster-Virus				
4363	Untersuchungen mit ähnlichem methodischem Aufwand Die untersuchten Parameter sind in der Rechnung anzugeben.				
	Quantitative Bestimmung von Antikörpern mittels Komplementbindungsreaktion (KBR)	250	28,50	14,57	**16,76
	Katalog				
	Antikörper gegen				
4365	Adenoviren				
4366	Coronaviren				
4367	Influenza A-Virus				
4368	Influenza B-Virus				
4369	Influenza C-Virus				
4370	Lymphozytäres Choriomeningitis-Virus				
4371	Parainfluenza-Virus 1				
4371 a	Parainfluenza-Virus 2				
4372	Parainfluenza-Virus 3				
4373	Polyomaviren				
4374	Reoviren				
4375	Respiratory syncytial virus				
4376	Untersuchungen mit ähnlichem methodischem Aufwand Die untersuchten Parameter sind in der Rechnung anzugeben.				
	Bestimmung von Antikörpern mittels Ligandenassay – gegebenenfalls einschließlich Doppelbestimmung und aktueller Bezugskurve –	240	27,36	13,99	**16,09
	Katalog				
	Antikörper gegen				
4378	Cytomegalie-Virus (IgG und IgM)				
4379	FSME-Virus (IgG und IgM)				
4380	HBe-Antigen (IgG und IgM)				
4381	HBs-Antigen				
4382	Hepatitis A-Virus (IgG und IgM)				
4383	Hepatitis A-Virus (IgM)				
4384	Herpes simplex-Virus (IgG und IgM)				
4385	Masern-Virus (IgG und IgM)				
4386	Mumps-Virus (IgG und IgM)				
4387	Röteln-Virus (IgG und IgM)				
4388	Varizella-Zoster-Virus (IgG und IgM)				
4389	Untersuchungen mit ähnlichem methodischem Aufwand Die untersuchten Parameter sind in der Rechnung anzugeben.				
	Bestimmung von Antikörpern mittels Ligandenassay – gegebenenfalls einschließlich Doppelbestimmung und aktueller Bezugskurve –	300	34,20	17,49	**20,11
	Katalog				
	Antikörper gegen				
4390	Cytomegalie-Virus (IgM)				
4391	Epstein-Barr-Virus (IgG und IgM)				
4392	FSME-Virus (IgM)				
4393	HBe-Antigen (IgG und IgM)				
4394	Herpes simplex-Virus (IgM)				

Anhang A
3. Teil. Praxishilfen

Nummer	Leistung	Punktzahl	Gebühr in DM – einfach –	Gebühr in Euro – einfach –	Gebühr in Euro – 2,3-fach – – *1,8-fach – – **1,15-fach –
4395	HIV				
4396	Masern-Virus (IgM)				
4397	Mumps-Virus (IgM)				
4398	Röteln-Virus (IgM)				
4399	Varizella-Zoster-Virus (IgM)				
4400	Untersuchungen mit ähnlichem methodischem Aufwand *Die untersuchten Parameter sind in der Rechnung anzugeben.*				
	Bestimmung von Antikörpern mittels Ligandenassay – gegebenenfalls einschließlich Doppelbestimmung und aktueller Bezugskurve –	350	39,90	20,40	**23,46
	Katalog				
	Antikörper gegen				
4402	HBc-Antigen (IgM)				
4403	HBe-Antigen (IgM)				
4404	Untersuchungen mit ähnlichem methodischem Aufwand *Die untersuchten Parameter sind in der Rechnung anzugeben.*				
	Bestimmung von Antikörpern mittels Ligandenassay – gegebenenfalls einschließlich Doppelbestimmung und aktueller Bezugskurve –				
	Katalog				
	Antikörper gegen				
4405	Delta-Antigen	800	91,20	46,63	**53,62
4406	Hepatitis C-Virus	400	45,60	23,31	**26,81
	Bestimmung von Antikörpern mittels anderer Methoden	800	91,20	46,63	**53,62
	Katalog				
	Antikörper gegen				
4408	Hepatitis C-Virus, Immunoblot				
4409	HIV, Immunoblot				

21. Antikörper gegen Pilzantigene

Allgemeine Bestimmung

Die Berechnung einer Gebühr für eine qualitative Untersuchung mittels Agglutinations- oder Fällungsreaktion bzw. Immunfluoreszenzuntersuchung (bis zu zwei Titerstufen) neben einer Gebühr für eine quantitative Untersuchung mittels Agglutinations- oder Fällungsreaktion bzw. Immunfluoreszenzuntersuchung (mehr als zwei Titerstufen) oder einer ähnlichen Untersuchungsmethode ist nicht zulässig.

Nummer	Leistung	Punktzahl	Gebühr in DM einfach	Gebühr in Euro einfach	Gebühr in Euro
	Qualitativer Nachweis von Antikörpern mittels Immunfluoreszenz oder ähnlicher Untersuchungsmethoden	290	33,06	16,90	**19,44
	Katalog				
	Antikörper gegen				
4415	Candida albicans				
4416	Untersuchungen mit ähnlichem methodischem Aufwand *Die untersuchten Parameter sind in der Rechnung anzugeben.*				
	Quantitative Bestimmung von Antikörpern mittels Immunfluoreszenz oder ähnlicher Untersuchungsmethoden	510	58,14	29,73	**34,19
	Katalog				
	Antikörper gegen				
4418	Candida albicans				
4419	Untersuchungen mit ähnlichem methodischem Aufwand *Die untersuchten Parameter sind in der Rechnung anzugeben.*				

A. Gebührenordnung für Ärzte   **Anhang A**

Nummer	Leistung	Punktzahl	Gebühr in DM – einfach –	Gebühr in Euro – einfach –	Gebühr in Euro – 2,3-fach – – *1,8-fach – – **1,15-fach –
	Qualitativer Nachweis von Antikörpern mittels Agglutinations- oder Fällungsreaktion (z. B. Hämagglutination, Hämagglutinationshemmung, Latex-Agglutination)	90	10,26	5,25	**6,03
	Katalog				
	Antikörper gegen				
4421	Aspergillus				
4422	Candida albicans				
4423	Untersuchungen mit ähnlichem methodischem Aufwand				
	Die untersuchten Parameter sind in der Rechnung anzugeben.				
	Quantitative Bestimmung von Antikörpern mittels Agglutinations- oder Fällungsreaktion (z. B. Hämagglutination, Hämagglutinationshemmung, Latex-Agglutination)	240	27,36	13,99	**16,09
	Katalog				
	Antikörper gegen				
4425	Aspergillus				
4426	Candida albicans				
4427	Untersuchungen mit ähnlichem methodischem Aufwand				
	Die untersuchten Parameter sind in der Rechnung anzugeben.				

22. Antikörper gegen Parasitenantigene

Allgemeine Bestimmung

Die Berechnung einer Gebühr für eine qualitative Untersuchung mittels Agglutinations- oder Fällungsreaktion bzw. Immunfluoreszenzuntersuchung (bis zu zwei Titerstufen) neben einer Gebühr für eine quantitative Untersuchung mittels Agglutinations- oder Fällungsreaktion bzw. Immunfluoreszenzuntersuchung (mehr als zwei Titerstufen) oder einer ähnlichen Untersuchungsmethode ist nicht zulässig.

Nummer	Leistung	Punktzahl	Gebühr in DM	Gebühr in Euro	Gebühr in Euro
	Qualitativer Nachweis von Antikörpern mittels Agglutinations- oder Fällungsreaktion (z. B. Hämagglutination, Hämagglutinationshemmung, Latex-Agglutination)	90	10,26	5,25	**6,03
	Katalog				
	Antikörper gegen				
4430	Echinokokken				
4431	Schistosomen				
4432	Untersuchungen mit ähnlichem methodischem Aufwand				
	Die untersuchten Parameter sind in der Rechnung anzugeben.				
	Quantitative Bestimmung von Antikörpern mittels Agglutinations- oder Fällungsreaktion (z. B. Hämagglutination, Hämagglutinationshemmung, Latex-Agglutination)	240	27,36	13,99	**16,09
	Katalog				
	Antikörper gegen				
4435	Echinokokken				
4436	Schistosomen				
4437	Untersuchungen mit ähnlichem methodischem Aufwand				
	Die untersuchten Parameter sind in der Rechnung anzugeben.				
	Qualitativer Nachweis von Antikörpern mittels Immunfluoreszenz oder ähnlicher Untersuchungsmethoden	290	33,06	16,90	**19,44
	Katalog				
	Antikörper gegen				
4440	Entamoeba histolytica				
4441	Leishmanien				
4442	Plasmodien				
4443	Pneumocystis carinii				
4444	Schistosomen				

Anhang A 3. Teil. Praxishilfen

Nummer	Leistung	Punktzahl	Gebühr in DM – einfach –	Gebühr in Euro – einfach –	Gebühr in Euro – 2,3-fach – – *1,8-fach – – **1,15-fach –
4445	Toxoplasma gondii				
4446	Trypanosoma cruzi				
4447	Untersuchungen mit ähnlichem methodischem Aufwand *Die untersuchten Parameter sind in der Rechnung anzugeben.*				
	Quantitative Bestimmung von Antikörpern mittels Immunfluoreszenz oder ähnlicher Untersuchungsmethoden .... *Katalog*	510	58,14	29,73	**34,19
	Antikörper gegen				
4448	Entamoeba histolytica				
4449	Leishmanien				
4450	Pneumocystis carinii				
4451	Plasmodien				
4452	Schistosomen				
4453	Toxoplasma gondii				
4454	Trypanosoma cruzi				
4455	Untersuchungen mit ähnlichem methodischem Aufwand *Die untersuchten Parameter sind in der Rechnung anzugeben.*				
	Quantitative Bestimmung von Antikörpern mittels Komplementbindungsreaktion (KBR) .... *Katalog*	250	28,50	14,57	**16,76
	Antikörper gegen				
4456	Echinokokken				
4457	Entamoeba histolytica				
4458	Leishmanien				
4459	Toxoplasma gondii				
4460	Untersuchungen mit ähnlichem methodischem Aufwand *Die untersuchten Parameter sind in der Rechnung anzugeben.*				
	Quantitative Bestimmung von Antikörpern mittels Ligandenassay – gegebenenfalls einschließlich Doppelbestimmung und aktueller Bezugskurve – .... *Katalog*	230	26,22	13,41	**15,42
	Antikörper gegen				
4461	Toxoplasma gondii				
4462	Untersuchungen mit ähnlichem methodischem Aufwand *Die untersuchten Parameter sind in der Rechnung anzugeben.*				
	Quantitative Bestimmung von Antikörpern mittels Ligandenassay – gegebenenfalls einschließlich Doppelbestimmung und aktueller Bezugskurve – .... *Katalog*	350	39,90	20,40	**23,46
	Antikörper gegen				
4465	Entamoeba histolytica				
4466	Leishmanien				
4467	Schistosomen				
4468	Toxoplasma gondii				
4469	Untersuchungen mit ähnlichem methodischem Aufwand *Die untersuchten Parameter sind in der Rechnung anzugeben.*				

A. Gebührenordnung für Ärzte Anhang A

Nummer	Leistung	Punkt-zahl	Gebühr in DM – einfach –	Gebühr in Euro – einfach –	Gebühr in Euro – 2,3-fach – – *1,8-fach – – **1,15-fach –

IV. Untersuchungen zum Nachweis und zur Charakterisierung von Krankheitserregern

Allgemeine Bestimmung

Werden Untersuchungen berechnet, die im methodischen Aufwand mit im Leistungstext konkret benannten Untersuchungen vergleichbar sind, so muß die Art der berechneten Untersuchungen genau bezeichnet werden.

1. Untersuchungen zum Nachweis und zur Charakterisierung von Bakterien

a. Untersuchungen im Nativmaterial

Leistung	Punktzahl	DM	Euro	2,3-fach
Untersuchung zum Nachweis von Bakterien im Nativmaterial mittels Agglutination, je Antiserum.	130	14,82	7,58	**8,71

Katalog
4500	Betahämolysierende Streptokokken Typ B
4501	Hämophilus influenzae Kapseltyp b
4502	Neisseria meningitidis Typen A und B
4503	Streptococcus pneumoniae
4504	Untersuchungen mit ähnlichem methodischem Aufwand

Die untersuchten Parameter sind in der Rechnung anzugeben.

Leistung	Punktzahl	DM	Euro	2,3-fach
Lichtmikroskopische Untersuchung des Nativmaterials zum Nachweis von Bakterien – einschließlich einfacher Anfärbung –, qualitativ, je Untersuchung	90	10,26	5,25	**6,03

Katalog
4506	Methylenblaufärbung
4508	Untersuchungen mit ähnlichem methodischem Aufwand

Die untersuchten Parameter sind in der Rechnung anzugeben.

Leistung	Punktzahl	DM	Euro	2,3-fach
Lichtmikroskopische Untersuchung des Nativmaterials zum Nachweis von Bakterien – einschließlich aufwendigerer Anfärbung –, qualitativ, je Untersuchung	110	12,54	6,41	**7,37

Katalog
4510	Giemsafärbung (Punktate)
4511	Gramfärbung (Liquor-, Blut-, Punktat-, Sputum-, Eiter- oder Urinausstrich, Nasenabstrich)
4512	Ziehl-Neelsen-Färbung
4513	Untersuchungen mit ähnlichem methodischem Aufwand

Die untersuchten Parameter sind in der Rechnung anzugeben.

Leistung	Punktzahl	DM	Euro	2,3-fach
Lichtmikroskopische Untersuchung des Nativmaterials zum Nachweis von Bakterien – einschließlich Anfärbung mit Fluorochromen –, qualitativ, je Untersuchung	160	18,24	9,33	**10,72

Katalog
4515	Auraminfärbung
4516	Untersuchungen mit ähnlichem methodischem Aufwand

Die untersuchten Parameter sind in der Rechnung anzugeben.

Leistung	Punktzahl	DM	Euro	2,3-fach
4518	Lichtmikroskopische, immunologische Untersuchung des Nativmaterials zum Nachweis von Bakterien – einschließlich Fluoreszenz-, Enzym- oder anderer Markierung –, je Antiserum	250	28,50	14,57	**16,76

Eine mehr als fünfmalige Berechnung der Leistung nach Nummer 4518 bei Untersuchungen aus demselben Untersuchungsmaterial ist nicht zulässig.

Leistung	Punktzahl	DM	Euro	2,3-fach
Qualitative Untersuchung des Nativmaterials zum Nachweis von Bakterienantigenen mittels Ligandenassay (z. B. Enzym- oder Radioimmunoassay) – gegebenenfalls einschließlich Doppelbestimmung und aktueller Bezugskurve –, je Untersuchung	250	28,50	14,57	**16,76

Katalog
4520	Beta-hämolysierende Streptokokken der Gruppe B
4521	Enteropathogene Escherichia coli-Stämme

385

Anhang A

3. Teil. Praxishilfen

Nummer	Leistung	Punktzahl	Gebühr in DM – einfach –	Gebühr in Euro – einfach –	Gebühr in Euro – 2,3-fach – – *1,8-fach – – **1,15-fach –
4522	Legionellen				
4523	Neisseria meningitidis				
4524	Neisseria gonorrhoeae				
4525	Untersuchungen mit ähnlichem methodischem Aufwand *Die untersuchten Parameter sind in der Rechnung anzugeben.*				
	b. Züchtung/Gewebekultur				
4530	Untersuchung zum Nachweis von Bakterien durch einfache Anzüchtung oder Weiterzüchtung auf Nährböden, aerob (z. B. Blut-, Endo-, McConkey-Agar, Nährbouillon), je Nährmedium	80	9,12	4,66	**5,36
	Eine mehr als viermalige Berechnung der Leistung nach Nummer 4530 bei Untersuchungen aus demselben Untersuchungsmaterial ist nicht zulässig.				
4531	Untersuchung zum Nachweis von Bakterien durch Anzüchtung oder Weiterzüchtung bei besonderer Temperatur, je Nährmedium	100	11,40	5,83	**6,70
	Eine mehr als dreimalige Berechnung der Leistung nach Nummer 4531 bei Untersuchungen aus demselben Untersuchungsmaterial ist nicht zulässig.				
4532	Untersuchung zum Nachweis von Bakterien durch Anzüchtung oder Weiterzüchtung in CO_2-Atmosphäre, je Nährmedium	100	11,40	5,83	**6,70
4533	Untersuchung zum Nachweis von Bakterien durch Anzüchtung oder Weiterzüchtung in anaerober oder mikroaerophiler Atmosphäre, je Nährmedium	250	28,50	14,57	**16,76
	Eine mehr als viermalige Berechnung der Leistung nach Nummer 4533 bei Untersuchungen aus demselben Untersuchungsmaterial ist nicht zulässig.				
4538	Untersuchung zum Nachweis von Bakterien durch Anzüchtung oder Weiterzüchtung auf Selektiv- oder Anreicherungsmedien, aerob (z. B. Blutagar mit Antibiotikazusätzen, Schokoladen-, Yersinien-, Columbia-, Kochsalz-Mannit-Agar, Thayer-Martin-Medium), je Nährmedium ...	120	13,68	6,99	**8,04
	Eine mehr als viermalige Berechnung der Leistung nach Nummer 4538 bei Untersuchungen aus demselben Untersuchungsmaterial ist nicht zulässig.				
4539	Untersuchung zum Nachweis von Bakterien durch besonders aufwendige Anzüchtung oder Weiterzüchtung auf Selektiv- oder Anreicherungsmedien (z. B. Campylobacter-, Legionellen-, Mycoplasmen-, Clostridium difficile-Agar), je Nährmedium	250	28,50	14,57	**16,76
	Eine mehr als viermalige Berechnung der Leistung nach Nummer 4539 bei Untersuchungen aus demselben Untersuchungsmaterial ist nicht zulässig.				
4540	Anzüchtung von Mykobakterien mit mindestens zwei festen und einem flüssigen Nährmedium, je Untersuchungsmaterial	400	45,60	23,31	**26,81
4541	Untersuchung zum Nachweis von Chlamydien durch Anzüchtung auf Gewebekultur, je Ansatz	350	39,90	20,40	**23,46
4542	Untersuchung zum Nachweis von bakteriellen Toxinen durch Anzüchtung auf Gewebekultur, je Untersuchung ..	250	28,50	14,57	**16,76
4543	Untersuchung zum Nachweis von bakteriellen Toxinen durch Anzüchtung auf Gewebekultur mit Spezifitätsprüfung durch Neutralisationstest, je Untersuchung	500	57,00	29,14	**33,52
	c. Identifizierung/Typisierung				
4545	Orientierende Identifizierung, Untersuchung von angezüchteten Bakterien mit einfachen Verfahren (z. B. Katalase-, Optochin-, Oxidase-, Galle-, Klumpungstest), je Test und Keim	60	6,84	3,50	**4,02

A. Gebührenordnung für Ärzte **Anhang A**

Nummer	Leistung	Punktzahl	Gebühr in DM – einfach –	Gebühr in Euro – einfach –	Gebühr in Euro – 2,3-fach – – *1,8-fach – – **1,15-fach –
4546	Identifizierung, Untersuchung von angezüchteten Bakterien mit aufwendigeren Verfahren (z. B. Äskulinspaltung, Methylenblau-, Nitratreduktion, Harnstoffspaltung, Koagulase-, cAMP-, O-F-, Ammen-, DNAase-Test), je Test und Keim	120	13,68	6,99	**8,04
4547	Identifizierung, Untersuchung von angezüchteten Bakterien mit Mehrtestverfahren (z. B. Kombination von Zitrat-, Kligler-, SIM-Agar), je Keim	120	13,68	6,99	**8,04
4548	Identifizierung, Untersuchung von aerob angezüchteten Bakterien mittels bunter Reihe (bis zu acht Reaktionen), je Keim	160	18,24	9,33	**10,72
4549	Identifizierung, Untersuchung von aerob angezüchteten Bakterien mittels erweiterter bunter Reihe – mindestens zwanzig Reaktionen –, je Keim	240	27,36	13,99	**16,09
4550	Identifizierung, Untersuchung anaerob angezüchteter Bakterien mittels erweiterter bunter Reihe in anaerober oder mikroaerophiler Atmosphäre, je Keim	330	37,62	19,23	**22,12
4551	Identifizierung, Untersuchung von Mykobakterium tuberkulosis-Komplex mittels biochemischer Reaktionen .. *Eine mehr als viermalige Berechnung der Leistung nach Nummer 4551 bei Untersuchungen aus demselben Untersuchungsmaterial ist nicht zulässig.*	300	34,20	17,49	**20,11
	Lichtmikroskopische Untersuchung angezüchteter Bakterien – einschließlich Anfärbung –, qualitativ, je Untersuchung	60	6,84	3,50	**4,02
Katalog					
4553	Gramfärbung (Bakterienkulturausstrich)				
4554	Neisser-Färbung (Bakterienkulturausstrich)				
4555	Ziehl-Neelsen-Färbung (Bakterienkulturausstrich)				
4556	Untersuchungen mit ähnlichem methodischem Aufwand *Die durchgeführten Färbungen sind in der Rechnung anzugeben.*				
4560	Lichtmikrokospische, immunologische Untersuchung von angezüchteten Bakterien – einschließlich Fluoreszenz-, Enzym- oder anderer Markierung –, je Antiserum .	290	33,06	16,90	**19,44
	Untersuchung zum Nachweis von Bakterienantigenen mittels Ligandenassay (z. B. Enzym-, Radioimmunoassay) – gegebenenfalls einschließlich Doppelbestimmung und aktueller Bezugskurve –, qualitativ, je Untersuchung	250	28,50	14,57	**16,76
Katalog					
4561	Beta-hämolysierende Streptokokken				
4562	Enteropathogene Escherichia coli-Stämme				
4563	Legionellen				
4564	Neisseria meningitidis				
4565	Untersuchungen mit ähnlichem methodischem Aufwand *Die untersuchten Keime sind in der Rechnung anzugeben.*				
	Untersuchung von angezüchteten Bakterien über Metabolitprofil mittels Gaschromatographie, je Untersuchung	410	46,74	23,90	**27,48
Katalog					
4567	Anaerobier				
4568	Untersuchungen mit ähnlichem methodischem Aufwand *Die untersuchten Keime sind in der Rechnung anzugeben.*				
4570	Untersuchung von angezüchteten Bakterien über Metabolitprofil (z. B. Fettsäurenprofil) mittels Gaschromatographie – einschließlich aufwendiger Probenvorbereitung (z. B. Extraktion) und Derivatisierungsreaktion –, je Untersuchung	570	64,98	33,22	**38,21

Anhang A

3. Teil. Praxishilfen

Nummer	Leistung	Punktzahl	Gebühr in DM – einfach –	Gebühr in Euro – einfach –	Gebühr in Euro – 2,3-fach – – *1,8-fach – – **1,15-fach –
4571	Untersuchung von angezüchteten Bakterien mittels chromatographischer Analyse struktureller Komponenten, je Untersuchung	570	64,98	33,22	
	Untersuchung von angezüchteten Bakterien mittels Agglutination (bis zu höchstens 15 Antiseren je Keim), je Antiserum	120	13,68	6,99	**8,04
	Katalog				
4572	Beta-hämolysierende Streptokokken				
4573	Escherichia coli				
4574	Salmonellen				
4575	Shigellen				
4576	Untersuchungen mit ähnlichem methodischem Aufwand *Die untersuchten Keime sind in der Rechnung anzugeben.*				
	Untersuchung durch Phagentypisierung von angezüchteten Bakterien (Bacteriocine oder ähnliche Methoden), je Untersuchung.	250	28,50	14,57	**16,76
	Katalog				
4578	Brucellen				
4579	Pseudomonaden				
4580	Staphylokokken				
4581	Salmonellen				
4582	Untersuchungen mit ähnlichem methodischem Aufwand *Die untersuchten Keime sind in der Rechnung anzugeben.*				
4584	Untersuchung zum Nachweis und zur Identifizierung von Bakterien durch Anzüchtung in Flüssigmedien und Nachweis von Substratverbrauch oder Reaktionsprodukten durch photometrische, spektrometrische oder elektrochemische Messung (z. B. teil- oder vollmechanisierte Geräte für Blutkulturen), je Untersuchung	250	28,50	14,57	**16,76
4585	Untersuchung zum Nachweis und zur Identifizierung von Mykobakterien durch Anzüchtung in Flüssigmedien und photometrische, elektrochemische oder radiochemische Messung (z. B. teil- oder vollmechanisierte Geräte), je Untersuchung	350	39,90	20,40	**23,46
	d. Toxinnachweis				
	Untersuchung zum Nachweis von Bakterientoxinen mittels Ligandenassay (z. B. Enzym-, Radioimmunoassay) – gegebenenfalls einschließlich Doppelbestimmung und aktueller Bezugskurve –, je Untersuchung	250	28,50	14,57	**16,76
	Katalog				
4590	Clostridium difficile, tetani oder botulinum				
4591	Enteropathogene Escherichia coli-Stämme				
4592	Staphylococcus aureus				
4593	Vibrionen				
4594	Untersuchungen mit ähnlichem methodischem Aufwand *Die untersuchten Keime sind in der Rechnung anzugeben.*				
	Untersuchung zum Nachweis von Bakterienantigenen oder -toxinen durch Präzipitation im Agargel mittels Antitoxinen, je Untersuchung	250	28,50	14,57	**16,76
	Katalog				
4596	Clostridium botulinum				
4597	Corynebacterium diphtheriae				
4598	Staphylokokkentoxin Untersuchungen mit ähnlichem methodischem Aufwand *Die untersuchten Keime sind in der Rechnung anzugeben.*				

A. Gebührenordnung für Ärzte Anhang A

Nummer	Leistung	Punktzahl	Gebühr in DM – einfach –	Gebühr in Euro – einfach –	Gebühr in Euro – 2,3-fach – – *1,8-fach – – **1,15-fach –
4601	Untersuchung zum Nachweis von Bakterientoxinen durch Inokulation in Versuchstiere, je Untersuchung ...... *Eine mehr als dreimalige Berechnung der Leistung nach Nummer 4601 im Behandlungsfall ist nicht zulässig. Kosten für Versuchstiere sind nicht gesondert berechnungsfähig.*	500	57,00	29,14	**33,52
	e. Keimzahl, Hemmstoffe				
4605	Untersuchung zur Bestimmung der Keimzahl mittels Eintauchobjektträgerkultur (z. B. Cult-dip Plus®, Dip-Slide®. Uricount®, Uricult®, Uriline®, Urotube®), semiquantitativ, je Urinuntersuchung	60	6,84	3,50	**4,02
4606	Untersuchung zur Bestimmung der Keimzahl in Flüssigkeiten mittels Oberflächenkulturen oder Plattengußverfahren nach quantitativer Aufbringung des Untersuchungsmaterials, je Untersuchungsmaterial	250	28,50	14,57	**16,76
4607	Untersuchung zum Nachweis von Hemmstoffen, je Material	60	6,84	3,50	**4,02
	f. Empfindlichkeitstestung				
4610	Untersuchung zur Prüfung der Empfindlichkeit von Bakterien gegen Antibiotika und/oder Chemotherapeutika mittels semiquantitativem Agardiffusionstest und trägergebundenen Testsubstanzen (Plättchentest), je geprüfter Substanz ...... *Eine mehr als sechzehnmalige Berechnung der Leistung nach Nummer 4610 ist in der Rechnung zu begründen.*	20	2,28	1,17	**1,34
4611	Untersuchung zur Prüfung der Empfindlichkeit von Bakterien gegen Antibiotika und/oder Chemotherapeutika nach der Break-Point-Methode, bis zu acht Substanzen, je geprüfter Substanz	30	3,42	1,75	**2,01
4612	Untersuchung zur Prüfung der Empfindlichkeit von Bakterien gegen Antibiotika und/oder Chemotherapeutika mittels semiquantitativem Antibiotikadilutionstest (Agardilution oder MHK-Bestimmung), bis zu acht Substanzen, je geprüfter Substanz	50	5,70	2,91	**3,35
4613	Untersuchung zur Prüfung der Empfindlichkeit von Bakterien gegen Antibiotika und/oder Chemotherapeutika mittels semiquantitativer Bestimmung der minimalen mikrobiziden Antibiotikakonzentration (MBC), bis zu acht Substanzen, je geprüfter Substanz	75	8,55	4,37	**5,03
4614	Untersuchung zur quantitativen Prüfung der Empfindlichkeit von Bakterien gegen Antibiotika und/oder Chemotherapeutika durch Anzüchtung in entsprechenden Flüssigmedien und photometrische, turbidimetrische oder nephelometrische Messung (teil- oder vollmechanisierte Geräte), je Untersuchung	250	28,50	14,57	**16,76
	2. Untersuchungen zum Nachweis und zur Charakterisierung von Viren				
	a. Untersuchungen im Nativmaterial				
	Nachweis von viralen Antigenen im Nativmaterial mittels Agglutinationsreaktion (z. B. Latex-Agglutination), je Untersuchung	60	6,84	3,50	**4,02
	Katalog				
4630	Rota-Viren				
4631	*Untersuchungen mit ähnlichem methodischem Aufwand. Die untersuchten Viren sind in der Rechnung anzugeben.*				

Anhang A   3. Teil. Praxishilfen

Nummer	Leistung	Punktzahl	Gebühr in DM – einfach –	Gebühr in Euro – einfach –	Gebühr in Euro – 2,3-fach – – *1,8-fach – – **1,15-fach –
	Lichtmikroskopische Untersuchung im Nativmaterial zum Nachweis von Einschluß- oder Elementarkörperchen aus Zellmaterial – einschließlich Anfärbung –, qualitativ, je Untersuchung	80	9,12	4,66	**5,36
	Katalog				
4633	Herpes Simplex Viren				
4634	*Untersuchungen mit ähnlichem methodischem Aufwand*				
	Die untersuchten Viren sind in der Rechnung anzugeben.				
4636	Lichtmikroskopische immunologische Untersuchung im Nativmaterial zum Nachweis von Viren – einschließlich Fluoreszenz-, Enzym- oder anderer Markierung –, je Antiserum	290	33,06	16,90	**19,44
4637	Elektronenmikroskopischer Nachweis und Identifizierung von Viren im Nativmaterial, je Untersuchung	3180	362,52	185,35	**213,16
	Ligandenassay (z. B. Enzym- oder Radioimmunoassay) – gegebenenfalls einschließlich Doppelbestimmung und aktueller Bezugskurve –, zum Nachweis von viralen Antigenen im Nativmaterial, je Untersuchung	250	28,50	14,57	**16,76
	Katalog				
4640	Adeno-Viren				
4641	Hepatitis A-Viren				
4642	Hepatitis B-Viren (HBe-Antigen)				
4643	Hepatitis B-Viren (HBs-Antigen)				
4644	Influenza-Viren				
4645	Parainfluenza-Viren				
4646	Rota-Viren				
4647	Respiratory syncytial virus				
4648	*Untersuchungen mit ähnlichem methodischem Aufwand*				
	Die untersuchten Viren sind in der Rechnung anzugeben.				

b. Züchtung

4655	Untersuchung zum Nachweis von Viren durch Anzüchtung auf Gewebekultur oder Gewebesubkultur, je Ansatz.	450	51,30	26,23	**30,16

c. Identifizierung, Charakterisierung

Allgemeine Bestimmungen

Die zur Identifizierung geeigneten Verfahren können nur dann in Ansatz gebracht werden, wenn zuvor im Rahmen der Leistung nach Nummer 4655 ein positiver Nachweis gelungen ist und die Charakterisierung nach der Leistung nach Nummer 4665 durchgeführt wurde. Es können jedoch nicht mehr als zwei Verfahren nach den Nummern 4666 bis 4671 zur Identifizierung berechnet werden.

4665	Untersuchung zur Charakterisierung von Viren mittels einfacher Verfahren (z. B. Ätherresistenz, Chloroformresistenz, pH3-Test), je Ansatz	250	28,50	14,57	**16,76
4666	Identifizierung von Viren durch aufwendigere Verfahren (Hämabsorption, Hämagglutination, Hämagglutinationshemmung), je Ansatz	250	28,50	14,57	**16,76
4667	Identifizierung von Viren durch Neutralisationstest, je Untersuchung	250	28,50	14,57	**16,76
4668	Identifizierung von Virus-Antigenen durch Immunoblotting, je Untersuchung	330	37,62	19,23	**22,12
4670	Lichtmikroskopische immunologische Untersuchung zur Identifizierung von Viren – einschließlich Fluoreszenz-, Enzym- oder anderer Markierung –, je Antiserum	290	33,06	16,90	**19,44
4671	Elektronenmikroskopischer Nachweis und Identifizierung von Viren nach Anzüchtung, je Untersuchung	3180	362,52	185,35	**213,16

A. Gebührenordnung für Ärzte

Anhang A

Nummer	Leistung	Punktzahl	Gebühr in DM – einfach –	Gebühr in Euro – einfach –	Gebühr in Euro – 2,3-fach – – *1,8-fach – – **1,15-fach –
	Ligandenassay (z. B. Enzym- oder Radioimmunoassay) – gegebenenfalls einschließlich Doppelbestimmung und aktueller Bezugskurve –, zum Nachweis von viralen Antigenen angezüchteter Viren, je Untersuchung	250	28,50	14,57	**16,76
	Katalog				
4675	Adeno-Viren				
4676	Influenza-Viren				
4677	Parainfluenza-Viren				
4678	Rota-Viren				
4679	Respiratory syncytial virus				
4680	Untersuchungen mit ähnlichem methodischem Aufwand *Die untersuchten Viren sind in der Rechnung anzugeben.*				

3. Untersuchungen zum Nachweis und zur Charakterisierung von Pilzen

a. Untersuchungen im Nativmaterial

Nummer	Leistung	Punktzahl	Gebühr in DM	Gebühr in Euro	Gebühr in Euro
	Untersuchungen zum Nachweis von Pilzantigenen mittels Agglutination, je Antiserum	120	13,68	6,99	**8,04
	Katalog				
4705	Aspergillus				
4706	Candida				
4707	Kryptokokkus neoformans				
4708	Untersuchungen mit ähnlichem methodischem Aufwand *Die untersuchten Viren sind in der Rechnung anzugeben.*				
4710	Lichtmikroskopische Untersuchung zum Nachweis von Pilzen ohne Anfärbung im Nativmaterial, je Material	80	9,12	4,66	**5,36
4711	Lichtmikroskopische Untersuchung zum Nachweis von Pilzen im Nativmaterial nach Präparation (z. B. Kalilauge) oder aufwendigerer Anfärbung (z. B. Färbung mit Fluorochromen, Baumwollblau-, Tuschefärbung), je Material	120	13,68	6,99	**8,04
4712	Lichtmikroskopische immunologische Untersuchung zum Nachweis von Pilzen im Nativmaterial – einschließlich Fluoreszenz-, Enzym- oder anderer Markierung –, je Antiserum	290	33,06	16,90	**19,44
4713	Untersuchung im Nativmaterial zum Nachweis von Pilzantigenen mittels Ligandenassay (z. B. Enzym- oder Radioimmunoassay) – gegebenenfalls einschließlich Doppelbestimmung und aktueller Bezugskurve –, je Untersuchung	250	28,50	14,57	**16,76

b. Züchtung

Nummer	Leistung	Punktzahl	Gebühr in DM	Gebühr in Euro	Gebühr in Euro
4715	Untersuchung zum Nachweis von Pilzen durch An- oder Weiterzüchtung auf einfachen Nährmedien (z. B. Sabouraud-Agar), je Nährmedium	100	11,40	5,83	**6,70
	Eine mehr als fünfmalige Berechnung der Leistung nach Nummer 4715 bei Untersuchungen aus demselben Untersuchungsmaterial ist nicht zulässig.				
4716	Untersuchung zum Nachweis von Pilzen durch An- oder Weiterzüchtung auf aufwendigeren Nährmedien (z. B. Antibiotika-, Wuchsstoffzusatz), je Nährmedium	120	13,68	6,99	**8,04
	Eine mehr als fünfmalige Berechnung der Leistung nach Nummer 4716 bei Untersuchungen aus demselben Untersuchungsmaterial ist nicht zulässig.				
4717	Züchtung von Pilzen auf Differenzierungsmedien (z. B. Harnstoff-, Stärkeagar), je Nährmedium	120	13,68	6,99	**8,04
	Eine mehr als dreimalige Berechnung der Leistung nach Nummer 4717 je Pilz ist nicht zulässig.				

Anhang A

3. Teil. Praxishilfen

Nummer	Leistung	Punktzahl	Gebühr in DM – einfach –	Gebühr in Euro – einfach –	Gebühr in Euro – 2,3-fach – – *1,8-fach – – **1,15-fach –
	c. Identifizierung/Charakterisierung				
4720	Identifizierung von angezüchteten Pilzen mittels Röhrchen- oder Mehrkammerverfahren bis zu fünf Reaktionen, je Pilz	120	13,68	6,99	**8,04
4721	Identifizierung von angezüchteten Pilzen mittels Röhrchen- oder Mehrkammerverfahren mit mindestens sechs Reaktionen, je Pilz	250	28,50	14,57	**16,76
4722	Lichtmikroskopische Identifizierung angezüchteter Pilze – einschließlich Anfärbung (z. B. Färbung mit Fluorochromen, Baumwollblau-, Tuschefärbung) –, je Untersuchung	120	13,68	6,99	**8,04
4723	Lichtmikroskopische immunologische Untersuchung zur Identifizierung angezüchteter Pilze – einschließlich Fluoreszenz-, Enzym- oder anderer Markierung –, je Antiserum	290	33,06	16,90	**19,44
4724	Untersuchung zur Identifizierung von Antigenen angezüchteter Pilze mittels Ligandenassay (z. B. Enzym- oder Radioimmunoassay) – gegebenenfalls einschließlich Doppelbestimmung und aktueller Bezugskurve –, je Untersuchung	250	28,50	14,57	**16,76
	d. Empfindlichkeitstestung				
4727	Untersuchung zur Prüfung der Empfindlichkeit von angezüchteten Pizen gegen Antimykotika und/oder Chemotherapeutika mittels trägergebundener Testsubstanzen, je Pilz	120	13,68	6,99	**8,04
4728	Untersuchung zur Prüfung der Empfindlichkeit von angezüchteten Pilzen gegen Antimykotika und/oder Chemotherapeutika mittels Reihenverdünnungstest, je Reihenverdünnungstest	250	28,50	14,57	**16,76
	4. Untersuchungen zum Nachweis und zur Charakterisierung von Parasiten				
	a. Untersuchungen im Nativmaterial oder nach Anreicherung				
	Lichtmikroskopische Untersuchung zum Nachweis von Parasiten, ohne oder mit einfacher Anfärbung (z. B. Lugol- oder Methylenblaufärbung) – gegebenenfalls einschließlich spezieller Beleuchtungsverfahren (z. B. Phasenkontrast) –, qualitativ, je Untersuchung	120	13,68	6,99	**8,04
	Katalog				
4740	Amöben				
4741	Lamblien				
4742	Sarcoptes scabiei (Krätzmilbe)				
4743	Trichomonaden				
4744	Würmer und deren Bestandteile, Wurmeier				
4745	Untersuchungen mit ähnlichem methodischem Aufwand *Die untersuchten Parasiten sind in der Rechnung anzugeben.*				
	Lichtmikroskopische Untersuchung zum Nachweis von Parasiten, ohne oder mit einfacher Anfärbung (z. B. Lugol- oder Methylenblaufärbung) – gegebenenfalls einschließlich spezieller Beleuchtungsverfahren (z. B. Phasenkontrast) –, nach einfacher Anreicherung (z. B. Sedimentation, Filtration, Kochsalzaufschwemmung), qualitativ, je Untersuchung	160	18,24	9,33	**10,72
	Katalog				
4747	Amöben				
4748	Lamblien				
4749	Trichomonaden				

A. Gebührenordnung für Ärzte　　　　　　　　　　　　　　　　　　　　**Anhang A**

Nummer	Leistung	Punktzahl	Gebühr in DM – einfach –	Gebühr in Euro – einfach –	Gebühr in Euro – 2,3-fach – – *1,8-fach – – **1,15-fach –
4750	Würmer und deren Bestandteile, Wurmeier				
4751	Untersuchungen mit ähnlichem methodischem Aufwand *Die untersuchten Parasiten sind in der Rechnung anzugeben.*				
	Lichtmikroskopische Untersuchung zum Nachweis von Parasiten – einschließlich aufwendigerer Anfärbung –, qualitativ, je Untersuchung	250	28,50	14,57	**16,76*
	Katalog				
4753	Giemsafärbung (Blutausstrich) (z. B. Malariaplasmodien)				
4754	Untersuchungen mit ähnlichem methodischem Aufwand *Die untersuchten Parasiten sind in der Rechnung anzugeben.*				
4756	Lichtmikroskopische Untersuchung zum Nachweis von Parasiten, ohne oder mit einfacher Anfärbung (z. B. Lugol- oder Methylenblaufärbung) oder speziellen Beleuchtungsverfahren (z. B. Phasenkontrast), nach aufwendiger Anreicherung oder Vorbereitung (z. B. Schlüpfversuch, Formalin-Äther-Verfahren), qualitativ, je Untersuchung	200	22,80	11,66	**13,41*
4757	Lichtmikroskopische Untersuchung zum Nachweis von Parasiten, ohne oder mit einfacher Anfärbung (z. B. Lugolfärbung oder Methylenblaufärbung) oder speziellen Beleuchtungsverfahren (z. B. Phasenkontrast), nach aufwendiger Anreicherung oder Vorbereitung (z. B. Schlüpfversuch, Formalin-Äther-Verfahren), quantitativ (z. B. Filtermethode, Zählkammer), je Untersuchung	250	28,50	14,57	**16,76*
4758	Lichtmikroskopische immunologische Untersuchung zum Nachweis von Parasiten im Nativmaterial – einschließlich Fluoreszenz-, Enzym- oder anderer Markierung –, je Antiserum	290	33,06	16,90	**19,44*
4759	Ligandenassay (z. B. Enzym-, Radioimmunoassay) – gegebenenfalls einschließlich Doppelbestimmung und aktueller Bezugskurve –, zum Nachweis von Parasitenantigenen im Nativmaterial, je Untersuchung	250	28,50	14,57	**16,76*

b. Züchtung

	Untersuchung zum Nachweis von Parasiten durch Züchtung auf Kulturmedien, je Untersuchung	250	28,50	14,57	**16,76*
	Katalog				
4760	Amöben				
4761	Lamblien				
4762	Trichomonaden				
4763	Untersuchungen mit ähnlichem methodischem Aufwand *Die untersuchten Parasiten sind in der Rechnung anzugeben.*				

c. Identifizierung

	Lichtmikroskopische Untersuchung zur Identifizierung von Parasiten nach Anzüchtung, je Untersuchung	120	13,68	6,99	**8,04*
	Katalog				
4765	Trichomonaden				
4766	Untersuchungen mit ähnlichem methodischem Aufwand *Die untersuchten Parasiten sind in der Rechnung anzugeben.*				
4768	Ligandenassay (z. B. Enzym- oder Radioimmunoassay) – gegebenenfalls einschließlich Doppelbestimmung und aktueller Bezugskurve –, zum Nachweis von Parasitenantigenen, je Untersuchung	250	28,50	14,57	**16,76*

Anhang A

3. Teil. Praxishilfen

Nummer	Leistung	Punktzahl	Gebühr in DM – einfach –	Gebühr in Euro – einfach –	Gebühr in Euro – 2,3-fach – – *1,8-fach – – **1,15-fach –
	d. Xenodiagnostische Untersuchungen				
	Xenodiagnostische Untersuchung zum Nachweis von parasitären Krankheitserregern, je Untersuchung	250	28,50	14,57	**16,76
	Katalog				
4770	Trypanosoma cruzi				
4771	Untersuchungen mit ähnlichem methodischem Aufwand *Die untersuchten Parasiten sind in der Rechnung anzugeben.*				

5. Untersuchungen zur molekularbiologischen Identifizierung von Bakterien, Viren, Pilzen und Parasiten

Allgemeine Bestimmung
Bei der Berechnung der Leistungen nach den Nummern 4780 bis 4787 ist die Art des untersuchten Materials (Nativmaterial oder Material nach Anzüchtung) sowie der untersuchte Mikroorganismus (Bakterium, Virus, Pilz oder Parasit) in der Rechnung anzugeben.

Nummer	Leistung	Punktzahl	Gebühr in DM	Gebühr in Euro	Gebühr in Euro (fach)
4780	Isolierung von Nukleinsäuren	900	102,60	52,46	**60,33
4781	Verdau (Spaltung) isolierter Nukleinsäuren mit Restriktionsenzymen, je Enzym	150	17,10	8,74	**10,05
4782	Enzymatische Transkription von RNA mittels reverser Transkriptase	500	57,00	29,14	**33,52
4783	Amplifikation von Nukleinsäuren oder Nukleinsäurefragmenten mit Polymerasekettenreaktion (PCR)	500	57,00	29,14	**33,52
4784	Amplifikation von Nukleinsäuren oder Nukleinsäurefragmenten mit geschachtelter Polymerasekettenreaktion (nested PCR)	1000	114,00	58,29	**67,03
4785	Identifizierung von Nukleinsäurefragmenten durch Hybridisierung mit radioaktiv oder nichtradioaktiv markierten Sonden und nachfolgender Detektion, je Sonde .	300	34,20	17,49	**20,11
4786	Trennung von Nukleinsäurefragmenten mittels elektrophoretischer Methoden und anschließendem Transfer auf Trägermaterialien (z. B. Dot-Blot, Slot-Blot)	600	68,40	34,97	**40,22
4787	Identifizierung von Nukleinsäurefragmenten durch Sequenzermittlung	2000	228,00	116,57	**134,06

N. Histologie, Zytologie und Zytogenetik

I. Histologie

Nummer	Leistung	Punktzahl	Gebühr in DM	Gebühr in Euro	Gebühr in Euro (fach)
4800	Histologische Untersuchung und Begutachtung eines Materials	217	24,74	12,65	29,09
4801	Histologische Untersuchung und Begutachtung mehrerer Zupfpräparate aus der Magen- oder Darmschleimhaut	289	32,95	16,85	38,75
4802	Histologische Untersuchung und Begutachtung eines Materials mit besonders schwieriger Aufbereitung desselben (z. B. Knochen mit Entkalkung)	289	32,95	16,85	38,75
4810	Histologische Untersuchung eines Materials und zytologische Untersuchung zur Krebsdiagnostik	289	32,95	16,85	38,75
4811	Histologische Untersuchung und Begutachtung eines Materials (z. B. Portio, Zervix, Bronchus) anhand von Schnittserien bei zweifelhafter oder positiver Zytologie ..	289	32,95	16,85	38,75
4815	Histologische Untersuchung und Begutachtung von Organbiopsien (z. B. Leber, Lunge, Niere, Milz, Knochen, Lymphknoten) unter Anwendung histochemischer oder optischer Sonderverfahren (Elektroneninterferenz-, Polarisationsmikroskopie)	350	39,90	20,40	46,92
4816	Histologische Sofortuntersuchung und -begutachtung während einer Operation (Schnellschnitt)	250	28,50	14,57	33,52

A. Gebührenordnung für Ärzte　　　　　　　　　　　　　　　　　　　　　　　　　　　　Anhang A

Nummer	Leistung	Punktzahl	Gebühr in DM – einfach –	Gebühr in Euro – einfach –	Gebühr in Euro – 2,3-fach – – *1,8-fach – – **1,15-fach –
	II. Zytologie				
4850	Zytologische Untersuchung zur Phasenbestimmung des Zyklus – gegebenenfalls einschließlich der Beurteilung nichtzytologischer mikroskopischer Befunde an demselben Material –	87	9,92	5,07	*9,13
	Neben der Leistung nach Nummer 4850 ist die Leistung nach Nummer 297 nicht berechnungsfähig.				
4851	Zytologische Untersuchung zur Krebsdiagnostik als Durchmusterung der in zeitlichem Zusammenhang aus einem Untersuchungsgebiet gewonnenen Präparate (z. B. aus dem Genitale der Frau) – gegebenenfalls einschließlich der Beurteilung nichtzytologischer mikroskopischer Befunde an demselben Material –	130	14,82	7,58	*13,64
	Neben der Leistung nach Nummer 4851 ist die Leistung nach Nummer 4850 bei Untersuchungen aus demselben Material nicht berechnungsfähig.				
4852	Zytologische Untersuchung von z. B. Punktaten, Sputum, Sekreten, Spülflüssigkeiten mit besonderen Aufbereitungsverfahren – gegebenenfalls einschließlich der Beurteilung nichtzytologischer mikroskopischer Befunde an demselben Material –, je Untersuchungsmaterial	174	19,84	10,14	*18,26
4860	Mikroskopische Differenzierung von Haaren und deren Wurzeln (Trichogramm) – einschließlich Epilation und Aufbereitung sowie gegebenenfalls einschließlich Färbung –, auch mehrere Präparate	160	18,24	9,33	*16,79
	III. Zytogenetik				
4870	Kerngeschlechtsbestimmung mittels Untersuchung auf X-Chromosomen, auch nach mehreren Methoden – gegebenenfalls einschließlich Materialentnahme –	273	31,12	15,91	*28,64
4871	Kerngeschlechtsbestimmung mittels Untersuchung auf Y-Chromosomen, auch nach mehreren Methoden – gegebenenfalls einschließlich Materialentnahme –	289	32,95	16,85	*30,32
4872	Chromosomenanalyse, auch einschließlich vorangehender kurzzeitiger Kultivierung – gegebenenfalls einschließlich Materialentnahme –	1950	222,30	113,66	*204,59
4873	Chromosomenanalyse an Fibroblasten oder Epithelien einschließlich vorangehender Kultivierung und langzeitiger Subkultivierung – gegebenenfalls einschließlich Materialentnahme –	3030	345,42	176,61	406,20

O. Strahlendiagnostik, Nuklearmedizin, Magnetresonanztomographie und Strahlentherapie

I. Strahlendiagnostik

Allgemeine Bestimmungen

1. Mit den Gebühren sind alle Kosten (auch für Dokumentation und Aufbewahrung der Datenträger) abgegolten.
2. Die Leistungen für Strahlendiagnostik mit Ausnahme der Durchleuchtung(en) (Nummer 5295) sind nur bei Bilddokumentation auf einem Röntgenfilm oder einem anderen Langzeitdatenträger berechnungsfähig.
3. Die Befundmitteilung oder der einfache Befundbericht mit Angaben zu Befund(en) und zur Diagnose ist Bestandteil der Leistungen und nicht gesondert berechnungsfähig.
4. Die Beurteilung von Röntgenaufnahmen (auch Fremdaufnahmen) als selbständige Leistung ist nicht berechnungsfähig.
5. Die nach der Strahlenschutzverordnung bzw. Röntgenverordnung notwendige ärztliche Überprüfung der Indikation und des Untersuchungsumfangs ist auch im Überweisungsfall Bestandteil der Leistungen des Abschnitts O und mit den Gebühren abgegolten.
6. Die Leistungen nach den Nummern 5011, 5021, 5031, 5101, 5106, 5121, 5201, 5267, 5295, 5302, 5305, 5308, 5311, 5318, 5331, 5339, 5376 und 5731 dürfen unabhängig von der Anzahl der Ebenen, Projektionen, Durchleuchtungen bzw. Serien insgesamt jeweils nur einmal berechnet werden.
7. Die Kosten für Kontrastmittel auf Bariumbasis und etwaige Zusatzmittel für die Doppelkontrastuntersuchung sind in den abrechnungsfähigen Leistungen enthalten.

Anhang A
3. Teil. Praxishilfen

Nummer	Leistung	Punktzahl	Gebühr in DM – einfach –	Gebühr in Euro – einfach –	Gebühr in Euro – 2,3-fach – – *1,8-fach – – **1,15-fach –

1. Skelett

Allgemeine Bestimmung

Neben den Leistungen nach den Nummern 5050, 5060 und 5070 sind die Leistungen nach den Nummern 300 bis 302, 372, 373, 490, 491 und 5295 nicht berechnungsfähig.

Nummer	Leistung	Punktzahl	DM	Euro	fach
	Zähne				
5000	Zähne, je Projektion	50	5,70	2,91	*5,25
	Werden mehrere Zähne mittels einer Röntgenaufnahme erfaßt, so darf die Leistung nach Nummer 5000 nur einmal und nicht je aufgenommenem Zahn berechnet werden.				
5002	Panoramaaufnahme(n) eines Kiefers	250	28,50	14,57	*26,23
5004	Panoramaschichtaufnahme der Kiefer	400	45,60	23,31	*41,97
	Finger oder Zehe				
5010	jeweils in zwei Ebenen	180	20,52	10,49	*18,89
5011	ergänzende Ebene(n)	60	6,84	3,50	*6,29
	Werden mehrere Finger oder Zehen mittels einer Röntgenaufnahme erfaßt, so dürfen die Leistungen nach den Nummern 5010 und 5011 nur einmal und nicht je aufgenommenem Finger oder Zehen berechnet werden.				
	Handgelenk, Mittelhand, alle Finger einer Hand, Sprunggelenk, Fußwurzel und/oder Mittelfuß, Kniescheibe				
5020	jeweils in zwei Ebenen	220	25,08	12,82	*23,08
5021	ergänzende Ebene(n)	80	9,12	4,66	*8,39
	Werden mehrere der in der Leistungsbeschreibung genannten Skeletteile mittels einer Röntgenaufnahme erfaßt, so dürfen die Leistungen nach den Nummern 5020 und 5021 nur einmal und nicht je aufgenommenem Skeletteil berechnet werden.				
	Oberarm, Unterarm, Ellenbogengelenk, Oberschenkel, Unterschenkel, Kniegelenk, ganze Hand oder ganzer Fuß, Gelenke der Schulter, Schlüsselbein, Beckenteilaufnahme, Kreuzbein oder Hüftgelenk				
5030	jeweils in zwei Ebenen	360	41,04	20,98	*37,77
5031	ergänzende Ebene(n)	100	11,40	5,83	*10,49
	Werden mehrere der in der Leistungsbeschreibung genannten Skeletteile mittels einer Röntgenaufnahme erfaßt, so dürfen die Leistungen nach den Nummern 5030 und 5031 nur einmal und nicht je aufgenommenem Skeletteil berechnet werden.				
5035	Teile des Skeletts in einer Ebene, je Teil	160	18,24	9,33	*16,79
	Die Leistung nach Nummer 5035 ist je Skeletteil und Sitzung nur einmal berechnungsfähig. Das untersuchte Skeletteil ist in der Rechnung anzugeben. Die Leistung nach Nummer 5035 ist neben den Leistungen nach den Nummern 5000 bis 5031 und 5037 bis 5121 nicht berechnungsfähig.				
5037	Bestimmung des Skelettalters – gegebenenfalls einschließlich Berechnung der prospektiven Endgröße, einschließlich der zugehörigen Röntgendiagnostik und gutachterlichen Beurteilung –	300	34,20	17,49	*31,48
5040	Beckenübersicht	300	34,20	17,49	*31,48
5041	Beckenübersicht bei einem Kind bis zum vollendeten 14. Lebensjahr	200	22,80	11,66	*20,98
5050	Kontrastuntersuchung eines Hüftgelenks, Kniegelenks oder Schultergelenks, einschließlich Punktion, Stichkanalanästhesie und Kontrastmitteleinbringung – gegebenenfalls einschließlich Durchleuchtung(en) –	950	108,30	55,37	*99,67

A. Gebührenordnung für Ärzte
Anhang A

Nummer	Leistung	Punktzahl	Gebühr in DM – einfach –	Gebühr in Euro – einfach –	Gebühr in Euro – 2,3-fach – – *1,8-fach – – **1,15-fach –
5060	Kontrastuntersuchung eines Kiefergelenks, einschließlich Punktion, Stichkanalanästhesie und Kontrastmitteleinbringung – gegebenenfalls einschließlich Durchleuchtung(en) –	500	57,00	29,14	*52,46
5070	Kontrastuntersuchung der übrigen Gelenke, einschließlich Punktion, Stichkanalanästhesie und Kontrastmitteleinbringung – gegebenenfalls einschließlich Durchleuchtung(en) –, je Gelenk	400	45,60	23,31	*41,97
5090	Schädel-Übersicht, in zwei Ebenen	400	45,60	23,31	*41,97
5095	Schädelteile in Spezialprojektionen, je Teil	200	22,80	11,66	*20,98
5098	Nasennebenhöhlen – gegebenenfalls auch in mehreren Ebenen –	260	29,64	15,15	*27,28
5100	Halswirbelsäule, in zwei Ebenen	300	34,20	17,49	*31,48
5101	ergänzende Ebene(n)	160	18,24	9,33	*16,79
5105	Brust- oder Lendenwirbelsäule, in zwei Ebenen, je Teil	400	45,60	23,31	*41,97
5106	ergänzende Ebene(n)	180	20,52	10,49	*18,89
5110	Ganzaufnahme der Wirbelsäule oder einer Extremität	500	57,00	29,14	*52,46
5111	ergänzende Ebene(n)	200	22,80	11,66	*20,98
	Die Leistung nach Nummer 5111 ist je Sitzung nicht mehr als zweimal berechnungsfähig.				
	Die Leistungen nach den Nummern 5110 und 5111 sind neben den Leistungen nach den Nummern 5010, 5011, 5020, 5021, 5030 und 5031 nicht berechnungsfähig.				
	Die Nebeneinanderberechnung der Leistungen nach den Nummern 5100, 5105 und 5110 bedarf einer besonderen Begründung.				
5115	Untersuchung von Teilen der Hand oder des Fußes mittels Feinstfokustechnik (Fokusgröße maximal 0,2 mm) oder Xeroradiographietechnik zur gleichzeitigen Beurteilung von Knochen und Weichteilen, je Teil	400	45,60	23,31	*41,97
5120	Rippen einer Thoraxhälfte, Schulterblatt oder Brustbein, in einer Ebene	260	29,64	15,15	*27,28
5121	ergänzende Ebene(n)	140	15,96	8,16	*14,69

2. Hals- und Brustorgane

Nummer	Leistung	Punktzahl	Gebühr in DM	Gebühr in Euro	Gebühr in Euro
5130	Halsorgane oder Mundboden – gegebenenfalls in mehreren Ebenen –	280	31,92	16,32	*29,38
5135	Brustorgane-Übersicht, in einer Ebene	280	31,92	16,32	*29,38
	Die Leistung nach Nummer 5135 ist je Sitzung nur einmal berechnungsfähig.				
5137	Brustorgane-Übersicht – gegebenenfalls einschließlich Breischluck und Durchleuchtung(en) –, in mehreren Ebenen	450	51,30	26,23	*47,21
5139	Teil der Brustorgane	180	20,52	10,49	*18,89
	Die Berechnung der Leistung nach Nummer 5139 neben den Leistungen nach den Nummern 5135, 5137 und/oder 5140 ist in der Rechnung zu begründen.				
5140	Brustorgane, Übersicht im Mittelformat	100	11,40	5,83	*10,49

3. Bauch- und Verdauungsorgane

Nummer	Leistung	Punktzahl	Gebühr in DM	Gebühr in Euro	Gebühr in Euro
5150	Speiseröhre, gegebenenfalls einschließlich ösophagogastraler Übergang, Kontrastuntersuchung (auch Doppelkontrast) – einschließlich Durchleuchtung(en) –, als selbständige Leistung	550	62,70	32,06	*57,70
5157	Oberer Verdauungstrakt (Speiseröhre, Magen, Zwölffingerdarm und oberer Abschnitt des Dünndarms), Monokontrastuntersuchung – einschließlich Durchleuchtung(en) –	700	79,80	40,80	*73,44
5158	Oberer Verdauungstrakt (Speiseröhre, Magen, Zwölffingerdarm und oberer Abschnitt des Dünndarms), Kontrastuntersuchung – einschließlich Doppelkontrastdarstellung und Durchleuchtung(en), gegebenenfalls einschließlich der Leistung nach Nummer 5150 –	1200	136,80	69,94	*125,90

Anhang A 3. Teil. Praxishilfen

Nummer	Leistung	Punktzahl	Gebühr in DM – einfach –	Gebühr in Euro – einfach –	Gebühr in Euro – 2,3-fach – – *1,8-fach – – **1,15-fach –
5159	Zuschlag zu den Leistungen nach den Nummern 5157 und 5158 bei Erweiterung der Untersuchung bis zum Ileozökalgebiet	300	34,20	17,49	*31,48
5163	Dünndarmkontrastuntersuchung mit im Bereich der Flexura duodenojejunalis endender Sonde – einschließlich Durchleuchtung(en) –	1300	148,20	75,77	*136,39
5165	Monokontrastuntersuchung von Teilen des Dickdarms – einschließlich Durchleuchtung(en) –	700	79,80	40,80	*73,44
5166	Dickdarmdoppelkontrastuntersuchung – einschließlich Durchleuchtung(en) –	1400	159,60	81,60	*146,88
5167	Defäkographie nach Markierung der benachbarten Hohlorgane – einschließlich Durchleuchtung(en) –	1000	114,00	58,29	*104,92
5168	Pharyngographie unter Verwendung kinematographischer Techniken – einschließlich Durchleuchtung(en) –, als selbständige Leistung	800	91,20	46,63	*83,93
5169	Pharyngographie unter Verwendung kinematographischer Techniken – einschließlich Durchleuchtung(en) und einschließlich der Darstellung der gesamten Speiseröhre –	1100	125,40	64,12	*115,41
5170	Kontrastuntersuchung von Gallenblase und/oder Gallenwegen und/oder Pankreasgängen	400	45,60	23,31	*41,97
5190	Bauchübersicht, in einer Ebene oder Projektion	300	34,20	17,49	*31,48
	Die Leistung nach Nummer 5190 ist je Sitzung nur einmal berechnungsfähig.				
5191	Bauchübersicht, in zwei oder mehr Ebenen oder Projektionen	500	57,00	29,14	*52,46
5192	Bauchteilaufnahme – gegebenenfalls in mehreren Ebenen oder Spezialprojektionen –	200	22,80	11,66	*20,98
5200	Harntraktkontrastuntersuchung – einschließlich intravenöser Verabreichung des Kontrastmittels –	600	68,40	34,97	*62,95
5201	Ergänzende Ebene(n) oder Projektion(en) im Anschluß an die Leistung nach Nummer 5200 – gegebenenfalls einschließlich Durchleuchtung(en) –	200	22,80	11,66	*20,98
5220	Harntraktkontrastuntersuchung – einschließlich retrograder Verabreichung des Kontrastmittels, gegebenenfalls einschließlich Durchleuchtung(en) –, je Seite	300	34,20	17,49	*31,48
5230	Harnröhren- und/oder Harnblasenkontrastuntersuchung (Urethrozystographie) – einschließlich retrograder Verabreichung des Kontrastmittels, gegebenenfalls einschließlich Durchleuchtung(en) –, als selbständige Leistung	300	34,20	17,49	*31,48
5235	Refluxzystographie – einschließlich retrograder Verabreichung des Kontrastmittels, einschließlich Miktionsaufnahmen und gegebenenfalls einschließlich Durchleuchtung(en) –, als selbständige Leistung	500	57,00	29,14	*52,46
5250	Gebärmutter- und/oder Eileiterkontrastuntersuchung – einschließlich Durchleuchtung(en) –	400	45,60	23,31	*41,97

4. Spezialuntersuchungen

Nummer	Leistung	Punktzahl	Gebühr in DM – einfach –	Gebühr in Euro – einfach –	Gebühr in Euro – 2,3-fach – – *1,8-fach – – **1,15-fach –
5260	Röntgenuntersuchung natürlicher, künstlicher oder krankhaft entstandener Gänge, Gangsysteme, Hohlräume oder Fisteln (z. B. Sialographie, Galaktographie, Kavernographie, Vesikulographie) – gegebenenfalls einschließlich Durchleuchtung(en) –	400	45,60	23,31	*41,97
	Die Leistung nach Nummer 5260 ist nicht berechnungsfähig für Untersuchungen des Harntrakts, der Gebärmutter und Eileiter sowie der Gallenblase.				
5265	Mammographie einer Seite, in einer Ebene	300	34,20	17,49	*31,48
	Die Leistung nach Nummer 5265 ist je Seite und Sitzung nur einmal berechnungsfähig.				
5266	Mammographie einer Seite, in zwei Ebenen	450	51,30	26,23	*47,21
5267	Ergänzende Ebene(n) oder Spezialprojektion(en) im Anschluß an die Leistung nach Nummer 5266	150	17,10	8,74	*15,74

A. Gebührenordnung für Ärzte

Anhang A

Nummer	Leistung	Punktzahl	Gebühr in DM – einfach –	Gebühr in Euro – einfach –	Gebühr in Euro – 2,3-fach – – *1,8-fach – – **1,15-fach –
5280	Myelographie	750	85,50	43,72	*78,69
5285	Bronchographie – einschließlich Durchleuchtung(en) –	450	51,30	26,23	*47,21
5290	Schichtaufnahme(n) (Tomographie), bis zu fünf Strahlenrichtungen oder Projektionen, je Strahlenrichtung oder Projektion	650	74,10	37,89	*68,20
5295	Durchleuchtung(en), als selbständige Leistung	240	27,36	13,99	*25,18
5298	Zuschlag zu den Leistungen nach den Nummern 5010 bis 5290 bei Anwendung digitaler Radiographie (Bildverstärker-Radiographie) Der Zuschlag nach Nummer 5298 beträgt 25 v. H. des einfachen Gebührensatzes der betreffenden Leistung.				

5. Angiographie

Allgemeine Bestimmungen

Die Zahl der Serien im Sinne der Leistungsbeschreibungen der Leistungen nach den Nummern 5300 bis 5327 wird durch die Anzahl der Kontrastmittelgaben bestimmt.
Die Leistungen nach den Nummern 5300, 5302, 5303, 5305 bis 5313, 5315, 5316, 5318, 5324, 5325, 5327, 5329 bis 5331, 5338 und 5339 sind je Sitzung jeweils nur einmal berechnungsfähig.

5300	Serienangiographie im Bereich von Schädel, Brust- und/oder Bauchraum, eine Serie	2000	228,00	116,57	*209,83
5301	Zweite bis dritte Serie im Anschluß an die Leistung nach Nummer 5300, je Serie	400	45,60	23,31	*41,97
	Bei der angiographischen Darstellung von hirnversorgenden Arterien ist auch die vierte bis sechste Serie jeweils nach Nummer 5301 berechnungsfähig.				
5302	Weitere Serien im Anschluß an die Leistungen nach den Nummern 5300 und 5301, insgesamt	600	68,40	34,97	*62,95
5303	Serienangiographie im Bereich von Schädel, Brust- und Bauchraum in zeitlichen Zusammenhang mit einer oder mehreren Leistungen nach den Nummern 5315 bis 5327, eine Serie	1000	114,00	58,29	*104,92
5304	Zweite bis dritte Serie im Anschluß an die Leistung nach Nummer 5303, je Serie	200	22,80	11,66	*20,98
	Bei der angiographischen Darstellung von hirnversorgenden Arterien ist auch die vierte bis sechste Serie jeweils nach Nummer 5304 berechnungsfähig.				
5305	Weitere Serien im Anschluß an die Leistungen nach den Nummern 5303 und 5304, insgesamt	300	34,20	17,49	*31,48
5306	Serienangiographie im Bereich des Beckens und beider Beine, eine Serie	2000	228,00	116,57	*209,83
5307	Zweite Serie im Anschluß an die Leistung nach Nummer 5306	600	68,40	34,97	*62,95
5308	Weitere Serien im Anschluß an die Leistungen nach den Nummern 5306 und 5307, insgesamt	800	91,20	46,63	*83,93
	Neben den Leistungen nach den Nummern 5306 bis 5308 sind die Leistungen nach den Nummern 5309 bis 5312 für die Untersuchung der Beine nicht berechnungsfähig. Werden die Leistungen nach den Nummern 5306 bis 5308 im zeitlichen Zusammenhang mit einer oder mehreren Leistung(en) nach den Nummern 5300 bis 5305 erbracht, sind die Leistungen nach den Nummern 5306 bis 5308 nur mit dem einfachen Gebührensatz berechnungsfähig.				
5309	Serienangiographie einer Extremität, eine Serie	1800	205,20	104,92	*188,85
5310	Weitere Serien im Anschluß an die Leistung nach Nummer 5309, insgesamt	600	68,40	34,97	*62,95
5311	Serienangiographie einer weiteren Extremität im zeitlichen Zusammenhang mit der Leistung nach Nummer 5309, eine Serie	1000	114,00	58,29	*104,92

Anhang A
3. Teil. Praxishilfen

Nummer	Leistung	Punktzahl	Gebühr in DM – einfach –	Gebühr in Euro – einfach –	Gebühr in Euro – 2,3-fach – – *1,8-fach – – **1,15-fach –
5312	Weitere Serien im Anschluß an die Leistung nach Nummer 5311, insgesamt	600	68,40	34,97	*62,95
5313	Angiographie der Becken- und Beingefäße in Großkassetten-Technik, je Sitzung	800	91,20	46,63	*83,93
	Die Leistung nach Nummer 5313 ist neben den Leistungen nach den Nummern 5300 bis 5312 sowie 5315 bis 5339 nicht berechnungsfähig.				
5315	Angiokardiographie einer Herzhälfte, eine Serie	2200	250,80	128,23	*230,82
	Die Leistung nach Nummer 5315 ist je Sitzung nur einmal berechnungsfähig.				
5316	Angiokardiographie beider Herzhälften, eine Serie	3000	342,00	174,86	*314,75
	Die Leistung nach Nummer 5316 ist je Sitzung nur einmal berechnungsfähig.				
	Neben der Leistung nach Nummer 5316 ist die Leistung nach Nummer 5315 nicht berechnungsfähig.				
5317	Zweite bis dritte Serie im Anschluß an die Leistungen nach Nummer 5315 oder 5316, je Serie	400	45,60	23,31	*41,97
5318	Weitere Serien im Anschluß an die Leistung nach Nummer 5317, insgesamt	600	68,40	34,97	*62,95
	Die Leistungen nach den Nummern 5315 bis 5318 sind neben den Leistungen nach den Nummern 5300 bis 5302 sowie 5324 bis 5327 nicht berechnungsfähig.				
5324	Selektive Koronarangiographie eines Herzkranzgefäßes oder Bypasses mittels Cinetechnik, eine Serie	2400	273,60	139,89	*251,80
	Die Leistungen nach den Nummern 5324 und 5325 sind nicht nebeneinander berechnungsfähig.				
5325	Selektive Koronarangiographie aller Herzkranzgefäße oder Bypasse mittels Cinetechnik, eine Serie	3000	342,00	174,86	*314,75
5326	Selektive Koronarangiographie eines oder aller Herzkranzgefäße im Anschluß an die Leistungen nach Nummer 5324 oder 5325, zweite bis fünfte Serie, je Serie	400	45,60	23,31	*41,97
5327	Zusätzliche Linksventrikulographie bei selektiver Koronarangiographie	1000	114,00	58,29	*104,92
	Die Leistungen nach den Nummern 5324 bis 5327 sind neben den Leistungen nach den Nummern 5300 bis 5302 und 5315 bis 5318 nicht berechnungsfähig.				
5328	Zuschlag zu den Leistungen nach den Nummern 5300 bis 5327 bei Anwendung der simultanen Zwei-Ebenen-Technik	1200	136,80	69,94	
	Der Zuschlag nach Nummer 5328 ist je Sitzung nur einmal und nur mit dem einfachen Gebührensatz berechnungsfähig.				
5329	Venographie im Bereich des Brust- und Bauchraums	1600	182,40	93,26	*167,87
5330	Venographie einer Extremität	750	85,50	43,72	*78,69
5331	Ergänzende Projektion(en) (insbesondere des zentralen Abflußgebiets) im Anschluß an die Leistung nach Nummer 5330, insgesamt	200	22,80	11,66	*20,98
5335	Zuschlag zu den Leistungen nach den Nummern 5300 bis 5331 bei computergestützter Analyse und Abbildung	800	91,20	46,63	
	Der Zuschlag nach Nummer 5335 kann je Untersuchungstag unabhängig von der Anzahl der Einzeluntersuchungen nur einmal und nur mit dem einfachen Gebührensatz berechnet werden.				
5338	Lymphographie, je Extremität	1000	114,00	58,29	*104,92
5339	Ergänzende Projektion(en) im Anschluß an die Leistung nach Nummer 5338 – einschließlich Durchleuchtung(en) –, insgesamt	250	28,50	14,57	*26,23

A. Gebührenordnung für Ärzte Anhang A

Nummer	Leistung	Punktzahl	Gebühr in DM – einfach –	Gebühr in Euro – einfach –	Gebühr in Euro – 2,3-fach – – *1,8-fach – – **1,15-fach –
	6. Interventionelle Maßnahmen				
	Allgemeine Bestimmung Die Leistungen nach den Nummern 5345 bis 5356 können je Sitzung nur einmal berechnet werden.				
5345	Perkutane transluminale Dilatation und Rekanalisation von Arterien mit Ausnahme der Koronararterien – einschließlich Kontrastmitteleinbringungen und Durchleuchtung(en) im zeitlichen Zusammenhang mit dem gesamten Eingriff –	2800	319,20	163,20	*293,77
	Neben der Leistung nach Nummer 5345 sind die Leistungen nach den Nummern 350 bis 361 sowie 5295 nicht berechnungsfähig.				
	Wurde innerhalb eines Zeitraums von vierzehn Tagen vor Erbringung der Leistung nach Nummer 5345 bereits eine Leistung nach den Nummern 5300 bis 5313 berechnet, darf neben der Leistung nach Nummer 5345 für dieselbe Sitzung eine Leistung nach den Nummern 5300 bis 5313 nicht erneut berechnet werden. Im Falle der Nebeneinanderberechnung der Leistung nach Nummer 5345 neben einer Leistung nach den Nummern 5300 bis 5313 ist in der Rechnung zu bestätigen, daß in den vorhergehenden vierzehn Tagen eine Leistung nach den Nummern 5300 bis 5313 nicht berechnet wurde.				
5346	Zuschlag zu der Leistung nach Nummer 5345 bei Dilatation und Rekanalisation von mehr als zwei Arterien, insgesamt	600	68,40	34,97	*62,95
	Neben der Leistung nach Nummer 5346 sind die Leistungen nach den Nummern 350 bis 361 sowie 5295 nicht berechnungsfähig.				
5348	Perkutane transluminale Dilatation und Rekanalisation von Koronararterien – einschließlich Kontrastmitteleinbringungen und Durchleuchtung(en) im zeitlichen Zusammenhang mit dem gesamten Eingriff –	3800	433,20	221,49	*398,68
	Neben der Leistung nach Nummer 5348 sind die Leistungen nach den Nummern 350 bis 361 sowie 5295 nicht berechnungsfähig.				
	Wurde innerhalb eines Zeitraums von vierzehn Tagen vor Erbringung der Leistung nach Nummer 5348 bereits eine Leistung nach den Nummern 5315 bis 5327 berechnet, darf neben der Leistung nach Nummer 5348 für dieselbe Sitzung eine Leistung nach den Nummern 5315 bis 5327 nicht erneut berechnet werden. Im Falle der Nebeneinanderberechnung der Leistung nach Nummer 5348 neben einer Leistung nach den Nummern 5315 bis 5327 ist in der Rechnung zu bestätigen, daß in den vorhergehenden vierzehn Tagen eine Leistung nach den Nummern 5315 bis 5327 nicht berechnet wurde.				
5349	Zuschlag zu der Leistung nach Nummer 5348 bei Dilatation und Rekanalisation von mehr als einer Koronararterie, insgesamt	1000	114,00	58,29	*104,92
	Neben der Leistung nach Nummer 5349 sind die Leistungen nach den Nummern 350 bis 361 sowie 5295 nicht berechnungsfähig.				
5351	Lysebehandlung, als Einzelbehandlung oder ergänzend zu den Leistungen nach Nummer 2826, 5345 oder 5348 – bei einer Lysedauer von mehr als einer Stunde –	500	57,00	29,14	*52,46
5352	Zuschlag zu der Leistung nach Nummer 5351 bei Lysebehandlung der hirnversorgenden Arterien	1000	114,00	58,29	*104,92
5353	Perkutane transluminale Dilatation und Rekanalisation von Venen – einschließlich Kontrastmitteleinbringungen und Durchleuchtung(en) im zeitlichen Zusammenhang mit dem gesamten Eingriff –	2000	228,00	116,57	*209,83
	Neben der Leistung nach Nummer 5353 sind die Leistungen nach den Nummern 344 bis 347, 5295 sowie 5329 bis 5331 nicht berechnungsfähig.				

Anhang A

3. Teil. Praxishilfen

Nummer	Leistung	Punktzahl	Gebühr in DM – einfach –	Gebühr in Euro – einfach –	Gebühr in Euro – 2,3-fach – – *1,8-fach – – **1,15-fach –
5354	Zuschlag zu der Leistung nach Nummer 5353 bei Dilatation und Rekanalisation von mehr als zwei Venen, insgesamt	200	22,80	11,66	*20,98
	Neben der Leistung nach Nummer 5354 sind die Leistungen nach den Nummern 344 bis 347, 5295 sowie 5329 bis 5331 nicht berechnungsfähig.				
5355	Einbringung von Gefäßstützen oder Anwendung alternativer Angioplastiemethoden (Atherektomie, Laser), zusätzlich zur perkutanen transluminalen Dilatation – einschließlich Kontrastmitteleinbringungen und Durchleuchtung(en) im zeitlichen Zusammenhang mit dem gesamten Eingriff –	2000	228,00	116,57	*209,83
	Neben der Leistung nach Nummer 5355 sind die Leistungen nach den Nummern 344 bis 361, 5295 sowie 5300 bis 5327 nicht berechnungsfähig.				
5356	Einbringung von Gefäßstützen oder Anwendung alternativer Angioplastiemethoden (Atherektomie, Laser), zusätzlich zur perkutanen transluminalen Dilatation einer Koronararterie – einschließlich Kontrastmitteleinbringungen und Durchleuchtung(en) im zeitlichen Zusammenhang mit dem gesamten Eingriff –	2500	285,00	145,72	*262,29
	Neben der Leistung nach Nummer 5356 sind die Leistungen nach den Nummern 350 bis 361, 5295, 5315 bis 5327, 5345, 5353 sowie 5355 nicht berechnungsfähig.				
	Neben der Leistung nach Nummer 5356 ist die Leistung nach Nummer 5355 für Eingriffe an Koronararterien nicht berechnungsfähig.				
5357	Embolisation einer oder mehrerer Arterie(n) mit Ausnahme der Arterien im Kopf-Halsbereich oder Spinalkanal – einschließlich Kontrastmitteleinbringung(en) und angiographischer Kontrollen im zeitlichen Zusammenhang mit dem gesamten Eingriff –, je Gefäßgebiet	3500	399,00	204,01	*367,21
	Neben der Leistung nach Nummer 5357 sind die Leistungen nach den Nummern 350 bis 361, 5295 sowie 5300 bis 5312 nicht berechnungsfähig.				
5358	Embolisation einer oder mehrerer Arterie(n) im Kopf-Halsbereich oder Spinalkanal – einschließlich Kontrastmitteleinbringung(en) und angiographischer Kontrollen im zeitlichen Zusammenhang mit dem gesamten Eingriff –, je Gefäßgebiet	4500	513,00	262,29	*472,13
	Neben der Leistung nach Nummer 5358 sind die Leistungen nach den Nummern 350, 351, 5295 sowie 5300 bis 5305 nicht berechnungsfähig.				
5359	Embolisation der Vena spermatica – einschließlich Kontrastmitteleinbringung(en) und angiographischer Kontrollen im zeitlichen Zusammenhang mit dem gesamten Eingriff – .	2500	285,00	145,72	*262,29
	Neben der Leistung nach Nummer 5359 sind die Leistungen nach den Nummern 344 bis 347, 5295 sowie 5329 bis 5331 nicht berechnungsfähig.				
5360	Embolisation von Venen – einschließlich Kontrastmitteleinbringung(en) und angiographischer Kontrollen im zeitlichen Zusammenhang mit dem gesamten Eingriff –	2000	228,00	116,57	*209,83
	Neben der Leistung nach Nummer 5360 sind die Leistungen nach den Nummern 344 bis 347, 5295 sowie 5329 bis 5331 nicht berechnungsfähig.				
5361	Transhepatische Drainage und/oder Dilatation von Gallengängen – einschließlich Kontrastmitteleinbringung(en) und cholangiographischer Kontrollen im zeitlichen Zusammenhang mit dem gesamten Eingriff –	2600	296,40	151,55	*272,78
	Neben der Leistung nach Nummer 5361 sind die Leistungen nach den Nummern 370, 5170 sowie 5295 nicht berechnungsfähig.				

A. Gebührenordnung für Ärzte

Anhang A

Nummer	Leistung	Punktzahl	Gebühr in DM – einfach –	Gebühr in Euro – einfach –	Gebühr in Euro – 2,3-fach – – *1,8-fach – – **1,15-fach –

7. Computertomographie

Allgemeine Bestimmungen

Die Leistungen nach den Nummern 5369 bis 5375 sind je Sitzung jeweils nur einmal berechnungsfähig. Die Nebeneinanderberechnung von Leistungen nach den Nummern 5370 bis 5374 ist in der Rechnung gesondert zu begründen. Bei Nebeneinanderberechnung von Leistungen nach den Nummern 5370 bis 5374 ist der Höchstwert nach Nummer 5369 zu beachten.

Nr.	Leistung	Punkte	DM	Euro	2,3/1,8/1,15-fach
5369	Höchstwert für Leistungen nach den Nummern 5370 bis 5374	3000	342,00	174,86	*314,75
	Die im einzelnen erbrachten Leistungen sind in der Rechnung anzugeben.				
5370	Computergesteuerte Tomographie im Kopfbereich – gegebenenfalls einschließlich des kranio-zervikalen Übergangs –	2000	228,00	116,57	*209,83
5371	Computergesteuerte Tomographie im Hals- und/oder Thoraxbereich	2300	262,20	134,06	*241,31
5372	Computergesteuerte Tomographie im Abdominalbereich ...	2600	296,40	151,55	*272,78
5373	Computergesteuerte Tomographie des Skeletts (Wirbelsäule, Extremitäten oder Gelenke bzw. Gelenkpaare)	1900	216,60	110,75	*199,34
5374	Computergesteuerte Tomographie der Zwischenwirbelräume im Bereich der Hals-, Brust- und/oder Lendenwirbelsäule – gegebenenfalls einschließlich der Übergangsregionen –	1900	216,60	110,75	*199,34
5375	Computergesteuerte Tomographie der Aorta in ihrer gesamten Länge	2000	228,00	116,57	*209,83
	Die Leistung nach Nummer 5375 ist neben den Leistungen nach den Nummern 5371 und 5372 nicht berechnungsfähig.				
5376	Ergänzende computergesteuerte Tomographie(n) mit mindestens einer zusätzlichen Serie (z. B. bei Einsatz von Xenon, bei Einsatz der High-Resolution-Technik, bei zusätzlichen Kontrastmittelgaben) – zusätzlich zu den Leistungen nach den Nummern 5370 bis 5375 –	500	57,00	29,14	*52,46
5377	Zuschlag für computergesteuerte Analyse – einschließlich speziell nachfolgender 3D-Rekonstruktion	800	91,20	46,63	
	Der Zuschlag nach Nummer 5377 ist nur mit dem einfachen Gebührensatz berechnungsfähig.				
5378	Computergesteuerte Tomographie zur Bestrahlungsplanung oder zu interventionellen Maßnahmen	1000	114,00	58,29	*104,92
	Neben oder anstelle der computergesteuerten Tomographie zur Bestrahlungsplanung oder zu interventionellen Maßnahmen sind die Leistungen nach den Nummern 5370 bis 5376 nicht berechnungsfähig.				
5380	Bestimmung des Mineralgehalts (Osteodensitometrie) von repräsentativen (auch mehreren) Skelettteilen mit quantitativer Computertomographie oder quantitativer digitaler Röntgentechnik	300	34,20	17,49	*31,48

II. Nuklearmedizin

Allgemeine Bestimmungen

1. Szintigraphische Basisleistung ist grundsätzlich die planare Szintigraphie mit der Gammakamera, gegebenenfalls in mehreren Sichten/Projektionen. Bei der Auswahl des anzuwendenden Radiopharmazeutikums sind wissenschaftliche Erkenntnisse und strahlenhygienische Gesichtspunkte zu berücksichtigen. Wiederholungsuntersuchungen, die nicht ausdrücklich aufgeführt sind, sind nur mit besonderer Begründung und wie die jeweilige Basisleistung berechnungsfähig.

2. Ergänzungsleistungen nach den Nummern 5480 bis 5485 sind je Basisleistung oder zulässiger Wiederholungsuntersuchung nur einmal berechnungsfähig. Neben Basisleistungen, die quantitative Bestimmungen enthalten, dürfen Ergänzungsleistungen für Quantifizierungen nicht zusätzlich berechnet werden. Die Leistungen nach den Nummern 5473 und 5481 dürfen nicht nebeneinander berechnet werden. Die Leistungen nach den Nummern 5473, 5480, 5481 und 5483 sind nur mit Angabe der Indikation berechnungsfähig.

Anhang A
3. Teil. Praxishilfen

Nummer	Leistung	Punktzahl	Gebühr in DM – einfach –	Gebühr in Euro – einfach –	Gebühr in Euro – 2,3-fach – – *1,8-fach – – **1,15-fach –

3. Die Befunddokumentation, die Aufbewahrung der Datenträger sowie die Befundmitteilung oder der einfache Befundbericht mit Angaben zu Befund(en) und zur Diagnose sind Bestandteil der Leistungen und nicht gesondert berechnungsfähig.
4. Die Materialkosten für das Radiopharmazeutikum (Nuklid, Markierungs- oder Testbestecke) sind gesondert berechnungsfähig. Kosten für Beschaffung, Aufbereitung, Lagerung und Entsorgung der zur Untersuchung notwendigen Substanzen, die mit ihrer Anwendung verbraucht sind, sind nicht gesondert berechnungsfähig.
5. Die Einbringung von zur Diagnostik erforderlichen Stoffen in den Körper – mit Ausnahme der Einbringung durch Herzkatheter, Arterienkatheter, Subokzipitalpunktion oder Lumbalpunktion – sowie die gegebenenfalls erforderlichen Entnahmen von Blut oder Urin sind mit den Gebühren abgegolten, soweit zu den einzelnen Leistungen dieses Abschnitts nichts anderes bestimmt ist.
6. Die Einbringung von zur Therapie erforderlichen radioaktiven Stoffen in den Körper – mit Ausnahme der intraartikulären, intralymphatischen, endoskopischen oder operativen Einbringungen des Strahlungsträgers oder von Radionukliden – ist mit den Gebühren abgegolten, soweit zu den einzelnen Leistungen dieses Abschnitts nichts anderes bestimmt ist.
7. Rechnungsbestimmungen
   a) Der Arzt darf nur die für den Patienten verbrauchte Menge an radioaktiven Stoffen berechnen.
   b) Bei der Berechnung von Leistungen nach Abschnitt O II sind die Untersuchungs- und Behandlungsdaten der jeweils eingebrachten Stoffe sowie die Art der ausgeführten Maßnahmen in der Rechnung anzugeben, sofern nicht durch die Leistungsbeschreibung eine eindeutige Definition gegeben ist.

1. Diagnostische Leistungen (In-vivo-Untersuchungen)

a. Schilddrüse

5400	Szintigraphische Untersuchung (Schilddrüse) – gegebenenfalls einschließlich Darstellung dystoper Anteile –	350	39,90	20,40	*36,72
5401	Szintigraphische Untersuchung (Schilddrüse) – einschließlich quantitativer Untersuchung –, mit Bestimmung der globalen, gegebenenfalls auch der regionalen Radionuklidaufnahme in der Schilddrüse mit Gammakamera und Meßwertverarbeitungssystem als Jodidclearance-Äquivalent – einschließlich individueller Kalibrierung und Qualitätskontrollen (z. B. Bestimmung der injizierten Aktivität) –	1300	148,20	75,77	*136,39
5402	Radiojodkurztest bis zu 24 Stunden (Schilddrüse) – gegebenenfalls einschließlich Blutaktivitätsbestimmungen und/oder szintigraphischer Untersuchung(en) –	1000	114,00	58,29	*104,92
	Die Leistungen nach den Nummern 5400 bis 5402 sind nicht nebeneinander berechnungsfähig.				
5403	Radiojodtest (Schilddrüse) vor Radiojodtherapie mit 131J mit mindestens drei zeitlichen Meßpunkten, davon zwei später als 24 Stunden nach Verabreichung – gegebenenfalls einschließlich Blutaktivitätsbestimmungen –	1200	136,80	69,94	*125,90
	Die Leistungen nach den Nummern 5402 und 5403 sind nicht nebeneinander berechnungsfähig.				

b. Gehirn

5410	Szintigraphische Untersuchung des Gehirns	1200	136,80	69,94	*125,90
5411	Szintigraphische Untersuchung des Liquorraums	900	102,60	52,46	*94,43
	Für die Leistung nach Nummer 5411 sind zwei Wiederholungsuntersuchungen zugelassen, davon eine später als 24 Stunden nach Einbringung(en) des radioaktiven Stoffes.				

c. Lunge

5415	Szintigraphische Untersuchung der Lungenperfusion – mindestens vier Sichten/Projektionen –, insgesamt	1300	148,20	75,77	*136,39
5416	Szintigraphische Untersuchung der Lungenbelüftung mit Inhalation radioaktiver Gase, Aerosole oder Stäube	1300	148,20	75,77	*136,39

d. Herz

5420	Radionuklidventrikulographie mit quantitativer Bestimmung von mindestens Auswurffraktion und regionaler Wandbewegung in Ruhe – gegebenenfalls einschließlich EKG im zeitlichen Zusammenhang mit der Untersuchung –	1200	136,80	69,94	*125,90

A. Gebührenordnung für Ärzte Anhang A

Nummer	Leistung	Punktzahl	Gebühr in DM – einfach –	Gebühr in Euro – einfach –	Gebühr in Euro – 2,3-fach – – *1,8-fach – – **1,15-fach –
5421	Radionuklidventrikulographie als kombinierte quantitative Mehrfachbestimmung von mindestens Auswurffraktion und regionaler Wandbewegung in Ruhe und unter körperlicher oder pharmakologischer Stimulation – gegebenenfalls einschließlich EKG im zeitlichen Zusammenhang mit der Untersuchung –	3800	433,20	221,49	*398,68
	Neben der Leistung nach Nummer 5421 ist bei zusätzlicher Erste-Passage-Untersuchung die Leistung nach Nummer 5473 berechnungsfähig.				
5422	Szintigraphische Untersuchung des Myokards mit myokardaffinen Tracern in Ruhe – gegebenenfalls einschließlich EKG im zeitlichen Zusammenhang mit der Untersuchung –	1000	114,00	58,29	*104,92
	Die Leistungen nach den Nummern 5422 und 5423 sind nicht nebeneinander berechnungsfähig.				
5423	Szintigraphische Untersuchung des Myokards mit myokardaffinen Tracern unter körperlicher oder pharmakologischer Stimulation – gegebenenfalls einschließlich EKG im zeitlichen Zusammenhang mit der Untersuchung –	2000	228,00	116,57	*209,83
5424	Szintigraphische Untersuchung des Myokards mit myokardaffinen Tracern in Ruhe und unter körperlicher oder pharmakologischer Stimulation – gegebenenfalls einschließlich EKG im zeitlichen Zusammenhang mit der Untersuchung –	2800	319,20	163,20	*293,77
	Neben der Leistung nach Nummer 5424 sind die Leistungen nach den Nummern 5422 und/oder 5423 nicht berechnungsfähig.				

e. Knochen- und Knochenmarkszintigraphie

5425	Ganzkörperskelettszintigraphie, Schädel und Körperstamm in zwei Sichten/Projektionen – einschließlich der proximalen Extremitäten, gegebenenfalls einschließlich der distalen Extremitäten –	2250	256,50	131,15	*236,06
5426	Teilkörperskelettszintigraphie – gegebenenfalls einschließlich der kontralateralen Seite –	1260	143,64	73,44	*132,20
5427	Zusätzliche Szintigraphische Abbildung des regionalen Blutpools (Zwei-Phasenszintigraphie) – mindestens zwei Aufnahmen –	400	45,60	23,31	*41,97
5428	Ganzkörperknochenmarkszintigraphie, Schädel und Körperstamm in zwei Sichten/Projektionen – einschließlich der proximalen Extremitäten, gegebenenfalls einschließlich der distalen Extremitäten –	2250	256,50	131,15	*236,06

f. Tumorszintigraphie

	Tumorszintigraphie mit radioaktiv markierten unspezifischen Tumormarkern (z. B. Radiogallium oder -thallium), metabolischen Substanzen (auch 131J), Rezeptorsubstanzen oder monoklonalen Antikörpern				
5430	eine Region	1200	136,80	69,94	*125,90
5431	Ganzkörper (Stamm und/oder Extremitäten).	2250	256,50	131,15	*236,06
	Für die Untersuchung mehrerer Regionen ist die Leistung nach Nummer 5430 nicht mehrfach berechnungsfähig.				
	Für die Leistung nach Nummer 5430 sind zwei Wiederholungsuntersuchungen zugelassen, davon eine später als 24 Stunden nach Einbringung der Testsubstanz(en).				
	Die Leistungen nach den Nummern 5430 und 5431 sind nicht nebeneinander berechnungsfähig.				

g. Nieren

5440	Nierenfunktionsszintigraphie mit Bestimmung der quantitativen Ganzkörper-Clearance und der Einzelnieren-Clearance – gegebenenfalls einschließlich Blutaktivitätsbestimmungen und Vergleich mit Standards –	2800	319,20	163,20	*293,77

Anhang A 3. Teil. Praxishilfen

Nummer	Leistung	Punktzahl	Gebühr in DM – einfach –	Gebühr in Euro – einfach –	Gebühr in Euro – 2,3-fach – – *1,8-fach – – **1,15-fach –
5441	Perfusionsszintigraphie der Nieren – einschließlich semiquantitativer oder quantitativer Auswertung –	1600	182,40	93,26	*167,87
5442	Statische Nierenszintigraphie	600	68,40	34,97	*62,95
	Die Leistungen nach den Nummern 5440 bis 5442 sind je Sitzung nur einmal und nicht nebeneinander berechnungsfähig.				
5443	Zusatzuntersuchung zu den Leistungen nach Nummer 5440 oder 5441 – mit Angabe der Indikation (z. B. zusätzliches Radionephrogramm als Einzel- oder Wiederholungsuntersuchung, Tiefenkorrektur durch Verwendung des geometrischen Mittels, Refluxprüfung, forcierte Diurese) –	700	79,80	40,80	*73,44
5444	Quantitative Clearanceuntersuchungen der Nieren an Sondenmeßplätzen – gegebenenfalls einschließlich Registrierung mehrerer Kurven und Blutaktivitätsbestimmungen – ...	1000	114,00	58,29	*104,92
	Neben der Leistung nach Nummer 5444 ist die Leistung nach Nummer 5440 nicht berechnungsfähig.				
	h. Endokrine Organe				
5450	Szintigraphische Untersuchung von endokrin aktivem Gewebe – mit Ausnahme der Schilddrüse –	1000	114,00	58,29	*104,92
	Das untersuchte Gewebe ist in der Rechnung anzugeben. Für die Leistung nach Nummer 5450 sind zwei Wiederholungsuntersuchungen zugelassen, davon eine später als 24 Stunden nach Einbringung der radioaktiven Substanz(en). Die Leistung nach Nummer 5450 ist neben den Leistungen nach den Nummern 5430 und 5431 nicht berechnungsfähig.				
	i. Gastrointestinaltrakt				
5455	Szintigraphische Untersuchung im Bereich des Gastrointestinaltrakts (z. B. Speicheldrüsen, Ösophagus-Passage – gegebenenfalls einschließlich gastralem Reflux und Magenentleerung –, Gallenwege – gegebenenfalls einschließlich Gallenreflux –, Blutungsquellensuche, Nachweis eines Meckel'schen Divertikels)	1300	148,20	75,77	*136,39
5456	Szintigraphische Untersuchung von Leber und/oder Milz (z. B. mit Kolloiden, gallengängigen Substanzen, Erythrozyten), in mehreren Ebenen	1300	148,20	75,77	*136,39
	j. Hämatologie, Angiologie				
5460	Szintigraphische Untersuchung von großen Gefäßen und/oder deren Stromgebieten – gegebenenfalls einschließlich der kontralateralen Seite –	900	102,60	52,46	*94,43
	Die Leistung nach Nummer 5460 ist neben der Leistung nach Nummer 5473 nicht berechnungsfähig.				
5461	Szintigraphische Untersuchung von Lymphabflußgebieten an Stamm und/oder Kopf und/oder Extremitäten – gegebenenfalls einschließlich der kontralateralen Seite –	2200	250,80	128,23	*230,82
5462	Bestimmung von Lebenszeit und Kinetik zellulärer Blutbestandteile – einschließlich Blutaktivitätsbestimmungen –	2200	250,80	128,23	*230,82
5463	Zuschlag zu der Leistung nach Nummer 5462, bei Bestimmung des Abbauorts	500	57,00	29,14	*52,46
	Szintigraphische Suche nach Entzündungsherden oder Thromben mit Radiogallium, markierten Eiweißen, Zellen oder monoklonalen Antikörpern				
5465	eine Region	1260	143,64	73,44	*132,20
5466	Ganzkörper (Stamm und Extremitäten)	2250	256,50	131,15	*236,06
	Für die Untersuchung mehrerer Regionen ist die Leistung nach Nummer 5465 nicht mehrfach berechnungsfähig. Für die Leistungen nach den Nummern 5462 bis 5466 sind zwei Wiederholungsuntersuchungen zugelassen, davon eine später als 24 Stunden nach Einbringung der Testsubstanz(en).				

A. Gebührenordnung für Ärzte Anhang A

Nummer	Leistung	Punktzahl	Gebühr in DM – einfach –	Gebühr in Euro – einfach –	Gebühr in Euro – 2,3-fach – – *1,8-fach – – **1,15-fach –
	k. Resorptions- und Exkretionsteste				
5470	Nachweis und/oder quantitative Bestimmung von Resorption, Exkretion oder Verlust von körpereigenen Stoffen (durch Bilanzierung nach radioaktiver Markierung) und/oder von radioaktiv markierten Analoga, in Blut, Urin, Faeces oder Liquor – einschließlich notwendiger Radioaktivitätsmessungen über dem Verteilungsraum –	950	108,30	55,37	*99,67
	l. Sonstige				
5472	Szintigraphische Untersuchungen (z. B. von Hoden, Tränenkanälen, Augen, Tuben) oder Funktionsmessungen (z. B. Ejektionsfraktion mit Meßsonde) ohne Gruppenzuordnung – auch nach Einbringung eines Radiopharmazeutikums in eine Körperhöhle –	950	108,30	55,37	*99,67
5473	Funktionsszintigraphie – einschließlich Sequenzszintigraphie und Erstellung von Zeit-Radioaktivitätskurven aus ROI und quantifizierender Berechnung (z. B. von Transitzeiten, Impulsratenquotienten, Perfusionsindex, Auswurffraktion aus Erster-Radionuklid-Passage) – .... Die Leistung nach Nummer 5473 ist neben den Leistungen nach den Nummern 5460 und 5481 nicht berechnungsfähig.	900	102,60	52,46	*94,43
5474	Nachweis inkorporierter unbekannter Radionuklide	1350	153,90	78,69	*141,64
	m. Mineralgehalt				
5475	Quantitative Bestimmung des Mineralgehalts im Skelett (Osteodensitometrie) in einzelnen oder mehreren repräsentativen Extremitäten- oder Stammskelettabschnitten mittels Dual-Photonen-Absorptionstechnik	300	34,20	17,49	*31,48
	n. Ergänzungsleistungen				

Allgemeine Bestimmung

Die Ergänzungsleistungen nach den Nummern 5480 bis 5485 sind nur mit dem einfachen Gebührensatz berechnungsfähig.

5480	Quantitative Bestimmung von Impulsen/Impulsratendichte (Fläche, Pixel, Voxel) mittels Gammakamera mit Meßwertverarbeitung – mindestens zwei ROI –	750	85,50	43,72	*78,69
5481	Sequenzszintigraphie – mindestens sechs Bilder in schneller Folge –	680	77,52	39,64	*71,34
5483	Subtraktionsszintigraphie oder zusätzliche Organ- oder Blutpoolszintigraphie als anatomische Ortsmarkierung	680	77,52	39,64	*71,34
5484	In-vitro-Markierung von Blutzellen (z. B. Erythrozyten, Leukozyten, Thrombozyten), – einschließlich erforderlicher In-vitro-Qualitätskontrollen –	1300	148,20	75,77	*136,39
5485	Messung mit dem Ganzkörperzähler – gegebenenfalls einschließlich quantitativer Analysen von Gammaspektren – ...	980	111,72	57,12	*102,82
	o. Emissions-Computer-Tomographie				
5486	Single-Photonen-Emissions-Computertomographie (SPECT) mit Darstellung in drei Ebenen	1200	136,80	69,94	*125,90
5487	Single-Photonen-Emissions-Computertomographie (SPECT) mit Darstellung in drei Ebenen und regionaler Quantifizierung	2000	228,00	116,57	*209,83
5488	Positronen-Emissions-Tomographie (PET) – gegebenenfalls einschließlich Darstellung in mehreren Ebenen –	6000	684,00	349,72	*629,50
5489	Positronen-Emissions-Tomographie (PET) mit quantifizierender Auswertung – gegebenenfalls einschließlich Darstellung in mehreren Ebenen –	7500	855,00	437,15	*786,88

Anhang A

3. Teil. Praxishilfen

Nummer	Leistung	Punktzahl	Gebühr in DM – einfach –	Gebühr in Euro – einfach –	Gebühr in Euro – 2,3-fach – – *1,8-fach – – **1,15-fach –
	2. Therapeutische Leistungen (Anwendung offener Radionuklide)				
5600	Radiojodtherapie von Schilddrüsenerkrankungen	2480	282,72	144,55	*260,19
5602	Radiophosphortherapie bei Erkrankungen der blutbildenden Organe	1350	153,90	78,69	*141,64
5603	Behandlung von Knochenmetastasen mit knochenaffinen Radiopharmazeutika	1080	123,12	62,95	*113,31
5604	Instillation von Radiopharmazeutika in Körperhöhlen, Gelenke oder Hohlorgane	2700	307,80	157,38	*283,28
5605	Tumorbehandlung mit radioaktiv markierten, metabolisch aktiven oder rezeptorgerichteten Substanzen oder Antikörpern	2250	256,50	131,15	*236,06
5606	Quantitative Bestimmung der Therapieradioaktivität zur Anwendung eines individuellen Dosiskonzepts – einschließlich Berechnungen auf Grund von Vormessungen –.	900	102,60	52,46	*94,43
	Die Leistung nach Nummer 5606 ist nur bei Zugrundeliegen einer Leistung nach den Nummern 5600, 5603 und/oder 5605 berechnungsfähig.				
5607	Posttherapeutische Bestimmung von Herddosen – einschließlich Berechnungen auf Grund von Messungen der Kinetik der Therapieradioaktivität –	1620	184,68	94,43	*169,97
	Die Leistung nach Nummer 5607 ist nur bei Zugrundeliegen einer Leistung nach den Nummern 5600, 5603 und/oder 5605 berechnungsfähig.				

III. Magnetresonanztomographie

Allgemeine Bestimmungen

Die Leistungen nach den Nummern 5700 bis 5735 sind je Sitzung jeweils nur einmal berechnungsfähig.
Die Nebeneinanderberechnung von Leistungen nach den Nummern 5700 bis 5730 ist in der Rechnung besonders zu begründen.
Bei Nebeneinanderberechnung von Leistungen nach den Nummern 5700 bis 5730 ist der Höchstwert nach Nummer 5735 zu beachten.

Nummer	Leistung	Punktzahl	Gebühr in DM	Gebühr in Euro	Gebühr in Euro
5700	Magnetresonanztomographie im Bereich des Kopfes – gegebenenfalls einschließlich des Halses –, in zwei Projektionen, davon mindestens eine Projektion unter Einschluß T2-gewichteter Aufnahmen	4400	501,60	256,46	*461,64
5705	Magnetresonanztomographie im Bereich der Wirbelsäule, in zwei Projektionen	4200	478,80	244,81	*440,65
5715	Magnetresonanztomographie im Bereich des Thorax – gegebenenfalls einschließlich des Halses –, der Thoraxorgane und/oder der Aorta in ihrer gesamten Länge	4300	490,20	250,64	*451,14
5720	Magnetresonanztomographie im Bereich des Abdomens und/oder des Beckens	4400	501,60	256,46	*461,64
5721	Magnetresonanztomographie der Mamma(e)	4000	456,00	233,15	*419,67
5729	Magnetresonanztomographie eines oder mehrerer Gelenke oder Abschnitte von Extremitäten	2400	273,60	139,89	*251,80
5730	Magnetresonanztomographie einer oder mehrerer Extremität(en) mit Darstellung von mindestens zwei großen Gelenken einer Extremität	4000	456,00	233,15	*419,67
	Neben der Leistung nach Nummer 5730 ist die Leistung nach Nummer 5729 nicht berechnungsfähig.				
5731	Ergänzende Serie(n) zu den Leistungen nach den Nummern 5700 bis 5730 (z. B. nach Kontrastmitteleinbringung, Darstellung von Arterien als MR-Angiographie)	1000	114,00	58,29	*104,92
5732	Zuschlag zu den Leistungen nach den Nummern 5700 bis 5730 für Positionswechsel und/oder Spulenwechsel	1000	114,00	58,29	
	Der Zuschlag nach Nummer 5732 ist nur mit dem einfachen Gebührensatz berechnungsfähig.				

A. Gebührenordnung für Ärzte

Anhang A

Nummer	Leistung	Punktzahl	Gebühr in DM – einfach –	Gebühr in Euro – einfach –	Gebühr in Euro – 2,3-fach – – *1,8-fach – – **1,15-fach –
5733	Zuschlag für computergesteuerte Analyse (z. B. Kinetik, 3D-Rekonstruktion)	800	91,20	46,63	
	Der Zuschlag nach Nummer 5733 ist nur mit dem einfachen Gebührensatz berechnungsfähig.				
5735	Höchstwert für Leistungen nach den Nummern 5700 bis 5730	6000	684,00	349,72	*629,50
	Die im einzelnen erbrachten Leistungen sind in der Rechnung anzugeben.				

IV. Strahlentherapie

Allgemeine Bestimmungen

1. Eine Bestrahlungsserie umfaßt grundsätzlich sämtliche Bestrahlungsfraktionen bei der Behandlung desselben Krankheitsfalls, auch wenn mehrere Zielvolumina bestrahlt werden.
2. Eine Bestrahlungsfraktion umfaßt alle für die Bestrahlung eines Zielvolumens erforderlichen Einstellungen, Bestrahlungsfelder und Strahleneintrittsfelder. Die Festlegung der Ausdehnung bzw. der Anzahl der Zielvolumina und Einstellungen muß indikationsgerecht erfolgen.
3. Eine mehrfache Berechnung der Leistungen nach den Nummern 5800, 5810, 5831 bis 5833, 5840 und 5841 bei der Behandlung desselben Krankheitsfalls ist nur zulässig, wenn wesentliche Änderungen der Behandlung durch Umstellung der Technik (z. B. Umstellung von Stehfeld auf Pendeltechnik, Änderung der Energie und Strahlenart) oder wegen fortschreitender Metastasierung, wegen eines Tumorrezidivs oder wegen zusätzlicher Komplikationen notwendig werden. Die Änderungen sind in der Rechnung zu begründen.
4. Bei Berechnung einer Leistung für Bestrahlungsplanung sind in der Rechnung anzugeben: die Diagnose, das/die Zielvolumen/ina, die vorgesehene Bestrahlungsart und -dosis sowie die geplante Anzahl von Bestrahlungsfraktionen.

1. Strahlenbehandlung dermatologischer Erkrankungen

5800	Erstellung eines Bestrahlungsplans für die Strahlenbehandlung nach den Nummern 5802 bis 5806, je Bestrahlungsserie	250	28,50	14,57	*26,23
	Der Bestrahlungsplan nach Nummer 5800 umfaßt Angaben zur Indikation und die Beschreibung des zu bestrahlenden Volumens, der vorgesehenen Dosis, der Fraktionierung und der Strahlenschutzmaßnahmen und gegebenenfalls die Fotodokumentation.				
	Orthovoltstrahlenbehandlung (10 bis 100 kV Röntgenstrahlen)				
5802	Bestrahlung von bis zu zwei Bestrahlungsfeldern bzw. Zielvolumina, je Fraktion	200	22,80	11,66	*20,98
5803	Zuschlag zu der Leistung nach Nummer 5802 bei Bestrahlung von mehr als zwei Bestrahlungsfeldern bzw. Zielvolumina, je Fraktion	100	11,40	5,83	
	Der Zuschlag nach Nummer 5803 ist nur mit dem einfachen Gebührensatz berechnungsfähig.				
	Die Leistungen nach den Nummern 5802 und 5803 sind für die Bestrahlung flächenhafter Dermatosen jeweils nur einmal berechnungsfähig.				
5805	Strahlenbehandlung mit schnellen Elektronen, je Fraktion ..	1000	114,00	58,29	*104,92
5806	Strahlenbehandlung der gesamten Haut mit schnellen Elektronen, je Fraktion	2000	228,00	116,57	*209,83

2. Orthovolt- oder Hochvoltstrahlenbehandlung

5810	Erstellung eines Bestrahlungsplans für die Strahlenbehandlung nach den Nummern 5812 und 5813, je Bestrahlungsserie	200	22,80	11,66	*20,98
	Der Bestrahlungsplan nach Nummer 5810 umfaßt Angaben zur Indikation und die Beschreibung des zu bestrahlenden Volumens, der vorgesehenen Dosis, der Fraktionierung und der Strahlenschutzmaßnahmen und gegebenenfalls die Fotodokumentation.				

409

Anhang A 3. Teil. Praxishilfen

Nummer	Leistung	Punktzahl	Gebühr in DM – einfach –	Gebühr in Euro – einfach –	Gebühr in Euro – 2,3-fach – – *1,8-fach – – **1,15-fach –
5812	Orthovolt- (100 bis 400 kV Röntgenstrahlen) oder Hochvoltstrahlenbehandlung bei gutartiger Erkrankung, je Fraktion .... *Bei Bestrahlung mit einem Telecaesiumgerät wegen einer bösartigen Erkrankung ist die Leistung nach Nummer 5812 je Fraktion zweimal berechnungsfähig.*	190	21,66	11,07	*19,93
5813	Hochvoltstrahlenbehandlung von gutartigen Hypophysentumoren oder der endokrinen Orbitopathie, je Fraktion	900	102,60	52,46	*94,43

3. Hochvoltstrahlenbehandlung bösartiger Erkrankungen (mindestens 1 MeV)

Allgemeine Bestimmungen

Die Leistungen nach den Nummern 5834 bis 5837 sind grundsätzlich nur bei einer Mindestdosis von 1,5 Gy im Zielvolumen berechnungsfähig. Muß diese im Einzelfall unterschritten werden, ist für die Berechnung dieser Leistungen eine besondere Begründung erforderlich.

Bei Bestrahlungen von Systemerkrankungen oder metastasierten Tumoren gilt als ein Zielvolumen derjenige Bereich, der in einem Großfeld (z. B. Mantelfeld, umgekehrtes Y-Feld) bestrahlt werden kann.

Die Kosten für die Anwendung individuell geformter Ausblendungen (mit Ausnahme der Kosten für wiederverwendbares Material) und/oder Kompensatoren oder für die Anwendung individuell gefertigter Lagerungs- und/oder Fixationshilfen sind gesondert berechnungsfähig.

Nummer	Leistung	Punktzahl	Gebühr in DM	Gebühr in Euro	Gebühr in Euro
5831	Erstellung eines Bestrahlungsplans für die Strahlenbehandlung nach den Nummern 5834 bis 5837, je Bestrahlungsserie .... *Der Bestrahlungsplan nach Nummer 5831 umfaßt Angaben zur Indikation und die Beschreibung des Zielvolumens, der Dosisplanung, der Berechnung der Dosis im Zielvolumen, der Ersteinstellung einschließlich Dokumentation (Feldkontrollaufnahme).*	1500	171,00	87,43	*157,38
5832	Zuschlag zu der Leistung nach Nummer 5831 bei Anwendung eines Simulators und Anfertigung einer Körperquerschnittszeichnung oder Benutzung eines Körperquerschnitts anhand vorliegender Untersuchungen (z. B. Computertomogramm), je Bestrahlungsserie .... *Der Zuschlag nach Nummer 5832 ist nur mit dem einfachen Gebührensatz berechnungsfähig.*	500	57,00	29,14	
5833	Zuschlag zu der Leistung nach Nummer 5831 bei individueller Berechnung der Dosisverteilung mit Hilfe eines Prozeßrechners, je Bestrahlungsserie. .... *Der Zuschlag nach Nummer 5833 ist nur mit dem einfachen Gebührensatz berechnungsfähig.*	2000	228,00	116,57	
5834	Bestrahlung mittels Telekobaltgerät mit bis zu zwei Strahleneintrittsfeldern – gegebenenfalls unter Anwendung von vorgefertigten, wiederverwendbaren Ausblendungen –, je Fraktion	720	82,08	41,97	*75,54
5835	Zuschlag zu der Leistung nach Nummer 5834 bei Bestrahlung mit Großfeld oder von mehr als zwei Strahleneintrittsfeldern, je Fraktion	120	13,68	6,99	*12,59
5836	Bestrahlung mittels Beschleuniger mit bis zu zwei Strahleneintrittsfeldern – gegebenenfalls unter Anwendung von vorgefertigten, wiederverwendbaren Ausblendungen –, je Fraktion	1000	114,00	58,29	*104,92
5837	Zuschlag zu der Leistung nach Nummer 5836 bei Bestrahlung mit Großfeld oder von mehr als zwei Strahleneintrittsfeldern, je Fraktion	120	13,68	6,99	*12,59

A. Gebührenordnung für Ärzte   Anhang A

Nummer	Leistung	Punktzahl	Gebühr in DM – einfach –	Gebühr in Euro – einfach –	Gebühr in Euro – 2,3-fach – – *1,8-fach – – **1,15-fach –

4. Brachytherapie mit umschlossenen Radionukliden

Allgemeine Bestimmungen

Der Arzt darf nur die für den Patienten verbrauchte Menge an radioaktiven Stoffen berechnen.

Bei der Berechnung von Leistungen nach Abschnitt O IV 4 sind die Behandlungsdaten der jeweils eingebrachten Stoffe sowie die Art der ausgeführten Maßnahmen in der Rechnung anzugeben, sofern nicht durch die Leistungsbeschreibung eine eindeutige Definition gegeben ist.

Nummer	Leistung	Punktzahl	DM einfach	Euro einfach	Euro mehrfach
5840	Erstellung eines Bestrahlungsplans für die Brachytherapie nach den Nummern 5844 und/oder 5846, je Bestrahlungsserie	1500	171,00	87,43	*157,38
	Der Bestrahlungsplan nach Nummer 5840 umfaßt Angaben zur Indikation, die Berechnung der Dosis im Zielvolumen, die Lokalisation und Einstellung der Applikatoren und die Dokumentation (Feldkontrollaufnahmen).				
5841	Zuschlag zu der Leistung nach Nummer 5840 bei individueller Berechnung der Dosisverteilung mit Hilfe eines Prozeßrechners, je Bestrahlungsserie	2000	228,00	116,57	
	Der Zuschlag nach Nummer 5841 ist nur mit dem einfachen Gebührensatz berechnungsfähig.				
5842	Brachytherapie an der Körperoberfläche – einschließlich Bestrahlungsplanung, gegebenenfalls einschließlich Fotodokumentation –, je Fraktion	300	34,20	17,49	*31,48
5844	Intrakavitäre Brachytherapie, je Fraktion	1000	114,00	58,29	*104,92
5846	Interstitielle Brachytherapie, je Fraktion	2100	239,40	122,40	*220,33

5. Besonders aufwendige Bestrahlungstechniken

Nummer	Leistung	Punktzahl	DM einfach	Euro einfach	Euro mehrfach
5851	Ganzkörperstrahlenbehandlung vor Knochenmarktransplantation – einschließlich Bestrahlungsplanung –	6900	786,60	402,18	*723,93
	Die Leistung nach Nummer 5851 ist unabhängig von der Anzahl der Fraktionen insgesamt nur einmal berechnungsfähig.				
5852	Oberflächen-Hyperthermie, je Fraktion	1000	114,00	58,29	
5853	Halbtiefen-Hyperthermie, je Fraktion	2000	228,00	116,57	
5854	Tiefen-Hyperthermie, je Fraktion	2490	283,86	145,14	
	Die Leistungen nach den Nummern 5852 bis 5854 sind nur in Verbindung mit einer Strahlenbehandlung oder einer regionären intravenösen oder intraarteriellen Chemotherapie und nur mit dem einfachen Gebührensatz berechnungsfähig.				
5855	Intraoperative Strahlenbehandlung mit Elektronen	6900	786,60	402,18	*723,93

P. Sektionsleistungen

Nummer	Leistung	Punktzahl	DM einfach	Euro einfach	Euro mehrfach
6000	Vollständige innere Leichenschau – einschließlich Leichenschaubericht und pathologisch-anatomischer Diagnose – ..	1710	194,94	99,67	229,24
6001	Vollständige innere Leichenschau, die zusätzliche besonders zeitaufwendige oder umfangreiche ärztliche Verrichtungen erforderlich macht (z. B. ausgedehnte Untersuchung des Knochensystems oder des peripheren Gefäßsystems mit Präparierung und/oder Untersuchung von Organen bei fortschreitender Zersetzung mit bereits wesentlichen Fäulniserscheinungen) – einschließlich Leichenschaubericht und pathologisch-anatomischer Diagnose – ..	2300	262,20	134,06	308,34
6002	Vollständige innere Leichenschau einer exhumierten Leiche am Ort der Exhumierung – einschließlich Leichenschaubericht und pathologischanatomischer Diagnose –	3200	364,80	186,52	428,99

Anhang A

3. Teil. Praxishilfen

Nummer	Leistung	Punktzahl	Gebühr in DM – einfach –	Gebühr in Euro – einfach –	Gebühr in Euro – 2,3-fach – – *1,8-fach – – **1,15-fach –
6003	Innere Leichenschau, die sich auf Teile einer Leiche und/oder auf einzelne Körperhöhlen beschränkt – einschließlich Leichenschaubericht und pathologisch-anatomischer Diagnose –	739	84,25	43,08	99,08
6010	Makroskopische neuropathologische Untersuchung des Zentralnervensystems (Gehirn, Rückenmark) einer Leiche – einschließlich Organschaubericht und pathologisch-anatomischer Diagnose –	400	45,60	23,31	53,62
6015	Mikroskopische Untersuchung von Organen (Haut, Muskel, Leber, Niere, Herz, Milz, Lunge) nach innerer Leichenschau – einschließlich Beurteilung des Befundes –, je untersuchtes Organ	242	27,59	14,11	32,44
6016	Mikroskopische Untersuchung eines Knochens nach innerer Leichenschau – einschließlich Beurteilung des Befundes –, je Knochen	300	34,20	17,49	40,22
6017	Mikroskopische Untersuchung von vier oder mehr Knochen nach innerer Leichenschau – einschließlich Beurteilung des Befundes –	1045	119,13	60,91	140,09
6018	Mikroskopische Untersuchung von Nerven oder Rückenmark oder Gehirn nach innerer Leichenschau – einschließlich des Befundes –	300	34,20	17,49	40,22

B. Verordnung zur Regelung der Krankenhauspflegesätze (Bundespflegesatzverordnung – BPflV)

Vom 26. September 1994 (BGBl. I S. 2750)[1]

zuletzt geändert durch Art. 5 Vierzehntes Gesetz zur Änderung des Arzneimittelgesetzes vom 29. 8. 2005 (BGBl. I S. 2570)

BGBl. III/FNA 2126-9-13-2

Inhaltsübersicht

	§§
Erster Abschnitt. Allgemeine Vorschriften	
Anwendungsbereich	1
Krankenhausleistungen	2
Zweiter Abschnitt. Grundlagen der Entgeltbemessung	
Allgemeine Grundlagen	3
Versorgungsauftrag	4
Krankenhausvergleich	5
Grundsatz der Beitragssatzstabilität	6
Pflegesatzfähige Kosten bei geförderten Krankenhäusern	7
Investitionskosten bei nicht oder teilweise geförderten Krankenhäusern	8
(aufgehoben)	9
Dritter Abschnitt. Entgeltarten und Abrechnung	
Vergütung der allgemeinen Krankenhausleistungen	10
(aufgehoben)	11
Flexibles Budget	12
Tagesgleiche Pflegesätze	13
Berechnung der Pflegesätze	14
Unterrichtung der Patienten	15
Vierter Abschnitt. Pflegesatzverfahren	
(aufgehoben)	16
Pflegesatzvereinbarung der Vertragsparteien	17
Vorläufige Pflegesatzvereinbarung	18
Schiedsstelle	19
Genehmigung	20
Laufzeit	21
Fünfter Abschnitt. Sonstige Vorschriften	
Gesondert berechenbare ärztliche und andere Leistungen	22
Landespflegesatzausschüsse	23
Modellvorhaben	24
Zuständigkeit der Krankenkassen auf Landesebene	25
Übergangsvorschriften	26
Sechster Abschnitt. *(aufgehoben)*	

Anlage 1: Leistungs- und Kalkulationsaufstellung (LKA)
  Anhang 1 zur LKA: Bettenführende Fachabteilungen
  Anhang 2 zur LKA: Fußnoten
Anlage 2: Ergänzende Kalkulationsaufstellung für nicht oder teilweise geförderte Krankenhäuser

Auf Grund der §§ 16, 17 Abs. 2 Satz 1 und Abs. 2a Satz 1 des Krankenhausfinanzierungsgesetzes in der Fassung der Bekanntmachung vom 10. April 1991 (BGBl. I S. 886), das zuletzt durch das Gesetz vom 2. August 1993 (BGBl. I S. 1402) geändert worden ist, in Verbindung mit Artikel 24 des Gesetzes vom 21. Dezember 1992 (BGBl. I S. 2266, 2328) verordnet die Bundesregierung:

Erster Abschnitt. Allgemeine Vorschriften

§ 1 Anwendungsbereich. (1) Nach dieser Verordnung werden die vollstationären und teilstationären Leistungen der Krankenhäuser oder Krankenhausabteilungen vergütet, die nach § 17b Abs. 1 Satz 1 zweiter Halbsatz des Krankenhausfinanzierungsgesetzes nicht in das DRG-Vergütungssystem einbezogen sind.

---

[1] Verkündet als Art. 1 VO zur Neuordnung des Pflegesatzrechts v. 26. 9. 1994 (BGBl. I S. 2750) und ist mWv 1. 1. 1995 in Kraft getreten, soweit bei den einzelnen Paragraphen nichts anderes vermerkt ist.

(2) Diese Verordnung gilt nicht für

1. die Krankenhäuser, auf die das Krankenhausfinanzierungsgesetz nach seinem § 3 Satz 1 Nr. 1 bis 4 keine Anwendung findet,
2. die Krankenhäuser, die nach § 5 Abs. 1 Nr. 2, 4 oder 7 des Krankenhausfinanzierungsgesetzes nicht gefördert werden.

(3) Die vor- und nachstationäre Behandlung wird für alle Benutzer hinsichtlich nach § 115a des Fünften Buches Sozialgesetzbuch vergütet.

§ 2 Krankenhausleistungen. (1)Krankenhausleistungen nach § 1 Abs. 1 sind insbesondere ärztliche Behandlungen, Krankenpflege, Versorgung mit Arznei-, Heil- und Hilfsmitteln, die für die Versorgung im Krankenhaus notwendig sind, sowie Unterkunft und Verpflegung; sie umfassen allgemeine Krankenhausleistungen und Wahlleistungen. Zu den Krankenhausleistungen gehören nicht die Leistungen der Belegärzte (§ 23) sowie der Beleghebammen und -entbindungspfleger.

(2) Allgemeine Krankenhausleistungen sind die Krankenhausleistungen, die unter Berücksichtigung der Leistungsfähigkeit des Krankenhauses im Einzelfall nach Art und Schwere der Krankheit für die medizinisch zweckmäßige und ausreichende Versorgung des Patienten notwendig sind. Unter diesen Voraussetzungen gehören dazu auch

1. die während des Krankenhausaufenthalts durchgeführten Maßnahmen zur Früherkennung von Krankheiten im Sinne des Fünften Buches Sozialgesetzbuch,
2. die vom Krankenhaus veranlaßten Leistungen Dritter,
3. die aus medizinischen Gründen notwendige Mitaufnahme einer Begleitperson des Patienten,
4. *(aufgehoben)*

Nicht zu den Krankenhausleistungen gehört eine Dialyse.

Zweiter Abschnitt. Grundlagen der Entgeltbemessung

§ 3 Allgemeine Grundlagen. (1) Das Budget und die Pflegesätze sind für einen zukünftigen Zeitraum (Pflegesatzzeitraum) zu vereinbaren. Grundlage ihrer Bemessung sind die allgemeinen Krankenhausleistungen im Rahmen des Versorgungsauftrags des Krankenhauses (§ 4). Das Budget und die Pflegesätze nach § 10 müssen medizinisch leistungsgerecht sein und einem Krankenhaus bei wirtschaftlicher Betriebsführung ermöglichen, den Versorgungsauftrag zu erfüllen. Die Abgrenzungsverordnung in der durch Artikel 3 der Verordnung vom 9. Dezember 1997 (BGBl. I S. 2874) geänderten Fassung und die Psychiatrie-Personalverordnung in der durch Artikel 4 der Verordnung vom 26. September 1994 (BGBl. I S. 2750) geänderten Fassung sind anzuwenden. Der Grundsatz der Beitragssatzstabilität ist nach den Vorgaben des § 6 zu beachten.

(2) Bei der Bemessung des Budgets und der tagesgleichen Pflegesätze (§ 10 Abs. 1 Nr. 2) nach den Vorgaben des Absatzes 1 haben die Vertragsparteien nach § 18 Abs. 2 des Krankenhausfinanzierungsgesetzes (Vertragsparteien) Orientierungsmaßstäbe, die sich aus einem Krankenhausvergleich nach § 5 ergeben, angemessen zu berücksichtigen. Dabei sind insbesondere Unterschiede der Krankenhäuser in Art und Anzahl der Leistungen sowie die medizinischen Besonderheiten bei der Behandlung der Patienten zu beachten. Bei der Beurteilung, ob das Budget und die tagesgleichen Pflegesätze medizinisch leistungsgerecht sind, bleiben die in das Budget einzurechnenden Ausgleiche und Berichtigungen für vorhergehende Pflegesatzzeiträume außer Ansatz. Abweichend von Absatz 1 Satz 3 kann das Budget mit Ausnahme der Ausgleiche und Zuschläge mit der Veränderungsrate nach § 6 Abs. 1 fortgeschrieben werden.

(3) Die pflegesatzfähigen Leistungen und Kosten sind nach den §§ 7 bis 9 abzugrenzen. Die Vorlage von Unterlagen für die Pflegesatzverhandlungen richtet sich nach § 17 Abs. 4 und 5.

(4) Auf Verlangen des Krankenhauses werden Leistungen für ausländische Patienten, die mit dem Ziel einer Krankenhausbehandlung in die Bundesrepublik Deutschland einreisen, nicht durch das Budget vergütet. § 14 Abs. 1 Satz 1 bleibt unberührt.

§ 4 Versorgungsauftrag. Der nach § 17 Abs. 1 Satz 3 des Krankenhausfinanzierungsgesetzes bei der Bemessung der Pflegesätze zugrunde zu legende Versorgungsauftrag des Krankenhauses ergibt sich

B. Verordnung zur Regelung der Krankenhauspflegesätze   Anhang B

1. bei den Plankrankenhäusern aus den Festlegungen des Krankenhausplans in Verbindung mit den Bescheiden zu seiner Durchführung nach § 6 Abs. 1 in Verbindung mit § 8 Abs. 1 Satz 3 des Krankenhausfinanzierungsgesetzes sowie ergänzenden Vereinbarungen nach § 109 Abs. 1 Satz 4 des Fünften Buches Sozialgesetzbuch,
2. bei Hochschulkliniken aus der Aufnahme der Hochschule in das Hochschulverzeichnis nach § 4 des Hochschulbauförderungsgesetzes und dem Krankenhausplan nach § 6 Abs. 1 des Krankenhausfinanzierungsgesetzes sowie ergänzenden Vereinbarungen nach § 109 Abs. 1 Satz 4 des Fünften Buches Sozialgesetzbuch,
3. bei anderen Krankenhäusern aus dem Versorgungsvertrag nach § 108 Nr. 3 des Fünften Buches Sozialgesetzbuch.

§ 5 Krankenhausvergleich. (1) Zur Unterstützung der Vertragsparteien bei der Ermittlung vergleichbarer Krankenhäuser oder Abteilungen und der Bemessung von medizinisch leistungsgerechten Budgets und tagesgleichen Pflegesätzen erstellen die Deutsche Krankenhausgesellschaft oder die Bundesverbände der Krankenhausträger gemeinsam und die Spitzenverbände der Krankenkassen gemeinsam einen Krankenhausvergleich. Die Krankenhäuser sollen länderbezogen verglichen werden, soweit dies ausreichend ist, um die in Satz 1 genannten Zwecke zu erreichen. Bis zum 31. März 1998 ist eine Vereinbarung insbesondere über die Maßstäbe und Grundsätze für den Vergleich sowie die organisatorische Einrichtung, Durchführung und Finanzierung des Vergleiches zu schließen. In die Vereinbarung ist eine Regelung über den maschinellen Datenträgeraustausch von Daten der Leistungs- und Kalkulationsaufstellung der Krankenhäuser sowie eine Regelung über die Anonymisierung der Daten vor ihrer Herausgabe für Vergleichszwecke aufzunehmen. Zur Durchführung des Krankenhausvergleichs bilden die Vertragsparteien nach Satz 1 eine Arbeitsgemeinschaft.

(2) In den Krankenhausvergleich sollen insbesondere die Leistungen, die der letzten Budgetvereinbarung zugrunde liegenden Beträge und die Pflegesätze einbezogen werden. Der Vergleich soll das notwendige Maß nicht überschreiten. Er kann auf eine sachgerechte Auswahl von Krankenhäusern begrenzt werden.

(3) Die für den Vergleich wesentlichen Ergebnisse der letzten Vereinbarung sind von den Vertragsparteien gemeinsam festzulegen; das Krankenhaus nimmt eine weitere sachgerechte Untergliederung vor. Die Krankenhäuser sind verpflichtet, die nach Absatz 1 vereinbarten Daten bis zum 30. April jeden Jahres an die Arbeitsgemeinschaft nach Absatz 1 Satz 5 zu übermitteln. Die Arbeitsgemeinschaft stellt den Vertragsparteien und den Beteiligten nach § 18 Abs. 1 Satz 2 des Krankenhausfinanzierungsgesetzes die Vergleichsdaten zur Verfügung. Sie sind so rechtzeitig zu übermitteln, daß die Vorklärungen nach § 17 Abs. 6 durchgeführt werden können.

(4) Bis zum Vorliegen der Orientierungsdaten auf Grund des gemeinsamen Krankenhausvergleichs sind diejenigen Orientierungsdaten angemessen zu berücksichtigen, die sich aus den Vergleichen der Krankenhäuser ergeben, die jeweils von den Verbänden oder Arbeitsgemeinschaften der Krankenkassen und Krankenhäuser erstellt werden.

§ 6 Grundsatz der Beitragssatzstabilität. (1) Ab dem Jahr 2000 ist nach den Vorgaben des § 3 ein Gesamtbetrag für die Erlöse eines Krankenhauses aus Fallpauschalen, Sonderentgelten und dem Budget nach § 12 sowie auf Grund von Modellvorhaben nach § 26 zu vereinbaren. Bei der Vereinbarung sind insbesondere zu berücksichtigen:
1. Verkürzungen der Verweildauern,
2. die Ergebnisse von Fehlbelegungsprüfungen,
3. Leistungsverlagerungen, zum Beispiel in die ambulante Versorgung,
4. Leistungen, die im Rahmen von Modellvorhaben nach § 63 des Fünften Buches Sozialgesetzbuch vergütet werden, und ab dem Jahr 2007 auch Leistungen im Rahmen von Integrationsverträgen nach § 140a des Fünften Buches Sozialgesetzbuch, und
5. die Ergebnisse von Krankenhausvergleichen nach § 5.

Der Grundsatz der Beitragssatzstabilität ist zu beachten; Maßstab für die Beachtung ist die Veränderungsrate der beitragspflichtigen Einnahmen aller Mitglieder der Krankenkassen je Mitglied nach § 71 Abs. 3 Satz 1 und 4 in Verbindung mit Absatz 2 des Fünften Buches Sozialgesetzbuch. Der Gesamtbetrag darf den um die maßgebliche Rate veränderten Gesamtbetrag des Vorjahres nur überschreiten, soweit die folgenden Tatbestände dies erforderlich machen:

Anhang B
3. Teil. Praxishilfen

1. in der Pflegesatzvereinbarung zwischen den Vertragsparteien vereinbarte Veränderungen der medizinischen Leistungsstruktur oder der Fallzahlen,
2. zusätzliche Kapazitäten für medizinische Leistungen auf Grund der Krankenhausplanung oder des Investitionsprogramms des Landes,
3. die Finanzierung von Rationalisierungsinvestitionen nach § 18 b des Krankenhausfinanzierungsgesetzes in der bis zum 31. Dezember 2003 geltenden Fassung,
4. die Vorgaben der Psychiatrie-Personalverordnung zur Zahl der Personalstellen, wobei sicherzustellen ist, dass das Personal nicht anderweitig eingesetzt wird,
5. in den in Artikel 1 Abs. 1 des Einigungsvertrags genannten Ländern die Auswirkungen einer Angleichung der Höhe der Vergütung nach dem Bundes-Angestelltentarifvertrag an die im übrigen Bundesgebiet geltende Höhe,
6. zusätzliche Leistungen aufgrund des Abschlusses eines Vertrages zur Durchführung eines strukturierten Behandlungsprogramms nach § 137 g Abs. 1 Satz 1 des Fünften Buches Sozialgesetzbuch oder des Beitritts zu einem solchen Vertrag, soweit diese Leistungen erforderlich sind, um die Anforderungen des Sechsten Abschnitts der Risikostruktur-Ausgleichsverordnung zu erfüllen oder
7. *(aufgehoben)*
8. zusätzliche Kosten infolge der Abschaffung des Arztes im Praktikum; wenn Mehrkosten für das Jahr 2004 nicht in dem Gesamtbetrag des Jahres 2004 berücksichtigt wurden, sind diese Mehrkosten in den Gesamtbetrag für das Jahr 2005 mit Wirkung nur für dieses Jahr einzubeziehen;

vorgeschriebene Ausgleiche und Berichtigungen für Vorjahre sind unabhängig von der Veränderungsrate gesondert durchzuführen. Satz 4 Nr. 2 gilt entsprechend für Hochschulkliniken, wenn die nach Landesrecht zuständigen Stellen zusätzliche Kapazitäten für medizinische Leistungen beschlossen oder genehmigt haben, und für Krankenhäuser mit Versorgungsvertrag nach § 109 in Verbindung mit § 108 Nr. 3 des Fünften Buches Sozialgesetzbuch, wenn die zusätzlichen Kapazitäten für medizinische Leistungen den Festlegungen des Versorgungsvertrages entsprechen. Der Gesamtbetrag ist zusätzlich pauschal um 1,1 vom Hundert für Instandhaltungskosten gemäß § 17 Abs. 4 b Satz 2 des Krankenhausfinanzierungsgesetzes für den Pflegesatzzeitraum zu erhöhen, in dem die bisher vom Land gewährte Förderung der Instandhaltungskosten nach § 17 Abs. 4 b Satz 4 des Krankenhausfinanzierungsgesetzes wegfällt. Auch die Tatbestände nach Absatz 1 Satz 4, Absatz 3 und 5 sind Gegenstand der Pflegesatzverhandlungen.

(2) Übersteigen die durchschnittlichen Auswirkungen der von den Tarifvertragsparteien vereinbarten linearen Erhöhung des Vergütungstarifvertrags nach dem Bundes-Angestelltentarifvertrag und einer vereinbarten Einmalzahlung die Veränderungsrate nach § 71 Abs. 3 Satz 1 und 4 in Verbindung mit Absatz 2 des Fünften Buches Sozialgesetzbuch, wird das Budget nach § 12 um ein Drittel des Unterschieds zwischen beiden Raten berichtigt, soweit dies erforderlich ist, um den Versorgungsvertrag zu erfüllen; von den Vertragsparteien nach § 15 Abs. 1 wird eine entsprechende Berichtigungsrate vereinbart. Für den Berichtigungsbetrag gilt § 12 Abs. 2 Satz 5 bis 6 entsprechend.

(3) Zur Verbesserung der Arbeitszeitbedingungen vereinbaren die Vertragsparteien für die Jahre 2003 bis 2009 jährlich einen zusätzlichen Betrag bis zur Höhe von 0,2 vom Hundert des Gesamtbetrags. Wurde für ein Kalenderjahr ein Betrag nicht vereinbart, kann für das Folgejahr ein zusätzlicher Betrag bis zur Höhe von 0,4 vom Hundert vereinbart werden. Voraussetzung für die Vereinbarung ist, dass das Krankenhaus nachweist, dass auf Grund einer schriftlichen Vereinbarung mit der Arbeitnehmervertretung, die eine Verbesserung der Arbeitszeitbedingungen zum Gegenstand hat, zusätzliche Personalkosten zur Einhaltung der Regelungen des Arbeitszeitrechts zu finanzieren sind. Der für das jeweilige Jahr vereinbarte Betrag wird zu dem nach den Vorgaben des Absatzes 1 verhandelten Gesamtbetrag hinzugerechnet; dabei darf abweichend von Absatz 1 Satz 4 die Veränderungsrate überschritten werden. Die für die einzelnen Jahre vereinbarten Beträge verbleiben kumulativ im Gesamtbetrag. Kommt eine Vereinbarung nicht zustande, entscheidet die Schiedsstelle nach § 19 auf Antrag einer Vertragspartei. Soweit die in der Betriebsvereinbarung festgelegten und mit dem zusätzlichen Betrag finanzierten Maßnahmen nicht umgesetzt werden, ist der Betrag ganz oder teilweise zurückzuzahlen.

B. Verordnung zur Regelung der Krankenhauspflegesätze **Anhang B**

§ 7 Pflegesatzfähige Kosten bei geförderten Krankenhäusern. (1) Mit dem Budget und den Pflegesätzen nach § 10 werden die allgemeinen Krankenhausleistungen vergütet, soweit die Kosten nach dem Krankenhausfinanzierungsgesetz dem Grunde nach pflegesatzfähig sind. Zu den pflegesatzfähigen Kosten gehören auch

1. Kosten der Qualitätssicherung,
2. Kosten der Organbereitstellung für Transplantationen, wenn diese nicht gesondert vergütet wird; hierzu gehören bei Lebendspenden auch die Kosten der gutachterlichen Stellungnahme nach § 8 Abs. 3 Satz 2 des Transplantationsgesetzes,
3. Kosten für Prüfungen nach § 17 Abs. 6 Satz 3 und Wirtschaftlichkeitsprüfungen nach § 113 des Fünften Buches Sozialgesetzbuch,
4. Kosten für die Instandhaltung der Anlagegüter des Krankenhauses nach Maßgabe der Abgrenzungsverordnung; die Instandhaltungskosten nach § 4 Abs. 2 der Abgrenzungsverordnung sind pauschal in Höhe von 1,1 vom Hundert des Budgets einzurechnen, wie es ohne Ausgleiche, Berichtigungen und Zuschläge und nach dem gesetzlich vorgeschriebenen Abzug für Fehlbelegungen vereinbart würde,
5. Kosten der betriebsnotwendigen Fort- und Weiterbildung der Beschäftigten des Krankenhauses.

(2) Mit dem Budget und den Pflegesätzen nach § 10 dürfen Leistungen, die nicht zu den allgemeinen Krankenhausleistungen gehören, nicht vergütet werden. Von den nach Blatt K 3 der Leistungs- und Kalkulationsaufstellung vereinbarten Gesamtbeträgen sind die nicht pflegesatzfähigen Kosten insbesondere folgender Leistungen abzuziehen:

1. vor- und nachstationäre Behandlung nach § 115a des Fünften Buches Sozialgesetzbuch einschließlich der Behandlung von Privatpatienten; als Kosten sind 90 vom Hundert der vorauskalkulierten Erlöse abzuziehen; die Vertragsparteien können im voraus einen niedrigeren Vomhundertsatz oder eine im Ergebnis niedrigere Kostenausgliederung vereinbaren,
2. *(aufgehoben)*,
3. belegärztliche Leistungen nach § 18 des Krankenhausentgeltgesetzes,
4. wahlärztliche Leistungen bei Verpflichtung zur Erstattung nach § 19 Abs. 2 Satz 1 des Krankenhausentgeltgesetzes, (Neuverträge und diesen vergleichbare Rechtsverhältnisse) oder wahlärztliche Leistungen, die das Krankenhaus in Rechnung stellt; als Kosten sind

    a) 40 vom Hundert der Gebühren für die in den Abschnitten A, E, M und O des Gebührenverzeichnisses der Gebührenordnung für Ärzte genannten Leistungen und

    b) 20 vom Hundert der Gebühren für die in den übrigen Abschnitten des Gebührenverzeichnisses der Gebührenordnung für Ärzte sowie die im Gebührenverzeichnis der Gebührenordnung für Zahnärzte genannten Leistungen abzuziehen;

    maßgebend sind jeweils die Gebühren vor Abzug der Gebührenminderung nach § 6a Abs. 1 Satz 1 der Gebührenordnung für Ärzte oder § 7 Satz 1 der Gebührenordnung für Zahnärzte; für nach § 6 Abs. 2 der Gebührenordnung für Ärzte und nach § 6 Abs. 2 der Gebührenordnung für Zahnärzte berechnete Gebühren ist dem Kostenabzug der Vomhundertsatz zugrunde zu legen, der für die als gleichwertig herangezogene Leistung des Gebührenverzeichnisses der Gebührenordnung für Ärzte oder der Gebührenordnung für Zahnärzte gilt,
5. wahlärztliche Leistungen bei Verpflichtung zur Erstattung nach § 19 Abs. 2 Satz 2 des Krankenhausentgeltgesetzes, (Altverträge und diesen vergleichbare Rechtsverhältnisse); als Kosten sind 85 vom Hundert des für diese Leistungen vor dem 1. Januar 1993 zwischen dem Krankenhaus und dem Arzt vereinbarten oder auf Grund beamtenrechtlicher Vorschriften zu entrichtenden Nutzungsentgelts (Kostenerstattung und Vorteilsausgleich sowie diesen vergleichbare Abgaben) abzuziehen, höchstens jedoch ein dem Abzug nach Nummer 4 entsprechender Betrag,
6. sonstige vollstationäre oder teilstationäre ärztliche Leistungen, soweit diese von Ärzten berechnet werden können,
7. gesondert berechenbare Unterkunft; als Kosten sind für die darauf entfallenden Berechnungstage folgende Anteile des Betrages nach Abschnitt K 6 lfd. Nr. 18 Spalte 4 der Leistungs- und Kalkulationsaufstellung abzuziehen:

a) Einbettzimmer:	65 vom Hundert,
b) Einbettzimmer in Krankenhäusern, bei denen die Unterbringung im Zweibettzimmer zu den allgemeinen Krankenhausleistungen gehört:	35 vom Hundert,
c) Zweibettzimmer:	25 vom Hundert,

8. sonstige nichtärztliche Wahlleistungen nach § 22.

Übt das Krankenhaus sein Wahlrecht nach § 3 Abs. 4 aus, sind abweichend von Satz 2 Nr. 4 bis 7 die entsprechenden Kosten des einzelnen Krankenhauses bereits vor Erstellung der Leistungs- und Kalkulationsaufstellung auszugliedern (Nettoprinzip); anstelle der Kostenausgliederung können die Vertragsparteien einen einmaligen Erlöseabzug vereinbaren.

§ 8 Investitionskosten bei nicht oder teilweise geförderten Krankenhäusern. (1) Bei Krankenhäusern oder Teilen von Krankenhäusern, deren Investitionskosten weder nach dem Krankenhausfinanzierungsgesetz noch nach dem Hochschulbauförderungsgesetz gefördert werden, sind in dem Budget nach § 12 und den Pflegesätzen nach § 13 zusätzlich zu den nach § 7 pflegesatzfähigen Kosten Abschreibungen auf Anlagegüter (Absetzungen für Abnutzung) nach denselben Grundsätzen zu berücksichtigen, wie sie für dieselben Anlagegüter nach steuerrechtlichen Vorschriften zulässig sind; Sonderabschreibungen bleiben unberücksichtigt. Ferner können berücksichtigt werden:

1. Rücklagen zur Anpassung an die diagnostisch-therapeutische Entwicklung in Höhe eines Vomhundertsatzes der Absetzungen für Abnutzung,
2. Zinsen für Fremdkapital,
3. Zinsen für Eigenkapital.

Nutzungsentgelte für Anlagegüter können bis zur Höhe der Aufwendungen berücksichtigt werden, die bei Anschaffung oder Herstellung der Anlagegüter nach Satz 1 oder 2 zu berücksichtigen wären. Eine außerhalb des Krankenhausfinanzierungsgesetzes oder des Hochschulbauförderungsgesetzes gewährte öffentliche Förderung für berücksichtigte pflegesatzfähige Kosten ist von den pflegesatzfähigen Kosten abzusetzen.

(2) An Stelle des Verfahrens nach Absatz 1 Satz 1 können pauschale Abschreibungsbeträge vereinbart werden, die unter Berücksichtigung der durchschnittlichen Nutzungsdauer der Anlagegüter bei sparsamer und wirtschaftlicher Betriebsführung angemessen sind.

(3) Für die pflegesatzfähigen Kosten nach Absatz 1 oder 2 ist eine Ergänzung zur Leistungs- und Kalkulationsaufstellung nach dem Muster der Anlage 4 zu erstellen.

(4) Zu den nach § 7 Abs. 2 abzuziehenden Kosten gehören auch die auf die genannten Leistungen entfallenden Investitionskosten. Dies gilt nicht im Fall des Erlösabzugs für vor- und nachstationäre Behandlung.

(5) Die nach Absatz 1 oder 2 im Budget zu berücksichtigenden Investitionskosten werden anteilig den tagesgleichen Pflegesätzen und den Fallpauschalen zugerechnet.

(6) Für Krankenhäuser oder Teile von Krankenhäusern, die auf Grund einer Vereinbarung nach § 8 Abs. 1 Satz 2 des Krankenhausfinanzierungsgesetzes nur teilweise gefördert werden, gelten die Absätze 1 bis 5 entsprechend.

(7) Eine Berechnung der nach den Absätzen 1 bis 6 ermittelten Pflegesätze ist nur im Rahmen des § 17 Abs. 5 des Krankenhausfinanzierungsgesetzes möglich. Dabei bleiben Ausgleiche und Berichtigungen für vorhergehende Pflegesatzzeiträume außer Ansatz.

§ 9. *(aufgehoben)*

Dritter Abschnitt. Entgeltarten und Abrechnung

§ 10 Vergütung der allgemeinen Krankenhausleistungen. (1) Die allgemeinen Krankenhausleistungen werden vergütet durch

1. einen Gesamtbetrag nach § 12 (Budget) sowie tagesgleiche Pflegesätze nach § 13, durch die das Budget den Patienten oder ihren Kostenträgern anteilig berechnet wird,
2. einen Zuschlag nach § 17 a Abs. 6 des Krankenhausfinanzierungsgesetzes für die Finanzierung der Ausbildungsstätten und der Ausbildungsvergütung nach § 17 a des Krankenhausfinanzierungsgesetzes für jeden Behandlungsfall.

B. Verordnung zur Regelung der Krankenhauspflegesätze   Anhang B

(2) Mit den Pflegesätzen werden alle für die Versorgung des Patienten erforderlichen allgemeinen Krankenhausleistungen vergütet.

(3) Bei Patienten, die im Rahmen einer klinischen Studie behandelt werden, sind die Entgelte für allgemeine Krankenhausleistungen nach den Absätzen 1 und 2 zu berechnen; dies gilt auch für klinische Studien mit Arzneimitteln.

§ 11. *(aufgehoben)*

§ 12 Flexibles Budget. (1) Die Vertragsparteien vereinbaren für den Pflegesatzzeitraum das Budget auf der Grundlage der voraussichtlichen Leistungsstruktur und -entwicklung des Krankenhauses.

(2) Weicht die Summe der auf den Pflegesatzzeitraum entfallenden Gesamterlöse des Krankenhauses aus den Pflegesätzen nach § 13 von dem Budget ab, werden die durch eine abweichende Belegung entstandenen Mindererlöse zu 40 vom Hundert, Mehrerlöse bis zur Höhe von 5 vom Hundert zu 85 vom Hundert und Mehrerlöse über 5 vom Hundert zu 90 vom Hundert ausgeglichen (flexible Budgetierung); die auf Grund von § 14 Abs. 7 Satz 1 berechneten Pflegesätze sind einzubeziehen, Erlöse nach § 3 Abs. 4 sowie Zu und Abschläge nach § 21 Abs. 2 Satz 1 erster Halbsatz bleiben außer Betracht; Mindererlöse werden nicht ausgeglichen, soweit diese darauf zurückzuführen sind, dass Leistungen im Rahmen von Modellvorhaben nach § 63 oder auf Grund vertraglicher Vereinbarungen über integrierte Versorgung nach § 140 b des Fünften Buches Sozialgesetzbuch vergütet wurden. Die Vertragsparteien können im voraus andere Vomhundertsätze vereinbaren, wenn dies der Struktur oder der angenommenen Entwicklung von Leistungen und Kosten des Krankenhauses besser entspricht. Die Vertragsparteien können ergänzend oder anstelle des Ausgleichs nach Satz 1 einen Ausgleich vereinbaren, bei dem Veränderungen der Fallzahl und der Verweildauer berücksichtigt werden. Mehr- oder Mindererlöse im Sinne des Satzes 1, die einem Zuschlag nach § 18 b des Krankenhausfinanzierungsgesetzes in der bis zum 31. Dezember 2003 geltenden Fassung zuzurechnen sind, werden abweichend von Satz 1 in voller Höhe ausgeglichen. Der Ausgleichsbetrag ist über das Budget des folgenden Pflegesatzzeitraums abzurechnen. Steht bei der Pflegesatzverhandlung der Ausgleichsbetrag noch nicht fest, sind Teilbeträge als Abschlagszahlung auf den Ausgleich zu berücksichtigen.

(3) Die Vertragsparteien sind an das Budget gebunden. Auf Verlangen einer Vertragspartei ist bei wesentlichen Änderungen der der Vereinbarung eines Budgets zugrunde gelegten Annahmen das Budget für den laufenden Pflegesatzzeitraum neu zu vereinbaren. Die Vertragsparteien können im voraus vereinbaren, daß in bestimmten Fällen das Budget nur teilweise neu vereinbart wird. Der Unterschiedsbetrag zum bisherigen Budget ist über das neuvereinbarte Budget abzurechnen; § 21 Abs. 2 Satz 3 gilt entsprechend.

§ 13 Tagesgleiche Pflegesätze. (1) Die Vertragsparteien vereinbaren auf der Grundlage des Budgets und der voraussichtlichen Belegung Abteilungspflegesätze, einen Basispflegesatz und entsprechende teilstationäre Pflegesätze. Die Pflegesätze sind nach Maßgabe der Leistungs- und Kalkulationsaufstellung zu ermitteln.

(2) Als Entgelt für ärztliche und pflegerische Tätigkeit und die durch diese veranlassten Leistungen ist für jede organisatorisch selbständige bettenführende Abteilung, die von einem fachlich nicht weisungsgebundenen Arzt mit entsprechender Fachgebietsbezeichnung geleitet wird, ein Abteilungspflegesatz zu vereinbaren. Pflegesätze nach Satz 1 sind auch für die Behandlung von Belegpatienten zu vereinbaren; für Fachbereiche mit sehr geringer Bettenzahl kann ein gemeinsamer Belegpflegesatz vereinbart werden.

(3) Als Entgelt für nicht durch ärztliche und pflegerische Tätigkeit veranlaßte Leistungen des Krankenhauses ist ein Basispflegesatz zu vereinbaren.

(4) Soweit die nach den Absätzen 2 und 3 zu vergütenden Leistungen teilstationär erbracht werden, sind entsprechende Pflegesätze zu vereinbaren. Sie sollen vereinfacht aus den vollstationären Pflegesätzen abgeleitet werden. Eine Kalkulationsaufstellung nach den Abschnitten K 6 oder K 7 der Anlage 3 ist nicht vorzulegen.

§ 14 Berechnung der Pflegesätze. (1) Die Pflegesätze für allgemeine Krankenhausleistungen sind für alle Benutzer des Krankenhauses einheitlich zu berechnen; § 17 Abs. 5 des Krankenhausfinanzierungsgesetzes bleibt unberührt. Sie dürfen nur im Rahmen des Versorgungsauftrags berechnet werden; dies gilt nicht für die Behandlung von Notfallpatienten.

(2) Die Abteilungspflegesätze und der Basispflegesatz sowie die entsprechenden teilstationären Pflegesätze werden für den Aufnahmetag und jeden weiteren Tag des Krankenhausaufenthalts berechnet (Berechnungstag); der Entlassungs- oder Verlegungstag, der nicht zugleich Aufnahmetag ist, wird nur bei teilstationärer Behandlung berechnet. Satz 1 erster Halbsatz gilt entsprechend bei internen Verlegungen; wird ein Patient an einem Tag mehrfach intern verlegt, berechnet nur die zuletzt aufnehmende Abteilung den Pflegesatz.

(3) Krankenhäuser in dem in Artikel 3 des Einigungsvertrages genannten Gebiet berechnen für jeden Berechnungstag den Investitionszuschlag nach Artikel 14 Abs. 3 des Gesundheitsstrukturgesetzes bis zum 31. Dezember 2014. Absatz 2 Satz 1 gilt entsprechend.

(4) Für Krankenhausaufenthalte, die voraussichtlich länger als eine Woche dauern, kann das Krankenhaus angemessene Vorauszahlungen verlangen. Soweit Kostenübernahmeerklärungen von Sozialleistungsträgern, sonstigen öffentlich-rechtlichen Kostenträgern oder privaten Krankenversicherungen vorliegen, können Vorauszahlungen nur von diesen verlangt werden. Die Sätze 1 und 2 gelten nicht, soweit andere Regelungen über eine zeitnahe Vergütung der allgemeinen Krankenhausleistungen in für das Krankenhausverbindlichen Regelungen nach den §§ 112 bis 114 des Fünften Buches Sozialgesetzbuch oder in der Pflegesatzvereinbarung getroffen werden.

(5) Das Krankenhaus hat dem selbstzahlenden Patienten oder seinem gesetzlichen Vertreter die für ihn voraussichtlich maßgebenden Pflegesätze so bald wie möglich schriftlich bekanntzugeben; gesetzlich versicherte Patienten können dies verlangen. Dabei ist mitzuteilen, welcher Teilbetrag für Unterkunft und Verpflegung in dem Basispflegesatz nach § 13 Abs. 3 enthalten ist. Stehen bei der Aufnahme eines selbstzahlenden Patienten die Pflegesätze nach § 13 noch nicht endgültig fest, ist hierauf hinzuweisen. Dabei ist mitzuteilen, daß der Unterschiedsbetrag zum neuen Pflegesatz auszugleichen ist, wenn dieser rückwirkend in Kraft tritt, oder daß der zu zahlende Pflegesatz sich erhöht, wenn er neue Pflegesatz während der stationären Behandlung des Patienten in Kraft tritt. Die voraussichtliche Pflegesatzsteigerung ist anzugeben.

(6) Hält das Krankenhaus seine Verpflichtungen zur Qualitätssicherung nicht ein, sind von den Pflegesätzen nach § 10 Abschläge nach § 137 Abs. 1 Satz 3 Nr. 4 des Fünften Buches Sozialgesetzbuch vorzunehmen.

Vierter Abschnitt. Pflegesatzverfahren

§ 15 Vereinbarung auf Bundesebene. (1) Die Spitzenverbände der Krankenkassen und der Verband der privaten Krankenversicherung gemeinsam vereinbaren mit der Deutschen Krankenhausgesellschaft (Vertragsparteien auf Bundesebene) die Berichtigungsrate nach § 6 Abs. 2 Satz 1.

(2) Die Spitzenverbände der Krankenkassen und die Deutsche Krankenhausgesellschaft vereinbaren den einheitlichen Aufbau der Datensätze und die Grundsätze für die Übermittlung
1. der Diagnosestatistik nach § 17 Abs. 4 Satz 5 und
2. der weiteren Teile der Leistungs- und Kalkulationsaufstellung.

Für die Verbindlichkeit der Vereinbarungen gilt § 17 Abs. 2a Satz 6 des Krankenhausfinanzierungsgesetzes entsprechend.

(3) Kommt in den Fällen des Absatzes 1 und des Absatzes 2 eine Vereinbarung nicht zustande, entscheidet auf Antrag einer der Vertragsparteien die Schiedsstelle nach § 18a Abs. 6 des Krankenhausfinanzierungsgesetzes.

§ 16. *(aufgehoben)*

§ 17 Pflegesatzvereinbarung der Vertragsparteien. (1) Die Vertragsparteien regeln in der Pflegesatzvereinbarung das Budget sowie Art, Höhe und Laufzeit der tagesgleichen Pflegesätze sowie die Berücksichtigung der Ausgleiche und Berichtigungen nach dieser Verordnung; bei einer Berichtigung ist zusätzlich zu der Berichtigung des bisherigen Budgets (Basisberichtigung) ein entsprechender Ausgleich durchzuführen. Sie stellen auch Art und Anzahl der Ausbildungsplätze sowie die Höhe des zusätzlich zu finanzierenden Mehraufwands für Ausbildungsvergütungen fest. Die Pflegesatzvereinbarung muß auch Bestimmungen enthalten, die eine zeitnahe

B. Verordnung zur Regelung der Krankenhauspflegesätze　　　　　　　　　　**Anhang B**

Zahlung der Pflegesätze an das Krankenhaus gewährleisten; hierzu sollen insbesondere Regelungen über angemessene monatliche Teilzahlungen und Verzugszinsen bei verspäteter Zahlung getroffen werden. Die Pflegesatzvereinbarung kommt durch Einigung zwischen den Vertragsparteien zustande, die an der Pflegesatzverhandlung teilgenommen haben; sie ist schriftlich abzuschließen.

(2) Der Pflegesatzzeitraum beträgt ein Kalenderjahr, wenn das Krankenhaus ganzjährig betrieben wird. Ein Pflegesatzzeitraum, der mehrere Kalenderjahre umfaßt kann vereinbart werden.

(3) Die Vertragsparteien nehmen die Pflegesatzverhandlung unverzüglich auf, nachdem eine Vertragspartei dazu schriftlich aufgefordert hat. Die Verhandlung soll unter Berücksichtigung der Sechswochenfrist des § 18 Abs. 4 des Krankenhausfinanzierungsgesetzes so rechtzeitig abgeschlossen werden, daß das neue Budget und die neuen Pflegesätze mit Ablauf des laufenden Pflegesatzzeitraumes in Kraft treten können.

(4) Der Pflegesatzverhandlung sind insbesondere die Daten zugrunde zu legen, die nach § 5 Abs. 1 für den Krankenhausvergleich zu übermitteln sind. Der Krankenhausträger übermittelt auf Verlangen einer Vertragspartei zur Vorbereitung der Pflegesatzverhandlung den anderen Vertragsparteien, den in § 18 Abs. 1 Satz 2 des Krankenhausfinanzierungsgesetzes genannten Beteiligten und der zuständigen Landesbehörde die Leistungs- und Kalkulationsaufstellung nach dem Muster der Anlagen 1 und 2 oder Teile davon. Die Leistungs- und Kalkulationsaufstellung enthält insbesondere Angaben zu den vereinbarten Vergütungen, den Leistungen und den Kalkulationen von Budget und tagesgleichen Pflegesätzen des Krankenhauses. Die Leistungsaufstellung umfasst insbesondere eine anonymisierte, abteilungsbezogene Diagnosestatistik nach dem Schlüssel der Internationalen statistischen Klassifikation der Krankheiten und verwandter Gesundheitsprobleme (ICD) mit Angaben zu Verweildauer und Alter der Patienten sowie dazu, ob der Patient im Zusammenhang mit der Hauptdiagnose operiert wurde, in der jeweils vom Bundesministerium für Gesundheit und Soziale Sicherung nach § 301 Abs. 2 Satz 3 des Fünften Buches Sozialgesetzbuch bekannt gegebenen Fassung. Die Diagnosestatistik ist auf maschinenlesbaren Datenträgern vorzulegen. Übt das Krankenhaus sein Wahlrecht nach § 3 Abs. 4 aus, werden die Kosten und Leistungen für diese Patienten nicht in der allgemeinen Leistungs- und Kalkulationsaufstellung, sondern nach deren Anhang 3 ausgewiesen.

(5) Soweit dies zur Beurteilung der Leistungen des Krankenhauses im Rahmen seines Versorgungsauftrags im Einzelfall erforderlich ist, hat das Krankenhaus auf gemeinsames Verlangen der anderen Vertragsparteien nach § 18 Abs. 2 Nr. 1 und 2 Krankenhausfinanzierungsgesetzes zusätzliche Unterlagen vorzulegen und Auskünfte zu erteilen. Bei dem Verlangen nach Satz 1 muß der zu erwartende Nutzen den verursachten Aufwand deutlich übersteigen.

(6) Die Vertragsparteien sind verpflichtet, wesentliche Fragen zum Versorgungsauftrag und zur Leistungsstruktur des Krankenhauses sowie zur Höhe der medizinisch leistungsgerechten Vergütung eines Krankenhauses so frühzeitig gemeinsam vorzuklären, daß die Pflegesatzverhandlung zügig durchgeführt werden kann. Können wesentliche Fragen bis zur Pflegesatzverhandlung nicht geklärt werden, sollen das Budget und die Pflegesätze auf der Grundlage der verfügbaren Daten vereinbart werden. Soweit erforderlich, kann eine Prüfung dieser Fragen vereinbart werden. Das Ergebnis der Prüfung ist in der nächsten Pflegesatzverhandlung zu berücksichtigen.

(7) Die Vertragsparteien können auch Rahmenvereinbarungen abschließen, die insbesondere ihre Rechte und Pflichten, die Vorbereitung, den Beginn und das Verfahren der Pflegesatzverhandlung näher bestimmen, sowie festlegen, welche Krankenhäuser vergleichbar sind.

(8) Absatz 1 Satz 3, Absatz 5 und Absatz 7 gelten nicht, soweit für das Krankenhaus verbindliche Regelungen nach den §§ 112 bis 115 des Fünften Buches Sozialgesetzbuch getroffen worden sind.

(9) Die im Rahmen einer Vereinbarung von Pflegesätzen übermittelten Einzelangaben über persönliche oder sachliche Verhältnisse einer bestimmten oder bestimmbaren natürlichen Person dürfen von den Empfängern nicht zu anderen Zwecken verarbeitet oder genutzt werden.

§ 18 Vorläufige Pflegesatzvereinbarung. (1) Können sich die Vertragsparteien über die Höhe des Budgets nicht einigen und soll wegen der Gegenstände über die keine Einigung erzielt werden konnte, die Schiedsstelle angerufen werden, vereinbaren die Vertragsparteien ein vorläufiges Budget in der unstrittigen Höhe.

(2) Die auf dem vorläufigen Budget beruhenden tagesgleichen Pflegesätze sind zu erheben, bis die endgültig maßgebenden tagesgleichen Pflegesätze in Kraft treten. Mehr- oder Mindererlöse des Krankenhauses infolge der nach Satz 1 erhobenen vorläufigen tagesgleichen Pflegesätze werden durch Zu- oder Abschläge auf die Pflegesätze des laufenden oder eines folgenden Pflegesatzzeitraumes ausgeglichen.

§ 19 Schiedsstelle. (1) Kommt eine Pflegesatzvereinbarung ganz oder teilweise nicht zustande, entscheidet die Schiedsstelle nach § 18a Abs. 1 des Krankenhausfinanzierungsgesetzes auf Antrag einer der in § 17 genannten Vertragsparteien. Sie ist dabei an die für die Vertragsparteien geltenden Rechtsvorschriften gebunden.

(2) Die Schiedsstelle entscheidet innerhalb von sechs Wochen über die Gegenstände, über die keine Einigung erreicht werden konnte.

(3) Die Schiedsstelle entscheidet nicht über die Anwendung folgender Vorschriften: § 3 Abs. 2 Satz 4, § 6 Abs. 1 Satz 4 Nr. 1, § 8 Abs. 2, § 12 Abs. 2 Satz 2 und 3, Abs. 3 Satz 3, § 17 Abs. 2 Satz 2, Abs. 6 Satz 3 und Abs. 7 und § 24.

§ 20 Genehmigung. (1) Die Genehmigung der nach den §§ 12 Abs. 3, 16 bis 18 vereinbarten oder von der Schiedsstelle festgesetzten Pflegesätze ist von einer der in § 16 oder § 17 genannten Vertragsparteien bei der zuständigen Landesbehörde zu beantragen.

(2) Die Vertragsparteien und die Schiedsstellen haben der zuständigen Landesbehörde die Unterlagen vorzulegen und die Auskünfte zu erteilen, die für die Prüfung der Rechtmäßigkeit erforderlich sind. Im übrigen sind die für die Vertragsparteien bezüglich der Pflegesatzverhandlung geltenden Rechtsvorschriften entsprechend anzuwenden. Die Genehmigung kann mit Nebenbestimmungen verbunden werden, soweit dies erforderlich ist, um rechtliche Hindernisse zu beseitigen, die einer uneingeschränkten Genehmigung entgegenstehen.

(3) Wird die Genehmigung eines Schiedsspruches versagt, ist die Schiedsstelle auf Antrag verpflichtet, unter Beachtung der Rechtsauffassung der Genehmigungsbehörde erneut zu entscheiden.

§ 21 Laufzeit. (1) Die neuen tagesgleichen Pflegesätze werden vom Beginn des neuen Pflegesatzzeitraums an erhoben. Wird das neue Budget erst nach diesem Zeitpunkt genehmigt, sind die Pflegesätze ab dem ersten Tag des Monats zu erheben, der auf die Genehmigung folgt, soweit in der Pflegesatzvereinbarung oder Schiedsstellenentscheidung kein anderer zukünftiger Zeitpunkt bestimmt ist. Bis dahin sind die bisher geltenden tagesgleichen Pflegesätze weiter zu erheben. Sie sind jedoch um die darin enthaltenen Ausgleichsbeträge zu bereinigen, wenn und soweit dies in der bisherigen Pflegesatzvereinbarung oder -festsetzung so bestimmt worden ist. Ein rückwirkendes Erheben der Pflegesätze ist bei der Schließung eines Krankenhauses zulässig.

(2) Mehr- oder Mindererlöse infolge der Weitererhebung der bisherigen tagesgleichen Pflegesätze nach Absatz 1 Satz 3 werden durch Zu- und Abschläge auf die im restlichen Pflegesatzzeitraum zu erhebenden neuen tagesgleichen Pflegesätze ausgeglichen; wird der Ausgleichsbetrag durch die Erlöse aus Zu- und Abschlägen im restlichen Pflegesatzzeitraum über- oder unterschritten, wird der abweichende Betrag über das nächste Budget ausgeglichen. Wird das neue Budget erst nach Ablauf des neuen Pflegesatzzeitraums genehmigt, erfolgt der Ausgleich über das nächste Budget. Würden die tagesgleichen Pflegesätze durch diesen Ausgleich und einen Betrag nach § 12 Abs. 3 Satz 4 insgesamt um mehr als 30 v. H. erhöht, sind übersteigende Beträge bis jeweils zu dieser Grenze in nachfolgenden Budgets auszugleichen. Ein Ausgleich von Mindererlösen entfällt, soweit die verspätete Genehmigung des Budgets von dem Krankenhaus zu vertreten ist.

Fünfter Abschnitt. Sonstige Vorschriften

§ 22 Gesondert berechenbare ärztliche und andere Leistungen. (1) Ab dem 1. Januar 2005 gilt für Belegärzte § 18 des Krankenhausentgeltgesetzes. Die Vereinbarung und Berechnung von Wahlleistungen richtet sich ab dem 1. Januar 2005 nach den §§ 17 und 19 des Krankenhausentgeltgesetzes.

(2) Bis zum 31. Dezember 2004 sind die §§ 22 bis 24 in der am 31. Dezember 2003 geltenden Fassung weiter anzuwenden.

B. Verordnung zur Regelung der Krankenhauspflegesätze   **Anhang B**

§ 23 Landespflegesatzausschüsse. (1) Zur Beratung über Pflegesatzfragen wird auf Landesebene ein Pflegesatzausschuß gebildet. Der Ausschuß setzt sich neben dem Vertreter des Landes aus sechs Vertretern der Krankenhäuser, fünf Vertretern der Sozialleistungsträger und einem Vertreter der privaten Krankenversicherung zusammen. Die Vertreter der Krankenhäuser und der beteiligten Organisationen werden jeweils durch die Krankenhausgesellschaft, die Verbände oder Arbeitsgemeinschaften der Sozialleistungsträger und den Ausschuß des Verbandes der privaten Krankenversicherung im Lande benannt und von der zuständigen Landesbehörde bestellt. Diese beruft die Vertreter, falls die Berechtigten keine Vorschläge machen.

(2) Die zuständige Landesbehörde führt die Geschäfte des Ausschusses. Der Ausschuß gibt sich eine Geschäftsordnung.

(3) Die Landesregierungen werden ermächtigt, durch Rechtsverordnung zu bestimmen, daß

1. der Ausschuß sich aus sieben Vertretern der Krankenhäuser, sechs Vertretern der Sozialleistungsträger und einem Vertreter der privaten Krankenversicherung zusammensetzt,
2. neben oder an Stelle des Ausschusses auf Landesebene mehrere Ausschüsse für Pflegesatzfragen auf regionaler Ebene gebildet werden.

Die Landesregierungen können diese Ermächtigung durch Rechtsverordnung auf oberste Landesbehörden übertragen.

§ 24 Modellvorhaben. Die Vertragsparteien können im Einvernehmen mit den Vertragsparteien nach § 17b Abs. 2 Satz 1 des Krankenhausfinanzierungsgesetzes ein zeitlich begrenztes Modellvorhaben zur Entwicklung pauschalierter Vergütungen vereinbaren. Für das Modellvorhaben ist eine wissenschaftliche Begleitung zu vereinbaren; deren Kosten sind pflegesatzfähig. Die Ergebnisse des Vorhabens und der Begleitung sowie eine Beurteilung durch die Vertragsparteien sind nach Abschluß des Vorhabens, spätestens nach drei Jahren, den Vertragsparteien nach § 17b Abs. 2 Satz 1 des Krankenhausfinanzierungsgesetzes, der für die Genehmigung zuständigen Landesbehörde und dem Bundesministerium für Gesundheit und Soziale Sicherung mitzuteilen.

§ 25 Zuständigkeit der Krankenkassen auf Landesebene. Die in dieser Verordnung den Landesverbänden der Krankenkassen zugewiesenen Aufgaben nehmen für die Ersatzkassen die nach § 212 Abs. 5 des Fünften Buches Sozialgesetzbuch gebildeten Verbände, für die knappschaftliche Krankenversicherung die *Bundesknappschaft* [*ab 1. 10. 2005:* Deutsche Rentenversicherung Knappschaft-Bahn-See] und für die Krankenversicherung der Landwirte die örtlich zuständigen landwirtschaftlichen Krankenkassen wahr.

§ 26 Übergangsvorschriften. Das Budget nach § 12 für das Jahr 2005 wird um die Kosten der Ausbildungsstätten und die Mehrkosten der Ausbildungsvergütungen in Höhe des Betrags nach § 17a Abs. 4 Satz 3 des Krankenhausfinanzierungsgesetzes vermindert. Bei der Vereinbarung des Budgets für das Jahr 2006 ist die Berichtigung einer Fehlschätzung nach § 17a Abs. 4 Satz 4 des Krankenhausfinanzierungsgesetzes zu berücksichtigen.

Art. 2 bis 9 Änderungen weiterer Verordnungen. *(vom Abdruck wurde abgesehen)*

Art. 10 Inkrafttreten, Außerkrafttreten. *(bei den entsprechenden Paragraphen berücksichtigt)*

C. Vereinbarung zum Fallpauschalensystem für Krankenhäuser für das Jahr 2006 (Fallpauschalenvereinbarung 2006 – FPV 2006)

zwischen
dem AOK-Bundesverband, Bonn
dem BKK Bundesverband, Essen
dem IKK-Bundesverband, Bergisch Gladbach
der See-Krankenkasse, Hamburg
dem Bundesverband der landwirtschaftlichen Krankenkassen, Kassel
der Bundesknappschaft, Bochum
dem Verband der Angestellten-Krankenkassen e.V., Siegburg
dem AEV - Arbeiter-Ersatzkassen-Verband e.V., Siegburg und
dem Verband der Privaten Krankenversicherung, Köln
gemeinsam und einheitlich
sowie
der Deutschen Krankenhausgesellschaft, Berlin

Präambel

Gemäß § 17b Abs. 1 und 3 Krankenhausfinanzierungsgesetz (KHG) ist für die Vergütung der allgemeinen Krankenhausleistungen ein durchgängiges, leistungsorientiertes und pauschalierendes Vergütungssystem eingeführt worden. Die Spitzenverbände der Krankenkassen und der Verband der Privaten Krankenversicherung vereinbaren gemeinsam mit der Deutschen Krankenhausgesellschaft gemäß § 17b Abs. 2 KHG auch dessen jährliche Weiterentwicklung und Anpassung, insbesondere an medizinische Entwicklungen, Kostenentwicklungen, Verweildauerverkürzungen und Leistungsverlagerungen zu und von anderen Versorgungsbereichen, und die Abrechnungsbestimmungen, soweit diese nicht im Krankenhausentgeltgesetz (KHEntgG) vorgegeben werden. In diesem Zusammenhang vereinbaren sie gemäß § 9 Abs. 1 Nrn. 1 bis 3 KHEntgG einen Fallpauschalenkatalog nach § 17b Abs. 1 Satz 10 KHG, einen Katalog ergänzender Zusatzentgelte nach § 17b Abs. 1 Satz 12 KHG sowie die Abrechnungsbestimmungen für diese Entgelte.

In Erfüllung dieses gesetzlichen Auftrages vereinbaren die Parteien das Folgende:

Abschnitt 1: Abrechnungsbestimmungen für DRG-Fallpauschalen

§ 1 Abrechnung von Fallpauschalen. (1) Die Fallpauschalen werden jeweils von dem die Leistung erbringenden Krankenhaus nach dem am Tag der Aufnahme geltenden Fallpauschalen-Katalog und den dazu gehörenden Abrechnungsregeln abgerechnet. Im Falle der Verlegung in ein anderes Krankenhaus rechnet jedes beteiligte Krankenhaus eine Fallpauschale ab. Diese wird nach Maßgabe des § 3 gemindert; dies gilt nicht für Fallpauschalen, die im Fallpauschalen-Katalog als Verlegungs-Fallpauschalen gekennzeichnet sind; für diese Verlegungsfälle sind beim verlegenden Krankenhaus die Regelungen des Absatzes 3 entsprechend anwendbar. Eine Verlegung im Sinne des Satzes 2 liegt vor, wenn zwischen der Entlassung aus einem Krankenhaus und der Aufnahme in einem anderen Krankenhaus nicht mehr als 24 Stunden vergangen sind.

(2) Ist die Verweildauer eines Patienten oder einer Patientin länger als die obere Grenzverweildauer, wird für den dafür im Fallpauschalen-Katalog ausgewiesenen Tag und jeden weiteren Belegungstag des Krankenhausaufenthalts zusätzlich zur Fallpauschale ein tagesbezogenes Entgelt abgerechnet. Dieses wird ermittelt, indem die für diesen Fall im Fallpauschalen-Katalog ausgewiesene Bewertungsrelation mit dem Basisfallwert multipliziert wird. Die Zahl der zusätzlich abrechenbaren Belegungstage ist wie folgt zu ermitteln:

Belegungstage insgesamt (tatsächliche Verweildauer nach Absatz 7) + 1
– erster Tag mit zusätzlichem Entgelt bei oberer Grenzverweildauer
_____
= zusätzlich abrechenbare Belegungstage.

Anhang C 3. Teil. Praxishilfen

(3) Ist die Verweildauer von nicht verlegten Patientinnen oder Patienten kürzer als die untere Grenzverweildauer, ist für die bis zur unteren Grenzverweildauer nicht erbrachten Belegungstage einschließlich des im Fallpauschalen-Katalog ausgewiesenen ersten Tages mit Abschlag ein Abschlag von der Fallpauschale vorzunehmen. Abweichend von Satz 1 gilt die Abschlagsregelung auch für die Abrechnung von Verlegungs-Fallpauschalen beim verlegenden Krankenhaus. Die Höhe des Abschlags je Tag wird ermittelt, indem die für diesen Fall im Fallpauschalen-Katalog ausgewiesene Bewertungsrelation mit dem Basisfallwert multipliziert wird. Die Zahl der Abschlagstage ist wie folgt zu ermitteln:

Erster Tag mit Abschlag bei unterer Grenzverweildauer + 1
− Belegungstage insgesamt (tatsächliche Verweildauer nach Absatz 7)
= Zahl der Abschlagstage.

(4) Erfolgt die Behandlung sowohl in Hauptabteilungen als auch in belegärztlichen Abteilungen desselben Krankenhauses, ist die Höhe der Fallpauschale nach folgender Rangfolge festzulegen:
1. nach der Abteilungsart mit der höheren Zahl der Belegungstage,
2. bei gleicher Zahl der Belegungstage in Haupt- und Belegabteilungen nach der Hauptabteilung.

Ist im Ausnahmefall eine Fallpauschale für belegärztliche Versorgung nicht vorgegeben, ist die Fallpauschale für Hauptabteilungen abzurechnen. Ist bei einer belegärztlichen Versorgung im Rahmen der Geburtshilfe (MDC 14) für eine Fallpauschale eine Bewertungsrelation für die Beleghebamme in den Spalten 6 bzw. 7 nicht vorgegeben, so sind die Bewertungsrelationen der Spalte 4 bzw. 5 maßgeblich.

(5) Für jedes Neugeborene, das nach der Versorgung im Kreißsaal weiter im Krankenhaus versorgt wird, ist ein eigener Fall zu bilden und eine eigene Fallpauschale abzurechnen. In diesem Falle ist für die Mutter und das Neugeborene jeweils eine Rechnung zu erstellen. Die Fallpauschale für das gesunde Neugeborene ist mit dem für die Mutter zuständigen Kostenträger abzurechnen. [4] In diesem Fall ist auf der Rechnung für das Neugeborene die Versichertennummer der Mutter anzugeben. Die Fallpauschale für das krankheitsbedingt behandlungsbedürftige Neugeborene ist mit dessen Kostenträger abzurechnen. Nicht krankheitsbedingt behandlungsbedürftig in diesem Sinne sind alle Neugeborenen, für welche die DRG-Fallpauschale P66D oder P67D abgerechnet werden kann. Ist im Fallpauschalen-Katalog für das Krankenhaus, in dem die Geburt stattfand, eine Mindestverweildauer für die Fallpauschale vorgegeben und wird diese nicht erreicht, ist die Versorgung des Neugeborenen mit dem Entgelt für die Mutter abgegolten und nicht als eigenständiger Fall nach § 8 zu zählen. Im Falle einer Verlegung gilt Absatz 1 Satz 2 bis 4.

(6) Zur Einstufung in die jeweils abzurechnende Fallpauschale sind Programme (Grouper) einzusetzen, die vom DRG-Institut der Selbstverwaltungspartner nach § 17b Abs. 2 des Krankenhausfinanzierungsgesetzes zertifiziert sind. Für Art und Höhe der nach dieser Vereinbarung abzurechnenden Entgelte ist der Tag der Aufnahme in das Krankenhaus maßgeblich. Dies gilt nicht für die Höhe tagesbezogener Entgelte nach § 6 Abs. 1 des Krankenhausentgeltgesetzes und damit verbundener Zusatzentgelte. Ist bei der Zuordnung von Behandlungsfällen zu einer Fallpauschale auch das Alter der behandelten Person zu berücksichtigen, ist das Alter am Tag der Aufnahme in das Krankenhaus maßgeblich. Soweit und solange vor- bzw. nachstationäre Behandlungen nicht gesondert vergütet werden, sind deren Prozeduren bei der Gruppierung und der Abrechnung der zugehörigen vollstationären Behandlung zu berücksichtigen (Neugruppierung); dies gilt nicht für Prozeduren, die als belegärztliche Leistung erbracht werden. Ergibt sich aus der Neugruppierung eine andere Fallpauschale, ist diese für die Abrechnung sowie für weitere Prüfungen maßgeblich.

(7) Maßgeblich für die Ermittlung der Verweildauer ist die Zahl der Belegungstage. Belegungstage sind der Aufnahmetag sowie jeder weitere Tag des Krankenhausaufenthalts ohne den Verlegungs- oder Entlassungstag aus dem Krankenhaus; wird ein Patient oder eine Patientin am gleichen Tag aufgenommen und verlegt oder entlassen, gilt dieser Tag als Aufnahmetag. Für den Fall von Wiederaufnahmen gilt § 2 Abs. 4 Satz 3. Vollständige Tage der Beurlaubung sind gesondert in der Rechnung auszuweisen und zählen nicht zur Verweildauer. [1] Eine Beurlaubung liegt vor, wenn ein Patient mit Zustimmung des behandelnden Krankenhausarztes die Krankenhausbehandlung zeitlich befristet unterbricht, die stationäre Behandlung jedoch noch nicht ab-

geschlossen ist. Bei Fortsetzung der Krankenhausbehandlung nach einer Beurlaubung liegt keine Wiederaufnahme im Sinne von § 2 vor.

(8) In der Rechnung des Krankenhauses sind der sich nach dem Fallpauschalen-Katalog ergebende Betrag für die Fallpauschale sowie Abschläge, weitere Entgelte und Zuschläge gesondert auszuweisen; das Verfahren nach § 301 des Fünften Buches Sozialgesetzbuch bleibt unberührt.

§ 2 Wiederaufnahmen in dasselbe Krankenhaus. (1) Das Krankenhaus hat eine Zusammenfassung der Falldaten zu einem Fall und eine Neueinstufung in eine Fallpauschale vorzunehmen, wenn

1. ein Patient oder eine Patientin innerhalb der oberen Grenzverweildauer, bemessen nach der Zahl der Kalendertage ab dem Aufnahmedatum des ersten unter diese Vorschrift zur Zusammenfassung fallenden Krankenhausaufenthalts, wieder aufgenommen wird und
2. für die Wiederaufnahme eine Einstufung in dieselbe Basis-DRG vorgenommen wird.

Eine Zusammenfassung und Neueinstufung nach Satz 1 wird nicht vorgenommen, wenn die Fallpauschalen dieser Basis-DRG bei Versorgung in einer Hauptabteilung in Spalte 13 oder bei belegärztlicher Versorgung in Spalte 15 des Fallpauschalen-Katalogs gekennzeichnet sind.

(2) Eine Zusammenfassung der Falldaten zu einem Fall und eine Neueinstufung in eine Fallpauschale ist auch dann vorzunehmen, wenn

1. ein Patient oder eine Patientin innerhalb von 30 Kalendertagen ab dem Aufnahmedatum des ersten unter diese Vorschrift zur Zusammenfassung fallenden Krankenhausaufenthalts wieder aufgenommen wird und
2. innerhalb der gleichen Hauptdiagnosegruppe (MDC) die zuvor abrechenbare Fallpauschale in die „medizinische Partition" oder die „andere Partition" und die anschließende Fallpauschale in die „operative Partition" einzugruppieren ist.

Eine Zusammenfassung und Neueinstufung nach Satz 1 wird nicht vorgenommen, wenn einer der Krankenhausaufenthalte mit einer Fallpauschale abgerechnet werden kann, die bei Versorgung in einer Hauptabteilung in Spalte 13 oder bei belegärztlicher Versorgung in Spalte 15 des Fallpauschalen-Katalogs gekennzeichnet ist.

(3) Werden Patienten oder Patientinnen, für die eine Fallpauschale abrechenbar ist, wegen einer Komplikation im Zusammenhang mit der durchgeführten Leistung innerhalb der oberen Grenzverweildauer, bemessen nach der Zahl der Kalendertage ab dem Aufnahmedatum des ersten unter diese Vorschrift zur Zusammenfassung fallenden Aufenthalts, wieder aufgenommen, hat das Krankenhaus eine Zusammenfassung der Falldaten zu einem Fall und eine Neueinstufung in eine Fallpauschale vorzunehmen. Die Absätze 1 und 2 gehen der Vorgabe nach Satz 1 vor. [3] Satz 1 ergänzt die Vorgaben nach § 8 Abs. 5 des Krankenhausentgeltgesetzes.

(4) Bei der Anwendung der Absätze 1 bis 3 ist für jeden Krankenhausaufenthalt eine DRG-Eingruppierung vorzunehmen. Auf dieser Grundlage hat das Krankenhaus eine Neueinstufung in eine Fallpauschale mit den Falldaten aller zusammen zu führenden Krankenhausaufenthalte durchzuführen. Dabei sind zur Ermittlung der Verweildauer die Belegungstage der Aufenthalte in diesem Krankenhaus zusammenzurechnen. Die obere Grenzverweildauer, die nach Absatz 1 Satz 1 Nr. 1 für die Fallzusammenführung maßgeblich ist, ergibt sich aus dem Aufnahmedatum und der DRG-Eingruppierung des ersten unter diese Vorschrift zur Zusammenfassung fallenden Aufenthalts in diesem Krankenhaus. Hat das Krankenhaus einen der zusammen zu führenden Aufenthalte bereits abgerechnet, ist die Abrechnung zu stornieren. Maßgeblich für die zusätzliche Abrechnung von tagesbezogenen Entgelten ist die Grenzverweildauer, die sich nach der Fallzusammenführung ergibt; für die Ermittlung der Verweildauer gilt Satz 3 entsprechend. Die Sätze 1 bis 6 gelten nicht für Krankenhausaufenthalte, bei denen der Tag der Aufnahme außerhalb der Geltungsdauer dieser Vereinbarung nach § 11 liegt oder soweit tagesbezogene Entgelte nach § 6 Abs. 1 des Krankenhausentgeltgesetzes abzurechnen sind.

§ 3 Abschläge bei Verlegung. (1) Im Falle einer Verlegung in ein anderes Krankenhaus ist von dem verlegenden Krankenhaus ein Abschlag vorzunehmen, wenn die im Fallpauschalen-Katalog ausgewiesene mittlere Verweildauer unterschritten wird. Die Höhe des Abschlags je Tag wird ermittelt, indem die bei Versorgung in einer Hauptabteilung in Spalte 11 oder bei belegärztlicher Versorgung in Spalte 13 des Fallpauschalen-Katalogs ausgewiesene Bewertungsrelation mit dem Basisfallwert multipliziert wird. Die Zahl der Tage, für die ein Abschlag vorzunehmen ist, wird wie folgt ermittelt:

Anhang C   3. Teil. Praxishilfen

 Mittlere Verweildauer nach dem Fallpauschalen-Katalog, kaufmännisch auf die
 nächste ganze Zahl gerundet
 − Belegungstage insgesamt (tatsächliche Verweildauer nach § 1 Abs. 7)
 = Zahl der Abschlagstage.

(2) Im Falle einer Verlegung aus einem anderen Krankenhaus ist von dem aufnehmenden Krankenhaus ein Abschlag entsprechend den Vorgaben des Absatzes 1 vorzunehmen, wenn die im Fallpauschalen-Katalog ausgewiesene mittlere Verweildauer im aufnehmenden Krankenhaus unterschritten wird. Dauerte die Behandlung im verlegenden Krankenhaus nicht länger als 24 Stunden, so ist im aufnehmenden Krankenhaus kein Verlegungsabschlag nach Satz 1 vorzunehmen; bei einer frühzeitigen Entlassung durch das aufnehmende Krankenhaus ist die Regelung zur unteren Grenzverweildauer nach § 1 Abs. 3, bei einer Weiterverlegung die Abschlagsregelung nach Absatz 1 anzuwenden.

(3) Wird ein Patient oder eine Patientin aus einem Krankenhaus in weitere Krankenhäuser verlegt und von diesen innerhalb von 30 Kalendertagen ab dem Entlassungsdatum eines ersten Krankenhausaufenthalts in dasselbe Krankenhaus zurückverlegt (Rückverlegung), hat das wiederaufnehmende Krankenhaus die Falldaten des ersten Krankenhausaufenthalts und aller weiteren, innerhalb dieser Frist in diesem Krankenhaus aufgenommenen Fälle zusammenzufassen und eine Neueinstufung nach den Vorgaben des § 2 Abs. 4 Satz 1 bis 6 in eine Fallpauschale durchzuführen sowie Absatz 2 Satz 1 anzuwenden. Kombinierte Fallzusammenführungen wegen Rückverlegung in Verbindung mit Wiederaufnahmen sind möglich. Hierbei ist eine chronologische Prüfung vorzunehmen. Prüffrist ist immer die des ersten Falles, der die Fallzusammenführung auslöst. Die Sätze 1 bis 4 finden keine Anwendung für Fälle der Hauptdiagnosegruppe für Neugeborene (MDC 15). Die Sätze 1 bis 5 gelten nicht für Krankenhausaufenthalte, bei denen der Tag der Aufnahme außerhalb der Geltungsdauer dieser Vereinbarung nach § 11 liegt oder für die anstelle einer Fallpauschale tagesbezogene Entgelte nach § 6 Abs. 1 des Krankenhausentgeltgesetzes abzurechnen sind.

(4) Ist in einem Krankenhaus neben dem Entgeltbereich der DRG-Fallpauschalen einerseits noch ein Entgeltbereich nach der Bundespflegesatzverordnung oder für besondere Einrichtungen nach § 17 b Abs. 1 Satz 15 des Krankenhausfinanzierungsgesetzes andererseits vorhanden, sind diese unterschiedlichen Entgeltbereiche im Falle von internen Verlegungen wie selbständige Krankenhäuser zu behandeln. Für den Entgeltbereich der DRG-Fallpauschalen sind die Absätze 1 bis 3 entsprechend anzuwenden.

§ 4 Fallpauschalen bei bestimmten Transplantationen. (1) Mit Fallpauschalen bei Transplantationen von Organen nach § 9 Satz 1 des Transplantationsgesetzes, bei Transplantationen der Augenhornhaut sowie bei Transplantationen von Knochenmark oder hämatopoetischen Stammzellen werden die allgemeinen Krankenhausleistungen nach § 2 des Krankenhausentgeltgesetzes für die stationäre Versorgung eines Transplantatempfängers, einer Transplantatempfängerin oder bei der Lebendspende vergütet. Nicht mit den Fallpauschalen vergütet und folglich gesondert abrechenbar sind insbesondere folgende Leistungen:

1. die Leistungen des Krankenhauses für eine Organentnahme bei möglichen postmortalen Organspendern oder Organspenderinnen,
2. die Leistungen der Koordinierungsstelle nach § 11 des Transplantationsgesetzes für die Bereitstellung eines postmortal gespendeten Organs zur Transplantation einschließlich eines dafür erforderlichen Transports des Organs,
3. die Leistungen der Vermittlungsstelle nach § 12 des Transplantationsgesetzes für die Vermittlung eines postmortal gespendeten Organs,
4. die Gutachtenerstellung durch die Kommission nach § 8 Abs. 3 Satz 2 des Transplantationsgesetzes vor einer möglichen Lebendspende,
5. die Voruntersuchungen gemäß § 8 Abs. 1 Satz 1 Nr. 1 Buchstabe c des Transplantationsgesetzes bei möglichen Lebendspendern oder Lebendspenderinnen, nicht jedoch die entsprechenden Untersuchungen bei tatsächlichen Lebendspendern oder Lebendspenderinnen,
6. der Transport von Knochenmark oder hämatopoetischen Stammzellen,
7. die Kontrolluntersuchungen nach § 115 a Abs. 2 Satz 4 des Fünften Buches Sozialgesetzbuch bei einem Transplantatempfänger oder einer Transplantatempfängerin; § 8 Abs. 2 Satz 3 Nr. 4 des Krankenhausentgeltgesetzes bleibt unberührt,

8. die Kontrolluntersuchungen nach § 115 a Abs. 2 Satz 7 in Verbindung mit Satz 4 des Fünften Buches Sozialgesetzbuch bei einem Lebendspender oder einer Lebendspenderin; § 8 Abs. 2 Satz 3 Nr. 4 des Krankenhausentgeltgesetzes bleibt unberührt.

Krankengeld bzw. Verdienstausfallerstattung sowie Fahrkosten für Lebendspender oder Lebendspenderinnen sind keine allgemeinen Krankenhausleistungen und daher weder mit den Fallpauschalen vergütet noch gesondert seitens des Krankenhauses abrechenbar.

(2) Für Transplantationen nach Absatz 1 Satz 1 ist jeweils eine Fallpauschale gegenüber den Transplantatempfängern, den Transplantatempfängerinnen oder deren Sozialleistungsträgern abzurechnen.

(3) Für stationär aufgenommene Lebendspender oder Lebendspenderinnen, bei denen
1. eine Organentnahme vorgenommen wird oder
2. sich erst während der Entnahmeoperation herausstellt, dass das Organ nicht entnommen werden kann, oder
3. sich erst nach der Organentnahme herausstellt, dass das Organ nicht transplantiert werden kann, ist eine Fallpauschale abzurechnen. Bei erfolgter Transplantation der entnommenen Organe ist die jeweilige Fallpauschale gegenüber den Transplantatempfängern, den Transplantatempfängerinnen oder deren Sozialleistungsträgern abzurechnen. Kommt es nicht zur Transplantation, ist die jeweilige Fallpauschale gegenüber der Person, die zum Transplantatempfang vorgesehen war, oder gegenüber deren Sozialleistungsträger abzurechnen. Auf der Rechnung ist die Versichertennummer der Person, die das Transplantat empfangen hat oder für die Transplantation vorgesehen war, anzugeben. Werden hämatopoetische Stammzellen bei Familienspendern aus dem Ausland oder bei nicht-verwandten Spendern über in- oder ausländische Spenderdateien bezogen, wird anstelle der Fallpauschale ein entsprechendes Zusatzentgelt abgerechnet.

(4) Die Leistungen des Krankenhauses nach Absatz 1 Satz 2 Nr. 1 sind gegenüber der Koordinierungsstelle nach § 11 des Transplantationsgesetzes abzurechnen. Die Leistungen des Krankenhauses nach Absatz 1 Satz 2 Nr. 5 sind gegenüber den Personen, die zum Transplantatempfang vorgesehen waren oder gegenüber deren Sozialleistungsträgern abzurechnen.

Abschnitt 2. Abrechnungsbestimmunen für andere Entgeltarten

§ 5 Zusatzentgelte. (1) Zusätzlich zu einer Fallpauschale oder zu den Entgelten nach § 6 Abs. 1 des Krankenhausentgeltgesetzes dürfen bundeseinheitliche Zusatzentgelte nach dem Zusatzentgelte-Katalog nach Anlage 2 bzw. 5 abgerechnet werden. Die Zusatzentgelte nach Satz 1 sind mit Inkrafttreten der Vereinbarung (§ 12) abrechenbar.

(2) Für die in Anlage 4 bzw. 6 benannten, mit dem bundeseinheitlichen Zusatzentgelte-Katalog nicht vergüteten Leistungen vereinbaren die Vertragsparteien nach § 11 des Krankenhausentgeltgesetzes krankenhausindividuelle Zusatzentgelte nach § 6 Abs. 1 des Krankenhausentgeltgesetzes. Diese können zusätzlich zu den DRG-Fallpauschalen oder den nach § 6 Abs. 1 des Krankenhausentgeltgesetzes vereinbarten Entgelten abgerechnet werden. § 15 Abs. 1 Satz 3 des Krankenhausentgeltgesetzes gilt für die in Anlage 4 bzw. 6 gekennzeichneten Zusatzentgelte entsprechend. Können für die Leistungen nach Anlage 4 bzw. 6 noch keine krankenhausindividuell vereinbarten Zusatzentgelte abgerechnet werden, sind für jedes Zusatzentgelt 600 Euro abzurechnen. Wurden für Leistungen nach Anlage 4 bzw. 6 keine Zusatzentgelte vereinbart, sind im Einzelfall auf der Grundlage von § 8 Abs. 1 Satz 3 des Krankenhausentgeltgesetzes für jedes Zusatzentgelt 600 Euro abzurechnen.

(3) Zusatzentgelte für Dialysen können zusätzlich zu einer DRG-Fallpauschale oder zu einem Entgelt nach § 6 Abs. 1 des Krankenhausentgeltgesetzes abgerechnet werden; dies gilt nicht für die Fallpauschalen der Basis-DRG L60, L71 und L90 und für das nach Anlage 3 krankenhausindividuell zu vereinbarende Entgelt L61, bei denen die Behandlung des Nierenversagens die Hauptleistung ist.

§ 6 Teilstationäre Leistungen. (1) Teilstationäre Leistungen sind mit tagesbezogenen teilstationären Fallpauschalen oder mit Entgelten abzurechnen, die nach § 6 Abs. 1 Satz 1 des Krankenhausentgeltgesetzes krankenhausindividuell vereinbart worden sind.

(2) Werden Patientinnen oder Patienten, für die zuvor eine vollstationäre DRG-Fallpauschale abrechenbar war, zur teilstationären Behandlung in dasselbe Krankenhaus wieder aufgenom-

men oder wechseln sie in demselben Krankenhaus von der vollstationären Versorgung in die teilstationäre Versorgung, kann erst nach dem dritten Kalendertag ab Überschreiten der abgerundeten mittleren Verweildauer, bemessen ab dem Aufnahmedatum des stationären Aufenthalts der zuvor abgerechneten Fallpauschale, eine tagesbezogene teilstationäre Fallpauschale oder ein tagesbezogenes teilstationäres Entgelt nach § 6 Abs. 1 des Krankenhausentgeltgesetzes berechnet werden. Die bis dahin erbrachten teilstationären Leistungen sind mit der zuvor abgerechneten Fallpauschale abgegolten. Wurden bei der Abrechnung der vollstationären Fallpauschale Abschläge nach § 1 Abs. 3 oder § 3 vorgenommen, sind zusätzlich zu den Entgelten nach Satz 1 für jeden teilstationären Behandlungstag tagesbezogene teilstationäre Entgelte zu berechnen; höchstens jedoch bis zur Anzahl der vollstationären Abschlagstage. Die teilstationären Prozeduren sind nicht bei der Gruppierung der zuvor abgerechneten Fallpauschale zu berücksichtigen. Die Sätze 1 bis 3 gelten nicht für tagesbezogene teilstationäre Entgelte für Leistungen der Onkologie, der Schmerztherapie, die HIV-Behandlung sowie für Dialysen.

(3) Wird ein Patient an demselben Tag innerhalb des Krankenhauses von einer tagesbezogen vergüteten teilstationären Behandlung in eine vollstationäre Behandlung verlegt, kann für den Verlegungstag kein tagesbezogenes teilstationäres Entgelt abgerechnet werden.

§ 7 Sonstige Entgelte. (1) [1] Sonstige Entgelte nach § 6 Abs. 1 des Krankenhausentgeltgesetzes können krankenhausindividuell vereinbart werden für
1. Leistungen, die nach Anlage 3 noch nicht mit DRG-Fallpauschalen vergütet werden,
2. teilstationäre Leistungen nach § 6 Abs. 1 Satz 1 und
3. besondere Einrichtungen nach § 17 b Abs. 1 Satz 15 des Krankenhausfinanzierungsgesetzes.
Werden fallbezogene Entgelte vereinbart, müssen auch Vereinbarungen zu den übrigen Bestandteilen der Aufstellung für fallbezogene Entgelte nach Abschnitt E3.1 der Anlage 1 des Krankenhausentgeltgesetzes getroffen werden, damit die Entgelte von den Abrechnungsprogrammen verarbeitet werden können, die für die DRG-Fallpauschalen vorgesehen sind. Für den Fall der Verlegung eines Patienten oder einer Patientin in ein anderes Krankenhaus sind Abschlagsregelungen zu vereinbaren; dies gilt nicht, soweit Verlegungs-Fallpauschalen im Sinne des § 1 Abs. 1 Satz 3 vereinbart werden. Für den Fall der Wiederaufnahme eines Patienten oder einer Patientin in dasselbe Krankenhaus sollen für fallbezogene Entgelte Vereinbarungen getroffen werden, die den Vorgaben nach § 2 Abs. 1, 2 und 4 entsprechen.

(2) Für die Abrechnung von fallbezogenen Entgelten gelten die Abrechnungsbestimmungen nach § 8 Abs. 2 und 4 des Krankenhausentgeltgesetzes und nach § 2 Abs. 3 entsprechend.

(3) Tagesbezogene Entgelte werden für den Aufnahmetag und jeden weiteren Tag des Krankenhausaufenthalts abgerechnet (Berechnungstage); der Entlassungs- oder Verlegungstag, der nicht zugleich Aufnahmetag ist, wird nur bei tagesbezogenen Entgelten für teilstationäre Behandlung nach § 6 Abs. 1 Satz 1 abgerechnet.

(4) Wurden für Leistungen nach Anlage 3 keine Entgelte vereinbart, sind im Einzelfall auf der Grundlage von § 8 Abs. 1 Satz 3 des Krankenhausentgeltgesetzes für jeden Belegungstag 450 Euro abzurechnen.

Abschnitt 3. Sonstige Vorschriften

§ 8 Fallzählung. (1) Jede abgerechnete vollstationäre Fallpauschale zählt im Jahr der Entlassung als ein Fall. Dies gilt auch für Neugeborene sowie für vollstationäre Fallpauschalen, die mit nur einem Belegungstag ausgewiesen sind. Bei einer Wiederaufnahme nach § 2 und einer Rückverlegung nach § 3 Abs. 3 ist jeweils nur die Fallpauschale zu zählen, die nach der Neueinstufung für die zusammengefassten Krankenhausaufenthalte abgerechnet wird. Bei Abrechnung von tagesbezogenen teilstationären Fallpauschalen wird für jeden Patienten, der wegen derselben Erkrankung regelmäßig oder mehrfach behandelt wird, je Quartal ein Fall gezählt.

(2) Leistungen, für die Entgelte nach § 6 Abs. 1 des Krankenhausentgeltgesetzes abgerechnet werden, sind wie folgt zu zählen:
1. Jedes fallbezogene Entgelt für eine voll- oder teilstationäre Leistung zählt als ein Fall.
2. a) Bei Abrechnung von tagesbezogenen vollstationären Entgelten zählt jede Aufnahme als ein Fall.
   b) Bei Abrechnung von tagesbezogenen teilstationären Entgelten wird für jeden Patienten, der wegen derselben Erkrankung regelmäßig oder mehrfach behandelt wird, je Quartal ein Fall gezählt.

§ 9 Kostenträgerwechsel. Vorbehaltlich einer anderweitigen gesetzlichen Regelung gilt: Tritt bei Fallpauschalenpatienten während der stationären Behandlung ein Zuständigkeitswechsel des Kostenträgers ein, wird der gesamte Krankenhausfall mit dem Kostenträger abgerechnet, der am Tag der Aufnahme leistungspflichtig ist. Tritt hingegen während der mittels tagesbezogener Entgelte nach § 6 Abs. 1 des Krankenhausentgeltgesetzes sowie tagesbezogener teilstationärer Fallpauschalen vergüteten Behandlung ein Zuständigkeitswechsel des Kostenträgers ein, sind die Kosten der einzelnen Belegungstage mit dem Kostenträger abzurechnen, der am Tag der Leistungserbringung leistungspflichtig ist.

§ 10 Laufzeit der Entgelte. (1) Die Fallpauschalen nach Anlage 1 und die Zusatzentgelte nach Anlage 2 bzw. 5 sind abzurechnen für Patientinnen oder Patienten, die ab dem 1. Januar 2006 in das Krankenhaus aufgenommen werden. Können die Fallpauschalen noch nicht mit der für das Jahr 2006 vereinbarten oder festgesetzten Höhe des krankenhausindividuellen Basisfallwerts gewichtet werden, sind sie nach Maßgabe des § 15 Abs. 1 des Krankenhausentgeltgesetzes mit der bisher geltenden Höhe des Basisfallwerts zu gewichten und in der sich ergebenden Entgelthöhe abzurechnen. Können für die Leistungen nach Anlage 3 noch keine krankenhausindividuell vereinbarten Entgelte abgerechnet werden, sind für jeden Belegungstag 600 Euro abzurechnen; § 15 Abs. 1 Satz 3 des Krankenhausentgeltgesetzes findet keine Anwendung. Bei Krankenhäusern, die im Jahr 2005 noch nicht auf Basis des DRG-Vergütungssystems abgerechnet haben, sind die Fallpauschalen ab dem in § 15 Abs. 1 Satz 1 und 2 des Krankenhausentgeltgesetzes genannten Zeitpunkt abzurechnen.

(2) Bis zum Beginn der Laufzeit der nach § 6 Abs. 1 des Krankenhausentgeltgesetzes zu vereinbarenden Entgelte für teilstationäre Leistungen, die im Jahr 2006 nicht mit DRG-Fallpauschalen abgerechnet werden können, werden die für diese Leistungen im Jahr 2005 nach § 6 Abs. 1 des Krankenhausentgeltgesetzes vereinbarten Entgelte weiter abgerechnet. Krankenhäuser, die im Jahr 2003 für teilstationäre Leistungen die DRG-Fallpauschalen abgerechnet haben, rechnen ab dem 1. Januar 2004 bis zum Beginn der Laufzeit der nach § 6 Abs. 1 Satz 1 zu vereinbarenden Entgelte die für das Jahr 2002 vereinbarten teilstationären Entgelte ab. Wurden für das Jahr 2002 solche Entgelte nicht vereinbart, rechnet das Krankenhaus die im Jahr 2003 abgerechneten DRG weiter ab.

Abschnitt 4. Geltungsdauer, Inkrafttreten

§ 11 Geltungsdauer. Die Vorschriften der Abschnitte 1 bis 3 gelten vom 1. Januar bis zum 31. Dezember 2006. Können die Entgeltkataloge 2007 erst nach dem 1. Januar 2007 angewendet werden, sind nach Maßgabe des § 15 Abs. 1 des Krankenhausentgeltgesetzes die Leistungen weiterhin nach den Anlagen 1 bis 6 dieser Vereinbarung abzurechnen. Solange noch keine neuen Abrechnungsregeln vereinbart oder in Kraft getreten sind, gelten die Abrechnungsbestimmungen nach dieser Vereinbarung weiter.

§ 12 Inkrafttreten. Diese Vereinbarung tritt zum 1. 1. 2006 in Kraft.

Anlagen

Anlage 1 Fallpauschalen-Katalog gem. § 1 Abs. 1 Satz 1 und § 6 Abs. 1
Anlage 2 Zusatzentgelte-Katalog (Liste) gem. § 5 Abs. 1
Anlage 3 Nicht mit dem Fallpauschalen-Katalog vergütete Leistungen gem. § 7 Abs. 1 Satz 1 Nr. 1
Anlage 4 Zusatzentgelte nach § 6 Abs. 1 KHEntgG (Liste) gem. § 5 Abs. 2
Anlage 5 Zusatzentgelte-Katalog (Definition und differenzierte Beträge) gem. § 5 Abs. 1
Anlage 6 Zusatzentgelte nach § 6 Abs. 1 des KHEntgG gem. § 5 Abs. 2

Anhang C

Anlage 1

Fallpauschalen-Katalog

Die Bewertungsrelationen gelten für die Abrechnung von stationären Leistungen. Dies gilt nicht, soweit nach § 6 Abs. 1 des Krankenhausentgeltgesetzes sonstige Entgelte für bestimmte Leistungen nach Anlage 3, teilstationäre Leistungen nach § 6 Abs. 1 Satz 1 KHEntgG oder besondere Einrichtungen nach § 17b Abs. 1 Satz 15 des Krankenhausfinanzierungsgesetzes vereinbart worden sind.

Abkürzungen:

CC	Komplikationen oder Komorbiditäten
MDC	Hauptdiagnosegruppe (Major Diagnostic Category)
OR	operativ (Operating Room)
ZE	Zusatzentgelt
ZE_D	Zusatzentgelt, differenziert
Partition „O"	operative Fallpauschalen
Partition „A"	andere Fallpauschalen, z. B. Koloskopie
Partition „M"	medizinische Fallpauschalen

Fußnoten:

[1] Belegungstage, die der Kalkulation der Fallpauschale zu Grunde gelegt wurden.
[2] Erster Belegungstag, an dem nach § 1 Abs. 3 ein Abschlag von der Fallpauschale vorzunehmen ist.
[3] Erster Belegungstag, an dem nach § 1 Abs. 2 ein tagesbezogenes Entgelt zusätzlich zur Fallpauschale gezahlt wird.
[4] Eine Zusammenfassung von Fällen bei Wiederaufnahme in dasselbe Krankenhaus nach § 2 Abs. 1 und 2 erfolgt nicht.
[5] Wenn die Definition der DRG keine untere Grenzverweildauer und/oder keine obere Grenzverweildauer zulässt, dann werden im Katalog entsprechend keine Werte angegeben.
[6] Für diese Leistung kann ein krankenhausindividuelles Entgelt nach § 6 Abs. 1 Satz 1 Nr. 2 KHEntgG vereinbart werden.

C. Fallpauschalenvereinbarung 2006   Anhang C

Anlage 1 Fallpauschalen-Katalog: Teil a) Bewertungsrelationen bei Versorgung durch Hauptabteilungen

DRG	Partition	Bezeichnung	Bewertungs-relation bei Haupt-abteilung	Bewertungs-relation bei Hauptabteilung und Beleghebamme	Mittlere Verweil-dauer[1]	Untere Grenzverweildauer			Obere Grenzverweildauer			Externe Verlegung Abschlag/Tag (Bewertungs-relation)	Verlegungs-fall-pauschale	Ausnahme von Wieder-aufnahme[4]
						Erster Tag mit Abschlag[2,5]	Bewertungs-relation/ Tag		Erster Tag zusätzliches Entgelt[3,5]	Bewertungs-relation/ Tag				
1	2	3	4	5	6	7	8		9	10		11	12	13
Prä-MDC														
A01A	O	Lebertransplantation mit Beatmung > 179 Stunden	29,983		47,3	15	1,619		65	0,565			X	X
A01B	O	Lebertransplantation mit Beatmung > 59 und < 180 Stunden oder mit Transplantatabstoßung	18,121		35,1	11	1,246		53	0,426			X	X
A01C	O	Lebertransplantation ohne Beatmung > 59 Stunden, ohne Transplantatabstoßung	13,204		26,7	8	1,171		43	0,395			X	X
A02A	O	Transplantation von Niere und Pankreas mit Transplantatabstoßung	19,283		43,3	13	1,119		61	0,362			X	X
A02B	O	Transplantation von Niere und Pankreas ohne Transplantatabstoßung	12,975		30,4	9	1,060		48	0,349			X	X
A03A	O	Lungentransplantation mit Beatmung > 179 Stunden	31,188		51,5	16	1,555		69	0,514			X	X
A03B	O	Lungentransplantation mit Beatmung > 47 und < 180 Stunden	19,186		35,4	11	1,323		53	0,449			X	X
A03C	O	Lungentransplantation ohne Beatmung > 47 Stunden	13,475		28,0	8	1,197		46	0,385			X	
A04A	O	Knochenmarktransplantation / Stammzelltransfusion, allogen, mit In-vitro-Aufbereitung, HLA-verschieden	38,872		69,2	22	1,603		87	0,646		0,525		X
A04B	O	Knochenmarktransplantation / Stammzelltransfusion, allogen, mit In-vitro-Aufbereitung, HLA-identisch	30,249		45,4	14	1,777		63	0,587		0,574		X
A04C	O	Knochenmarktransplantation / Stammzelltransfusion, allogen, ohne In-vitro-Aufbereitung, außer bei Plasmozytom, HLA-verschieden	28,885		53,1	17	1,400		71	0,520		0,466		X
A04D	O	Knochenmarktransplantation / Stammzelltransfusion, allogen, ohne In-vitro-Aufbereitung, außer bei Plasmozytom, HLA-identisch	26,733		45,9	14	1,633		64	0,533		0,522		X
A04E	O	Knochenmarktransplantation / Stammzelltransfusion, allogen, ohne In-vitro-Aufbereitung, bei Plasmozytom	22,052		37,8	12	1,504		56	0,518		0,504		X
A05A	O	Herztransplantation mit Beatmung > 179 Stunden	36,524		63,4	20	1,342		81	0,445			X	X
A05B	O	Herztransplantation ohne Beatmung > 179 Stunden	18,271		41,3	13	1,036		59	0,352			X	X
A06A	O	Beatmung > 1799 Stunden mit komplexer OR-Prozedur oder Polytrauma, mit hochkomplexem Eingriff oder intensivmedizinischer Komplexbehandlung > 3680 Aufwandspunkte	54,370		105,8				124	0,497			X	
A06B	O	Beatmung > 1799 Stunden mit komplexer OR-Prozedur oder Polytrauma, ohne hochkomplexen Eingriff, ohne intensivmedizinische Komplexbe-handlung > 3680 Punkte oder ohne komplexe OR-Prozedur, mit intensivmedizinischer Komplexbehandlung > 3680 Punkte oder Alter < 16 Jahre	48,521		111,8				130	0,456		0,392		X

Anhang C

Fallpauschalen-Katalog: Teil a) Bewertungsrelationen bei Versorgung durch Hauptabteilungen

DRG	Partition	Bezeichnung	Bewertungs-relation bei Hauptabteilung	Bewertungs-relation bei Hauptabteilung und Beleghebamme	Mittlere Verweildauer[1]	Untere Grenzverweildauer		Obere Grenzverweildauer		Externe Verlegung Abschlag/Tag (Bewertungsrelation)	Verlegungs-fall-pauschale	Ausnahme von Wiederaufnahme[4]
						Erster Tag mit Abschlag[2,5]	Bewertungs-relation/Tag	Erster Tag zusätzliches Entgelt[3,5]	Bewertungs-relation/Tag			
1	2	3	4	5	6	7	8	9	10	11	12	13
A06C	O	Beatmung > 1799 Stunden ohne komplexe OR-Prozedur, ohne Polytrauma, ohne intensivmedizinische Komplexbehandlung > 3680 Aufwandspunkte, Alter > 15 Jahre	31,682		103,1			121	0,305	0,295		X
A07A	O	Beatmung > 999 und < 1800 Stunden mit komplexer OR-Prozedur oder Polytrauma, mit hochkomplexem Eingriff oder intensivmedizinischer Komplexbehandlung > 3680 Aufwandspunkte	33,329		78,0			96	0,363		X	X
A07B	O	Beatmung > 999 und < 1800 Stunden mit komplexer OR-Prozedur, ohne hochkomplexen Eingriff, ohne intensivmedizinische Komplexbehandlung > 3680 Aufwandspunkte, mit Polytrauma oder komplizierende Prozeduren	28,405		67,3			85	0,376	0,370		X
A07C	O	Beatmung > 999 und < 1800 Stunden ohne Polytrauma, mit komplexer OR-Prozedur, ohne hochkomplexen Eingriff, ohne komplizierende Prozeduren, ohne intensivmedizinische Komplexbehandlung > 3680 Punkte oder ohne komplexe OR-Prozedur, mit intensivmedizinischer Komplexbehandlung >2208 Punkte	26,407		65,9			84	0,368	0,363		X
A07D	O	Beatmung > 999 und < 1800 Stunden ohne komplexe OR-Prozedur, ohne Polytrauma, ohne intensivmedizinische Komplexbehandlung > 2208 Aufwandspunkte	20,854		60,2			78	0,336	0,330		X
A09A	O	Beatmung > 499 und < 1000 Stunden mit komplexer OR-Prozedur oder Polytrauma, mit hochkomplexem Eingriff oder Alter < 16 Jahre	20,257		43,9			62	0,373		X	X
A09B	O	Beatmung > 499 und < 1000 Stunden mit komplexer OR-Prozedur oder Polytrauma, ohne hochkomplexen Eingriff, Alter > 15 Jahre	18,027		43,7			62	0,357		X	X
A09C	O	Beatmung > 499 und < 1000 Stunden ohne komplexe OR-Prozedur, ohne Polytrauma, mit komplizierenden Prozeduren	15,395		40,5			59	0,359			X
A09D	O	Beatmung > 499 und < 1000 Stunden ohne komplexe OR-Prozedur, ohne Polytrauma, ohne komplizierende Prozeduren	12,966		38,4			56	0,228	0,317		X
A11A	O	Beatmung > 249 und < 500 Stunden mit hochkomplexem Eingriff oder intensivmedizinische Komplexbehandlung > 1656 Punkte oder ohne komplexe OR-Prozedur, mit bestimmter OR-Prozedur und komplizierenden Prozedurbeh., mit int. Komplexbeh. > 1656 Punkte	15,539		33,8			52	0,342		X	X
A11B	O	Beatmung > 249 und < 500 Stunden mit komplexer OR-Prozedur, ohne hochkomplexen Eingriff, ohne intensivmedizinische Komplexbehandlung > 1656 Aufwandspunkte	11,455		29,3			47	0,326		X	X
A11C	O	Beatmung > 249 und < 500 Stunden ohne komplexe OR-Prozedur, mit bestimmter OR-Prozedur und komplizierenden Prozeduren, ohne intensivmedizinische Komplexbehandlung > 1656 Aufwandspunkte	10,785		29,1			47	0,328		X	X

C. Fallpauschalenvereinbarung 2006 — Anhang C

Code		Beschreibung								
A11D	O	Beatmung > 249 und < 500 Stunden ohne komplexe OR-Prozedur, mit bestimmter OR-Prozedur oder komplizierenden Prozeduren	8,923			44	0,221		X	X
A11E	O	Beatmung > 249 und < 500 Stunden ohne komplexe OR-Prozedur, ohne bestimmte OR-Prozedur, ohne komplizierende Prozeduren	7,635			42	0,219	0,300	X	X
A13A	O	Beatmung > 95 und < 250 Stunden mit hochkomplexem Eingriff oder intensivmedizinischer Komplexbehandlung > 1104 Punkte oder ohne komplexe OR-Prozedur, mit bestimmter OR-Prozedur und komplizierenden Prozeduren, mit int. Komplexbehandlung > 1104 Punkte	10,533	7	0,866	41	0,301		X	X
A13B	O	Beatmung > 95 und < 250 Stunden mit komplexer OR-Prozedur, ohne hochkomplexen Eingriff, ohne intensivmedizinische Komplexbehandlung > 1104 Aufwandspunkte	7,914	7	0,770	41	0,266		X	X
A13C	O	Beatmung > 95 und < 250 Stunden ohne komplexe OR-Prozedur, mit bestimmter OR-Prozedur und komplizierenden Prozeduren, ohne intensivmedizinische Komplexbehandlung > 1104 Aufwandspunkte	7,605	7	0,799	42	0,263		X	X
A13D	O	Beatmung > 95 und < 250 Stunden ohne komplexe OR-Prozedur, mit bestimmter OR-Prozedur oder komplizierenden Prozeduren oder Alter < 16 Jahre	6,099	6	0,784	38	0,190		X	X
A13E	O	Beatmung > 95 und < 250 Stunden ohne komplexe OR-Prozedur, ohne bestimmte OR-Prozedur, ohne komplizierende Prozeduren, Alter > 15 Jahre	4,513	5	0,731	34	0,184	0,248		X
A15A	O	Knochenmarktransplantation / Stammzelltransfusion, autogen, Alter < 18 Jahre, mit In-vitro-Aufbereitung	19,693	11	1,619	51	0,561	0,545		X
A15B	O	Knochenmarktransplantation / Stammzelltransfusion, autogen, Alter < 18 Jahre oder mit In-vitro-Aufbereitung	11,302	8	1,236	41	0,412	0,397		X
A15C	O	Knochenmarktransplantation / Stammzelltransfusion, autogen, Alter < 17 Jahre, ohne In-vitro-Aufbereitung	7,084	8	0,782	43	0,365	0,253		X
A15D	O	Knochenmarktransplantation / Stammzelltransfusion, autogen, bei Neubildung unsicheren Verhaltens, Lymphom oder bösartiger Neubildung von Hoden und Ovar	6,861	7	0,853	37	0,276	0,266		X
A15E	O	Knochenmarktransplantation / Stammzelltransfusion, autogen, bei Plasmozytom	5,448	6	0,775	30	0,265	0,252		X
A17A	O	Nierentransplantation mit postoperativem Versagen des Nierentransplantates	10,149	11	0,706	53	0,244		X	X
A17B	O	Nierentransplantation ohne postoperatives Versagen des Nierentransplantates	6,667	6	0,781	37	0,247		X	X
A18Z	O	Beatmung > 999 Stunden und Transplantation von Leber, Lunge, Herz und Knochenmark oder Stammzelltransfusion	65,700			130	0,539	0,534		X
A42A	A	Stammzellentnahme bei Eigenspender mit Chemotherapie	4,233	6	0,588	35	0,187	0,179	X	X
A42B	A	Stammzellentnahme bei Eigenspender ohne Chemotherapie	2,097	1	1,090	15	0,321	0,278	X	X
A60A	M	Versagen und Abstoßung eines Organtransplantates, mehr als ein Belegungstag, mit äußerst schweren CC	2,496	4	0,459	33	0,144		X	X

Anhang C

Fallpauschalen-Katalog: Teil a) Bewertungsrelationen bei Versorgung durch Hauptabteilungen

DRG	Partition	Bezeichnung	Bewertungs-relation bei Haupt-abteilung	Bewertungs-relation bei Hauptabteilung und Beleghebamme	Mittlere Verweil-dauer[1]	Untere Grenzverweildauer		Obere Grenzverweildauer		Externe Verlegung Abschlag/Tag (Bewertungs-relation)	Verlegungs-fall-pauschale	Ausnahme von Wieder-aufnahme[4]
						Erster Tag mit Abschlag[2,5]	Bewertungs-relation/Tag	Erster Tag zusätzliches Entgelt[3,5]	Bewertungs-relation/Tag			
1	2	3	4	5	6	7	8	9	10	11	12	13
A60B	M	Versagen und Abstoßung eines Organtransplantates, mehr als ein Belegungstag, ohne äußerst schwere CC	1,554		8,6	2	0,484	19	0,169		X	X
A60C	M	Versagen und Abstoßung eines Organtransplantates, ein Belegungstag	0,465		1,0							X
A63Z	M	Evaluierungsaufenthalt vor Lungen- oder Herz-Lungen-Transplantation	2,714		14,9	4	0,513	26	0,120	0,161		X
A64Z	M	Evaluierungsaufenthalt vor Leber- oder Nieren-Pankreas-Transplantation	1,869		12,0	3	0,422	25	0,098	0,130		X
MDC 01 Krankheiten und Störungen des Nervensystems												
B02A	O	Komplexe Kraniotomie oder Wirbelsäulen-Operation oder andere aufwändige Operation am Nervensystem mit Beatmung > 95 Stunden, mit Strahlentherapie, mehr als 8 Bestrahlungen	7,439		41,6	13	0,434	60	0,161	0,143		
B02B	O	Komplexe Kraniotomie oder Wirbelsäulen-Operation oder andere aufwändige Operation am Nervensystem mit Beatmung > 95 Stunden, ohne Strahlentherapie mehr als 8 Bestrahlungen, Alter < 6 Jahre oder Alter < 18 Jahre mit großem intrakraniellen Eingriff	6,138		19,9	6	0,644	38	0,250	0,215		
B02C	O	Komplexe Kraniotomie oder Wirbelsäulen-Operation oder aufwändige Operation am Nervensystem mit Beatmung > 95 Stunden, mit Strahlentherapie, weniger als 9 Bestrahlungen	5,491		25,9	8	0,429	44	0,150	0,144		
B02D	O	Komplexe Kraniotomie oder Wirbelsäulen-Operation oder andere aufwändige Operation am Nervensystem mit Beatmung > 95 Stunden, ohne Strahlentherapie, Alter > 17 Jahre, mit großem intrakraniellen Eingriff	4,541		18,6	5	0,512	34	0,170	0,156		
B02E	O	Komplexe Kraniotomie oder Wirbelsäulen-Operation oder andere aufwändige Operation am Nervensystem mit Beatmung > 95 Stunden, ohne Strahlentherapie, Alter > 17 Jahre, ohne großen intrakraniellen Eingriff	4,187		18,5	5	0,562	35	0,183	0,173		
B03Z	O	Operative Eingriffe bei nicht akuter Para- / Tetraplegie mit Eingriffe an Wirbelsäule und Rückenmark bei bösartiger Neubildung oder mit schweren CC oder Eingriffe bei zerebraler Lähmung, Muskeldystrophie, Neuropathie mit äußerst schweren CC	2,744		17,1	5	0,327	34	0,132	0,108		
B04A	O	Interventionelle Eingriffe an den extrakraniellen Gefäßen mit äußerst schweren CC	2,454		11,9	3	0,476	25	0,112	0,148		
B04B	O	Eingriffe an den extrakraniellen Gefäßen mit äußerst schweren CC	2,304		13,6	4	0,324	28	0,083	0,111		
B04C	O	Interventionelle Eingriffe an den extrakraniellen Gefäßen ohne äußerst schwere CC	1,497		5,0	1	0,482	12	0,136	0,162		
B04D	O	Eingriffe an den extrakraniellen Gefäßen ohne äußerst schwere CC	1,350		7,5	2	0,257	14	0,072	0,091		

C. Fallpauschalenvereinbarung 2006 — Anhang C

Code	Typ	Bezeichnung									
B05Z	O	Dekompression bei Karpaltunnelsyndrom	0,440		2,7	1	0,124	6	0,066	0,069	
B06Z	O	Eingriffe bei zerebraler Lähmung, Muskeldystrophie oder Neuropathie, Alter < 19 Jahre oder mit schwerem CC	1,373		8,0	2	0,316	19	0,083	0,105	
B07Z	O	Eingriffe an peripheren Nerven, Hirnnerven und anderen Teilen des Nervensystems mit äußerst schweren CC	2,307		16,7	5	0,316	33	0,080	0,107	X
B09Z	O	Andere Eingriffe am Schädel	1,220		6,8	1	0,394	15	0,081	0,101	X
B12Z	O	Implantation eines Herzschrittmachers bei Krankheiten und Störungen des Nervensystems	2,805		17,8	5	0,325	32	0,077	0,104	
B14Z	O	Mäßig komplexe Kraniotomie	2,432		12,6	3	0,418	25	0,136	0,123	
B15Z	O	Strahlentherapie bei Krankheiten und Störungen des Nervensystems, mehr als ein Belegungstag, mehr als 10 Bestrahlungen	3,348		27,0	8	0,368	45	0,122		X
B16Z	O	Strahlentherapie bei Krankheiten und Störungen des Nervensystems, mehr als ein Belegungstag, weniger als 11 Bestrahlungen	1,557		12,0	3	0,384	26	0,128		X
B17Z	O	Eingriffe an peripheren Nerven, Hirnnerven und anderen Teilen des Nervensystems ohne äußerst schwere CC oder Eingriffe bei zerebraler Lähmung, Muskeldystrophie oder Neuropathie ohne äußerst schwere oder schwere CC, Alter > 18 Jahre	0,888		4,9	1	0,433	12	0,070	0,083	
B18Z	O	Eingriffe an Wirbelsäule und Rückenmark außer bei bösartiger Neubildung, ohne äußerst schwere oder schwere CC oder Revision eines Ventrikelshuntes	1,761		9,4	2	0,349	19	0,078	0,101	
B20Z	O	Kraniotomie oder große Wirbelsäulen-Operation	3,272		13,7	4	0,383	25	0,159	0,131	
B21Z	O	Implantation eines Neurostimulators zur Hirnstimulation, Mehrelektrodensystem	9,778		18,5	5	0,392	30	0,089	0,120	
B42Z	A	Frührehabilitation bei Krankheiten und Störungen des Nervensystems bis 27 Tage, ohne Beatmung > 95 Stunden	2,911		20,1	6	0,413	34	0,070	0,137	
B44A	A	Geriatrische frührehabilitative Komplexbehandlung bei Krankheiten und Störungen des Nervensystems mit schwerer motorischer Funktionseinschränkung	2,665		26,2			43	0,070	0,096	
B44B	A	Geriatrische frührehabilitative Komplexbehandlung bei Krankheiten und Störungen des Nervensystems ohne schwere motorische Funktionseinschränkung	2,078		22,5			36	0,063	0,087	
B47Z	A	Multimodale Schmerztherapie bei Krankheiten und Störungen des Nervensystems	1,376		13,8	3	0,341	25	0,069	0,092	X
B60A	M	Nicht akute Paraplegie / Tetraplegie, mehr als ein Belegungstag	1,388		12,1	3	0,341	26	0,079	0,104	
B60B	M	Nicht akute Paraplegie / Tetraplegie, ein Belegungstag	0,285		1,0						
B63Z	M	Demenz und andere chronische Störungen der Hirnfunktion	0,947		9,4	2	0,311	19	0,070	0,090	
B64A	M	Delirium mit äußerst schweren CC	1,293		12,1	3	0,319	25	0,074	0,097	
B64B	M	Delirium ohne äußerst schwere CC	0,781		7,4	1	0,582	16	0,073	0,092	

Anhang C

Fallpauschalen-Katalog: Teil a) Bewertungsrelationen bei Versorgung durch Hauptabteilungen

DRG	Partition	Bezeichnung	Bewertungsrelation bei Hauptabteilung	Bewertungsrelation bei Hauptabteilung und Beleghebamme	Mittlere Verweildauer[1]	Untere Grenzverweildauer		Obere Grenzverweildauer		Externe Verlegung Abschlag/Tag (Bewertungsrelation)	Verlegungsfallpauschale	Ausnahme von Wiederaufnahme[4]
						Erster Tag mit Abschlag[2,5]	Bewertungsrelation/Tag	Erster Tag zusätzliches Entgelt[3,5]	Bewertungsrelation/Tag			
1	2	3	4	5	6	7	8	9	10	11	12	13
B65Z	M	Zerebrale Lähmungen	0,945		6,7	1	0,674	16	0,092	0,114		
B66A	M	Neubildungen des Nervensystems mit äußerst schweren CC, mehr als ein Belegungstag	1,464		11,6	3	0,361	24	0,087	0,115		X
B66B	M	Neubildungen des Nervensystems, ein Belegungstag oder ohne äußerst schwere CC oder Stupor und Koma, nicht traumatisch bedingt	0,737		5,2	1	0,508	13	0,095	0,114		X
B67A	M	Degenerative Krankheiten des Nervensystems bei Morbus Parkinson mit äußerst schweren oder schweren CC	1,479		14,1	4	0,293	27	0,073	0,097		
B67B	M	Degenerative Krankheiten des Nervensystems bei Morbus Parkinson ohne äußerst schwere oder schwere CC oder außer Morbus Parkinson mit äußerst schweren oder schweren CC	1,167		10,5	2	0,382	22	0,077	0,100		
B67C	M	Degenerative Krankheiten des Nervensystems außer Morbus Parkinson, ohne äußerst schwere oder schwere CC	0,761		6,3	1	0,555	15	0,083	0,102		
B68A	M	Multiple Sklerose und zerebellare Ataxie mit äußerst schweren oder schweren CC, mehr als ein Belegungstag	0,967		8,6	2	0,319	19	0,078	0,100		
B68B	M	Multiple Sklerose und zerebellare Ataxie, ein Belegungstag oder ohne äußerst schwere oder schwere CC	0,652		5,6	1	0,472	13	0,081	0,098		
B69A	M	Transitorische ischämische Attacke (TIA) und extrakranielle Gefäßverschlüsse mit äußerst schweren CC und neurologischer Komplexbehandlung des akuten Schlaganfalls	1,556		10,8	3	0,384	20	0,099	0,130		
B69B	M	Transitorische ischämische Attacke (TIA) und extrakranielle Gefäßverschlüsse mit neurologischer Komplexbehandlung des akuten Schlaganfalls, mehr als 72 Stunden, ohne äußerst schwere CC	1,038		6,1			12	0,115	0,141		
B69C	M	Transitorische ischämische Attacke (TIA) und extrakranielle Gefäßverschlüsse mit äußerst schweren CC, ohne neurologische Komplexbehandlung des akuten Schlaganfalls	0,997		9,2	2	0,327	19	0,075	0,096		
B69D	M	Transitorische ischämische Attacke (TIA) und extrakranielle Gefäßverschlüsse mit neurologischer Komplexbehandlung des akuten Schlaganfalls, bis 72 Stunden, ohne äußerst schwere CC	0,910		5,6	1	0,448	13	0,112	0,136		
B69E	M	Transitorische ischämische Attacke (TIA) und extrakranielle Gefäßverschlüsse ohne neurologische Komplexbehandlung des akuten Schlaganfalls, ohne äußerst schwere CC	0,719		6,6	1	0,464	14	0,075	0,093		
B70A	M	Apoplexie mit Beatmung > 95 und < 178 Stunden oder mit intrakranieller Blutung und neurologischer Komplexbehandlung des akuten Schlaganfalls, mehr als 72 Stunden	2,635		12,4	3	0,644	28	0,145	0,192		

C. Fallpauschalenvereinbarung 2006 — Anhang C

Code	M	Bezeichnung							
B70B	M	Apoplexie mit neurologischer Komplexbehandlung des akuten Schlaganfalls, mehr als 72 Stunden oder mit systemischer Thrombolyse, ohne intrakranielle Blutung, mehr als ein Belegungstag	2,005	12,0	3	0,496	24	0,116	0,153	
B70C	M	Apoplexie mit intrakranieller Blutung, ohne neurologischer Komplexbehandlung des akuten Schlaganfalls, mehr als 72 Stunden, mehr als ein Belegungstag	1,681	12,7	3	0,415	25	0,091	0,121	
B70D	M	Apoplexie mit neurologischer Komplexbehandlung des akuten Schlaganfalls, bis 72 Stunden, ohne intrakranielle Blutung, mehr als ein Belegungstag	1,541	11,0	3	0,381	22	0,097	0,127	
B70E	M	Apoplexie ohne neurologische Komplexbehandlung des akuten Schlaganfalls, ohne intrakranielle Blutung, mehr als ein Belegungstag	1,175	10,8	3	0,290	21	0,075	0,098	
B70F	M	Apoplexie mit neurologischer Komplexbehandlung des akuten Schlaganfalls, verstorben < 4 Tage nach Aufnahme	0,727	2,5						x
B70G	M	Apoplexie ohne neurologische Komplexbehandlung des akuten Schlaganfalls, verstorben < 4 Tage nach Aufnahme	0,596	2,4						x
B70H	M	Apoplexie, ein Belegungstag	0,236	1,0						
B71A	M	Erkrankungen an Hirnnerven und peripheren Nerven mit komplexer Diagnose, mit äußerst schweren CC oder bei Para- / Tetraplegie mit äußerst schweren oder schweren CC	2,799	17,3	5	0,463	33	0,113	0,152	
B71B	M	Erkrankungen an Hirnnerven und peripheren Nerven mit komplexer Diagnose, mit schweren CC oder bei Para- / Tetraplegie oder ohne komplexe Diagnose, mit äußerst schweren oder schweren CC bei Para- / Tetraplegie	1,386	10,7	3	0,343	22	0,090	0,117	
B71C	M	Erkrankungen an Hirnnerven und peripheren Nerven mit komplexer Diagnose, außer bei Para- / Tetraplegie, ohne schwere CC oder ohne komplexe Diagnose, mit äußerst schweren CC außer bei Para- / Tetrapl. oder ohne schwere CC bei Para- / Tetrapl	1,016	9,4	2	0,334	20	0,074	0,096	
B71D	M	Erkrankungen an Hirnnerven und peripheren Nerven ohne komplexe Diagnose, ohne äußerst schwere oder schwere CC, außer bei Para- / Tetraplegie	0,724	7,0	1	0,515	16	0,071	0,089	
B72A	M	Infektion des Nervensystems außer Virusmeningitis, Alter > 80 Jahre oder mit äußerst schweren oder schweren CC	1,592	13,4	3	0,394	27	0,082	0,109	
B72B	M	Infektion des Nervensystems außer Virusmeningitis, Alter < 81 Jahre, ohne äußerst schwere oder schwere CC	1,031	8,8	2	0,340	18	0,081	0,104	
B73Z	M	Virusmeningitis	0,954	7,8	2	0,317	16	0,085	0,108	
B75Z	M	Fieberkrämpfe	0,456	3,2	1	0,278	7	0,099	0,108	
B76B	M	Anfälle, mehr als ein Belegungstag, ohne komplexe Diagnostik und Therapie, mit äußerst schweren CC, Alter < 18 Jahre	1,756	11,1	3	0,436	25	0,110	0,144	
B76C	M	Anfälle, mehr als ein Belegungstag, ohne komplexe Diagnostik und Therapie, mit äußerst schweren CC, Alter > 17 Jahre	1,319	10,7	3	0,326	23	0,086	0,112	

Anhang C

Fallpauschalen-Katalog: Teil a) Bewertungsrelationen bei Versorgung durch Hauptabteilungen

DRG	Partition	Bezeichnung	Bewertungsrelation bei Hauptabteilung	Bewertungsrelation bei Hauptabteilung und Beleghebamme	Mittlere Verweildauer[1]	Untere Grenzverweildauer - Erster Tag mit Abschlag[2,5]	Untere Grenzverweildauer - Bewertungsrelation/Tag	Obere Grenzverweildauer - Erster Tag zusätzliches Entgelt[3,5]	Obere Grenzverweildauer - Bewertungsrelation/Tag	Externe Verlegung Abschlag/Tag (Bewertungsrelation)	Verlegungsfallpauschale	Ausnahme von Wiederaufnahme[4]
1	2	3	4	5	6	7	8	9	10	11	12	13
B76D	M	Anfälle, mehr als ein Belegungstag, ohne komplexe Diagnostik und Therapie, mit schweren CC	0,927		7,8	2	0,306	17	0,082	0,104		
B76E	M	Anfälle, ein Belegungstag oder ohne äußerst schwere oder schwere CC	0,649		5,4	1	0,443	13	0,083	0,100		
B77Z	M	Kopfschmerzen	0,532		4,3	1	0,327	10	0,086	0,099		
B78Z	M	Intrakranielle Verletzung	0,983		7,2	1	0,667	17	0,093	0,117		
B79Z	M	Schädelfrakturen	0,630		5,0	1	0,408	12	0,086	0,103		
B80Z	M	Andere Kopfverletzungen	0,267		2,5	1	0,116	5	0,074	0,075		
B81Z	M	Andere Erkrankungen des Nervensystems	0,803		6,5	1	0,506	17	0,084	0,105		
B82Z	M	Andere Erkrankungen an peripheren Nerven	0,404		4,4	1	0,241	10	0,062	0,072		
B83A	M	Apoplexie mit Beatmung > 499 Stunden	12,445		34,8			53	0,242		x	x
B83B	M	Apoplexie mit Beatmung > 177 und < 500 Stunden	6,943		20,5			38	0,229		x	x

MDC 02 Krankheiten und Störungen des Auges

C01Z	O	Eingriffe bei penetrierenden Augenverletzungen	1,182		7,7	2	0,223	15	0,061	0,077		
C02A	O	Enukleationen und Eingriffe an der Orbita bei bösartiger Neubildung und Strahlentherapie bei bösartiger Neubildung	1,471		8,1	2	0,311	17	0,121	0,103		x
C02B	O	Enukleationen und Eingriffe an der Orbita außer bei bösartiger Neubildung	0,900		5,8	1	0,322	12	0,060	0,073		
C03Z	O	Eingriffe an der Retina mit Pars-plana-Vitrektomie und andere komplexe Prozeduren mit extrakapsulärer Extraktion der Linse (ECCE)	1,109		6,6	1	0,263	13	0,056	0,069		
C04A	O	Hornhauttransplantation mit extrakapsulärer Extraktion der Linse (ECCE)	1,638		9,2	2	0,332	18	0,131	0,098		x
C04B	O	Hornhauttransplantation ohne extrakapsuläre Extraktion der Linse (ECCE)	1,519		9,1	2	0,306	18	0,123	0,091		x
C05Z	O	Dakryozystorhinostomie	0,693		3,8	1	0,244	8	0,067	0,076		
C06Z	O	Komplexe Eingriffe bei Glaukom	0,982		8,8	2	0,247	17	0,059	0,076		
C07Z	O	Andere Eingriffe bei Glaukom mit extrakapsulärer Extraktion der Linse (ECCE) und andere Eingriffe an der Retina	0,730		4,9	1	0,364	11	0,057	0,068		
C08Z	O	Extrakapsuläre Extraktion der Linse (ECCE)	0,443		2,5	1	0,088	5	0,065	0,066		
C10A	O	Eingriffe an den Augenmuskeln mit erhöhtem Aufwand	0,806		3,0	1	0,237	6	0,093	0,099		

Code	O/M	Bezeichnung					X
C10B	O	Eingriffe an den Augenmuskeln ohne erhöhten Aufwand	0,621	2,5	1	0,086	5	0,084	0,086
C12Z	O	Andere Rekonstruktionen der Augenlider	0,900	6,0	1	0,252	13	0,059	0,072
C13Z	O	Eingriffe an Tränendrüse und Tränenwegen	0,552	3,0	1	0,204	7	0,070	0,075
C14Z	O	Andere Eingriffe am Auge	0,589	5,1	1	0,256	12	0,061	0,073
C17Z	O	Eingriffe an der Retina mit Pars-plana-Vitrektomie und andere komplexe Prozeduren ohne extrakapsuläre Extraktion der Linse (ECCE)	1,005	6,6	1	0,495	13	0,058	0,071
C18Z	O	Große Eingriffe an Kornea, Sklera und Konjunktiva	1,093	8,5	2	0,254	19	0,063	0,080
C19Z	O	Andere Eingriffe bei Glaukom ohne extrakapsuläre Extraktion der Linse (ECCE)	0,646	5,8	1	0,364	12	0,058	0,071
C20A	O	Andere Eingriffe an Kornea, Sklera und Konjunktiva und Eingriffe am Augenlid oder verschiedene Eingriffe an der Linse, Alter < 16 Jahre	0,792	3,6	1	0,371	7	0,086	0,096
C20B	O	Andere Eingriffe an Kornea, Sklera und Konjunktiva und Eingriffe am Augenlid oder verschiedene Eingriffe an der Linse, Alter > 15 Jahre	0,577	3,6	1	0,182	9	0,063	0,070
C60Z	M	Akute und schwere Augeninfektionen	0,769	8,2	2	0,253	17	0,065	0,082
C61Z	M	Neuro-ophthalmologische und vaskuläre Erkrankungen des Auges	0,682	6,2	1	0,463	14	0,075	0,093
C62Z	M	Hyphäma und konservativ behandelte Augenverletzungen	0,402	4,0	1	0,255	9	0,066	0,075
C63Z	M	Andere Erkrankungen des Auges	0,528	5,0	1	0,337	11	0,071	0,085
C64Z	M	Glaukom, Katarakt und Erkrankungen des Augenlides	0,278	3,1	1	0,074	6	0,061	0,066
C65Z	M	Bösartige Neubildungen des Auges und Augenerkrankungen bei Diabetes mellitus	0,710	6,4	1	0,451	15	0,074	0,091
MDC 03 Krankheiten und Störungen des Ohres, der Nase, des Mundes und des Halses									
D01B	O	Kochleaimplantation, unilateral	9,497	7,0	1	0,474	12	0,095	0,119
D02A	O	Komplexe Resektionen mit Rekonstruktionen an Kopf und Hals mit komplexem Eingriff	6,899	24,2	7	0,467	42	0,245	0,148
D02B	O	Komplexe Resektionen mit Rekonstruktionen an Kopf und Hals ohne komplexen Eingriff	5,087	20,5	6	0,400	37	0,184	0,130
D03Z	O	Operative Korrektur einer Lippen-Kiefer-Gaumen-Spalte	1,702	6,9	1	0,477	12	0,097	0,121
D04Z	O	Bignathe Osteotomie und komplexe Eingriffe am Kiefer	2,379	10,2	2	0,348	16	0,071	0,093
D05A	O	Komplexe Parotidektomie	1,541	7,3	1	0,320	14	0,061	0,077
D05B	O	Komplexe Eingriffe an den Speicheldrüsen außer komplexe Parotidektomien	1,168	6,5	1	0,270	11	0,058	0,072
D06A	O	Eingriffe an Nasennebenhöhlen, Mastoid, komplexe Eingriffe am Mittelohr und andere Eingriffe an den Speicheldrüsen, Alter < 16 Jahre	0,971	5,7	1	0,623	11	0,074	0,090
D06B	O	Eingriffe an Nasennebenhöhlen, Mastoid, komplexe Eingriffe am Mittelohr und andere Eingriffe an den Speicheldrüsen, Alter > 15 Jahre	0,836	5,9	1	0,462	11	0,059	0,072
D08Z	O	Eingriffe an Mundhöhle und Mund bei bösartiger Neubildung	1,097	7,7	2	0,253	17	0,107	0,087

Fallpauschalen-Katalog: Teil a) Bewertungsrelationen bei Versorgung durch Hauptabteilungen

DRG	Partition	Bezeichnung	Bewertungs-relation bei Hauptabteilung	Bewertungs-relation bei Hauptabteilung und Beleghebamme	Mittlere Verweildauer[1]	Untere Grenzverweildauer		Obere Grenzverweildauer		Externe Verlegung Abschlag/Tag (Bewertungsrelation)	Verlegungs-fall-pauschale	Ausnahme von Wieder-aufnahme[4]
						Erster Tag mit Abschlag[2,5]	Bewertungs-relation/Tag	Erster Tag zusätzliches Entgelt[3,5]	Bewertungs-relation/Tag			
1	2	3	4	5	6	7	8	9	10	11	12	13
D09Z	O	Tonsillektomie bei bösartiger Neubildung oder verschiedene Eingriffe an Ohr, Nase, Mund und Hals mit äußerst schweren CC	1,183		8,1	2	0,270	18	0,123	0,089		
D12A	O	Andere aufwändige Eingriffe an Ohr, Nase, Mund und Hals	1,274		8,2	2	0,257	18	0,066	0,084		
D12B	O	Andere Eingriffe an Ohr, Nase, Mund und Hals	0,804		5,4	1	0,502	12	0,061	0,074		
D13Z	O	Kleine Eingriffe an Nase und Ohr	0,457		2,3	1	0,184	5	0,085	0,085		
D15A	O	Tracheostomie mit äußerst schweren CC	2,585		17,9	5	0,332	34	0,078	0,106		
D15B	O	Tracheostomie ohne äußerst schwere CC	1,804		13,7	4	0,261	25	0,067	0,089		
D16Z	O	Materialentfernung an Kiefer und Gesicht	0,746		3,9	1	0,285	8	0,067	0,077		
D17Z	O	Plastische Rekonstruktion der Ohrmuschel	1,390		7,3	1	0,298	15	0,057	0,072		
D18Z	O	Strahlentherapie mit operativem Eingriff bei Krankheiten und Störungen des Ohres, der Nase, des Mundes und des Halses	4,720		33,8	10	0,310	52	0,117	0,098		X
D19Z	O	Strahlentherapie bei Krankheiten und Störungen des Ohres, der Nase, des Mundes und des Halses, mehr als ein Belegungstag, mehr als 10 Bestrahlungen	3,736		29,8	9	0,364	48	0,122	0,118		X
D20A	O	Andere Strahlentherapie bei Krankheiten und Störungen des Ohres, der Nase, des Mundes und des Halses, mehr als ein Belegungstag, Alter > 70 Jahre oder mit äußerst schweren CC	1,558		11,7	3	0,371	25	0,127	0,117		X
D20B	O	Andere Strahlentherapie bei Krankheiten und Störungen des Ohres, der Nase, des Mundes und des Halses, mehr als ein Belegungstag, Alter < 71 Jahre, ohne äußerst schwere CC	1,008		7,4			16	0,132	0,116		
D22A	O	Eingriffe an Mundhöhle und Mund außer bei bösartiger Neubildung mit Mundboden- oder Vestibulumplastik	0,980		6,3	1	0,290	13	0,065	0,080		
D22B	O	Eingriffe an Mundhöhle und Mund außer bei bösartiger Neubildung ohne Mundboden- oder Vestibulumplastik	0,671		4,4	1	0,341	10	0,071	0,083		
D24A	O	Komplexe Hautplastiken und große Eingriffe an Kopf und Hals mit äußerst schweren CC	4,386		21,4	6	0,379	39	0,087	0,118		
D24B	O	Komplexe Hautplastiken und große Eingriffe an Kopf und Hals ohne äußerst schwere CC	2,899		14,9	4	0,310	28	0,073	0,098		
D25A	O	Mäßig komplexe Eingriffe an Kopf und Hals bei bösartiger Neubildung	2,727		15,4	4	0,327	30	0,136	0,100		
D25B	O	Mäßig komplexe Eingriffe an Kopf und Hals außer bei bösartiger Neubildung	1,525		8,8	2	0,279	19	0,067	0,085		

C. Fallpauschalenvereinbarung 2006 — Anhang C

Code	Typ	Bezeichnung								
D28Z	O	Monognathe Osteotomie und komplexe Eingriffe an Kopf und Hals oder andere Eingriffe an Kopf und Hals bei bösartiger Neubildung	1,552	7,6	2	0,258	15	0,150	0,090	
D29Z	O	Operationen am Kiefer und andere Eingriffe an Kopf und Hals außer bei bösartiger Neubildung	1,121	6,4	1	0,622	13	0,071	0,088	
D30A	O	Tonsillektomie außer bei bösartiger Neubildung oder verschiedene Eingriffe an Ohr, Nase, Mund und Hals ohne äußerst schwere CC, mit aufwändigem Eingriff	0,755	4,9	1	0,350	10	0,060	0,071	
D30B	O	Tonsillektomie außer bei bösartiger Neubildung oder verschiedene Eingriffe an Ohr, Nase, Mund und Hals ohne äußerst schwere CC, ohne aufwändigen Eingriff	0,713	5,7	1	0,415	11	0,064	0,078	
D35Z	O	Eingriffe an Nase und Nasennebenhöhlen bei bösartiger Neubildung	1,069	7,8	2	0,229	16	0,117	0,078	
D36Z	O	Sehr komplexe Eingriffe an den Nasennebenhöhlen	0,971	6,1	1	0,269	12	0,061	0,075	
D37Z	O	Sehr komplexe Eingriffe an der Nase	0,944	6,5	1	0,248	12	0,053	0,066	
D38Z	O	Mäßig komplexe Eingriffe an der Nase	0,757	5,6	1	0,416	10	0,056	0,068	
D39Z	O	Andere Eingriffe an der Nase	0,507	3,7	1	0,254	7	0,064	0,073	
D40Z	A	Zahnextraktion und -wiederherstellung	0,626	3,6	1	0,263	8	0,077	0,086	
D60A	M	Bösartige Neubildungen an Ohr, Nase, Mund und Hals, mehr als ein Belegungstag, mit äußerst schweren oder schweren CC	0,927	7,9	2	0,279	18	0,106	0,094	x
D60B	M	Bösartige Neubildungen an Ohr, Nase, Mund und Hals, ein Belegungstag oder ohne äußerst schwere oder schwere CC	0,590	4,2	1	0,365	10	0,111	0,089	x
D61A	M	Gleichgewichtsstörungen (Schwindel) mit Hörverlust oder Tinnitus	0,613	6,5	1	0,427	13	0,065	0,081	
D61B	M	Gleichgewichtsstörungen (Schwindel) ohne Hörverlust oder Tinnitus	0,603	5,8	1	0,410	13	0,071	0,087	
D62Z	M	Epistaxis	0,374	3,9	1	0,235	9	0,061	0,070	
D63Z	M	Otitis media oder Infektionen der oberen Atemwege	0,434	3,8	1	0,269	8	0,078	0,088	
D64Z	M	Laryngotracheitis und Epiglottitis	0,347	3,3	1	0,214	8	0,073	0,080	
D65Z	M	Verletzung und Deformität der Nase	0,398	3,0	1	0,189	6	0,068	0,073	
D66Z	M	Andere Krankheiten an Ohr, Nase, Mund und Hals	0,466	4,3	1	0,272	10	0,069	0,079	
D67Z	M	Erkrankungen von Zähnen und Mundhöhle ohne Zahnextraktion und -wiederherstellung	0,539	4,3	1	0,313	10	0,079	0,091	
MDC 04 Krankheiten und Störungen der Atmungsorgane										
E01Z	O	Revisionseingriffe, beidseitige Lobektomie und erweiterte Lungenresektionen	4,027	20,2	6	0,384	36	0,093	0,093	x
E02A	O	Andere OR-Prozeduren an den Atmungsorganen mit aufwändigem Eingriff	1,946	14,3	4	0,319	29	0,078	0,104	
E02B	O	Andere OR-Prozeduren an den Atmungsorganen ohne aufwändigen Eingriff	1,434	11,7	3	0,297	25	0,071	0,093	

Anhang C

3. Teil. Praxishilfen

Fallpauschalen-Katalog: Teil a) Bewertungsrelationen bei Versorgung durch Hauptabteilungen

DRG	Partition	Bezeichnung	Bewertungsrelation bei Hauptabteilung	Bewertungsrelation bei Hauptabteilung und Beleghebamme	Mittlere Verweildauer[1]	Untere Grenzverweildauer		Obere Grenzverweildauer		Externe Verlegung Abschlag/Tag (Bewertungsrelation)	Verlegungsfallpauschale	Ausnahme von Wiederaufnahme[4]
						Erster Tag mit Abschlag[2,5]	Bewertungsrelation/Tag	Erster Tag zusätzliches Entgelt[3,5]	Bewertungsrelation/Tag			
1	2	3	4	5	6	7	8	9	10	11	12	13
E03Z	O	Brachytherapie oder Therapie mit offenen Nukliden bei Krankheiten und Störungen der Atmungsorgane, mehr als ein Belegungstag	1,324		11,3	3	0,304	26	0,076	0,099		X
E05A	O	Andere große Eingriffe am Thorax bei bösartiger Neubildung	2,787		16,7	5	0,316	31	0,080	0,107		
E05B	O	Andere große Eingriffe am Thorax außer bei bösartiger Neubildung	2,450		15,5	4	0,350	31	0,079	0,106		
E06Z	O	Andere Lungenresektionen, Biopsie an Thoraxorganen und Eingriffe an der Thoraxwand	2,181		13,2	3	0,367	25	0,078	0,103		
E07Z	O	Eingriffe bei Schlafapnoesyndrom	0,937		6,1	1	0,306	11	0,070	0,086		
E08A	O	Strahlentherapie bei Krankheiten und Störungen der Atmungsorgane mit operativem Eingriff oder Beatmung > 24 Stunden	4,449		28,8	9	0,371	47	0,090	0,125		X
E08B	O	Strahlentherapie bei Krankheiten und Störungen der Atmungsorgane, ohne operativen Eingriff oder Beatmung > 24 Stunden, mehr als ein Belegungstag, mehr als 9 Bestrahlungen	3,309		26,1	8	0,362	44	0,087			X
E09Z	O	Strahlentherapie bei Krankheiten und Störungen der Atmungsorgane, mehr als ein Belegungstag, weniger als 10 Bestrahlungen	1,765		14,4	4	0,342	29	0,083	0,198		X
E40A	A	Krankheiten und Störungen der Atmungsorgane mit Beatmung > 24 Stunden, mit äußerst schweren CC oder ARDS, Alter < 18 Jahre	3,219		13,3	3	0,711	26	0,149		X	X
E40B	A	Krankheiten und Störungen der Atmungsorgane mit Beatmung > 24 Stunden, mit äußerst schweren CC oder ARDS, Alter > 17 Jahre	2,862		15,1	4	0,539	30	0,125	0,167		X
E40C	A	Krankheiten und Störungen der Atmungsorgane mit Beatmung > 24 Stunden, ohne äußerst schwere CC, ohne ARDS	1,993		10,2	2	0,643	23	0,133	0,173	X	X
E42Z	A	Geriatrische frührehabilitative Komplexbehandlung bei Krankheiten und Störungen der Atmungsorgane	2,223		24,1			40	0,063	0,087		
E60Z	M	Zystische Fibrose (Mukoviszidose)	2,008		11,2	3	0,495	23	0,176		X	
E61Z	M	Lungenembolie	1,410		12,3	3	0,343	23	0,078	0,103		
E62A	M	Komplexe Infektionen und Entzündungen der Atmungsorgane mit komplizierenden Prozeduren oder mit komplexer Diagnose bei Zustand nach Organtransplantation	3,048		17,7	5	0,493	35	0,117	0,158		
E62B	M	Komplexe Infektionen und Entzündungen der Atmungsorgane ohne komplizierende Prozeduren, ohne komplexe Diagnose bei Zustand nach Organtransplantation, mit komplexer Diagnose und äußerst schweren CC	2,215		17,4	5	0,359	34	0,087	0,117		
E63Z	M	Schlafapnoesyndrom	0,272		2,3	1	0,126	4	0,080	0,080		

C. Fallpauschalenvereinbarung 2006 — Anhang C

Code	M	Bezeichnung									
E64A	M	Respiratorische Insuffizienz, mehr als ein Belegungstag, mit äußerst schweren CC	1,367			10,9	3	0,335	24	0,086	0,112	
E64B	M	Respiratorische Insuffizienz, mehr als ein Belegungstag, ohne äußerst schwere CC, Alter < 10 Jahre	0,978			6,3			15	0,106	0,131	
E64C	M	Respiratorische Insuffizienz, mehr als ein Belegungstag, ohne äußerst schwere CC, Alter > 9 Jahre	0,859			8,4	2	0,279	18	0,070	0,090	
E64D	M	Respiratorische Insuffizienz, ein Belegungstag	0,192			1,0						
E65A	M	Chronisch-obstruktive Atemwegserkrankung mit äußerst schweren CC oder starrer Bronchoskopie	1,103			11,7	3	0,269	23	0,065	0,085	
E65B	M	Chronisch-obstruktive Atemwegserkrankung ohne äußerst schwere CC, ohne starre Bronchoskopie	0,770			8,5	2	0,250	17	0,062	0,079	
E66Z	M	Schweres Thoraxtrauma	0,598			6,3	1	0,410	14	0,065	0,081	
E67A	M	Beschwerden und Symptome der Atmung mit komplexer Diagnose	0,678			6,0	1	0,478	14	0,073	0,089	
E67B	M	Beschwerden und Symptome der Atmung ohne komplexe Diagnose	0,487			4,3	1	0,306	10	0,074	0,085	
E68Z	M	Pneumothorax	0,966			8,3	2	0,311	17	0,079	0,101	
E69A	M	Bronchitis und Asthma bronchiale, mehr als ein Belegungstag und Alter > 55 Jahre oder mit äußerst schweren CC	0,710			6,8			15	0,072	0,089	
E69B	M	Bronchitis und Asthma bronchiale, Alter < 1 Jahr und ein Belegungstag oder ohne äußerst schwere oder schwere CC	0,612			4,9	1	0,438	11	0,088	0,104	
E69C	M	Bronchitis und Asthma bronchiale, Alter > 0 Jahre und ein Belegungstag und Alter > 1 Jahr und Alter < 56 Jahre und ohne äußerst schwere oder schwere CC	0,486			4,0	1	0,313	9	0,083	0,096	
E70Z	M	Keuchhusten und akute Bronchiolitis	0,906			6,9	1	0,730	15	0,091	0,114	
E71A	M	Neubildungen der Atmungsorgane, mehr als ein Belegungstag, mit äußerst schweren CC oder starrer Bronchoskopie	1,066			9,9	2	0,339	23	0,072	0,093	x
E71B	M	Neubildungen der Atmungsorgane, ein Belegungstag oder ohne äußerst schwere CC und ohne starre Bronchoskopie	0,592			5,4	1	0,390	14	0,074	0,089	x
E72Z	M	Störungen der Atmung mit Ursache in der Neonatalperiode	0,588			4,4	1	0,379	12	0,091	0,107	
E73A	M	Pleuraerguss mit äußerst schweren CC	1,270			12,6	3	0,306	26	0,068	0,090	
E73B	M	Pleuraerguss ohne äußerst schwere CC	0,847			8,4	2	0,270	18	0,068	0,087	
E74Z	M	Interstitielle Lungenerkrankung	0,931			9,7	2	0,295	21	0,064	0,083	
E75A	M	Andere Krankheiten der Atmungsorgane mit äußerst schweren CC, Alter < 10 Jahre	1,586			8,8	2	0,488	20	0,117	0,150	
E75B	M	Andere Krankheiten der Atmungsorgane mit äußerst schweren CC, Alter > 9 Jahre	0,897			8,6	2	0,291	19	0,071	0,091	
E75C	M	Andere Krankheiten der Atmungsorgane ohne äußerst schwere CC	0,509			4,7	1	0,308	11	0,073	0,085	

Anhang C

Fallpauschalen-Katalog: Teil a) Bewertungsrelationen bei Versorgung durch Hauptabteilungen

| DRG | Partition | Bezeichnung | Bewertungs-relation bei Haupt-abteilung | Bewertungs-relation bei Haupt-abteilung und Beleghebamme | Mittlere Verweil-dauer[1] | Untere Grenzverweildauer | | Obere Grenzverweildauer | | Externe Verlegung Abschlag/Tag (Bewertungs-relation) | Verlegungs-fall-pauschale | Ausnahme von Wieder-aufnahme[4] |
						Erster Tag mit Abschlag[2,5]	Bewertungs-relation/Tag	Erster Tag zusätzliches Entgelt[3,5]	Bewertungs-relation/Tag			
1	2	3	4	5	6	7	8	9	10	11	12	13
E76B	M	Tuberkulose bis 14 Belegungstage mit äußerst schweren oder schweren CC	1,058		8,8	2	0,344			0,105		
E76C	M	Tuberkulose bis 14 Belegungstage ohne äußerst schwere oder schwere CC	0,843		7,6	2	0,273			0,096		
E77A	M	Andere Infektionen und Entzündungen der Atmungsorgane bei Zustand nach Organtransplantation oder mit komplexer Diagnose, mit äußerst schweren oder schweren CC	1,506		11,5	3	0,367	24	0,090	0,118		
E77B	M	Andere Infektionen und Entzündungen der Atmungsorgane außer bei Zustand nach Organtransplantation, mit komplexer Diagnose oder äußerst schweren CC	1,176		11,6	3	0,290	23	0,070	0,092		
E77C	M	Andere Infektionen und Entzündungen der Atmungsorgane außer bei Zustand nach Organtransplantation, ohne komplexe Diagnose, ohne äußerst schwere CC	0,813		7,6	2	0,268	16	0,074	0,093		
MDC 05 Krankheiten und Störungen des Kreislaufsystems												
F01A	O	Neuimplantation Kardioverter / Defibrillator (AICD), Drei-Kammer-Stimulation, mit zusätzlichem Herz- oder Gefäßeingriff	11,247		19,1	5	0,483	33	0,106	0,144		
F01B	O	Neuimplantation Kardioverter / Defibrillator (AICD), Zwei-Kammer-Stimulation, mit zusätzlichem Herz- oder Gefäßeingriff	9,989		18,9	5	0,483	35	0,107	0,145		
F01C	O	Neuimplantation Kardioverter / Defibrillator (AICD), Drei-Kammer-Stimulation, ohne zusätzlichen Herz- oder Gefäßeingriff	8,761		11,5	3	0,346	23	0,085	0,111		
F01D	O	Neuimplantation Kardioverter / Defibrillator (AICD), Ein-Kammer-Stimulation, mit zusätzlichem Herz- oder Gefäßeingriff	8,723		17,1	5	0,440	33	0,108	0,146		
F01E	O	Neuimplantation Kardioverter / Defibrillator (AICD), Zwei-Kammer-Stimulation, ohne zusätzlichen Herz- oder Gefäßeingriff	7,653		13,6	4	0,314	27	0,080	0,107		
F01F	O	Neuimplantation Kardioverter / Defibrillator (AICD), Ein-Kammer-Stimulation, ohne zusätzlichen Herz- oder Gefäßeingriff	7,043		13,1	3	0,367	27	0,078	0,104		
F02Z	O	Aggregatwechsel eines Kardioverters / Defibrillators (AICD), Zwei- oder Drei-Kammer-Stimulation	6,348		5,5	1	0,296	13	0,076	0,092		
F03Z	O	Herzklappeneingriff mit Herz-Lungen-Maschine, mit komplizierenden Prozeduren	7,935		21,4	6	0,626	39	0,241		X	
F04Z	O	Herzklappeneingriff mit Herz-Lungen-Maschine, Dreifacheingriff oder Alter < 1 Jahr oder Eingriff in tiefer Hypothermie	6,874		16,3	4	0,756	28	0,348		X	

C. Fallpauschalenvereinbarung 2006 **Anhang C**

Code	O	Bezeichnung								
F05Z	O	Koronare Bypass-Operation mit invasiver kardiologischer Diagnostik, mit komplizierenden Prozeduren oder Karotiseingriff	6,184	20,1	6	0,520	36	0,211		x
F06Z	O	Koronare Bypass-Operation ohne invasive kardiologische Diagnostik, mit komplizierenden Prozeduren oder Karotiseingriff	5,236	16,2	4	0,583	28	0,234	0,169	
F07Z	O	Andere Eingriffe mit Herz-Lungen-Maschine, Alter < 1 Jahr oder mit komplizierenden Prozeduren oder komplexer Operation	5,017	14,8	4	0,507	26	0,256		x
F08Z	O	Große rekonstruktive Gefäßeingriffe ohne Herz-Lungen-Maschine, mit komplizierenden Prozeduren oder thorakoabdominalem Aneurysma	5,618	21,8	6	0,535	39	0,120		x
F09Z	O	Andere kardiothorakale Eingriffe ohne Herz-Lungen-Maschine, mit komplizierenden Prozeduren oder Alter < 3 Jahre	4,746	14,1	4	0,635	27	0,158	0,211	
F10Z	O	Aggregatwechsel eines Kardioverters / Defibrillators (AICD), Ein-Kammer-Stimulation	5,541	5,1	1	0,282	11	0,077	0,092	
F11A	O	Herzklappeneingriff mit Herz-Lungen-Maschine, Zweifacheingriff oder bei angeborenem Herzfehler, mit Reoperation oder invasiver Diagnostik	6,175	18,8	5	0,486	33	0,223		x
F11B	O	Herzklappeneingriff mit Herz-Lungen-Maschine, Zweifacheingriff oder bei angeborenem Herzfehler oder mit Reoperation oder invasiver Diagnostik	5,387	16,7	5	0,417	29	0,222		x
F12Z	O	Implantation eines Herzschrittmachers, Ein-Kammersystem	1,939	12,0	3	0,293	25	0,068	0,090	
F13A	O	Amputation bei Kreislauferkrankungen an oberer Extremität und Zehen mit äußerst schweren CC	2,346	20,8	6	0,293	39	0,069	0,094	
F13B	O	Amputation bei Kreislauferkrankungen an oberer Extremität und Zehen ohne äußerst schwere CC	1,575	16,3	4	0,275	32	0,059	0,080	
F14Z	O	Gefäßeingriffe außer große rekonstruktive Eingriffe, ohne Herz-Lungen-Maschine, mit komplizierenden Prozeduren oder Revision oder komplexer Diagnose oder Alter < 3 Jahre	2,578	16,9	5	0,291	32	0,072	0,098	
F15Z	O	Perkutane Koronarangioplastie mit komplizierenden Prozeduren	3,739	15,9	4	0,572	31	0,126	0,169	
F16Z	O	Koronare Bypass-Operation mit invasiver kardiologischer Diagnostik, ohne komplizierende Prozeduren, ohne Karotiseingriff, mit Reoperation oder Infarkt	4,863	17,5	5	0,453	31	0,195		x
F17Z	O	Wechsel eines Herzschrittmachers, Ein-Kammersystem	1,013	4,4	1	0,288	11	0,062	0,072	
F18Z	O	Revision eines Herzschrittmachers oder Kardioverters / Defibrillators (AICD) ohne Aggregatwechsel	1,124	5,9	1	0,415	14	0,069	0,085	
F19A	O	Andere perkutan-transluminale Intervention an Herz, Aorta und Lungengefäßen mit äußerst schweren CC	1,937	5,8	1	0,409	14	0,099	0,120	
F19B	O	Andere perkutan-transluminale Intervention an Herz, Aorta und Lungengefäßen ohne äußerst schwere CC	1,655	4,0	1	0,099	9	0,107	0,123	
F20Z	O	Beidseitige Unterbindung und Stripping von Venen mit Ulzeration oder äußerst schweren oder schweren CC	1,253	8,4	2	0,206	21	0,052	0,066	
F21Z	O	Andere OR-Prozeduren bei Kreislauferkrankungen	1,828	17,2	5	0,274	34	0,067	0,091	
F22Z	O	Anderer Herzklappeneingriff mit Herz-Lungen-Maschine	4,618	13,9	4	0,401	22	0,256		x

447

Anhang C

Fallpauschalen-Katalog: Teil a) Bewertungsrelationen bei Versorgung durch Hauptabteilungen

DRG	Partition	Bezeichnung	Bewertungs-relation bei Haupt-abteilung	Bewertungs-relation bei Haupt-abteilung und Beleghebamme	Mittlere Verweil-dauer[1]	Untere Grenzverweildauer		Obere Grenzverweildauer		Externe Verlegung Abschlag/Tag (Bewertungs-relation)	Verlegungs-fall-pauschale	Ausnahme von Wieder-aufnahme[4]
						Erster Tag mit Abschlag[2],[5]	Bewertungs-relation/Tag	Erster Tag zusätzliches Entgelt[3],[5]	Bewertungs-relation/Tag			
1	2	3	4	5	6	7	8	9	10	11	12	13
F23Z	O	Koronare Bypass-Operation mit invasiver kardiologischer Diagnostik, ohne komplizierende Prozeduren, ohne Karotiseingriff, ohne Reoperation, ohne Infarkt	4,356		16,5	5	0,385	28	0,189		X	
F24A	O	Perkutane Koronarangioplastie mit komplexer Diagnose und hochkomplexer Intervention oder mit perkutaner Angioplastie, mit äußerst schweren CC	2,709		13,0	3	0,452	26	0,097	0,129		
F24B	O	Implantation eines Herzschrittmachers, Zwei-Kammersystem oder perkutane Koronarangioplastie mit komplexer Diagnose und hochkomplexer Intervention oder mit perkutaner Angioplastie, ohne äußerst schwere CC	1,952		8,0	2	0,303	17	0,079	0,101		
F25Z	O	Implantation eines Herzschrittmachers, Drei-Kammersystem	4,283		11,4	3	0,286	25	0,070	0,092		
F26Z	O	Andere ablative Maßnahmen bei Tachyarrhythmie oder Wechsel eines Herzschrittmachers, Mehrkammersystem	1,425		4,0	1	0,502	10	0,078	0,090		
F27Z	O	Ablative Maßnahmen bei Tachyarrhythmie mit komplexer Ablation	2,335		5,7	1	0,410	12	0,101	0,122		
F28A	O	Amputation mit zusätzlichem Gefäßeingriff	5,097		36,3	11	0,316	54	0,073	0,101		
F28B	O	Amputation bei Kreislauferkrankungen außer an oberer Extremität und Zehen, ohne Gefäßeingriff, mit äußerst schweren oder schweren CC	2,808		24,9	7	0,298	43	0,067	0,092		
F28C	O	Amputation bei Kreislauferkrankungen außer an oberer Extremität und Zehen, ohne Gefäßeingriff, ohne äußerst schwere oder schwere CC	2,229		20,4	6	0,273	38	0,065	0,089		
F30Z	O	Operation bei komplexem angeborenen Herzfehler	7,327		17,7	5	0,749	32	0,286	0,240		
F31Z	O	Andere Eingriffe mit Herz-Lungen-Maschine, Alter > 0 Jahre, ohne komplizierende Prozeduren, ohne komplexe Operation	4,203		12,8	3	0,571	22	0,215	0,165		
F32Z	O	Koronare Bypass-Operation ohne invasive kardiologische Diagnostik, ohne komplizierende Prozeduren, ohne Karotiseingriff	3,720		12,6	3	0,462	21	0,204	0,136		
F33Z	O	Große rekonstruktive Gefäßeingriffe ohne Herz-Lungen-Maschine, mit Mehretagen- oder Aorteneingriff oder Reoperation	3,330		16,7	5	0,331	31	0,083	0,112		
F34A	O	Andere große rekonstruktive Gefäßeingriffe ohne Herz-Lungen-Maschine mit äußerst schweren CC	3,238		19,9	6	0,295	37	0,073	0,099		
F34B	O	Andere große rekonstruktive Gefäßeingriffe ohne Herz-Lungen-Maschine ohne äußerst schwere CC	2,322		13,6	4	0,264	25	0,068	0,090		
F35A	O	Andere kardiothorakale Eingriffe ohne Herz-Lungen-Maschine, ohne komplizierende Prozeduren, Alter > 2 Jahre und < 10 Jahre oder äußerst schwere CC	2,674		13,4	3	0,465	27	0,097	0,129		

C. Fallpauschalenvereinbarung 2006 Anhang C

Code	O/A	Beschreibung								
F35B	O	Andere kardiothorakale Eingriffe ohne Herz-Lungen-Maschine, ohne komplizierende Prozeduren, Alter > 9 Jahre, ohne äußerst schwere CC	2,197				19	0,102	0,132	
F38Z	O	Mäßig komplexe rekonstruktive Gefäßeingriffe ohne Herz-Lungen-Maschine	2,028	9,6	2	0,464	23	0,069	0,092	
F39A	O	Unterbindung und Stripping von Venen mit beidseitigem Eingriff oder Ulzeration oder äußerst schweren oder schweren CC	0,797	12,5	3	0,310	13	0,053	0,062	
F39B	O	Unterbindung und Stripping von Venen ohne beidseitigen Eingriff, ohne Ulzeration, ohne äußerst schwere oder schwere CC	0,612	4,6	1	0,276	6	0,063	0,067	
F40Z	O	Implantation eines Herzschrittmachers, Zwei-Kammersystem, mit äußerst schweren CC	2,885	3,0	1	0,156	29	0,080	0,106	
F41A	A	Invasive kardiologische Diagnostik bei akutem Myokardinfarkt mit äußerst schweren CC	2,115	14,6	4	0,333	28	0,091	0,121	
F41B	A	Invasive kardiologische Diagnostik bei akutem Myokardinfarkt ohne äußerst schwere CC	1,291	14,5	4	0,377	18	0,087	0,111	
F43A	A	Beatmung > 24 Stunden bei Krankheiten und Störungen des Kreislaufsystems mit äußerst schweren CC	3,079	8,8	2	0,361	30	0,127	0,170	X
F43B	A	Beatmung > 24 Stunden bei Krankheiten und Störungen des Kreislaufsystems ohne äußerst schweren CC	2,596	15,5	4	0,561	26	0,123	0,163	X
F44Z	A	Invasive kardiologische Diagnostik, mehr als 2 Belegungstage, mit komplizierenden Prozeduren oder Endokarditis	4,044	13,2	3	0,578	48	0,087	0,120	
F46Z	A	Invasive kardiologische Diagnostik bei akutem Myokardinfarkt, mehr als 2 Belegungstage, mit komplexer Diagnose	1,433	29,7	9	0,368	23	0,074	0,096	
F47Z	A	Nichtinvasive elektrophysiologische Untersuchung bei vorhandenem Kardioverter / Defibrillator (AICD)	0,859	10,9	3	0,286	17	0,077	0,097	
F48Z	A	Geriatrische frührehabilitative Komplexbehandlung bei Krankheiten und Störungen des Kreislaufsystems	2,155	24,0		0,590	39	0,062	0,085	
F49A	A	Invasive kardiologische Diagnostik außer bei akutem Myokardinfarkt, mehr als 2 Belegungstage, mit komplexem Eingriff, mit äußerst schweren CC	1,585	11,9	3	0,315	26	0,074	0,097	
F49B	A	Invasive kardiologische Diagnostik außer bei akutem Myokardinfarkt, mehr als 2 Belegungstage, ohne komplexen Eingriff, mit äußerst schweren CC	1,442	11,9	3	0,299	25	0,071	0,093	
F49C	A	Invasive kardiologische Diagnostik außer bei akutem Myokardinfarkt, mehr als 2 Belegungstage, mit komplexem Eingriff, ohne äußerst schwere CC	1,024	7,0			16	0,072	0,090	
F49D	A	Invasive kardiologische Diagnostik außer bei akutem Myokardinfarkt, weniger als 3 Belegungstage, Alter < 15 Jahre	0,869	2,0	1	0,341	3	0,149	0,141	
F49E	A	Invasive kardiologische Diagnostik außer bei akutem Myokardinfarkt, mehr als 2 Belegungstage, ohne komplexen Eingriff, ohne äußerst schwere CC	0,828	6,2			14	0,068	0,084	

Anhang C

Fallpauschalen-Katalog: Teil a) Bewertungsrelationen bei Versorgung durch Hauptabteilungen

DRG	Partition	Bezeichnung	Bewertungs-relation bei Haupt-abteilung	Bewertungs-relation bei Haupt-abteilung und Beleghebamme	Mittlere Verweil-dauer[1]	Untere Grenzverweildauer		Obere Grenzverweildauer		Externe Verlegung Abschlag/Tag (Bewertungs-relation)	Verlegungs-fall-pauschale	Ausnahme von Wieder-aufnahme[4]
						Erster Tag mit Abschlag[2,5]	Bewertungs-relation/Tag	Erster Tag zusätzliches Entgelt[3,5]	Bewertungs-relation/Tag			
1	2	3	4	5	6	7	8	9	10	11	12	13
F49F	A	Invasive kardiologische Diagnostik außer bei akutem Myokardinfarkt, weniger als 3 Belegungstage, Alter > 14 Jahre	0,499		2,0	1	0,118	3	0,085	0,081	12	
F50Z	O	Ablative Maßnahmen bei Tachyarrhythmie mit komplexem Mappingverfahren	1,752		4,4	1	0,374	11	0,103	0,120		
F52A	O	Perkutane Koronarangioplastie mit komplexer Diagnose, mit äußerst schweren CC	2,161		11,3	3	0,385	23	0,096	0,126		
F52B	O	Perkutane Koronarangioplastie mit komplexer Diagnose, ohne äußerst schwere CC oder mit intrakoronarer Brachytherapie	1,574		7,5	2	0,346	15	0,096	0,121		
F54Z	O	Gefäßeingriffe außer große rekonstruktive Eingriffe, ohne Herz-Lungen-Maschine, ohne komplizierende Prozeduren, ohne Revision, ohne komplexe Diagnose, Alter > 2 Jahre	1,766		11,5	3	0,319	24	0,078	0,102		
F56Z	O	Perkutane Koronarangioplastie mit hochkomplexer Intervention	1,316		4,1	1	0,427	10	0,087	0,100		
F57A	O	Perkutane Koronarangioplastie mit komplexer Intervention mit äußerst schweren CC	1,363		6,6	1	0,634	16	0,078	0,097		
F57B	O	Perkutane Koronarangioplastie mit komplexer Intervention ohne äußerst schwere CC	1,032		3,6	1	0,344	9	0,087	0,097		
F58Z	O	Andere perkutane Koronarangioplastie	0,960		3,9	1	0,335	10	0,083	0,094		
F59A	O	Mäßig komplexe Gefäßeingriffe ohne Herz-Lungen-Maschine mit äußerst schweren CC	1,546		9,9	2	0,407	23	0,087	0,112		
F59B	O	Mäßig komplexe Gefäßeingriffe ohne Herz-Lungen-Maschine ohne äußerst schwere CC	0,941		4,4	1	0,289	11	0,121	0,141		
F60A	M	Akuter Myokardinfarkt ohne invasive kardiologische Diagnostik mit äußerst schweren CC	1,517		12,8	3	0,375	25	0,082	0,109		
F60B	M	Akuter Myokardinfarkt ohne invasive kardiologische Diagnostik ohne äußerst schwere CC	1,051		9,4	2	0,344	18	0,077	0,100		
F61A	M	Infektiöse Endokarditis mit komplizierender Diagnose	4,720		27,5	8	0,494	45	0,113	0,156		
F61B	M	Infektiöse Endokarditis ohne komplizierende Diagnose	2,240		21,9	6	0,314	40	0,070	0,096		
F62A	M	Herzinsuffizienz und Schock mit äußerst schweren CC, mit Dialyse oder Reanimation oder komplizierender Diagnose	1,704		14,8	4	0,334	29	0,079	0,106		
F62B	M	Herzinsuffizienz und Schock mit äußerst schweren CC, ohne Dialyse, ohne Reanimation, ohne komplexe Diagnose	1,247		12,6	3	0,306	25	0,068	0,090		

C. Fallpauschalenvereinbarung 2006 Anhang C

		Bezeichnung								
F62C	M	Herzinsuffizienz und Schock ohne äußerst schweren CC	0,873	9,5	2	0,285	19	0,063	0,082	
F63A	M	Venenthrombose mit äußerst schweren oder schweren CC	0,975	10,2	2	0,317	20	0,066	0,085	
F63B	M	Venenthrombose ohne äußerst schwere oder schweren CC	0,741	8,1	2	0,240	16	0,063	0,080	
F65A	M	Periphere Gefäßkrankheiten mit komplexer Diagnose und äußerst schweren CC	1,353	12,4	3	0,329	25	0,074	0,098	
F65B	M	Periphere Gefäßkrankheiten ohne komplexe Diagnose oder ohne äußerst schwere CC	0,731	6,6	1	0,434	17	0,073	0,091	
F66A	M	Koronararteriosklerose mit äußerst schweren CC	0,916	9,9	2	0,294	22	0,062	0,081	
F66B	M	Koronararteriosklerose ohne äußerst schweren CC	0,506	5,2	1	0,327	12	0,065	0,078	
F67A	M	Hypertonie mit äußerst schweren CC	0,845	8,9	2	0,276	18	0,065	0,083	
F67B	M	Hypertonie mit schweren CC	0,673	7,2	1	0,475	15	0,064	0,080	
F67C	M	Hypertonie ohne äußerst schwere oder schwere CC	0,516	5,7	1	0,356	12	0,061	0,074	
F68Z	M	Angeborene Herzkrankheit	0,713	4,6	1	0,473	11	0,106		X
F69A	M	Herzklappenerkrankungen mit äußerst schweren oder schweren CC	0,937	10,0	2	0,306	22	0,064	0,083	
F69B	M	Herzklappenerkrankungen ohne äußerst schwere oder schweren CC	0,573	5,7	1	0,395	14	0,066	0,080	
F70A	M	Schwere Arrhythmie und Herzstillstand mit äußerst schweren CC	1,550	11,7	3	0,379	24	0,091	0,120	
F70B	M	Schwere Arrhythmie und Herzstillstand ohne äußerst schwere CC	0,752	6,6	1	0,550	15	0,077	0,096	
F71A	M	Nicht schwere kardiale Arrhythmie und Erregungsleitungsstörungen mit äußerst schweren CC	1,097	10,7	3	0,267	21	0,070	0,092	
F71B	M	Nicht schwere kardiale Arrhythmie und Erregungsleitungsstörungen mit schweren CC	0,709	7,3	1	0,511	16	0,066	0,083	
F71C	M	Nicht schwere kardiale Arrhythmie und Erregungsleitungsstörungen ohne äußerst schwere oder schwere CC	0,493	5,0	1	0,308	11	0,066	0,079	
F72A	M	Instabile Angina pectoris mit äußerst schweren CC	0,755	8,6	2	0,247	18	0,060	0,077	
F72B	M	Instabile Angina pectoris mit schweren CC	0,682	7,1	1	0,481	15	0,066	0,083	
F72C	M	Instabile Angina pectoris ohne äußerst schwere oder schwere CC	0,523	5,2	1	0,324	11	0,068	0,081	
F73Z	M	Synkope und Kollaps	0,591	5,9	1	0,419	13	0,068	0,083	
F74Z	M	Thoraxschmerz	0,395	3,6	1	0,209	8	0,075	0,083	
F75A	M	Andere Krankheiten des Kreislaufsystems mit äußerst schweren CC oder Hautulkus	1,292	12,7	3	0,310	26	0,068	0,091	
F75B	M	Andere Krankheiten des Kreislaufsystems ohne äußerst schwere oder Hautulkus, Alter < 18 Jahre	0,858	5,6	1	0,582	14	0,100	0,121	
F75C	M	Andere Krankheiten des Kreislaufsystems ohne äußerst schwere CC oder Hautulkus, Alter > 17 Jahre	0,715	6,7	1	0,497	16	0,069	0,086	
F95Z	O	Interventioneller Verschluss eines Atrium- oder Septumdefekts	2,400	3,8	1	0,272	9	0,101	0,114	

Anhang C

Fallpauschalen-Katalog: Teil a) Bewertungsrelationen bei Versorgung durch Hauptabteilungen

DRG	Partition	Bezeichnung	Bewertungs-relation bei Haupt-abteilung	Bewertungs-relation bei Haupt-abteilung und Beleghebamme	Mittlere Verweil-dauer[1]	Untere Grenzverweildauer		Obere Grenzverweildauer		Externe Verlegung Abschlag/Tag (Bewertungs-relation)	Verlegungs-fall-pauschale	Ausnahme von Wieder-aufnahme[4]
						Erster Tag mit Abschlag[2,5]	Bewertungs-relation/Tag	Erster Tag zusätzliches Entgelt[3,5]	Bewertungs-relation/Tag			
1	2	3	4	5	6	7	8	9	10	11	12	13
F97Z	O	Intensivmedizinische Komplexbehandlung > 1104 Aufwandspunkte bei Krankheiten und Störungen des Kreislaufsystems mit bestimmter OR-Prozedur	11,808		33,1	10	0,799	51	0,186	0,257		X
MDC 06 Krankheiten und Störungen der Verdauungsorgane												
G01Z	O	Eviszeration des kleinen Beckens	6,372		23,1	7	0,467	40	0,113	0,155		
G02Z	O	Eingriffe an Dünn- und Dickdarm mit komplexem Eingriff oder komplizierender Diagnose	3,359		19,4	5	0,394	36	0,085	0,116		
G03Z	O	Große Eingriffe an Magen, Ösophagus und Duodenum	4,500		21,7	6	0,422	38	0,095	0,130		
G04Z	O	Adhäsiolyse am Peritoneum, Alter < 4 Jahre oder mit äußerst schweren oder schweren CC oder kleine Eingriffe an Dünn- und Dickdarm mit äußerst schweren CC	2,136		13,9	4	0,301	27	0,076	0,101		
G07Z	O	Appendektomie bei Peritonitis mit äußerst schweren oder schweren CC oder kleine Eingriffe an Dünn- und Dickdarm ohne äußerst schwere CC	1,474		9,9	2	0,336	19	0,071	0,092		
G08A	O	Komplexe Rekonstruktion der Bauchwand, Alter > 0 Jahre, mit äußerst schweren CC	1,737		12,9	3	0,284	27	0,061	0,081		
G08B	O	Komplexe Rekonstruktion der Bauchwand, Alter > 0 Jahre, ohne äußerst schwere CC	1,195		7,8	2	0,220	15	0,059	0,075		
G09Z	O	Beidseitige Eingriffe bei Leisten- und Schenkelhernien, Alter > 55 Jahre	0,830		4,7	1	0,308	10	0,056	0,066		
G11A	O	Pyloromyotomie oder Anoproktoplastik und Rekonstruktion von Anus und Sphinkter, Alter < 10 Jahre	1,512		8,5	2	0,374	16	0,093	0,119		
G11B	O	Pyloromyotomie oder Anoproktoplastik und Rekonstruktion von Anus und Sphinkter, Alter > 9 Jahre	1,170		9,6	2	0,311	18	0,068	0,088		
G12A	O	Andere OR-Prozeduren an den Verdauungsorganen mit komplexer OR-Prozedur	2,451		14,6	4	0,361	29	0,086	0,115		
G12B	O	Andere OR-Prozeduren an den Verdauungsorganen mit mäßig komplexer OR-Prozedur	1,766		12,8	3	0,337	27	0,074	0,098		
G12C	O	Andere OR-Prozeduren an den Verdauungsorganen ohne komplexe oder mäßig komplexe OR-Prozedur	0,673		5,4	1	0,333	14	0,058	0,069		
G13Z	O	Andere Eingriffe an Darm oder Enterostoma mit äußerst schweren CC	2,247		15,4	4	0,334	31	0,076	0,102		
G14Z	O	Geriatrische frührehabilitative Komplexbehandlung mit bestimmter OR-Prozedur bei Krankheiten und Störungen der Verdauungsorgane	4,578		33,6			52	0,078	0,108		

C. Fallpauschalenvereinbarung 2006 — Anhang C

G15Z	O	Strahlentherapie mit großem abdominellen Eingriff	4.572	24,1	7	0,387	42	0,130	0,123
G16Z	O	Komplexe Rektumresektion	3.995	21,2	6	0,364	38	0,084	0,115
G17Z	O	Andere Rektumresektion	3.259	18,1	5	0,344	33	0,080	0,108
G18Z	O	Eingriffe an Dünn- und Dickdarm	2.525	15,7	4	0,340	30	0,076	0,102
G19A	O	Andere Eingriffe an Magen, Ösophagus und Duodenum bei bösartiger Neubildung	3.503	20,6	6	0,351	38	0,084	0,114
G19B	O	Andere Eingriffe an Magen, Ösophagus und Duodenum außer bei bösartiger Neubildung	2.013	11,5	3	0,326	24	0,079	0,104
G21Z	O	Adhäsiolyse am Peritoneum, Alter > 3 Jahre und ohne äußerst schwere oder schwere CC oder andere Eingriffe an Darm oder Enterostoma ohne äußerst schwere CC	0,967	6,5	1	0,558	14	0,063	0,078
G22A	O	Appendektomie bei Peritonitis oder mit äußerst schweren oder schweren CC, Alter < 10 Jahre	1,241	7,1	1	0,446	13	0,087	0,110
G22B	O	Appendektomie bei Peritonitis oder mit äußerst schweren oder schweren CC, Alter > 9 Jahre	1,006	7,0	1	0,316	14	0,064	0,079
G23A	O	Appendektomie außer bei Peritonitis ohne äußerst schwere oder schwere CC, Alter < 10 Jahre	0,777	5,0	1	0,263	9	0,074	0,088
G23B	O	Appendektomie außer bei Peritonitis ohne äußerst schwere oder schwere CC, Alter > 9 Jahre	0,685	4,6	1	0,257	8	0,063	0,073
G24Z	O	Eingriffe bei Bauchwandhernien, Nabelhernien und anderen Hernien, Alter > 0 Jahre oder beidseitige Eingriffe bei Leisten- und Schenkelhernien, Alter > 0 Jahre und < 56 Jahre oder Eingriffe bei Leisten- und Schenkelhernien, Alter > 55 Jahre	0,760	5,0	1	0,311	11	0,056	0,067
G25Z	O	Eingriffe bei Leisten- und Schenkelhernien, Alter > 0 Jahre oder Eingriffe bei Hernien, Alter < 1 Jahr	0,659	3,7	1	0,212	8	0,063	0,071
G26Z	O	Andere Eingriffe am Anus	0,546	4,4	1	0,280	10	0,059	0,069
G27A	O	Strahlentherapie bei Krankheiten und Störungen der Verdauungsorgane, mehr als ein Belegungstag, mehr als 8 Bestrahlungen, mit äußerst schweren CC	3,886	30,0	9	0,380	48	0,126	0,122	x
G27B	O	Strahlentherapie bei Krankheiten und Störungen der Verdauungsorgane, mehr als ein Belegungstag, mehr als 8 Bestrahlungen, ohne äußerst schweren CC	3,007	25,3	7	0,371	43	0,117	0,113	x
G29A	O	Andere Strahlentherapie bei Krankheiten und Störungen der Verdauungsorgane, mehr als ein Belegungstag, mit äußerst schweren CC	1,492	11,4	3	0,361	26	0,126	0,116	x
G29B	O	Andere Strahlentherapie bei Krankheiten und Störungen der Verdauungsorgane, mehr als ein Belegungstag, ohne äußerst schwere CC	0,892	6,4			13	0,138	0,119	x
G36Z	O	Intensivmedizinische Komplexbehandlung bei Krankheiten und Störungen der Verdauungsorgane, > 1104 Aufwandspunkte	13,337	38,8	12	0,894	57	0,210	0,292	x

Anhang C — 3. Teil. Praxishilfen

Fallpauschalen-Katalog: Teil a) Bewertungsrelationen bei Versorgung durch Hauptabteilungen

DRG	Partition	Bezeichnung	Bewertungs-relation bei Hauptabteilung	Bewertungs-relation bei Hauptabteilung und Beleghebamme	Mittlere Verweildauer[1]	Untere Grenzverweildauer		Obere Grenzverweildauer			Externe Verlegung Abschlag/Tag (Bewertungsrelation)	Verlegungs-fallpauschale	Ausnahme von Wiederaufnahme[4]
						Erster Tag mit Abschlag[2,5]	Bewertungs-relation/Tag	Erster Tag zusätzliches Entgelt[3,5]	Bewertungs-relation/Tag				
1	2	3	4	5	6	7	8	9	10		11	12	13
G46A	A	Komplexe therapeutische Gastroskopie bei schweren Krankheiten der Verdauungsorgane, mit äußerst schweren CC	1,535		12,3	3	0,344	26	0,078		0,104		
G46B	A	Andere Gastroskopie bei schweren Krankheiten der Verdauungsorgane, mit äußerst schweren CC oder komplexe therapeutische Gastroskopie mit komplizierendem Eingriff oder äußerst schweren oder schweren CC	1,336		11,5	3	0,304	24	0,074		0,097		
G46C	A	Komplexe therapeutische Gastroskopie bei schweren Krankheiten der Verdauungsorgane, ohne komplizierenden Eingriff, ohne äußerst schwere CC oder andere Gastroskopie bei schweren Krankheiten der Verdauungsorgane, mit schweren CC	0,905		8,2	2	0,264	17	0,068		0,086		
G47Z	A	Andere Gastroskopie bei schweren Krankheiten der Verdauungsorgane, ohne äußerst schwere oder schwere CC	0,668		6,0	1	0,436	14	0,066		0,081		
G48Z	A	Koloskopie mit äußerst schweren oder schweren CC oder komplizierendem Eingriff	0,778		7,3	1	0,508	17	0,065		0,081		
G50Z	A	Gastroskopie bei nicht schweren Krankheiten der Verdauungsorgane, mit äußerst schweren oder schweren CC	0,722		7,1	1	0,477	16	0,064		0,080		
G52Z	A	Geriatrische frührehabilitative Komplexbehandlung bei Krankheiten und Störungen der Verdauungsorgane	2,296		24,4			39	0,064		0,088		
G60A	M	Bösartige Neubildung der Verdauungsorgane, mehr als ein Belegungstag, mit äußerst schweren CC	0,946		8,6	2	0,304	20	0,074		0,095		x
G60B	M	Bösartige Neubildung der Verdauungsorgane, ein Belegungstag oder ohne äußerst schweren CC	0,439		3,5	1	0,240	8	0,082		0,092		x
G64A	M	Entzündliche Darmerkrankung mit äußerst schweren CC	1,306		13,4	3	0,310	27	0,065		0,086		
G64B	M	Entzündliche Darmerkrankung, ohne äußerst schwere CC, Alter < 18 Jahre oder > 69 Jahre	0,795		7,0	1	0,543	17	0,073		0,091		
G64C	M	Entzündliche Darmerkrankung, ohne äußerst schwere CC, Alter > 17 Jahre und < 70 Jahre	0,599		6,3	1	0,404	15	0,061		0,075		
G65Z	M	Obstruktion des Verdauungstraktes	0,490		4,7	1	0,329	11	0,071		0,083		
G66A	M	Abdominalschmerz oder mesenteriale Lymphadenitis, Alter > 55 Jahre und mit CC	0,555		5,5	1	0,373	13	0,067		0,081		
G66B	M	Abdominalschmerz oder mesenteriale Lymphadenitis, Alter < 56 Jahre oder ohne CC	0,327		3,0	1	0,175	7	0,072		0,077		

C. Fallpauschalenvereinbarung 2006 — Anhang C

DRG	Part.	Bezeichnung	Bewertungsrelation	mittl. VD	untere GVD	Abschlag/Tag	obere GVD	Zuschlag/Tag	Verlegungs-Abschlag	externe Verlegung
G67A	M	Ösophagitis, Gastroenteritis und verschiedene Erkrankungen der Verdauungsorgane mit komplexer Diagnose und komplizierender Diagnose, oder mit Dialyse oder Alter < 1 Jahr	0,679	5,6	1	0,459	13	0,085	0,103	
G67B	M	Ösophagitis, Gastroenteritis und verschiedene Erkrankungen der Verdauungsorgane mit komplexer Diagnose oder mit komplizierender Diagnose, Dialyse oder Alter < 1 Jahr	0,554	5,1	1	0,362	12	0,073	0,087	
G67C	M	Ösophagitis, Gastroenteritis und verschiedene Erkrankungen der Verdauungsorgane ohne komplexe oder komplizierende Diagnose, ohne Dialyse, Alter > 0 Jahre	0,407	3,8	1	0,238	9	0,069	0,079	
G70A	M	Andere schwere Erkrankungen der Verdauungsorgane mit äußerst schweren CC	1,296	11,5	3	0,308	24	0,075	0,099	
G70B	M	Andere schwere Erkrankungen der Verdauungsorgane ohne äußerst schwere CC	0,711	6,7	1	0,494	16	0,068	0,085	
G71Z	M	Andere mäßig schwere Erkrankungen der Verdauungsorgane	0,436	3,9	1	0,235	9	0,064	0,073	
G72Z	M	Andere leichte bis moderate Erkrankungen der Verdauungsorgane	0,265	2,5	1	0,067	5	0,066	0,067	
G73A	M	Gastrointestinale Blutung und Ulkuserkrankung, mehr als ein Belegungstag, mit komplexer Diagnose oder äußerst schweren CC	0,742	6,6			14	0,071	0,088	
G73B	M	Gastrointestinale Blutung und Ulkuserkrankung, mehr als ein Belegungstag, ohne komplexe Diagnose, ohne äußerst schwere CC, Alter > 74 Jahre oder schwere CC	0,593	5,5			13	0,070	0,085	
G73C	M	Gastrointestinale Blutung und Ulkuserkrankung, ein Belegungstag oder ohne komplexe Diagnose, Alter < 75 Jahre, ohne äußerst schwere oder schwere CC	0,422	3,7	1	0,243	8	0,069	0,077	
MDC 07 Krankheiten und Störungen an hepatobiliärem System und Pankreas										
H01Z	O	Eingriffe an Pankreas und Leber und portosystemische Shunt-Operationen mit großem Eingriff oder Strahlentherapie	4,428	19,1	5	0,449	36	0,171	0,111	X
H02Z	O	Komplexe Eingriffe an Gallenblase und Gallenwegen	3,748	20,9	6	0,348	39	0,082	0,098	
H05Z	O	Laparotomie und mäßig komplexe Eingriffe an Gallenblase und Gallenwegen	2,492	16,3	4	0,340	32	0,073	0,127	
H06Z	O	Andere OR-Prozeduren an hepatobiliärem System und Pankreas	1,479	9,2	2	0,432	23	0,099	0,100	
H07A	O	Cholezystektomie mit sehr komplexer Diagnose	2,458	15,0	4	0,318	28	0,074	0,085	
H07B	O	Cholezystektomie ohne sehr komplexe Diagnose	1,557	11,1	3	0,255	22	0,065	0,089	
H08A	O	Laparoskopische Cholezystektomie mit sehr komplexer Diagnose	1,927	14,6	4	0,277	27	0,066	0,072	
H08B	O	Laparoskopische Cholezystektomie ohne sehr komplexe Diagnose	0,883	5,7	1	0,418	12	0,059	0,125	
H09A	O	Eingriffe an Pankreas und Leber und portosystemische Shunt-Operationen, ohne großen Eingriff, ohne Strahlentherapie, mit äußerst schweren CC	3,592	19,2	5	0,422	36	0,092	0,103	
H09B	O	Eingriffe an Pankreas und Leber und portosystemische Shunt-Operationen bei bösartiger Neubildung	2,444	13,2	3	0,364	24	0,078		

Anhang C

Fallpauschalen-Katalog: Teil a) Bewertungsrelationen bei Versorgung durch Hauptabteilungen

DRG	Partition	Bezeichnung	Bewertungs-relation bei Haupt-abteilung	Bewertungs-relation bei Hauptabteilung und Beleghebamme	Mittlere Verweil-dauer[1]	Untere Grenzverweildauer		Obere Grenzverweildauer		Externe Verlegung Abschlag/Tag (Bewertungs-relation)	Verlegungs-fall-pauschale	Ausnahme von Wieder-aufnahme[4]
						Erster Tag mit Abschlag[2,5]	Bewertungs-relation/Tag	Erster Tag zusätzliches Entgelt[3,5]	Bewertungs-relation/Tag			
1	2	3	4	5	6	7	8	9	10	11	12	13
H09C	O	Eingriffe an Pankreas und Leber und portosystemische Shunt-Operationen, ohne großen Eingriff, ohne Strahlentherapie, ohne äußerst schwere CC	1,689		10,4	2	0,338	21	0,069	0,089		
H12A	O	Verschiedene Eingriffe am hepatobiliären System mit äußerst schweren CC	2,223		16,2	4	0,346	32	0,075	0,101		
H12B	O	Verschiedene Eingriffe am hepatobiliären System ohne äußerst schwere CC	1,091		8,2	2	0,233	18	0,060	0,076		
H15Z	O	Strahlentherapie bei Krankheiten und Störungen an hepatobiliärem System und Pankreas, mehr als ein Belegungstag, mehr als 9 Bestrahlungen	4,228		40,4	12	0,315	58	0,105	0,099		X
H16Z	O	Andere Strahlentherapie bei Krankheiten und Störungen an epatobiliärem System und Pankreas, mehr als ein Belegungstag	1,085		7,1			18	0,149	0,131		X
H40Z	A	Endoskopische Eingriffe bei Ösophagusvarizenblutung	1,726		12,5	3	0,390	26	0,088	0,116		
H41A	A	Komplexe therapeutische ERCP mit äußerst schweren CC	1,683		13,3	3	0,353	28	0,074	0,098		
H41B	A	Komplexe therapeutische ERCP mit schweren CC	1,120		9,4	2	0,300	21	0,067	0,086		
H41C	A	Komplexe therapeutische ERCP ohne äußerst schwere oder schwere CC oder andere ERCP	1,006		8,9	2	0,280	19	0,066	0,085		
H60A	M	Leberzirrhose und bestimmte nichtinfektiöse Hepatitiden mit äußerst schweren CC	1,565		14,8	4	0,300	29	0,071	0,095		
H60B	M	Leberzirrhose und bestimmte nichtinfektiöse Hepatitiden ohne äußerst schwere CC	0,940		10,0	2	0,295	21	0,062	0,081		
H61A	M	Bösartige Neubildung an hepatobiliärem System und Pankreas, mehr als ein Belegungstag, mit komplexer Diagnose, mit äußerst schweren CC	1,253		11,4	3	0,296	24	0,073	0,096		X
H61B	M	Bösartige Neubildung an hepatobiliärem System und Pankreas, ein Belegungstag oder ohne komplexe Diagnose oder ohne äußerst schwere CC	0,646		5,5	1	0,438	14	0,077	0,093		X
H62A	M	Erkrankungen des Pankreas außer bösartige Neubildung mit akuter Pankreatitis	0,977		9,6	2	0,315	20	0,069	0,089		
H62B	M	Erkrankungen des Pankreas außer bösartige Neubildung ohne akute Pankreatitis	0,703		6,9	1	0,502	16	0,066	0,083		
H63A	M	Erkrankungen der Leber außer bösartige Neubildung, Leberzirrhose und bestimmte nichtinfektiöse Hepatitiden, mehr als ein Belegungstag, mit komplexer Diagnose und äußerst schweren oder schweren CC	1,411		12,1	3	0,342	26	0,079	0,105		

C. Fallpauschalenvereinbarung 2006 **Anhang C**

H63B	M	Erkrankungen der Leber außer bösartige Neubildung, Leberzirrhose und bestimmte nichtinfektiöse Hepatitiden, mehr als ein Belegungstag, mit komplexer Diagnose oder äußerst schweren CC	0,997		9,5	2	0,318	21	0,070	0,091
H63C	M	Erkrankungen der Leber außer bösartige Neubildung, Leberzirrhose und bestimmte nichtinfektiöse Hepatitiden, ein Belegungstag oder ohne komplexe Diagnose und ohne äußerst schwere oder schwere CC	0,533		4,8	1	0,312	12	0,073	0,086
H64Z	M	Erkrankungen von Gallenblase und Gallenwegen	0,642		6,3	1	0,458	14	0,066	0,082
MDC 08 Krankheiten und Störungen an Muskel-Skelett-System und Bindegewebe										
I01Z	O	Beidseitige Eingriffe oder mehrere große Eingriffe an Gelenken der unteren Extremität mit komplexer Diagnose	5,426		38,9	12	0,260	57	0,061	0,085
I02A	O	Gewebe-/Hauttransplantation, außer an der Hand, mit komplizierenden Prozeduren, Eingriff an mehreren Lokalisationen oder mit schwerem Weichteilschaden, mit äußerst schweren CC	7,679		44,1	14	0,334	62	0,080	0,111
I02B	O	Gewebe-/Hauttransplantation, außer an der Hand, mit komplizierenden Prozeduren, Eingriff an mehreren Lokalisationen oder mit schwerem Weichteilschaden, mit schweren CC oder großflächig, mit äußerst schweren CC	5,066		35,3	11	0,280	53	0,067	0,092
I02C	O	Gewebe-/Hauttransplantation, außer an der Hand, mit äußerst schweren CC	4,382		34,7	11	0,257	53	0,062	0,086
I03Z	O	Revision oder Ersatz des Hüftgelenkes mit komplizierender Diagnose oder Arthrodese oder beidseitige Eingriffe oder mehrere große Eingriffe an Gelenken der unteren Extremität mit komplexem Eingriff	3,757		24,0	7	0,289	42	0,067	0,092
I04Z	O	Revision oder Ersatz des Kniegelenkes mit komplizierender Diagnose oder Arthrodese	3,983		22,4	6	0,308	40	0,067	0,092
I05Z	O	Anderer großer Gelenkersatz oder Revision oder Ersatz des Hüftgelenkes ohne komplizierende Diagnose, ohne Arthrodese, ohne komplexen Eingriff, mit äußerst schweren CC	2,843		17,3	5	0,288	30	0,070	0,095
I06Z	O	Komplexe Wirbelkörperfusion mit äußerst schweren CC oder komplexem Eingriff an der Wirbelsäule	5,893		25,8	8	0,351	44	0,086	0,118
I07A	O	Amputation mit äußerst schweren CC	3,056		26,1	8	0,275	44	0,066	0,091
I07B	O	Amputation ohne äußerst schweren CC	2,536		18,1	5	0,320	34	0,074	0,101
I08A	O	Andere Eingriffe an Hüftgelenk und Femur mit Mehrfacheingriff, mit komplexer Diagnose oder Diagnose und mit äußerst schweren CC	3,425		21,4	6	0,329	39	0,075	0,103
I08B	O	Andere Eingriffe an Hüftgelenk und Femur mit Mehrfacheingriff, mit komplexer Prozedur oder Diagnose oder mit äußerst schweren CC	2,276		15,6	4	0,322	29	0,072	0,097
I08C	O	Andere Eingriffe an Hüftgelenk und Femur, ohne Mehrfacheingriff, ohne komplexe Prozedur, ohne komplexe Diagnose, ohne äußerst schwere oder schwere CC	1,784		12,7	3	0,306	24	0,068	0,089
I09A	O	Wirbelkörperfusion mit äußerst schweren CC	4,168		21,0	6	0,340	38	0,079	0,108

Anhang C

Fallpauschalen-Katalog: Teil a) Bewertungsrelationen bei Versorgung durch Hauptabteilungen

DRG	Partition	Bezeichnung	Bewertungs-relation bei Haupt-abteilung	Bewertungs-relation bei Haupt-abteilung und Beleghebamme	Mittlere Verweil-dauer[1]	Untere Grenzverweildauer		Obere Grenzverweildauer			Externe Verlegung Abschlag/Tag (Bewertungs-relation)	Verlegungs-fall-pauschale	Ausnahme von Wieder-aufnahme[4]
						Erster Tag mit Abschlag[2,5]	Bewertungs-relation/Tag	Erster Tag zusätzliches Entgelt[3,5]	Bewertungs-relation/Tag				
1	2	3	4	5	6	7	8	9	10		11	12	13
I09B	O	Wirbelkörperfusion mit schweren CC	3,209		16,3	4	0,325	30	0,070		0,094		
I09C	O	Wirbelkörperfusion ohne äußerst schwere oder schwere CC	2,306		11,7	3	0,271	22	0,065		0,085		
I10Z	O	Andere Eingriffe an der Wirbelsäule mit äußerst schweren CC	2,670		18,0	5	0,311	34	0,073		0,098		
I11Z	O	Eingriffe zur Verlängerung einer Extremität	1,721		10,3	2	0,297	23	0,060		0,079		
I12A	O	Knochen- und Gelenkinfektion / -entzündung mit verschiedenen Eingriffen am Muskel-Skelett-System und Bindegewebe mit äußerst schweren CC	2,548		20,8	6	0,270	39	0,064		0,087		
I12B	O	Knochen- und Gelenkinfektion / -entzündung mit verschiedenen Eingriffen am Muskel-Skelett-System und Bindegewebe mit schweren CC	1,720		14,8	4	0,249	29	0,059		0,079		
I12C	O	Knochen- und Gelenkinfektion / -entzündung mit verschiedenen Eingriffen am Muskel-Skelett-System und Bindegewebe ohne äußerst schwere oder schwere CC	1,462		12,5	3	0,258	25	0,058		0,077		
I13A	O	Komplexe Eingriffe an Humerus, Tibia, Fibula und Sprunggelenk mit Mehrfacheingriff oder komplexer Prozedur oder komplexer Diagnose	2,151		14,5	4	0,253	29	0,061		0,082		
I13B	O	Komplexe Eingriffe an Humerus, Tibia, Fibula und Sprunggelenk, ohne Mehrfacheingriff, ohne komplexe Prozedur, ohne komplexe Diagnose	1,545		11,1	3	0,235	22	0,059		0,078		
I14Z	O	Revision eines Amputationsstumpfes	1,772		14,2	4	0,279	30	0,069		0,092		
I15Z	O	Operationen am Hirn- und Gesichtsschädel	2,585		10,4	2	0,512	20	0,104		0,135		
I16Z	O	Andere Eingriffe am Schultergelenk	0,835		5,2	1	0,297	10	0,058		0,070		
I17Z	O	Operationen am Gesichtsschädel	1,865		10,0	2	0,366	21	0,077		0,100		
I18A	O	Wenig komplexe Eingriffe an Kniegelenk, Ellenbogengelenk und Unterarm, Alter < 16 Jahre	0,762		4,6	1	0,323	9	0,067		0,078		
I18B	O	Wenig komplexe Eingriffe an Kniegelenk, Ellenbogengelenk und Unterarm, Alter > 15 Jahre	0,638		4,2	1	0,214	9	0,057		0,066		
I19Z	O	Komplexe Wirbelkörperfusion ohne äußerst schwere CC	3,929		20,2	6	0,264	38	0,064		0,087		
I20A	O	Eingriffe am Fuß mit mehreren komplexen Eingriffen oder hochkomplexem Eingriff	1,976		14,8	4	0,250	29	0,059		0,079		
I20B	O	Eingriffe am Fuß mit komplexem Eingriff oder schwerem Weichteilschaden	1,108		7,9	2	0,215	17	0,057		0,072		
I20C	O	Eingriffe am Fuß ohne komplexen Eingriff und ohne schweren Weichteilschaden	0,870		6,3	1	0,420	14	0,054		0,066		

C. Fallpauschalenvereinbarung 2006　　　　　　　　　　　　　　　　　　Anhang C

		Bezeichnung							
I21Z	O	Lokale Exzision und Entfernung von Osteosynthesematerial an Hüftgelenk und Femur oder komplexe Eingriffe an Ellenbogengelenk und Unterarm	0,925	5,7	1	0,438	13	0,060	0,073
I22A	O	Gewebe- / Hauttransplantation, außer an der Hand, mit äußerst schweren oder schweren CC, großflächig oder an mehreren Lokalisationen oder mit komplizierenden Prozeduren oder mit schwerem Weichteilschaden	3,616	23,7	7	0,273	42	0,065	0,088
I22B	O	Gewebe- / Hauttransplantation, außer an der Hand, mit äußerst schweren oder schweren CC, nicht großflächig, ohne Eingriff an mehreren Lokalisationen, ohne komplizierende Prozeduren, ohne schweren Weichteilschaden	2,753	21,8	6	0,250	40	0,056	0,077
I23A	O	Lokale Exzision und Entfernung von Osteosynthesematerial außer an Hüftgelenk und Femur mit komplexer Entfernung von Osteosynthesematerial	0,809	5,2	1	0,367	12	0,058	0,070
I23B	O	Lokale Exzision und Entfernung von Osteosynthesematerial außer an Hüftgelenk und Femur ohne komplexe Entfernung von Osteosynthesematerial	0,558	3,5	1	0,220	8	0,060	0,066
I24Z	O	Arthroskopie einschließlich Biopsie oder andere Eingriffe an Kniegelenk, Ellenbogengelenk und Unterarm	0,550	3,6	1	0,170	8	0,059	0,066
I25Z	O	Diagnostische Eingriffe an Knochen und Gelenken einschließlich Biopsie	1,297	12,5	3	0,282	27	0,063	0,083
I26Z	O	Andere Eingriffe an Handgelenk und Hand	0,620	3,3	1	0,227	7	0,064	0,070
I27A	O	Eingriffe am Weichteilgewebe mit äußerst schweren CC	2,238	16,0	4	0,318	32	0,070	0,094
I27B	O	Eingriffe am Weichteilgewebe mit schweren CC	1,338	10,2	2	0,289	22	0,059	0,077
I27C	O	Eingriffe am Weichteilgewebe ohne äußerst schwere oder schwere CC	0,802	5,5	1	0,356	12	0,059	0,071
I28A	O	Komplexe Eingriffe am Bindegewebe	2,193	11,4	3	0,347	25	0,085	0,112
I28B	O	Mäßig komplexe Eingriffe am Bindegewebe	1,112	8,3	2	0,235	20	0,059	0,076
I28C	O	Andere Eingriffe am Bindegewebe	0,866	5,4	1	0,399	11	0,057	0,068
I29Z	O	Komplexe Eingriffe am Schultergelenk	1,090	7,0	1	0,394	14	0,059	0,074
I30Z	O	Komplexe Eingriffe am Kniegelenk	1,154	7,1	1	0,602	14	0,058	0,072
I31Z	O	Mehrere komplexe Eingriffe an Ellenbogengelenk und Unterarm	1,397	8,3	2	0,238	18	0,060	0,077
I32Z	O	Komplexe Eingriffe an Handgelenk und Hand	0,812	4,3	1	0,303	10	0,066	0,077
I33Z	O	Rekonstruktion von Extremitätenfehlbildungen	2,632	13,9	4	0,309	23	0,078	0,104
I34Z	O	Geriatrische frührehabilitative Komplexbehandlung mit bestimmter OR-Prozedur bei Krankheiten und Störungen an Muskel-Skelett-System und Bindegewebe	3,624	29,3			47	0,068	0,093
I36Z	O	Beidseitige Implantation einer Endoprothese an Hüft- oder Kniegelenk	3,265	17,3	5	0,264	30	0,064	0,087
I39Z	O	Strahlentherapie bei Krankheiten und Störungen an Muskel-Skelett-System und Bindegewebe, mehr als 8 Bestrahlungen	3,246	25,0	7	0,396	43	0,128	0,122 ×

459

Anhang C

Fallpauschalen-Katalog: Teil a) Bewertungsrelationen bei Versorgung durch Hauptabteilungen

DRG	Partition	Bezeichnung	Bewertungs-relation bei Haupt-abteilung	Bewertungs-relation bei Haupt-abteilung und Beleghebamme	Mittlere Verweil-dauer[1]	Untere Grenzverweildauer		Obere Grenzverweildauer		Externe Verlegung Abschlag/Tag (Bewertungs-relation)	Verlegungs-fall-pauschale	Ausnahme von Wieder-aufnahme[4]
						Erster Tag mit Abschlag[2,5]	Bewertungs-relation/Tag	Erster Tag zusätzliches Entgelt[3,5]	Bewertungs-relation/Tag			
1	2	3	4	5	6	7	8	9	10	11	12	13
I41Z	A	Geriatrische frührehabilitative Komplexbehandlung bei Krankheiten und Störungen an Muskel-Skelett-System und Bindegewebe	2,105		24,0			40	0,061	0,084		
I42Z	A	Multimodale Schmerztherapie bei Krankheiten und Störungen an Muskel-Skelett-System und Bindegewebe	1,213		13,5			25	0,062	0,083		X
I43Z	O	Prothesenwechsel oder Implantation einer Scharnierprothese oder Sonderprothese am Kniegelenk	3,250		17,0	5	0,251	27	0,062	0,083		
I44A	O	Implantation einer bikondylären Endoprothese oder andere Endoprotheseniplantation / -revision am Kniegelenk	2,629		15,4	4	0,271	24	0,061	0,082		
I44B	O	Verschiedene Endoprotheseneingriffe am Kniegelenk	2,177		13,5	3	0,294	21	0,061	0,081		
I45Z	O	Implantation und Ersatz einer Bandscheibenendoprothese	2,260		10,2	2	0,308	18	0,063	0,082		
I46Z	O	Prothesenwechsel am Hüftgelenk	3,027		18,2	5	0,282	31	0,065	0,088		
I47Z	O	Revision oder Ersatz des Hüftgelenkes ohne komplizierende Diagnose, ohne Arthrodese, mit komplexem Eingriff, ohne äußerst schwere CC	2,458		14,5	4	0,280	24	0,067	0,090		
I48Z	O	Revision oder Ersatz des Hüftgelenkes ohne komplizierende Diagnose, ohne Arthrodese, ohne komplexen Eingriff, ohne äußerst schwere CC	2,373		15,2	4	0,266	23	0,061	0,082		
I50A	O	Gewebe- / Hauttransplantation, außer an der Hand, ohne CC, großflächig	2,343		16,5	5	0,237	35	0,060	0,081		
I50B	O	Gewebe- / Hauttransplantation, außer an der Hand, ohne CC, nicht großflächig	1,711		12,3	3	0,255	27	0,058	0,077		
I53Z	O	Andere Eingriffe an der Wirbelsäule ohne äußerst schwere CC, mit komplexem Eingriff	1,540		10,9	3	0,240	21	0,062	0,081		
I54Z	O	Strahlentherapie bei Krankheiten und Störungen an Muskel-Skelett-System und Bindegewebe, weniger als 9 Bestrahlungen	1,442		10,6	3	0,334	24	0,126	0,115		X
I56Z	O	Andere Eingriffe an der Wirbelsäule ohne äußerst schwere CC, ohne komplexen Eingriff	1,232		9,2	2	0,259	17	0,059	0,076		
I57A	O	Mäßig komplexe Eingriffe an Humerus, Tibia, Fibula und Sprunggelenk mit Mehrfacheingriff	1,969		13,7	4	0,247	26	0,063	0,084		
I57B	O	Mäßig komplexe Eingriffe an Humerus, Tibia, Fibula und Sprunggelenk mit komplizierendem Eingriff	1,501		10,9	3	0,233	22	0,060	0,079		
I57C	O	Mäßig komplexe Eingriffe an Humerus, Tibia, Fibula und Sprunggelenk ohne Mehrfacheingriff, ohne komplizierenden Eingriff	1,132		8,3	2	0,237	18	0,060	0,076		
I59Z	O	Andere Eingriffe an Humerus, Tibia, Fibula und Sprunggelenk oder mäßig komplexe Eingriffe an Kniegelenk, Ellenbogengelenk und Unterarm	0,728		4,6	1	0,278	10	0,060	0,071		

C. Fallpauschalenvereinbarung 2006

Anhang C

I60A	M	Frakturen am Femurschaft, Alter < 3 Jahre	2,744	19,7	6	0,380	35	0,095	0,129	
I60B	M	Frakturen am Femurschaft, Alter > 2 Jahre	1,261	11,0	3	0,297	24	0,076	0,099	
I61Z	M	Andere Frakturen am Femur	1,071	10,2	2	0,346	23	0,072	0,093	x
I62Z	M	Frakturen an Becken und Schenkelhals	1,009	11,3	3	0,249	24	0,062	0,081	x
I64A	M	Osteomyelitis, Alter < 16 Jahre	2,031	14,4	4	0,399	28	0,097	0,129	
I64B	M	Osteomyelitis, mit äußerst schweren oder schweren CC oder Alter > 74 Jahre	1,280	13,0	3	0,306	28	0,066	0,087	
I64C	M	Osteomyelitis, ohne äußerst schwere oder schwere CC, Alter > 15 Jahre und Alter < 75 Jahre	0,645	6,4	1	0,474	15	0,066	0,082	
I65A	M	Bösartige Neubildung des Bindegewebes einschließlich pathologischer Fraktur, Alter < 17 Jahre oder mit äußerst schweren CC	1,228	7,2	1	0,900	19	0,115	0,145	
I65B	M	Bösartige Neubildung des Bindegewebes, Alter > 16 Jahre, ohne äußerst schwere CC	0,749	5,7	1	0,551	13	0,087	0,106	
I66A	M	Andere Erkrankungen des Bindegewebes, mehr als ein Belegungstag, mit mehreren komplexen Diagnosen oder mit komplexer Diagnose, mit Dialyse	1,181	11,5	3	0,287	23	0,070	0,092	
I66B	M	Andere Erkrankungen des Bindegewebes, mehr als ein Belegungstag, ohne mehrere komplexe Diagnosen und ohne komplexe Diagnose, mit Dialyse	0,964	9,8	2	0,314	22	0,067	0,087	
I66C	M	Andere Erkrankungen des Bindegewebes, ein Belegungstag	0,214	1,0						
I68A	M	Nicht operativ behandelte Erkrankungen und Verletzungen im Wirbelsäulenbereich, mehr als ein Belegungstag, Alter > 55 Jahre oder mit äußerst schweren oder schweren CC, mit komplexer Diagnose	1,017	11,5	3	0,253	25	0,062	0,081	
I68B	M	Nicht operativ behandelte Erkrankungen und Verletzungen im Wirbelsäulenbereich, mehr als ein Belegungstag, Alter > 55 Jahre oder mit äußerst schweren oder schweren CC, ohne komplexe Diagnose	0,811	9,4	2	0,265	20	0,059	0,076	
I68C	M	Nicht operativ behandelte Erkrankungen und Verletzungen im Wirbelsäulenbereich, mehr als ein Belegungstag, Alter < 56 Jahre, ohne äußerst schwere oder schwere CC	0,597	6,8			16	0,060	0,075	
I68D	M	Nicht operativ behandelte Erkrankungen und Verletzungen im Wirbelsäulenbereich, ein Belegungstag	0,180	1,0						
I69Z	M	Knochenkrankheiten und spezifische Arthropathien	0,864	10,4	2	0,282	22	0,057	0,074	
I71Z	M	Muskel- und Sehnenerkrankungen oder Verstauchung, Zerrung und Luxation an Hüftgelenk, Becken und Oberschenkel	0,612	6,1	1	0,423	15	0,067	0,082	
I72A	M	Entzündung von Sehnen, Muskeln und Schleimbeuteln mit äußerst schweren oder schweren CC	1,167	10,9	3	0,281	22	0,072	0,095	
I72B	M	Entzündung von Sehnen, Muskeln und Schleimbeuteln ohne äußerst schwere oder schwere CC	0,565	6,0	1	0,375	14	0,060	0,074	

Anhang C

Fallpauschalen-Katalog: Teil a) Bewertungsrelationen bei Versorgung durch Hauptabteilungen

DRG	Partition	Bezeichnung	Bewertungs-relation bei Haupt-abteilung	Bewertungs-relation bei Haupt-abteilung und Beleghebamme	Mittlere Verweil-dauer[1]	Untere Grenzverweildauer		Obere Grenzverweildauer		Externe Verlegung Abschlag/Tag (Bewertungs-relation)	Verlegungs-fall-pauschale	Ausnahme von Wieder-aufnahme[4]
						Erster Tag mit Abschlag[2,5]	Bewertungs-relation/Tag	Erster Tag zusätzliches Entgelt[3,5]	Bewertungs-relation/Tag			
1	2	3	4	5	6	7	8	9	10	11	12	13
I73Z	M	Nachbehandlung bei Erkrankungen des Bindegewebes	0,753		8,6	2	0,236	20	0,057	0,073		
I74A	M	Verletzungen an Unterarm, Handgelenk, Hand oder Fuß mit äußerst schweren oder schwere Arthropathien	0,654		6,5	1	0,456	16	0,068	0,085		
I74B	M	Verletzungen an Unterarm, Handgelenk, Hand oder Fuß ohne äußerst schwere oder schwere CC	0,424		3,5	1	0,156	8	0,069	0,077		
I75A	M	Schwere Verletzungen von Schulter, Arm, Ellenbogen, Knie, Bein und Sprunggelenk mit CC	0,971		10,1	2	0,316	22	0,066	0,085		
I75B	M	Schwere Verletzungen von Schulter, Arm, Ellenbogen, Knie, Bein und Sprunggelenk ohne CC	0,615		6,3	1	0,418	14	0,064	0,079		
I76A	M	Andere Erkrankungen des Bindegewebes mit komplexer Diagnose oder äußerst schwere CC	0,973		10,2	2	0,313	22	0,064	0,084		
I76B	M	Andere Erkrankungen des Bindegewebes ohne komplexe Diagnose, ohne äußerst schwere CC oder septische Arthritis	0,570		5,0	1	0,337	13	0,070	0,084		
I77Z	M	Mäßig schwere Verletzungen von Schulter, Arm, Ellenbogen, Knie, Bein und Sprunggelenk	0,546		5,6	1	0,364	13	0,063	0,076		
I78Z	M	Leichte bis moderate Verletzungen von Schulter, Arm, Ellenbogen, Knie, Bein und Sprunggelenk	0,430		4,0	1	0,254	10	0,066	0,076		
I79Z	M	Fibromyalgie	0,931		12,8	3	0,230	24	0,050	0,067		
I95A	O	Implantation einer Tumorendoprothese mit Eingriff am Kniegelenk	7,109		22,4	6	0,395	33	0,086	0,118		
I95B	O	Implantation einer Tumorendoprothese ohne Eingriff am Kniegelenk	6,189		20,4	6	0,381	38	0,092	0,125		
MDC 09 Krankheiten und Störungen an Haut, Unterhaut und Mamma												
J01Z	O	Gewebetransplantation mit mikrovaskulärer Anastomosierung bei Erkrankungen der Haut, Unterhaut und Mamma	5,092		22,9	7	0,319	41	0,078	0,107		
J02A	O	Hauttransplantation oder Lappenplastik an der unteren Extremität bei Ulkus oder Infektion / Entzündung mit äußerst schweren CC	3,163		30,5	9	0,262	48	0,060	0,083		
J02B	O	Hauttransplantation oder Lappenplastik an der unteren Extremität bei Ulkus oder Infektion / Entzündung ohne äußerst schwere CC	2,086		20,4	6	0,245	38	0,059	0,080		
J03A	O	Eingriffe an der Haut der unteren Extremität bei Ulkus oder Infektion / Entzündung mit äußerst schweren CC	2,195		20,7	6	0,285	39	0,067	0,092		
J03B	O	Eingriffe an der Haut der unteren Extremität bei Ulkus oder Infektion / Entzündung ohne äußerst schwere CC	1,386		14,3	4	0,245	29	0,060	0,080		

C. Fallpauschalenvereinbarung 2006 Anhang C

J04A	O	Eingriffe an der Haut der unteren Extremität außer bei Ulkus oder Infektion / Entzündung, Alter > 69 Jahre oder CC	1,288	10,9	3	0,248	23	0,064	0,084
J04B	O	Eingriffe an der Haut der unteren Extremität außer bei Ulkus oder Infektion / Entzündung, Alter < 70 Jahre ohne CC	0,719	5,7	1	0,274	13	0,068	0,082
J06Z	O	Mastektomie mit Protheseenimplantation und plastischer Operation bei bösartiger Neubildung	1,820	8,9	2	0,352	17	0,084	0,107
J07Z	O	Kleine Eingriffe an der Mamma mit axillärer Lymphknotenexzision oder äußerst schweren oder schweren CC bei bösartiger Neubildung	1,179	6,6	1	0,385	14	0,082	0,102
J08A	O	Andere Hauttransplantation oder Debridement mit komplexer Diagnose, mit zusätzlichem Eingriff an Kopf und Hals oder äußerst schweren CC, mit komplexer Prozedur	2,899	19,2	5	0,312	37	0,068	0,092
J08B	O	Andere Hauttransplantation oder Debridement mit komplexer Diagnose, mit zusätzlichem Eingriff an Kopf und Hals oder äußerst schweren CC, ohne komplexe Prozedur	1,565	13,1	3	0,296	28	0,063	0,084
J09Z	O	Eingriffe bei Sinus pilonidalis und perianal	0,543	4,3	1	0,225	10	0,058	0,067
J10A	O	Plastische Operationen an Haut, Unterhaut und Mamma bei bösartiger Neubildung	0,950	6,8	1	0,376	15	0,062	0,077
J10B	O	Plastische Operationen an Haut, Unterhaut und Mamma außer bei bösartiger Neubildung	0,790	4,8	1	0,365	11	0,065	0,076
J11A	O	Andere Eingriffe an Haut, Unterhaut und Mamma mit mäßig komplexer Prozedur	0,828	6,9	1	0,498	18	0,062	0,077
J11B	O	Andere Eingriffe an Haut, Unterhaut und Mamma ohne mäßig komplexe Prozedur	0,598	4,8	1	0,316	12	0,058	0,069
J13Z	O	Kleine Eingriffe an der Mamma außer bei bösartiger Neubildung	0,649	3,6	1	0,239	8	0,076	0,085
J14A	O	Plastische Rekonstruktion der Mamma bei bösartiger Neubildung mit aufwändiger Rekonstruktion	3,487	16,2	4	0,378	29	0,082	0,110
J14B	O	Plastische Rekonstruktion der Mamma bei bösartiger Neubildung ohne aufwändige Rekonstruktion	2,421	12,2	3	0,315	22	0,072	0,095
J15Z	O	Große Eingriffe an der Mamma außer bei bösartiger Neubildung	1,171	5,7	1	0,569	12	0,064	0,078
J16Z	O	Beidseitige Mastektomie bei bösartiger Neubildung oder Strahlentherapie mit operativer Prozedur bei Krankheiten und Störungen an Haut, Unterhaut und Mamma	2,319	13,9	4	0,296	25	0,075	0,099
J17Z		Strahlentherapie bei Krankheiten und Störungen an Haut, Unterhaut und Mamma, mehr als 9 Belegungstag, mehr als 9 Bestrahlungen	3,762	30,1	9	0,366	48	0,122	0,118	x
J18Z		Andere Strahlentherapie bei Krankheiten und Störungen an Haut, Unterhaut und Mamma, mehr als ein Belegungstag	1,408	11,1	3	0,342	24	0,123	0,113	x
J21Z	O	Andere Hauttransplantation oder Debridement mit Lymphknotenexzision oder schweren CC	1,162	8,6	2	0,275	18	0,067	0,086

463

Anhang C

Fallpauschalen-Katalog: Teil a) Bewertungsrelationen bei Versorgung durch Hauptabteilungen

DRG	Partition	Bezeichnung	Bewertungs- relation bei Haupt- abteilung	Bewertungs- relation bei Haupt- abteilung und Beleghebamme	Mittlere Verweil- dauer[1]	Untere Grenzverweildauer		Obere Grenzverweildauer			Externe Verlegung Abschlag/Tag (Bewertungs- relation)	Verlegungs- fall- pauschale	Ausnahme von Wieder- aufnahme[4]
						Erster Tag mit Abschlag[2,5]	Bewertungs- relation/ Tag	Erster Tag zusätzliches Entgelt[3,5]	Bewertungs- relation/ Tag				
1	2	3	4	5	6	7	8	9	10		11	12	13
J22A	O	Andere Hauttransplantation oder Debridement ohne komplexen Eingriff, ohne komplexe Diagnose, ohne äußerst schwere oder schwere CC, mit Weichteildeckung	0,845		7,4	1	0,310	15	0,058		0,074		
J22B	O	Andere Hauttransplantation oder Debridement ohne komplexen Eingriff, ohne komplexe Diagnose, ohne äußerst schwere oder schwere CC, ohne Weichteildeckung	0,716		5,8	1	0,392	13	0,062		0,076		
J23Z	O	Große Eingriffe an der Mamma bei bösartiger Neubildung	1,558		9,4	2	0,343	18	0,077		0,099		
J25Z	O	Kleine Eingriffe an der Mamma bei bösartiger Neubildung ohne äußerst schwere oder schwere CC	0,717		3,9	1	0,268	8	0,078		0,089		
J60Z	M	Hautulkus	1,202		12,9	3	0,297	27	0,064		0,085		
J61A	M	Schwere Erkrankungen der Haut, mehr als ein Belegungstag, Alter > 17 Jahre mit äußerst schweren CC oder Hautulkus bei Para- / Tetraplegie	1,804		16,9	5	0,297	32	0,105		0,099		
J61B	M	Schwere Erkrankungen der Haut, mehr als ein Belegungstag, Alter > 17 Jahre, ohne äußerst schwere CC	1,430		15,5	4	0,284	29	0,064		0,086		
J61C	M	Schwere Erkrankungen der Haut, mehr als ein Belegungstag, Alter < 18 Jahre	0,953		8,4	2	0,317	20	0,079		0,101		
J62A	M	Bösartige Neubildungen der Mamma, mehr als ein Belegungstag, mit äußerst schweren CC	1,260		11,2	3	0,310	24	0,078		0,102		X
J62B	M	Bösartige Neubildungen der Mamma, ein Belegungstag oder ohne äußerst schwere CC	0,464		3,6	1	0,281	9	0,087		0,097		X
J64A	M	Infektion / Entzündung der Haut und Unterhaut mit äußerst schweren CC	1,292		13,1	3	0,316	26	0,068		0,090		
J64B	M	Infektion / Entzündung der Haut und Unterhaut ohne äußerst schwere CC	0,629		6,7	1	0,404	15	0,062		0,078		
J65A	M	Verletzung der Haut, Unterhaut und Mamma, Alter > 70 Jahre oder schwere CC	0,483		5,2	1	0,324	12	0,064		0,077		
J65B	M	Verletzung der Haut, Unterhaut und Mamma, Alter < 71 Jahre, ohne schwere CC	0,301		2,8	1	0,151	6	0,072		0,076		
J66Z	M	Mäßig schwere Hauterkrankungen	0,919		8,9	2	0,302	18	0,071		0,091		X
J67A	M	Leichte bis moderate Hauterkrankungen mit CC	0,769		7,5	2	0,247	16	0,069		0,087		
J67B	M	Leichte bis moderate Hauterkrankungen ohne CC oder Erkrankungen der Mamma außer bösartige Neubildung	0,522		4,8	1	0,309	11	0,071		0,084		
J68Z	M	Erkrankungen der Haut, ein Belegungstag	0,186		1,0								

C. Fallpauschalenvereinbarung 2006 — Anhang C

		MDC 10 Endokrine, Ernährungs- und Stoffwechselkrankheiten						
K01B	O	Verschiedene Eingriffe bei Diabetes mellitus mit Komplikationen, ohne Frührehabilitation und ohne geriatrische frührehabilitative Komplexbehandlung, mit Gefäßeingriff	5,330	41,2	13	0,275	59	0,091	
K01C	O	Verschiedene Eingriffe bei Diabetes mellitus mit Komplikationen, ohne Frührehabilitation und ohne geriatrische frührehabilitative Komplexbehandlung, ohne Gefäßeingriff, mit äußerst schweren CC	2,427	24,5	7	0,270	43	0,085	
K03Z	O	Eingriffe an der Nebenniere bei bösartiger Neubildung oder Eingriffe an der Hypophyse	2,476	12,2	3	0,395	22	0,119	
K07Z	O	Andere Eingriffe bei Adipositas	1,324	8,1	2	0,222	18	0,073	
K09A	O	Andere Prozeduren bei endokrinen, Ernährungs- und Stoffwechselkrankheiten, Alter < 7 Jahre oder äußerst schwere CC	2,736	18,0	5	0,364	35	0,115	
K09B	O	Andere Prozeduren bei endokrinen, Ernährungs- und Stoffwechselkrankheiten, Alter > 6 Jahre, ohne äußerst schwere CC	1,424	9,4	2	0,328	22	0,095	
K10Z	O	Eingriffe an Schilddrüse, Nebenschilddrüse und Ductus thyreoglossus bei bösartiger Neubildung	1,599	7,6	2	0,237	15	0,083	
K11Z	O	Eingriffe an Schilddrüse, Nebenschilddrüse und Ductus thyreoglossus, außer bei bösartiger Neubildung, mit zusätzlicher Parathyreoidektomie oder äußerst schweren oder schweren CC	1,217	6,0	1	0,528	13	0,082	
K12Z	O	Eingriffe an Schilddrüse, Nebenschilddrüse und Ductus thyreoglossus, außer bei bösartiger Neubildung, ohne zusätzliche Parathyreoidektomie, äußerst schwere oder schwere CC	0,952	4,7	1	0,295	9	0,074	
K13Z	O	Verschiedene Eingriffe bei Diabetes mellitus mit Komplikationen, ohne Frührehabilitation, ohne geriatrische frührehabilitative Komplexbehandlung, ohne Gefäßeingriff, ohne äußerst schweren CC	1,586	16,9	5	0,236	34	0,079	X
K14Z	O	Eingriffe an der Nebenniere außer bei bösartiger Neubildung	1,918	11,2	3	0,283	26	0,093	
K15Z	O	Strahlentherapie bei endokrinen, Ernährungs- und Stoffwechselkrankheiten, mehr als ein Belegungstag	0,891	5,5			12	0,136	
K40Z	A	Endoskopische oder diagnostische Eingriffe bei Stoffwechselerkrankungen ohne CC	0,911	8,9	2	0,274	18	0,083	
K44Z	A	Geriatrische frührehabilitative Komplexbehandlung bei endokrinen, Ernährungs- und Stoffwechselkrankheiten	1,996	22,3			37	0,084	
K60A	M	Diabetes mellitus und schwere Ernährungsstörungen, Alter < 11 Jahre	1,175	8,6	2	0,390	19	0,122	
K60B	M	Diabetes mellitus mit komplizierenden Diagnosen oder äußerst schweren CC oder schwere Ernährungsstörungen	1,156	11,8	3	0,284	23	0,089	
K60C	M	Diabetes mellitus, Alter > 10 Jahre, mit schweren CC	0,949	10,3	2	0,310	21	0,082	
K60D	M	Diabetes mellitus, Alter > 10 Jahre, ohne äußerst schwere oder schwere CC, mit multiplen Komplikationen oder Ketoazidose	0,876	9,1	2	0,288	18	0,086	
K60E	M	Diabetes mellitus, Alter > 10 Jahre, ohne äußerst schwere oder schwere CC, ohne multiple Komplikationen oder Ketoazidose	0,709	7,3	1	0,570	16	0,084	

Anhang C

Fallpauschalen-Katalog: Teil a) Bewertungsrelationen bei Versorgung durch Hauptabteilungen

DRG	Partition	Bezeichnung	Bewertungs-relation bei Haupt-abteilung	Bewertungs-relation bei Haupt-abteilung und Beleghebamme	Mittlere Verweil-dauer[1]	Untere Grenzverweildauer		Obere Grenzverweildauer		Externe Verlegung Abschlag/Tag (Bewertungs-relation)	Verlegungs-fall-pauschale	Ausnahme von Wieder-aufnahme[4]
						Erster Tag mit Abschlag[2,5]	Bewertungs-relation/ Tag	Erster Tag zusätzliches Entgelt[3,5]	Bewertungs-relation/ Tag			
1	2	3	4	5	6	7	8	9	10	11	12	13
K62Z	M	Verschiedene Stoffwechselerkrankungen	0,681		6,1	1	0,493	14	0,076	0,093		
K63A	M	Angeborene Stoffwechselstörungen, mehr als ein Belegungstag	0,874		6,2			16	0,093	0,114		
K63B	M	Angeborene Stoffwechselstörungen, ein Belegungstag	0,268		1,0							
K64A	M	Endokrinopathien, mit komplexer Diagnose und äußerst schweren CC	2,235		15,1	4	0,437	30	0,101	0,136		X
K64B	M	Endokrinopathien, Alter < 6 Jahre mit komplexer Diagnose oder äußerst schweren CC	1,746		6,0	1	1,414	12	0,197	0,242		X
K64C	M	Endokrinopathien, Alter > 5 Jahre mit komplexer Diagnose oder äußerst schweren CC	1,260		10,9	3	0,306	24	0,079	0,103		X
K64D	M	Endokrinopathien, ohne komplexe Diagnose, ohne äußerst schwere CC	0,620		5,1	1	0,351	13	0,082	0,098		X
MDC 11 Krankheiten und Störungen der Harnorgane												
L02Z	O	Operatives Einbringen eines Peritonealdialysekatheters	2,446		16,9	5	0,334	33	0,083	0,112		
L03Z	O	Nieren-, Ureter- und große Harnblaseneingriffe bei Neubildung, Alter < 19 Jahre oder mit äußerst schweren CC oder außer bei Neubildung, mit äußerst schweren CC	3,428		18,0	5	0,369	34	0,154	0,116		
L04A	O	Nieren-, Ureter- und große Harnblaseneingriffe außer bei Neubildung, ohne äußerst schweren CC, Alter < 3 Jahre	2,332		11,2	3	0,389	20	0,097	0,127		
L04B	O	Nieren-, Ureter- und große Harnblaseneingriffe außer bei Neubildung, ohne äußerst schweren CC, Alter > 2 Jahre	2,166		12,1	3	0,321	22	0,074	0,098		
L05A	O	Transurethrale Prostataresektion mit äußerst schweren CC	1,281		10,0	2	0,308	21	0,065	0,084		
L05B	O	Transurethrale Prostataresektion ohne äußerst schweren CC	0,900		6,7	1	0,322	13	0,067	0,083		
L06A	O	Kleine Eingriffe an der Harnblase mit äußerst schweren CC	1,586		11,2	3	0,297	24	0,075	0,098		
L06B	O	Kleine Eingriffe an der Harnblase ohne äußerst schweren CC	0,787		5,9	1	0,447	13	0,064	0,078		
L08Z	O	Komplexe Eingriffe an der Urethra	1,714		10,1	2	0,342	21	0,071	0,092		
L09A	O	Andere Eingriffe bei Erkrankungen der Harnorgane, Alter < 2 Jahre oder mit äußerst schweren CC	2,542		19,0	5	0,341	36	0,075	0,102		
L09B	O	Andere Eingriffe bei Erkrankungen der Harnorgane, Alter > 1 Jahr, ohne äußerst schwere CC	1,285		8,9	2	0,280	21	0,066	0,085		
L10Z	O	Blasenrekonstruktion und kontinenter Pouch bei Neubildung	5,437		26,2	8	0,377	41	0,090	0,125		
L11Z	O	Komplexe transurethrale, perkutan-transrenale und andere retro-peritoneale Eingriffe mit extrakorporaler Stoßwellenlithotripsie (ESWL)	2,038		13,0	3	0,355	24	0,077	0,102		

C. Fallpauschalenvereinbarung 2006

L12Z	O	Strahlentherapie bei Krankheiten und Störungen der Harnorgane, mehr als ein Belegungstag	1,939	15,7	4	0,372	33	0,122	0,111 x
L13A	O	Nieren-, Ureter- und große Harnblaseneingriffe bei Neubildung, mit CC	2,493	13,2	3	0,368	23	0,078	0,103
L13B	O	Nieren-, Ureter- und große Harnblaseneingriffe bei Neubildung, ohne CC	1,974	11,0	3	0,288	18	0,073	0,096
L17Z	O	Andere Eingriffe an der Urethra	0,625	4,6	1	0,340	10	0,068	0,079
L18Z	O	Komplexe transurethrale, perkutan-transrenale und andere retro-peritoneale Eingriffe ohne extrakorporale Stoßwellenlithotripsie (ESWL)	1,400	9,8	2	0,326	20	0,070	0,091
L19Z	O	Transurethrale Eingriffe außer Prostataresektion und komplexe Ureterorenoskopien mit extrakorporaler Stoßwellenlithotripsie (ESWL)	1,059	6,7	1	0,353	14	0,074	0,092
L20Z	O	Transurethrale Eingriffe außer Prostataresektion und komplexe Ureterorenoskopien ohne extrakorporale Stoßwellenlithotripsie (ESWL)	0,728	5,3	1	0,373	11	0,067	0,080
L40Z	A	Diagnostische Ureterorenoskopie	0,646	4,4	1	0,328	10	0,070	0,081
L42Z	A	Extrakorporale Stoßwellenlithotripsie (ESWL) bei Harnsteinen mit auxiliären Maßnahmen	0,851	5,2	1	0,514	12	0,080	0,096
L43Z	A	Extrakorporale Stoßwellenlithotripsie (ESWL) bei Harnsteinen ohne auxiliäre Maßnahmen	0,543	3,4	1	0,293	8	0,087	0,096
L60A	M	Niereninsuffizienz, mehr als ein Belegungstag, mit Dialyse, mit akutem Nierenversagen, mit äußerst schwerem CC	2,805	17,3	5	0,458	33	0,111	0,150 x
L60B	M	Niereninsuffizienz, mehr als ein Belegungstag, mit Dialyse und äußerst schweren oder schweren CC oder akutem Nierenversagen	2,423	15,4	4	0,468	30	0,107	0,143 x
L60C	M	Niereninsuffizienz, mehr als ein Belegungstag, mit Dialyse oder mit äußerst schweren CC	1,505	12,6	3	0,367	26	0,081	0,108 x
L60D	M	Niereninsuffizienz, mehr als ein Belegungstag, ohne Dialyse, ohne äußerst schwere CC	0,937	9,1	2	0,303	19	0,070	0,090 x
L62Z	M	Neubildungen der Harnorgane	0,665	5,4	1	0,483	14	0,079	0,095
L63A	M	Infektionen der Harnorgane mit äußerst schwerem CC	1,016	9,4	2	0,329	19	0,073	0,095
L63B	M	Infektionen der Harnorgane ohne äußerst schwere CC, Alter < 3 Jahre	0,858	6,6	1	0,649	13	0,091	0,113
L63C	M	Infektionen der Harnorgane ohne äußerst schwere CC, Alter > 2 Jahre	0,550	5,3	1	0,371	12	0,070	0,084
L64A	M	Harnsteine und Harnwegsobstruktion, Alter > 75 Jahre oder mit äußerst schweren oder schweren CC	0,513	4,2	1	0,287	10	0,070	0,081
L64B	M	Harnsteine und Harnwegsobstruktion, Alter < 76 Jahre und ohne äußerst schwere oder schwere CC	0,302	2,9	1	0,141	6	0,071	0,076
L66Z	M	Urethrastriktur, andere leichte bis moderate Erkrankungen der Harnorgane, mehr als ein Belegungstag oder Beschwerden und Symptome der Harnorgane oder Urethrozystoskopie	0,477	3,8	1	0,252	9	0,072	0,082
L68Z	M	Andere mäßig schwere Erkrankungen der Harnorgane	0,619	5,0	1	0,390	13	0,075	0,089
L69A	M	Andere schwere Erkrankungen der Harnorgane, mehr als ein Belegungstag, mit äußerst schweren oder schweren CC, Alter < 10 Jahre	1,890	12,8	3	0,471	27	0,103	0,136

Anhang C

Fallpauschalen-Katalog: Teil a) Bewertungsrelationen bei Versorgung durch Hauptabteilungen

DRG	Partition	Bezeichnung	Bewertungs-relation bei Hauptabteilung	Bewertungs-relation bei Hauptabteilung und Beleghebamme	Mittlere Verweildauer[1]	Untere Grenzverweildauer		Obere Grenzverweildauer		Externe Verlegung Abschlag/Tag (Bewertungs-relation)	Verlegungs-fall-pauschale	Ausnahme von Wiederaufnahme[4]
						Erster Tag mit Abschlag[2,5]	Bewertungs-relation/Tag	Erster Tag zusätzliches Entgelt[3,5]	Bewertungs-relation/Tag			
1	2	3	4	5	6	7	8	9	10	11	12	13
L69B	M	Andere schwere Erkrankungen der Harnorgane, mehr als ein Belegungstag, mit äußerst schweren CC, Alter > 9 Jahre	1,212		12,0	3	0,296	25	0,069	0,091		
L69C	M	Andere schwere Erkrankungen der Harnorgane, mehr als ein Belegungstag, ohne äußerst schwere oder schwere CC	0,951		9,0	2	0,309	19	0,072	0,093		
L70Z	M	Krankheiten und Störungen der Harnorgane, ein Belegungstag	0,231		1,0							
L71A	M	Niereninsuffizienz, ein Belegungstag, mit Dialyse	0,372		1,0							X
L71B	M	Niereninsuffizienz, ein Belegungstag, ohne Dialyse	0,231		1,0							X
L72A	M	Thrombotische Mikroangiopathie	4,497		14,7	4	0,893	33	0,213	0,284		
L72B	M	Hämolytisch-urämisches Syndrom	3,676		11,2	3	0,908	23	0,388	0,297		
MDC 12 Krankheiten und Störungen der männlichen Geschlechtsorgane												
M01A	O	Große Eingriffe an den Beckenorganen beim Mann mit äußerst schweren CC	2,874		16,3	4	0,361	29	0,078	0,104		
M01B	O	Große Eingriffe an den Beckenorganen beim Mann ohne äußerst schwere CC	2,213		12,5	3	0,324	21	0,073	0,096		
M02Z	O	Transurethrale Prostataresektion	1,051		7,9	2	0,237	14	0,063	0,080		
M03Z	O	Eingriffe am Penis	1,498		8,3	2	0,307	17	0,078	0,099		
M04A	O	Eingriffe am Hoden mit äußerst schweren CC	1,337		10,6	3	0,242	23	0,064	0,084		
M04B	O	Eingriffe am Hoden ohne äußerst schwere CC	0,723		4,1	1	0,289	9	0,070	0,080		
M05Z	O	Zirkumzision	0,508		2,9	1	0,184	6	0,072	0,076		
M06Z	O	Andere OR-Prozeduren an den männlichen Geschlechtsorganen	0,850		6,4	1	0,487	15	0,062	0,077		
M07Z	O	Brachytherapie bei Krankheiten und Störungen der männlichen Geschlechtsorgane, Implantation von > 10 Seeds	2,145		3,0	1	0,485	5	0,228	0,244		X
M09A	O	OR-Prozeduren an den männlichen Geschlechtsorganen bei bösartiger Neubildung mit äußerst schweren CC	1,785		12,4	3	0,327	25	0,074	0,098		
M09B	O	OR-Prozeduren an den männlichen Geschlechtsorganen bei bösartiger Neubildung ohne äußerst schwere CC	1,174		6,9	1	0,778	15	0,079	0,099		
M10Z	O	Strahlentherapie bei Krankheiten und Störungen der männlichen Geschlechtsorgane, mehr als ein Belegungstag	0,711		4,9			16	0,135	0,112		X
M40Z	A	Urethrozystoskopie ohne CC	0,476		3,2	1	0,222	7	0,077	0,084		

C. Fallpauschalenvereinbarung 2006 **Anhang C**

Code	Part.	Bezeichnung								
M60A	M	Bösartige Neubildungen der männlichen Geschlechtsorgane, mehr als ein Belegungstag, Alter < 11 Jahre oder mit äußerst schweren CC	1,269					0,080	0,104	x
M60B	M	Bösartige Neubildungen der männlichen Geschlechtsorgane, ein Belegungstag oder Alter > 10 Jahre, ohne äußerst schwere CC	0,568					0,081	0,095	x
M61Z	M	Benigne Prostatahyperplasie	0,481	4,5	1	0,314	11	0,068	0,079	
M62Z	M	Infektion / Entzündung der männlichen Geschlechtsorgane	0,501	5,3	1	0,316	11	0,063	0,076	
M64Z	M	Andere Krankheiten der männlichen Geschlechtsorgane und Sterilisation beim Mann	0,399	3,4	1	0,208	8	0,070	0,077	
MDC 13 Krankheiten und Störungen der weiblichen Geschlechtsorgane										
N01A	O	Beckeneviszeration bei der Frau und radikale Vulvektomie mit äußerst schweren oder schweren CC	3,628	17,9	5	0,371	31	0,087	0,118	
N01B	O	Beckeneviszeration bei der Frau und radikale Vulvektomie ohne äußerst schwere oder schwere CC	2,657	13,8	4	0,318	23	0,081	0,108	
N02A	O	Eingriffe an Uterus und Adnexen bei bösartiger Neubildung der Ovarien und Adnexen, mit äußerst schweren CC	3,942	19,4	5	0,423	34	0,092	0,125	
N02B	O	Eingriffe an Uterus und Adnexen bei bösartiger Neubildung der Ovarien und Adnexen, mit schweren CC oder CC	2,132	12,8	3	0,339	25	0,074	0,098	
N02C	O	Eingriffe an Uterus und Adnexen bei bösartiger Neubildung der Ovarien und Adnexen, ohne CC	1,269	7,5	1	0,367	16	0,069	0,086	
N03A	O	Eingriffe an Uterus und Adnexen bei bösartiger Neubildung anderer Organe, mit äußerst schweren CC	3,324	19,6	6	0,337	36	0,084	0,115	
N03B	O	Eingriffe an Uterus und Adnexen bei bösartiger Neubildung anderer Organe, ohne äußerst schwere CC	1,711	10,8	3	0,268	19	0,069	0,091	
N04Z	O	Hysterektomie außer bei bösartiger Neubildung, mit äußerst schweren oder schweren CC oder komplexem Eingriff	1,559	10,5	3	0,238	18	0,063	0,083	
N05A	O	Ovariektomien und komplexe Eingriffe an den Tubae uterinae außer bei bösartiger Neubildung, mit äußerst schweren oder schweren CC	1,642	10,7	3	0,253	21	0,066	0,087	
N05B	O	Ovariektomien und komplexe Eingriffe an den Tubae uterinae außer bei bösartiger Neubildung, ohne äußerst schwere oder schwere CC	0,920	5,4	1	0,396	11	0,065	0,078	
N06Z	O	Komplexe rekonstruktive Eingriffe an den weiblichen Geschlechtsorganen	1,328	9,2	2	0,267	17	0,061	0,079	
N07Z	O	Andere Eingriffe an Uterus und Adnexen außer bei bösartiger Neubildung, mit komplexer Diagnose	0,798	4,8	1	0,366	11	0,064	0,075	
N08Z	O	Endoskopische Eingriffe an den weiblichen Geschlechtsorganen	0,633	3,7	1	0,160	8	0,062	0,070	
N09Z	O	Andere Eingriffe in Vagina, Zervix und Vulva oder Brachytherapie bei Krankheiten und Störungen der weiblichen Geschlechtsorgane ohne äußerst schwere CC	0,488	3,4	1	0,205	8	0,066	0,073	x
N10Z	O	Diagnostische Kürettage, Hysteroskopie, Sterilisation, Pertubation	0,357	2,4	1	0,094	5	0,068	0,069	

Anhang C

Fallpauschalen-Katalog: Teil a) Bewertungsrelationen bei Versorgung durch Hauptabteilungen

DRG	Partition	Bezeichnung	Bewertungs-relation bei Hauptabteilung	Bewertungs-relation bei Hauptabteilung und Beleghebamme	Mittlere Verweildauer[1]	Untere Grenzverweildauer		Obere Grenzverweildauer		Externe Verlegung Abschlag/Tag (Bewertungsrelation)	Verlegungs-fall-pauschale	Ausnahme von Wieder-aufnahme[4]
						Erster Tag mit Abschlag[2,5]	Bewertungs-relation/Tag	Erster Tag zusätzliches Entgelt[3,5]	Bewertungs-relation/Tag			
1	2	3	4	5	6	7	8	9	10	11	12	13
N11A	O	Andere OR-Prozeduren an den weiblichen Geschlechtsorganen mit äußerst schweren CC	3,679		20,1	6	0,361	37	0,088	0,120		
N11B	O	Andere OR-Prozeduren an den weiblichen Geschlechtsorganen mit schweren CC oder CC	2,048		12,5	3	0,332	25	0,074	0,098		
N11C	O	Andere OR-Prozeduren an den weiblichen Geschlechtsorganen ohne CC	1,065		6,7	1	0,662	16	0,069	0,085		
N13A	O	Große Eingriffe an Vagina, Zervix und Vulva, Alter > 80 Jahre oder äußerst schwere oder schwere CC	1,730		12,4	3	0,287	25	0,065	0,085		
N13B	O	Große Eingriffe an Vagina, Zervix und Vulva, Alter < 81 Jahre, ohne äußerst schwere oder schwere CC	0,707		5,1	1	0,371	13	0,060	0,072		
N14Z	O	Hysterektomie mit Beckenbodenplastik bei bösartiger Neubildung oder Brachytherapie bei Krankheiten und Störungen der weiblichen Geschlechtsorgane, mit äußerst schweren CC	1,428		10,1	2	0,293	17	0,061	0,079		x
N15Z	O	Strahlentherapie bei Krankheiten und Störungen der weiblichen Geschlechtsorgane, mehr als ein Belegungstag, mit mehr als 9 Bestrahlungen	3,711		30,6	9	0,364	49	0,119	0,115		x
N16Z	O	Strahlentherapie bei Krankheiten und Störungen der weiblichen Geschlechtsorgane, mehr als ein Belegungstag, weniger als 10 Bestrahlungen	1,045		7,6	2	0,333	18	0,131	0,116		x
N21Z	O	Hysterektomie außer bei bösartiger Neubildung, ohne äußerst schwere oder schwere CC, ohne komplexen Eingriff	1,191		7,9	2	0,240	13	0,063	0,080		
N23Z	O	Andere rekonstruktive Eingriffe an den weiblichen Geschlechtsorganen	0,818		4,5	1	0,373	10	0,067	0,079		
N25Z	O	Andere Eingriffe an Uterus und Adnexen außer bei bösartiger Neubildung, ohne komplexe Diagnose oder diagnostische Laparoskopie	0,563		3,4	1	0,175	7	0,065	0,072		
N60A	M	Bösartige Neubildung der weiblichen Geschlechtsorgane, mehr als ein Belegungstag, Alter < 19 Jahre oder äußerst schwere CC	1,410		11,9	3	0,336	27	0,079	0,104		x
N60B	M	Bösartige Neubildung der weiblichen Geschlechtsorgane, ein Belegungstag oder Alter > 18 Jahre, ohne äußerst schwere CC	0,549		4,6	1	0,337	11	0,079	0,093		x
N61Z	M	Infektion und Entzündung der weiblichen Geschlechtsorgane	0,428		4,6	1	0,263	10	0,063	0,074		
N62A	M	Menstruationsstörungen und andere Erkrankungen der weiblichen Geschlechtsorgane mit komplexer Diagnose	0,505		4,1	1	0,317	10	0,070	0,080		
N62B	M	Menstruationsstörungen und andere Erkrankungen der weiblichen Geschlechtsorgane ohne komplexe Diagnose	0,295		2,8	1	0,163	6	0,070	0,073		

C. Fallpauschalenvereinbarung 2006 — Anhang C

DRG	Part.	Bezeichnung									
MDC 14 Schwangerschaft, Geburt und Wochenbett											
001A	O	Sectio caesarea mit mehreren komplizierenden Diagnosen, Schwangerschaftsdauer bis 25 vollendete Wochen	2,282	2,119	22,5	6	0,237	40	0,092		x
001B	O	Sectio caesarea ohne mehrere komplizierende Diagnosen, Schwangerschaftsdauer 26 bis 33 vollendete Wochen oder mit komplizierender Diagnose, Schwangerschaftsdauer bis 25 vollendete Wochen	1,696	1,569	13,1	3	0,289	28	0,090	0,082	x
001C	O	Sectio caesarea ohne mehrere komplizierende Diagnosen, Schwangerschaftsdauer > 33 vollendete Wochen oder mit komplizierender Diagnose, Schwangerschaftsdauer 26 bis 33 vollendete Wochen oder ohne komplizierende Diagnose, Schwangerschaftsdauer bis 33 vollendete Wochen	1,263	1,155	9,4	2	0,255	20	0,057	0,074	x
001D	O	Sectio caesarea mit komplizierender Diagnose, Schwangerschaftsdauer mehr als 33 vollendete Wochen	1,081	0,977	7,2	1	0,298	13	0,058	0,072	x
001E	O	Sectio caesarea ohne komplizierende Diagnose, Schwangerschaftsdauer mehr als 33 vollendete Wochen	0,984	0,883	6,3	1	0,266	11	0,059	0,073	x
002A	O	Vaginale Entbindung mit komplizierender OR-Prozedur, Schwangerschaftsdauer bis 33 vollendete Wochen	0,994	0,843	6,1	1	0,453	18	0,063	0,077	x
002B	O	Vaginale Entbindung mit komplizierender OR-Prozedur, Schwangerschaftsdauer mehr als 33 vollendete Wochen	0,785	0,632	4,9	1	0,385	10	0,056	0,066	x
003Z	O	Extrauteringravidität	0,695		3,9	1	0,297	8	0,071	0,080	x
004Z	O	Stationäre Aufnahme nach Entbindung oder Abort mit OR-Prozedur	0,516		4,1	1	0,234	9	0,060	0,070	x
005A	O	Cerclage und Muttermundverschluß	0,925		10,4	2	0,250	23	0,051	0,066	x
005B	O	Bestimmte OR-Prozeduren in der Schwangerschaft ohne Cerclage, ohne Muttermundverschluß	0,589		4,5	1	0,275	12	0,063	0,074	x
040Z	A	Abort mit Dilatation und Kürettage, Aspirationskürettage oder Hysterotomie	0,386		2,6	1	0,129	5	0,072	0,074	x
060A	M	Vaginale Entbindung mit mehreren komplizierenden Diagnosen, mindestens eine schwer, Schwangerschaftsdauer bis 33 vollendete Wochen	1,326	1,171	13,9	4	0,195	31	0,091	0,065	x
060B	M	Vaginale Entbindung mit mehreren komplizierenden Diagnosen, mindestens eine schwer, Schwangerschaftsdauer mehr als 33 vollendete Wochen	0,800	0,632	5,6	1	0,404	12	0,053	0,064	x
060C	M	Vaginale Entbindung mit schwerer oder mäßig schwerer komplizierender Diagnose	0,675	0,531	4,6	1	0,283	9	0,055	0,064	x
060D	M	Vaginale Entbindung ohne komplizierende Diagnose	0,554	0,429	3,8	1	0,231	7	0,055	0,062	x
061Z	M	Stationäre Aufnahme nach Entbindung oder Abort ohne OR-Prozedur	0,383		4,3	1	0,223	9	0,059	0,068	x
062Z	M	Drohender Abort	0,366		4,6	1	0,236	11	0,054	0,064	x
063Z	M	Abort ohne Dilatation und Kürettage, Aspirationskürettage oder Hysterotomie	0,366		3,0	1	0,182	7	0,072	0,077	x
064A	M	Frustrane Wehen, mehr als ein Belegungstag	0,459		5,8			14	0,053	0,064	x

Anhang C

Fallpauschalen-Katalog: Teil a) Bewertungsrelationen bei Versorgung durch Hauptabteilungen

DRG	Partition	Bezeichnung	Bewertungs-relation bei Hauptabteilung	Bewertungs-relation bei Hauptabteilung und Beleghebamme	Mittlere Verweildauer[1]	Untere Grenzverweildauer - Erster Tag mit Abschlag[2,5]	Untere Grenzverweildauer - Bewertungsrelation/Tag	Obere Grenzverweildauer - Erster Tag zusätzliches Entgelt[3,5]	Obere Grenzverweildauer - Bewertungsrelation/Tag	Externe Verlegung Abschlag/Tag (Bewertungsrelation)	Verlegungs-fallpauschale	Ausnahme von Wiederaufnahme[4]
1	2	3	4	5	6	7	8	9	10	11	12	13
O64B	M	Frustrane Wehen, ein Belegungstag	0,117		1,0							X
O65A	M	Andere vorgeburtliche stationäre Aufnahme mit intrauteriner Therapie des Feten	0,696		6,0	1	0,320	15	0,075	0,091		X
O65B	M	Andere vorgeburtliche stationäre Aufnahme ohne intrauterine Therapie des Feten, mit äußerst schweren oder schweren CC	0,685		7,9	2	0,211	19	0,056	0,071		X
O65C	M	Andere vorgeburtliche stationäre Aufnahme ohne intrauterine Therapie des Feten, ohne äußerst schwere oder schwere CC	0,392		4,5	1	0,243	11	0,056	0,065		X
MDC 15 Neugeborene												
P01Z	O	Neugeborenes, verstorben < 5 Tage nach Aufnahme mit signifikanter OR-Prozedur	2,672		2,9						X	X
P02A	O	Kardiothorakale oder Gefäßeingriffe bei Neugeborenen mit Beatmung > 143 Stunden	17,452		46,2	14	0,956	64	0,354		X	X
P02B	O	Kardiothorakale oder Gefäßeingriffe bei Neugeborenen ohne Beatmung > 143 Stunden	10,075		22,0	6	0,991	40	0,315		X	X
P03A	O	Neugeborenes, Aufnahmegewicht 1000 - 1499 g mit signifikanter OR-Prozedur oder Beatmung > 95 Stunden, mit mehreren schweren Problemen, mit Beatmung > 479 Stunden	16,571		70,8	23	0,686	89	0,233		X	X
P03B	O	Neugeborenes, Aufnahmegewicht 1000 - 1499 g mit signifikanter OR-Prozedur oder Beatmung > 95 Stunden, mit mehreren schweren Problemen, mit Beatmung > 120 und < 480 Stunden	13,023		63,6	20	0,617	82	0,209		X	X
P03C	O	Neugeborenes, Aufnahmegewicht 1000 - 1499 g mit signifikanter OR-Prozedur oder Beatmung > 95 Stunden, mit mehreren schweren Problemen, ohne Beatmung > 120 oder ohne mehrere schwere Probleme	10,943		55,6	18	0,572	74	0,195		X	X
P04A	O	Neugeborenes, Aufnahmegewicht 1500 - 1999 g mit signifikanter OR-Prozedur oder Beatmung > 95 Stunden, mit mehreren schweren Problemen, mit Beatmung > 120 Stunden	9,122		43,9	14	0,597	62	0,204		X	X
P04B	O	Neugeborenes, Aufnahmegewicht 1500 - 1999 g mit signifikanter OR-Prozedur oder Beatmung > 95 Stunden, mit mehreren schweren Problemen, ohne Beatmung > 120 Stunden	7,506		39,2	12	0,566	57	0,188		X	X
P04C	O	Neugeborenes, Aufnahmegewicht 1500 - 1999 g mit signifikanter OR-Prozedur oder Beatmung > 95 Stunden, ohne mehrere schwere Probleme	7,338		36,9	11	0,604	55	0,196		X	X

C. Fallpauschalenvereinbarung 2006 — Anhang C

Code	O/M	Bezeichnung									
P05A	O	Neugeborenes, Aufnahmegewicht 2000 - 2499 g, mit mehreren schweren Problemen, Beatmung > 120 Stunden	8,950	34,0	10	0,785	52	0,282		X	X
P05B	O	Neugeborenes, Aufnahmegewicht 2000 - 2499 g, mit mehreren schweren Problemen, ohne Beatmung > 120 Stunden	6,604	26,3	8	0,648	44	0,222		X	X
P05C	O	Neugeborenes, Aufnahmegewicht 2000 - 2499 g, ohne mehrere schwere Probleme	4,722	21,1	6	0,639	36	0,218		X	X
P06A	O	Neugeborenes, Aufnahmegewicht > 2499 g mit signifikanter OR-Prozedur oder Beatmung > 95 Stunden, mit mehreren schweren Problemen, mit Beatmung > 120 Stunden	7,898	28,4	8	0,834	46	0,265		X	X
P06B	O	Neugeborenes, Aufnahmegewicht > 2499 g mit signifikanter OR-Prozedur oder Beatmung > 95 Stunden, mit mehreren schweren Problemen, ohne Beatmung > 120 Stunden	4,701	19,4	5	0,685	36	0,212		X	X
P06C	O	Neugeborenes, Aufnahmegewicht > 2499 g mit signifikanter OR-Prozedur oder Beatmung > 95 Stunden, ohne mehrere schwere Probleme	2,575	11,9	3	0,545	25	0,188		X	X
P60A	M	Neugeborenes, verstorben < 5 Tage nach Aufnahme ohne signifikante OR-Prozedur	0,523	1,3						X	X
P60B	M	Neugeborenes, verlegt < 5 Tage nach Aufnahme ohne signifikante OR-Prozedur, zuverlegt (Mindestverweildauer 24 Stunden für das Krankenhaus, in dem die Geburt stattfand)	0,526	2,1							X
P60C	M	Neugeborenes, verlegt < 5 Tage nach Aufnahme ohne signifikante OR-Prozedur, nicht zuverlegt (Mindestverweildauer 24 Stunden für das Krankenhaus, in dem die Geburt stattfand)	0,271	1,7						X	
P61A	M	Neugeborenes, Aufnahmegewicht < 600 g mit signifikanter OR-Prozedur	33,844	106,8	35	0,918	125	0,309	0,307		X
P61B	M	Neugeborenes, Aufnahmegewicht < 600 g ohne signifikante OR-Prozedur	26,111	105,4	34	0,742	123	0,246	0,244		X
P61C	M	Neugeborenes, Aufnahmegewicht 600 - 749 g mit signifikanter OR-Prozedur	28,966	108,2	35	0,782	126	0,266	0,258		X
P61D	M	Neugeborenes, Aufnahmegewicht 600 - 749 g ohne signifikante OR-Prozedur	22,582	95,5	31	0,702	113	0,235	0,233		X
P61E	M	Neugeborenes, Aufnahmegewicht < 750 g, verstorben < 29 Tage nach Aufnahme	4,540	11,1	3	1,081	21	0,390		X	X
P62A	M	Neugeborenes, Aufnahmegewicht 750 - 874 g mit signifikanter OR-Prozedur	28,428	101,3	33	0,813	119	0,273	0,270		X
P62B	M	Neugeborenes, Aufnahmegewicht 750 - 874 g ohne signifikante OR-Prozedur	17,497	78,3	25	0,669	96	0,222	0,219		X
P62C	M	Neugeborenes, Aufnahmegewicht 875 - 999 g mit signifikanter OR-Prozedur	24,960	89,4	29	0,796	107	0,267	0,264		X
P62D	M	Neugeborenes, Aufnahmegewicht 875 - 999 g ohne signifikante OR-Prozedur	13,528	67,6	22	0,586	86	0,231	0,197		X

Fallpauschalen-Katalog: Teil a) Bewertungsrelationen bei Versorgung durch Hauptabteilungen

DRG	Partition	Bezeichnung	Bewertungsrelation bei Hauptabteilung	Bewertungsrelation bei Hauptabteilung und Beleghebamme	Mittlere Verweildauer[1]	Untere Grenzverweildauer		Obere Grenzverweildauer		Externe Verlegung Abschlag/Tag (Bewertungsrelation)	Verlegungsfallpauschale	Ausnahme von Wiederaufnahme[4]
						Erster Tag mit Abschlag[2,5]	Bewertungsrelation/Tag	Erster Tag zusätzliches Entgelt[3,5]	Bewertungsrelation/Tag			
1	2	3	4	5	6	7	8	9	10	11	12	13
P62E	M	Neugeborenes, Aufnahmegewicht 750 - 999 g, verstorben < 29 Tage nach Aufnahme	4,993		13,1	3	1,183	25	0,361		X	
P63Z	M	Neugeborenes, Aufnahmegewicht 1000 - 1249 g ohne signifikante OR-Prozedur, ohne Beatmung > 95 Stunden	9,163		52,3	16	0,536	70	0,174	0,171		X
P64Z	M	Neugeborenes, Aufnahmegewicht 1250 - 1499 g ohne signifikante OR-Prozedur, ohne Beatmung > 95 Stunden	6,682		39,3	12	0,513	57	0,169	0,165		X
P65A	M	Neugeborenes, Aufnahmegewicht 1500 - 1999 g ohne signifikante OR-Prozedur, ohne Beatmung > 95 Stunden, mit mehreren schweren Problemen	5,519		32,4	10	0,501	50	0,170	0,165		X
P65B	M	Neugeborenes, Aufnahmegewicht 1500 - 1999 g ohne signifikante OR-Prozedur, ohne Beatmung > 95 Stunden, mit schwerem Problem	4,400		26,8	8	0,488	45	0,164	0,158		X
P65C	M	Neugeborenes, Aufnahmegewicht 1500 - 1999 g ohne signifikante OR-Prozedur, ohne Beatmung > 95 Stunden, mit anderem Problem	3,173		21,1	6	0,453	38	0,105	0,144		X
P65D	M	Neugeborenes, Aufnahmegewicht 1500 - 1999 g ohne signifikante OR-Prozedur, ohne Beatmung > 95 Stunden, ohne Problem	1,908		13,0	3	0,477	26	0,103	0,136		X
P66A	M	Neugeborenes, Aufnahmegewicht 2000 - 2499 g ohne signifikante OR-Prozedur, ohne Beatmung > 95 Stunden, mit mehreren schweren Problemen	2,997		18,1	5	0,498	34	0,165	0,157		X
P66B	M	Neugeborenes, Aufnahmegewicht 2000 - 2499 g ohne signifikante OR-Prozedur, ohne Beatmung > 95 Stunden, mit schwerem Problem	2,441		15,4	4	0,487	30	0,158	0,148		X
P66C	M	Neugeborenes, Aufnahmegewicht 2000 - 2499 g ohne signifikante OR-Prozedur, ohne Beatmung > 95 Stunden, mit anderem Problem	1,755		12,1	3	0,438	25	0,101	0,133		X
P66D	M	Neugeborenes, Aufnahmegewicht 2000 - 2499 g ohne signifikante OR-Prozedur, ohne Beatmung > 95 Stunden, ohne Problem	0,504		5,7	1	0,401	12	0,062	0,075		X
P67A	M	Neugeborenes, Aufnahmegewicht > 2499 g ohne signifikante OR-Prozedur, ohne Beatmung > 95 Stunden, mit mehreren schweren Problemen	2,045		12,0	3	0,508	24	0,170	0,157		X
P67B	M	Neugeborenes, Aufnahmegewicht > 2499 g ohne signifikante OR-Prozedur, ohne Beatmung > 95 Stunden, mit schwerem Problem	1,010		6,8	1	0,828	15	0,147	0,128		X
P67C	M	Neugeborenes, Aufnahmegewicht > 2499 g ohne signifikante OR-Prozedur, ohne Beatmung > 95 Stunden, mit anderem Problem, mehr als ein Belegungstag	0,654		5,5			11	0,083	0,101		X

C. Fallpauschalenvereinbarung 2006 — Anhang C

		Bezeichnung							x
P67D	M	Neugeborenes, Aufnahmegewicht > 2499 g ohne signifikante OR-Prozedur, ohne Beatmung > 95 Stunden, ohne anderes Problem oder ohne schweres Problem, ein Belegungstag	0,287		3,7	1	0,188	7	0,054	0,061

MDC 16 Krankheiten des Blutes, der blutbildenden Organe und des Immunsystems

Q01Z	O	Eingriffe an der Milz	2,077		11,2	3	0,358	23	0,089	0,117
Q02A	O	Verschiedene OR-Prozeduren bei Krankheiten des Blutes, der blutbildenden Organe und des Immunsystems mit äußerst schweren CC	2,293		17,2	5	0,318	33	0,078	0,105
Q02B	O	Verschiedene OR-Prozeduren bei Krankheiten des Blutes, der blutbildenden Organe und des Immunsystems ohne äußerst schwere CC, Alter < 6 Jahre	1,378		6,9	1	0,453	15	0,092	0,115
Q02C	O	Verschiedene OR-Prozeduren bei Krankheiten des Blutes, der blutbildenden Organe und des Immunsystems ohne äußerst schwere CC, Alter > 5 Jahre	1,176		8,3	2	0,271	18	0,068	0,087
Q03A	O	Kleine Eingriffe bei Krankheiten des Blutes, der blutbildenden Organe und des Immunsystems, Alter < 10 Jahre	1,217		6,5	1	0,463	16	0,099	0,123
Q03B	O	Kleine Eingriffe bei Krankheiten des Blutes, der blutbildenden Organe und des Immunsystems, Alter > 9 Jahre	0,712		5,2	1	0,301	13	0,064	0,077
Q60A	M	Erkrankungen des retikuloendothelialen Systems, des Immunsystems und Gerinnungsstörungen mit komplexer Diagnose oder CC	0,917		7,5	2	0,296	17	0,083	0,104
Q60B	M	Erkrankungen des retikuloendothelialen Systems, des Immunsystems und Gerinnungsstörungen ohne komplexe Diagnose und ohne CC	0,581		4,7	1	0,379	10	0,081	0,096
Q61A	M	Erkrankungen der Erythrozyten mit komplexer Diagnose	1,162		9,4	2	0,371	20	0,083	0,107
Q61B	M	Erkrankungen der Erythrozyten ohne komplexe Diagnose, ohne aplastische Anämie, mit äußerst schweren CC	1,079		10,0	2	0,337	21	0,071	0,092
Q61C	M	Erkrankungen der Erythrozyten ohne komplexe Diagnose, mit aplastischer Anämie	1,075		7,6	2	0,349	19	0,096	0,121
Q61D	M	Erkrankungen der Erythrozyten ohne komplexe Diagnose, ohne aplastische Anämie, ohne äußerst schwere CC	0,761		6,7	1	0,520	15	0,073	0,090

MDC 17 Hämatologische und solide Neubildungen

R01A	O	Lymphom und Leukämie mit großen OR-Prozeduren, mit äußerst schweren CC, mit komplexer OR-Prozedur	5,482		29,6	9	0,444	48	0,159	0,145
R01B	O	Lymphom und Leukämie mit großen OR-Prozeduren, mit äußerst schweren CC, ohne komplexe OR-Prozedur	4,018		24,3	7	0,415	42	0,136	0,131
R01C	O	Lymphom und Leukämie mit großen OR-Prozeduren, ohne äußerst schwere CC, mit komplexer OR-Prozedur	2,404		14,4	4	0,323	28	0,078	0,105
R01D	O	Lymphom und Leukämie mit großen OR-Prozeduren, ohne äußerst schwere CC, ohne komplexe OR-Prozedur	1,438		9,6	2	0,335	22	0,073	0,095
R02Z	O	Große OR-Prozeduren mit äußerst schweren CC, mit komplexer OR-Prozedur bei hämatologischen und soliden Neubildungen	3,678		20,0	6	0,349	38	0,171	0,116

Anhang C

Fallpauschalen-Katalog: Teil a) Bewertungsrelationen bei Versorgung durch Hauptabteilungen

DRG	Partition	Bezeichnung	Bewertungsrelation bei Hauptabteilung	Bewertungsrelation bei Hauptabteilung und Beleghebamme	Mittlere Verweildauer[1]	Untere Grenzverweildauer		Obere Grenzverweildauer		Externe Verlegung Abschlag/Tag (Bewertungsrelation)	Verlegungsfallpauschale	Ausnahme von Wiederaufnahme[4]
						Erster Tag mit Abschlag[2,5]	Bewertungsrelation/Tag	Erster Tag zusätzliches Entgelt[3,5]	Bewertungsrelation/Tag			
1	2	3	4	5	6	7	8	9	10	11	12	13
R03Z	O	Lymphom und Leukämie mit bestimmter OR-Prozedur, mit äußerst schweren CC	3,529		24,3	7	0,370	42	0,139	0,117		
R04A	O	Andere hämatologische und solide Neubildungen mit bestimmter OR-Prozedur, mit äußerst schweren oder schweren CC	2,145		14,3	4	0,306	29	0,125	0,100		
R04B	O	Andere hämatologische und solide Neubildungen mit anderer OR-Prozedur, mit äußerst schweren oder schweren CC	1,573		12,2	3	0,322	27	0,113	0,098		
R05Z	O	Strahlentherapie bei hämatologischen und soliden Neubildungen, mehr als 9 Bestrahlungen oder bei akuter myeloischer Leukämie, Alter < 19 Jahre oder mit äußerst schweren CC	4,719		34,2	10	0,420	52	0,135	0,131		x
R06Z	O	Strahlentherapie bei hämatologischen und soliden Neubildungen, mehr als 9 Bestrahlungen oder bei akuter myeloischer Leukämie, Alter > 18 Jahre, ohne äußerst schwere CC	3,522		28,9	9	0,348	47	0,120	0,116		x
R07A	O	Strahlentherapie bei hämatologischen und soliden Neubildungen, weniger als 10 Bestrahlungen, außer bei akuter myeloischer Leukämie, Alter < 19 Jahre oder mit äußerst schweren CC	2,729		17,8	5	0,443	35	0,150	0,142		x
R07B	O	Strahlentherapie bei hämatologischen und soliden Neubildungen, weniger als 10 Bestrahlungen, außer bei akuter myeloischer Leukämie, Alter > 18 Jahre, ohne äußerst schwere CC	1,143		8,8	2	0,376	21	0,128	0,115		x
R11A	O	Lymphom und Leukämie mit bestimmter OR-Prozedur, mit schweren CC oder mit anderen OR-Prozeduren, mit äußerst schweren CC	2,473		17,2	5	0,365	34	0,089	0,120		
R11B	O	Lymphom und Leukämie mit bestimmter OR-Prozedur, ohne äußerst schwere oder schwere CC oder mit anderen OR-Prozeduren,	1,250		8,9	2	0,330	21	0,078	0,100		
R11C	O	Lymphom und Leukämie mit anderen OR-Prozeduren ohne äußerst schwere oder schwere CC	0,906		6,2	1	0,348	15	0,079	0,097		
R12A	O	Andere hämatologische und solide Neubildungen mit großen OR-Prozeduren, mit äußerst schweren CC, ohne komplexe OR-Prozedur	3,080		17,8	5	0,352	34	0,133	0,112		
R12B	O	Andere hämatologische und solide Neubildungen mit großen OR-Prozeduren ohne äußerst schwere CC, mit komplexer OR-Prozedur	2,115		11,8	3	0,320	23	0,128	0,100		
R12C	O	Andere hämatologische und solide Neubildungen mit großen OR-Prozeduren ohne äußerst schwere CC, ohne komplexe OR-Prozedur	1,896		10,9	3	0,283	22	0,131	0,096		
R13Z	O	Andere hämatologische und solide Neubildungen mit bestimmter OR-Prozedur, ohne äußerst schwere oder schwere CC	0,965		5,8	1	0,289	14	0,117	0,085		

C. Fallpauschalenvereinbarung 2006 Anhang C

Code		Beschreibung								
R14Z	O	Andere hämatologische und solide Neubildungen mit anderen OR-Prozeduren ohne äußerst schwere oder schwere CC oder Therapie mit offenen Nukliden bei hämatologischen und soliden Neubildungen, mehr als ein Belegungstag	0,798	5,3	1	0,266	12	0,103	0,085	x
R16Z	O	Hochkomplexe Chemotherapie mit operativem Eingriff bei hämatologischen und soliden Neubildungen	4,327	23,1	7	0,482	41	0,166	0,160	
R60A	M	Akute myeloische Leukämie mit hochkomplexer Chemotherapie	9,907	50,3	16	0,575	68	0,195	0,191	x
R60B	M	Akute myeloische Leukämie mit intensiver Chemotherapie mit komplizierender Diagnose oder Dialyse oder Portimplantation	6,145	29,9	9	0,609	47	0,204	0,197	x
R60C	M	Akute myeloische Leukämie mit intensiver Chemotherapie ohne komplizierende Diagnose, ohne Dialyse, ohne Portimplantation, mit äußerst schweren CC oder mit mäßig komplexer Chemotherapie mit komplizierender Diagnose oder Dialyse oder Portimplantation	5,744	30,8	9	0,568	49	0,184	0,179	x
R60D	M	Akute myeloische Leukämie mit intensiver Chemotherapie ohne komplizierende Diagnose, Dialyse oder Portimplantation, ohne äußerst schwere CC oder mit mäßig komplexer Chemotherapie, ohne kompl. Diagnose, Dialyse oder Portimplant., mit äußerst schweren CC	4,535	23,9	7	0,562	42	0,188	0,180	x
R60E	M	Akute myeloische Leukämie mit Dialyse oder mit äußerst schweren CC	2,154	12,5	3	0,531	27	0,171	0,158	x
R60F	M	Akute myeloische Leukämie mit mäßig komplexer Chemotherapie, ohne komplizierende Diagnose, ohne Dialyse, ohne Portimplantation oder mit lokaler Chemotherapie	1,967	12,4	3	0,488	30	0,158	0,146	x
R60G	M	Akute myeloische Leukämie ohne Chemotherapie, ohne Dialyse, ohne äußerst schwere CC	1,235	7,9	2	0,404	19	0,153	0,136	x
R61A	M	Lymphom und nicht akute Leukämie, mit Sepsis	3,323	19,5	6	0,466	38	0,167	0,159	x
R61B	M	Lymphom und nicht akute Leukämie, ohne Sepsis, mit Agranulozytose oder Portimplantation, mit äußerst schweren CC	2,753	17,5	5	0,444	36	0,152	0,144	x
R61C	M	Lymphom und nicht akute Leukämie, mit Dialyse	2,094	15,0	4	0,413	33	0,138	0,129	x
R61D	M	Lymphom und nicht akute Leukämie ohne Dialyse, ohne Sepsis, mit Agranulozytose oder Portimplantation, ohne äußerst schwere CC	1,737	11,5	3	0,408	25	0,142	0,130	x
R61E	M	Lymphom und nicht akute Leukämie ohne Dialyse, ohne Sepsis, ohne Agranulozytose, ohne Portimplantation, mit äußerst schweren CC	1,576	11,8	3	0,387	26	0,131	0,121	x
R61F	M	Lymphom und nicht akute Leukämie ohne Dialyse, ohne Sepsis, ohne Agranulozytose, ohne Portimplantation, ohne äußerst schwere CC, mit komplexer Diagnose oder mit Osteolysen	0,932	6,5			16	0,141	0,122	x
R61G	M	Lymphom und nicht akute Leukämie ohne Dialyse, ohne Sepsis, ohne Agranulozytose, ohne Portimplantation, ohne äußerst schwere CC, ohne komplexe Diagnose, ohne Osteolysen	0,724	5,5			14	0,090	0,109	x
R62A	M	Andere hämatologische und solide Neubildungen mit komplizierender Diagnose oder Dialyse oder Portimplantation	1,567	12,1	3	0,351	27	0,116	0,107	x

Anhang C   3. Teil. Praxishilfen

Fallpauschalen-Katalog: Teil a) Bewertungsrelationen bei Versorgung durch Hauptabteilungen

DRG	Partition	Bezeichnung	Bewertungs-relation bei Hauptabteilung	Bewertungs-relation bei Hauptabteilung und Beleghebamme	Mittlere Verweildauer[1]	Untere Grenzverweildauer		Obere Grenzverweildauer		Externe Verlegung Abschlag/Tag (Bewertungsrelation)	Verlegungs-fall-pauschale	Ausnahme von Wiederaufnahme[4]
						Erster Tag mit Abschlag[2,5]	Bewertungs-relation/Tag	Erster Tag zusätzliches Entgelt[3,5]	Bewertungs-relation/Tag			
1	2	3	4	5	6	7	8	9	10	11	12	13
R62B	M	Andere hämatologische und solide Neubildungen ohne komplizierende Prozeduren, ohne Dialyse, ohne Osteolysen oder äußerst schweren CC	1,131		9,9	2	0,360	24	0,076	0,099		X
R62C	M	Andere hämatologische und solide Neubildungen ohne komplizierende Prozeduren, ohne Dialyse, ohne Portimplantation, ohne Osteolysen, ohne äußerst schweren CC	0,665		5,4			14	0,078	0,094		X
R63A	M	Andere akute Leukämie mit hochkomplexer Chemotherapie, mit Dialyse oder Sepsis oder mit Agranulozytose oder Portimplantation oder mit äußerst schweren CC	7,748		36,7	11	0,627	55	0,205	0,200		X
R63B	M	Andere akute Leukämie mit intensiver Chemotherapie, mit Dialyse oder Sepsis oder mit Agranulozytose oder Portimplantation	4,351		20,6	6	0,607	38	0,207	0,197		X
R63C	M	Andere akute Leukämie mit mäßig komplexer Chemotherapie mit Dialyse oder Sepsis oder mit Agranulozytose oder Portimplantation	3,860		16,8	5	0,617	34	0,220	0,207		X
R63D	M	Andere akute Leukämie mit intensiver oder mäßig komplexer Chemotherapie, ohne Dialyse, ohne Sepsis, ohne Agranulozytose, ohne Portimplantation, mit äußerst schweren CC	3,224		17,0	5	0,531	34	0,187	0,177		X
R63E	M	Andere akute Leukämie mit lokaler Chemotherapie, mit Dialyse oder Sepsis oder mit Agranulozytose oder Portimplantation oder mit äußerst schweren CC	2,749		12,9	3	0,665	27	0,211	0,191		X
R63F	M	Andere akute Leukämie ohne Chemotherapie, mit komplizierender Diagnose oder Portimplantation	1,837		8,2	2	0,581	19	0,225	0,189		X
R63G	M	Andere akute Leukämie mit lokaler Chemotherapie, ohne Dialyse, ohne Sepsis, ohne Agranulozytose, ohne Portimplantation, ohne äußerst schwere CC oder ohne Chemotherapie, ohne komplizierende Diagnose, ohne Portimplantation	1,078		5,0			11	0,215	0,179		X
R65Z	M	Hämatologische und solide Neubildungen, ein Belegungstag	0,256		1,0							X
MDC 18A HIV												
S60Z	M	HIV-Krankheit, ein Belegungstag	0,262		1,0							X
S62Z	M	Bösartige Neubildung bei HIV-Krankheit	2,085		15,0	4	0,398	32	0,133	0,124		X
S63A	M	Infektion bei HIV-Krankheit mit komplexer Diagnose und äußerst schweren CC	3,671		26,3	8	0,381	44	0,130	0,125		X
S63B	M	Infektion bei HIV-Krankheit ohne komplexe Diagnose oder ohne äußerst schwere CC	1,758		14,5	4	0,342	30	0,130	0,111		X

C. Fallpauschalenvereinbarung 2006 — Anhang C

Code	Typ	Bezeichnung									
S64Z	M	Andere HIV-Krankheit	1,576		12,6	3	0,375	27	0,122	0,110	X
S65A	M	Andere Erkrankungen bei HIV-Krankheit mit Herzinfarkt oder chronisch ischämischer Herzkrankheit oder äußerst schweren CC	2,009		11,5	3	0,411	25	0,143	0,131	X
S65B	M	Andere Erkrankungen bei HIV-Krankheit ohne Herzinfarkt, chronisch ischämische Herzkrankheit oder äußerst schwere CC	0,981		7,6	2	0,299	16	0,118	0,105	X
MDC 18B Infektiöse und parasitäre Krankheiten											
T01A	O	OR-Prozedur bei infektiösen und parasitären Krankheiten mit komplexer OR-Prozedur oder bei Zustand nach Organtransplantation	3,731		23,8	7	0,351	42	0,146	0,113	
T01B	O	OR-Prozedur bei infektiösen und parasitären Krankheiten ohne komplexe OR-Prozedur, außer bei Zustand nach Organtransplantation, bei Sepsis	3,249		20,9	6	0,401	39	0,094	0,128	
T01C	O	OR-Prozedur bei infektiösen und parasitären Krankheiten ohne komplexe OR-Prozedur, außer bei Zustand nach Organtransplantation, außer bei Sepsis	1,474		13,5	3	0,286	28	0,059	0,079	
T60A	M	Sepsis mit komplizierenden Prozeduren oder bei Zustand nach Organtransplantation, mit äußerst schweren CC	3,411		17,9	5	0,556	35	0,131	0,177	
T60B	M	Sepsis mit komplizierenden Prozeduren oder bei Zustand nach Organtransplantation, ohne äußerst schwere CC, Alter < 16 Jahre oder ohne komplizierende Prozeduren, außer bei Zustand nach Organtransplantation, mit äußerst schweren CC, Alter < 16 Jahre	2,083		9,3	2	0,687	20	0,222	0,200	
T60C	M	Sepsis ohne komplizierende Prozeduren, außer bei Zustand nach Organtransplantation mit äußerst schweren CC, Alter > 15 Jahre oder mit komplizierenden Prozeduren oder bei Zustand nach Organtransplantation, ohne äußerst schwere CC, Alter > 15 Jahre	1,818		14,6	4	0,354	29	0,085	0,113	
T60D	M	Sepsis ohne komplizierende Prozeduren, außer bei Zustand nach Organtransplantation, ohne äußerst schwere CC, Alter < 6 Jahre	1,307		8,5	2	0,433	16	0,107	0,137	
T60E	M	Sepsis ohne komplizierende Prozeduren, außer bei Zustand nach Organtransplantation, ohne äußerst schwere CC, Alter > 5 Jahre	1,126		10,6	3	0,273	21	0,072	0,094	
T60F	M	Sepsis, verstorben < 8 Tage nach Aufnahme	0,572		2,3						X
T61A	M	Postoperative und posttraumatische Infektionen mit komplizierenden Prozeduren oder komplizierender Diagnose	1,963		12,9	3	0,464	25	0,101	0,133	
T61B	M	Postoperative und posttraumatische Infektionen ohne komplizierende Prozeduren, ohne komplizierende Diagnose	0,717		8,2	2	0,224	19	0,057	0,073	
T62A	M	Fieber unbekannter Ursache mit äußerst schweren oder schweren CC, Alter > 5 Jahre	1,000		8,4	2	0,326	18	0,082	0,104	
T62B	M	Fieber unbekannter Ursache ohne äußerst schwere oder schwere CC, Alter < 6 Jahre	0,621		4,9	1	0,387	12	0,086	0,102	
T63A	M	Virale Erkrankung bei Zustand nach Organtransplantation	1,885		12,8	3	0,461	26	0,195	0,133	
T63B	M	Virale Erkrankung bei Infektion mit Zytomegalieviren außer bei Zustand nach Organtransplantation	1,026		9,8	2	0,333	22	0,071	0,092	

Anhang C

Fallpauschalen-Katalog: Teil a) Bewertungsrelationen bei Versorgung durch Hauptabteilungen

DRG	Partition	Bezeichnung	Bewertungs-relation bei Hauptabteilung	Bewertungs-relation bei Hauptabteilung und Belegshebamme	Mittlere Verweil-dauer[1]	Untere Grenzverweildauer		Obere Grenzverweildauer		Externe Verlegung Abschlag/Tag (Bewertungs-relation)	Verlegungs-fall-pauschale	Ausnahme von Wieder-aufnahme[4]
						Erster Tag mit Abschlag[2,5]	Bewertungs-relation/Tag	Erster Tag zusätzliches Entgelt[3,5]	Bewertungs-relation/Tag			
1	2	3	4	5	6	7	8	9	10	11	12	13
T63C	M	Andere virale Erkrankungen	0,515		4,6	1	0,334	11	0,077	0,091		
T64Z	M	Andere infektiöse und parasitäre Krankheiten	0,785		7,0	1	0,589	17	0,077	0,096		
MDC 19 Psychische Krankheiten und Störungen												
U40Z	A	Geriatrische frührehabilitative Komplexbehandlung bei psychischen Krankheiten und Störungen	2,033		22,2			37	0,064	0,087		
U60Z	M	Psychiatrische Behandlung, ein Belegungstag	0,160		1,0							
U61Z	M	Schizophrene, wahnhafte und akut psychotische Störungen	0,963		9,5	2	0,316	21	0,070	0,091		
U63Z	M	Schwere affektive Störungen	0,920		10,5	2	0,297	22	0,059	0,077		
U64Z	M	Angststörungen oder andere affektive und somatoforme Störungen	0,608		5,8	1	0,294	15	0,071	0,086		
U66Z	M	Ess-, Zwangs- und Persönlichkeitsstörungen und akute psychische Reaktionen oder psychische Störungen in der Kindheit	0,846		8,7	2	0,277	20	0,067	0,086		
MDC 20 Alkohol- und Drogengebrauch und alkohol- und drogeninduzierte psychische Störungen												
V60A	M	Alkoholintoxikation und -entzug mit psychotischem Syndrom oder mit Qualifiziertem Entzug	0,773		8,3	2	0,253	17	0,064	0,082		
V60B	M	Alkoholintoxikation und -entzug ohne psychotisches Syndrom, ohne Qualifizierten Entzug, mit Entzugssyndrom	0,555		6,2	1	0,358	13	0,061	0,075		
V60C	M	Alkoholintoxikation und -entzug ohne psychotisches Syndrom, ohne Qualifizierten Entzug, ohne Entzugssyndrom	0,366		3,0	1	0,208	7	0,083	0,089		
V61Z	M	Drogenintoxikation und -entzug	0,862		7,7	2	0,280	18	0,076	0,097		
V62A	M	Störungen durch Alkoholmissbrauch und Alkoholabhängigkeit mit Qualifiziertem Entzug	1,038		11,7			22	0,062	0,081		
V62B	M	Störungen durch Alkoholmissbrauch und Alkoholabhängigkeit ohne Qualifizierten Entzug	0,642		7,7	2	0,209	16	0,057	0,072		
V63Z	M	Störungen durch Opioidgebrauch und Opioidabhängigkeit	1,818		11,8	3	0,453	24	0,108	0,142		
V64A	M	Störungen durch anderen Drogengebrauch und Medikamentenmiss-brauch und andere Drogen- und Medikamentenabhängigkeit, mehr als ein Belegungstag	0,627		5,9			15	0,073	0,089		
V64B	M	Störungen durch anderen Drogengebrauch und Medikamentenmiss-brauch und andere Drogen- und Medikamentenabhängigkeit, ein Belegungstag	0,201		1,0							

C. Fallpauschalenvereinbarung 2006 Anhang C

MDC 21A Polytrauma									
W01B	O	Polytrauma mit Beatmung oder Kraniotomie, ohne Frührehabilitation, mit Beatmung > 263 Stunden	12.665	29,3				0,364	x
W01C	O	Polytrauma mit Beatmung oder Kraniotomie, ohne Frührehabilitation, ohne Beatmung > 263 Stunden	7.469	23,9	7	0,732	47	0,244	x
W02A	O	Polytrauma mit Eingriffen an Hüftgelenk, Femur, Extremitäten und Wirbelsäule mit komplizierenden Prozeduren oder Eingriffen an mehreren Lokalisationen	6.386	26,9	8	0,453	42	0,106	x
W02B	O	Polytrauma mit Eingriffen an Hüftgelenk, Femur, Extremitäten und Wirbelsäule, ohne komplizierende Prozeduren und ohne Eingriffe an mehreren Lokalisationen	3.769	19,6	6	0,366	45	0,091	0,124
W04A	O	Polytrauma mit anderen OR-Prozeduren mit komplizierenden Prozeduren oder Eingriffen an mehreren Lokalisationen	5.523	24,4	7	0,505	36	0,116	0,159
W04B	O	Polytrauma mit anderen OR-Prozeduren ohne komplizierende Prozeduren und ohne Eingriffe an mehreren Lokalisationen	2.964	15,6	4	0,430	42	0,097	0,130
W36Z	O	Intensivmedizinische Komplexbehandlung > 1104 Aufwandspunkte bei Polytrauma	17.156	32,9	10	1,236	29	0,289	0,401
W60Z	M	Polytrauma, verstorben < 5 Tage nach Aufnahme	1.711	1,5			51		
W61Z	M	Polytrauma ohne signifikante Eingriffe	1.702	11,9	3	0,412	24	0,097	0,128
MDC 21B Verletzungen, Vergiftungen und toxische Wirkungen von Drogen und Medikamenten									
X01Z	O	Gewebetransplantation mit mikrovaskulärer Anastomosierung oder Hauttransplantationen bei Verletzungen außer an der Hand	2.142	18,4	5	0,242	36	0,055	0,075
X02Z	O	Gewebetransplantation mit mikrovaskulärer Anastomosierung oder Hauttransplantationen bei Verletzungen der Hand	1.149	8,2	2	0,225	20	0,058	0,074
X04Z	O	Andere Eingriffe bei Verletzungen der unteren Extremität	1.200	9,6	2	0,271	23	0,059	0,077
X05Z	O	Andere Eingriffe bei Verletzungen der Hand	0.714	4,4	1	0,324	11	0,064	0,074
X06A	O	Andere Eingriffe bei anderen Verletzungen mit äußerst schweren CC	2.189	15,7	4	0,332	31	0,074	0,099
X06B	O	Andere Eingriffe bei anderen Verletzungen ohne äußerst schwere CC, Alter > 65 Jahre oder mit schweren CC	1.146	8,9	2	0,264	20	0,063	0,080
X06C	O	Andere Eingriffe bei anderen Verletzungen ohne äußerst schwere oder schwere CC, Alter < 66 Jahre	0.806	5,5	1	0,427	13	0,062	0,075
X07A	O	Replantation bei traumatischer Amputation, mit Replantation mehr als einer Zehe oder mehr als eines Fingers	4.015	16,3	4	0,313	33	0,167	0,090
X07B	O	Replantation bei traumatischer Amputation, mit Replantation eines Fingers oder einer Zehe	2.131	10,8	3	0,268	22	0,069	0,091
X60Z	M	Verletzungen und allergische Reaktionen	0.400	3,7	1	0,241	9	0,070	0,079
X62Z	M	Vergiftungen / Toxische Wirkungen von Drogen, Medikamenten und anderen Substanzen	0.545	4,6	1	0,368	11	0,082	0,096

Anhang C

Fallpauschalen-Katalog: Teil a) Bewertungsrelationen bei Versorgung durch Hauptabteilungen

DRG	Partition	Bezeichnung	Bewertungs-relation bei Haupt-abteilung	Bewertungs-relation bei Haupt-abteilung und Beleghebamme	Mittlere Verweil-dauer[1]	Untere Grenzverweildauer — Erster Tag mit Abschlag[2,5]	Untere Grenzverweildauer — Bewertungs-relation/Tag	Obere Grenzverweildauer — Erster Tag zusätzliches Entgelt[3,5]	Obere Grenzverweildauer — Bewertungs-relation/Tag	Externe Verlegung Abschlag/Tag (Bewertungs-relation)	Verlegungs-fall-pauschale	Ausnahme von Wieder-aufnahme[4]
1	2	3	4	5	6	7	8	9	10	11	12	13
X63Z	M	Folgen einer medizinischen Behandlung	0,521		5,1	1	0,334	13	0,063	0,076		
X64Z	M	Andere Krankheit verursacht durch Verletzung, Vergiftung oder toxische Wirkung	0,427		3,5	1	0,262	9	0,082	0,091		
MDC 22 Verbrennungen												
Y02A	O	Andere Verbrennungen mit Hauttransplantation mit äußerst schweren oder schweren CC oder komplizierender Diagnose oder Prozedur oder Alter > 64 Jahre	7,413		23,1	7	0,761	41	0,184	0,252		
Y02B	O	Andere Verbrennungen mit Hauttransplantation ohne schwere CC, ohne komplizierende Diagnose und ohne Prozedur, Alter < 65 Jahre	3,667		16,5	5	0,489	31	0,124	0,168		
Y03Z	O	Andere Verbrennungen mit anderen Eingriffen	2,137		12,5	3	0,428	26	0,096	0,127		
Y62Z	M	Andere Verbrennungen	1,023		7,6	2	0,318	16	0,088	0,111		
Y63Z	M	Verbrennungen, ein Belegungstag	0,212		1,0							
MDC 23 Faktoren, die den Gesundheitszustand beeinflussen, und andere Inanspruchnahme des Gesundheitswesens												
Z01Z	O	OR-Prozeduren bei anderen Zuständen, die zur Inanspruchnahme des Gesundheitswesens führen	0,796		5,3	1	0,474	15	0,060	0,072		
Z03Z	O	Nierenspende (Lebendspende)	2,231		9,5	2	0,506	17	0,112	0,145		
Z44Z	A	Multimodale Schmerztherapie bei Faktoren, die den Gesundheitszustand beeinflussen, und anderer Inanspruchnahme des Gesundheitswesens	1,439		12,8			24	0,078	0,103		X
Z64Z	M	Andere Faktoren, die den Gesundheitszustand beeinflussen und Nachbehandlung nach abgeschlossener Behandlung	0,395		3,1	1	0,185	7	0,083	0,090		
Z65Z	M	Beschwerden, Symptome, andere Anomalien und Nachbehandlung	0,685		6,1	1	0,461	15	0,073	0,090		
Z66Z	M	Vorbereitung zur Lebendspende	0,663		2,4	1	0,264	5	0,189	0,192		
Fehler-DRGs und sonstige DRGs												
901A	O	Ausgedehnte OR-Prozedur ohne Bezug zur Hauptdiagnose mit komplizierenden Prozeduren oder Strahlentherapie	4,549		25,3	7	0,472	43	0,104	0,144		X
901B	O	Ausgedehnte OR-Prozedur ohne Bezug zur Hauptdiagnose ohne komplizierende Prozeduren, ohne Strahlentherapie, mit komplexer OR-Prozedur	3,364		20,6	6	0,354	39	0,084	0,115		X

C. Fallpauschalenvereinbarung 2006

901C	O	Ausgedehnte OR-Prozedur ohne Bezug zur Hauptdiagnose ohne komplizierende Prozeduren, ohne Strahlentherapie, ohne komplexe OR-Prozedur, mit anderem Eingriff an Kopf und Wirbelsäule	2,916	19,8	6	0,337	37	0,083	0,113	x
901D	O	Ausgedehnte OR-Prozedur ohne Bezug zur Hauptdiagnose ohne komplizierende Prozeduren, ohne Strahlentherapie, ohne komplexe OR-Prozedur, ohne anderen Eingriff an Kopf und Wirbelsäule	2,033	14,8	4	0,319	30	0,075	0,101	x
902Z	O	Nicht ausgedehnte OR-Prozedur ohne Bezug zur Hauptdiagnose	1,439	12,1	3	0,296	26	0,069	0,090	x
960Z	M	Nicht gruppierbar								
961Z	M	Unzulässige Hauptdiagnose								
962Z	M	Unzulässige geburtshilfliche Diagnosekombination	0,527	3,5	1	0,265	7	0,055	0,061	x
963Z	M	Neonatale Diagnose unvereinbar mit Alter oder Gewicht	0,795	5,5	1	0,372	13	0,095	0,114	x

Anhang C — 3. Teil. Praxishilfen

Fallpauschalen-Katalog: Teil b) Bewertungsrelationen bei Versorgung durch Belegabteilungen

DRG	Partition	Bezeichnung	Bewertungsrelation bei Belegoperateur	Bewertungsrelation bei Belegoperateur und Beleganästhesist	Bewertungsrelation bei Belegoperateur und Beleghebamme	Bewertungsrelation bei Belegoperateur, -anästhesist und -hebamme	Mittlere Verweildauer[1]	Untere Grenzverweildauer — Erster Tag mit Abschlag[2,5]	Untere Grenzverweildauer — Bewertungsrelation/Tag	Obere Grenzverweildauer — Erster Tag zusätzliches Entgelt[3,5]	Obere Grenzverweildauer — Bewertungsrelation/Tag	Externe Verlegung Abschlag/Tag (Bewertungsrelation)	Verlegungsfallpauschale	Ausnahme von Wiederaufnahme[4]
1	2	3	4	5	6	7	8	9	10	11	12	13	14	15
Prä-MDC														
A13B	O	Beatmung > 95 und < 250 Stunden mit komplexer OR-Prozedur, ohne hochkomplexen Eingriff, ohne intensivmedizinische Komplexbehandlung > 1104 Aufwandspunkte	7,492	7,303			23,2	7	0,756	41	0,261			
A13C	O	Beatmung > 95 und < 250 Stunden ohne komplexe OR-Prozedur, mit bestimmter OR-Prozedur und komplizierenden Prozeduren, ohne intensivmedizinische Komplexbehandlung > 1104 Aufwandspunkte	7,274	7,142			24,3	7	0,784	42	0,258			
A13D	O	Beatmung > 95 und < 250 Stunden ohne komplexe OR-Prozedur, mit bestimmter OR-Prozedur oder komplizierenden Prozeduren oder Alter < 16 Jahre	5,881	5,809			20,3	6	0,768	38	0,185			
A13E	O	Beatmung > 95 und < 250 Stunden ohne komplexe OR-Prozedur, ohne bestimmte OR-Prozedur, ohne komplizierende Prozeduren, Alter > 15 Jahre	4,406	4,400			16,7	5	0,717	34	0,180	0,243		
A60A	M	Versagen und Abstoßung eines Organtransplantates, mehr als ein Belegungstag, mit äußerst schweren CC	2,191	2,173			15,9	4	0,405	33	0,127		X	X
A60B	M	Versagen und Abstoßung eines Organtransplantates, mehr als ein Belegungstag, ohne äußerst schwere CC	1,408	1,399			8,6	2	0,442	19	0,154		X	X
A60C	M	Versagen und Abstoßung eines Organtransplantates, ein Belegungstag	0,440	0,439			1,0							X
MDC 01 Krankheiten und Störungen des Nervensystems														
B03Z	O	Operative Eingriffe bei nicht akuter Para-/Tetraplegie oder Eingriffe an Wirbelsäule und Rückenmark bei bösartiger Neubildung oder mit schweren CC oder Eingriffe bei zerebraler Lähmung, Muskeldystrophie, Neuropathie mit äußerst schweren CC	2,381	2,293			16,2	5	0,288	33	0,118	0,095		
B04A	O	Interventionelle Eingriffe an den extrakraniellen Gefäßen mit äußerst schweren CC	2,278	2,253			11,9	3	0,443	25	0,104	0,137		
B04B	O	Eingriffe an den extrakraniellen Gefäßen mit äußerst schweren CC	2,053	1,968			13,6	4	0,298	28	0,077	0,102		
B04C	O	Interventionelle Eingriffe an den extrakraniellen Gefäßen ohne äußerst schwere CC	1,372	1,359			4,2	1	0,443	11	0,124	0,148		

C. Fallpauschalenvereinbarung 2006 — Anhang C

B04D	O	Eingriffe an den extrakraniellen Gefäßen ohne äußerst schwere CC	1,167	1,094	7,0	2	0,227	14	0,063	0,080	
B05Z	O	Dekompression bei Karpaltunnelsyndrom	0,385	0,353	2,9	1	0,116	6	0,060	0,063	
B06Z	O	Eingriffe bei zerebraler Lähmung, Muskeldystrophie oder Neuropathie, Alter < 19 Jahre oder mit schwerer CC	1,117	1,069	6,4	2	0,255	17	0,067	0,085	X
B07Z	O	Eingriffe an peripheren Nerven, Hirnnerven und anderen Teilen des Nervensystems mit äußerst schwerer CC	2,049	2,002	16,7	5	0,286	33	0,072	0,097	X
B09Z	O	Andere Eingriffe am Schädel	1,015	0,968	5,8	1	0,329	14	0,068	0,084	
B12Z	O	Implantation eines Herzschrittmachers bei Krankheiten und Störungen des Nervensystems	2,568	2,547	17,8	5	0,296	32	0,070	0,094	
B14Z	O	Mäßig komplexe Kraniotomie	2,160	2,080	12,4	3	0,376	24	0,123	0,111	
B15Z	O	Strahlentherapie bei Krankheiten und Störungen des Nervensystems, mehr als ein Belegungstag, mehr als 10 Bestrahlungen	2,881	2,878	24,8	8	0,317	45	0,106		X
B16Z	O	Strahlentherapie bei Krankheiten und Störungen des Nervensystems, mehr als ein Belegungstag, weniger als 11 Bestrahlungen	1,438	1,437	12,7	3	0,356	27	0,119		X
B17Z	O	Eingriffe an peripheren Nerven, Hirnnerven und anderen Teilen des Nervensystems ohne äußerst schwere CC oder Eingriffe bei zerebraler Lähmung, Muskeldystrophie oder Neuropathie ohne äußerst schwere oder schwere CC, Alter > 18 Jahre	0,728	0,677	4,2	1	0,406	11	0,058	0,069	
B18Z	O	Eingriffe an Wirbelsäule und Rückenmark außer bei bösartiger Neubildung, ohne äußerst schwere oder schwere CC oder Revision eines Ventrikelshuntes	1,450	1,371	8,0	2	0,283	18	0,063	0,082	
B20Z	O	Kraniotomie oder große Wirbelsäulen-Operation	2,937	2,786	14,9	4	0,361	26	0,151	0,123	
B47Z	A	Multimodale Schmerztherapie bei Krankheiten und Störungen des Nervensystems	1,118	1,117	11,7		0,308	23	0,056	0,075	X
B60A	M	Nicht akute Paraplegie / Tetraplegie, mehr als ein Belegungstag	1,251	1,249	12,1	3	0,276	26	0,071	0,094	
B60B	M	Nicht akute Paraplegie / Tetraplegie, ein Belegungstag	0,267	0,263	1,0					0,080	
B63Z	M	Demenz und andere chronische Störungen der Hirnfunktion	0,840	0,839	9,4	2	0,285	19	0,062	0,087	
B64A	M	Delirium mit äußerst schwerer CC	1,152	1,152	12,1	3	0,595	25	0,066	0,087	
B64B	M	Delirium ohne äußerst schwere CC	0,738	0,738	8,4	1	0,666	17	0,069	0,107	
B65Z	M	Zerebrale Lähmungen	0,882	0,872	6,7	1	0,317	16	0,086	0,101	
B66A	M	Neubildungen des Nervensystems mit äußerst schwerer CC, mehr als ein Belegungstag	1,284	1,283	11,2	3	0,517	24	0,077	0,111	X
B66B	M	Neubildungen des Nervensystems, ein Belegungstag oder ohne äußerst schwere CC oder Stupor und Koma, nicht traumatisch bedingt	0,704	0,702	6,0	1	0,239	14	0,092	0,079	X
B67A	M	Degenerative Krankheiten des Nervensystems bei Morbus Parkinson mit äußerst schweren oder schweren CC	1,208	1,208	12,3	4	0,340	26	0,059	0,089	
B67B	M	Degenerative Krankheiten des Nervensystems bei Morbus Parkinson ohne äußerst schwere oder schwere CC oder außer Morbus Parkinson mit äußerst schweren oder schweren CC	1,036	1,036	10,6	2		22	0,068		

Anhang C

3. Teil. Praxishilfen

Fallpauschalen-Katalog: Teil b) Bewertungsrelationen bei Versorgung durch Belegabteilungen

DRG	Partition	Bezeichnung	Bewertungsrelation bei Belegoperateur	Bewertungsrelation bei Belegoperateur und Beleganästhesist	Bewertungsrelation bei Belegoperateur und Beleghebamme	Bewertungsrelation bei Belegoperateur, -anästhesist und -hebamme	Mittlere Verweildauer[1]	Untere Grenzverweildauer		Obere Grenzverweildauer		Externe Verlegung Abschlag/Tag (Bewertungsrelation)	Verlegungstillpauschale	Ausnahme von Wiederaufnahme[4]
								Erster Tag mit Abschlag[2,5]	Bewertungsrelation/ Tag	Erster Tag zusätzliches Entgelt[3,5]	Bewertungsrelation/ Tag			
1	2	3	4	5	6	7	8	9	10	11	12	13	14	15
B67C	M	Degenerative Krankheiten des Nervensystems außer Morbus Parkinson, ohne äußerst schwere CC	0,698	0,698			6,8	1	0,554	16	0,077	0,094		
B68A	M	Multiple Sklerose und zerebellare Ataxie mit äußerst schweren oder schweren CC, mehr als ein Belegungstag	0,805	0,805			7,8	2	0,266	18	0,065	0,083		
B68B	M	Multiple Sklerose und zerebellare Ataxie, ein Belegungstag oder ohne äußerst schwere oder schwere CC	0,570	0,569			5,4	1	0,456	13	0,071	0,086		
B69C	M	Transitorische ischämische Attacke (TIA) und extrakranielle Gefäßverschlüsse mit äußerst schweren CC, ohne neurologische Komplexbehandlung des akuten Schlaganfalls	0,943	0,943			10,3	2	0,310	20	0,071	0,091		
B69D	M	Transitorische ischämische Attacke (TIA) und extrakranielle Gefäßverschlüsse mit neurologischer Komplexbehandlung des akuten Schlaganfalls, bis 72 Stunden, ohne äußerst schwere CC	0,824	0,823			5,6	1	0,407	13	0,102	0,123		
B69E	M	Transitorische ischämische Attacke (TIA) und extrakranielle Gefäßverschlüsse ohne neurologische Komplexbehandlung des akuten Schlaganfalls, ohne äußerst schwere CC	0,640	0,640			6,6	1	0,453	14	0,067	0,083		
B70C	M	Apoplexie mit intrakranieller Blutung, ohne neurologische Komplexbehandlung des akuten Schlaganfalls, mehr als 72 Stunden, mehr als ein Belegungstag	1,534	1,533			12,8	3	0,380	25	0,084	0,111		
B70D	M	Apoplexie mit neurologischer Komplexbehandlung des akuten Schlaganfalls, bis 72 Stunden, ohne intrakranielle Blutung, mehr als ein Belegungstag	1,384	1,384			11,0	3	0,343	22	0,087	0,114		
B70E	M	Apoplexie ohne neurologische Komplexbehandlung des akuten Schlaganfalls, ohne intrakranielle Blutung, mehr als ein Belegungstag	1,058	1,057			11,0	3	0,262	21	0,068	0,089		
B70F	M	Apoplexie mit neurologischer Komplexbehandlung des akuten Schlaganfalls, verstorben < 4 Tage nach Aufnahme	0,696	0,696			2,5						x	
B70G	M	Apoplexie ohne neurologische Komplexbehandlung des akuten Schlaganfalls, verstorben < 4 Tage nach Aufnahme	0,568	0,566			2,3						x	
B70H	M	Apoplexie, ein Belegungstag	0,226	0,226			1,0							

B71A	M	Erkrankungen an Hirnnerven und peripheren Nerven mit komplexer Diagnose, mit äußerst schweren CC oder bei Para- / Tetraplegie mit äußerst schweren oder schweren CC	2,588	2,588	17,3	5	0,429	33	0,104	0,141
B71B	M	Erkrankungen an Hirnnerven und peripheren Nerven mit komplexer Diagnose, mit schweren CC oder bei Para- / Tetraplegie oder ohne komplexe Diagnose, mit äußerst schweren oder schweren CC bei Para- / Tetraplegie	1,253	1,252	10,7	3	0,310	22	0,081	0,106
B71C	M	Erkrankungen an Hirnnerven und peripheren Nerven mit komplexer Diagnose, außer bei Para- / Tetraplegie, ohne schwere CC oder ohne komplexe Diagnose, mit äußerst schweren oder schweren CC außer bei Para- / Tetraplegie oder ohne schwere CC bei Para- / Tetraplegie	0,902	0,901	9,4	2	0,297	20	0,066	0,086
B71D	M	Erkrankungen an Hirnnerven und peripheren Nerven ohne komplexe Diagnose, ohne äußerst schwere oder schwere CC, außer bei Para- / Tetraplegie	0,651	0,650	7,3	1	0,509	16	0,064	0,081
B72A	M	Infektion des Nervensystems außer Virusmeningitis, Alter > 80 Jahre oder mit äußerst schweren oder schweren CC	1,442	1,441	13,8	3	0,358	27	0,075	0,099
B72B	M	Infektion des Nervensystems außer Virusmeningitis, Alter < 81 Jahre, ohne äußerst schwere oder schwere CC	0,845	0,844	7,4	2	0,279	17	0,067	0,085
B73Z	M	Virusmeningitis	0,841	0,841	7,8	2	0,279	16	0,075	0,095
B75Z	M	Fieberkrämpfe	0,414	0,414	3,3	1	0,267	7	0,090	0,098
B76C	M	Anfälle, mehr als ein Belegungstag, ohne komplexe Diagnostik und Therapie, mit äußerst schweren CC, Alter > 17 Jahre	1,196	1,196	10,9	3	0,296	23	0,078	0,101
B76D	M	Anfälle, mehr als ein Belegungstag, ohne komplexe Diagnostik und Therapie, mit schweren CC	0,877	0,877	8,8	2	0,290	18	0,078	0,099
B76E	M	Anfälle, ein Belegungstag oder ohne äußerst schwere oder schwere CC	0,560	0,559	5,1	1	0,422	13	0,072	0,087
B77Z	M	Kopfschmerzen	0,474	0,474	4,3	1	0,314	10	0,077	0,089
B78Z	M	Intrakranielle Verletzung	0,844	0,842	5,8	1	0,627	16	0,081	0,101
B79Z	M	Schädelfrakturen	0,520	0,519	4,2	1	0,373	11	0,071	0,085
B80Z	M	Andere Kopfverletzungen	0,241	0,241	2,6	1	0,106	5	0,067	0,069
B81Z	M	Andere Erkrankungen des Nervensystems	0,700	0,699	6,2	1	0,485	16	0,074	0,092
B82Z	M	Andere Erkrankungen an peripheren Nerven	0,356	0,355	4,3	1	0,231	10	0,055	0,064

MDC 02 Krankheiten und Störungen des Auges

C01Z	O	Eingriffe bei penetrierenden Augenverletzungen	0,937	0,887	6,3	2	0,167	14	0,046	0,058
C02A	O	Enukleationen und Eingriffe an der Orbita bei bösartiger Neubildung und Strahlentherapie bei bösartiger Neubildung	1,294	1,239	8,1	2	0,282	17	0,110	0,093
C02B	O	Enukleationen und Eingriffe an der Orbita außer bei bösartiger Neubildung	0,745	0,704	5,2	1	0,297	12	0,049	0,060

Anhang C 3. Teil. Praxishilfen

Fallpauschalen-Katalog: Teil b) Bewertungsrelationen bei Versorgung durch Belegabteilungen

DRG	Partition	Bezeichnung	Bewertungsrelation bei Belegoperateur	Bewertungsrelation bei Belegoperateur und Beleghebamme	Bewertungsrelation bei Belegoperateur, -anästhesist und -hebamme	Mittlere Verweildauer[1]	Untere Grenzverweildauer		Obere Grenzverweildauer			Externe Verlegung Abschlag/Tag (Bewertungsrelation)	Verlegungsfallpauschale	Ausnahme von Wiederaufnahme[4]
							Erster Tag mit Abschlag[2,5]	Bewertungsrelation/Tag	Erster Tag zusätzliches Entgelt[3,5]	Bewertungsrelation/Tag				
1	2	3	4	5	6	7	8	9	10	11	12		13	14	15
C03Z	O	Eingriffe an der Retina mit Pars-plana-Vitrektomie und andere komplexe Prozeduren mit extrakapsulärer Extraktion der Linse (ECCE)	0,874	0,832			5,3	1	0,191	12	0,040		0,050		
C04A	O	Hornhauttransplantation mit extrakapsulärer Extraktion der Linse (ECCE)	1,347	1,294			7,5	2	0,258	16	0,107		0,076		X
C04B	O	Hornhauttransplantation ohne extrakapsulärer Extraktion der Linse (ECCE)	1,225	1,187			7,4	2	0,236	16	0,100		0,070		X
C05Z	O	Dakryozystorhinostomie	0,585	0,543			3,5	1	0,228	8	0,057		0,065		
C06Z	O	Komplexe Eingriffe bei Glaukom	0,753	0,736			7,2	2	0,184	16	0,044		0,056		
C07Z	O	Andere Eingriffe bei Glaukom mit extrakapsulärer Extraktion der Linse (ECCE) und andere Eingriffe an der Retina	0,567	0,545			3,9	1	0,327	10	0,042		0,049		
C08Z	O	Extrakapsuläre Extraktion der Linse (ECCE)	0,394	0,370			2,9	1	0,130	5	0,046		0,049		
C10A	O	Eingriffe an den Augenmuskeln mit erhöhtem Aufwand	0,687	0,639			3,0	1	0,218	6	0,079		0,084		
C10B	O	Eingriffe an den Augenmuskeln ohne erhöhten Aufwand	0,548	0,511			2,8	1	0,080	5	0,079		0,081		
C12Z	O	Andere Rekonstruktionen der Augenlider	0,718	0,688			4,9	1	0,193	12	0,045		0,055		
C13Z	O	Eingriffe an Tränendrüse und Tränenwegen	0,475	0,451			3,0	1	0,191	7	0,061		0,065		
C14Z	O	Andere Eingriffe am Auge	0,478	0,470			4,7	1	0,233	12	0,049		0,058		
C17Z	O	Eingriffe an der Retina mit Pars-plana-Vitrektomie und andere komplexe Prozeduren ohne extrakapsuläre Extraktion der Linse (ECCE)	0,784	0,726			6,5	1	0,242	12	0,052		0,064		
C18Z	O	Große Eingriffe an Kornea, Sklera und Konjunktiva	0,845	0,828			7,0	2	0,191	18	0,047		0,060		
C19Z	O	Andere Eingriffe bei Glaukom ohne extrakapsuläre Extraktion der Linse (ECCE)	0,496	0,488			4,8	1	0,325	11	0,044		0,053		
C20A	O	Andere Eingriffe an Kornea, Sklera und Konjunktiva und Eingriffe am Augenlid oder verschiedene Eingriffe an der Linse, Alter < 16 Jahre	0,677	0,631			3,6	1	0,353	7	0,073		0,081		
C20B	O	Andere Eingriffe an Kornea, Sklera und Konjunktiva und Eingriffe am Augenlid oder verschiedene Eingriffe an der Linse, Alter > 15 Jahre	0,465	0,450			3,1	1	0,156	8	0,049		0,055		
C60Z	M	Akute und schwere Augeninfektionen	0,632	0,631			7,6	2	0,208	17	0,053		0,068		
C61Z	M	Neuro-ophthalmologische und vaskuläre Erkrankungen des Auges	0,581	0,580			6,0	1	0,443	13	0,065		0,080		

C. Fallpauschalenvereinbarung 2006 — Anhang C

Code	Part	Bezeichnung									X
C62Z	M	Hyphäma und konservativ behandelte Augenverletzungen	0,345	0,343	4,0	1	0,242	9	0,057	0,065	
C63Z	M	Andere Erkrankungen des Auges	0,440	0,439	4,7	1	0,315	11	0,059	0,071	
C64Z	M	Glaukom, Katarakt und Erkrankungen des Augenlides	0,230	0,229	2,9	1	0,058	6	0,051	0,055	
C65Z	M	Bösartige Neubildungen des Auges und Augenerkrankungen bei Diabetes mellitus	0,624	0,622	6,5	1	0,440	15	0,065	0,081	X
MDC 03 Krankheiten und Störungen des Ohres, der Nase, des Mundes und des Halses											
D03Z	O	Operative Korrektur einer Lippen-Kiefer-Gaumen-Spalte	1,373	1,276	5,6	1	0,369	11	0,075	0,093	
D04Z	O	Bignathe Osteotomie und komplexe Eingriffe am Kiefer	1,979	1,835	8,3	2	0,287	14	0,059	0,077	
D05A	O	Komplexe Parotidektomie	1,257	1,145	5,9	1	0,257	12	0,049	0,062	
D05B	O	Komplexe Eingriffe an den Speicheldrüsen außer komplexe Parotidektomien	0,942	0,863	5,2	1	0,214	10	0,046	0,057	
D06A	O	Eingriffe an Nasennebenhöhlen, Mastoid, komplexe Eingriffe am Mittelohr und andere Eingriffe an den Speicheldrüsen, Alter < 16 Jahre	0,777	0,722	4,6	1	0,575	10	0,056	0,069	
D06B	O	Eingriffe an Nasennebenhöhlen, Mastoid, komplexe Eingriffe am Mittelohr und andere Eingriffe an den Speicheldrüsen, Alter > 15 Jahre	0,461	0,421	3,7	1	0,213	7	0,047	0,053	
D08Z	O	Eingriffe an Mundhöhle und Mund bei bösartiger Neubildung	0,895	0,851	6,2	2	0,205	16	0,088	0,071	
D09Z	O	Tonsillektomie bei bösartiger Neubildung oder verschiedene Eingriffe an Ohr, Nase, Mund und Hals mit äußerst schweren CC	0,993	0,942	6,6	2	0,226	16	0,106	0,074	
D12A	O	Andere aufwändige Eingriffe an Ohr, Nase, Mund und Hals	1,040	0,981	6,7	2	0,207	16	0,053	0,067	
D12B	O	Andere Eingriffe an Ohr, Nase, Mund und Hals	0,499	0,463	4,5	1	0,161	9	0,050	0,058	
D13Z	O	Kleine Eingriffe an Nase und Ohr	0,398	0,366	2,2	1	0,168	5	0,074	0,074	
D15A	O	Tracheostomie mit äußerst schweren CC	2,331	2,259	17,9	5	0,307	34	0,072	0,098	
D15B	O	Tracheostomie ohne äußerst schwere CC	1,607	1,540	13,7	4	0,239	25	0,061	0,081	
D16Z	O	Materialentfernung an Kiefer und Gesicht	0,606	0,555	3,3	1	0,255	7	0,052	0,059	
D17Z	O	Plastische Rekonstruktion der Ohrmuschel	1,205	1,115	7,3	1	0,265	15	0,051	0,064	
D18Z	O	Strahlentherapie mit operativem Eingriff bei Krankheiten und Störungen des Ohres, der Nase, des Mundes und des Halses	4,142	4,006	33,8	10	0,281	52	0,108	0,089	X
D19Z	O	Strahlentherapie bei Krankheiten und Störungen des Ohres, der Nase, des Mundes und des Halses, mehr als ein Belegungstag, 10 Bestrahlungen	3,255	3,251	28,3	9	0,318	48	0,107	0,103	X
D20A	O	Andere Strahlentherapie bei Krankheiten und Störungen des Ohres, der Nase, des Mundes und des Halses, mehr als ein Belegungstag, Alter > 70 Jahre oder mit äußerst schwerem CC	1,410	1,405	11,7	3	0,338	25	0,116	0,106	X
D20B	O	Andere Strahlentherapie bei Krankheiten und Störungen des Ohres, der Nase, des Mundes und des Halses, mehr als ein Belegungstag, Alter < 71 Jahre, ohne äußerst schwere CC	0,871	0,869	6,6			15	0,114	0,101	X

Anhang C — 3. Teil. Praxishilfen

Fallpauschalen-Katalog: Teil b) Bewertungsrelationen bei Versorgung durch Belegabteilungen

DRG	Partition	Bezeichnung	Bewertungsrelation bei Belegoperateur	Bewertungsrelation bei Belegoperateur und Belegaästhesist	Bewertungsrelation bei Belegoperateur und Belegehebamme	Bewertungsrelation bei Belegoperateur, -anästhesist und -hebamme	Mittlere Verweildauer[1]	Untere Grenzverweildauer — Erster Tag mit Abschlag[2,5]	Untere Grenzverweildauer — Bewertungsrelation/Tag	Obere Grenzverweildauer — Erster Tag zusätzliches Entgelt[3,5]	Obere Grenzverweildauer — Bewertungsrelation/Tag	Externe Verlegung Abschlag/Tag (Bewertungsrelation)	Verlegungsfallpauschale	Ausnahme von Wiederaufnahme[4]
1	2	3	4	5	6	7	8	9	10	11	12	13	14	15
D22A	O	Eingriffe an Mundhöhle und Mund außer bei bösartiger Neubildung mit Mundboden- oder Vestibulumplastik	0,767	0,710			5,0	1	0,215	11	0,048	0,059		
D22B	O	Eingriffe an Mundhöhle und Mund außer bei bösartiger Neubildung ohne Mundboden- oder Vestibulumplastik	0,447	0,426			4,2	1	0,148	9	0,055	0,064		
D24A	O	Komplexe Hautplastiken und große Eingriffe an Kopf und Hals mit äußerst schweren CC	3,796	3,588			21,4	6	0,351	39	0,080	0,110		
D24B	O	Komplexe Hautplastiken und große Eingriffe an Kopf und Hals ohne äußerst schwere CC	2,364	2,210			12,0	4	0,257	25	0,060	0,081		
D25A	O	Mäßig komplexe Eingriffe an Kopf und Hals bei bösartiger Neubildung	2,289	2,153			12,6	4	0,275	27	0,119	0,084		
D25B	O	Mäßig komplexe Eingriffe an Kopf und Hals außer bei bösartiger Neubildung	1,217	1,132			7,2	2	0,217	17	0,052	0,066		
D28Z	O	Monognathe Osteotomie und komplexe Eingriffe an Kopf und Hals oder andere Eingriffe an Kopf und Hals bei bösartiger Neubildung	1,241	1,150			6,1	2	0,198	13	0,127	0,069		
D29Z	O	Operationen am Kiefer und andere Eingriffe an Kopf und Hals außer bei bösartiger Neubildung	0,897	0,842			5,2	1	0,575	12	0,055	0,068		
D30A	O	Tonsillektomie außer bei bösartiger Neubildung oder verschiedene Eingriffe an Ohr, Nase, Mund und Hals ohne äußerst schwere CC, mit aufwändigem Eingriff	0,536	0,478			3,0	1	0,233	6	0,055	0,059		
D30B	O	Tonsillektomie außer bei bösartiger Neubildung oder verschiedene Eingriffe an Ohr, Nase, Mund und Hals ohne äußerst schwere CC, ohne aufwändigen Eingriff	0,500	0,472			5,2	1	0,264	9	0,049	0,058		
D35Z	O	Eingriffe an Nase und Nasennebenhöhlen bei bösartiger Neubildung	0,951	0,897			7,8	2	0,209	16	0,109	0,071		
D36Z	O	Sehr komplexe Eingriffe an den Nasennebenhöhlen	0,783	0,723			4,9	1	0,209	11	0,048	0,059		
D37Z	O	Sehr komplexe Eingriffe an der Nase	0,764	0,706			5,3	1	0,189	10	0,041	0,050		
D38Z	O	Mäßig komplexe Eingriffe an der Nase	0,489	0,451			4,3	1	0,245	8	0,048	0,056		
D39Z	O	Andere Eingriffe an der Nase	0,405	0,380			3,1	1	0,225	7	0,050	0,056		
D40Z	A	Zahnextraktion und -wiederherstellung	0,379	0,350			2,5	1	0,116	5	0,065	0,067		

C. Fallpauschalenvereinbarung 2006   Anhang C

Code	Typ	Bezeichnung										
D60A	M	Bösartige Neubildungen an Ohr, Nase, Mund und Hals, mehr als ein Belegungstag, mit äußerst schweren oder schweren CC	0,849			8,3	2	0,258	18	0,098	0,087	X
D60B	M	Bösartige Neubildungen an Ohr, Nase, Mund und Hals, ein Belegungstag oder ohne äußerst schwere oder schwere CC	0,536	0,839		4,3	1	0,358	10	0,101	0,081	X
D61A	M	Gleichgewichtsstörungen (Schwindel) mit Hörverlust oder Tinnitus	0,471	0,517		6,9	1	0,234	12	0,048	0,059	
D61B	M	Gleichgewichtsstörungen (Schwindel) ohne Hörverlust oder Tinnitus	0,547	0,471		6,1	1	0,405	13	0,065	0,079	
D62Z	M	Epistaxis	0,286	0,547		3,4	1	0,134	7	0,055	0,061	
D63Z	M	Otitis media oder Infektionen der oberen Atemwege	0,322	0,283		4,7	1	0,152	10	0,045	0,053	
D64Z	M	Laryngotracheitis und Epiglottitis	0,326	0,318		3,8	1	0,213	8	0,069	0,075	
D65Z	M	Verletzung und Deformität der Nase	0,338	0,326		2,8	1	0,171	6	0,058	0,062	
D66Z	M	Andere Krankheiten an Ohr, Nase, Mund und Hals	0,338	0,324		4,2	1	0,173	9	0,049	0,056	
D67Z	M	Erkrankungen von Zähnen und Mundhöhle ohne Zahnextraktion und -wiederherstellung	0,452	0,329	0,445	4,0	1	0,289	9	0,066	0,077	
MDC 04 Krankheiten und Störungen der Atmungsorgane												
E02A	O	Andere OR-Prozeduren an den Atmungsorganen mit aufwändigem Eingriff	1,743	1,699		14,3	4	0,289	29	0,071	0,094	
E02B	O	Andere OR-Prozeduren an den Atmungsorganen ohne aufwändigen Eingriff	1,170	1,141		9,3	3	0,241	23	0,058	0,076	
E06Z	O	Andere Lungenresektionen, Biopsie an Thoraxorganen und Eingriffe an der Thoraxwand	1,937	1,834		13,2	3	0,336	25	0,071	0,095	
E07Z	O	Eingriffe bei Schlafapnoesyndrom	0,788	0,745		4,9	1	0,255	10	0,058	0,072	
E08B	O	Strahlentherapie bei Krankheiten und Störungen der Atmungsorgane, ohne operativen Eingriff oder Beatmung > 24 Stunden, mehr als ein Belegungstag, mehr als 9 Bestrahlungen	2,936	2,932		25,1	8	0,322	44	0,078		X
E09Z	O	Strahlentherapie bei Krankheiten und Störungen der Atmungsorgane, mehr als ein Belegungstag, weniger als 10 Bestrahlungen	1,523	1,519		13,2	4	0,296	28	0,072		
E40B	A	Krankheiten und Störungen der Atmungsorgane mit Beatmung > 24 Stunden, mit äußerst schwere CC oder ARDS, Alter > 17 Jahre	2,706	2,687		15,1	4	0,514	30	0,119	0,160	X
E40C	A	Krankheiten und Störungen der Atmungsorgane mit Beatmung > 24 Stunden, ohne äußerst schwere CC, ohne ARDS	1,911	1,903		10,2	2	0,619	23	0,128	0,166	X
E60Z	M	Zystische Fibrose (Mukoviszidose)	1,793	1,789		11,2	3	0,442	23	0,158		X
E61Z	M	Lungenembolie	1,266	1,266		12,2	3	0,309	23	0,070	0,093	
E62A	M	Komplexe Infektionen und Entzündungen der Atmungsorgane mit komplizierenden Prozeduren oder mit komplexer Diagnose bei Zustand nach Organtransplantation	2,810	2,805		17,7	5	0,457	35	0,108	0,147	
E62B	M	Komplexe Infektionen und Entzündungen der Atmungsorgane ohne komplizierende Prozeduren, ohne komplexe Diagnose bei Zustand nach Organtransplantation, mit komplexer Diagnose und äußerst schweren CC	1,979	1,977		17,4	5	0,323	34	0,078	0,105	

Anhang C 3. Teil. Praxishilfen

Fallpauschalen-Katalog: Teil b) Bewertungsrelationen bei Versorgung durch Belegabteilungen

DRG	Partition	Bezeichnung	Bewertungsrelation bei Belegoperateur	Bewertungsrelation bei Belegoperateur und Beleganästhesist	Bewertungsrelation bei Belegoperateur und Beleghebamme	Bewertungsrelation bei Belegoperateur, -anästhesist und -hebamme	Mittlere Verweildauer[1]	Untere Grenzverweildauer		Obere Grenzverweildauer		Externe Verlegung Abschlag/Tag (Bewertungsrelation)	Verlegungsfallpauschale	Ausnahme von Wiederaufnahme[4]
								Erster Tag mit Abschlag[2,5]	Bewertungsrelation/Tag	Erster Tag zusätzliches Entgelt[3,5]	Bewertungsrelation/Tag			
1	2	3	4	5	6	7	8	9	10	11	12	13	14	15
E63Z	M	Schlafapnoesyndrom	0,225	0,225			2,1	1	0,107	4	0,066	0,066		
E64A	M	Respiratorische Insuffizienz, mehr als ein Belegungstag, mit äußerst schweren CC	1,242	1,241			11,1	3	0,305	24	0,078	0,103		
E64B	M	Respiratorische Insuffizienz, mehr als ein Belegungstag, ohne äußerst schwere CC, Alter < 10 Jahre	0,889	0,887			6,3			15	0,097	0,119		
E64C	M	Respiratorische Insuffizienz, mehr als ein Belegungstag, ohne äußerst schwere CC, Alter > 9 Jahre	0,767	0,767			8,5	2	0,250	18	0,063	0,080		
E64D	M	Respiratorische Insuffizienz, ein Belegungstag	0,176	0,176			1,0							
E65A	M	Chronisch-obstruktive Atemwegserkrankung mit äußerst schweren CC oder starrer Bronchoskopie	0,980	0,979			11,8	3	0,240	23	0,057	0,076		
E65B	M	Chronisch-obstruktive Atemwegserkrankung ohne äußerst schwere CC, ohne starre Bronchoskopie	0,682	0,682			8,6	2	0,222	17	0,055	0,070		
E66Z	M	Schweres Thoraxtrauma	0,545	0,545			6,5	1	0,404	14	0,060	0,074		
E67A	M	Beschwerden und Symptome der Atmung mit komplexer Diagnose	0,599	0,597			6,0	1	0,468	14	0,065	0,080		
E67B	M	Beschwerden und Symptome der Atmung ohne komplexe Diagnose	0,447	0,446			4,6	1	0,302	11	0,068	0,079		
E68Z	M	Pneumothorax	0,866	0,863			7,9	2	0,280	17	0,071	0,090		
E69A	M	Bronchitis und Asthma bronchiale, mehr als ein Belegungstag und Alter > 55 Jahre oder mit äußerst schweren oder schweren CC	0,642	0,642			7,2			15	0,065	0,081		
E69B	M	Bronchitis und Asthma bronchiale, Alter < 1 Jahr und ein Belegungstag oder ohne äußerst schwere oder schwere CC	0,534	0,534			5,0	1	0,423	11	0,076	0,090		
E69C	M	Bronchitis und Asthma bronchiale, Alter > 0 Jahre und ein Belegungstag und Alter > 1 Jahr und Alter < 56 Jahre und ohne äußerst schwere oder schwere CC	0,435	0,435			4,2	1	0,304	9	0,076	0,086		
E70Z	M	Keuchhusten und akute Bronchiolitis	0,795	0,795			6,9	1	0,714	15	0,081	0,101		
E71A	M	Neubildungen der Atmungsorgane, mehr als ein Belegungstag, mit äußerst schweren CC oder starrer Bronchoskopie	0,969	0,966			10,3	2	0,310	23	0,066	0,085		x
E71B	M	Neubildungen der Atmungsorgane, ein Belegungstag oder ohne äußerst schwere CC und ohne starre Bronchoskopie	0,555	0,554			6,0	1	0,392	14	0,070	0,084		x

C. Fallpauschalenvereinbarung 2006   Anhang C

E72Z	M	Störungen der Atmung mit Ursache in der Neonatalperiode	0,524	0,523		4,4	1	0,365	12	0,082	0,096
E73A	M	Pleuraerguss mit äußerst schweren CC	1,143	1,142		13,0	3	0,277	27	0,062	0,081
E73B	M	Pleuraerguss ohne äußerst schwere CC	0,742	0,741		8,2	2	0,239	18	0,060	0,076
E74Z	M	Interstitielle Lungenerkrankung	0,858	0,857		10,5	2	0,275	22	0,059	0,077
E75B	M	Andere Krankheiten der Atmungsorgane mit äußerst schweren CC, Alter > 9 Jahre	0,832	0,831		9,2	2	0,272	19	0,066	0,085
E75C	M	Andere Krankheiten der Atmungsorgane ohne äußerst schwere CC	0,467	0,465		5,0	1	0,304	11	0,067	0,079
E76B	M	Tuberkulose bis 14 Belegungstage mit äußerst schweren oder schweren CC	0,951	0,950		8,8	2	0,311			0,095
E76C	M	Tuberkulose bis 14 Belegungstage ohne äußerst schwere oder schwere CC	0,747	0,746		7,6	2	0,243			0,085
E77A	M	Andere Infektionen und Entzündungen der Atmungsorgane bei Zustand nach Organtransplantation oder mit komplexer Diagnose, mit äußerst schweren oder schweren CC	1,336	1,335		11,5	3	0,327	24	0,080	0,105
E77B	M	Andere Infektionen und Entzündungen der Atmungsorgane außer bei Zustand nach Organtransplantation, mit komplexer Diagnose oder äußerst schweren CC	1,063	1,063		11,9	3	0,263	24	0,063	0,083
E77C	M	Andere Infektionen und Entzündungen der Atmungsorgane außer bei Zustand nach Organtransplantation, ohne komplexe Diagnose, ohne äußerst schwere CC	0,731	0,731		7,9	2	0,242	16	0,067	0,084
MDC 05 Krankheiten und Störungen des Kreislaufsystems											
F01A	O	Neuimplantation Kardioverter / Defibrillator (AICD), Drei-Kammer-Stimulation, mit zusätzlichem Herz- oder Gefäßeingriff	10,884	10,781		19,1	5	0,459	33	0,101	0,137
F01B	O	Neuimplantation Kardioverter / Defibrillator (AICD), Zwei-Kammer-Stimulation, mit zusätzlichem Herz- oder Gefäßeingriff	9,577	9,491		18,9	5	0,459	35	0,102	0,138
F01C	O	Neuimplantation Kardioverter / Defibrillator (AICD), Drei-Kammer-Stimulation, ohne zusätzlichen Herz- oder Gefäßeingriff	8,458	8,408		11,5	3	0,319	23	0,078	0,102
F01D	O	Neuimplantation Kardioverter / Defibrillator (AICD), Ein-Kammer-Stimulation, mit zusätzlichem Herz- oder Gefäßeingriff	8,393	8,338		17,1	5	0,418	33	0,103	0,139
F01E	O	Neuimplantation Kardioverter / Defibrillator (AICD), Zwei-Kammer-Stimulation, ohne zusätzlichen Herz- oder Gefäßeingriff	7,303	7,256		11,1	4	0,269	25	0,069	0,092
F01F	O	Neuimplantation Kardioverter / Defibrillator (AICD), Ein-Kammer-Stimulation, ohne zusätzlichen Herz- oder Gefäßeingriff	6,810	6,775		13,1	3	0,336	27	0,072	0,095
F02Z	O	Aggregatwechsel eines Kardioverters / Defibrillators (AICD), Zwei- oder Drei-Kammer-Stimulation	6,212	6,173		5,5	1	0,267	13	0,068	0,082
F10Z	O	Aggregatwechsel eines Kardioverters / Defibrillators (AICD), Ein-Kammer-Stimulation	5,401	5,348		5,1	1	0,258	11	0,071	0,085
F12Z	O	Implantation eines Herzschrittmachers, Ein-Kammersystem	1,666	1,648		9,6	3	0,241	23	0,056	0,074

Anhang C 3. Teil. Praxishilfen

Fallpauschalen-Katalog: Teil b) Bewertungsrelationen bei Versorgung durch Belegabteilungen

DRG	Partition	Bezeichnung	Bewertungsrelation bei Belegoperateur	Bewertungsrelation bei Belegoperateur und Beleganästhesist	Bewertungsrelation bei Belegoperateur und Beleghebamme	Bewertungsrelation bei Belegoperateur, -anästhesist und -hebamme	Mittlere Verweildauer[1]	Untere Grenzverweildauer		Obere Grenzverweildauer		Extreme Verlegung (Bewertungsrelation) Abschlag/Tag	Verlegungsfallpauschale	Ausnahme von Wiederaufnahme[4]
								Erster Tag mit Abschlag[2,5]	Bewertungsrelation/Tag	Erster Tag zusätzliches Entgelt[3,5]	Bewertungsrelation/Tag			
1	2	3	4	5	6	7	8	9	10	11	12	13	14	15
F13A	O	Amputation bei Kreislauferkrankungen an oberer Extremität und Zehen mit äußerst schweren CC	1,959	1,916			18,0	6	0,244	36	0,057	0,078		
F13B	O	Amputation bei Kreislauferkrankungen an oberer Extremität und Zehen ohne äußerst schwere CC	1,329	1,296			14,9	4	0,231	30	0,050	0,067		
F14Z	O	Gefäßeingriffe außer große rekonstruktive Eingriffe, ohne Herz-Lungen-Maschine, mit komplizierenden Prozeduren oder Revision oder komplexer Diagnose oder Alter < 3 Jahre	2,247	2,147			16,6	5	0,260	32	0,065	0,087		
F15Z	O	Perkutane Koronarangioplastie mit komplizierenden Prozeduren	3,501	3,483			15,9	4	0,546	31	0,120	0,161		
F17Z	O	Wechsel eines Herzschrittmachers, Ein-Kammersystem	0,906	0,890			3,8	1	0,267	11	0,051	0,060		
F18Z	O	Revision eines Herzschrittmachers oder Kardioverters / Defibrillators (AICD) ohne Aggregatwechsel	0,948	0,915			4,9	1	0,383	13	0,058	0,071		
F19A	O	Andere perkutan-transluminale Intervention an Herz, Aorta und Lungengefäßen mit äußerst schweren CC	1,579	1,526			5,8	1	0,336	14	0,081	0,099		
F19B	O	Andere perkutan-transluminale Intervention an Herz, Aorta und Lungengefäßen ohne äußerst schwere CC	1,411	1,394			4,0	1	0,081	9	0,096	0,110		
F20Z	O	Beidseitige Unterbindung und Stripping von Venen mit Ulzeration oder äußerst schweren oder schweren CC	0,981	0,897			7,1	2	0,162	20	0,040	0,052		
F21Z	O	Andere OR-Prozeduren bei Kreislauferkrankungen	1,598	1,577			16,8	5	0,241	33	0,059	0,079		
F24A	O	Perkutane Koronarangioplastie mit komplexer Diagnose und hochkomplexer Intervention oder mit perkutaner Angioplastie, mit äußerst schweren CC	2,392	2,390			10,6	3	0,397	24	0,086	0,113		
F24B	O	Implantation eines Herzschrittmachers, Zwei-Kammersystem oder perkutane Koronarangioplastie mit komplexer Diagnose und hochkomplexer Intervention oder mit perkutaner Angioplastie, ohne äußerst schweren CC	1,735	1,720			6,4	2	0,257	15	0,068	0,086		
F25Z	O	Implantation eines Herzschrittmachers, Drei-Kammersystem	4,022	3,998			11,4	3	0,258	25	0,063	0,083		
F26Z	O	Andere ablative Maßnahmen bei Tachyarrhythmie oder Wechsel eines Herzschrittmachers, Mehrkammersystem	1,277	1,271			3,9	1	0,488	10	0,070	0,080		

C. Fallpauschalenvereinbarung 2006   Anhang C

Code	Typ	Bezeichnung										
F27Z	O	Ablative Maßnahmen bei Tachyarrhythmie mit komplexer Ablation	2,077	2,077	5,7	1	0,377	12	0,093	0,113		
F28A	O	Amputation mit zusätzlichem Gefäßeingriff	4,383	4,217	32,9	11	0,274	54	0,063	0,088		
F28B	O	Amputation bei Kreislauferkrankungen außer an oberer Extremität und Zehen, ohne Gefäßeingriff, mit äußerst schweren oder schweren CC	2,435	2,372	23,7	7	0,260	43	0,058	0,080		
F28C	O	Amputation bei Kreislauferkrankungen außer an oberer Extremität und Zehen, ohne Gefäßeingriff, ohne äußerst schwere oder schwere CC	2,002	1,950	21,0	6	0,248	38	0,059	0,081		
F33Z	O	Große rekonstruktive Gefäßeingriffe ohne Herz-Lungen-Maschine, mit Mehretagen- oder Aorteneingriff oder Reoperation	2,854	2,713	14,6	5	0,292	29	0,074	0,099		
F34A	O	Andere große rekonstruktive Gefäßeingriffe ohne Herz-Lungen-Maschine mit äußerst schweren CC	2,787	2,661	18,2	6	0,258	35	0,064	0,086		
F34B	O	Andere große rekonstruktive Gefäßeingriffe ohne Herz-Lungen-Maschine ohne äußerst schweren CC	1,981	1,873	12,5	4	0,229	24	0,059	0,078		
F35A	O	Andere kardiothorakale Eingriffe ohne Herz-Lungen-Maschine, ohne komplizierende Prozeduren, Alter > 2 Jahre und < 10 Jahre oder äußerst schwere CC	2,415	2,356	13,4	3	0,430	27	0,090	0,120		
F35B	O	Andere kardiothorakale Eingriffe ohne Herz-Lungen-Maschine, ohne komplizierende Prozeduren, Alter > 9 Jahre, ohne äußerst schwere CC	1,972	1,912	9,6	2	0,430	19	0,094	0,122		
F38Z	O	Mäßig komplexe rekonstruktive Gefäßeingriffe ohne Herz-Lungen-Maschine	1,675	1,578	10,5	3	0,259	21	0,058	0,077		
F39A	O	Unterbindung und Stripping von Venen mit beidseitigem Eingriff oder Ulzeration oder äußerst schweren oder schweren CC	0,654	0,593	4,3	1	0,262	12	0,046	0,054		
F39B	O	Unterbindung und Stripping von Venen ohne beidseitigen Eingriff, ohne Ulzeration, ohne äußerst schwere oder schwere CC	0,513	0,465	3,0	1	0,147	6	0,056	0,059		
F40Z	O	Implantation eines Herzschrittmachers, Zwei-Kammersystem,	2,545	2,520	11,7	4	0,283	26	0,068	0,091		
F41A	A	Invasive kardiologische Diagnostik bei akutem Myokardinfarkt mit äußerst schweren CC	1,934	1,934	14,5	4	0,349	28	0,084	0,113		
F41B	A	Invasive kardiologische Diagnostik bei akutem Myokardinfarkt ohne äußerst schweren CC	1,125	1,125	7,4	2	0,318	16	0,076	0,097		
F43A	A	Beatmung > 24 Stunden bei Krankheiten und Störungen des Kreislaufsystems mit äußerst schweren CC	2,925	2,910	15,5	4	0,538	30	0,121	0,163	X	
F43B	A	Beatmung > 24 Stunden bei Krankheiten und Störungen des Kreislaufsystems ohne äußerst schweren CC	2,427	2,404	13,2	3	0,549	26	0,116	0,155		X
F44Z	A	Invasive kardiologische Diagnostik, mehr als 2 Belegungstage, mit komplizierenden Prozeduren oder Endokarditis	3,662	3,660	29,7	9	0,336	48	0,079	0,109		
F46Z	A	Invasive kardiologische Diagnostik außer bei akutem Myokardinfarkt, mehr als 2 Belegungstage, mit komplexer Diagnose	1,239	1,237	10,4	3	0,251	22	0,064	0,084		
F47Z	A	Nichtinvasive elektrophysiologische Untersuchung bei vorhandenem Kardioverter / Defibrillator (AICD)	0,768	0,768	7,0	1	0,579	17	0,070	0,087		

Anhang C 3. Teil. Praxishilfen

Fallpauschalen-Katalog: Teil b) Bewertungsrelationen bei Versorgung durch Belegabteilungen

DRG	Partition	Bezeichnung	Bewertungsrelation bei Belegoperateur	Bewertungsrelation bei Belegoperateur und Beleganästhesist	Bewertungsrelation bei Belegoperateur und Beleghebamme	Bewertungsrelation bei Belegoperateur, -anästhesist und -hebamme	Mittlere Verweildauer[1]	Untere Grenzverweildauer – Erster Tag mit Abschlag[2,5]	Untere Grenzverweildauer – Bewertungsrelation/Tag	Obere Grenzverweildauer – Erster Tag zusätzliches Entgelt[3,5]	Obere Grenzverweildauer – Bewertungsrelation/Tag	Externe Verlegung – Abschlag/Tag (Bewertungsrelation)	Verlegungsfallpauschale	Ausnahme von Wiederaufnahme[4]
1	2	3	4	5	6	7	8	9	10	11	12	13	14	15
F49A	A	Invasive kardiologische Diagnostik außer bei akutem Myokardinfarkt, mehr als 2 Belegungstage, mit komplexem Eingriff, mit äußerst schweren CC	1,400	1,399			11,9	3	0,282	26	0,066	0,087		
F49B	A	Invasive kardiologische Diagnostik außer bei akutem Myokardinfarkt, mehr als 2 Belegungstage, ohne komplexen Eingriff, mit äußerst schweren CC	1,184	1,183			9,6	3	0,245	23	0,058	0,076		
F49C	A	Invasive kardiologische Diagnostik außer bei akutem Myokardinfarkt, mehr als 2 Belegungstage, mit komplexem Eingriff, ohne äußerst schwere CC	0,901	0,900			7,0			16	0,065	0,081		
F49D	A	Invasive kardiologische Diagnostik außer bei akutem Myokardinfarkt, weniger als 3 Belegungstage, Alter < 15 Jahre	0,708	0,689			2,0	1	0,312	3	0,129	0,122		
F49E	A	Invasive kardiologische Diagnostik außer bei akutem Myokardinfarkt, mehr als 2 Belegungstage, ohne komplexen Eingriff, ohne äußerst schwere CC	0,689	0,689			5,4			13	0,056	0,069		
F49F	A	Invasive kardiologische Diagnostik außer bei akutem Myokardinfarkt, weniger als 3 Belegungstage, Alter > 14 Jahre	0,439	0,439			2,0	1	0,105	3	0,076	0,073		
F50Z	O	Ablative Maßnahmen bei Tachyarrhythmie mit komplexem Mappingverfahren	1,583	1,583			4,4	1	0,363	11	0,096	0,111		
F52A	O	Perkutane Koronarangioplastie mit komplexer Diagnose, mit äußerst schweren CC	1,908	1,906			9,2	3	0,341	20	0,085	0,111		
F52B	O	Perkutane Koronarangioplastie mit komplexer Diagnose, ohne äußerst schwere CC oder mit intrakoronarer Brachytherapie	1,391	1,390			6,3	2	0,309	13	0,087	0,109		
F54Z	O	Gefäßeingriffe außer große rekonstruktive Eingriffe, ohne Herz-Lungen-Maschine, ohne komplizierende Prozeduren, ohne Revision, ohne komplexe Diagnose, Alter > 2 Jahre	1,507	1,454			10,1	3	0,274	22	0,067	0,088		
F56Z	O	Perkutane Koronarangioplastie mit hochkomplexer Intervention	1,147	1,147			3,3	1	0,397	9	0,073	0,084		
F57A	O	Perkutane Koronarangioplastie mit komplexer Intervention mit äußerst schweren CC	1,162	1,162			5,4	1	0,596	15	0,065	0,080		
F57B	O	Perkutane Koronarangioplastie mit komplexer Intervention ohne äußerst schwere CC	0,899	0,899			2,9	1	0,317	8	0,073	0,082		

C. Fallpauschalenvereinbarung 2006 **Anhang C**

Code	Typ	Bezeichnung									
F58Z	O	Andere perkutane Koronarangioplastie	0,820	0,820				3,1	1	0,307	9	0,070	0,079
F59A	O	Mäßig komplexe Gefäßeingriffe ohne Herz-Lungen-Maschine mit äußerst schweren CC	1,318	1,291				8,0	2	0,346	21	0,073	0,095
F59B	O	Mäßig komplexe Gefäßeingriffe ohne Herz-Lungen-Maschine ohne äußerst schweren CC	0,845	0,840				3,6	1	0,261	10	0,110	0,128
F60A	M	Akuter Myokardinfarkt ohne invasive kardiologische Diagnostik mit äußerst schweren CC	1,367	1,367				12,3	3	0,339	25	0,074	0,098
F60B	M	Akuter Myokardinfarkt ohne invasive kardiologische Diagnostik ohne äußerst schweren CC	0,951	0,951				9,1	2	0,312	18	0,070	0,090
F61A	M	Infektiöse Endokarditis mit komplizierender Diagnose	4,294	4,289				27,5	8	0,456	45	0,104	0,144
F61B	M	Infektiöse Endokarditis ohne komplizierende Diagnose	1,985	1,985				21,9	6	0,279	40	0,062	0,085
F62A	M	Herzinsuffizienz und Schock mit äußerst schweren CC, mit Dialyse oder Reanimation oder komplizierender Diagnose	1,554	1,554				15,1	4	0,306	30	0,072	0,097
F62B	M	Herzinsuffizienz und Schock mit äußerst schweren CC, ohne Dialyse, ohne Reanimation, ohne komplexe Diagnose	1,096	1,096				12,3	3	0,270	25	0,060	0,079
F62C	M	Herzinsuffizienz und Schock ohne äußerst schweren CC	0,771	0,771				9,5	2	0,253	19	0,056	0,072
F63A	M	Venenthrombose mit äußerst schweren oder schweren CC	0,858	0,857				10,1	2	0,280	20	0,058	0,075
F63B	M	Venenthrombose ohne äußerst schwere oder schwere CC	0,641	0,641				7,9	2	0,209	16	0,054	0,069
F65A	M	Periphere Gefäßkrankheiten mit komplexer Diagnose und äußerst schweren CC	1,246	1,244				13,1	3	0,304	26	0,069	0,091
F65B	M	Periphere Gefäßkrankheiten ohne komplexe Diagnose oder ohne äußerst schweren CC	0,599	0,596				5,3	1	0,395	15	0,060	0,075
F66A	M	Koronararteriosklerose mit äußerst schweren CC	0,797	0,796				9,5	2	0,257	21	0,055	0,071
F66B	M	Koronararteriosklerose ohne äußerst schweren CC	0,430	0,430				4,8	1	0,308	11	0,056	0,067
F67A	M	Hypertonie mit äußerst schweren CC	0,766	0,766				9,4	2	0,251	19	0,059	0,076
F67B	M	Hypertonie mit schweren CC	0,584	0,584				7,0	1	0,461	15	0,056	0,070
F67C	M	Hypertonie ohne äußerst schwere oder schwere CC	0,454	0,453				5,8	1	0,346	12	0,054	0,066
F68Z	M	Angeborene Herzkrankheit	0,620	0,619				4,6	1	0,454	11	0,092	X
F69A	M	Herzklappenerkrankungen mit äußerst schweren oder schweren CC	0,823	0,823				9,9	2	0,270	22	0,057	0,074
F69B	M	Herzklappenerkrankungen ohne äußerst schwere oder schwere CC	0,489	0,489				5,3	1	0,376	13	0,057	0,069
F70A	M	Schwere Arrhythmie und Herzstillstand mit äußerst schweren CC	1,423	1,422				11,7	3	0,350	24	0,084	0,110
F70B	M	Schwere Arrhythmie und Herzstillstand ohne äußerst schwere CC	0,672	0,672				6,4	1	0,535	15	0,070	0,086
F71A	M	Nicht schwere kardiale Arrhythmie und Erregungsleitungsstörungen mit äußerst schweren CC	0,974	0,974				10,6	3	0,239	21	0,062	0,082
F71B	M	Nicht schwere kardiale Arrhythmie und Erregungsleitungsstörungen mit schweren CC	0,615	0,615				7,0	1	0,496	16	0,057	0,072

Anhang C

Fallpauschalen-Katalog: Teil b) Bewertungsrelationen bei Versorgung durch Belegabteilungen

DRG	Partition	Bezeichnung	Bewertungsrelation bei Belegoperateur	Bewertungsrelation bei Belegoperateur und Beleganästhesist	Bewertungsrelation bei Belegoperateur und Beleghebamme	Bewertungsrelation bei Belegoperateur, -anästhesist und -hebamme	Mittlere Verweildauer[1]	Untere Grenzverweildauer – Erster Tag mit Abschlag[2,5]	Untere Grenzverweildauer – Bewertungsrelation/Tag	Obere Grenzverweildauer – Erster Tag zusätzliches Entgelt[3,5]	Obere Grenzverweildauer – Bewertungsrelation/Tag	Externe Verlegung Abschlag/Tag (Bewertungsrelation)	Verlegungsfallpauschale	Ausnahme von Wiederaufnahme[4]
1	2	3	4	5	6	7	8	9	10	11	12	13	14	15
F71C	M	Nicht schwere kardiale Arrhythmie und Erregungsleitungsstörungen ohne äußerst schwere oder schwere CC	0,425	0,425			4,7	1	0,292	11	0,058	0,069		
F72A	M	Instabile Angina pectoris mit äußerst schweren CC	0,660	0,660			8,4	2	0,217	18	0,053	0,068		
F72B	M	Instabile Angina pectoris mit schweren CC	0,583	0,583			6,5	1	0,460	15	0,056	0,070		
F72C	M	Instabile Angina pectoris ohne äußerst schwere oder schwere CC	0,457	0,457			5,0	1	0,309	11	0,060	0,072		
F73Z	M	Synkope und Kollaps	0,515	0,515			5,8	1	0,405	13	0,060	0,073		
F74Z	M	Thoraxschmerz	0,347	0,347			3,5	1	0,196	8	0,066	0,073		
F75A	M	Andere Krankheiten des Kreislaufsystems mit äußerst schweren CC oder Hautulkus	1,153	1,150			12,7	3	0,278	26	0,061	0,081		
F75B	M	Andere Krankheiten des Kreislaufsystems ohne äußerst schwere CC oder Hautulkus, Alter < 18 Jahre	0,754	0,748			5,6	1	0,565	14	0,088	0,107		
F75C	M	Andere Krankheiten des Kreislaufsystems ohne äußerst schwere CC oder Hautulkus, Alter > 17 Jahre	0,619	0,615			6,3	1	0,478	15	0,061	0,075		
F95Z	O	Interventioneller Verschluss eines Atrium- oder Septumdefekts	2,166	2,150			3,1	1	0,212	8	0,078	0,088		
MDC 06 Krankheiten und Störungen der Verdauungsorgane														
G02Z	O	Eingriffe an Dünn- und Dickdarm mit komplexem Eingriff oder komplizierender Diagnose	2,949	2,827			18,5	5	0,358	35	0,077	0,105		
G03Z	O	Große Eingriffe an Magen, Ösophagus und Duodenum	3,997	3,819			21,7	6	0,395	38	0,089	0,122		
G04Z	O	Adhäsiolyse am Peritoneum, Alter < 4 Jahre oder mit äußerst schweren oder schweren CC oder kleine Eingriffe an Dünn- und Dickdarm mit äußerst schweren CC	1,804	1,722			12,2	4	0,259	26	0,065	0,087		
G07Z	O	Appendektomie bei Peritonitis mit äußerst schweren oder schweren CC oder kleine Eingriffe an Dünn- und Dickdarm ohne äußerst schwere CC	1,254	1,191			9,2	2	0,290	18	0,062	0,080		
G08A	O	Komplexe Rekonstruktion der Bauchwand, Alter > 0 Jahre, mit äußerst schweren CC	1,506	1,432			12,9	3	0,254	27	0,055	0,073		
G08B	O	Komplexe Rekonstruktion der Bauchwand, Alter > 0 Jahre, ohne äußerst schwere CC	0,948	0,879			6,3	2	0,170	13	0,046	0,058		

C. Fallpauschalenvereinbarung 2006 — Anhang C

Code	O	Beschreibung								
G09Z	O	Beidseitige Eingriffe bei Leisten- und Schenkelhernien, Alter > 55 Jahre	0,688	0,629		4,3	1	0,289	9	0,046	0,054
G11A	O	Pyloromyotomie oder Anoproktoplastik und Rekonstruktion von Anus und Sphinkter, Alter < 10 Jahre	1,330	1,264		8,5	2	0,333	16	0,082	0,105
G11B	O	Pyloromyotomie oder Anoproktoplastik und Rekonstruktion von Anus und Sphinkter, Alter > 9 Jahre	0,964	0,929		8,1	2	0,256	16	0,056	0,072
G12A	O	Andere OR-Prozeduren an den Verdauungsorganen mit komplexer OR-Prozedur	2,186	2,114		14,6	4	0,332	29	0,080	0,106
G12B	O	Andere OR-Prozeduren an den Verdauungsorganen mit mäßig komplexer OR-Prozedur	1,454	1,399		10,4	3	0,278	25	0,061	0,081
G12C	O	Andere OR-Prozeduren an den Verdauungsorganen ohne komplexe oder mäßig komplexe OR-Prozedur	0,542	0,510		4,4	1	0,304	13	0,046	0,055
G13Z	O	Andere Eingriffe an Darm oder Enterostoma mit äußerst schweren CC	1,854	1,787		12,5	4	0,277	28	0,063	0,084
G16Z	O	Komplexe Rektumresektion	3,486	3,311		20,7	6	0,333	37	0,077	0,105
G17Z	O	Andere Rektumresektion	2,856	2,714		18,0	5	0,316	33	0,073	0,099
G18Z	O	Eingriffe an Dünn- und Dickdarm	2,186	2,082		15,0	4	0,305	29	0,068	0,091
G19A	O	Andere Eingriffe an Magen, Ösophagus und Duodenum bei bösartiger Neubildung	3,118	2,989		20,6	6	0,325	38	0,077	0,105
G19B	O	Andere Eingriffe an Magen, Ösophagus und Duodenum außer bei bösartiger Neubildung	1,687	1,602		9,3	3	0,279	22	0,068	0,089
G21Z	O	Adhäsiolyse am Peritoneum, Alter > 3 Jahre und ohne äußerst schwere oder schwere CC oder andere Eingriffe an Darm oder Enterostoma ohne äußerst schwere CC	0,775	0,725		5,3	1	0,521	13	0,050	0,062
G22A	O	Appendektomie bei Peritonitis oder mit äußerst schweren oder schweren CC, Alter < 10 Jahre	1,077	1,028		7,1	1	0,393	13	0,077	0,097
G22B	O	Appendektomie bei Peritonitis oder mit äußerst schweren oder schweren CC, Alter > 9 Jahre	0,851	0,801		6,6	1	0,271	13	0,054	0,068
G23A	O	Appendektomie außer bei Peritonitis ohne äußerst schwere oder schwere CC, Alter < 10 Jahre	0,630	0,591		4,4	1	0,208	8	0,058	0,069
G23B	O	Appendektomie außer bei Peritonitis ohne äußerst schwere oder schwere CC, Alter > 9 Jahre	0,570	0,530		4,2	1	0,236	8	0,052	0,061
G24Z	O	Eingriffe bei Bauchwandhernien, Nabelhernien und anderen Hernien, Alter > 0 Jahre oder beidseitige Eingriffe bei Leisten- und Schenkelhernien, Alter > 0 Jahre und < 56 Jahre oder Eingriffe bei Leisten- und Schenkelhernien, Alter > 55 Jahre	0,553	0,538		5,0	1	0,156	10	0,044	0,052
G25Z	O	Eingriffe bei Leisten- und Schenkelhernien, Alter > 0 Jahre oder Eingriffe bei Hernien, Alter < 1 Jahr	0,556	0,508		3,6	1	0,198	8	0,054	0,061
G26Z	O	Andere Eingriffe am Anus	0,451	0,425		4,0	1	0,258	10	0,048	0,056

Anhang C

Fallpauschalen-Katalog: Teil b) Bewertungsrelationen bei Versorgung durch Belegabteilungen

DRG	Partition	Bezeichnung	Bewertungsrelation bei Belegoperateur	Bewertungsrelation bei Belegoperateur und Beleganästhesist	Bewertungsrelation bei Belegoperateur und Beleghebamme	Bewertungsrelation bei Belegoperateur, -anästhesist und -hebamme	Mittlere Verweildauer[1]	Untere Grenzverweildauer Erster Tag mit Abschlag[2,5]	Untere Grenzverweildauer Bewertungsrelation/Tag	Obere Grenzverweildauer Erster Tag zusätzliches Entgelt[3,5]	Obere Grenzverweildauer Bewertungsrelation/Tag	Externe Verlegung Abschlag/Tag (Bewertungsrelation)	Verlegungsfallpauschale	Ausnahme von Wiederaufnahme[4]
1	2	3	4	5	6	7	8	9	10	11	12	13	14	15
G27A	O	Strahlentherapie bei Krankheiten und Störungen der Verdauungsorgane, mehr als ein Belegungstag, mit 8 Bestrahlungen, mit äußerst schweren CC	3,488	3,479			30,0	9	0,342	48	0,114	0,110		X
G27B	O	Strahlentherapie bei Krankheiten und Störungen der Verdauungsorgane, mehr als ein Belegungstag, mit 8 Bestrahlungen, ohne äußerst schwere CC	2,705	2,702			25,3	7	0,334	43	0,106	0,102		X
G29A	O	Andere Strahlentherapie bei Krankheiten und Störungen der Verdauungsorgane, mehr als ein Belegungstag, mit äußerst schweren CC	1,350	1,348			11,4	3	0,328	26	0,115	0,106		X
G29B	O	Andere Strahlentherapie bei Krankheiten und Störungen der Verdauungsorgane, mehr als ein Belegungstag, ohne äußerst schwere CC	0,808	0,806			6,3			13	0,124	0,107		
G46A	A	Komplexe therapeutische Gastroskopie bei schweren Krankheiten der Verdauungsorgane, mit äußerst schweren CC	1,374	1,373			12,3	3	0,315	26	0,072	0,095		
G46B	A	Andere Gastroskopie bei schweren Krankheiten der Verdauungsorgane, mit äußerst schweren CC oder komplexe therapeutische Gastroskopie mit komplizierendem Eingriff oder äußerst schweren oder schweren CC	1,209	1,208			12,0	3	0,281	24	0,068	0,090		
G46C	A	Komplexe therapeutische Gastroskopie bei schweren Krankheiten der Verdauungsorgane, ohne komplizierenden Eingriff, ohne äußerst schwere CC oder andere Gastroskopie bei schweren Krankheiten der Verdauungsorgane, mit schweren CC	0,811	0,810			8,7	2	0,244	17	0,062	0,079		
G47Z	A	Andere Gastroskopie bei schweren Krankheiten der Verdauungsorgane, ohne äußerst schwere oder schwere CC	0,579	0,578			6,0	1	0,427	14	0,059	0,072		
G48Z	A	Koloskopie mit äußerst schweren oder schweren CC oder komplizierendem Eingriff	0,655	0,654			6,9	1	0,489	17	0,056	0,070		
G50Z	A	Gastroskopie bei nicht schweren Krankheiten der Verdauungsorgane, mit äußerst schweren oder schweren CC	0,654	0,652			7,6	1	0,479	17	0,059	0,074		
G60A	M	Bösartige Neubildung der Verdauungsorgane, mehr als ein Belegungstag, mit äußerst schweren CC	0,923	0,921			10,2	2	0,299	22	0,073	0,093		X

C. Fallpauschalenvereinbarung 2006 — Anhang C

Code	M	Bezeichnung										x
G60B	M	Bösartige Neubildung der Verdauungsorgane, ein Belegungstag oder ohne äußerst schwere CC		0,421	0,420		4,1	1	0,242	9	0,080	0,089	x
G64A	M	Entzündliche Darmerkrankung mit äußerst schweren CC		1,134	1,133		13,4	3	0,271	27	0,057	0,075	
G64B	M	Entzündliche Darmerkrankung, ohne äußerst schwere CC, Alter < 18 Jahre oder > 69 Jahre		0,688	0,686		7,0	1	0,530	17	0,064	0,080	
G64C	M	Entzündliche Darmerkrankung, ohne äußerst schwere CC, Alter > 17 Jahre und < 70 Jahre		0,507	0,507		6,0	1	0,387	15	0,053	0,065	
G65Z	M	Obstruktion des Verdauungstraktes		0,449	0,449		5,0	1	0,325	11	0,065	0,077	
G66A	M	Abdominalschmerz oder mesenteriale Lymphadenitis, Alter > 55 Jahre und mit CC		0,512	0,512		6,1	1	0,375	13	0,062	0,075	
G66B	M	Abdominalschmerz oder mesenteriale Lymphadenitis, Alter < 56 Jahre oder ohne CC		0,287	0,287		3,1	1	0,164	7	0,064	0,068	
G67A	M	Ösophagitis, Gastroenteritis und verschiedene Erkrankungen der Verdauungsorgane mit komplexer Diagnose und komplizierender Diagnose, oder mit Dialyse oder Alter < 1 Jahr		0,602	0,602		5,7	1	0,448	13	0,075	0,091	
G67B	M	Ösophagitis, Gastroenteritis und verschiedene Erkrankungen der Verdauungsorgane mit komplexer Diagnose oder mit komplizierender Diagnose, Dialyse oder Alter < 1 Jahr		0,479	0,479		5,0	1	0,348	12	0,064	0,076	
G67C	M	Ösophagitis, Gastroenteritis und verschiedene Erkrankungen der Verdauungsorgane ohne komplexe oder komplizierende Diagnose, ohne Dialyse, Alter > 0 Jahre		0,355	0,354		3,8	1	0,227	9	0,061	0,070	
G70A	M	Andere schwere Erkrankungen der Verdauungsorgane mit äußerst schweren CC		1,151	1,149		11,5	3	0,276	24	0,067	0,088	
G70B	M	Andere schwere Erkrankungen der Verdauungsorgane ohne äußerst schwere CC		0,635	0,633		6,9	1	0,488	16	0,062	0,077	
G71Z	M	Andere mäßig schwere Erkrankungen der Verdauungsorgane		0,361	0,357		3,6	1	0,218	9	0,054	0,061	
G72Z	M	Andere leichte bis moderate Erkrankungen der Verdauungsorgane		0,233	0,230		2,6	1	0,057	5	0,058	0,060	
G73A	M	Gastrointestinale Blutung und Ulkuserkrankung, mehr als ein Belegungstag, mit komplexer Diagnose oder äußerst schweren CC		0,656	0,656		6,7			15	0,064	0,079	
G73B	M	Gastrointestinale Blutung und Ulkuserkrankung, mehr als ein Belegungstag, ohne komplexe Diagnose, ohne äußerst schwere CC, Alter > 74 Jahre oder schwere CC		0,537	0,537		5,9			13	0,065	0,078	
G73C	M	Gastrointestinale Blutung und Ulkuserkrankung, ein Belegungstag oder ohne komplexe Diagnose, Alter < 75 Jahre, ohne äußerst schwere oder schwere CC		0,354	0,352		3,5	1	0,226	8	0,059	0,066	

Anhang C

Fallpauschalen-Katalog: Teil b) Bewertungsrelationen bei Versorgung durch Belegabteilungen

DRG	Partition	Bezeichnung	Bewertungsrelation bei Belegoperateur	Bewertungsrelation bei Belegoperateur und Beleganästhesist	Bewertungsrelation bei Belegoperateur und Beleghebamme	Bewertungsrelation bei Belegoperateur, -anästhesist und -hebamme	Mittlere Verweildauer[1]	Untere Grenzverweildauer — Erster Tag mit Abschlag[2,5]	Untere Grenzverweildauer — Bewertungsrelation/Tag	Obere Grenzverweildauer — Erster Tag zusätzliches Entgelt[3,5]	Obere Grenzverweildauer — Bewertungsrelation/Tag	Externe Verlegung Abschlag/Tag (Bewertungsrelation)	Verlegungsfallpauschale	Ausnahme von Wiederaufnahme[4]
1	2	3	4	5	6	7	8	9	10	11	12	13	14	15

MDC 07 Krankheiten und Störungen an hepatobiliärem System und Pankreas

DRG	Partition	Bezeichnung	4	5	6	7	8	9	10	11	12	13	14	15
H02Z	O	Komplexe Eingriffe an Gallenblase und Gallenwegen	3,282	3,137			20,9	6	0,320	39	0,075	0,102		
H05Z	O	Laparotomie und mäßig komplexe Eingriffe an Gallenblase und Gallenwegen	2,078	1,983			13,7	4	0,289	29	0,062	0,083		
H06Z	O	Andere OR-Prozeduren an hepatobiliärem System und Pankreas	1,349	1,331			9,2	2	0,401	23	0,092	0,118		
H07A	O	Cholezystektomie mit sehr komplexer Diagnose	2,177	2,066			15,0	4	0,292	28	0,068	0,091		
H07B	O	Cholezystektomie ohne sehr komplexe Diagnose	1,282	1,213			9,5	3	0,213	20	0,054	0,071		
H08A	O	Laparoskopische Cholezystektomie mit sehr komplexer Diagnose	1,676	1,618			14,6	4	0,248	27	0,059	0,079		
H08B	O	Laparoskopische Cholezystektomie ohne sehr komplexe Diagnose	0,732	0,677			5,2	1	0,397	11	0,050	0,060		
H09A	O	Eingriffe an Pankreas und Leber und portosystemische Shunt-Operationen, ohne großen Eingriff, ohne Strahlentherapie, mit äußerst schweren CC	3,209	3,080			19,2	5	0,393	36	0,086	0,117		
H09B	O	Eingriffe an Pankreas und Leber und portosystemische Shunt-Operationen bei bösartiger Neubildung	2,160	2,033			13,2	3	0,336	24	0,071	0,095		
H09C	O	Eingriffe an Pankreas und Leber und portosystemische Shunt-Operationen, ohne großen Eingriff, ohne Strahlentherapie, ohne äußerst schweren CC	1,480	1,395			10,4	2	0,308	21	0,062	0,081		
H12A	O	Verschiedene Eingriffe am hepatobiliären System mit äußerst schweren CC	1,971	1,917			16,2	4	0,315	32	0,068	0,092		
H12B	O	Verschiedene Eingriffe am hepatobiliären System ohne äußerst schweren CC	0,880	0,839			6,7	2	0,188	17	0,048	0,061		
H16Z	O	Andere Strahlentherapie bei Krankheiten und Störungen an hepatobiliärem System und Pankreas, mehr als ein Belegungstag	0,994	0,991			7,1			18	0,137	0,120		x

C. Fallpauschalenvereinbarung 2006 — Anhang C

Code	Part.	Bezeichnung	1	2	3	4	5	6	7	8	9	10
H40Z	A	Endoskopische Eingriffe bei Ösophagusvarizenblutung	1,568	1,566			12,5	3	0,361	26	0,081	0,107
H41A	A	Komplexe therapeutische ERCP mit äußerst schweren CC	1,465	1,463			13,3	3	0,316	28	0,067	0,088
H41B	A	Komplexe therapeutische ERCP mit schweren CC	0,961	0,960			9,4	2	0,267	21	0,060	0,077
H41C	A	Komplexe therapeutische ERCP ohne äußerst schwere oder schwere CC oder andere ERCP	0,816	0,814	X	X	7,7	2	0,231	18	0,055	0,070
H60A	M	Leberzirrhose und bestimmte nichtinfektiöse Hepatitiden mit äußerst schweren CC	1,398	1,398			14,9	4	0,270	30	0,064	0,086
H60B	M	Leberzirrhose und bestimmte nichtinfektiöse Hepatitiden ohne äußerst schwere CC	0,843	0,842			10,6	2	0,268	22	0,056	0,073
H61A	M	Bösartige Neubildung an hepatobiliärem System und Pankreas, mehr als ein Belegungstag, mit komplexer Diagnose, mit äußerst schweren CC	1,141	1,138			12,0	3	0,273	25	0,067	0,088
H61B	M	Bösartige Neubildung an hepatobiliärem System und Pankreas, ein Belegungstag oder ohne komplexe Diagnose oder ohne äußerst schwere CC	0,627	0,625			6,5	1	0,452	15	0,076	0,092
H62A	M	Erkrankungen des Pankreas außer bösartige Neubildung mit akuter Pankreatitis	0,884	0,884			10,0	2	0,287	20	0,063	0,081
H62B	M	Erkrankungen des Pankreas außer bösartige Neubildung ohne akute Pankreatitis	0,642	0,642			7,5	1	0,505	17	0,062	0,077
H63A	M	Erkrankungen der Leber außer bösartige Neubildung, Leberzirrhose und bestimmte nichtinfektiöse Hepatitiden, mehr als ein Belegungstag, mit komplexer Diagnose und äußerst schweren oder schweren CC	1,335	1,334			13,4	3	0,326	27	0,075	0,100
H63B	M	Erkrankungen der Leber außer bösartige Neubildung, Leberzirrhose und bestimmte nichtinfektiöse Hepatitiden, mehr als ein Belegungstag, mit äußerst schweren oder schweren CC	0,947	0,946			11,0	2	0,306	23	0,068	0,087
H63C	M	Erkrankungen der Leber außer bösartige Neubildung, Leberzirrhose und bestimmte nichtinfektiöse Hepatitiden, ein Belegungstag oder ohne komplexe Diagnose und ohne äußerst schwere oder schwere CC	0,484	0,483			5,1	1	0,308	12	0,068	0,080
H64Z	M	Erkrankungen von Gallenblase und Gallenwegen	0,564	0,563			6,4	1	0,449	15	0,059	0,073
MDC 08 Krankheiten und Störungen an Muskel-Skelett-System und Bindegewebe												
I01Z	O	Beidseitige Eingriffe oder mehrere große Eingriffe an Gelenken der unteren Extremität mit komplexer Diagnose	4,656	4,489			34,4	12	0,221	57	0,052	0,072
I02B	O	Gewebe- / Hauttransplantation, außer an der Hand, mit komplizierenden Prozeduren, Eingriff an mehreren Lokalisationen oder mit schwerem Weichteilschaden, mit schweren CC oder großflächig, mit äußerst schweren CC	4,394	4,181			35,3	11	0,248	53	0,059	0,082
I02C	O	Gewebe- / Hauttransplantation, außer an der Hand, mit äußerst schweren CC	3,869	3,717			34,7	11	0,229	53	0,055	0,077

Anhang C

Fallpauschalen-Katalog: Teil b) Bewertungsrelationen bei Versorgung durch Belegabteilungen

DRG	Partition	Bezeichnung	Bewertungsrelation bei Belegoperateur	Bewertungsrelation bei Belegoperateur und Belegaästhesist	Bewertungsrelation bei Belegoperateur und Beleghebamme	Bewertungsrelation bei Belegoperateur, -anästhesist und -hebamme	Mittlere Verweildauer[1]	Untere Grenzverweildauer – Erster Tag mit Abschlag[2,5]	Untere Grenzverweildauer – Bewertungsrelation/Tag	Obere Grenzverweildauer – Erster Tag zusätzliches Entgelt[3,5]	Obere Grenzverweildauer – Bewertungsrelation/Tag	Externe Verlegung Abschlag/Tag (Bewertungsrelation)	Verlegungsfallpauschale	Ausnahme von Wiederaufnahme[4]
1	2	3	4	5	6	7	8	9	10	11	12	13	14	15
I03Z	O	Revision oder Ersatz des Hüftgelenkes mit komplizierender Diagnose oder Arthrodese oder beidseitige Eingriffe oder mehrere große Eingriffe an Gelenken der unteren Extremität mit komplexem Eingriff	3,295	3,178			22,5	7	0,255	42	0,059	0,082		
I04Z	O	Revision oder Ersatz des Kniegelenkes mit komplizierender Diagnose oder Arthrodese	3,571	3,455			21,7	6	0,275	40	0,060	0,082		
I05Z	O	Anderer großer Gelenkersatz oder Revision oder Ersatz des Hüftgelenkes ohne komplizierende Diagnose, ohne Arthrodese, ohne komplexen Eingriff, mit äußerst schweren CC	2,514	2,430			16,2	5	0,255	29	0,062	0,083		
I06Z	O	Komplexe Wirbelkörperfusion mit äußerst schweren CC oder komplexem Eingriff an der Wirbelsäule	5,374	5,166			25,8	8	0,326	44	0,080	0,109		
I07A	O	Amputation mit äußerst schweren CC	2,702	2,618			26,1	8	0,246	44	0,059	0,082		
I07B	O	Amputation ohne äußerst schwere CC	2,215	2,121			18,1	5	0,281	34	0,065	0,088		
I08A	O	Andere Eingriffe an Hüftgelenk und Femur mit Mehrfacheingriff, mit komplexer Prozedur oder Diagnose und mit äußerst schweren CC	2,954	2,835			19,3	6	0,287	37	0,066	0,090		
I08B	O	Andere Eingriffe an Hüftgelenk und Femur mit Mehrfacheingriff, mit komplexer Prozedur oder Diagnose oder mit äußerst schweren CC	1,870	1,788			12,4	4	0,262	26	0,059	0,079		
I08C	O	Andere Eingriffe an Hüftgelenk und Femur, ohne Mehrfacheingriff, ohne komplexe Prozedur, ohne komplexe Diagnose, ohne äußerst schwere oder schwere CC	1,442	1,373			10,0	3	0,242	21	0,053	0,071		
I09A	O	Wirbelkörperfusion mit äußerst schweren CC	3,585	3,436			17,7	6	0,288	35	0,067	0,092		
I09B	O	Wirbelkörperfusion mit schweren CC	2,754	2,626			13,8	4	0,273	28	0,059	0,079		
I09C	O	Wirbelkörperfusion ohne äußerst schwere oder schwere CC	1,962	1,866			10,0	3	0,225	20	0,054	0,071		
I10Z	O	Andere Eingriffe an der Wirbelsäule mit äußerst schweren CC	2,240	2,148			15,8	5	0,262	32	0,061	0,083		
I11Z	O	Eingriffe zur Verlängerung einer Extremität	1,496	1,399			10,3	2	0,262	23	0,053	0,070		
I12A	O	Knochen- und Gelenkinfektion / -entzündung mit verschiedenen Eingriffen am Muskel-Skelett-System und Bindegewebe mit äußerst schweren CC	2,170	2,093			18,8	6	0,229	37	0,054	0,073		

C. Fallpauschalenvereinbarung 2006 — Anhang C

Code		Bezeichnung										
I12B	O	Knochen- und Gelenkinfektion / -entzündung mit verschiedenen Eingriffen am Muskel-Skelett-System und Bindegewebe mit schweren CC	1,395	1,337			11,9	4	0,198	26	0,047	0,063
I12C	O	Knochen- und Gelenkinfektion / -entzündung mit verschiedenen Eingriffen am Muskel-Skelett-System und Bindegewebe ohne äußerst schwere oder schwere CC	1,237	1,183			11,3	3	0,218	24	0,049	0,064
I13A	O	Komplexe Eingriffe an Humerus, Tibia, Fibula und Sprunggelenk mit Mehrfacheingriff oder komplexer Prozedur oder komplexer Diagnose	1,736	1,633			11,6	4	0,199	26	0,048	0,064
I13B	O	Komplexe Eingriffe an Humerus, Tibia, Fibula und Sprunggelenk, ohne Mehrfacheingriff, ohne komplexe Prozedur, ohne komplexe Diagnose	1,250	1,176			9,0	3	0,187	20	0,047	0,062
I14Z	O	Revision eines Amputationsstumpfes	1,530	1,479			14,2	4	0,242	30	0,060	0,080
I15Z	O	Operationen am Hirn- und Gesichtsschädel	2,296	2,178			10,4	2	0,467	20	0,094	0,123
I16Z	O	Andere Eingriffe am Schultergelenk	0,694	0,637			4,4	1	0,270	10	0,047	0,056
I17Z	O	Operationen am Gesichtsschädel	1,508	1,420			8,1	2	0,289	19	0,061	0,079
I18A	O	Wenig komplexe Eingriffe an Kniegelenk, Ellenbogengelenk und Unterarm, Alter < 16 Jahre	0,609	0,562			3,7	1	0,287	9	0,051	0,060
I18B	O	Wenig komplexe Eingriffe an Kniegelenk, Ellenbogengelenk und Unterarm, Alter > 15 Jahre	0,430	0,400			3,7	1	0,117	7	0,045	0,050
I19Z	O	Komplexe Wirbelkörperfusion ohne äußerst schwere CC	3,391	3,236			16,6	6	0,220	35	0,053	0,073
I20A	O	Eingriffe am Fuß mit mehreren komplexen Eingriffen oder hochkomplexem Eingriff	1,573	1,479			11,9	4	0,194	26	0,046	0,062
I20B	O	Eingriffe am Fuß mit komplexem Eingriff oder schweren Weichteilschaden	0,889	0,827			6,3	2	0,168	15	0,045	0,057
I20C	O	Eingriffe am Fuß ohne komplexen Eingriff und ohne schweren Weichteilschaden	0,472	0,445			4,2	1	0,135	9	0,045	0,051
I21Z	O	Lokale Exzision und Entfernung von Osteosynthesematerial an Hüftgelenk und Femur oder komplexe Eingriffe an Ellenbogengelenk und Unterarm	0,758	0,700			4,9	1	0,409	12	0,049	0,059
I22A	O	Gewebe-/Hauttransplantation, außer an der Hand, mit äußerst schweren oder schweren CC, großflächig oder an mehreren Lokalisationen oder mit komplizierenden Prozeduren oder mit schwerem Weichteilschaden	3,126	2,958			23,7	7	0,241	42	0,057	0,078
I22B	O	Gewebe-/Hauttransplantation, außer an der Hand, mit äußerst schweren oder schweren CC, nicht großflächig, ohne Eingriff an mehreren Lokalisationen, ohne komplizierende Prozeduren, ohne schweren Weichteilschaden	2,415	2,284			21,8	6	0,223	40	0,050	0,068
I23A	O	Lokale Exzision und Entfernung von Osteosynthesematerial außer an Hüftgelenk und Femur mit komplexer Entfernung von Osteosynthesematerial	0,671	0,622			4,6	1	0,345	11	0,048	0,058

Anhang C — 3. Teil. Praxishilfen

Fallpauschalen-Katalog: Teil b) Bewertungsrelationen bei Versorgung durch Belegabteilungen

DRG	Partition	Bezeichnung	Bewertungsrelation bei Belegoperateur	Bewertungsrelation bei Belegoperateur und Beleganästhesist	Bewertungsrelation bei Belegoperateur und Belegshebamme	Bewertungsrelation bei Belegoperateur, -anästhesist und -hebamme	Mittlere Verweildauer[1]	Untere Grenzverweildauer — Erster Tag mit Abschlag[2,5]	Untere Grenzverweildauer — Bewertungsrelation/Tag	Obere Grenzverweildauer — Erster Tag zusätzliches Entgelt[3,5]	Obere Grenzverweildauer — Bewertungsrelation/Tag	Externe Verlegung Abschlag/Tag (Bewertungsrelation)	Verlegungsfallpauschale	Ausnahme von Wiederaufnahme[4]
1	2	3	4	5	6	7	8	9	10	11	12	13	14	15
I23B	O	Lokale Exzision und Entfernung von Osteosynthesematerial außer an Hüftgelenk und Femur ohne komplexe Entfernung von Osteosynthesematerial	0,430	0,407			3,9	1	0,122	10	0,044	0,050		
I24Z	O	Arthroskopie einschließlich Biopsie oder andere Eingriffe an Kniegelenk, Ellenbogengelenk und Unterarm	0,364	0,334			3,0	1	0,128	6	0,047	0,050		
I25Z	O	Diagnostische Eingriffe an Knochen und Gelenken einschließlich Biopsie	1,046	1,026			10,3	3	0,227	25	0,051	0,067		
I26Z	O	Andere Eingriffe an Handgelenk und Hand	0,516	0,466			3,1	1	0,211	7	0,055	0,060		
I27A	O	Eingriffe am Weichteilgewebe mit äußerst schweren CC	1,864	1,775			14,1	4	0,266	30	0,058	0,078		
I27B	O	Eingriffe am Weichteilgewebe mit schweren CC	1,076	1,009			8,3	2	0,228	20	0,047	0,061		
I27C	O	Eingriffe am Weichteilgewebe ohne äußerst schwere oder schwere CC	0,648	0,599			4,5	1	0,324	11	0,046	0,056		
I28A	O	Komplexe Eingriffe am Bindegewebe	1,959	1,857			11,4	3	0,320	25	0,079	0,103		
I28B	O	Mäßig komplexe Eingriffe am Bindegewebe	0,909	0,857			6,9	2	0,190	19	0,048	0,061		
I28C	O	Andere Eingriffe am Bindegewebe	0,738	0,681			5,2	1	0,384	11	0,049	0,058		
I29Z	O	Komplexe Eingriffe am Schultergelenk	0,888	0,819			5,6	1	0,354	12	0,048	0,060		
I30Z	O	Komplexe Eingriffe am Kniegelenk	0,934	0,868			5,7	1	0,562	13	0,045	0,057		
I31Z	O	Mehrere komplexe Eingriffe an Ellenbogengelenk und Unterarm	1,129	1,048			6,7	2	0,188	17	0,047	0,061		
I32Z	O	Komplexe Eingriffe an Handgelenk und Hand	0,658	0,601			3,7	1	0,276	9	0,053	0,061		
I33Z	O	Rekonstruktion von Extremitätenfehlbildungen	2,279	2,143			13,9	4	0,268	23	0,067	0,090		
I36Z	O	Beidseitige Implantation einer Endoprothese an Hüft- oder Kniegelenk	2,858	2,762			15,1	5	0,228	28	0,055	0,075		
I39Z	O	Strahlentherapie bei Krankheiten und Störungen an Muskel-Skelett-System und Bindegewebe, mehr als 8 Bestrahlungen	2,986	2,977			26,0	7	0,365	43	0,119	0,112		X
I42Z	A	Multimodale Schmerztherapie bei Krankheiten und Störungen an Muskel-Skelett-System und Bindegewebe	0,959	0,959			10,8			23	0,049	0,066		X
I43Z	O	Prothesenwechsel oder Implantation einer Scharnierprothese oder Sonderprothese am Kniegelenk	2,951	2,851			16,6	5	0,226	27	0,056	0,075		

C. Fallpauschalenvereinbarung 2006 — Anhang C

		Bezeichnung										
I44A	O	Implantation einer bikondylären Endoprothese oder andere Endoprothesenimplantation / -revision am Kniegelenk	2,099	2,045		12,0	3	0,263	20	0,061	0,081	
I44B	O	Verschiedene Endoprotheseneingriffe am Kniegelenk	1,913	1,836		12,5	3	0,254	20	0,053	0,070	
I45Z	O	Implantation und Ersatz einer Bandscheibenendoprothese	2,091	2,003		11,7	2	0,300	19	0,062	0,080	
I46Z	O	Prothesenwechsel am Hüftgelenk	2,653	2,547		17,1	5	0,250	29	0,058	0,078	
I47Z	O	Revision oder Ersatz des Hüftgelenkes ohne komplizierende Diagnose, ohne Arthrodese, mit komplexem Eingriff, ohne äußerst schwere CC	2,188	2,112		14,1	4	0,249	24	0,060	0,080	
I48Z	O	Revision oder Ersatz des Hüftgelenkes ohne komplizierende Diagnose, ohne Arthrodese, ohne komplexen Eingriff, ohne äußerst schwere CC	2,191	2,143		13,1	3	0,287	21	0,061	0,082	
I50A	O	Gewebe- / Hauttransplantation, außer an der Hand, ohne CC, großflächig	2,014	1,899		16,5	5	0,209	35	0,053	0,072	
I50B	O	Gewebe- / Hauttransplantation, außer an der Hand, ohne CC, nicht großflächig	1,477	1,389		12,3	3	0,224	27	0,051	0,067	
I53Z	O	Andere Eingriffe an der Wirbelsäule ohne äußerst schwere CC, mit komplexem Eingriff	1,235	1,168		9,2	3	0,190	19	0,049	0,064	
I54Z	O	Strahlentherapie bei Krankheiten und Störungen an Muskel-Skelett-System und Bindegewebe, weniger als 9 Bestrahlungen	1,358	1,349		11,8	3	0,317	25	0,120	0,109	x
I56Z	O	Andere Eingriffe an der Wirbelsäule ohne äußerst schwere CC, ohne komplexen Eingriff	0,974	0,916		7,5	2	0,200	16	0,046	0,059	
I57A	O	Mäßig komplexe Eingriffe an Humerus, Tibia, Fibula und Sprunggelenk mit Mehrfacheingriff	1,723	1,639		13,7	4	0,223	26	0,057	0,076	
I57B	O	Mäßig komplexe Eingriffe an Humerus, Tibia, Fibula und Sprunggelenk mit komplizierendem Eingriff	1,209	1,136		8,6	3	0,183	19	0,047	0,062	
I57C	O	Mäßig komplexe Eingriffe an Humerus, Tibia, Fibula und Sprunggelenk ohne Mehrfacheingriff, ohne komplizierenden Eingriff	0,927	0,872		7,1	2	0,192	17	0,049	0,062	
I59Z	O	Andere Eingriffe an Humerus, Tibia, Fibula und Sprunggelenk oder mäßig komplexe Eingriffe an Kniegelenk, Ellenbogengelenk und Unterarm	0,618	0,573		4,3	1	0,261	10	0,051	0,060	
I60A	M	Frakturen am Femurschaft, Alter < 3 Jahre	2,411	2,400		19,7	6	0,334	35	0,083	0,113	
I60B	M	Frakturen am Femurschaft, Alter > 2 Jahre	1,127	1,121		11,0	3	0,267	24	0,068	0,089	
I61Z	M	Andere Frakturen am Femur	0,954	0,950		10,2	2	0,309	23	0,064	0,083	
I62Z	M	Frakturen an Becken und Schenkelhals	0,942	0,941		12,2	3	0,233	25	0,058	0,076	
I64A	M	Osteomyelitis, Alter < 16 Jahre	1,761	1,755		14,4	4	0,346	28	0,084	0,112	
I64B	M	Osteomyelitis, mit äußerst schweren oder schweren CC oder Alter > 74 Jahre	1,143	1,137		13,0	3	0,273	28	0,059	0,078	
I64C	M	Osteomyelitis, ohne äußerst schwere oder schwere CC, Alter > 15 Jahre und Alter < 75 Jahre	0,516	0,513		5,2	1	0,436	14	0,053	0,065	
I65A	M	Bösartige Neubildung des Bindegewebes einschließlich pathologischer Fraktur, Alter < 17 Jahre oder mit äußerst schwere CC	1,196	1,192		8,5	1	0,935	20	0,113	0,142	x

Anhang C

Fallpauschalen-Katalog: Teil b) Bewertungsrelationen bei Versorgung durch Belegabteilungen

DRG	Partition	Bezeichnung	Bewertungsrelation bei Belegoperateur	Bewertungsrelation bei Belegoperateur und Belegaästhesist	Bewertungsrelation bei Belegoperateur und Belegahebamme	Bewertungsrelation bei Belegoperateur, -anästhesist und -hebamme	Mittlere Verweildauer[1]	Untere Grenzverweildauer		Obere Grenzverweildauer			Externe Verlegung Abschlag/Tag (Bewertungsrelation)	Verlegungsfallpauschale	Ausnahme von Wiederaufnahme[4]
								Erster Tag mit Abschlag[2,5]	Bewertungs-relation/Tag	Erster Tag zusätzliches Entgelt[3,5]	Bewertungs-relation/Tag				
1	2	3	4	5	6	7	8	9	10	11	12	13	14	15
I65B	M	Bösartige Neubildung des Bindegewebes, Alter > 16 Jahre, ohne äußerst schwere CC	0,658	0,653			5,4	1	0,531	13	0,077	0,093		X
I66A	M	Andere Erkrankungen des Bindegewebes, mit mehreren komplexen Diagnosen oder mit komplexer Diagnose, mit Dialyse	1,039	1,038			11,5	3	0,253	23	0,062	0,081		
I66B	M	Andere Erkrankungen des Bindegewebes, mehr als ein Belegungstag, ohne mehrere komplexe Diagnosen und ohne komplexe Diagnose, mit Dialyse	0,814	0,813			9,1	2	0,267	21	0,057	0,074		
I66C	M	Andere Erkrankungen des Bindegewebes, ein Belegungstag	0,196	0,194			1,0							
I68A	M	Nicht operativ behandelte Erkrankungen und Verletzungen im Wirbelsäulenbereich, mehr als ein Belegungstag, Alter > 55 Jahre oder mit äußerst schweren oder schweren CC, mit komplexer Diagnose	0,925	0,924			11,9	3	0,230	25	0,056	0,074		
I68B	M	Nicht operativ behandelte Erkrankungen und Verletzungen im Wirbelsäulenbereich, mehr als ein Belegungstag, Alter > 55 Jahre oder mit äußerst schweren oder schweren CC, ohne komplexe Diagnose	0,584	0,583			9,0	2	0,185	17	0,043	0,056		
I68C	M	Nicht operativ behandelte Erkrankungen und Verletzungen im Wirbelsäulenbereich, mehr als ein Belegungstag, Alter < 56 Jahre, ohne äußerst schwere oder schwere CC	0,520	0,520			8,2			16	0,043	0,054		
I68D	M	Nicht operativ behandelte Erkrankungen und Verletzungen im Wirbelsäulenbereich, ein Belegungstag	0,165	0,164			1,0							
I69Z	M	Knochenkrankheiten und spezifische Arthropathien	0,741	0,740			9,9	2	0,243	22	0,049	0,064		
I71Z	M	Muskel- und Sehnenerkrankungen oder Verstauchung, Zerrung und Luxation an Hüftgelenk, Becken und Oberschenkel	0,511	0,508			5,4	1	0,397	14	0,056	0,069		
I72A	M	Entzündung von Sehnen, Muskeln und Schleimbeuteln mit äußerst schweren oder schweren CC	0,970	0,966			9,1	3	0,234	20	0,060	0,078		
I72B	M	Entzündung von Sehnen, Muskeln und Schleimbeuteln ohne äußerst schwere oder schwere CC	0,472	0,465			5,4	1	0,353	14	0,050	0,062		
I73Z	M	Nachbehandlung bei Erkrankungen des Bindegewebes	0,654	0,649			8,1	2	0,205	19	0,050	0,064		

DRG	Part.	Bezeichnung									
I74A	M	Verletzungen an Unterarm, Hand oder Fuß mit äußerst schweren oder schweren CC oder unspezifischen Arthropathien	0,532	0,531		5,6	1	0,423	15	0,056	0,069
I74B	M	Verletzungen an Unterarm, Handgelenk, Hand oder Fuß ohne äußerst schwere oder schwere CC	0,381	0,369		3,6	1	0,149	8	0,062	0,069
I75A	M	Schwere Verletzungen von Schulter, Arm, Ellenbogen, Knie, Bein und Sprunggelenk mit CC	0,864	0,862		9,9	2	0,281	22	0,058	0,076
I75B	M	Schwere Verletzungen von Schulter, Arm, Ellenbogen, Knie, Bein und Sprunggelenk ohne CC	0,530	0,525		6,1	1	0,402	14	0,055	0,068
I76A	M	Andere Erkrankungen des Bindegewebes mit komplexer Diagnose oder äußerst schwere CC	0,916	0,911		11,2	2	0,296	23	0,061	0,079
I76B	M	Andere Erkrankungen des Bindegewebes ohne komplexe Diagnose, ohne äußerst schwere CC oder septische Arthritis	0,515	0,506		5,2	1	0,332	13	0,064	0,077
I77Z	M	Mäßig schwere Verletzungen von Schulter, Arm, Ellenbogen, Knie, Bein und Sprunggelenk	0,464	0,459		5,2	1	0,345	13	0,054	0,065
I78Z	M	Leichte bis moderate Verletzungen von Schulter, Arm, Ellenbogen, Knie, Bein und Sprunggelenk	0,383	0,376		4,0	1	0,244	10	0,060	0,069
I79Z	M	Fibromyalgie	0,737	0,737		10,6	3	0,183	22	0,040	0,053
MDC 09 Krankheiten und Störungen an Haut, Unterhaut und Mamma											
J01Z	O	Gewebetransplantation mit mikrovaskulärer Anastomosierung bei Erkrankungen der Haut, Unterhaut und Mamma	4,424	4,161		22,9	7	0,289	41	0,071	0,097
J02A	O	Hauttransplantation oder Lappenplastik an der unteren Extremität bei Ulkus oder Infektion / Entzündung mit äußerst schweren CC	2,810	2,745		30,8	9	0,236	49	0,054	0,075
J02B	O	Hauttransplantation oder Lappenplastik an der unteren Extremität bei Ulkus oder Infektion / Entzündung ohne äußerst schwere CC	1,777	1,726		19,4	6	0,210	38	0,050	0,069
J03A	O	Eingriffe an der Haut der unteren Extremität bei Ulkus oder Infektion / Entzündung mit äußerst schweren CC	1,890	1,863		19,4	6	0,246	38	0,058	0,079
J03B	O	Eingriffe an der Haut der unteren Extremität bei Ulkus oder Infektion / Entzündung ohne äußerst schwere CC	1,090	1,068		11,6	4	0,191	26	0,047	0,062
J04A	O	Eingriffe an der Haut der unteren Extremität außer bei Ulkus oder Infektion / Entzündung, Alter > 69 Jahre oder CC	1,031	1,008		8,9	3	0,199	21	0,051	0,067
J04B	O	Eingriffe an der Haut der unteren Extremität außer bei Ulkus oder Infektion / Entzündung, Alter < 70 Jahre ohne CC	0,593	0,581		4,9	1	0,228	12	0,056	0,068
J06Z	O	Mastektomie mit Protheseimplantation und plastischer Operation bei bösartiger Neubildung	1,516	1,426		7,5	2	0,296	16	0,070	0,090
J07Z	O	Kleine Eingriffe an der Mamma mit axillärer Lymphknotenexzision oder äußerst schweren oder schweren CC bei bösartiger Neubildung	0,975	0,922		5,4	1	0,319	13	0,068	0,084
J08A	O	Andere Hauttransplantation oder Debridement mit komplexer Diagnose, mit zusätzlichem Eingriff an Kopf und Hals oder äußerst schweren CC, mit komplexer Prozedur	2,541	2,429		19,2	5	0,283	37	0,062	0,084

Anhang C

Fallpauschalen-Katalog: Teil b) Bewertungsrelationen bei Versorgung durch Belegabteilungen

DRG	Partition	Bezeichnung	Bewertungsrelation bei Belegoperateur	Bewertungsrelation bei Belegoperateur und Beleganästhesist	Bewertungsrelation bei Belegoperateur und Beleghebamme	Bewertungsrelation bei Belegoperateur, -anästhesist und -hebamme	Mittlere Verweildauer[1]	Untere Grenzverweildauer		Obere Grenzverweildauer		Externe Verlegung Abschlag/Tag (Bewertungsrelation)	Verlegungsfallpauschale	Ausnahme von Wiederaufnahme[4]
								Erster Tag mit Abschlag[2,5]	Bewertungsrelation/Tag	Erster Tag zusätzliches Entgelt[3,5]	Bewertungsrelation/Tag			
1	2	3	4	5	6	7	8	9	10	11	12	13	14	15
J08B	O	Andere Hauttransplantation oder Debridement mit komplexer Diagnose, mit zusätzlichem Eingriff an Kopf und Hals oder äußerst schweren CC, ohne komplexe Prozedur	1,262	1,231			10,9	3	0,240	25	0,051	0,068		
J09Z	O	Eingriffe bei Sinus pilonidalis und perianal	0,449	0,420			3,8	1	0,204	9	0,047	0,054		
J10A	O	Plastische Operationen an Haut, Unterhaut und Mamma bei bösartiger Neubildung	0,755	0,730			5,5	1	0,338	14	0,050	0,062		
J10B	O	Plastische Operationen an Haut, Unterhaut und Mamma außer bei bösartiger Neubildung	0,649	0,610			4,3	1	0,342	11	0,053	0,063		
J11A	O	Andere Eingriffe an Haut, Unterhaut und Mamma mit mäßig komplexer Prozedur	0,668	0,641			5,7	1	0,461	17	0,049	0,061		
J11B	O	Andere Eingriffe an Haut, Unterhaut und Mamma ohne mäßig komplexe Prozedur	0,492	0,464			4,2	1	0,293	12	0,047	0,056		
J13Z	O	Kleine Eingriffe an der Mamma außer bei bösartiger Neubildung	0,411	0,389			3,8	1	0,120	8	0,044	0,050		
J14A	O	Plastische Rekonstruktion der Mamma bei bösartiger Neubildung mit aufwändiger Rekonstruktion	3,042	2,850			16,2	4	0,341	29	0,074	0,099		
J14B	O	Plastische Rekonstruktion der Mamma bei bösartiger Neubildung ohne aufwändige Rekonstruktion	1,969	1,841			10,2	3	0,258	20	0,059	0,078		
J15Z	O	Große Eingriffe an der Mamma außer bei bösartiger Neubildung	0,943	0,868			4,6	1	0,532	11	0,050	0,061		
J16Z	O	Beidseitige Mastektomie bei bösartiger Neubildung oder Strahlentherapie mit operativer Prozedur bei Krankheiten und Störungen an Haut, Unterhaut und Mamma	1,957	1,857			12,6	4	0,256	24	0,064	0,086		
J17Z	O	Strahlentherapie bei Krankheiten und Störungen an Haut, Unterhaut und Mamma, mehr als ein Belegungstag, mehr als 9 Bestrahlungen	3,375	3,367			30,1	9	0,329	48	0,109	0,106		X
J18Z	O	Andere Strahlentherapie bei Krankheiten und Störungen an Haut, Unterhaut und Mamma, mehr als ein Belegungstag	1,364	1,360			12,7	3	0,332	26	0,120	0,110		X
J21Z	O	Andere Hauttransplantation oder Debridement mit Lymphknotenexzision oder schweren CC	0,949	0,926			7,4	2	0,229	17	0,056	0,072		

C. Fallpauschalenvereinbarung 2006 **Anhang C**

Code	O/M	Bezeichnung										
J22A	O	Andere Hauttransplantation oder Debridement ohne komplexen Eingriff, ohne komplexe Diagnose, ohne äußerst schwere oder schwere CC, mit Weichteildeckung	0,658	0,651		6,0	1	0,245	14	0,046	0,058	
J22B	O	Andere Hauttransplantation oder Debridement ohne komplexen Eingriff, ohne komplexe Diagnose, ohne äußerst schwere oder schwere CC, ohne Weichteildeckung	0,582	0,568		5,0	1	0,364	13	0,051	0,062	
J23Z	O	Große Eingriffe an der Mamma bei bösartiger Neubildung	1,119	1,061		11,1	3	0,182	21	0,046	0,060	
J25Z	O	Kleine Eingriffe an der Mamma bei bösartiger Neubildung ohne äußerst schwere oder schwere CC	0,462	0,435		4,1	1	0,143	8	0,049	0,056	
J60Z	M	Hautulkus	1,099	1,098		13,5	3	0,272	27	0,059	0,078	
J61A	M	Schwere Erkrankungen der Haut, mehr als ein Belegungstag, Alter > 17 Jahre mit äußerst schweren CC oder Hautulkus bei Para- / Tetraplegie	1,634	1,633		16,9	5	0,269	32	0,096	0,090	
J61B	M	Schwere Erkrankungen der Haut, mehr als ein Belegungstag, Alter > 17 Jahre, ohne äußerst schweren CC	1,171	1,171		13,4	4	0,233	27	0,053	0,071	
J61C	M	Schwere Erkrankungen der Haut, mehr als ein Belegungstag, Alter < 18 Jahre	0,854	0,854		8,4	2	0,284	20	0,071	0,091	
J62A	M	Bösartige Neubildungen der Mamma, mehr als ein Belegungstag, mit äußerst schweren CC	1,162	1,162		11,9	3	0,287	25	0,072	0,094	X
J62B	M	Bösartige Neubildungen der Mamma, ein Belegungstag oder ohne äußerst schwere CC	0,433	0,432		3,9	1	0,276	9	0,082	0,091	X
J64A	M	Infektion / Entzündung der Haut und Unterhaut mit äußerst schweren CC	1,122	1,120		12,5	3	0,275	26	0,059	0,078	
J64B	M	Infektion / Entzündung der Haut und Unterhaut ohne äußerst schwere CC	0,530	0,526		6,2	1	0,382	14	0,053	0,066	
J65A	M	Verletzung der Haut, Unterhaut und Mamma, Alter > 70 Jahre oder schwere CC	0,434	0,433		5,2	1	0,316	12	0,057	0,069	
J65B	M	Verletzung der Haut, Unterhaut und Mamma, Alter < 71 Jahre, ohne schwere CC	0,272	0,271		2,9	1	0,142	6	0,066	0,069	
J66Z	M	Mäßig schwere Hauterkrankungen	0,845	0,844		9,2	2	0,278	18	0,066	0,084	X
J67A	M	Leichte bis moderate Hauterkrankungen mit CC	0,698	0,695		7,6	2	0,225	16	0,063	0,079	
J67B	M	Leichte bis moderate Hauterkrankungen ohne CC oder Erkrankungen der Mamma außer bösartige Neubildung	0,466	0,460		4,8	1	0,298	11	0,063	0,075	
J68Z	M	Erkrankungen der Haut, ein Belegungstag	0,166	0,163		1,0						
MDC 10 Endokrine, Ernährungs- und Stoffwechselkrankheiten												
K01B	O	Verschiedene Eingriffe bei Diabetes mellitus mit Komplikationen, ohne Frührehabilitation und ohne geriatrische frührehabilitative Komplexbehandlung, mit Gefäßeingriff	4,656	4,464		41,2	13	0,246	59	0,058	0,081	

Anhang C

Fallpauschalen-Katalog: Teil b) Bewertungsrelationen bei Versorgung durch Belegabteilungen

DRG	Partition	Bezeichnung	Bewertungsrelation bei Belegoperateur	Bewertungsrelation bei Belegoperateur und Beleganästhesist	Bewertungsrelation bei Belegoperateur und Beleghebamme	Bewertungsrelation bei Belegoperateur, -anästhesist und -hebamme	Mittlere Verweildauer[1]	Untere Grenzverweildauer		Obere Grenzverweildauer			Externe Verlegung Abschlag/Tag (Bewertungsrelation)	Verlegungsfallpauschale	Ausnahme von Wiederaufnahme[4]
								Erster Tag mit Abschlag[2,5]	Bewertungsrelation/Tag	Erster Tag zusätzliches Entgelt[3,5]	Bewertungsrelation/Tag				
1	2	3	4	5	6	7	8	9	10	11	12	13	14	15
K01C	O	Verschiedene Eingriffe bei Diabetes mellitus mit Komplikationen, ohne Frührehabilitation und ohne geriatrische frührehabilitative Komplexbehandlung, ohne Gefäßeingriff, mit äußerst schweren CC	2,069	2,035			22,7	7	0,231	43	0,053	0,073		
K03Z	O	Eingriffe an der Nebenniere bei bösartiger Neubildung oder Eingriffe an der Hypophyse	2,182	2,070			12,2	3	0,361	22	0,145	0,109		
K07Z	O	Andere Eingriffe bei Adipositas	1,037	0,944			6,6	2	0,173	16	0,045	0,057		
K09A	O	Andere Prozeduren bei endokrinen, Ernährungs- und Stoffwechselkrankheiten, Alter < 7 Jahre oder äußerst schwere CC	2,442	2,385			18,0	5	0,331	35	0,077	0,105		
K09B	O	Andere Prozeduren bei endokrinen, Ernährungs- und Stoffwechselkrankheiten, Alter > 6 Jahre, ohne äußerst schwere CC	1,159	1,110			7,5	2	0,267	20	0,060	0,077		
K10Z	O	Eingriffe an Schilddrüse, Nebenschilddrüse und Ductus thyreoglossus bei bösartiger Neubildung	1,324	1,213			6,9	2	0,207	15	0,057	0,072		
K11Z	O	Eingriffe an Schilddrüse, Nebenschilddrüse und Ductus thyreoglossus, außer bei bösartiger Neubildung, mit zusätzlicher Parathyreoidektomie oder äußerst schweren oder schweren CC	1,011	0,923			5,4	1	0,506	12	0,058	0,071		
K12Z	O	Eingriffe an Schilddrüse, Nebenschilddrüse und Ductus thyreoglossus, außer bei bösartiger Neubildung, ohne zusätzliche Parathyreoidektomie, äußerst schwere oder schwere CC	0,792	0,722			4,6	1	0,283	8	0,056	0,066		
K13Z	O	Verschiedene Eingriffe bei Diabetes mellitus mit Komplikationen, ohne Frührehabilitation, ohne geriatrische frührehabilitative Komplexbehandlung, ohne Gefäßeingriff, ohne äußerst schwere CC	1,319	1,294			15,2	5	0,196	32	0,049	0,066		
K14Z	O	Eingriffe an der Nebenniere außer bei bösartiger Neubildung	1,668	1,563			11,2	3	0,258	26	0,064	0,084		
K15Z	O	Strahlentherapie bei endokrinen, Ernährungs- und Stoffwechselkrankheiten, mehr als ein Belegungstag	0,780	0,780			5,5			12	0,142	0,120		X
K40Z	A	Endoskopische oder diagnostische Eingriffe bei Stoffwechselerkrankungen ohne CC	0,779	0,778			8,6	2	0,238	18	0,056	0,072		
K60A	M	Diabetes mellitus und schwere Ernährungsstörungen, Alter < 11 Jahre	1,015	1,014			8,6	2	0,337	19	0,082	0,105		
K60B	M	Diabetes mellitus mit komplizierenden Diagnosen oder äußerst schweren CC oder schwere Ernährungsstörungen	1,014	1,014			11,6	3	0,250	23	0,059	0,078		

C. Fallpauschalenvereinbarung 2006 **Anhang C**

DRG	Part.	Bezeichnung											Ext. Verl.
K60C	M	Diabetes mellitus, Alter > 10 Jahre, mit schwerem CC	0,817	0,816		9,9	2	0,267	21	0,055	0,071		
K60D	M	Diabetes mellitus, Alter > 10 Jahre, ohne äußerst schwere oder schwere CC, mit multiplen Komplikationen oder Ketoazidose	0,675	0,674		7,2	2	0,222	16	0,051	0,066		
K60E	M	Diabetes mellitus, Alter > 10 Jahre, ohne äußerst schwere oder schwere CC, ohne multiple Komplikationen oder Ketoazidose	0,571	0,571		6,3	1	0,535	15	0,054	0,068		
K62Z	M	Verschiedene Stoffwechselerkrankungen	0,638	0,638		6,7	1	0,498	15	0,072	0,088		
K63A	M	Angeborene Stoffwechselstörungen, mehr als ein Belegungstag	0,819	0,814		6,8			17	0,088	0,109		
K63B	M	Angeborene Stoffwechselstörungen, ein Belegungstag	0,247	0,243		1,0							
K64C	M	Endokrinopathien, Alter > 5 Jahre mit komplexer Diagnose oder äußerst schweren CC	1,101	1,100		10,5	3	0,269	24	0,069	0,090		x
K64D	M	Endokrinopathien, ohne komplexe Diagnose, ohne äußerst schwere CC	0,584	0,582		5,8	1	0,354	14	0,078	0,093		x

MDC 11 Krankheiten und Störungen der Harnorgane

DRG	Part.	Bezeichnung											Ext. Verl.
L02Z	O	Operatives Einbringen eines Peritonealdialysekatheters	2,151	2,091		16,9	5	0,296	33	0,074	0,099		
L03Z	O	Nieren-, Ureter- und große Harnblaseneingriffe bei Neubildung, Alter < 19 Jahre oder mit äußerst schweren CC oder außer bei Neubildung, mit äußerst schweren CC	2,910	2,766		15,8	5	0,321	31	0,138	0,101		
L04A	O	Nieren-, Ureter- und große Harnblaseneingriffe außer bei Neubildung, ohne äußerst schwere CC, Alter < 3 Jahre	2,003	1,901		11,2	3	0,345	20	0,086	0,113		
L04B	O	Nieren-, Ureter- und große Harnblaseneingriffe außer bei Neubildung, ohne äußerst schwere CC, Alter > 2 Jahre	1,802	1,695		11,0	3	0,273	21	0,063	0,083		
L05A	O	Transurethrale Prostataresektion mit äußerst schweren CC	1,063	1,013		8,6	2	0,252	19	0,053	0,069		
L05B	O	Transurethrale Prostataresektion ohne äußerst schwere CC	0,783	0,742		6,6	1	0,282	13	0,059	0,073		
L06A	O	Kleine Eingriffe an der Harnblase mit äußerst schweren CC	1,325	1,272		9,6	3	0,248	22	0,062	0,081		
L06B	O	Kleine Eingriffe an der Harnblase ohne äußerst schwere CC	0,548	0,521		5,3	1	0,184	13	0,049	0,058		
L08Z	O	Komplexe Eingriffe an der Urethra	1,366	1,282		8,2	2	0,264	19	0,055	0,071		
L09A	O	Andere Eingriffe bei Erkrankungen der Harnorgane, Alter < 2 Jahre oder mit äußerst schweren CC	2,087	2,031		15,8	5	0,279	33	0,062	0,084		
L09B	O	Andere Eingriffe bei Erkrankungen der Harnorgane, Alter > 1 Jahr, ohne äußerst schwere CC	1,060	1,009		7,6	2	0,233	20	0,055	0,071		
L10Z	O	Blasenrekonstruktion und kontinenter Pouch bei Neubildung	4,794	4,569		26,2	8	0,351	41	0,084	0,116		
L11Z	O	Komplexe transurethrale, perkutan-transrenale und andere retroperitoneale Eingriffe mit extrakorporaler Stoßwellenlithotripsie (ESWL)	1,772	1,703		13,0	3	0,319	24	0,069	0,091		
L12Z	O	Strahlentherapie bei Krankheiten und Störungen der Harnorgane, mehr als ein Belegungstag	1,784	1,776		16,0	4	0,344	33	0,113	0,103		x
L13A	O	Nieren-, Ureter- und große Harnblaseneingriffe bei Neubildung, mit CC	2,111	1,990		12,2	3	0,323	22	0,068	0,091		
L13B	O	Nieren-, Ureter- und große Harnblaseneingriffe bei Neubildung, ohne CC	1,691	1,586		10,9	3	0,258	18	0,066	0,086		

Anhang C

3. Teil. Praxishilfen

Fallpauschalen-Katalog: Teil b) Bewertungsrelationen bei Versorgung durch Belegabteilungen

DRG	Partition	Bezeichnung	Bewertungsrelation bei Belegoperateur	Bewertungsrelation bei Belegoperateur und Beleganästhesist	Bewertungsrelation bei Belegoperateur und Beleghebamme	Bewertungsrelation bei Belegoperateur, -anästhesist und -hebamme	Mittlere Verweildauer[1]	Untere Grenzverweildauer		Obere Grenzverweildauer		Externe Verlegung	Verlegungsfallpauschale	Ausnahme von Wiederaufnahme[4]
								Erster Tag mit Abschlag[2,5]	Bewertungsrelation/Tag	Erster Tag zusätzliches Entgelt[3,5]	Bewertungsrelation/Tag	Abschlag/Tag (Bewertungsrelation)		
1	2	3	4	5	6	7	8	9	10	11	12	13	14	15
L17Z	O	Andere Eingriffe an der Urethra	0,438	0,411			4,3	1	0,265	9	0,047	0,055		
L18Z	O	Komplexe transurethrale, perkutan-transrenale und andere retroperitoneale Eingriffe ohne extrakorporale Stoßwellenlithotripsie (ESWL)	1,145	1,094			8,0	2	0,264	19	0,057	0,073		
L19Z	O	Transurethrale Eingriffe außer Prostataresektion und komplexe Ureterorenoskopien mit extrakorporaler Stoßwellenlithotripsie (ESWL)	0,862	0,825			5,3	1	0,285	13	0,059	0,074		
L20Z	O	Transurethrale Eingriffe außer Prostataresektion und komplexe Ureterorenoskopien ohne extrakorporale Stoßwellenlithotripsie (ESWL)	0,531	0,505			5,4	1	0,235	11	0,048	0,058		
L40Z	A	Diagnostische Ureterorenoskopie	0,538	0,508			3,7	1	0,302	9	0,057	0,066		
L42Z	A	Extrakorporale Stoßwellenlithotripsie (ESWL) bei Harnsteinen mit auxiliären Maßnahmen	0,706	0,686			4,4	1	0,483	11	0,067	0,081		
L43Z	A	Extrakorporale Stoßwellenlithotripsie (ESWL) bei Harnsteinen ohne auxiliäre Maßnahmen	0,445	0,438			2,7	1	0,265	7	0,071	0,079		
L60B	M	Niereninsuffizienz, mehr als ein Belegungstag, mit Dialyse und äußerst schweren oder schweren CC oder akutem Nierenversagen	2,219	2,214			15,4	4	0,431	30	0,098	0,131		X
L60C	M	Niereninsuffizienz, mehr als ein Belegungstag, mit Dialyse oder äußerst schweren CC	1,280	1,279			11,2	3	0,313	25	0,070	0,092		X
L60D	M	Niereninsuffizienz, mehr als ein Belegungstag, ohne Dialyse, ohne äußerst schwere CC	0,809	0,808			8,6	2	0,262	19	0,061	0,078		X
L62Z	M	Neubildungen der Harnorgane	0,589	0,583			5,3	1	0,468	13	0,070	0,085		X
L63A	M	Infektionen der Harnorgane mit äußerst schweren CC	0,866	0,864			8,7	2	0,281	19	0,063	0,081		
L63B	M	Infektionen der Harnorgane ohne äußerst schwere CC, Alter < 3 Jahre	0,737	0,737			6,5	1	0,629	13	0,078	0,097		
L63C	M	Infektionen der Harnorgane ohne äußerst schwere CC, Alter > 2 Jahre	0,408	0,396			4,7	1	0,163	10	0,049	0,058		
L64A	M	Harnsteine und Harnwegsobstruktion, Alter > 75 Jahre oder mit äußerst schweren oder schweren CC	0,441	0,431			3,9	1	0,269	10	0,061	0,070		
L64B	M	Harnsteine und Harnwegsobstruktion, Alter < 76 Jahre und ohne äußerst schwere oder schwere CC	0,242	0,241			3,1	1	0,125	7	0,053	0,057		

C. Fallpauschalenvereinbarung 2006 Anhang C

Code	Part	Beschreibung										
L66Z	M	Urethrastriktur, andere leichte bis moderate Erkrankungen der Harnorgane, mehr als ein Belegungstag oder Beschwerden und Symptome der Harnorgane oder Urethrozystoskopie	0,395	0,387		4,2	1	0,197	10	0,052	0,060	
L68Z	M	Andere mäßig schwere Erkrankungen der Harnorgane	0,535	0,527		4,8	1	0,372	12	0,065	0,078	
L69A	M	Andere schwere Erkrankungen der Harnorgane, mehr als ein Belegungstag, mit äußerst schweren oder schweren CC, Alter < 10 Jahre	1,665	1,663		12,8	3	0,415	27	0,091	0,120	
L69B	M	Andere schwere Erkrankungen der Harnorgane, mehr als ein Belegungstag, mit äußerst schweren oder schweren CC, Alter > 9 Jahre	1,031	1,030		11,2	3	0,252	24	0,059	0,078	
L69C	M	Andere schwere Erkrankungen der Harnorgane, mehr als ein Belegungstag, ohne äußerst schwere CC	0,829	0,828		9,0	2	0,270	19	0,063	0,081	
L70Z	M	Krankheiten und Störungen der Harnorgane, ein Belegungstag	0,214	0,212		1,0						
L71A	M	Niereninsuffizienz, ein Belegungstag, mit Dialyse	0,355	0,353		1,0						X
L71B	M	Niereninsuffizienz, ein Belegungstag, ohne Dialyse	0,213	0,211		1,0						X

MDC 12 Krankheiten und Störungen der männlichen Geschlechtsorgane

Code	Part	Beschreibung										
M01A	O	Große Eingriffe an den Beckenorganen beim Mann mit äußerst schweren CC	2,505	2,377		16,1	4	0,328	29	0,070	0,095	
M01B	O	Große Eingriffe an den Beckenorganen beim Mann ohne äußerst schwere CC	1,787	1,708		15,3	4	0,248	24	0,057	0,076	
M02Z	O	Transurethrale Prostataresektion	0,823	0,785		7,9	2	0,188	14	0,050	0,063	
M03Z	O	Eingriffe am Penis	1,225	1,149		7,4	2	0,249	16	0,063	0,080	
M04A	O	Eingriffe am Hoden mit äußerst schweren CC	1,116	1,068		9,6	3	0,203	22	0,054	0,070	
M04B	O	Eingriffe am Hoden ohne äußerst schwere CC	0,496	0,464		4,2	1	0,190	9	0,049	0,057	
M05Z	O	Zirkumzision	0,427	0,400		2,7	1	0,166	6	0,060	0,064	
M06Z	O	Andere OR-Prozeduren an den männlichen Geschlechtsorganen	0,709	0,674		5,6	1	0,456	14	0,051	0,064	
M07Z	O	Brachytherapie bei Krankheiten und Störungen der männlichen Geschlechtsorgane, Implantation von > 10 Seeds	1,991	1,908		2,6	1	0,456	5	0,213	0,228	X
M09A	O	OR-Prozeduren an den männlichen Geschlechtsorganen bei bösartiger Neubildung mit äußerst schweren CC	1,550	1,481		11,8	3	0,288	25	0,065	0,086	
M09B	O	OR-Prozeduren an den männlichen Geschlechtsorganen bei bösartiger Neubildung ohne äußerst schwere CC	1,002	0,935		6,4	1	0,752	14	0,068	0,084	
M10Z	O	Strahlentherapie bei Krankheiten und Störungen der männlichen Geschlechtsorgane, mehr als ein Belegungstag	0,691	0,678		5,6			17	0,131	0,109	X
M40Z	A	Urethrozystoskopie ohne CC	0,426	0,409		3,2	1	0,211	7	0,070	0,076	
M60A	M	Bösartige Neubildungen der männlichen Geschlechtsorgane, mehr als ein Belegungstag, Alter < 11 Jahre oder mit äußerst schweren CC	1,103	1,100		10,2	3	0,266	23	0,069	0,090	X
M60B	M	Bösartige Neubildungen der männlichen Geschlechtsorgane, ein Belegungstag oder Alter > 10 Jahre, ohne äußerst schwere CC	0,558	0,553		6,6	1	0,399	15	0,052	0,065	X

Anhang C

Fallpauschalen-Katalog: Teil b) Bewertungsrelationen bei Versorgung durch Belegabteilungen

DRG	Partition	Bezeichnung	Bewertungsrelation bei Belegoperateur	Bewertungsrelation bei Belegoperateur und Beleganästhesist	Bewertungsrelation bei Belegoperateur und Beleghebamme	Bewertungsrelation bei Belegoperateur, -anästhesist und -hebamme	Mittlere Verweildauer[1]	Untere Grenzverweildauer			Obere Grenzverweildauer			Verlegungsfallpauschale	Ausnahme von Wiederaufnahme[4]
								Erster Tag mit Abschlag[2,5]	Bewertungsrelation/Tag	Erster Tag zusätzliches Entgelt[3,5]	Bewertungsrelation/Tag	Externe Verlegung Abschlag/Tag (Bewertungsrelation)		
1	2	3	4	5	6	7	8	9	10	11	12	13	14	15
M61Z	M	Benigne Prostatahyperplasie	0,422	0,416			4,4	1	0,301	11	0,059	0,069		
M62Z	M	Infektion / Entzündung der männlichen Geschlechtsorgane	0,395	0,392			5,8	1	0,185	12	0,045	0,055		
M64Z	M	Andere Krankheiten der männlichen Geschlechtsorgane und Sterilisation beim Mann	0,362	0,354			3,6	1	0,203	8	0,064	0,071		
MDC 13 Krankheiten und Störungen der weiblichen Geschlechtsorgane														
N01A	O	Beckeneviszeration bei der Frau und radikale Vulvektomie mit äußerst schweren oder schweren CC	3,035	2,877			15,6	5	0,322	29	0,075	0,102		
N01B	O	Beckeneviszeration bei der Frau und radikale Vulvektomie ohne äußerst schwere oder schwere CC	2,218	2,096			12,5	4	0,276	21	0,070	0,093		
N02A	O	Eingriffe an Uterus und Adnexen bei bösartiger Neubildung der Ovarien und Adnexen, mit äußerst schweren CC	3,251	3,086			15,5	5	0,359	31	0,078	0,106		
N02B	O	Eingriffe an Uterus und Adnexen bei bösartiger Neubildung der Ovarien und Adnexen mit schweren CC oder CC	1,704	1,613			10,3	3	0,275	23	0,060	0,080		
N02C	O	Eingriffe an Uterus und Adnexen bei bösartiger Neubildung der Ovarien und Adnexen, ohne CC	1,050	0,983			6,9	1	0,311	15	0,058	0,073		
N03A	O	Eingriffe an Uterus und Adnexen bei bösartiger Neubildung anderer Organe, mit äußerst schweren CC	2,782	2,661			16,8	6	0,287	34	0,072	0,098		
N03B	O	Eingriffe an Uterus und Adnexen bei bösartiger Neubildung anderer Organe, ohne äußerst schwere CC	1,410	1,331			10,0	3	0,228	19	0,059	0,077		
N04Z	O	Hysterektomie außer bei bösartiger Neubildung, mit äußerst schweren oder schweren CC oder komplexem Eingriff	1,135	1,072			11,9	3	0,183	18	0,043	0,057		
N05A	O	Ovariektomien und komplexe Eingriffe an den Tubae uterinae außer bei bösartiger Neubildung, mit äußerst schweren oder schweren CC	1,361	1,281			9,8	3	0,215	20	0,056	0,074		
N05B	O	Ovariektomien und komplexe Eingriffe an den Tubae uterinae außer bei bösartiger Neubildung, ohne äußerst schwere oder schwere CC	0,646	0,604			6,1	1	0,187	13	0,043	0,053		
N06Z	O	Komplexe rekonstruktive Eingriffe an den weiblichen Geschlechtsorganen	0,881	0,834			10,1	2	0,200	18	0,041	0,054		

C. Fallpauschalenvereinbarung 2006 — Anhang C

	O/M	Bezeichnung								X		
N07Z	O	Andere Eingriffe an Uterus und Adnexen außer bei bösartiger Neubildung, mit komplexer Diagnose	0,644	0,594		4,1	1	0,339	10		0,051	0,061
N08Z	O	Endoskopische Eingriffe an den weiblichen Geschlechtsorganen	0,511	0,466		3,2	1	0,138	8		0,051	0,057
N09Z	O	Andere Eingriffe an Vagina, Zervix und Vulva oder Brachytherapie bei Krankheiten und Störungen der weiblichen Geschlechtsorgane ohne äußerst schwere CC	0,315	0,299		2,8	1	0,104	6	X	0,051	0,054
N10Z	O	Diagnostische Kürettage, Hysteroskopie, Sterilisation, Pertubation	0,240	0,228		2,3	1	0,071	5		0,048	0,048
N11A	O	Andere OR-Prozeduren an den weiblichen Geschlechtsorganen mit äußerst schweren CC	3,258	3,132		20,1	6	0,334	37		0,081	0,111
N11B	O	Andere OR-Prozeduren an den weiblichen Geschlechtsorganen mit schweren CC oder CC	1,666	1,583		10,3	3	0,273	22		0,061	0,081
N11C	O	Andere OR-Prozeduren an den weiblichen Geschlechtsorganen ohne CC	0,873	0,820		5,8	1	0,628	15		0,056	0,070
N13A	O	Große Eingriffe an Vagina, Zervix und Vulva, Alter > 80 Jahre oder äußerst schwere oder schwere CC	1,373	1,297		10,0	3	0,225	23		0,051	0,067
N13B	O	Große Eingriffe an Vagina, Zervix und Vulva, Alter < 81 Jahre, ohne äußerst schwere oder schwere CC	0,580	0,542		4,5	1	0,347	12		0,049	0,059
N14Z	O	Hysterektomie mit Beckenbodenplastik außer bei bösartiger Neubildung oder Brachytherapie bei Krankheiten und Störungen der weiblichen Geschlechtsorgane, mehr als ein Belegungstag, mit äußerst schweren CC	0,989	0,939		10,8	3	0,162	18	X	0,042	0,055
N15Z	O	Strahlentherapie bei Krankheiten und Störungen der weiblichen Geschlechtsorgane, mehr als ein Belegungstag, mehr als 9 Bestrahlungen	3,283	3,276		30,6	9	0,323	49		0,105	0,102
N16Z	O	Strahlentherapie bei Krankheiten und Störungen der weiblichen Geschlechtsorgane, mehr als ein Belegungstag, weniger als 10 Bestrahlungen	0,899	0,891		6,6	2	0,287	17	X	0,113	0,100
N21Z	O	Hysterektomie außer bei bösartiger Neubildung, ohne äußerst schwere oder schwere CC, ohne komplexen Eingriff	0,868	0,820		8,7	2	0,182	15	X	0,044	0,056
N23Z	O	Andere rekonstruktive Eingriffe an den weiblichen Geschlechtsorganen	0,600	0,563		4,7	1	0,160	10		0,048	0,056
N25Z	O	Andere Eingriffe an Uterus und Adnexen außer bei bösartiger Neubildung, ohne komplexe Diagnose oder diagnostische Laparoskopie	0,377	0,353		3,5	1	0,078	8		0,041	0,045
N60A	M	Bösartige Neubildung der weiblichen Geschlechtsorgane, mehr als ein Belegungstag, Alter < 19 Jahre oder äußerst schwere CC	1,192	1,188		10,8	3	0,286	26		0,067	0,089
N60B	M	Bösartige Neubildung der weiblichen Geschlechtsorgane, ein Belegungstag oder Alter > 18 Jahre, ohne äußerst schwere CC	0,504	0,501		4,9	1	0,332	11	X	0,073	0,085
N61Z	M	Infektion und Entzündung der weiblichen Geschlechtsorgane	0,376	0,374		4,6	1	0,253	10	X	0,055	0,065
N62A	M	Menstruationsstörungen und andere Erkrankungen der weiblichen Geschlechtsorgane mit komplexer Diagnose	0,454	0,443		4,4	1	0,314	10		0,065	0,075
N62B	M	Menstruationsstörungen und andere Erkrankungen der weiblichen Geschlechtsorgane ohne komplexe Diagnose	0,266	0,264		3,0	1	0,156	6		0,062	0,066

Anhang C

Fallpauschalen-Katalog: Teil b) Bewertungsrelationen bei Versorgung durch Belegabteilungen

DRG	Partition	Bezeichnung	Bewertungsrelation bei Belegoperateur	Bewertungsrelation bei Belegoperateur und Beleganästhesist	Bewertungsrelation bei Belegoperateur und Beleghebamme	Bewertungsrelation bei Belegoperateur, -anästhesist und -hebamme	Mittlere Verweildauer[1]	Untere Grenzverweildauer		Obere Grenzverweildauer		Externe Verlegung Abschlag/Tag (Bewertungsrelation)	Verlegungstagspauschale	Ausnahme von Wiederaufnahme[4]
								Erster Tag mit Abschlag[2,5]	Bewertungsrelation/Tag	Erster Tag zusätzliches Entgelt[3,5]	Bewertungsrelation/Tag			
1	2	3	4	5	6	7	8	9	10	11	12	13	14	15
MDC 14 Schwangerschaft, Geburt und Wochenbett														
O01B	O	Sectio caesarea ohne mehrere komplizierende Diagnosen, Schwangerschaftsdauer 26 bis 33 vollendete Wochen oder mit komplizierender Diagnose, Schwangerschaftsdauer bis 25 vollendete Wochen	1,556	1,518	1,371	1,334	13,1	3	0,266	28	0,082	0,075		X
O01C	O	Sectio caesarea ohne mehrere komplizierende Diagnosen, Schwangerschaftsdauer > 33 vollendete Wochen oder mit komplizierender Diagnose, Schwangerschaftsdauer 26 bis 33 vo. Wochen oder ohne komplizierende Diagnose, Schwangerschaftsdauer bis 33 vo. Wochen	1,019	0,968	1,012	0,961	11,4	3	0,175	25	0,043	0,056		X
O01D	O	Sectio caesarea mit komplizierender Diagnose, Schwangerschaftsdauer mehr als 33 vollendete Wochen	0,817	0,777	0,790	0,751	8,5	2	0,162	16	0,040	0,051		X
O01E	O	Sectio caesarea ohne komplizierende Diagnose, Schwangerschaftsdauer mehr als 33 vollendete Wochen	0,699	0,661	0,676	0,639	7,0	1	0,194	12	0,039	0,048		X
O02A	O	Vaginale Entbindung mit komplizierender OR-Prozedur, Schwangerschaftsdauer bis 33 vollendete Wochen	0,938	0,911	0,729	0,702	6,1	1	0,446	18	0,058	0,071		X
O02B	O	Vaginale Entbindung mit komplizierender OR-Prozedur, Schwangerschaftsdauer mehr als 33 vollendete Wochen	0,735	0,716	0,515	0,497	5,0	1	0,379	10	0,050	0,059		X
O03Z	O	Extrauteringravidität	0,588	0,548			3,8	1	0,283	8	0,062	0,070		X
O04Z	O	Stationäre Aufnahme nach Entbindung oder Abort mit OR-Prozedur	0,442	0,419			3,9	1	0,220	9	0,053	0,061		X
O05A	O	Cerclage und Muttermundverschluß	0,753	0,729			8,9	2	0,201	21	0,041	0,053		X
O05B	O	Bestimmte OR-Prozeduren in der Schwangerschaft ohne Cerclage, ohne Muttermundverschluß	0,491	0,467			4,0	1	0,252	11	0,052	0,061		X
O40Z	A	Abort mit Dilatation und Kürettage, Aspirationskürettage oder Hysterotomie	0,338	0,319			2,5	1	0,116	5	0,062	0,064		X
O60A	M	Vaginale Entbindung mit mehreren komplizierenden Diagnosen, mindestens eine schwer, Schwangerschaftsdauer bis 33 vollendete Wochen	1,229	1,219	1,016	1,006	13,9	4	0,176	31	0,084	0,059		X
O60B	M	Vaginale Entbindung mit mehreren komplizierenden Diagnosen, mindestens eine schwer, Schwangerschaftsdauer mehr als 33 vollendete Wochen	0,747	0,738	0,513	0,503	5,5	1	0,393	12	0,047	0,056		X

C. Fallpauschalenvereinbarung 2006 **Anhang C**

Code	P	Bezeichnung	Sp.1	Sp.2	Sp.3	Sp.4	Sp.5	Sp.6	Sp.7	Sp.8	Sp.9	Sp.10	Sp.11	Sp.12	Sp.13
O60C	M	Vaginale Entbindung mit schwerer oder mäßig schwerer komplizierender Diagnose	0,638			0,426	4,7	1	0,276	9	0,049	0,058			×
O60D	M	Vaginale Entbindung ohne komplizierende Diagnose	0,334	0,631	0,434	0,304	4,4	1	0,184	8	0,039	0,045			×
O61Z	M	Stationäre Aufnahme nach Entbindung oder Abort ohne OR-Prozedur	0,335	0,329	0,309		4,2	1	0,211	9	0,052	0,060			×
O62Z	M	Drohender Abort	0,271	0,333			6,2	1	0,133	14	0,030	0,037			×
O63Z	M	Abort ohne Dilatation und Kürettage, Aspirationskürettage oder Hysterotomie	0,349	0,270			3,4	1	0,181	7	0,068	0,073			×
O64A	M	Frustrane Wehen, mehr als ein Belegungstag	0,432	0,341			8,6			20	0,035	0,045			×
O64B	M	Frustrane Wehen, ein Belegungstag	0,107	0,432			1,0								×
O65A	M	Andere vorgeburtliche stationäre Aufnahme mit intrauteriner Therapie des Feten	0,648	0,107			6,0	1	0,297	15	0,069	0,085			×
O65B	M	Andere vorgeburtliche stationäre Aufnahme ohne intrauterine Therapie des Feten, mit äußerst schweren oder schweren CC	0,600	0,646			7,7	2	0,182	18	0,048	0,061			×
O65C	M	Andere vorgeburtliche stationäre Aufnahme ohne intrauterine Therapie des Feten, ohne äußerst schwere oder schwere CC	0,278	0,598			5,7	1	0,185	14	0,034	0,041			×
MDC 15 Neugeborene															
P60A	M	Neugeborenes, verstorben < 5 Tage nach Aufnahme ohne signifikante OR-Prozedur	0,518	0,517			1,3							×	×
P60B	M	Neugeborenes, verlegt < 5 Tage nach Aufnahme ohne signifikante OR-Prozedur, zuverlegt (Mindestverweildauer 24 Stunden für das Krankenhaus, in dem die Geburt stattfand)	0,513	0,510			2,1							×	×
P60C	M	Neugeborenes, verlegt < 5 Tage nach Aufnahme ohne signifikante OR-Prozedur, nicht zuverlegt (Mindestverweildauer 24 Stunden für das Krankenhaus, in dem die Geburt stattfand)	0,269	0,269			2,0							×	×
P65C	M	Neugeborenes, Aufnahmegewicht 1500 - 1999 g ohne signifikante OR-Prozedur, ohne Beatmung > 95 Stunden, mit anderem Problem	2,975	2,975			21,1	6	0,425	38	0,099	0,135			×
P65D	M	Neugeborenes, Aufnahmegewicht 1500 - 1999 g ohne signifikante OR-Prozedur, ohne Beatmung > 95 Stunden, ohne Problem	1,578	1,578			10,3	3	0,394	24	0,085	0,113			×
P66A	M	Neugeborenes, Aufnahmegewicht 2000 - 2499 g ohne signifikante OR-Prozedur, ohne Beatmung > 95 Stunden, mit mehreren schweren Problemen	2,869	2,868			18,1	5	0,477	34	0,158	0,150			×
P66B	M	Neugeborenes, Aufnahmegewicht 2000 - 2499 g ohne signifikante OR-Prozedur, ohne Beatmung > 95 Stunden, mit schwerem Problem	2,308	2,307			15,4	4	0,461	30	0,150	0,140			×
P66C	M	Neugeborenes, Aufnahmegewicht 2000 - 2499 g ohne signifikante OR-Prozedur, ohne Beatmung > 95 Stunden, mit anderem Problem	1,518	1,518			9,6	3	0,379	22	0,088	0,116			×
P66D	M	Neugeborenes, Aufnahmegewicht 2000 - 2499 g ohne signifikante OR-Prozedur, ohne Beatmung > 95 Stunden, ohne Problem	0,472	0,472			6,1	1	0,402	12	0,058	0,070			×

Anhang C

Fallpauschalen-Katalog: Teil b) Bewertungsrelationen bei Versorgung durch Belegabteilungen

DRG	Partition	Bezeichnung	Bewertungsrelation bei Belegoperateur	Bewertungsrelation bei Belegoperateur und Beleganästhesist	Bewertungsrelation bei Belegoperateur und Beleghebamme	Bewertungsrelation bei Belegoperateur, -anästhesist und -hebamme	Mittlere Verweildauer[1]	Untere Grenzverweildauer		Obere Grenzverweildauer		Externe Verlegung Abschlag/Tag (Bewertungsrelation)	Verlegungsfallpauschale	Ausnahme von Wiederaufnahme[4]
								Erster Tag mit Abschlag[2,5]	Bewertungsrelation/Tag	Erster Tag zusätzliches Entgelt[3,5]	Bewertungsrelation/Tag			
1	2	3	4	5	6	7	8	9	10	11	12	13	14	15
P67A	M	Neugeborenes, Aufnahmegewicht > 2499 g ohne signifikante OR-Prozedur, ohne Beatmung > 95 Stunden, mit mehreren schweren Problemen	1,943	1,942			12,0	3	0,483	24	0,161	0,149		X
P67B	M	Neugeborenes, Aufnahmegewicht > 2499 g ohne signifikante OR-Prozedur, ohne Beatmung > 95 Stunden, mit schwerem Problem	0,897	0,896			6,0	1	0,795	14	0,131	0,114		X
P67C	M	Neugeborenes, Aufnahmegewicht > 2499 g ohne signifikante OR-Prozedur, ohne Beatmung > 95 Stunden, mit anderem Problem, mehr als ein Belegungstag	0,437	0,437			6,7			12	0,046	0,057		X
P67D	M	Neugeborenes, Aufnahmegewicht > 2499 g ohne signifikante OR-Prozedur, ohne Beatmung > 95 Stunden, ohne anderes Problem oder ohne schweres Problem, ein Belegungstag	0,251	0,251			4,7	1	0,142	9	0,036	0,043		

MDC 16 Krankheiten des Blutes, der blutbildenden Organe und des Immunsystems

DRG	Partition	Bezeichnung	4	5	6	7	8	9	10	11	12	13	14	15
Q01Z	O	Eingriffe an der Milz	1,854	1,778			11,2	3	0,331	23	0,083	0,109		
Q02A	O	Verschiedene OR-Prozeduren bei Krankheiten des Blutes, der blutbildenden Organe und des Immunsystems mit äußerst schweren CC	2,041	2,001			17,2	5	0,288	33	0,070	0,095		
Q02B	O	Verschiedene OR-Prozeduren bei Krankheiten des Blutes, der blutbildenden Organe und des Immunsystems ohne äußerst schwere CC, Alter < 6 Jahre	1,197	1,135			6,9	1	0,404	15	0,082	0,102		
Q02C	O	Verschiedene OR-Prozeduren bei Krankheiten des Blutes, der blutbildenden Organe und des Immunsystems ohne äußerst schwere CC, Alter > 5 Jahre	0,956	0,913			6,7	2	0,219	17	0,055	0,071		
Q03A	O	Kleine Eingriffe bei Krankheiten des Blutes, der blutbildenden Organe und des Immunsystems, Alter < 10 Jahre	1,076	1,035			6,5	1	0,414	16	0,089	0,110		
Q03B	O	Kleine Eingriffe bei Krankheiten des Blutes, der blutbildenden Organe und des Immunsystems, Alter > 9 Jahre	0,584	0,551			4,2	1	0,271	12	0,052	0,062		
Q60A	M	Erkrankungen des retikuloendothelialen Systems, des Immunsystems und Gerinnungsstörungen mit komplexer Diagnose oder CC	0,804	0,802			7,3	2	0,261	17	0,073	0,092		
Q60B	M	Erkrankungen des retikuloendothelialen Systems, des Immunsystems und Gerinnungsstörungen ohne komplexe Diagnose und ohne CC	0,483	0,478			4,3	1	0,351	10	0,068	0,080		

C. Fallpauschalenvereinbarung 2006 Anhang C

Code	M/O	Bezeichnung									
Q61A	M	Erkrankungen der Erythrozyten mit komplexer Diagnose	0,987	0,987	8,7	2	0,317	19	0,071	0,091	
Q61B	M	Erkrankungen der Erythrozyten ohne komplexe Diagnose, mit äußerst schweren CC	0,946	0,945	9,7	2	0,299	21	0,063	0,082	
Q61C	M	Erkrankungen der Erythrozyten ohne komplexe Diagnose, mit aplastischer Anämie	0,889	0,888	6,2	2	0,289	18	0,080	0,101	
Q61D	M	Erkrankungen der Erythrozyten ohne komplexe Diagnose, ohne aplastische Anämie, ohne äußerst schwere CC	0,645	0,645	6,2	1	0,498	15	0,062	0,077	

MDC 17 Hämatologische und solide Neubildungen

Code	M/O	Bezeichnung									
R01A	O	Lymphom und Leukämie mit großen OR-Prozeduren, mit äußerst schweren CC, mit komplexer OR-Prozedur	4,988	4,868	29,6	9	0,412	48	0,148	0,135	
R01B	O	Lymphom und Leukämie mit großen OR-Prozeduren, mit äußerst schweren CC, ohne komplexe OR-Prozedur	3,643	3,556	24,3	7	0,382	42	0,126	0,121	
R01C	O	Lymphom und Leukämie mit großen OR-Prozeduren, ohne äußerst schweren CC, mit komplexer OR-Prozedur	2,121	2,023	14,4	4	0,294	28	0,071	0,095	
R01D	O	Lymphom und Leukämie mit großen OR-Prozeduren, ohne äußerst schweren CC, ohne komplexe OR-Prozedur	1,181	1,125	7,8	2	0,275	20	0,060	0,078	
R02Z	O	Große OR-Prozeduren mit äußerst schweren CC, mit komplexer OR-Prozedur bei hämatologischen und soliden Neubildungen	3,264	3,129	20,0	6	0,324	38	0,162	0,108	
R03Z	O	Lymphom und Leukämie mit bestimmter OR-Prozedur, mit äußerst schweren CC	3,185	3,126	24,3	7	0,338	42	0,128	0,107	
R04A	O	Andere hämatologische und solide Neubildungen mit bestimmter OR-Prozedur, mit äußerst schweren oder schweren CC	1,891	1,822	14,3	4	0,277	29	0,115	0,090	
R04B	O	Andere hämatologische und solide Neubildungen mit anderer OR-Prozedur, mit äußerst schweren oder schweren CC	1,380	1,350	12,2	3	0,288	27	0,102	0,087	
R05Z	O	Strahlentherapie bei hämatologischen und soliden Neubildungen, mehr als 9 Bestrahlungen oder bei akuter myeloischer Leukämie, Alter < 19 Jahre oder mit äußerst schweren CC	4,284	4,275	34,2	10	0,382	52	0,123	0,119	x
R06Z	O	Strahlentherapie bei hämatologischen und soliden Neubildungen, mehr als 9 Bestrahlungen oder bei akuter myeloischer Leukämie, Alter > 18 Jahre, ohne äußerst schwere CC	3,156	3,151	28,9	9	0,312	47	0,108	0,104	x
R07A	O	Strahlentherapie bei hämatologischen und soliden Neubildungen, weniger als 10 Bestrahlungen, außer bei akuter myeloischer Leukämie, Alter < 19 Jahre oder mit äußerst schweren CC	2,482	2,472	17,8	5	0,404	35	0,136	0,129	x
R07B	O	Strahlentherapie bei hämatologischen und soliden Neubildungen, weniger als 10 Bestrahlungen, außer bei akuter myeloischer Leukämie, Alter > 18 Jahre, ohne äußerst schwere CC	0,996	0,995	8,0	2	0,328	20	0,112	0,100	
R11A	O	Lymphom und Leukämie mit bestimmter OR-Prozedur, mit schweren CC oder mit anderen OR-Prozeduren, mit äußerst schweren CC	2,214	2,190	17,2	5	0,330	34	0,081	0,109	x

Anhang C

Fallpauschalen-Katalog: Teil b) Bewertungsrelationen bei Versorgung durch Belegabteilungen

DRG	Partition	Bezeichnung	Bewertungsrelation bei Belegoperateur	Bewertungsrelation bei Belegoperateur und Beleganästhesist	Bewertungsrelation bei Belegoperateur und Beleghebamme	Bewertungsrelation bei Belegoperateur, -anästhesist und -hebamme	Mittlere Verweildauer[1]	Untere Grenzverweildauer – Erster Tag mit Abschlag[2,5]	Untere Grenzverweildauer – Bewertungsrelation/Tag	Obere Grenzverweildauer – Erster Tag zusätzliches Entgelt[3,5]	Obere Grenzverweildauer – Bewertungsrelation/Tag	Externe Verlegung Abschlag/Tag (Bewertungsrelation)	Verlegungsfallpauschale	Ausnahme von Wiederaufnahme[4]
1	2	3	4	5	6	7	8	9	10	11	12	13	14	15
R11B	O	Lymphom und Leukämie mit bestimmter OR-Prozedur, ohne äußerst schwere oder schwere CC oder mit anderen OR-Prozeduren, mit schweren CC	1,032	1,001			7,2	2	0,273	19	0,064	0,083		
R11C	O	Lymphom und Leukämie mit anderen OR-Prozeduren ohne äußerst schwere oder schwere CC	0,753	0,725			5,1	1	0,290	14	0,065	0,081		
R12A	O	Andere hämatologische und solide Neubildungen mit großen OR-Prozeduren, mit äußerst schweren CC, ohne komplexe OR-Prozedur	2,764	2,639			17,8	5	0,328	34	0,125	0,105		
R12B	O	Andere hämatologische und solide Neubildungen mit großen OR-Prozeduren ohne äußerst schwere CC, mit komplexer OR-Prozedur	1,841	1,747			11,8	3	0,289	23	0,117	0,090		
R12C	O	Andere hämatologische und solide Neubildungen mit großen OR-Prozeduren ohne äußerst schwere CC, ohne komplexe OR-Prozedur	1,571	1,481			9,1	3	0,238	20	0,114	0,080		
R13Z	O	Andere hämatologische und solide Neubildungen mit bestimmter OR-Prozedur, ohne äußerst schwere oder schwere CC	0,791	0,744			4,7	1	0,235	13	0,099	0,069		
R14Z	O	Andere hämatologische und solide Neubildungen mit anderen OR-Prozeduren ohne äußerst schwere oder schwere CC oder Therapie mit offenen Nukliden bei hämatologischen und soliden Neubildungen, mehr als ein Belegungstag	0,655	0,624			4,3	1	0,217	12	0,084	0,069		X
R16Z	O	Hochkomplexe Chemotherapie mit operativem Eingriff bei hämatologischen und soliden Neubildungen	3,800	3,752			23,1	7	0,427	41	0,148	0,142		
R60A	M	Akute myeloische Leukämie mit hochkomplexer Chemotherapie	9,093	9,083			50,3	16	0,529	68	0,179	0,175		X
R60B	M	Akute myeloische Leukämie mit intensiver Chemotherapie mit komplizierender Diagnose oder Dialyse oder Portimplantation	5,725	5,721			29,9	9	0,568	47	0,190	0,184		X
R60C	M	Akute myeloische Leukämie mit intensiver Chemotherapie ohne komplizierende Diagnose, ohne Dialyse, ohne Portimplantation, mit äußerst schweren CC oder mit mäßig komplexer Chemotherapie mit komplizierender Diagnose oder Dialyse oder Portimplantation	5,288	5,282			30,8	9	0,523	49	0,170	0,165		X
R60D	M	Akute myeloische Leukämie mit intensiver Chemotherapie ohne komplizierende Diagnose, Dialyse oder Portimplantation, ohne äußerst schwere CC oder mit mäßig komplexer Chemotherapie, ohne komplizierender Diagnose, Dialyse oder Portimplantation, mit äußerst schweren CC	4,179	4,177			23,9	7	0,519	42	0,174	0,167		X

Code	M	Beschreibung								
R60E	M	Akute myeloische Leukämie mit Dialyse oder mit äußerst schweren CC	1,967	1,965		12,5	3	0,486	27	0,155	0,144	x
R60F	M	Akute myeloische Leukämie mit mäßig komplexer Chemotherapie, ohne komplizierende Diagnose, ohne Dialyse, ohne Portimplantation oder mit lokaler Chemotherapie	1,783	1,782		12,4	3	0,443	30	0,143	0,132	x
R60G	M	Akute myeloische Leukämie ohne Chemotherapie, ohne Dialyse, ohne äußerst schwere CC	1,131	1,130		7,9	2	0,370	19	0,141	0,125	x
R61A	M	Lymphom und nicht akute Leukämie, mit Sepsis	3,036	3,033		19,5	6	0,426	38	0,153	0,145	x
R61B	M	Lymphom und nicht akute Leukämie, ohne Sepsis, mit Agranulozytose oder Portimplantation, mit äußerst schweren CC	2,505	2,502		17,4	5	0,405	35	0,139	0,131	x
R61C	M	Lymphom und nicht akute Leukämie, mit Dialyse	1,890	1,890		15,0	4	0,374	33	0,125	0,117	x
R61D	M	Lymphom und nicht akute Leukämie ohne Dialyse, ohne Sepsis, mit Agranulozytose oder Portimplantation, ohne äußerst schwere CC	1,580	1,571		11,9	3	0,373	25	0,130	0,119	x
R61E	M	Lymphom und nicht akute Leukämie ohne Dialyse, ohne Sepsis, ohne Agranulozytose, ohne Portimplantation, mit äußerst schweren CC	1,451	1,450		12,3	3	0,358	26	0,121	0,112	x
R61F	M	Lymphom und nicht akute Leukämie ohne Dialyse, ohne Sepsis, ohne Agranulozytose, ohne Portimplantation, ohne äußerst schwere CC, mit komplexer Diagnose oder mit Osteolysen	0,897	0,895		7,5			17	0,136	0,118	x
R61G	M	Lymphom und nicht akute Leukämie ohne Dialyse, ohne Sepsis, ohne Agranulozytose, ohne Portimplantation, ohne äußerst schwere CC, ohne komplexe Diagnose, ohne Osteolysen	0,672	0,671		5,9			14	0,084	0,102	x
R62A	M	Andere hämatologische und solide Neubildungen mit komplizierender Diagnose oder Dialyse oder Portimplantation	1,388	1,376		12,1	3	0,313	27	0,104	0,096	x
R62B	M	Andere hämatologische und solide Neubildungen ohne komplizierende Prozeduren, ohne Dialyse, ohne Portimplantation mit Osteolysen oder äußerst schweren CC	1,048	1,046		10,7	2	0,337	24	0,071	0,093	x
R62C	M	Andere hämatologische und solide Neubildungen ohne komplizierende Prozeduren, ohne Dialyse, ohne Portimplantation, ohne Osteolysen, ohne äußerst schwere CC	0,580	0,576		5,1			14	0,069	0,083	x
R65Z	M	Hämatologische und solide Neubildungen, ein Belegungstag	0,229	0,227		1,0						x
MDC 18A HIV												
S60Z	M	HIV-Krankheit, ein Belegungstag	0,236	0,235		1,0						x
S63B	M	Infektion bei HIV-Krankheit ohne komplexe Diagnose oder ohne äußerst schwere CC	1,564	1,562		14,5	4	0,306	30	0,118	0,099	x
S64Z	M	Andere HIV-Krankheit	1,381	1,377		12,6	3	0,330	27	0,107	0,097	x
S65A	M	Andere Erkrankungen bei HIV-Krankheit mit Herzinfarkt oder chronisch ischämischer Herzkrankheit oder äußerst schweren CC	1,820	1,803		11,5	3	0,375	25	0,131	0,120	x
S65B	M	Andere Erkrankungen bei HIV-Krankheit ohne Herzinfarkt, chronisch ischämische Herzkrankheit oder äußerst schwere CC	0,871	0,866		7,6	2	0,268	16	0,106	0,094	x

Anhang C

Fallpauschalen-Katalog: Teil b) Bewertungsrelationen bei Versorgung durch Belegabteilungen

DRG	Partition	Bezeichnung	Bewertungsrelation bei Belegoperateur	Bewertungsrelation bei Belegoperateur und Beleghebamme	Bewertungsrelation bei Belegoperateur, -anästhesist und -hebamme	Mittlere Verweildauer[1]	Untere Grenzverweildauer		Obere Grenzverweildauer			Externe Verlegung Abschlag/Tag (Bewertungsrelation)	Verlegungsfallpauschale	Ausnahme von Wiederaufnahme[4]
							Erster Tag mit Abschlag[2,5]	Bewertungs-relation/ Tag	Erster Tag zusätzliches Entgelt[3,5]	Bewertungs-relation/ Tag				
1	2	3	4	5	6	7	8	9	10	11	12	13	14	15

MDC 18B Infektiöse und parasitäre Krankheiten

DRG	Partition	Bezeichnung	4	5	6	7	8	9	10	11	12	13	14	15
T01A	O	OR-Prozedur bei infektiösen und parasitären Krankheiten mit komplexer OR-Prozedur oder bei Zustand nach Organtransplantation	3,353	3,257			23,8	7	0,320	42	0,135	0,103		
T01B	O	OR-Prozedur bei infektiösen und parasitären Krankheiten ohne komplexe OR-Prozedur, außer bei Zustand nach Organtransplantation, bei Sepsis	2,953	2,897			20,9	6	0,369	39	0,087	0,118		
T01C	O	OR-Prozedur bei infektiösen und parasitären Krankheiten ohne komplexe OR-Prozedur, außer bei Zustand nach Organtransplantation, außer bei Sepsis	1,214	1,170			11,6	3	0,233	26	0,048	0,064		
T60C	M	Sepsis ohne komplizierende Prozeduren, außer bei Zustand nach Organtransplantation mit äußerst schweren CC, Alter > 15 Jahre oder mit komplizierenden Prozeduren oder bei Zustand nach Organtransplantation, ohne äußerst schwere CC, Alter > 15 Jahre	1,589	1,588			13,5	4	0,310	28	0,074	0,099		
T60D	M	Sepsis ohne komplizierende Prozeduren, außer bei Zustand nach Organtransplantation, ohne äußerst schwere CC, Alter < 6 Jahre	1,141	1,140			8,5	2	0,378	16	0,093	0,119		
T60E	M	Sepsis ohne komplizierende Prozeduren, außer bei Zustand nach Organtransplantation, ohne äußerst schwere CC, Alter > 5 Jahre	0,926	0,924			9,1	3	0,225	19	0,059	0,078		
T60F	M	Sepsis, verstorben < 8 Tage nach Aufnahme	0,567	0,565			2,8						X	
T61A	M	Postoperative und posttraumatische Infektionen mit komplizierenden Prozeduren oder komplizierender Diagnose	1,808	1,791			12,9	3	0,429	25	0,093	0,123		
T61B	M	Postoperative und posttraumatische Infektionen ohne komplizierende Prozeduren, ohne komplizierende Diagnose	0,614	0,607			7,9	2	0,191	18	0,049	0,062		
T62A	M	Fieber unbekannter Ursache mit äußerst schweren oder schweren CC, Alter > 5 Jahre	0,896	0,896			8,4	2	0,293	18	0,073	0,094		
T62B	M	Fieber unbekannter Ursache ohne äußerst schwere oder schwere CC, Alter < 6 Jahre	0,575	0,575			5,4	1	0,386	12	0,081	0,096		
T63A	M	Virale Erkrankung bei Zustand nach Organtransplantation	1,670	1,667			12,8	3	0,409	26	0,179	0,119		
T63B	M	Virale Erkrankung bei Infektion mit Zytomegalieviren außer bei Zustand nach Organtransplantation	0,907	0,906			9,8	2	0,296	22	0,064	0,082		

C. Fallpauschalenvereinbarung 2006 — Anhang C

Code		Bezeichnung									
T63C	M	Andere virale Erkrankungen	0,468	0,468		4,9	1	0,329	11	0,071	0,083
T64Z	M	Andere infektiöse und parasitäre Krankheiten	0,699	0,699		7,2	1	0,580	17	0,069	0,086
MDC 19 Psychische Krankheiten und Störungen											
U60Z	M	Psychiatrische Behandlung, ein Belegungstag	0,141	0,141		1,0					
U61Z	M	Schizophrene, wahnhafte und akut psychotische Störungen	0,851	0,851		9,5	2	0,280	21	0,062	0,080
U63Z	M	Schwere affektive Störungen	0,830	0,830		11,5	2	0,270	23	0,054	0,070
U64Z	M	Angststörungen oder andere affektive und somatoforme Störungen	0,560	0,560		6,5	1	0,273	15	0,066	0,080
U66Z	M	Ess-, Zwangs- und Persönlichkeitsstörungen und akute psychische Reaktionen oder psychische Störungen in der Kindheit	0,765	0,764		9,2	2	0,251	21	0,061	0,078
MDC 20 Alkohol- und Drogengebrauch und alkohol- und drogeninduzierte psychische Störungen											
V60A	M	Alkoholintoxikation und -entzug mit psychotischem Syndrom oder mit Qualifiziertem Entzug	0,745	0,745		9,9	2	0,245	19	0,062	0,079
V60B	M	Alkoholintoxikation und -entzug ohne psychotisches Syndrom, ohne Qualifizierten Entzug, mit Entzugssyndrom	0,493	0,492		6,5	1	0,353	13	0,055	0,067
V60C	M	Alkoholintoxikation und -entzug ohne psychotisches Syndrom, ohne Qualifizierten Entzug, ohne Entzugssyndrom	0,356	0,355		3,6	1	0,210	7	0,082	0,088
V61Z	M	Drogenintoxikation und -entzug	0,761	0,760		7,7	2	0,249	18	0,068	0,086
V62A	M	Störungen durch Alkoholmissbrauch und Alkoholabhängigkeit mit Qualifiziertem Entzug	0,898	0,898		11,7			22	0,053	0,070
V62B	M	Störungen durch Alkoholmissbrauch und Alkoholabhängigkeit ohne Qualifizierten Entzug	0,554	0,554		7,9	2	0,181	16	0,049	0,063
V63Z	M	Störungen durch Opioidgebrauch und Opioidabhängigkeit	1,561	1,561		11,8	3	0,389	24	0,092	0,122
V64A	M	Störungen durch anderen Drogengebrauch und Medikamentenmissbrauch und andere Drogen- und Medikamentenabhängigkeit, mehr als ein Belegungstag	0,522	0,521		4,9			14	0,060	0,074
V64B	M	Störungen durch anderen Drogengebrauch und Medikamentenmissbrauch und andere Drogen- und Medikamentenabhängigkeit, ein Belegungstag	0,191	0,191		1,0					
MDC 21A Polytrauma											
W61Z	M	Polytrauma ohne signifikante Eingriffe	1,582	1,570		11,9	3	0,384	24	0,090	0,119
MDC 21B Verletzungen, Vergiftungen und toxische Wirkungen von Drogen und Medikamenten											
X01Z	O	Gewebetransplantation mit mikrovaskulärer Anastomosierung oder Hauttransplantationen bei Verletzungen außer an der Hand	1,701	1,607		14,9	5	0,187	34	0,043	0,058
X02Z	O	Gewebetransplantation mit mikrovaskulärer Anastomosierung oder Hauttransplantationen bei Verletzungen der Hand	0,981	0,919		8,2	2	0,197	20	0,050	0,064

Anhang C

Fallpauschalen-Katalog: Teil b) Bewertungsrelationen bei Versorgung durch Belegabteilungen

DRG	Partition	Bezeichnung	Bewertungsrelation bei Belegoperateur	Bewertungsrelation bei Belegoperateur und Beleganästhesist	Bewertungsrelation bei Belegoperateur und Beleghebamme	Bewertungsrelation bei Belegoperateur, -anästhesist und -hebamme	Mittlere Verweildauer[1]	Untere Grenzverweildauer		Obere Grenzverweildauer		Externe Verlegung Abschlag/Tag (Bewertungsrelation)	Verlegungsfallpauschale	Ausnahme von Wiederaufnahme[4]
								Erster Tag mit Abschlag[2,5]	Bewertungsrelation/ Tag	Erster Tag zusätzliches Entgelt[3,5]	Bewertungsrelation/ Tag			
1	2	3	4	5	6	7	8	9	10	11	12	13	14	15
X04Z	O	Andere Eingriffe bei Verletzungen der unteren Extremität	1,072	1,025			10,1	2	0,249	23	0,054	0,070		
X05Z	O	Andere Eingriffe bei Verletzungen der Hand	0,615	0,571			4,4	1	0,314	11	0,056	0,065		
X06A	O	Andere Eingriffe bei anderen Verletzungen mit äußerst schweren CC	1,859	1,794			13,7	4	0,284	29	0,063	0,085		
X06B	O	Andere Eingriffe bei anderen Verletzungen ohne äußerst schwere CC, Alter > 65 Jahre oder mit schweren CC	0,946	0,902			7,6	2	0,216	19	0,051	0,066		
X06C	O	Andere Eingriffe bei anderen Verletzungen ohne äußerst schwere oder schwere CC, Alter < 66 Jahre	0,652	0,611			4,5	1	0,393	12	0,048	0,058		
X60Z	M	Verletzungen und allergische Reaktionen	0,362	0,359			3,8	1	0,234	9	0,065	0,073		
X62Z	M	Vergiftungen / Toxische Wirkungen von Drogen, Medikamenten und anderen Substanzen	0,504	0,504			4,8	1	0,362	11	0,076	0,089		
X63Z	M	Folgen einer medizinischen Behandlung	0,429	0,423			4,5	1	0,309	12	0,052	0,062		
X64Z	M	Andere Krankheit verursacht durch Verletzung, Vergiftung oder toxische Wirkung	0,415	0,413			4,1	1	0,265	9	0,081	0,089		

MDC 22 Verbrennungen

DRG	Partition	Bezeichnung	4	5	6	7	8	9	10	11	12	13	14	15
Y63Z	M	Verbrennungen, ein Belegungstag	0,194	0,188			1,0							

MDC 23 Faktoren, die den Gesundheitszustand beeinflussen, und andere Inanspruchnahme des Gesundheitswesens

DRG	Partition	Bezeichnung	4	5	6	7	8	9	10	11	12	13	14	15
Z01Z	O	OR-Prozeduren bei anderen Zuständen, die zur Inanspruchnahme des Gesundheitswesens führen	0,672	0,635			4,9	1	0,457	14	0,051	0,061		
Z44Z	A	Multimodale Schmerztherapie bei Faktoren, die den Gesundheitszustand beeinflussen, und zur Inanspruchnahme des Gesundheitswesens	1,092	1,091			10,2			22	0,059	0,078		X
Z64Z	M	Andere Faktoren, die den Gesundheitszustand beeinflussen und Nachbehandlung nach abgeschlossener Behandlung	0,329	0,328			2,7	1	0,162	7	0,070	0,076		
Z65Z	M	Beschwerden, Symptome, andere Anomalien und Nachbehandlung	0,628	0,626			6,6	1	0,461	16	0,068	0,084		

C. Fallpauschalenvereinbarung 2006

Anhang C

Fehler-DRGs und sonstige DRGs

DRG	Partition	Bezeichnung							
901A	O	Ausgedehnte OR-Prozedur ohne Bezug zur Hauptdiagnose mit komplizierenden Prozeduren oder Strahlentherapie	4,169	4,087		25,3	7	0,442	43	0,098	0,134	X
901B	O	Ausgedehnte OR-Prozedur ohne Bezug zur Hauptdiagnose ohne komplizierende Prozeduren, ohne Strahlentherapie, mit komplexer OR-Prozedur	3,002	2,908		20,6	6	0,324	39	0,077	0,105	X
901C	O	Ausgedehnte OR-Prozedur ohne Bezug zur Hauptdiagnose ohne komplizierende Prozeduren, ohne Strahlentherapie, ohne komplexe OR-Prozedur, mit anderem Eingriff an Kopf und Wirbelsäule	2,594	2,536		19,8	6	0,304	37	0,075	0,102	X
901D	O	Ausgedehnte OR-Prozedur ohne Bezug zur Hauptdiagnose ohne komplizierende Prozeduren, ohne Strahlentherapie, ohne komplexe OR-Prozedur, ohne anderen Eingriff an Kopf und Wirbelsäule	1,672	1,631		11,9	4	0,261	28	0,062	0,083	X
902Z	O	Nicht ausgedehnte OR-Prozedur ohne Bezug zur Hauptdiagnose	1,159	1,134		9,7	3	0,238	24	0,055	0,073	X
960Z	M	Nicht gruppierbar										
961Z	M	Unzulässige Hauptdiagnose										
962Z	M	Unzulässige geburtshilfliche Diagnosekombination	0,461	0,460		3,8	1	0,255	7	0,047	0,052	X
963Z	M	Neonatale Diagnose unvereinbar mit Alter oder Gewicht	0,726	0,721		5,5	1	0,342	13	0,087	0,105	X

Teil c) Bewertungsrelationen bei teilstationärer Versorgung

DRG	Partition	Bezeichnung	Bewertungsrelation	Mittlere Verweildauer[1]	Untere Grenzverweildauer		Obere Grenzverweildauer	
					Erster Tag mit Abschlag [2, 5]	Bewertungs-relation/Tag	Erster Tag zus. Entgelt [3, 5]	Bewertungs-relation/Tag
1	2	3	4		7	8	9	10
L90A[6]	M	Niereninsuffizienz, teilstationär, Alter < 15 Jahre		6				
L90B	M	Niereninsuffizienz, teilstationär, Alter > 14 Jahre	0,098	1,0				

Anhang C

3. Teil. Praxishilfen

Anlage 2
G-DRG-Version 2006

Zusatzentgelte-Katalog[1]
– Liste –

ZE	Bezeichnung	Betrag
1	2	3
ZE01.01 [2]	Hämodialyse, Alter > 14 Jahre	247,90 €
ZE01.02 [2]	Hämodialyse, Alter < 15 Jahre	400,40 €
ZE02	siehe ZE2006-37	
ZE03	gestrichen	
ZE04	gestrichen	
ZE05	Stentgraft-Prothesen bei thorakalen und thorakoabdominalen Aortenaneurysmen, nicht perkutan-transluminal	8.170,01 €
ZE06	Stentgraft-Prothesen bei anderen Aortenaneurysmen, nicht perkutan-transluminal	6.573,40 €
ZE07	Neurostimulatoren zur Hirn- oder Rückenmarkstimulation, Einzelelektrodensystem	6.395,65 €
ZE08	siehe ZE2006-42	
ZE09	Elektrisch betriebene, implantierbare Medikamentenpumpen	10.473,36 €
ZE10	Künstlicher Blasenschließmuskel	6.341,21 €
ZE11	Wirbelkörperersatz	siehe Anlage 5
ZE12	Selektive Embolisation mit Metallspiralen (Coils) an Kopf und Hals (intra- und extrakraniell)	siehe Anlage 5
ZE13	Gabe von Alemtuzumab, parenteral	siehe Anlage 5
ZE14	siehe ZE39	
ZE15	Gabe von Docetaxel, parenteral	siehe Anlage 5
ZE16	siehe ZE40	
ZE17	Gabe von Gemcitabin, parenteral	siehe Anlage 5
ZE18	siehe ZE41	
ZE19	Gabe von Irinotecan, parenteral	siehe Anlage 5
ZE20	siehe ZE42	
ZE21	siehe ZE43	
ZE22	gestrichen	
ZE23	Gabe von Oxaliplatin, parenteral	siehe Anlage 5
ZE24	Gabe von Paclitaxel, parenteral	siehe Anlage 5
ZE25	Gabe von Rituximab, parenteral	siehe Anlage 5
ZE26	siehe ZE44	
ZE27	Gabe von Trastuzumab, parenteral	siehe Anlage 5
ZE28	siehe ZE45	
ZE29	siehe ZE46	
ZE30	Gabe von Prothrombinkomplex, parenteral	siehe Anlage 5
ZE31	siehe ZE47	
ZE32	siehe ZE54	
ZE33	Gabe von Thrombozytenkonzentraten	siehe Anlage 5
ZE34	Gabe von Apherese-Thrombozytenkonzentraten	siehe Anlage 5
ZE35	Gabe von patientenbezogenen Thrombozytenkonzentraten	siehe Anlage 5
ZE36	Plasmapherese	siehe Anlage 5
ZE37	Extrakorporale Photopherese	1.357,61 €
ZE38	Gabe von Human-Immunglobulin, spezifisch gegen Zytomegalie-Virus, parenteral	siehe Anlage 5
ZE39	Gabe von Caspofungin, parenteral	siehe Anlage 5
ZE40	Gabe von Filgrastim, parenteral	siehe Anlage 5
ZE41	Gabe von Human-Immunglobulin, polyvalent, parenteral	siehe Anlage 5
ZE42	Gabe von Lenograstim, parenteral	siehe Anlage 5
ZE43	Gabe von Liposomalem Amphotericin B, parenteral	siehe Anlage 5
ZE44	Gabe von Topotecan, parenteral	siehe Anlage 5

C. Fallpauschalenvereinbarung 2006

Anhang C

ZE	Bezeichnung	Betrag
1	2	3
ZE45	Gabe von Voriconazol, oral	siehe Anlage 5
ZE46	Gabe von Voriconazol, parenteral	siehe Anlage 5
ZE47	Gabe von Antithrombin III, parenteral	siehe Anlage 5
ZE48	Gabe von Aldesleukin, parenteral	siehe Anlage 5
ZE49	Gabe von Bortezomib, parenteral	siehe Anlage 5
ZE50	Gabe von Cetuximab, parenteral	siehe Anlage 5
ZE51	Gabe von Human-Immunglobulin, spezifisch gegen Hepatitis-B-surface-Antigen, parenteral	siehe Anlage 5
ZE52	Gabe von Liposomalem Doxorubicin, parenteral	siehe Anlage 5
ZE53	Gabe von Pemetrexed, parenteral	siehe Anlage 5
ZE54	Gabe von Erythrozytenkonzentraten	siehe Anlage 5
ZE55	Selektive Embolisation mit Metallspiralen (Coils), abdominal und viszeral	siehe Anlage 5

Fußnoten:

[1] Die jeweiligen Definitionen (OPS-Kodes und -Texte) sowie die fehlenden differenzierten €-Beträge sind in Anlage 5 aufgeführt.
[2] Eine zusätzliche Abrechnung ist im Zusammenhang mit einer Fallpauschale der Basis-DRG L60, L71 oder L90 sowie für das nach Anlage 3 krankenhausindividuell zu vereinbarende Entgelt L61 nicht möglich.

Anhang C

3. Teil. Praxishilfen

Anlage 3
G-DRG-Version 2006

Nicht mit dem Fallpauschalen-Katalog vergütete Leistungen

Für die nachfolgend aufgeführten Leistungen sind krankenhausindividuelle Entgelte nach § 6 Abs. 1 Satz 1 Nr. 2 des Krankenhausentgeltgesetzes zu vereinbaren, soweit diese als Krankenhausleistung erbracht werden dürfen.

DRG	Partition	Bezeichnung
1	2	3
Prä-MDC		
A16A	O	Transplantation von Darm oder Pankreas
A16B	O	Injektion von Pankreasgewebe
A43Z	A	Frührehabilitation bei Wachkoma und Locked-in-Syndrom
A61Z	M	Versagen und Abstoßung eines Transplantates hämatopoetischer Zellen
A62Z	M	Evaluierungsaufenthalt vor Herztransplantation
A66Z	M	Evaluierungsaufenthalt vor anderer Organtransplantation
MDC 01 Krankheiten und Störungen des Nervensystems		
B11Z	O	Frührehabilitation mit Kraniotomie, großer Wirbelsäulen-Operation, bestimmter OR-Prozedur oder aufwändiger Operation am Nervensystem mit Beatmung > 95 Stunden
B13Z	O	Epilepsiechirurgie mit invasivem präoperativen Video-EEG
B43Z	A	Frührehabilitation bei Krankheiten und Störungen des Nervensystems, mehr als 27 Tage oder Beatmung > 95 Stunden
B46Z	A	Sozial- und neuropädiatrische Therapie bei Krankheiten und Störungen des Nervensystems
B61Z	M	Akute Erkrankungen und Verletzungen des Rückenmarks
B76Z	M	Anfälle, mehr als 1 Belegungstag, mit komplexer Diagnostik und Therapie
MDC 03 Krankheiten und Störungen des Ohres, der Nase, des Mundes und des Halses		
D01A	O	Kochleaimplantation, bilateral
D23Z	O	Implantation eines Hörgerätes
MDC 04 Krankheiten und Störungen der Atmungsorgane		
E41Z	A	Frührehabilitation bei Krankheiten und Störungen der Atmungsorgane
E76A	M	Tuberkulose, mehr als 14 Belegungstage
MDC 05 Krankheiten und Störungen des Kreislaufsystems		
F29Z	O	Frührehabilitation bei Krankheiten und Störungen des Kreislaufsystems, mit bestimmter OR-Prozedur, außer kardiothorakale Eingriffe
F45Z	A	Frührehabilitation bei Krankheiten und Störungen des Kreislaufsystems
F96Z	O	Stammzelltransfusion bei Krankheiten und Störungen des Kreislaufsystems
MDC 06 Krankheiten und Störungen der Verdauungsorgane		
G51Z	A	Frührehabilitation bei Krankheiten und Störungen der Verdauungsorgane
MDC 08 Krankheiten und Störungen an Muskel-Skelett-System und Bindegewebe		
I40Z	A	Frührehabilitation bei Krankheiten und Störungen an Muskel-Skelett-System und Bindegewebe
I96Z	O	Frührehabilitation mit bestimmter OR-Prozedur bei Krankheiten und Störungen an Muskel-Skelett-System und Bindegewebe, mehr als 20 Tage
I97Z	A	Rheumatologische Komplexbehandlung bei Krankheiten und Störungen an Muskel-Skelett-System und Bindegewebe
MDC 10 Endokrine, Ernährungs- und Stoffwechselkrankheiten		
K01A	O	Verschiedene Eingriffe bei Diabetes mellitus mit Komplikationen, mit Frührehabilitation oder geriatrischer frührehabilitativer Komplexbehandlung
K04Z	O	Große Eingriffe bei Adipositas
K43Z	A	Frührehabilitation bei endokrinen, Ernährungs- und Stoffwechselkrankheiten
MDC 11 Krankheiten und Störungen der Harnorgane		
L61Z	M	Stationäre Aufnahme zur Dialyse

C. Fallpauschalenvereinbarung 2006

DRG	Partition	Bezeichnung
1	2	3
MDC 19 Psychische Krankheiten und Störungen		
U01Z	O	Geschlechtsumwandelnde Operation
U41Z	A	Sozial- und neuropädiatrische Therapie bei psychischen Krankheiten und Störungen
U42Z	A	Multimodale Schmerztherapie bei psychischen Krankheiten und Störungen
U43Z	A	Psychosomatische Therapie, Alter < 18 Jahre
MDC 21A Polytrauma		
W01A	O	Polytrauma mit Beatmung oder Kraniotomie, mit Frührehabilitation
W05Z	O	Frührehabilitation bei Polytrauma mit OR-Prozedur
W40Z	A	Frührehabilitation bei Polytrauma
MDC 22 Verbrennungen		
Y01Z	O	Operative Eingriffe oder Beatmung > 95 Stunden bei schweren Verbrennungen
Y61Z	M	Schwere Verbrennungen
MDC 23 Faktoren, die den Gesundheitszustand beeinflussen, und andere Inanspruchnahme des Gesundheitswesens		
Z02Z	O	Leberspende (Lebendspende)
Z41Z	A	Knochenmarkentnahme bei Eigenspender
Z42Z	A	Stammzellentnahme bei Fremdspender
Z43Z	A	Knochenmarkentnahme bei Fremdspender

Anhang C

Anlage 4
G-DRG-Version 2006

Zusatzentgelte nach § 6 Abs. 1 des Krankenhausentgeltgesetzes – Liste[1)]

Für die nachfolgend aufgeführten Leistungen sind krankenhausindividuelle Entgelte nach § 6 Abs. 1 Satz 1 Nr. 2 des Krankenhausentgeltgesetzes zu vereinbaren, soweit diese als Krankenhausleistungen erbracht werden dürfen.

Zusatzentgelt	Bezeichnung
1	2
ZE2006-01 [4)]	Beckenimplantate
ZE2006-02 [4)]	Links- und rechtsventrikuläre Herzassistenzsysteme („Kunstherz")
ZE2006-03 [4)]	ECMO
ZE2006-04 [4)]	Individuell nach CAD gefertigte Rekonstruktionsimplantate im Gesichts- und Schädelbereich
ZE2006-05 [4)]	Distraktion am Gesichtsschädel
ZE2006-06 [4)]	Neuroprothesen, Neurostimulatoren zur Vorderwurzelstimulation oder zur Stimulation des peripheren Nervensystems
ZE2006-07 [4)]	Andere implantierbare Medikamentenpumpen
ZE2006-08 [3)4)]	Sonstige Dialyse
ZE2006-09 [4)]	Hämoperfusion
ZE2006-10 [4)]	Leberersatztherapie
ZE2005-11	siehe ZE37
ZE2005-12	siehe ZE36
ZE2006-13 [4)]	Immunadsorption
ZE2006-14 [4)]	LDL-Apherese
ZE2006-15 [4)]	Zellapherese
ZE2006-16 [4)]	Isolierte Extremitätenperfusion
ZE2006-17 [4)]	Retransplantation von Organen während desselben stationären Aufenthalts
ZE2006-18 [4)]	Zwerchfellschrittmacher
ZE2006-19 [4)]	Medikamente-freisetzende Koronarstents
ZE2005-20	gestrichen
ZE2006-21 [4)]	Selbstexpandierende Prothesen an Ösophagus und Gallengängen
ZE2006-22 [4)]	IABP
ZE2006-23 [4)]	Stentgraft-Prothesen bei Aortenaneurysmen, perkutan-transluminal
ZE2006-24 [4)]	Penisprothesen
ZE2006-25 [4)]	Modulare Endoprothesen
ZE2006-26 [4)]	Anthroposophisch-medizinische Komplexbehandlung
ZE2006-27 [4)]	Behandlung von Blutern mit Blutgerinnungsfaktoren
ZE2006-28 [4)]	Gabe von Adalimumab, parenteral
ZE2006-29 [2) 4)]	Gabe von Gemtuzumab Ozogamicin, parenteral
ZE2005-30	siehe ZE38
ZE2006-31 [4)]	Gabe von Human-Immunglobulin, spezifisch gegen Varicella-Zoster-Virus, parenteral
ZE2006-32 [4)]	Gabe von Infliximab, parenteral
ZE2006-33 [2) 4)]	Gabe von Sargramostim, parenteral
ZE2006-34 [4)]	Gabe von Granulozytenkonzentraten
ZE2006-35 [4)]	Fremdbezug von hämatopoetischen Stammzellen
ZE2006-36 [4)]	Versorgung von Schwerstbehinderten
ZE2006-37 [5)]	Hämodiafiltration
ZE2006-38	Gabe von Imatinib, oral
ZE2006-39 [4)]	Gabe von C1-Esteraseinhibitor, parenteral
ZE2006-40	Naturheilkundliche Komplexbehandlung
ZE2006-41	Multimodal-nichtoperative Komplexbehandlung des Bewegungssystems
ZE2006-42 [5)]	Neurostimulatoren zur Rückenmarkstimulation, Mehrelektrodensystem

C. Fallpauschalenvereinbarung 2006 — Anhang C

Zusatzentgelt	Bezeichnung
1	2
ZE2006-43	Selektive Embolisation mit Metallspiralen (Coils), andere Lokalisationen
ZE2006-44	Stammzellboost nach erfolgter Transplantation von hämatopoetischen Stammzellen, mit In-vitro-Aufbereitung
ZE2006-45	Komplexe Diagnostik bei hämatologischen und onkologischen Erkrankungen bei Kindern und Jugendlichen
ZE2006-46	Gabe von Anti-Human-T-Lymphozyten-Immunglobulin

Fußnoten:
[1] Die jeweiligen Definitionen (OPS-Kodes und -Texte) sind in Anlage 6 aufgeführt.
[2] Das Zulassungsrecht bleibt von der Katalogaufnahme unberührt. Die Kostenträger entscheiden im Einzelfall, ob die Kosten dieser Medikamente übernommen werden.
[3] Eine zusätzliche Abrechnung ist im Zusammenhang mit einer Fallpauschale der Basis-DRG L60, L71 oder L90 sowie für das nach Anlage 3 krankenhausindividuell zu vereinbarende Entgelt L61 nicht möglich.
[4] Nach § 5 Abs. 2 Satz 3 sind für diese Zusatzentgelte die für 2005 krankenhausindividuell vereinbarten Entgelte gemäß § 15 Abs. 1 Satz 3 KHEntgG bis zum Beginn des Wirksamwerdens der neuen Budgetvereinbarung weiter zu erheben.
[5] Nach § 5 Abs. 2 Satz 3 sind für diese Zusatzentgelte die in Anlage 2 FPV 2005 ausgewiesenen Entgelte gemäß § 15 Abs. 1 Satz 3 KHEntgG bis zum Beginn des Wirksamwerdens der neuen Budgetvereinbarungweiter zu erheben.

Anhang C

Anlage 5
G-DRG-Version 2006

Zusatzentgelte-Katalog
– Definition und differenzierte Beträge –

ZE	Bezeichnung	ZED	OPS Version 2006		Betrag
			OPS-Kode	OPS-Text	
1	2	3	4	5	6
ZE01.01[1)]	Hämodialyse > 14 Jahre		8-854.0	Hämodialyse: Intermittierend	siehe Anlage 2
ZE01.02[1)]	Hämodialyse < 15 Jahre		8-854.0	Hämodialyse: Intermittierend	siehe Anlage 2
ZE05	Stentgraft-Prothesen bei thorakalen und thorakoab-dominalen Aortenaneurysmen, nicht perkutan-transluminal		5-38a.70	Endovaskuläre Implantation von Stent-Prothesen: Aorta thoracica: Ohne Fenestrierung oder Seitenarm	siehe Anlage 2
			5-38a.71	Endovaskuläre Implantation von Stent-Prothesen: Aorta thoracica: Mit Fenestrierung oder Seitenarm	siehe Anlage 2
			5-38a.8	Endovaskuläre Implantation von Stent-Prothesen: Aorta thoracoabdominalis	siehe Anlage 2
ZE06	Stentgraft-Prothesen bei anderen Aortenaneurysmen, nicht perkutan-transluminal		5-38a.0	Endovaskuläre Implantation von Stent-Prothesen: Aorta n.n.bez.	siehe Anlage 2
			5-38a.12	Endovaskuläre Implantation von Stent-Prothesen: Aorta abdominalis: Stent-Prothese, aortoiliakal ohne Fenestrierung oder Seitenarm	siehe Anlage 2
			5-38a.13	Endovaskuläre Implantation von Stent-Prothesen: Aorta abdominalis: Stent-Prothese, aortoiliakal mit Fenestrierung oder Seitenarm	siehe Anlage 2
			5-38a.14	Endovaskuläre Implantation von Stent-Prothesen: Aorta abdominalis: Stent-Prothese, Bifurkationsprothese aortobiiliakal ohne Fenestrierung oder Seitenarm	siehe Anlage 2
			5-38a.15	Endovaskuläre Implantation von Stent-Prothesen: Aorta abdominalis: Stent-Prothese, Bifurkationsprothese aortobiiliakal mit Fenestrierung oder Seitenarm	siehe Anlage 2
			5-38a.1x	Endovaskuläre Implantation von Stent-Prothesen: Aorta abdominalis: Sonstige	siehe Anlage 2
ZE07	Neurostimulatoren zur Hirn- oder Rückenmarkstimu-lation, Einzelelektroden-system		5-028.00	Funktionelle Eingriffe an Schädel, Gehirn und Hirnhäuten: Implantation oder Wechsel eines Neurostimulators zur Hirnstimulation: Einkanalsystem, vollimplantierbar, nicht wiederaufladbar	siehe Anlage 2
			5-039.20	Andere Operationen an Rückenmark und Rückenmarkstrukturen: Implantation oder Wechsel eines Neurostimulators zur epiduralen Rückenmarkstimulation: Einkanalsystem, vollimplantierbar, nicht wiederaufladbar	siehe Anlage 2
ZE08				siehe ZE2006-42	
ZE09	Elektrisch betriebene, implantierbare Medikamentenpumpen		5-028.11	Funktionelle Eingriffe an Schädel, Gehirn und Hirnhäuten: Implantation oder Wechsel einer Medikamentenpumpe zur intraventrikulären Infusion: Programmierbare Medikamentenpumpe mit kontinuierlicher Abgabe bei variablem Tagesprofil	siehe Anlage 2
			5-038.41	Operationen am spinalen Liquorsystem: Implantation oder Wechsel einer intraspinalen Medikamentenpumpe zur intrathekalen und epiduralen Infusion: Programmierbare Medikamentenpumpe mit kontinuierlicher Abgabe bei variablem Tagesprofil	siehe Anlage 2
ZE10	Künstlicher Blasenschließmuskel		5-597.0*	Eingriffe bei artefiziellem Harnblasensphinkter: Implantation	siehe Anlage 2
			5-597.3*	Eingriffe bei artefiziellem Harnblasensphinkter: Wechsel	siehe Anlage 2

C. Fallpauschalenvereinbarung 2006   **Anhang C**

ZE	Bezeichnung	ZED	OPS Version 2006		Betrag
			OPS-Kode	OPS-Text	
1	2	3	4	5	6
ZE11	Wirbelkörperersatz	ZE11.01	5-837.00	Wirbelkörperersatz und komplexe Rekonstruktion der Wirbelsäule (z. B. bei Kyphose): Wirbelkörperersatz: 1 Wirbelkörper	3.305,77 €
		ZE11.02	5-837.01	Wirbelkörperersatz und komplexe Rekonstruktion der Wirbelsäule (z.B. bei Kyphose): Wirbelkörperersatz: 2 Wirbelkörper	4.885,59 €
		ZE11.03	5-837.02	Wirbelkörperersatz und komplexe Rekonstruktion der Wirbelsäule (z.B. bei Kyphose): Wirbelkörperersatz: 3 Wirbelkörper	6.465,41 €
		ZE11.04	5-837.04	Wirbelkörperersatz und komplexe Rekonstruktion der Wirbelsäule (z.B. bei Kyphose): Wirbelkörperersatz: 4 Wirbelkörper	8.045,23 €
		ZE11.05	5-837.05	Wirbelkörperersatz und komplexe Rekonstruktion der Wirbelsäule (z.B. bei Kyphose): Wirbelkörperersatz: Mehr als 4 Wirbelkörper	9.625,05 €
ZE12 [2]	Selektive Embolisation mit Metallspiralen (Coils) an Kopf und Hals (intra- und extrakraniell)		8-836.m0	Perkutan-transluminale Gefäßintervention: Selektive Embolisation mit Metallspiralen: Gefäße intrakraniell	
			8-836.m1	Perkutan-transluminale Gefäßintervention: Selektive Embolisation mit Metallspiralen: Gefäße Kopf extrakraniell und Hals	
		ZE12.01	8-836.n1	Anzahl der Metallspiralen: 1 Metallspirale	408,13 €
		ZE12.02	8-836.n2	Anzahl der Metallspiralen: 2 Metallspiralen	816,26 €
		ZE12.03	8-836.n3	Anzahl der Metallspiralen: 3 Metallspiralen	1.224,39 €
		ZE12.04	8-836.n4	Anzahl der Metallspiralen: 4 Metallspiralen	1.632,52 €
		ZE12.05	8-836.n5	Anzahl der Metallspiralen: 5 Metallspiralen	2.040,65 €
		ZE12.06	8-836.n6	Anzahl der Metallspiralen: 6 Metallspiralen	2.448,78 €
		ZE12.07	8-836.n7	Anzahl der Metallspiralen: 7 Metallspiralen	2.856,91 €
		ZE12.08	8-836.n8	Anzahl der Metallspiralen: 8 Metallspiralen	3.265,04 €
		ZE12.09	8-836.n9	Anzahl der Metallspiralen: 9 Metallspiralen	3.673,17 €
		ZE12.10	8-836.na	Anzahl der Metallspiralen: 10 Metallspiralen	4.081,30 €
		ZE12.11	8-836.nb	Anzahl der Metallspiralen: 11 Metallspiralen	4.489,43 €
		ZE12.12	8-836.nc	Anzahl der Metallspiralen: 12 Metallspiralen	4.897,56 €
		ZE12.13	8-836.nd	Anzahl der Metallspiralen: 13 Metallspiralen	5.305,69 €
		ZE12.14	8-836.ne	Anzahl der Metallspiralen: 14 Metallspiralen	5.713,82 €
		ZE12.15	8-836.nf	Anzahl der Metallspiralen: 15 Metallspiralen	6.121,95 €
		ZE12.16	8-836.ng	Anzahl der Metallspiralen: 16 Metallspiralen	6.530,08 €
		ZE12.17	8-836.nh	Anzahl der Metallspiralen: 17 Metallspiralen	6.938,21 €
		ZE12.18	8-836.nj	Anzahl der Metallspiralen: 18 Metallspiralen	7.346,34 €
		ZE12.19	8-836.nk	Anzahl der Metallspiralen: 19 Metallspiralen	7.754,47 €
		ZE12.20	8-836.nm	Anzahl der Metallspiralen: 20 Metallspiralen	8.162,60 €
		ZE12.21	8-836.nn	Anzahl der Metallspiralen: Mehr als 20 Metallspiralen	8.570,73 €
ZE13	Gabe von Alemtuzumab, parenteral			Applikation von Medikamenten Liste 1: Alemtuzumab, parenteral	
		ZE13.01	8-012.00	30 mg bis unter 60 mg	499,21 €
		ZE13.02	8-012.01	60 mg bis unter 90 mg	998,41 €
		ZE13.03	8-012.02	90 mg bis unter 120 mg	1.497,62 €
		ZE13.04	8-012.03	120 mg bis unter 150 mg	1.996,83 €
		ZE13.05	8-012.04	150 mg bis unter 180 mg	2.496,03 €
		ZE13.06	8-012.05	180 mg bis unter 210 mg	2.995,24 €
		ZE13.07	8-012.06	210 mg bis unter 240 mg	3.494,44 €
		ZE13.08	8-012.07	240 mg bis unter 270 mg	3.993,65 €
		ZE13.09	8-012.08	270 mg bis unter 300 mg	4.492,86 €
		ZE13.10	8-012.09	300 mg bis unter 330 mg	4.992,06 €
		ZE13.11	8-012.0a	330 mg und mehr	5.491,27 €

Anhang C

ZE	Bezeichnung	ZED	OPS Version 2006		Betrag
			OPS-Kode	OPS-Text	
1	2	3	4	5	6
ZE14				siehe ZE39	
ZE15	Gabe von Docetaxel, parenteral			Applikation von Medikamenten Liste 1: Docetaxel, parenteral	
		ZE15.01	8-012.20	40 mg bis unter 80 mg	490,13 €
		ZE15.02	8-012.21	80 mg bis unter 120 mg	857,73 €
		ZE15.03	8-012.22	120 mg bis unter 160 mg	1.225,33 €
		ZE15.04	8-012.23	160 mg bis unter 200 mg	1.580,24 €
		ZE15.05	8-012.24	200 mg bis unter 240 mg	1.954,26 €
		ZE15.06	8-012.25	240 mg bis unter 280 mg	2.315,07 €
		ZE15.07	8-012.26	280 mg bis unter 320 mg	2.686,88 €
		ZE15.08	8-012.27	320 mg bis unter 360 mg	3.063,33 €
		ZE15.09	8-012.28	360 mg bis unter 400 mg	3.430,93 €
		ZE15.10	8-012.29	400 mg bis unter 440 mg	3.798,53 €
		ZE15.11	8-012.2a	440 mg bis unter 480 mg	4.166,13 €
		ZE15.12	8-012.2b	480 mg und mehr	4.533,73 €
ZE16				siehe ZE40	
ZE17	Gabe von Gemcitabin, parenteral			Applikation von Medikamenten Liste 1: Gemcitabin, parenteral	
		ZE17.01	8-012.50	2,5 g bis unter 4,0 g	684,70 €
		ZE17.02	8-012.51	4,0 g bis unter 5,5 g	1.027,05 €
		ZE17.03	8-012.52	5,5 g bis unter 7,0 g	1.369,40 €
		ZE17.04	8-012.53	7,0 g bis unter 8,5 g	1.711,75 €
		ZE17.05	8-012.54	8,5 g bis unter 10,0 g	2.054,10 €
		ZE17.06	8-012.55	10,0 g bis unter 11,5 g	2.396,45 €
		ZE17.07	8-012.56	11,5 g bis unter 13,0 g	2.738,80 €
		ZE17.08	8-012.57	13,0 g bis unter 14,5 g	3.081,15 €
		ZE17.09	8-012.58	14,5 g und mehr	3.423,50 €
ZE18				siehe ZE41	
ZE19	Gabe von Irinotecan, parenteral			Applikation von Medikamenten Liste 1: Irinotecan, parenteral	
		ZE19.01	8-012.80	200 mg bis unter 300 mg	527,67 €
		ZE19.02	8-012.81	300 mg bis unter 400 mg	753,82 €
		ZE19.03	8-012.82	400 mg bis unter 500 mg	979,97 €
		ZE19.04	8-012.83	500 mg bis unter 600 mg	1.206,11 €
		ZE19.05	8-012.84	600 mg bis unter 700 mg	1.432,26 €
		ZE19.06	8-012.85	700 mg bis unter 800 mg	1.658,41 €
		ZE19.07	8-012.86	800 mg bis unter 900 mg	1.884,55 €
		ZE19.08	8-012.87	900 mg bis unter 1.000 mg	2.110,70 €
		ZE19.09	8-012.88	1.000 mg bis unter 1.100 mg	2.336,84 €
		ZE19.10	8-012.89	1.100 mg bis unter 1.200 mg	2.562,99 €
		ZE19.11	8-012.8a	1.200 mg bis unter 1.300 mg	2.789,14 €
		ZE19.12	8-012.8b	1.300 mg bis unter 1.400 mg	3.015,28 €
		ZE19.13	8-012.8c	1.400 mg und mehr	3.241,43 €
ZE20				siehe ZE42	
ZE21				siehe ZE43	
ZE23	Gabe von Oxaliplatin, parenteral			Applikation von Medikamenten Liste 1: Oxaliplatin, parenteral	
		ZE23.01	8-012.d0	100 mg bis unter 150 mg	557,04 €
		ZE23.02	8-012.d1	150 mg bis unter 200 mg	795,77 €
		ZE23.03	8-012.d2	200 mg bis unter 250 mg	999,56 €
		ZE23.04	8-012.d3	250 mg bis unter 300 mg	1.273,23 €
		ZE23.05	8-012.d4	300 mg bis unter 350 mg	1.511,97 €

C. Fallpauschalenvereinbarung 2006 **Anhang C**

ZE	Bezeichnung	ZED	OPS Version 2006		Betrag
			OPS-Kode	OPS-Text	
1	2	3	4	5	6
		ZE23.06	8-012.d5	350 mg bis unter 400 mg	1.750,70 €
		ZE23.07	8-012.d6	400 mg bis unter 500 mg	2.069,01 €
		ZE23.08	8-012.d7	500 mg bis unter 600 mg	2.546,47 €
		ZE23.09	8-012.d8	600 mg und mehr	2.917,83 €
ZE24	Gabe von Paclitaxel, parenteral			Applikation von Medikamenten Liste 1: Paclitaxel, parenteral	
		ZE24.02	8-012.e1	120 mg bis unter 180 mg	456,40 €
		ZE24.03	8-012.e2	180 mg bis unter 240 mg	652,00 €
		ZE24.04	8-012.e3	240 mg bis unter 300 mg	847,60 €
		ZE24.05	8-012.e4	300 mg bis unter 360 mg	1.043,20 €
		ZE24.06	8-012.e5	360 mg bis unter 420 mg	1.234,05 €
		ZE24.07	8-012.e6	420 mg bis unter 480 mg	1.434,40 €
		ZE24.08	8-012.e7	480 mg bis unter 540 mg	1.630,00 €
		ZE24.09	8-012.e8	540 mg bis unter 600 mg	1.825,60 €
		ZE24.10	8-012.e9	600 mg bis unter 660 mg	2.021,20 €
		ZE24.11	8-012.ea	660 mg bis unter 720 mg	2.216,80 €
		ZE24.12	8-012.eb	720 mg bis unter 780 mg	2.412,40 €
		ZE24.13	8-012.ec	780 mg und mehr	2.608,00 €
ZE25	Gabe von Rituximab, parenteral			Applikation von Medikamenten Liste 1: Rituximab, parenteral	
		ZE25.01	8-012.f0	150 mg bis unter 250 mg	600,24 €
		ZE25.02	8-012.f1	250 mg bis unter 350 mg	927,65 €
		ZE25.03	8-012.f2	350 mg bis unter 450 mg	1.243,36 €
		ZE25.04	8-012.f3	450 mg bis unter 550 mg	1.582,46 €
		ZE25.05	8-012.f4	550 mg bis unter 650 mg	1.909,86 €
		ZE25.06	8-012.f5	650 mg bis unter 750 mg	2.237,27 €
		ZE25.07	8-012.f6	750 mg bis unter 850 mg	2.546,73 €
		ZE25.08	8-012.f7	850 mg bis unter 950 mg	2.875,07 €
		ZE25.09	8-012.f8	950 mg bis unter 1.050 mg	3.219,48 €
		ZE25.10	8-012.f9	1.050 mg bis unter 1.250 mg	3.656,02 €
		ZE25.11	8-012.fa	1.250 mg bis unter 1.450 mg	4.310,83 €
		ZE25.12	8-012.fb	1.450 mg bis unter 1.650 mg	4.965,64 €
		ZE25.13	8-012.fc	1.650 mg bis unter 2.150 mg	5.947,85 €
		ZE25.14	8-012.fd	2.150 mg bis unter 2.650 mg	7.584,88 €
		ZE25.15	8-012.fe	2.650 mg und mehr	8.785,36 €
ZE26				siehe ZE44	
ZE27	Gabe von Trastuzumab, parenteral			Applikation von Medikamenten Liste 1: Trastuzumab, parenteral	
		ZE27.01	8-012.h0	100 mg bis unter 150 mg	554,19 €
		ZE27.02	8-012.h1	150 mg bis unter 200 mg	789,95 €
		ZE27.03	8-012.h2	200 mg bis unter 250 mg	1.029,20 €
		ZE27.04	8-012.h3	250 mg bis unter 300 mg	1.266,71 €
		ZE27.05	8-012.h4	300 mg bis unter 350 mg	1.504,22 €
		ZE27.06	8-012.h5	350 mg bis unter 400 mg	1.741,73 €
		ZE27.07	8-012.h6	400 mg bis unter 450 mg	1.979,23 €
		ZE27.08	8-012.h7	450 mg bis unter 500 mg	2.213,72 €
		ZE27.09	8-012.h8	500 mg bis unter 600 mg	2.533,42 €
		ZE27.10	8-012.h9	600 mg bis unter 700 mg	3.008,43 €
		ZE27.11	8-012.ha	700 mg bis unter 800 mg	3.483,45 €
		ZE27.12	8-012.hb	800 mg bis unter 900 mg	3.958,47 €
		ZE27.13	8-012.hc	900 mg bis unter 1.000 mg	4.433,48 €
		ZE27.14	8-012.hd	1.000 mg bis unter 1.200 mg	5.066,84 €

Anhang C

3. Teil. Praxishilfen

ZE	Bezeichnung	ZED	OPS Version 2006		Betrag
			OPS-Kode	OPS-Text	
1	2	3	4	5	6
		ZE27.15	8-012.he	1.200 mg bis unter 1.400 mg	6.016,87 €
		ZE27.16	8-012.hf	1.400 mg bis unter 1.600 mg	6.966,90 €
		ZE27.17	8-012.hg	1.600 mg und mehr	7.916,93 €
ZE28				siehe ZE45	
ZE29				siehe ZE46	
ZE30	Gabe von Prothrombin-komplex, parenteral			Transfusion von Plasma und Plasmabestandteilen und gentechnisch hergestellten Plasmaproteinen: Prothrombinkomplex	
		ZE30.02	8-810.f4	3.500 IE bis unter 4.500 IE	856,76 €
		ZE30.03	8-810.f5	4.500 IE bis unter 5.500 IE	1.080,26 €
		ZE30.04	8-810.f6	5.500 IE bis unter 6.500 IE	1.303,77 €
		ZE30.05	8-810.f7	6.500 IE bis unter 7.500 IE	1.527,27 €
		ZE30.06	8-810.f8	7.500 IE bis unter 8.500 IE	1.750,77 €
		ZE30.07	8-810.f9	8.500 IE bis unter 9.500 IE	1.974,27 €
		ZE30.08	8-810.fa	9.500 IE bis unter 10.500 IE	2.197,78 €
		ZE30.09	8-810.fb	10.500 IE bis unter 15.500 IE	2.719,28 €
		ZE30.10	8-810.fc	15.500 IE bis unter 20.500 IE	3.836,80 €
		ZE30.11	8-810.fd	20.500 IE bis unter 25.500 IE	4.954,31 €
		ZE30.12	8-810.fe	25.500 IE bis unter 30.500 IE	6.071,82 €
		ZE30.13	8-810.ff	30.500 IE und mehr	7.189,34 €
ZE31				siehe ZE47	
ZE32				siehe ZE54	
ZE33	Gabe von Thrombozytenkonzentraten			Transfusion von Vollblut, Erythrozytenkonzentrat und Thrombozytenkonzentrat: Thrombozytenkonzentrat	
		ZE33.01	8-800.80	16 TE bis unter 24 TE	1.198,92 €
		ZE33.02	8-800.81	24 TE bis unter 32 TE	1.729,15 €
		ZE33.03	8-800.82	32 TE bis unter 40 TE	2.261,95 €
		ZE33.04	8-800.83	40 TE bis unter 48 TE	2.789,37 €
		ZE33.05	8-800.84	48 TE bis unter 56 TE	3.355,95 €
		ZE33.06	8-800.85	56 TE bis unter 64 TE	3.900,33 €
		ZE33.07	8-800.86	64 TE bis unter 72 TE	4.438,31 €
		ZE33.08	8-800.87	72 TE bis unter 80 TE	4.976,29 €
		ZE33.09	8-800.88	80 TE bis unter 96 TE	5.648,76 €
		ZE33.10	8-800.89	96 TE bis unter 112 TE	6.724,71 €
		ZE33.11	8-800.8a	112 TE bis unter 128 TE	7.800,67 €
		ZE33.12	8-800.8b	128 TE bis unter 144 TE	8.876,62 €
		ZE33.13	8-800.8c	144 TE bis unter 160 TE	9.952,57 €
		ZE33.14	8-800.8d	160 TE bis unter 176 TE	11.028,53 €
		ZE33.15	8-800.8e	176 TE bis unter 192 TE	12.104,48 €
		ZE33.16	8-800.8f	192 TE bis unter 208 TE	13.180,44 €
		ZE33.17	8-800.8g	208 TE bis unter 224 TE	14.256,39 €
		ZE33.18	8-800.8h	224 TE bis unter 240 TE	15.332,35 €
		ZE33.19	8-800.8j	240 TE bis unter 256 TE	16.408,30 €
		ZE33.20	8-800.8k	256 TE bis unter 288 TE	17.753,24 €
		ZE33.21	8-800.8m	288 TE bis unter 320 TE	19.905,15 €
		ZE33.22	8-800.8n	320 TE bis unter 352 TE	22.057,06 €
		ZE33.23	8-800.8p	352 TE bis unter 384 TE	24.208,97 €
		ZE33.24	8-800.8q	384 TE bis unter 416 TE	26.360,87 €
		ZE33.25	8-800.8r	416 TE und mehr	28.512,78 €

C. Fallpauschalenvereinbarung 2006　　　　　　　　　　　　　　　　　　　　**Anhang C**

ZE	Bezeichnung	ZED	OPS Version 2006		Betrag
			OPS-Kode	OPS-Text	
1	2	3	4	5	6
ZE34	Gabe von Apherese-Thrombozyten-konzentraten			Transfusion von Vollblut, Erythrozytenkonzentrat und Thrombozytenkonzentrat: Apherese-Thrombozytenkonzentrat	
		ZE34.01	8-800.90	2 Apherese-Thrombozytenkonzentrate	1.101,63 €
		ZE34.02	8-800.91	3 Apherese-Thrombozytenkonzentrate	1.652,44 €
		ZE34.03	8-800.92	4 Apherese-Thrombozytenkonzentrate	2.203,25 €
		ZE34.04	8-800.93	5 Apherese-Thrombozytenkonzentrate	2.754,07 €
		ZE34.05	8-800.94	6 bis unter 8 Apherese-Thrombozytenkonzentrate	3.512,33 €
		ZE34.06	8-800.95	8 bis unter 10 Apherese-Thrombozytenkonzentrate	4.595,18 €
		ZE34.07	8-800.96	10 bis unter 12 Apherese-Thrombozytenkonzentrate	5.712,46 €
		ZE34.08	8-800.97	12 bis unter 14 Apherese-Thrombozytenkonzentrate	6.817,31 €
		ZE34.09	8-800.98	14 bis unter 16 Apherese-Thrombozytenkonzentrate	7.917,02 €
		ZE34.10	8-800.99	16 bis unter 18 Apherese-Thrombozytenkonzentrate	9.041,39 €
		ZE34.11	8-800.9a	18 bis unter 20 Apherese-Thrombozytenkonzentrate	10.127,85 €
		ZE34.12	8-800.9b	20 bis unter 24 Apherese-Thrombozytenkonzentrate	11.567,07 €
		ZE34.13	8-800.9c	24 bis unter 28 Apherese-Thrombozytenkonzentrate	13.770,33 €
		ZE34.14	8-800.9d	28 bis unter 32 Apherese-Thrombozytenkonzentrate	15.973,58 €
		ZE34.15	8-800.9e	32 bis unter 36 Apherese-Thrombozytenkonzentrate	18.176,83 €
		ZE34.16	8-800.9f	36 bis unter 40 Apherese-Thrombozytenkonzentrate	20.380,08 €
		ZE34.17	8-800.9g	40 bis unter 46 Apherese-Thrombozytenkonzentrate	22.858,74 €
		ZE34.18	8-800.9h	46 bis unter 52 Apherese-Thrombozytenkonzentrate	26.163,62 €
		ZE34.19	8-800.9j	52 bis unter 58 Apherese-Thrombozytenkonzentrate	29.468,50 €
		ZE34.20	8-800.9k	58 bis unter 64 Apherese-Thrombozytenkonzentrate	32.773,38 €
		ZE34.21	8-800.9m	64 bis unter 70 Apherese-Thrombozytenkonzentrate	36.078,25 €
		ZE34.22	8-800.9n	70 bis unter 78 Apherese-Thrombozytenkonzentrate	39.658,54 €
		ZE34.23	8-800.9p	78 bis unter 86 Apherese-Thrombozytenkonzentrate	44.065,04 €
		ZE34.24	8-800.9q	86 bis unter 94 Apherese-Thrombozytenkonzentrate	48.471,55 €
		ZE34.25	8-800.9r	94 bis unter 102 Apherese-Thrombozytenkonzentrate	52.878,05 €
		ZE34.26	8-800.9s	102 bis unter 110 Apherese-Thrombozytenkonzentrate	57.284,56 €
		ZE34.27	8-800.9t	110 bis unter 118 Apherese-Thrombozytenkonzentrate	61.691,06 €
		ZE34.28	8-800.9u	118 Apherese-Thrombozytenkonzentrate und mehr	66.097,56 €
ZE35	Gabe von patientenbezogenen Thrombozyten-konzentraten			Transfusion von Vollblut, Erythrozytenkonzentrat und Thrombozytenkonzentrat: Patientenbezogene Thrombozytenkonzentrate	
		ZE35.01	8-800.60	1 patientenbezogenes Thrombozytenkonzentrat	587,25 €
		ZE35.02	8-800.61	2 patientenbezogene Thrombozytenkonzentrate	1.174,51 €

Anhang C

3. Teil. Praxishilfen

ZE	Bezeichnung	ZED	OPS Version 2006		Betrag
			OPS-Kode	OPS-Text	
1	2	3	4	5	6
		ZE35.03	8-800.62	3 bis unter 5 patientenbezogene Thrombozytenkonzentrate	2.055,39 €
		ZE35.04	8-800.63	5 bis unter 7 patientenbezogene Thrombozytenkonzentrate	3.229,90 €
		ZE35.05	8-800.64	7 bis unter 9 patientenbezogene Thrombozytenkonzentrate	4.390,42 €
		ZE35.06	8-800.65	9 bis unter 11 patientenbezogene Thrombozytenkonzentrate	5.578,91 €
		ZE35.07	8-800.66	11 bis unter 13 patientenbezogene Thrombozytenkonzentrate	6.753,42 €
		ZE35.08	8-800.67	13 bis unter 15 patientenbezogene Thrombozytenkonzentrate	7.927,93 €
		ZE35.09	8-800.68	15 bis unter 17 patientenbezogene Thrombozytenkonzentrate	9.102,44 €
		ZE35.10	8-800.69	17 bis unter 19 patientenbezogene Thrombozytenkonzentrate	10.276,94 €
		ZE35.11	8-800.6a	19 bis unter 23 patientenbezogene Thrombozytenkonzentrate	11.745,08 €
		ZE35.12	8-800.6b	23 bis unter 27 patientenbezogene Thrombozytenkonzentrate	14.094,09 €
		ZE35.13	8-800.6c	27 bis unter 31 patientenbezogene Thrombozytenkonzentrate	16.443,11 €
		ZE35.14	8-800.6d	31 bis unter 35 patientenbezogene Thrombozytenkonzentrate	18.792,13 €
		ZE35.15	8-800.6e	35 bis unter 39 patientenbezogene Thrombozytenkonzentrate	21.141,14 €
		ZE35.16	8-800.6f	39 patientenbezogene Thrombozytenkonzentrate und mehr	23.490,16 €
ZE36	Plasmapherese			Therapeutische Plasmapherese	
		ZE36.01	8-820.*0	1 Plasmapherese	1.412,12 €
		ZE36.02	8-820.*1	2 Plasmapheresen	2.824,24 €
		ZE36.03	8-820.*2	3 Plasmapheresen	4.236,36 €
		ZE36.04	8-820.*3	4 Plasmapheresen	5.648,48 €
		ZE36.05	8-820.*4	5 Plasmapheresen	7.060,60 €
		ZE36.06	8-820.*8	6 Plasmapheresen	8.472,72 €
		ZE36.07	8-820.*9	7 Plasmapheresen	9.884,84 €
		ZE36.08	8-820.*a	8 Plasmapheresen	11.296,96 €
		ZE36.09	8-820.*b	9 Plasmapheresen	12.709,08 €
		ZE36.10	8-820.*c	10 Plasmapheresen	14.121,20 €
		ZE36.11	8-820.*d	11 Plasmapheresen	15.533,32 €
		ZE36.12	8-820.*e	12 Plasmapheresen	16.945,44 €
		ZE36.13	8-820.*f	13 Plasmapheresen	18.357,56 €
		ZE36.14	8-820.*g	14 Plasmapheresen	19.769,68 €
		ZE36.15	8-820.*h	15 Plasmapheresen	21.181,80 €
		ZE36.16	8-820.*j	16 bis 17 Plasmapheresen	23.299,98 €
		ZE36.17	8-820.*k	18 bis 19 Plasmapheresen	26.124,22 €
		ZE36.18	8-820.*m	20 bis 21 Plasmapheresen	28.948,46 €
		ZE36.19	8-820.*n	22 bis 23 Plasmapheresen	31.772,70 €
		ZE36.20	8-820.*p	24 bis 25 Plasmapheresen	34.596,94 €
		ZE36.21	8-820.*q	26 bis 28 Plasmapheresen	38.127,24 €
		ZE36.22	8-820.*r	29 bis 31 Plasmapheresen	42.363,60 €
		ZE36.23	8-820.*s	32 bis 34 Plasmapheresen	46.599,96 €
		ZE36.24	8-820.*t	35 bis 39 Plasmapheresen	52.248,44 €
		ZE36.25	8-820.*u	40 bis 44 Plasmapheresen	59.309,04 €
		ZE36.26	8-820.*v	45 bis 49 Plasmapheresen	66.369,64 €
		ZE36.27	8-820.*w	50 und mehr Plasmapheresen	73.430,24 €

C. Fallpauschalenvereinbarung 2006 **Anhang C**

ZE	Bezeichnung	ZED	OPS Version 2006		Betrag
			OPS-Kode	OPS-Text	
1	2	3	4	5	6
ZE37	Extrakorporale Photopherese		8-824	Photopherese	siehe Anlage 2
ZE38	Gabe von Human-Immunglobulin, spezifisch gegen Zytomegalie-Virus, parenteral			Transfusion von Plasma und Plasmabestandteilen und gentechnisch hergestellten Plasmaproteinen: Human-Immunglobuline, spezifisch gegen Zytomegalie-Virus (CMV)	
		ZE38.01	8-810.n0	5,0 g bis unter 7,5 g	769,33 €
		ZE38.02	8-810.n1	7,5 g bis unter 10,0 g	1.153,99 €
		ZE38.03	8-810.n2	10,0 g bis unter 12,5 g	1.538,65 €
		ZE38.04	8-810.n3	12,5 g bis unter 15,0 g	1.923,32 €
		ZE38.05	8-810.n4	15,0 g bis unter 20,0 g	2.307,98 €
		ZE38.06	8-810.n5	20,0 g bis unter 25,0 g	3.077,31 €
		ZE38.07	8-810.n6	25,0 g bis unter 30,0 g	3.846,63 €
		ZE38.08	8-810.n7	30,0 g bis unter 35,0 g	4.615,96 €
		ZE38.09	8-810.n8	35,0 g bis unter 40,0 g	5.385,29 €
		ZE38.10	8-810.na	40,0 g bis unter 45,0 g	6.154,61 €
		ZE38.11	8-810.nb	45,0 g bis unter 50,0 g	6.923,94 €
		ZE38.12	8-810.nc	50,0 g und mehr	7.693,26 €
ZE39	Gabe von Caspofungin, parenteral			Applikation von Medikamenten Liste 2: Caspofungin, parenteral	
		ZE39.01[4]	8-013.00	35 mg bis unter 65 mg	332,18 €
		ZE39.02	8-013.01	65 mg bis unter 100 mg	576,43 €
		ZE39.03	8-013.02	100 mg bis unter 150 mg	879,29 €
		ZE39.04	8-013.03	150 mg bis unter 200 mg	1.270,09 €
		ZE39.05	8-013.04	200 mg bis unter 250 mg	1.660,89 €
		ZE39.06	8-013.05	250 mg bis unter 300 mg	2.051,68 €
		ZE39.07	8-013.06	300 mg bis unter 350 mg	2.442,48 €
		ZE39.08	8-013.07	350 mg bis unter 400 mg	2.833,28 €
		ZE39.09	8-013.08	400 mg bis unter 450 mg	3.224,07 €
		ZE39.10	8-013.09	450 mg bis unter 500 mg	3.614,87 €
		ZE39.11	8-013.0a	500 mg bis unter 600 mg	4.103,37 €
		ZE39.12	8-013.0b	600 mg bis unter 700 mg	4.884,96 €
		ZE39.13	8-013.0c	700 mg bis unter 800 mg	5.666,55 €
		ZE39.14	8-013.0d	800 mg bis unter 900 mg	6.448,15 €
		ZE39.15	8-013.0e	900 mg bis unter 1.000 mg	7.229,74 €
		ZE39.16	8-013.0f	1.000 mg bis unter 1.100 mg	8.011,33 €
		ZE39.17	8-013.0g	1.100 mg bis unter 1.200 mg	8.792,93 €
		ZE39.18	8-013.0h	1.200 mg bis unter 1.300 mg	9.574,52 €
		ZE39.19	8-013.0j	1.300 mg bis unter 1.400 mg	10.356,11 €
		ZE39.20	8-013.0k	1.400 mg bis unter 1.500 mg	11.137,71 €
		ZE39.21	8-013.0m	1.500 mg bis unter 1.600 mg	11.919,30 €
		ZE39.22	8-013.0n	1.600 mg bis unter 1.700 mg	12.700,89 €
		ZE39.23	8-013.0p	1.700 mg bis unter 1.800 mg	13.482,49 €
		ZE39.24	8-013.0q	1.800 mg bis unter 2.000 mg	14.459,48 €
		ZE39.25	8-013.0r	2.000 mg bis unter 2.200 mg	16.022,66 €
		ZE39.26	8-013.0s	2.200 mg bis unter 2.400 mg	17.585,85 €
		ZE39.27	8-013.0t	2.400 mg bis unter 2.600 mg	19.149,04 €
		ZE39.28	8-013.0u	2.600 mg und mehr	20.712,22 €
ZE40	Gabe von Filgrastim, parenteral			Applikation von Medikamenten Liste 2: Filgrastim, parenteral	
		ZE40.01[6]	8-013.10	70 Mio. IE bis unter 130 Mio. IE	218,16 €
		ZE40.02[6]	8-013.11	130 Mio. IE bis unter 190 Mio. IE	363,60 €

Anhang C

ZE	Bezeichnung	ZED	OPS Version 2006		Betrag
			OPS-Kode	OPS-Text	
1	2	3	4	5	6
		ZE40.03[6]	8-013.12	190 Mio. IE bis unter 250 Mio. IE	509,04 €
		ZE40.04	8-013.13	250 Mio. IE bis unter 350 Mio. IE	686,79 €
		ZE40.05	8-013.14	350 Mio. IE bis unter 450 Mio. IE	929,19 €
		ZE40.06	8-013.15	450 Mio. IE bis unter 550 Mio. IE	1.171,59 €
		ZE40.07	8-013.16	550 Mio. IE bis unter 650 Mio. IE	1.413,99 €
		ZE40.08	8-013.17	650 Mio. IE bis unter 750 Mio. IE	1.656,38 €
		ZE40.09	8-013.18	750 Mio. IE bis unter 850 Mio. IE	1.898,78 €
		ZE40.10	8-013.19	850 Mio. IE bis unter 950 Mio. IE	2.141,18 €
		ZE40.11	8-013.1a	950 Mio. IE bis unter 1.050 Mio. IE	2.383,58 €
		ZE40.12	8-013.1b	1.050 Mio. IE bis unter 1.250 Mio. IE	2.706,77 €
		ZE40.13	8-013.1c	1.250 Mio. IE bis unter 1.450 Mio. IE	3.191,57 €
		ZE40.14	8-013.1d	1.450 Mio. IE bis unter 1.650 Mio. IE	3.676,37 €
		ZE40.15	8-013.1e	1.650 Mio. IE bis unter 1.850 Mio. IE	4.161,16 €
		ZE40.16	8-013.1f	1.850 Mio. IE bis unter 2.050 Mio. IE	4.645,96 €
		ZE40.17	8-013.1g	2.050 Mio. IE bis unter 2.250 Mio. IE	5.130,75 €
		ZE40.18	8-013.1h	2.250 Mio. IE bis unter 2.450 Mio. IE	5.615,55 €
		ZE40.19	8-013.1j	2.450 Mio. IE und mehr	6.100,34 €
ZE41	Gabe von Human-Immun-globulin, polyvalent, parenteral			Transfusion von Plasma und Plasmabestandteilen und gentechnisch hergestellten Plasmaproteinen: Human-Immunglobuline, polyvalent	
		ZE41.01[6]	8-810.r0	10 g bis unter 15 g	280,37 €
		ZE41.02[6]	8-810.r1	15 g bis unter 20 g	400,52 €
		ZE41.03[6]	8-810.r2	20 g bis unter 25 g	520,68 €
		ZE41.04	8-810.r3	25 g bis unter 35 g	680,89 €
		ZE41.05	8-810.r4	35 g bis unter 45 g	921,20 €
		ZE41.06	8-810.r5	45 g bis unter 55 g	1.161,51 €
		ZE41.07	8-810.r6	55 g bis unter 65 g	1.401,83 €
		ZE41.08	8-810.r7	65 g bis unter 75 g	1.642,14 €
		ZE41.09	8-810.r8	75 g bis unter 85 g	1.882,45 €
		ZE41.10	8-810.r9	85 g bis unter 95 g	2.122,76 €
		ZE41.11	8-810.ra	95 g bis unter 105 g	2.363,08 €
		ZE41.12	8-810.rb	105 g bis unter 115 g	2.603,39 €
		ZE41.13	8-810.rc	115 g bis unter 125 g	2.843,70 €
		ZE41.14	8-810.rd	125 g bis unter 135 g	3.084,02 €
		ZE41.15	8-810.re	135 g bis unter 145 g	3.324,33 €
		ZE41.16	8-810.rf	145 g bis unter 155 g	3.564,64 €
		ZE41.17	8-810.rg	155 g bis unter 165 g	3.804,95 €
		ZE41.18	8-810.rh	165 g bis unter 175 g	4.045,27 €
		ZE41.19	8-810.rj	175 g bis unter 185 g	4.285,58 €
		ZE41.20	8-810.rk	185 g bis unter 195 g	4.525,89 €
		ZE41.21	8-810.rm	195 g bis unter 205 g	4.766,21 €
		ZE41.22	8-810.rn	205 g bis unter 225 g	5.086,62 €
		ZE41.23	8-810.rp	225 g bis unter 245 g	5.567,25 €
		ZE41.24	8-810.rq	245 g und mehr	5.941,07 €
ZE42	Gabe von Lenograstim, parenteral			Applikation von Medikamenten Liste 2: Lenograstim, parenteral	
		ZE42.01[6]	8-013.20	75 Mio. IE bis unter 150 Mio. IE	205,31 €
		ZE42.02[6]	8-013.21	150 Mio. IE bis unter 225 Mio. IE	359,28 €
		ZE42.03[6]	8-013.22	225 Mio. IE bis unter 300 Mio. IE	513,26 €
		ZE42.04	8-013.23	300 Mio. IE bis unter 400 Mio. IE	684,35 €
		ZE42.05	8-013.24	400 Mio. IE bis unter 500 Mio. IE	889,66 €

C. Fallpauschalenvereinbarung 2006 **Anhang C**

ZE	Bezeichnung	ZED	OPS Version 2006		Betrag
			OPS-Kode	OPS-Text	
1	2	3	4	5	6
		ZE42.06	8-013.25	500 Mio. IE bis unter 600 Mio. IE	1.094,96 €
		ZE42.07	8-013.26	600 Mio. IE bis unter 800 Mio. IE	1.368,70 €
		ZE42.08	8-013.27	800 Mio. IE bis unter 1.000 Mio. IE	1.779,31 €
		ZE42.09	8-013.28	1.000 Mio. IE bis unter 1.200 Mio. IE	2.189,92 €
		ZE42.10	8-013.29	1.200 Mio. IE bis unter 1.400 Mio. IE	2.600,53 €
		ZE42.11	8-013.2a	1.400 Mio. IE bis unter 1.600 Mio. IE	3.011,14 €
		ZE42.12	8-013.2b	1.600 Mio. IE bis unter 1.800 Mio. IE	3.421,75 €
		ZE42.13	8-013.2c	1.800 Mio. IE bis unter 2.000 Mio. IE	3.832,36 €
		ZE42.14	8-013.2d	2.000 Mio. IE bis unter 2.200 Mio. IE	4.242,97 €
		ZE42.15	8-013.2e	2.200 Mio. IE bis unter 2.400 Mio. IE	4.653,58 €
		ZE42.16	8-013.2f	2.400 Mio. IE bis unter 2.600 Mio. IE	5.064,19 €
		ZE42.17	8-013.2g	2.600 Mio. IE bis unter 2.800 Mio. IE	5.474,80 €
		ZE42.18	8-013.2h	2.800 Mio. IE bis unter 3.000 Mio. IE	5.885,41 €
		ZE42.19	8-013.2j	3.000 Mio. IE und mehr	6.296,02 €
ZE43	Gabe von Liposomalem Amphotericin B, parenteral			Applikation von Medikamenten Liste 2: Liposomales Amphotericin B, parenteral	
		ZE43.01[3]	8-013.30	100 mg bis unter 175 mg	236,25 €
		ZE43.02[3]	8-013.31	175 mg bis unter 250 mg	378,00 €
		ZE43.03	8-013.32	250 mg bis unter 350 mg	535,50 €
		ZE43.04	8-013.33	350 mg bis unter 450 mg	724,50 €
		ZE43.05	8-013.34	450 mg bis unter 550 mg	913,50 €
		ZE43.06	8-013.35	550 mg bis unter 650 mg	1.102,50 €
		ZE43.07	8-013.36	650 mg bis unter 750 mg	1.291,50 €
		ZE43.08	8-013.37	750 mg bis unter 850 mg	1.480,50 €
		ZE43.09	8-013.38	850 mg bis unter 950 mg	1.669,50 €
		ZE43.10	8-013.39	950 mg bis unter 1.150 mg	1.921,50 €
		ZE43.11	8-013.3a	1.150 mg bis unter 1.350 mg	2.299,50 €
		ZE43.12	8-013.3b	1.350 mg bis unter 1.550 mg	2.677,50 €
		ZE43.13	8-013.3c	1.550 mg bis unter 1.750 mg	3.055,50 €
		ZE43.14	8-013.3d	1.750 mg bis unter 1.950 mg	3.433,50 €
		ZE43.15	8-013.3e	1.950 mg bis unter 2.150 mg	3.811,50 €
		ZE43.16	8-013.3f	2.150 mg bis unter 3.150 mg	4.693,50 €
		ZE43.17	8-013.3g	3.150 mg bis unter 4.150 mg	6.583,50 €
		ZE43.18	8-013.3h	4.150 mg bis unter 5.150 mg	8.473,50 €
		ZE43.19	8-013.3j	5.150 mg bis unter 6.150 mg	10.363,50 €
		ZE43.20	8-013.3k	6.150 mg bis unter 7.150 mg	12.253,50 €
		ZE43.21	8-013.3m	7.150 mg bis unter 8.150 mg	14.143,50 €
		ZE43.22	8-013.3n	8.150 mg bis unter 9.150 mg	16.033,50 €
		ZE43.23	8-013.3p	9.150 mg bis unter 10.150 mg	17.923,50 €
		ZE43.24	8-013.3q	10.150 mg bis unter 11.150 mg	19.813,50 €
		ZE43.25	8-013.3r	11.150 mg und mehr	21.703,50 €
ZE44	Gabe von Topotecan, parenteral			Applikation von Medikamenten Liste 2: Topotecan, parenteral	
		ZE44.01[6]	8-013.40	2,0 mg bis unter 3,0 mg	196,88 €
		ZE44.02[6]	8-013.41	3,0 mg bis unter 4,5 mg	295,32 €
		ZE44.03[6]	8-013.42	4,5 mg bis unter 6,0 mg	421,89 €
		ZE44.04	8-013.43	6,0 mg bis unter 9,0 mg	590,65 €
		ZE44.05	8-013.44	9,0 mg bis unter 12,0 mg	842,18 €
		ZE44.06	8-013.45	12,0 mg bis unter 15,0 mg	1.050,34 €
		ZE44.07	8-013.46	15,0 mg bis unter 18,0 mg	1.350,05 €

Anhang C

3. Teil. Praxishilfen

ZE	Bezeichnung	ZED	OPS Version 2006		Betrag
			OPS-Kode	OPS-Text	
1	2	3	4	5	6
		ZE44.08	8-013.47	18,0 mg bis unter 21,0 mg	1.603,18 €
		ZE44.09	8-013.48	21,0 mg bis unter 24,0 mg	1.856,32 €
		ZE44.10	8-013.49	24,0 mg bis unter 27,0 mg	2.109,45 €
		ZE44.11	8-013.4a	27,0 mg bis unter 30,0 mg	2.362,58 €
		ZE44.12	8-013.4b	30,0 mg und mehr	2.615,72 €
ZE45	Gabe von Voriconazol, oral			Applikation von Medikamenten Liste 2: Voriconazol, oral	
		ZE45.01[6]	8-013.50	1,00 g bis unter 1,75 g	242,07 €
		ZE45.02[6]	8-013.51	1,75 g bis unter 2,50 g	387,31 €
		ZE45.03	8-013.52	2,50 g bis unter 3,50 g	548,70 €
		ZE45.04	8-013.53	3,50 g bis unter 4,50 g	742,35 €
		ZE45.05	8-013.54	4,50 g bis unter 6,50 g	1.000,56 €
		ZE45.06	8-013.55	6,50 g bis unter 8,50 g	1.387,88 €
		ZE45.07	8-013.56	8,50 g bis unter 10,50 g	1.775,19 €
		ZE45.08	8-013.57	10,50 g bis unter 15,50 g	2.356,17 €
		ZE45.09	8-013.58	15,50 g bis unter 20,50 g	3.324,45 €
		ZE45.10	8-013.59	20,50 g bis unter 25,50 g	4.292,74 €
		ZE45.11	8-013.5a	25,50 g bis unter 30,50 g	5.261,03 €
		ZE45.12	8-013.5b	30,50 g und mehr	6.229,31 €
ZE46	Gabe von Voriconazol, parenteral			Applikation von Medikamenten Liste 2: Voriconazol, parenteral	
		ZE46.01[5]	8-013.60	0,4 g bis unter 0,6 g	291,69 €
		ZE46.02[5]	8-013.61	0,6 g bis unter 0,8 g	416,70 €
		ZE46.03	8-013.62	0,8 g bis unter 1,2 g	560,86 €
		ZE46.04	8-013.63	1,2 g bis unter 1,6 g	833,39 €
		ZE46.05	8-013.64	1,6 g bis unter 2,0 g	1.061,69 €
		ZE46.06	8-013.65	2,0 g bis unter 2,4 g	1.333,43 €
		ZE46.07	8-013.66	2,4 g bis unter 3,2 g	1.639,97 €
		ZE46.08	8-013.67	3,2 g bis unter 4,0 g	2.166,83 €
		ZE46.09	8-013.68	4,0 g bis unter 4,8 g	2.666,86 €
		ZE46.10	8-013.69	4,8 g bis unter 5,6 g	3.166,90 €
		ZE46.11	8-013.6a	5,6 g bis unter 6,4 g	3.666,94 €
		ZE46.12	8-013.6b	6,4 g bis unter 7,2 g	4.166,97 €
		ZE46.13	8-013.6c	7,2 g bis unter 8,8 g	4.833,69 €
		ZE46.14	8-013.6d	8,8 g bis unter 10,4 g	5.833,76 €
		ZE46.15	8-013.6e	10,4 g bis unter 12,0 g	6.833,84 €
		ZE46.16	8-013.6f	12,0 g bis unter 13,6 g	7.833,91 €
		ZE46.17	8-013.6g	13,6 g bis unter 15,2 g	8.833,99 €
		ZE46.18	8-013.6h	15,2 g bis unter 16,8 g	9.834,06 €
		ZE46.19	8-013.6j	16,8 g bis unter 18,4 g	10.834,13 €
		ZE46.20	8-013.6k	18,4 g bis unter 20,0 g	11.834,21 €
		ZE46.21	8-013.6m	20,0 g bis unter 21,6 g	12.834,28 €
		ZE46.22	8-013.6n	21,6 g bis unter 23,2 g	13.834,36 €
		ZE46.23	8-013.6p	23,2 g bis unter 24,8 g	14.834,43 €
		ZE46.24	8-013.6q	24,8 g bis unter 26,4 g	15.834,50 €
		ZE46.25	8-013.6r	26,4 g bis unter 28,0 g	16.834,58 €
		ZE46.26	8-013.6s	28,0 g bis unter 29,6 g	17.834,65 €
		ZE46.27	8-013.6t	29,6 g bis unter 31,2 g	18.834,73 €
		ZE46.28	8-013.6u	31,2 g und mehr	19.834,80 €

C. Fallpauschalenvereinbarung 2006 **Anhang C**

ZE	Bezeichnung	ZED	OPS Version 2006		Betrag
			OPS-Kode	OPS-Text	
1	2	3	4	5	6
ZE47	Gabe von Antithrombin III, parenteral			Transfusion von Plasma und Plasmabestandteilen und gentechnisch hergestellten Plasmaproteinen: Antithrombin III	
		ZE47.01[6]	8-810.g1	2.000 IE bis unter 3.500 IE	197,59 €
		ZE47.02[6]	8-810.g2	3.500 IE bis unter 5.000 IE	316,14 €
		ZE47.03[6]	8-810.g3	5.000 IE bis unter 7.000 IE	447,87 €
		ZE47.04	8-810.g4	7.000 IE bis unter 10.000 IE	632,29 €
		ZE47.05	8-810.g5	10.000 IE bis unter 15.000 IE	922,09 €
		ZE47.06	8-810.g6	15.000 IE bis unter 20.000 IE	1.317,27 €
		ZE47.07	8-810.g7	20.000 IE bis unter 25.000 IE	1.712,45 €
		ZE47.08	8-810.g8	25.000 IE bis unter 30.000 IE	2.107,63 €
		ZE47.09	8-810.ga	30.000 IE bis unter 40.000 IE	2.634,53 €
		ZE47.10	8-810.gb	40.000 IE bis unter 50.000 IE	3.424,89 €
		ZE47.11	8-810.gc	50.000 IE bis unter 60.000 IE	4.215,25 €
		ZE47.12	8-810.gd	60.000 IE bis unter 70.000 IE	5.005,61 €
		ZE47.13	8-810.ge	70.000 IE bis unter 90.000 IE	6.059,43 €
		ZE47.14	8-810.gf	90.000 IE bis unter 110.000 IE	7.640,15 €
		ZE47.15	8-810.gg	110.000 IE bis unter 130.000 IE	9.220,87 €
		ZE47.16	8-810.gh	130.000 IE bis unter 150.000 IE	10.801,59 €
		ZE47.17	8-810.gj	150.000 IE und mehr	12.382,31 €
ZE48	Gabe von Aldesleukin, parenteral			Applikation von Medikamenten Liste 1: Aldesleukin, parenteral	
		ZE48.01	8-012.m0	45 Mio.IE bis unter 65 Mio.IE	865,03 €
		ZE48.02	8-012.m1	65 Mio.IE bis unter 85 Mio.IE	1.199,88 €
		ZE48.03	8-012.m2	85 Mio.IE bis unter 105 Mio.IE	1.534,73 €
		ZE48.04	8-012.m3	105 Mio.IE bis unter 125 Mio.IE	1.869,58 €
		ZE48.05	8-012.m4	125 Mio.IE bis unter 145 Mio.IE	2.204,43 €
		ZE48.06	8-012.m5	145 Mio.IE bis unter 165 Mio.IE	2.539,28 €
		ZE48.07	8-012.m6	165 Mio.IE bis unter 185 Mio.IE	2.874,13 €
		ZE48.08	8-012.m7	185 Mio.IE bis unter 205 Mio.IE	3.208,99 €
		ZE48.09	8-012.m8	205 Mio.IE bis unter 245 Mio.IE	3.655,45 €
		ZE48.10	8-012.m9	245 Mio.IE bis unter 285 Mio.IE	4.325,15 €
		ZE48.11	8-012.ma	285 Mio.IE bis unter 325 Mio.IE	4.994,86 €
		ZE48.12	8-012.mb	325 Mio.IE bis unter 365 Mio.IE	5.664,56 €
		ZE48.13	8-012.mc	365 Mio.IE bis unter 405 Mio.IE	6.334,26 €
		ZE48.14	8-012.md	405 Mio.IE bis unter 445 Mio.IE	7.003,96 €
		ZE48.15	8-012.me	445 Mio.IE bis unter 485 Mio.IE	7.673,66 €
		ZE48.16	8-012.mf	485 Mio.IE bis unter 525 Mio.IE	8.343,36 €
		ZE48.17	8-012.mg	525 Mio.IE bis unter 565 Mio.IE	9.013,06 €
		ZE48.18	8-012.mh	565 Mio.IE bis unter 625 Mio.IE	9.794,38 €
		ZE48.19	8-012.mj	625 Mio.IE bis unter 685 Mio.IE	10.798,93 €
		ZE48.20	8-012.mk	685 Mio.IE bis unter 745 Mio.IE	11.803,49 €
		ZE48.21	8-012.mm	745 Mio.IE bis unter 805 Mio.IE	12.808,04 €
		ZE48.22	8-012.mn	805 Mio.IE und mehr	13.812,59 €
ZE49	Gabe von Bortezomib, parenteral			Applikation von Medikamenten Liste 1: Bortezomib, parenteral	
		ZE49.01	8-012.n0	1,5 mg bis unter 2,5 mg	614,27 €
		ZE49.02	8-012.n1	2,5 mg bis unter 3,5 mg	949,32 €
		ZE49.03	8-012.n2	3,5 mg bis unter 4,5 mg	1.173,63 €
		ZE49.04	8-012.n3	4,5 mg bis unter 5,5 mg	1.619,43 €
		ZE49.05	8-012.n4	5,5 mg bis unter 6,5 mg	1.954,48 €
		ZE49.06	8-012.n5	6,5 mg bis unter 7,5 mg	2.289,54 €

Anhang C

3. Teil. Praxishilfen

ZE	Bezeichnung	ZED	OPS Version 2006		Betrag
			OPS-Kode	OPS-Text	
1	2	3	4	5	6
		ZE49.07	8-012.n6	7,5 mg bis unter 8,5 mg	2.624,59 €
		ZE49.08	8-012.n7	8,5 mg bis unter 9,5 mg	2.959,65 €
		ZE49.09	8-012.n8	9,5 mg bis unter 10,5 mg	3.294,70 €
		ZE49.10	8-012.n9	10,5 mg bis unter 11,5 mg	3.629,76 €
		ZE49.11	8-012.na	11,5 mg bis unter 13,5 mg	4.076,50 €
		ZE49.12	8-012.nb	13,5 mg bis unter 15,5 mg	4.746,61 €
		ZE49.13	8-012.nc	15,5 mg bis unter 17,5 mg	5.416,72 €
		ZE49.14	8-012.nd	17,5mg bis unter 19,5 mg	6.086,82 €
		ZE49.15	8-012.ne	19,5 mg bis unter 21,5 mg	6.756,93 €
		ZE49.16	8-012.nf	21,5 mg bis unter 23,5 mg	7.427,04 €
		ZE49.17	8-012.ng	23,5 mg bis unter 25,5 mg	8.097,15 €
		ZE49.18	8-012.nh	25,5 mg bis unter 27,5 mg	8.767,26 €
		ZE49.19	8-012.nj	27,5 mg bis unter 29,5 mg	9.437,37 €
		ZE49.20	8-012.nk	29,5 mg und mehr	10.107,48 €
ZE50	Gabe von Cetuximab, parenteral			Applikation von Medikamenten Liste 1: Cetuximab, parenteral	
		ZE50.01	8-012.p0	250 mg bis unter 350 mg	687,60 €
		ZE50.02	8-012.p1	350 mg bis unter 450 mg	930,28 €
		ZE50.03	8-012.p2	450 mg bis unter 550 mg	1.172,96 €
		ZE50.04	8-012.p3	550 mg bis unter 650 mg	1.415,64 €
		ZE50.05	8-012.p4	650 mg bis unter 750 mg	1.658,33 €
		ZE50.06	8-012.p5	750 mg bis unter 850 mg	1.901,01 €
		ZE50.07	8-012.p6	850 mg bis unter 1.050 mg	2.224,58 €
		ZE50.08	8-012.p7	1.050 mg bis unter 1.250 mg	2.709,95 €
		ZE50.09	8-012.p8	1.250 mg bis unter 1.450 mg	3.195,31 €
		ZE50.10	8-012.p9	1.450 mg bis unter 1.650 mg	3.680,68 €
		ZE50.11	8-012.pa	1.650 mg bis unter 1.850 mg	4.166,04 €
		ZE50.12	8-012.pb	1.850 mg bis unter 2.150 mg	4.732,30 €
		ZE50.13	8-012.pc	2.150 mg bis unter 2.450 mg	5.460,34 €
		ZE50.14	8-012.pd	2.450 mg bis unter 2.750 mg	6.188,39 €
		ZE50.15	8-012.pe	2.750 mg bis unter 3.050 mg	6.916,43 €
		ZE50.16	8-012.pf	3.050 mg bis unter 3.350 mg	7.644,48 €
		ZE50.17	8-012.pg	3.350 mg und mehr	8.372,53 €
ZE51	Gabe von Human-Immunglobulin, spezifisch gegen Hepatitis-B-surface-Antigen, parenteral			Transfusion von Plasma und Plasmabestandteilen und gentechnisch hergestellten Plasmaproteinen: Human-Immunglobuline, spezifisch gegen Hepatitis-B-surface-Antigen (HBsAg)	
		ZE51.01	8-810.q0	2.000 IE bis unter 4.000 IE	1.320,00 €
		ZE51.02	8-810.q1	4.000 IE bis unter 6.000 IE	2.640,00 €
		ZE51.03	8-810.q2	6.000 IE bis unter 8.000 IE	3.960,00 €
		ZE51.04	8-810.q3	8.000 IE bis unter 10.000 IE	5.280,00 €
		ZE51.05	8-810.q4	10.000 IE bis unter 12.000 IE	6.600,00 €
		ZE51.06	8-810.q5	12.000 IE bis unter 14.000 IE	7.920,00 €
		ZE51.07	8-810.q6	14.000 IE bis unter 16.000 IE	9.240,00 €
		ZE51.08	8-810.q7	16.000 IE bis unter 18.000 IE	10.560,00 €
		ZE51.09	8-810.q8	18.000 IE bis unter 20.000 IE	11.880,00 €
		ZE51.10	8-810.q9	20.000 IE bis unter 22.000 IE	13.200,00 €
		ZE51.11	8-810.qa	22.000 IE bis unter 24.000 IE	14.520,00 €
		ZE51.12	8-810.qb	24.000 IE bis unter 28.000 IE	15.840,00 €
		ZE51.13	8-810.qc	28.000 IE bis unter 32.000 IE	18.480,00 €
		ZE51.14	8-810.qd	32.000 IE bis unter 36.000 IE	21.120,00 €

C. Fallpauschalenvereinbarung 2006

Anhang C

ZE	Bezeichnung	ZED	OPS Version 2006		Betrag
			OPS-Kode	OPS-Text	
1	2	3	4	5	6
		ZE51.15	8-810.qe	36.000 IE bis unter 40.000 IE	23.760,00 €
		ZE51.16	8-810.qf	40.000 IE bis unter 46.000 IE	26.400,00 €
		ZE51.17	8-810.qg	46.000 IE bis unter 52.000 IE	30.360,00 €
		ZE51.18	8-810.qh	52.000 IE bis unter 58.000 IE	34.320,00 €
		ZE51.19	8-810.qj	58.000 IE bis unter 64.000 IE	38.280,00 €
		ZE51.20	8-810.qk	64.000 IE und mehr	42.240,00 €
ZE52	Gabe von Liposomalem Doxorubicin, parenteral			Applikation von Medikamenten Liste 1: Liposomales Doxorubicin, parenteral	
		ZE52.01[6)]	8-012.q0	10 mg bis unter 20 mg	321,98 €
		ZE52.02[6)]	8-012.q1	20 mg bis unter 30 mg	563,47 €
		ZE52.03	8-012.q2	30 mg bis unter 40 mg	804,96 €
		ZE52.04	8-012.q3	40 mg bis unter 50 mg	1.046,44 €
		ZE52.05	8-012.q4	50 mg bis unter 60 mg	1.287,93 €
		ZE52.06	8-012.q5	60 mg bis unter 70 mg	1.529,42 €
		ZE52.07	8-012.q6	70 mg bis unter 80 mg	1.765,31 €
		ZE52.08	8-012.q7	80 mg bis unter 90 mg	1.976,48 €
		ZE52.09	8-012.q8	90 mg bis unter 100 mg	2.253,88 €
		ZE52.10	8-012.q9	100 mg bis unter 110 mg	2.495,37 €
		ZE52.11	8-012.qa	110 mg bis unter 120 mg	2.736,86 €
		ZE52.12	8-012.qb	120 mg bis unter 140 mg	3.058,84 €
		ZE52.13	8-012.qc	140 mg bis unter 160 mg	3.541,81 €
		ZE52.14	8-012.qd	160 mg bis unter 180 mg	4.024,79 €
		ZE52.15	8-012.qe	180 mg bis unter 200 mg	4.507,76 €
		ZE52.16	8-012.qf	200 mg bis unter 220 mg	4.990,74 €
		ZE52.17	8-012.qg	220 mg bis unter 240 mg	5.473,71 €
		ZE52.18	8-012.qh	240 mg bis unter 260 mg	5.956,69 €
		ZE52.19	8-012.qj	260 mg bis unter 280 mg	6.439,66 €
		ZE52.20	8-012.qk	280 mg bis unter 300 mg	6.922,64 €
		ZE52.21	8-012.qm	300 mg bis unter 320 mg	7.405,61 €
		ZE52.22	8-012.qn	320 mg und mehr	7.888,58 €
ZE53	Gabe von Pemetrexed, parenteral			Applikation von Medikamenten Liste 1: Pemetrexed, parenteral	
		ZE53.01	8-012.r0	600 mg bis unter 700 mg	2.109,62 €
		ZE53.02	8-012.r1	700 mg bis unter 800 mg	2.442,72 €
		ZE53.03	8-012.r2	800 mg bis unter 900 mg	2.775,82 €
		ZE53.04	8-012.r3	900 mg bis unter 1.000 mg	3.108,92 €
		ZE53.05	8-012.r4	1.000 mg bis unter 1.100 mg	3.425,61 €
		ZE53.06	8-012.r5	1.100 mg bis unter 1.200 mg	3.775,12 €
		ZE53.07	8-012.r6	1.200 mg bis unter 1.400 mg	4.219,25 €
		ZE53.08	8-012.r7	1.400 mg bis unter 1.600 mg	4.885,44 €
		ZE53.09	8-012.r8	1.600 mg bis unter 1.800 mg	5.551,64 €
		ZE53.10	8-012.r9	1.800 mg bis unter 2.000 mg	6.217,84 €
		ZE53.11	8-012.ra	2.000 mg bis unter 2.200 mg	6.884,03 €
		ZE53.12	8-012.rb	2.200 mg bis unter 2.400 mg	7.550,23 €
		ZE53.13	8-012.rc	2.400 mg bis unter 2.600 mg	8.216,43 €
		ZE53.14	8-012.rd	2.600 mg bis unter 2.800 mg	8.882,62 €
		ZE53.15	8-012.re	2.800 mg bis unter 3.000 mg	9.548,82 €
		ZE53.16	8-012.rf	3.000 mg bis unter 3.300 mg	10.326,05 €
		ZE53.17	8-012.rg	3.300 mg bis unter 3.600 mg	11.325,35 €
		ZE53.18	8-012.rh	3.600 mg bis unter 3.900 mg	12.324,64 €
		ZE53.19	8-012.rj	3.900 mg und mehr	13.323,94 €

Anhang C

3. Teil. Praxishilfen

ZE	Bezeichnung	ZED	OPS Version 2006		Betrag
			OPS-Kode	OPS-Text	
1	2	3	4	5	6
ZE54	Gabe von Erythrozyten-konzentraten			Transfusion von Vollblut, Erythrozytenkonzentrat und Thrombozytenkonzentrat: Erythrozytenkonzentrat	
		ZE54.01[6]	8-800.7g	6 TE bis unter 11 TE	562,19 €
		ZE54.02[6]	8-800.7h	11 TE bis unter 16 TE	928,84 €
		ZE54.03	8-800.70	16 TE bis unter 24 TE	1.362,85 €
		ZE54.04	8-800.71	24 TE bis unter 32 TE	1.955,46 €
		ZE54.05	8-800.72	32 TE bis unter 40 TE	2.542,10 €
		ZE54.06	8-800.73	40 TE bis unter 48 TE	3.128,74 €
		ZE54.07	8-800.74	48 TE bis unter 56 TE	3.715,37 €
		ZE54.08	8-800.75	56 TE bis unter 64 TE	4.302,01 €
		ZE54.09	8-800.76	64 TE bis unter 72 TE	4.888,65 €
		ZE54.10	8-800.77	72 TE bis unter 80 TE	5.475,29 €
		ZE54.11	8-800.78	80 TE bis unter 88 TE	6.061,93 €
		ZE54.12	8-800.79	88 TE bis unter 104 TE	6.844,11 €
		ZE54.13	8-800.7a	104 TE bis unter 120 TE	8.017,39 €
		ZE54.14	8-800.7b	120 TE bis unter 136 TE	9.190,66 €
		ZE54.15	8-800.7c	136 TE bis unter 152 TE	10.363,94 €
		ZE54.16	8-800.7d	152 TE bis unter 168 TE	11.537,21 €
		ZE54.17	8-800.7e	168 TE und mehr	12.710,49 €
ZE55 [2]	Selektive Embolisation mit Metallspiralen (Coils), abdominal und viszeral		8-836.m9	Perkutan-transluminale Gefäßintervention: Selektive Embolisation mit Metallspiralen: Andere Gefäße abdominal	
			8-836.ma	Perkutan-transluminale Gefäßintervention: Selektive Embolisation mit Metallspiralen: Gefäße viszeral	
		ZE55.01	8-836.n1	Anzahl der Metallspiralen: 1 Metallspirale	259,90 €
		ZE55.02	8-836.n2	Anzahl der Metallspiralen: 2 Metallspiralen	519,80 €
		ZE55.03	8-836.n3	Anzahl der Metallspiralen: 3 Metallspiralen	779,70 €
		ZE55.04	8-836.n4	Anzahl der Metallspiralen: 4 Metallspiralen	1.039,60 €
		ZE55.05	8-836.n5	Anzahl der Metallspiralen: 5 Metallspiralen	1.299,50 €
		ZE55.06	8-836.n6	Anzahl der Metallspiralen: 6 Metallspiralen	1.559,40 €
		ZE55.07	8-836.n7	Anzahl der Metallspiralen: 7 Metallspiralen	1.819,30 €
		ZE55.08	8-836.n8	Anzahl der Metallspiralen: 8 Metallspiralen	2.079,20 €
		ZE55.09	8-836.n9	Anzahl der Metallspiralen: 9 Metallspiralen	2.339,10 €
		ZE55.10	8-836.na	Anzahl der Metallspiralen: 10 Metallspiralen	2.599,00 €
		ZE55.11	8-836.nb	Anzahl der Metallspiralen: 11 Metallspiralen	2.858,90 €
		ZE55.12	8-836.nc	Anzahl der Metallspiralen: 12 Metallspiralen	3.118,80 €
		ZE55.13	8-836.nd	Anzahl der Metallspiralen: 13 Metallspiralen	3.378,70 €
		ZE55.14	8-836.ne	Anzahl der Metallspiralen: 14 Metallspiralen	3.638,60 €
		ZE55.15	8-836.nf	Anzahl der Metallspiralen: 15 Metallspiralen	3.898,50 €
		ZE55.16	8-836.ng	Anzahl der Metallspiralen: 16 Metallspiralen	4.158,40 €
		ZE55.17	8-836.nh	Anzahl der Metallspiralen: 17 Metallspiralen	4.418,30 €
		ZE55.18	8-836.nj	Anzahl der Metallspiralen: 18 Metallspiralen	4.678,20 €
		ZE55.19	8-836.nk	Anzahl der Metallspiralen: 19 Metallspiralen	4.938,10 €
		ZE55.20	8-836.nm	Anzahl der Metallspiralen: 20 Metallspiralen	5.198,00 €
		ZE55.21	8-836.nn	Anzahl der Metallspiralen: Mehr als 20 Metallspiralen	5.457,90 €

Fußnoten:

[*)] Gilt für alle entsprechenden 5-Steller oder 6-Steller des angegebenen OPS-Kodes.
[1)] Eine zusätzliche Abrechnung ist im Zusammenhang mit einer Fallpauschale der Basis-DRG L60, L71 oder L90 sowie für das nach Anlage 3 krankenhausindividuell zu vereinbarende Entgelt L61 nicht möglich.
[2)] Nur abrechenbar in Kombination mit einem der grau hinterlegten OPS-Kodes.
[3)] Dieses Zusatzentgelt ist nur abrechenbar für Patienten mit einem Alter < 3 Jahre.
[4)] Dieses Zusatzentgelt ist nur abrechenbar für Patienten mit einem Alter < 5 Jahre.
[5)] Dieses Zusatzentgelt ist nur abrechenbar für Patienten mit einem Alter < 10 Jahre.
[6)] Dieses Zusatzentgelt ist nur abrechenbar für Patienten mit einem Alter < 15 Jahre.

C. Fallpauschalenvereinbarung 2006   Anhang C

Anlage 6
G-DRG-Version 2006

Zusatzentgelte nach § 6 Abs. 1 des Krankenhausentgeltgesetzes
– Definition –

ZE 1)	Bezeichnung	OPS Version 2006	
		OPS-Kode	OPS-Text
1	2	3	4
ZE2006-01 [4]	Beckenimplantate	5-785.2d	Implantation von alloplastischem Knochenersatz: Keramischer Knochenersatz: Becken
		5-785.3d	Implantation von alloplastischem Knochenersatz: Keramischer Knochenersatz, resorbierbar: Becken
		5-785.4d	Implantation von alloplastischem Knochenersatz: Metallischer Knochenersatz: Becken
ZE2006-02 [4]	Links- und rechtsventrikuläre Herzassistenzsysteme („Kunstherz")	5-376.20	Implantation und Entfernung eines herzunterstützenden Systems, offen chirurgisch: Extrakorporale Pumpe (z.B. Kreiselpumpe oder Zentrifugalpumpe), univentrikulär: Implantation
		5-376.30	Implantation und Entfernung eines herzunterstützenden Systems, offen chirurgisch: Extrakorporale Pumpe (z.B. Kreiselpumpe oder Zentrifugalpumpe), biventrikulär: Implantation
		5-376.40	Implantation und Entfernung eines herzunterstützenden Systems, offen chirurgisch: Intrakorporale Pumpe, univentrikulär: Implantation
		5-376.50	Implantation und Entfernung eines herzunterstützenden Systems, offen chirurgisch: Intrakorporale Pumpe, biventrikulär: Implantation
		5-376.60	Implantation und Entfernung eines herzunterstützenden Systems, offen chirurgisch: Kunstherz (totaler Herzersatz): Implantation
		5-376.70	Implantation und Entfernung eines herzunterstützenden Systems, offen chirurgisch: Parakorporale Pumpe, univentrikulär: Implantation
		5-376.80	Implantation und Entfernung eines herzunterstützenden Systems, offen chirurgisch: Parakorporale Pumpe, biventrikulär: Implantation
ZE2006-03 [4]	ECMO	8-852.0*	Extrakorporale Membranoxygenation (ECMO) und Prä-ECMO-Therapie: Extrakorporale Membranoxygenation (ECMO)
ZE2006-04 [4]	Individuell nach CAD gefertigte Rekonstruktionsimplantate im Gesichts- und Schädelbereich	5-020.65	Kranioplastik: Rekonstruktion des Gesichtsschädels ohne Beteiligung des Hirnschädels (bis zu 2 Regionen) mit computerassistiert vorgefertigtem Implantat [CAD-Implantat]
		5-020.66	Kranioplastik: Rekonstruktion des Gesichtsschädels ohne Beteiligung des Hirnschädels (ab 3 Regionen) mit computerassistiert vorgefertigtem Implantat [CAD-Implantat]
		5-020.67	Kranioplastik: Rekonstruktion des Gehirnschädels mit Beteiligung von Orbita, Temporalregion oder frontalem Sinus (bis zu 2 Regionen) mit computerassistiert vorgefertigtem Implantat [CAD-Implantat]
		5-020.68	Kranioplastik: Rekonstruktion des Gehirnschädels mit Beteiligung multipler Regionen des Gesichtsschädels (ab 3 Regionen) mit computerassistiert vorgefertigtem Implantat [CAD-Implantat]
		5-020.71	Kranioplastik: Rekonstruktion des Hirnschädels ohne Beteiligung des Gesichtsschädels, mit alloplastischem Material: Mit computerassistiert vorgefertigtem Implantat (CAD-Implantat), einfacher Defekt
		5-020.72	Kranioplastik: Rekonstruktion des Hirnschädels ohne Beteiligung des Gesichtsschädels, mit alloplastischem Material: Mit computerassistiert vorgefertigtem Implantat (CAD-Implantat), großer oder komplexer Defekt
		5-774.71	Plastische Rekonstruktion und Augmentation der Maxilla: Durch alloplastische Implantate: Mit computerassistiert vorgefertigtem Implantat (CAD-Implantat), einfacher Defekt

Anhang C
3. Teil. Praxishilfen

ZE 1)	Bezeichnung	OPS Version 2006	
		OPS-Kode	OPS-Text
1	2	3	4
		5-774.72	Plastische Rekonstruktion und Augmentation der Maxilla: Durch alloplastische Implantate: Mit computerassistiert vorgefertigtem Implantat (CAD-Implantat), großer oder komplexer Defekt
		5-775.71	Plastische Rekonstruktion und Augmentation der Mandibula: Durch alloplastische Implantate: Mit computerassistiert vorgefertigtem Implantat (CAD-Implantat), einfacher Defekt
		5-775.72	Plastische Rekonstruktion und Augmentation der Mandibula: Durch alloplastische Implantate: Mit computerassistiert vorgefertigtem Implantat (CAD-Implantat), großer oder komplexer Defekt
ZE2006-05 [4]	Distraktion am Gesichtsschädel	5-776.6	Osteotomie zur Verlagerung des Untergesichtes: Verlagerung des Unterkiefers durch Distraktion mit Kontinuitätsdurchtrennung im aufsteigenden Mandibulaast
		5-776.7	Osteotomie zur Verlagerung des Untergesichtes: Verlagerung der Mandibula durch Distraktion nach Osteotomie im horizontalen Mandibulaast
		5-776.9	Osteotomie zur Verlagerung des Untergesichtes: Verlagerung des Alveolarfortsatzes durch horizontale Distraktion nach Osteotomie
		5-777.*1	Osteotomie zur Verlagerung des Mittelgesichtes: Mit Distraktion
ZE2006-06 [4]	Neuroprothesen, Neurostimulatoren zur Vorderwurzelstimulation oder zur Stimulation des peripheren Nervensystems	5-029.4	Andere Operationen an Schädel, Gehirn und Hirnhäuten: Implantation oder Wechsel einer Neuroprothese
		5-039.7	Andere Operationen an Rückenmark und Rückenmarkstrukturen: Implantation oder Wechsel des Neurostimulators zur Vorderwurzelstimulation
		5-059.0*	Andere Operationen an Nerven und Ganglien: Implantation oder Wechsel eines Neurostimulators zur Stimulation des peripheren Nervensystems
		5-059.5	Andere Operationen an Nerven und Ganglien: Implantation einer peripheren Neuroprothese
ZE2006-07 [4]	Andere implantierbare Medikamentenpumpen	5-028.10	Funktionelle Eingriffe an Schädel, Gehirn und Hirnhäuten: Implantation oder Wechsel einer Medikamentenpumpe zur intraventrikulären Infusion: Medikamentenpumpe mit konstanter Flussrate
		5-038.40	Operationen am spinalen Liquorsystem: Implantation oder Wechsel einer Medikamentenpumpe zur intrathekalen und epiduralen Infusion: Medikamentenpumpe mit konstanter Flussrate
		5-028.1x	Funktionelle Eingriffe an Schädel, Gehirn und Hirnhäuten: Implantation oder Wechsel einer Medikamentenpumpe zur intraventrikulären Infusion: Sonstige
		5-038.4x	Operationen am spinalen Liquorsystem: Implantation oder Wechsel einer Medikamentenpumpe zur intrathekalen und epiduralen Infusion: Sonstige
ZE2006-08 [2)4]	Sonstige Dialyse	8-853.**	Hämofiltration
		8-854.1*	Hämodialyse: Kontinuierlich, venovenös, pumpengetrieben (CVVHD)
		8-854.x	Hämodialyse: Sonstige
		8-854.y	Hämodialyse: N.n.bez.
		8-855.1*	Hämodiafiltration: Kontinuierlich, arteriovenös (CAVHDF)
		8-855.2*	Hämodiafiltration: Kontinuierlich, venovenös, pumpengetrieben (CVVHDF)
		8-855.x	Hämodiafiltration: Sonstige
		8-855.y	Hämodiafiltration: N.n.bez.
		8-857.**	Peritonealdialyse
ZE2006-09 [4]	Hämoperfusion	8-856	Hämoperfusion
ZE2006-10 [4]	Leberersatztherapie	8-858	Extrakorporale Leberersatztherapie [Leberdialyse]

C. Fallpauschalenvereinbarung 2006

Anhang C

ZE 1)	Bezeichnung	OPS Version 2006	
		OPS-Kode	OPS-Text
1	2	3	4
ZE2005-11			siehe ZE37
ZE2005-12			siehe ZE36
ZE2006-13 [4)]	Immunadsorption	8-821	Immunadsorption
ZE2006-14 [4)]	LDL-Apherese	8-822	LDL-Apherese
ZE2006-15 [4)]	Zellapherese	8-823	Zellapherese
		8-825.*	Spezielle Zellaphereseverfahren
ZE2006-16 [4)]	Isolierte Extremitätenperfusion	8-859	Isolierte Extremitätenperfusion
ZE2006-17 [4)]	Retransplantation von Organen während desselben stationären Aufenthalts	5-125.5	Hornhaut-Retransplantation während desselben stationären Aufenthalts
		5-335.3	Lungentransplantation: Retransplantation während desselben stationären Aufenthalts
		5-375.3	Herz-Retransplantation während desselben stationären Aufenthalts
		5-375.4	Herz-Lungen-Retransplantation (En-bloc) während desselben stationären Aufenthalts
		5-467.9*	Dünndarm-Retransplantation während desselben stationären Aufenthalts
		5-504.3	Lebertransplantation: Retransplantation, komplett (gesamtes Organ) während desselben stationären Aufenthalts
		5-504.4	Lebertransplantation: Retransplantation, partiell (Split-Leber) während desselben stationären Aufenthalts
		5-504.5	Lebertransplantation: Retransplantation, auxiliär (linker Leberlappen zusätzlich zum vorhandenen Organ) während desselben stationären Aufenthalts
		5-528.3	Retransplantation von Pankreasgewebe während desselben stationären Aufenthalts
		5-528.4	Retransplantation eines Pankreassegmentes während desselben stationären Aufenthalts
		5-528.5	Retransplantation des Pankreas (gesamtes Organ) während desselben stationären Aufenthalts
		5-555.6	Nierentransplantation: Retransplantation, allogen, Lebendspender während desselben stationären Aufenthalts
		5-555.7	Nierentransplantation: Retransplantation, allogen, Leichenniere während desselben stationären Aufenthalts
		5-555.8	Nierentransplantation: Retransplantation, En-bloc-Transplantat während desselben stationären Aufenthalts
ZE2006-18 [4)]	Zwerchfellschrittmacher	5-347.6	Operationen am Zwerchfell: Implantation eines Zwerchfellschrittmachers
ZE2006-19 [4)]	Medikamentefreisetzende Koronarstents	8-837.m*	Perkutan-transluminale Gefäßintervention an Herz und Koronargefäßen: Einlegen eines medikamente-freisetzenden Stents
ZE2006-21 [4)]	Selbstexpandierende Prothesen an Ösophagus und Gallengängen	5-429.j0	Andere Operationen am Ösophagus: Einlegen oder Wechsel, offen chirurgisch, eine Prothese
		5-429.j1	Andere Operationen am Ösophagus: Einlegen oder Wechsel, endoskopisch, eine Prothese
		5-429.j3	Andere Operationen am Ösophagus: Einlegen oder Wechsel, offen chirurgisch, zwei Prothesen
		5-429.j4	Andere Operationen am Ösophagus: Einlegen oder Wechsel, endoskopisch, zwei Prothesen
		5-429.j9	Andere Operationen am Ösophagus: Einlegen oder Wechsel, offen chirurgisch, mehr als zwei Prothesen
		5-429.ja	Andere Operationen am Ösophagus: Einlegen oder Wechsel, endoskopisch, mehr als zwei Prothesen
		5-513.j*	Endoskopische Operationen an den Gallengängen: Einlegen oder Wechsel von selbstexpandierenden Prothesen
		5-514.m*	Andere Operationen an den Gallengängen: Einlegen oder Wechsel einer selbstexpandierenden Prothese

Anhang C

3. Teil. Praxishilfen

ZE 1)	Bezeichnung	OPS Version 2006	
		OPS-Kode	OPS-Text
1	2	3	4
		5-514.n*	Andere Operationen an den Gallengängen: Einlegen oder Wechsel von zwei selbstexpandierenden Prothesen
		5-514.p*	Andere Operationen an den Gallengängen: Einlegen oder Wechsel von drei selbstexpandierenden Prothesen
		5-514.q*	Andere Operationen an den Gallengängen: Einlegen oder Wechsel von vier selbstexpandierenden Prothesen
		5-514.r*	Andere Operationen an den Gallengängen: Einlegen oder Wechsel von fünf selbstexpandierenden Prothesen
		5-514.s*	Andere Operationen an den Gallengängen: Einlegen oder Wechsel von sechs oder mehr selbstexpandierenden Prothesen
ZE2006-22 [4]	IABP	8-839.0	Andere therapeutische Katheterisierung und Kanüleneinlage in Herz und Blutgefäße: Perkutane Einführung einer intraaortalen Ballonpumpe
		5-376.00	Implantation und Entfernung eines herzunterstützenden Systems, offen chirurgisch: Intraaortale Ballonpumpe: Implantation
ZE2006-23 [4]	Stentgraft-Prothesen bei Aortenaneurysmen, perkutan-transluminal	8-836.f4	Perkutan-transluminale Gefäßintervention: Einlegen eines nicht medikamenten-freisetzenden Stents: Aorta
		8-836.g4	Perkutan-transluminale Gefäßintervention: Einlegen mehrerer nicht medikamenten-freisetzender Stents: Aorta
		8-836.h4	Perkutan-transluminale Gefäßintervention: Einlegen eines medikamenten-freisetzenden Stents: Aorta
		8-836.j4	Perkutan-transluminale Gefäßintervention: Einlegen mehrerer medikamenten-freisetzender Stents: Aorta
ZE2006-24 [4]	Penisprothesen	5-649.5*	Andere Operationen am Penis: Implantation einer Penisprothese
		5-649.7	Andere Operationen am Penis: Wechsel einer Penisprothese
ZE2006-25 [4]	Modulare Endoprothesen	5-829.d	Andere gelenkplastische Eingriffe: Implantation oder Wechsel von modularen Endoprothesen bei knöcherner Defektsituation mit Gelenk- und/oder Knochen-(teil-)ersatz oder individuell angefertigten Implantaten
ZE2006-26 [4]	Anthroposophisch-medizinische Komplexbehandlung	8-975.3	Naturheilkundliche und anthroposophisch-medizinische Komplexbehandlung: Anthroposophisch-medizinische Komplexbehandlung
ZE2006-27 [4]	Behandlung von Blutern mit Blutgerinnungsfaktoren		
ZE2006-28 [4]	Gabe von Adalimumab, parenteral	8-012.3*	Applikation von Medikamenten Liste 1: Adalimumab, parenteral
ZE2006-29 [3] [4]	Gabe von Gemtuzumab Ozogamicin, parenteral	8-012.6*	Applikation von Medikamenten Liste 1: Gemtuzumab Ozogamicin, parenteral
ZE2005-30			siehe ZE38
ZE2006-31 [4]	Gabe von Human-Immunglobulin, spezifisch gegen Varicella-Zoster-Virus, parenteral	8-810.p*	Transfusion von Plasma und Plasmabestandteilen und gentechnisch hergestellten Plasmaproteinen: Human-Immunglobuline, spezifisch gegen Varicella-Zoster-Virus (VZV)
ZE2006-32 [4]	Gabe von Infliximab, parenteral	8-012.7*	Applikation von Medikamenten Liste 1: Infliximab, parenteral
ZE2006-33 [3] [4]	Gabe von Sargramostim, parenteral	8-012.c*	Applikation von Medikamenten Liste 1: Sargramostim, parenteral
ZE2006-34 [4]	Gabe von Granulozytenkonzentraten	8-802.6*	Transfusion von Leukozyten: Granulozyten
ZE2006-35 [4]	Fremdbezug von hämatopoetischen Stammzellen		Fremdbezug von hämatopoetischen Stammzellen Spenderdateien bei nicht-verwandten Spendern oder Bezug von hämatopoetischen Stammzellen von außerhalb Deutschlands bei Familienspendern
ZE2006-36 [4]	Versorgung von Schwerstbehinderten		Zusatzentgelt für Krankenhäuser, bei denen insbesondere wegen einer räumlichen Nähe zu entsprechenden Einrichtungen oder einer Spezialisierung eine Häufung von schwerstbehinderten Patienten auftritt. Vergütung des mit den DRG-Fallpauschalen nicht abgedeckten, wesentlichen zusätzlichen Aufwands, insbesondere im Pflegedienst

C. Fallpauschalenvereinbarung 2006

Anhang C

ZE 1)	Bezeichnung	OPS Version 2006	
		OPS-Kode	OPS-Text
1	2	3	4
ZE2006-37 [5)]	Hämodiafiltration	8-855.0	Hämodiafiltration: Intermittierend
ZE2006-38	Gabe von Imatinib, oral	8-012.s*	Applikation von Medikamenten Liste 1: Imatinib, oral
ZE2006-39 [4)]	Gabe von C1-Esteraseinhibitor, parenteral	8-810.h*	Transfusion von Plasma und Plasmabestandteilen und gentechnisch hergestellten Plasmaproteinen: C1-Esteraseinhibitor
ZE2006-40	Naturheilkundliche Komplexbehandlung	8-975.23	Naturheilkundliche und anthroposophisch-medizinische Komplexbehandlung: Naturheilkundliche Komplexbehandlung: Mindestens 14 bis höchstens 20 Behandlungstage
		8-975.24	Naturheilkundliche und anthroposophisch-medizinische Komplexbehandlung: Naturheilkundliche Komplexbehandlung: Mindestens 21 Behandlungstage
ZE2006-41	Multimodal-nichtoperative Komplexbehandlung des Bewegungssystems	8-977	Multimodal-nichtoperative Komplexbehandlung des Bewegungssystems
ZE2006-42 [5)]	Neurostimulatoren zur Rückenmarkstimulation, Mehrelektrodensystem	5-039.22	Andere Operationen an Rückenmark und Rückenmark-strukturen: Implantation oder Wechsel eines Neurostimulators zur epiduralen Rückenmarkstimulation: Mehrkanalsystem, vollimplantierbar, nicht wiederaufladbar
		5-039.23	Andere Operationen an Rückenmark und Rücken-mark_strukturen: Implantation oder Wechsel eines Neurostimulators zur epiduralen Rückenmarkstimulation: Mehrkanalsystem, vollimplantierbar, wiederaufladbar
ZE2006-43	Selektive Embolisation mit Metallspiralen (Coils), andere Lokalisationen	8-836.m2	Perkutan-transluminale Gefäßintervention: Selektive Embolisation mit Metallspiralen: Gefäße Schulter und Oberarm
		8-836.m3	Perkutan-transluminale Gefäßintervention: Selektive Embolisation mit Metallspiralen: Gefäße Unterarm
		8-836.m4	Perkutan-transluminale Gefäßintervention: Selektive Embolisation mit Metallspiralen: Aorta
		8-836.m5	Perkutan-transluminale Gefäßintervention: Selektive Embolisation mit Metallspiralen: Aortenisthmus
		8-836.m6	Perkutan-transluminale Gefäßintervention: Selektive Embolisation mit Metallspiralen: Ductus arteriosus apertus
		8-836.m7	Perkutan-transluminale Gefäßintervention: Selektive Embolisation mit Metallspiralen: V. cava
		8-836.m8	Perkutan-transluminale Gefäßintervention: Selektive Embolisation mit Metallspiralen: Andere Gefäße thorakal
		8-836.mb	Perkutan-transluminale Gefäßintervention: Selektive Embolisation mit Metallspiralen: Gefäße Oberschenkel
		8-836.mc	Perkutan-transluminale Gefäßintervention: Selektive Embolisation mit Metallspiralen: Gefäße Unterschenkel
		8-836.md	Perkutan-transluminale Gefäßintervention: Selektive Embolisation mit Metallspiralen: Gefäßmalformationen
		8-836.me	Perkutan-transluminale Gefäßintervention: Selektive Embolisation mit Metallspiralen: Künstliche Gefäße
		8-836.mf	Perkutan-transluminale Gefäßintervention: Selektive Embolisation mit Metallspiralen: Gefäße spinal
		8-836.mx	Perkutan-transluminale Gefäßintervention: Selektive Embolisation mit Metallspiralen: Sonstige
ZE2006-44	Stammzellboost nach erfolgter Transplantation von hämatopoetischen Stammzellen, mit In-vitro-Aufbereitung	8-805.61	Transfusion von peripher gewonnenen hämatopoetischen Stammzellen: Stammzellboost nach erfolgter Transplantation von hämatopoetischen Stammzellen: Mit In-vitro-Aufbereitung

Anhang C

3. Teil. Praxishilfen

ZE 1)	Bezeichnung	OPS Version 2006	
		OPS-Kode	OPS-Text
1	2	3	4
ZE2006-45	Komplexe Diagnostik bei hämatologischen und onkologischen Erkrankungen bei Kindern und Jugendlichen	1-940	Komplexe Diagnostik bei hämatologischen und onkologischen Erkrankungen bei Kindern und Jugendlichen
ZE2006-46	Gabe von Anti-Human-T-Lymphozyten-Immunglobulin		Therapie mit Anti-Human-T-Lymphozyten-Immunglobulin vom Kaninchen oder Pferd

Fußnoten:

*) Gilt für alle entsprechenden 5-Steller oder 6-Steller des angegebenen OPS-Kodes.
1) Weitere Untergliederungen der Entgelte sind analog der Zusatzentgelte der Anlage 5 durch Anfügen einer laufenden Nummer zu kennzeichnen.
2) Eine zusätzliche Abrechnung ist im Zusammenhang mit einer Fallpauschale der Basis-DRG L60, L71 oder L90 sowie für das nach Anlage 3 krankenhausindividuell zu vereinbarende Entgelt L61 nicht möglich.
3) Das Zulassungsrecht bleibt von der Katalogaufnahme unberührt. Die Kostenträger entscheiden im Einzelfall, ob die Kosten dieser Medikamente übernommen werden.
4) Nach § 5 Abs. 2 Satz 3 sind für diese Zusatzentgelte die für 2005 krankenhausindividuell vereinbarten Entgelte gemäß § 15 Abs. 1 Satz 3 KHEntgG bis zum Beginn des Wirksamwerdens der neuen Budgetvereinbarung weiter zu erheben.
5) Nach § 5 Abs. 2 Satz 3 sind für diese Zusatzentgelte die in Anlage 2 FPV 2005 ausgewiesenen Entgelte gemäß § 15 Abs. 1 Satz 3 KHEntgG bis zum Beginn des Wirksamwerdens der neuen Budgetvereinbarung weiter zu erheben.

D. Gemeinsame Empfehlung gemäß § 22 Absatz 1 BPflV/§ 17 Absatz 1 KHEntgG zur Bemessung der Entgelte für eine Wahlleistung Unterkunft

zwischen

dem Verband der Privaten Krankenversicherung, Köln

und

der Deutschen Krankenhausgesellschaft, Düsseldorf

Präambel

Gemäß § 22 Abs. 1 BPflV/§ 17 Abs. 1 KHEntgG geben die Vertragspartner nachfolgende Empfehlung zur Bemessung der Entgelte für eine Wahlleistung „Unterkunft" im Krankenhaus ab.

§ 1. Die Partner dieser Vereinbarung empfehlen den Unternehmen der privaten Krankenversicherung, sonstigen Kostenträgern, Wahlleistungspatienten und den Krankenhäusern, die unter den Anwendungsbereich der Bundespflegesatzverordnung bzw. des Krankenhausentgeltgesetzes fallen, bei der Bemessung der Entgelte für eine Wahlleistung Unterkunft die in den Anlagen 1 bis 3 zu dieser Vereinbarung aufgeführten Regelungen anzuwenden.

§ 2. Die in der Anlage 2 genannten Preisempfehlungen für Komfortelemente sind jährlich der Preisentwicklung anzupassen gemäß der Entwicklung des vom Statistischen Bundesamt ermittelten und im Bundesarbeitsblatt veröffentlichten Gesamtindexes Deutschland für Beherbergungs- und Gaststättendienstleistungen, ohne dass es hierzu einer Kündigung der Vereinbarung bedarf. Die Partner werden rechtzeitig eine geänderte Anlage 2 veröffentlichen. Die Anpassung erfolgt jährlich, sobald die Jahresentwicklung des Indexes verfügbar ist.

§ 3. Zur Klärung von Zweifelsfragen und Auslegungsproblemen zu dieser Empfehlung wird bei Bedarf ein Vertragsausschuss gebildet, dem jeweils 3 Vertreter der Vertragspartner angehören. Auf Verlangen eines Vertragspartners ist der Ausschuss einzuberufen. Empfehlungen des Ausschusses bedürfen des Einvernehmens.

§ 4. Die Empfehlung tritt am 1. August 2002 mit Wirkung ab diesem Tage in Kraft. Sie kann mit einer Frist von einem Quartal jeweils zum Jahresende gekündigt werden. Eine Kündigung aus wichtigem Grund bleibt unberührt.

§ 5. Die Partner dieser Vereinbarung empfehlen, die seit dem 4. August 2000 unter Vorbehalt getätigten Zahlungen bzw. unter Vorbehalt angenommenen Beträge derart zu handhaben, dass beiderseits auf eine Abwicklung in jedem Einzelfall mit erheblichem administrativen Aufwand verzichtet wird, sofern ab 1. August 2002 eine Preisgestaltung auf Basis dieser Empfehlung durchgeführt wird. Erklärte Vorbehalte bezüglich der Abrechnung des Entlassungstages bleiben unberührt.

Anhang D

Anlage 1 zur gemeinsamen Empfehlung

Allgemeine Regelungen

1. Der Preis für eine Wahlleistung „Unterkunft" im Krankenhaus setzt sich nach der Systematik der Rechtsprechung des BGH (Urteil vom 4. 8. 2000, Aktenzeichen III ZR 158/99) aus folgenden Komponenten zusammen:

	Einbettzimmer (EZ)	Zweibettzimmer (ZZ)	Einbettzimmer bei Regelleistungsstandard Zweibettzimmer
Basispreis (= individuell zu ermittelnde „Bezugsgröße Unterkunft" des Krankenhauses)	80 %	30 %	45 %
Komfortzuschläge	Gemäß Anlage 2 (Preisempfehlungen Komfortelemente)		

Die Addition von Basispreis und Komfortzuschlägen ergibt den abrechenbaren Gesamtpreis pro Berechnungstag.

2. Der Basispreis kommt zur Abrechnung für das Alleinliegen im Einzelzimmer bzw. das Zu-Zweit Liegen im Zweibettzimmer. Treten weitere Komfortelemente entsprechend den in Anlage 2 aufgeführten Komfortblöcken in Verbindung mit der dazugehörigen Leistungslegende auf, können diese als Komfortzuschläge zusätzlich in Rechnung gestellt werden.

Das Krankenhaus hat zunächst aufgrund einer Selbstprüfung abzugrenzen, welche Komfortelemente nach Maßgabe der Ziffern 4 und 5 überhaupt abrechenbar sind und sich dann innerhalb der Komfortblöcke durch wirklichkeitsnahe Schätzung nach Maßgabe der als Anlage 3 beigefügten Fragebögen, die der Verband der privaten Krankenversicherung den Krankenhäusern im Rahmen seiner regelmäßigen Befragungen vorlegen wird, einzustufen. Bei der Einstufung ist auch der Aspekt der Qualität der Komfortelemente angemessen zu berücksichtigen. Können keine Komfortelemente dieser Kategorie berechnet werden, ergibt die Einstufung 0 €. Liegen alle Komfortelemente in hoher Qualität vor, kann der Höchstbetrag dieser Kategorie in Ansatz gebracht werden. Die Vereinbarungspartner gehen davon aus, dass im Regelfall ein mittleres Preisniveau angemessen ist. Auf Anforderung des Verbandes der Privaten Krankenversicherung erbringt das Krankenhaus geeignete Nachweise für die gemachten Angaben.

3. Die Leistungslegende zu Anlage 2 ist abschließend und definiert einen Standard, den die PKV bereit ist, in ihren Tarifen „Unterkunft" zu finanzieren. Darüber hinausgehende Leistungen können nur nach Zustimmung des Verbandes der Privaten Krankenversicherung über den Unterkunftszuschlag abgerechnet werden.

4. Ein Komfortelement kann grundsätzlich nur dann in die Bewertung einfließen, wenn es sich bei diesem Komfortelement um andere als die allgemeinen Krankenhausleistungen handelt. Abzustellen ist dabei auf die entsprechende bettenführende Fachabteilung.

5. Stellt das Zweibettzimmer den Regelleistungsstandard in einer bettenführenden Fachabteilung dar, ist eine isolierte Abrechnung ausschließlich von Komfortelementen als Komfortzuschlag möglich. Dieser ist in den Wahlleistungsvereinbarungen und den Abrechnungen ausdrücklich als Komfortzuschlag zu bezeichnen. Es entfällt dann die Berechnung des Basispreises.

6. Eine Reservierung bzw. das Freihalten eines Einbettzimmers (z.B. bei Aufenthalt im Kreissaal oder auf der Intensivstation) ist nur dann berechenbar, wenn dies ausdrücklich mit dem Patienten vereinbart wurde und ein Zeitraum von 4 Tagen nicht überschritten wird. In dieser Zeit darf das Zimmer nicht anderweitig belegt werden. Für die Tage der Reservierung/des Freihaltens ist der Gesamtpreis des Zimmers um 25 % zu mindern; der Basispreis darf hierbei nicht unterschritten werden. Eine gesonderte Berechnung der Reservierung bzw. des Freihaltens eines Zweibettzimmers erachten die Empfehlungspartner als unangemessen.

D. Gemeinsame Empfehlung gemäß § 22 Absatz 1 BPflV **Anhang D**

7. Der Entlassungstag wird nicht berechnet.
8. Die Patienten sind über die zu vereinbarenden Leistungen vor Abschluss der Wahlleistungsvereinbarung gemäß § 22 BPflV zu unterrichten. Dies bedingt, dass das konkrete Leistungsspektrum dem Patienten in der Wahlleistungsvereinbarung verdeutlicht wird. Hierzu sind die Leistungsbeschreibungen der Anlage 2 heranzuziehen. Bei wesentlichen Leistungsunterschieden ist auch innerhalb der bettenführenden Fachabteilung nach unterschiedlichen Zimmerkategorien preislich zu differenzieren.

Anhang D

Anlage 2 zur gemeinsamen Empfehlung

Preisempfehlungen Komfortelemente

Abschnitt 1	Sanitärzone ZZ	EZ	ZZ
Mögliche Leistungen:		Preisspanne von 0 bis	
Separates WC[1], separate Dusche[2], besondere Größe der Sanitärzone[3], sonstige Sanitärausstattung[4], Zusatzartikel Sanitär[5]		12 €	9 €

Abschnitt 2	Sonstige Ausstattung EZ ZZ	EZ	ZZ
Mögliche Leistungen:		Preisspanne von 0 bis	
Komfortbetten[6], Rollos[7], Besucherecke[8], Schreibtisch[9], Schränke[10], Safe[11], Kühlschrank[12], Dekoration[13], Farbfernseher[14], Videogerät[15], Telefon[16], Telefax- und Internetanschluss[17], Audioanlage[18]		7 €	6 €

Abschnitt 3	Größe und Lage EZ ZZ	EZ	ZZ
Mögliche Leistungen:		Preisspanne von 0 bis	
Besondere Zimmergröße[19], Balkon/Terrasse[20], bevorzugte Lage[21], organisatorische Einheit[22]		13 €	8 €

Abschnitt 4	Verpflegung EZ ZZ	EZ	ZZ
Mögliche Leistungen:		Preisspanne von 0 bis	
Wahlverpflegung[23], Zusatzverpflegung[24]		13 €	13 €

Abschnitt 5	Service	EZ	ZZ
Mögliche Leistungen:		Preisspanne von 0 bis	
Täglicher Hand- und Badetuchwechsel[25], Häufiger Bettwäschewechsel[26], Tageszeitung/Programmzeitschrift[27], Erledigung der Aufnahmeformalitäten auf dem Zimmer[28], Persönlicher Service[29], Service für die persönliche Wäsche[30]		11 €	11 €

Leistungsdefinition*:

1. WC in einer direkt oder nur vom Krankenzimmer erreichbaren separaten sanitären Anlage oder über den Flur erreichbares separates WC, welches nur dem konkreten Wahlleistungspatienten zugeordnet ist.
2. Dusche in einer direkt oder nur vom Krankenzimmer erreichbaren separaten sanitären Anlage oder über den Flur erreichbare separate Duschanlage, welche nur dem konkreten Wahlleistungspatienten zugeordnet ist.
3. Größe über 4 Quadratmeter.
4. Besondere Ausstattung, z. B. mit Spiegel, gefälliger Beleuchtung, Waschtischen, Stauräumen, Ablagen und Sitzgelegenheiten etc. je Patient.
5. Vorhandensein von Bademänteln, Frotteetüchern, Fön, Dusch- und Waschsets.
6. Elektrisch verstellbare Krankenbetten.
7. Vom Krankenbett steuerbare Abdunkelungsmöglichkeit des Zimmers.

D. Gemeinsame Empfehlung gemäß § 22 Absatz 1 BPflV **Anhang D**

8. Bequeme Sitzgelegenheiten für mindestens 2 Personen und einem Beistelltisch pro Patient.
9. Separater nicht auch als Beistelltisch genutzter Schreibtisch
10. Für jeden Patienten geräumige abschließbare Stauräume mit Kleiderbügeln, die auch eine Kofferunterbringung ermöglichen. Kofferunterbringung/-ablage ggf. separat.
11. Patienteneigener Safe (Schließfach) im Zimmer oder separat über die Krankenhausverwaltung zur Verfügung gestellter Safe (Schließfach), der nur dem konkreten Wahlleistungspatienten zugeordnet ist.
12. Kühlschrank/Minibar je Patient (ohne Inhalt).
13. Ansprechende Einrichtung und Gestaltung des Krankenzimmers, z.B. durch hochwertige Bodenbeläge, Tapeten, Bilder, Blumenschmuck, gefällige Beleuchtung etc.
14. Gestellung eines Farbfernsehgerätes mit Kopfhörer und Fernbedienung für jeden Patienten zur kostenfreien Benutzung auf dem Zimmer.
15. Gestellung eines Videogerätes/DVD-Gerätes mit Fernbedienung für jeden Patienten zur kostenfreien Benutzung auf dem Zimmer. Keine kostenfreie Gestellung von Videokassetten.
16. Vorhandensein eines Telefons ohne Berechnung der Grundgebühr. Gesonderte Abrechnung der Nutzungsgebühren.
17. Vorhandensein von Telefax- und Internetanschlüssen. Gesonderte Abrechnung der Nutzungsgebühren.
18. Gestellung eines Radios und CD- und/oder Kassettenspielers inklusive Kopfhörer zur kostenfreien Benutzung auf dem Zimmer. Keine kostenfreie Gestellung von Tonträgern.
19. Individueller Größenvorteil des Wahlleistungszimmers von mindestens 40 % im Verhältnis zum Regelleistungszimmer bezogen auf den einzelnen Patienten.

Berechnungsbeispiel:
Regelleistungszimmer Dreibett: Größe 30m^2 = 10m^2/Patient
Wahlleistungszimmer Zweibett: Größe 30m^2 = 15m^2/Patient
Individueller Größenvorteil im Zweibettzimmer = 50 % je Patient

20. Vorhandensein eines vom Zimmer zugänglichen Balkons oder einer Terrasse mit Sitzgelegenheiten.
21. Setzt voraus, dass sich das Wahlleistungszimmer im Hinblick auf Geräuscheinwirkungen, Lichtverhältnisse und Ausblick deutlich vom Regelleistungszimmer abhebt. Die Lage des Krankenhauses als solche fließt nicht in die Bewertung ein.
22. Wahlleistungszimmer konzentriert als eigene organisatorische Einheit, die außerhalb der einzelnen Zimmer über besondere Zusatzausstattungen verfügt. z. B. besonders ansprechende Einrichtung und Gestaltung der zusätzlichen Räumlichkeiten, Aufenthaltsräume, Flure (z. B. hochwertige Bodenbeläge, Tapeten, Bilder, Blumenschmuck etc.) und Patientenküche (separater Raum zur Benutzung für Wahlleistungspatienten und deren Besucher ausgestattet mit Wasserkocher, Kaffeemaschine, Mikrowelle, Geschirr, Besteck.
23. Zusätzliche Wahlmöglichkeiten höherwertiger Speisen. Die Wahlverpflegung soll die Regelverpflegung in Qualität, Umfang, Vielfältigkeit, Wahl- und Kombinationsmöglichkeiten deutlich erkennbar übersteigen.
24. Eine über die Regelverpflegung hinausgehende Versorgung des Wahlleistungspatienten mit Speisen und zusätzlichen alkoholfreien Getränken auch zwischen den Mahlzeiten, z B. in Form von Nachmittags- und Besucherkaffee, Obstkorb etc.
25. Unabhängig von tatsächlichen Notwendigkeiten.
26. Bettwäschewechsel jeden zweiten Tag unabhängig von einer ggf. bestehenden medizinischen oder tatsächlichen Notwendigkeit.
27. ./.
28. ./.
29. Täglich einmal Abfrage persönlicher Wünsche und Erledigung mit einem Zeitaufwand bis ca. 6 Minuten je Patient und Tag durch einen Hol- und Bringedienst/Servicedienst des Krankenhauses
30. Abholung, Wäsche und Rückgabe.

* oder vergleichbare Leistungen/Komfortelemente

Anhang D

3. Teil. Praxishilfen

Anlage 3.1 zur gemeinsamen Empfehlung

Name Krankenhaus: _____
Fachabteilung: _____

Anzahl der Betten in ___ **Einbettzimmern** ___ **Zweibettzimmern** ___ **Mehrbettzimmern**

Fragebogen für Einbettzimmer

(für jede bettenführende Fachabteilung bzw. Zimmerkategorie innerhalb der Fachabteilung)

Abschnitt 1	Sanitärzone
Mögliche Leistungen:	**Preisspanne von 0 bis 12 €**
❏ Separates WC ❏ separate Dusche ❏ besondere Größe der Sanitärzone ❏ sonstige Sanitärausstattung ❏ Zusatzartikel Sanitär	
Eigene Preiseinstufung:	

Abschnitt 2	Sonstige Ausstattung
Mögliche Leistungen:	**Preisspanne von 0 bis 7 €**
❏ Komfortbetten ❏ Rollos ❏ Besucherecke ❏ Schreibtisch ❏ Schränke ❏ Safe ❏ Kühlschrank ❏ Dekoration ❏ Farbfernseher ❏ Videogerät ❏ Telefon ❏ Telefax- und Internetanschluss ❏ Audioanlage	
Eigene Preiseinstufung:	

Abschnitt 3	Sonstige Ausstattung
Mögliche Leistungen:	**Preisspanne von 0 bis 13 €**
❏ Besondere Zimmergröße ❏ Balkon/Terrasse ❏ bevorzugte Lage ❏ organisatorische Einheit	
Eigene Preiseinstufung:	

D. Gemeinsame Empfehlung gemäß § 22 Absatz 1 BPflV **Anhang D**

Abschnitt 4	Verpflegung
Mögliche Leistungen:	Preisspanne von 0 bis 13 €
❏ Wahlverpflegung ❏ Zusatzverpflegung ❏ bevorzugte Lage ❏ organisatorische Einheit	
Eigene Preiseinstufung:	

Abschnitt 5	Service
Mögliche Leistungen:	Preisspanne von 0 bis 11 €
❏ Täglicher Hand- und Badetuchwechsel ❏ Häufiger Bettwäschewechsel ❏ Tageszeitung/Programmzeitschrift ❏ Erledigung der Aufnahmeformalitäten auf dem Zimmer ❏ Persönlicher Service ❏ Service für die persönliche Wäsche	
Eigene Preiseinstufung:	

Sämtliche angegebene Komfortleistungen sind Wahlleistungen im Sinne der Anlage 1 Nr. 4.

Gesamtpreis Komfortelemente: .... €

Aktuelle Bezugsgröße Unterkunft (BZU)
gemäß Abschnitt K 6, lfd. Nr. 18, Spalte 4 der LKA
gemäß § 17 Abs. 4 BPflV .... € (Jahr ....)*

Basispreis Einbettzimmer (80 % BZU) .... €

Bei Regelleistung Zweibettzimmer (Nr. 5 der Anlage 1) .... €
Basispreis Einbettzimmer (45 % BZU)

Gesamtpreis pro Berechnungstag .... €

....
Datum/Stempel/Unterschrift

* *Bitte entsprechendes Blatt der LKA als Anlage beifügen, das der Genehmigung des Basispflegesatzes zugrunde lag*

Anhang D

3. Teil. Praxishilfen

Anlage 3.2 zur gemeinsamen Empfehlung

Name Krankenhaus: _____

Fachabteilung: _____

Anzahl der Betten in ___ **Einbettzimmern** ___ **Zweibettzimmern** ___ **Mehrbettzimmern**

Fragebogen für Zweibettzimmer

(für jede bettenführende Fachabteilung bzw. Zimmerkategorie innerhalb der Fachabteilung)

Abschnitt 1	Sanitärzone
Mögliche Leistungen:	**Preisspanne von 0 bis 9 €**
❑ Separates WC ❑ separate Dusche ❑ besondere Größe der Sanitärzone ❑ sonstige Sanitärausstattung ❑ Zusatzartikel Sanitär	
Eigene Preiseinstufung:	

Abschnitt 2	Sonstige Ausstattung
Mögliche Leistungen:	**Preisspanne von 0 bis 6 €**
❑ Komfortbetten ❑ Rollos ❑ Besucherecke ❑ Schreibtisch ❑ Schränke ❑ Safe ❑ Kühlschrank ❑ Dekoration ❑ Farbfernseher ❑ Videogerät ❑ Telefon ❑ Telefax- und Internetanschluss ❑ Audioanlage	
Eigene Preiseinstufung:	

Abschnitt 3	Sonstige Ausstattung
Mögliche Leistungen:	**Preisspanne von 0 bis 8 €**
❑ Besondere Zimmergröße ❑ Balkon/Terrasse ❑ bevorzugte Lage ❑ organisatorische Einheit	
Eigene Preiseinstufung:	

D. Gemeinsame Empfehlung gemäß § 22 Absatz 1 BPflV **Anhang D**

Abschnitt 4	Verpflegung
Mögliche Leistungen:	**Preisspanne von 0 bis 13 €**
❏ Wahlverpflegung ❏ Zusatzverpflegung	
Eigene Preiseinstufung:	

Abschnitt 5	Service
Mögliche Leistungen:	**Preisspanne von 0 bis 11 €**
❏ Täglicher Hand- und Badetuchwechsel ❏ Häufiger Bettwäschewechsel ❏ Tageszeitung/Programmzeitschrift ❏ Erledigung der Aufnahmeformalitäten auf dem Zimmer ❏ Persönlicher Service ❏ Service für die persönliche Wäsche	
Eigene Preiseinstufung:	

Sämtliche angegebene Komfortleistungen sind Wahlleistungen im Sinne der Anlage 1 Nr. 4.

Gesamtpreis Komfortelemente: .... €

Aktuelle Bezugsgröße Unterkunft (BZU)
gemäß Abschnitt K 6, lfd. Nr. 18, Spalte 4 der LKA
gemäß § 17 Abs. 4 BPflV .... € (Jahr ....)*

Basispreis Zweibettzimmer (30 % BZU) .... €

Gesamtpreis pro Berechnungstag .... €

....
Datum/Stempel/Unterschrift

* *Bitte entsprechendes Blatt der LKA als Anlage beifügen, das der Genehmigung des Basispflegesatzes zugrunde lag*

Stichwortverzeichnis

Halbfette Zahlen = §§ bzw. Teile, magere Zahlen = Randnummern

Abtretungsverbot **4 GOÄ**, 110 f.
Abweichende Vereinbarung **2 GOÄ**
Abwesenheitsentschädigung **9 GOÄ**, 5
Allgemeine Krankenhausleistungen
  2. Teil, A, 42 ff.; **2 KHEntgG** 4 ff.
– Pflegesätze **16 ff. KHG**
– Festpreise **2. Teil, A**, 43
– Verfahren der Preisbildung
  2. Teil, A, 44
Ambulantes Operieren **5 GOÄ**, 22; **4 KHG**
Analoge Bewertung **6 GOÄ**
Anwendungsbereich (der GOÄ) **1 GOÄ**
Arzneimittel **10 GOÄ**, 6 f., 21 f.
Arztrechnung **12 GOÄ**
– Versendung der – **10 GOÄ**, 30
– formelle Richtigkeit **12 GOÄ**, 4 ff.
– materielle Richtigkeit **12 GOÄ**, 4 ff.
– Begründungspflicht bei Schwellenwertüberschreitung **12 GOÄ**, 25 ff.
Aufsicht **4 GOÄ**, 39 ff.
Auslagen **10 GOÄ**, 4 f., **12 GOÄ**, 23 f.
– Ersatz von – **3 GOÄ**, 4; **10 GOÄ**

Behandlungsvertrag **1. Teil, A**, 1;
  6 a GOÄ, 6
Belegärzte **6 a GOÄ**, 8; **8 KHEntgG** , 2
Bereitstehen **4 GOÄ**, 97
Berufliche Leistungen der Ärzte **1 GOÄ**, 3 ff.
Besondere Ausführung (einer Leistung)
  4 GOÄ, 95
Besondere Ausführung einer anderen
  Leistung **4 GOÄ**, 3 f.
Besuch **7 GOÄ**; **8 GOÄ**, 5 ff.; 12 ff.
Bundespflegesatzverordnung **3. Teil, B**

Chefarztbehandlung **5 GOÄ**, 53 f.
– Grundlagen des Honoraranspruchs
  4 GOÄ, 56

Delegation **4 GOÄ**, 55
Diagnose **12 GOÄ**, 14 f.
DRG-System **3 KHEntgG**, 55
Drittleistungen **4 GOÄ**, 105 ff.
– Unterrichtungspflicht **4 GOÄ**, 112 ff.
Durchschnittsleistung **5 GOÄ**, 34
– Steigerungsfaktor bei – **5 GOÄ**, 33 f.
– Mittelwerttheorie **5 GOÄ**, 34 f.

Eigene Leistungen **4 GOÄ**, 39 ff.
Einigungsvertrag **1. Teil, A**, 9
Entschädigungen **3 GOÄ**, 3; **7 GOÄ**
Ermächtigungsgrundlage **1. Teil, B**

Fachgebietsbindung **1 GOÄ**, 13
Fachliche Weisung **4 GOÄ**, 39 f.
Fälligkeit der Vergütung **12 GOÄ**, 39 f.
Fallpauschalen **2. Teil, A**, 4; **7 KHEntgG**;
  8 KHEntgG, 5 ff.; **3. Teil, C**

Gebühren **3 GOÄ**, 2; **4 GOÄ**: **5 GOÄ**
– bei Schwangerschaftsabbruch **5 a GOÄ**, 22
– bei Versicherten des Standardtarifs der
  PKV **5 b GOÄ**
– für „andere Leistungen" **6 GOÄ**
– bei stationärer Behandlung **6 a GOÄ**
Gebührenabschlag (im Beitrittsgebiet)
  1. Teil, Einl., 9
Gebührenbemessung/Bemessungskriterien
  5 GOÄ
– Schwierigkeit (der einzelnen Leistung)
  5 GOÄ, 13 f.
– Zeitaufwand **5 GOÄ**, 15 f.
– Umstände bei der Ausführung
  5 GOÄ, 18 f.
– Schwierigkeit des Krankheitsfalles
  5 GOÄ, 26 f.
– billiges Ermessen **5 GOÄ**, 11, 48
– Regelspanne **5 GOÄ**, 39 f.
Gebührenminderung (bei stationärer
  Behandlung) **6 GOÄ**
Gebührenrahmen **5 GOÄ**, 3
– für medizinisch-technische Leistungen
  5 GOÄ, 52 f.
– für Laborleistungen **5 GOÄ**, 54 f.
– bei wahlärztlichen Leistungen
  5 GOÄ, 56 f.
Gebührensatz **5 GOÄ**, 3
„Gebührentatbestände" **4 GOÄ**, 27 f.
Gebührenverzeichnis **5 GOÄ**; **3. Teil, A**
„Gemeinsame Empfehlung" zur
  Wahlleistung Unterkunft **17 KHEntgG**, 2,
  48 ff.; **3. Teil, D**

Hauptleistung **4 GOÄ**, 14
Häusliche Gemeinschaft **8 GOÄ**, 18 f.
Heim **8 GOÄ**, 20 f.
Honorarvereinbarung **5 GOÄ**, 39 f.

Kollektivvereinbarung **2 GOÄ**, 14
Kostenabgeltung **2 GOÄ**, **6 GOÄ**, 13 f.;
  12 GOÄ, 29 ff.
Krankenhausausweis-Verfahren
  (Direktabrechnung) **2. Teil, A**, 33 ff.
Krankenhausentgeltgesetz **2. Teil, C**
– Anwendungsbereich **1 KHEntgG**

565

Stichwortverzeichnis

- Krankenhausleistungen 2 KHEntgG
- Entgelte für Allgemeine Krankenhausleistungen 7 KHEntgG
- Berechnung der Entgelte 8 KHEntgG
- Voraussetzungen 8 KHEntgG
- Fallpauschalen und andere Entgeltformen 8 KHEntgG
- Vorauszahlungen/Abschlagszahlungen 8 KHEntgG
- Patienteninformation 8 KHEntgG
- Genehmigung 14 KHEntgG
- Laufzeit 15 KHEntgG
- Belegärzte 18 KHEntgG
- Kostenerstattung der Ärzte 19 KHEntgG

Krankenhausfinanzierungsgesetz 2. Teil, B
- Begriffsbestimmungen 2 KHG
- Anwendungsbereich 3 KHG
- Pflegesatzrecht 16 ff. KHG
- DRG-System 17 b KHG; 3 KHEntgG, 1
- Prüfung und Abrechnung von Pflegesätzen 17 c KHG

Krankenhauslabor 4 GOÄ, 49 ff.
Krankenhausleistungen 2. Teil, A
Krankenhausverträge, 2. Teil, A, 18 ff.
- Vertragsgestaltungen 2. Teil, A, 26 ff.
- Mitverpflichtung von Ehegatten 2. Teil, A, 24
- Mitverpflichtung von Begleitpersonen 2. Teil, A, 25
- Aufklärung des Patienten 2. Teil, A, 7 f, 46 ff.

Laborgemeinschaften 4 GOÄ, 49 ff.
Leistungsbestandteil 4 GOÄ, 95

Materialien 10 GOÄ, 9, 21
Medizinische Notwendigkeit 1 GOÄ, 12 f.

Nebenleistungen 4 GOÄ, 62
Notfallbehandlung 2 GOÄ, 18

Öffentlich-rechtliche Kostenträger 11 GOÄ
Öffentlich-rechtliches Entgeltsystem 2. Teil, A, 41 ff.
- Leistungsvergütung außerhalb des – 2. Teil, A, 51 ff.
- nach Maßgabe des § 17 Abs. 5 KHG 2. Teil, A, 52 ff.
- Modell der Preisbildung 2. Teil, A, 57 ff.
- Privatkliniken im Bereich öffentlicher Krankenhäuser 2. Teil, A, 69 ff.

Pflegesatzrechtliche Rahmenbedingungen 2. Teil, A, 23 ff.
Portokosten 10 GOÄ, 12, 14
Praxiskosten 4 GOÄ, 101 ff.
Praxisstelle 8 GOÄ, 7 ff.

Private Krankenversicherung 5 b GOÄ, 7 ff.; 18, 18a KHG; 17 KHEntgG, 32
Punktwert 2 GOÄ, 17; 5 GOÄ, 4
Punktzahl 2 GOÄ, 17; 5 GOÄ, 4

Radioaktive Stoffe 10 GOÄ, 14; 12 GOÄ, 23
Regelhöchstsatz 5 GOÄ, 11
Reiseentschädigung 9 GOÄ
Rufbereitschaft 4 GOÄ, 97
Rundungsregelung 5 GOÄ, 5

Schwangerschaftsabbruch 5 a GOÄ
Selbständige Leistungen 4 GOÄ, 11 ff.
Sprechstundenbedarf 4 GOÄ, 103.
Ständiger ärztlicher Vertreter 4 GOÄ, 88 ff.
Stationäre Leistungen 6 a GOÄ; 2. Teil, A
- Vergütung der – 2. Teil, A, 2 ff.
- Allgemeine Krankenhausleistungen 2. Teil, A, 2 ff., 42 ff.
- Wahlleistungen 17 KHEntgG
- Rückzahlungsansprüche 2. Teil, A, 49 f.

Tagespflegesätze 2. Teil A, 5
Taxe 1. Teil A, 4
Teilleistung (in Abgrenzung zur Zielleistung) 4 GOÄ, 149 ff.
Teilstationäre Behandlung 6 a GOÄ, 1 KHEntgG, 4

Überschreiten der Regelspanne 5 GOÄ, 589 ff.

Verbandmittel 10 GOÄ, 8
Verjährung 12 GOÄ, 11, 2. Teil, A, 46
Verlangensleistung 1 GOÄ, 14
Versandkosten 10 GOÄ, 12, 24
Vor- und nachstationäre Behandlung 6 a GOÄ; 2. Teil, A, 2; 17 KHG, 2; 1 KHEntgG, 4
Wahlärztliche Leistungen 4 GOÄ, 53 ff.; 6 a GOÄ; 17 KHEntgG, 76 ff.
- persönliche Leistungserbringung 4 GOÄ, 53 ff.
- Vertretung/Vertretungsvereinbarung 4 GOÄ, 66 ff.
- Wahlarztkette 17 KHEntgG, 73 ff.
- Abrechnung nach der GOÄ 17 KHEntgG, 76 ff.
Wahlleistungen im Krankenhaus 17 KHEntgG
- Vergütung 17 KHEntgG, 32 ff.
- Fälligkeit 2. Teil, A, 46 ff.
- Rechnungsstellung 2. Teil, A, 46 ff.
- Verjährung 2. Teil, A, 46 ff.
- Abgrenzung zur Regelleistung 17 KHEntgG, 5

Halbfette Zahlen = §§ bzw. Teile; magere Zahlen = Rn.   **Stichwortverzeichnis**

- Vorrang allgemeiner Krankenhausleistungen **17 KHEntgG,** 6
- diagnostische und therapeutische – **17 KHEntgG,** 7
- „Garantie" **17 KHEntgG,** 8 ff.
- Vereinbarung von – **17 KHEntgG,** 13 ff.
Wahlleistungsvereinbarung **17 KHEntgG,** 13
- Vertragspartner/Vertragsgestaltung **17 KHEntgG,** 14
- Anforderungen **17 KHEntgG,** 16 ff.
- Schriftlichkeit **17 KHEntgG,** 22 ff.
- Unterrichtung des Patienten **17 KHEntgG,** 25 ff.
Wahlleistung „Unterkunft" **17 KHEntgG,** 32 ff.
- Angemessenheit der Entgelte **17 KHEntgG,** 54 ff.
- System der Preisbildung **17 KHEntgG,** 48 ff.

- Basispreise **17 KHEntgG,** 54 ff.
- Komfortzuschläge **17 KHEntgG,** 59 ff.
- Entlassungs- und Verlegungstag **17 KHEntgG,** 63
- Klagerecht des PKV-Verbandes **17 KHEntgG,** 66
- mögliche Leistungen (Angebot) **17 KHEntgG,** 506 ff.
Wegegeld **8 GOÄ**

Zahnarzt **1 GOÄ,** 5
Zielleistungsprinzip **4 GOÄ,** 11 ff.
- Definition **4 GOÄ,** 26
- Beispiele für die Anwendung **4 GOÄ,** 38
Zuschläge
- GOÄ **2 GOÄ,** 6 ff., **6 a GOÄ**
- KHEntgG **4; 5; 7; 8 KHEntgG,** 10 ff.; 10; **14 KHEntgG**
- KHG **17 a; 17 b KHG**